THAY ĐỔI CÁCH SỐNG

THAY ĐỔI CÁCH SỐNG

Tuyển Tập Cảm Hứng Từ Bốn Nhà Tư Tưởng Lịch sử Vĩ Đại

Ma Trọng Thẩm

THAY ĐỔI CÁCH SỐNG

ISBN 978-1-954891-90-6 (eBook)

ISBN 978-954891-3 (Paperback)

ISBN 978-1-954891-94-4 (Hard Cover)

CONTENTS

LỜI NÓI ĐẦU

Thay Đổi Cách Sống là tuyển tập những cuốn sách nghiên cứu các tác phẩm của bốn nhân vật trong lịch sử cổ điển: Lão Tử, Tôn Vũ, Niccolo Machiavelli và Cung Bản Vũ Tàng. Bốn nhân vật lịch sử này nổi tiếng vì có tác động đáng kể đến xã hội thông qua những đóng góp của họ cho các lĩnh vực hoạt động tương ứng. Họ đã mở đường cho những cách suy nghĩ và hành động mới bằng cách thách thức sự khôn ngoan đã được chấp nhận. Họ thay đổi các quy tắc trong các lĩnh vực tương ứng của mình thông qua sự sáng tạo, sự kiên trì và ý chí tuyệt đối, và họ là tấm gương cho những người khác noi theo.

'Những người thay đổi cách sống' là một thuật ngữ đã trở nên phổ biến trong vài năm gần đây. Những người nổi bật, chẳng hạn như vận động viên, nhà khoa học và doanh nhân, được gọi là 'những người thay đổi cách sống. Điểm chung của họ là họ đã thay đổi các lĩnh vực tương ứng. Họ có thể đã thay đổi chúng ít hoặc nhiều; họ có thể đã thay đổi chúng theo chiều hướng tốt hơn hoặc tệ hơn ở các mức độ khác nhau, nhưng ý kiến đóng góp của họ rất quan trọng để tạo ra hình dạng mới cho thế giới xung quanh. Những người thay đổi cách sống có một cơ chế hoạt động khác với phần lớn mọi người. Họ đã học cách tận dụng lợi thế của hoàn cảnh để thay đổi và kiểm soát cuộc sống theo cách họ muốn. Họ là những người có tầm nhìn xa, những nhà lãnh đạo tư tưởng hay những kẻ nổi loạn, những cá nhân ấy đã truyền cảm hứng để tạo ra tác động lâu dài đến thế giới và đã để lại một di sản lâu dài và sẽ tiếp tục truyền cảm hứng và ảnh hưởng đến các thế hệ tương lai.

Khi mọi người hỏi, "Cần gì để trở thành người thay đổi cách sống?" Câu trả lời truyền thống thường là "ý thức mạnh mẽ về ước vọng và động lực" hoặc "phấn đấu để thành công và ghi dấu ấn" Nhưng có nhiều điều để trở thành một người thay đổi cách sống hơn thế này.

Trong thế giới đang thay đổi nhanh chóng ngày nay, điều quan trọng hơn bao giờ hết là các cá nhân phải đổi mới và có tư duy cầu tiến để luôn phù hợp và cạnh tranh. *Thay Đổi Cách Sống* đòi hỏi nhiều hơn là chỉ có một ý tưởng hay hoặc mong muốn tạo ra sự khác biệt. Những người thay đổi cách sống sẽ nỗ lực trước tiên tìm ra các giải pháp và thiết thực cho vô số thách thức và vấn đề phức tạp mà thế giới hiện đang phải đối mặt, chẳng hạn như xung đột và chiến tranh, biến đổi khí hậu, bất bình đẳng và đại dịch. Mọi người phải bước lên và thay đổi thế giới bởi vì nếu không có những người thay đổi cách sống, tiến trình có thể chậm lại hoặc thậm chí dừng lại.

Những người thay đổi cách sống có thể nắm bắt những ý tưởng, công nghệ và phương pháp làm việc mới, đồng thời truyền cảm hứng và thúc đẩy những người khác đi theo bước chân của họ. Điều này cũng đòi hỏi phải có kế hoạch, chiến lược cẩn thận, một tư duy vững chắc để biến những ý tưởng đó thành hiện thực và quan trọng nhất là một cuộc sống cân bằng. Một cuộc sống cân bằng rất quan trọng đối với những người thay đổi cách sống vì nó đảm bảo họ có đủ năng lượng và nguồn lực để thay đổi một ngành hoặc tạo ra điều gì đó mới.

Bạn gặp phải những tình huống khó khăn hàng ngày, cho dù bạn là doanh nhân, chính trị gia, giáo viên, sinh viên, kỹ sư, kế toán hay thậm chí là một người nội trợ. Mỗi cuốn sách trong tuyển tập sẽ mổ xẻ những vấn đề trọng tâm này đồng thời áp dụng những nguyên tắc và bài học lâu đời được điều chỉnh để giải quyết những thách thức thời hiện đại của chúng ta. Những cuốn sách này chứa đựng các kiến thức cần thiết để cải thiện tư duy, chỉ cách lập kế hoạch và lập chiến lược, đồng thời hỗ trợ bạn tìm kiếm sự cân bằng lành mạnh trong cuộc sống, nhờ đó giúp bạn đạt được thành tích tốt nhất trong cả cuộc sống cá nhân và nghề nghiệp, cũng như trong xã hội và thế giới nói chung. Tuyển tập này là sách gối đầu cho bất cứ ai muốn tạo ra sự khác biệt trong cuộc sống và thế giới xung quanh họ.

QUÂN NHÂN

Cung Bản Vũ Tàng được nhiều người coi là kiếm sĩ vĩ đại nhất và là một trong những chiến lược gia có ảnh hưởng nhất trong lịch sử. Được đào tạo từ khi còn nhỏ để trở thành người giỏi nhất, kỹ năng của ông ta xuất sắc đến mức ngay cả những người có thể đánh bại ông ấy cũng không thể sánh được với ông ta. Triết lý của Cung Bản

Vũ Tàng đặt nền móng cho việc đào tạo võ thuật và ảnh hưởng đến các lĩnh vực khác, chẳng hạn như kinh doanh và thể thao. Cung Bản Vũ Tàng là một võ sĩ đạo, nhưng ông cũng là một họa sĩ, một triết gia và một nhà văn. Là một kiếm sĩ, ông đã viết một cuốn sách kinh điển về chiến lược, chiến thuật và triết học có tên là Ngũ Luận. Ngũ Luận chứa đựng những nguyên tắc để áp dụng cho hầu hết các hình thức chiến đấu và đã trở thành sách bắt buộc phải đọc đối với các doanh nhân và nhà quản lý ở Nhật Bản. Cuộc đời và những lời dạy của Cung Bản Vũ Tàng có ảnh hưởng lâu dài đến võ thuật và chiến lược quân sự, đó là lý do tại sao *Quân Nhân* bị ảnh hưởng nặng nề bởi các tác phẩm của Cung Bản Vũ Tàng cũng như Binh Quyền của Tôn Vũ, Sách Đạo Đức của Lão Tử và Vương Quyền của Niccolo Machiavelli.

Chúng ta đã đạt đến những đỉnh cao mà hầu hết mọi người chỉ có thể tưởng tượng được cách đây vài thập kỷ bởi vì chúng ta hiện đang sống ở một trong những thời đại công nghệ tiên tiến nhất trong lịch sử loài người. Tuy nhiên, sự tiến bộ của chúng ta hóa ra lại là con dao hai lưỡi cũng làm tổn thương chúng ta về bản chất tàn phá của môi trường quân sự toàn cầu. Chúng ta đã đạt đến một bước ngoặt mà chúng ta hiểu rằng cần phải thay đổi mô hình.

Định nghĩa của quân đội là một tổ chức mạnh sử dụng vũ lực để bảo vệ đất nước của mình khỏi những kẻ thù nước ngoài. Con đường dẫn đến chiến tranh còn dài và con đường dẫn đến hòa bình còn dài hơn bởi vì cuộc đấu tranh vì hòa bình đang diễn ra và chúng ta đang sống trong một thế giới với những hệ thống đang thất bại. Hiện nay, không thể có hòa bình nếu không có chiến tranh. Nhiều trận chiến đã diễn ra trên thế giới mà chúng ta đang sống trong nỗ lực chấm dứt những cuộc xung đột đang diễn ra. Xung đột quốc tế tiếp tục xảy ra bất chấp cuộc chạy đua vũ trang lên đến đỉnh điểm. Vô số cuộc chiến tranh mà thế giới đã trải qua chứng minh rằng kẻ thù thực sự không phải là người bên cạnh bạn hay quốc gia láng giềng của bạn; kẻ thù thực sự là những lợi ích cá nhân vị kỷ của chính chúng ta, những thứ khiến chúng ta không làm việc vì hòa bình.

Quân Nhân phân tích ý nghĩa của việc trở thành một người lính. Người lính ấy gánh vác những trách nhiệm gì? Người lính ấy phải có những đặc điểm và phẩm chất gì? Theo Cung Bản Vũ Tàng, con đường của một chiến binh được lót bằng kỷ luật, sự tập trung, sự kiềm chế, danh dự và được duy trì bởi các tiêu chuẩn đạo đức và luân lý. Tâm trí của một người lính là vũ khí lớn nhất của anh ta, và khả năng kiểm soát và sử dụng nó một cách hiệu quả có thể tạo nên sự khác biệt giữa việc trở thành nạn nhân của chiến tranh hay sống để chia sẻ những câu chuyện chiến tranh với tư cách là một cựu chiến binh tự hào trong những năm cuối đời. Chìa khóa của điều này nằm ở các quy tắc và nguyên tắc mà người lính yêu quý và tin tưởng.

Với rất nhiều hỗn loạn, không có thời gian để lãng phí. Những kẻ thù của hòa bình không ngừng nghĩ ra những cách thức mới để phá vỡ sự ổn định vì lợi ích của chúng; thật không may, họ thường có các nguồn lực để làm như vậy. Điều này có nghĩa là người lính phải có chiến lược để vượt qua họ. *Quân Nhân* đưa ra một số chiến lược để đạt được điều này, bao gồm các chương chuyên sâu về các phương pháp thay thế để giành chiến thắng trong các cuộc chiến mà không cần dùng đến chiến sự. *Quân Nhân* là một nhân tố thay đổi cách sống, và là một hướng dẫn biến đổi dành cho binh lính, các nhà ngoại giao và bất kỳ ai yêu đất nước của họ mong muốn một thế giới hòa bình và muốn bảo vệ tương lai của hành tinh chúng ta.

DOANH NHÂN

Làm cho tiền làm việc cho bạn là bước đầu tiên hướng tới tự do tài chính. Bạn có thường xuyên cảm thấy tài chính của mình đang chống lại bạn và muốn chịu trách nhiệm về số tiền của mình để nó có lợi cho bạn không? Có nhiều cách để đạt được điều này, để bắt đầu công việc kinh doanh của riêng bạn và trở thành một doanh nhân được đứng đầu trong danh sách.

Một doanh nhân giỏi nhận thức được mức độ cạnh tranh của thế giới kinh doanh. Bạn sẽ luôn mâu thuẫn với chính mình, cố gắng cải thiện phiên bản ngày hôm qua của chính mình. Cuộc đấu tranh để nhóm của bạn chia sẻ tầm nhìn được tiếp tục và bạn sẽ liên tục cố gắng vượt qua các đối thủ của mình.

Mỗi ngày mang đến một thách thức mới, nhưng lợi ích là vô giá. Bạn có thể gặp phải những trở ngại như các công ty đã thành lập lâu đời, các doanh nghiệp mới tham gia thị trường, chính sách kinh tế và điều kiện kinh tế toàn cầu. Tuy nhiên, rào cản quan trọng nhất là sự nghi ngờ bản thân và sự cám dỗ từ bỏ. Đối mặt với những yếu tố bên trong và bên ngoài này, bạn có thể rút lui hoặc phấn đấu để thành công.

Mặc dù tinh thần kinh doanh có thể đầy thách thức, nhưng một số cá nhân và công ty có lịch sử liên tục vươn lên dẫn đầu. Tôn Vũ, người chưa bao giờ thua trận trong suốt sự nghiệp của mình với tư cách là một nhà chiến lược quân sự và một vị tướng, là một ví dụ điển hình cho nguyên tắc này. Đây là lý do tại sao *Doanh Nhân* xem xét các phương pháp hiệu quả để thành công trong thế giới kinh doanh, lấy cảm hứng từ Binh Quyền của Tôn Vũ, một văn bản kinh điển về chiến lược quân sự.

Tôn Vũ đạt được kỷ lục không bao giờ thua trận, không phải vì có binh lính mạnh nhất mà vì ông hiểu rằng mỗi trận chiến là độc nhất và phải có cách tiếp cận phù hợp. Ý tưởng về chiến tranh và ý tưởng của Cung Bản Vũ Tàng, người có những nguyên tắc về chiến lược quân sự đã hình thành nên nền tảng của *Quân Nhân*, có chung một cách tiếp cận. Cả hai người đều tin rằng chiến tranh không chỉ là vũ khí. Họ hiểu rằng các trận chiến mang tính tinh thần nhiều như thể chất và do đó đã phát triển các chiến lược của riêng mình.

Doanh Nhân là một hướng dẫn toàn diện để điều hướng thành công những thách thức của thế giới kinh doanh. *Doanh Nhân* phác thảo các chiến thuật, nguồn lực và phẩm chất thiết yếu cần thiết để đạt được thành công, từ giai đoạn lập kế hoạch ban đầu để vượt qua các trở ngại tiềm ẩn. Để thành công, các doanh nhân phải có hiểu biết rõ ràng về thị trường và có khả năng phát triển các kế hoạch chiến lược. Giống như một vị tướng chuẩn bị cho chiến tranh, việc tạo ra một kế hoạch kinh doanh vững chắc rất quan trọng để thành công và không nên đánh giá thấp. Kinh nghiệm là quan trọng, nhưng có một chiến lược được xác định rõ ràng là điều cần thiết để tránh thất bại trong kinh doanh.

Đối với các doanh nhân đang tìm cách đưa doanh nghiệp lên một tầm cao mới, *Doanh Nhân* là quyển sách cần phải có. Những ý tưởng trong cuốn sách này là tất cả những gì bạn cần để thay đổi cách sống và liên tục chiến thắng. Đây là kim chỉ nam dẫn đến thành công với các chiến lược lâu đời có hiệu quả hết lần này đến lần khác. Cuốn sách này sẽ cung cấp kiến thức và sự tự tin cần thiết để thành công trong thế giới kinh doanh đầy thách thức và luôn thay đổi. Hãy tưởng tượng bạn là một quân nhân đang chiến đấu trong cuộc chiến tài chính vì sự tự do và thành công của chính mình. Với *Doanh Nhân* trong tay, bạn có thể yên tâm chiến thắng.

CHIẾN TRANH

Nếu có một phẩm chất mà cả ba nhà kiệt xuất, Niccolo Machiavelli, Tôn Vũ và Cung Bản Vũ Tàng, chia sẻ, thì đó là sự hiểu biết giống nhau về khái niệm chiến thắng, và họ đã đạt được điều này bằng mọi cách cần thiết. *Chiến Tranh* kết hợp ba cuốn sách, Ngũ Luận, Vương Quyền, và Binh Quyền, để tạo ra một cuốn sách tuyệt vời về 25 chiến lược giành quyền lực chính trị. Đừng để tiêu đề đánh lừa bạn; những chiến lược này đi sâu hơn nhiều và có thể được áp dụng cho bất kỳ khía cạnh nào của cuộc sống, bao gồm cả các mối quan hệ kinh doanh và cá nhân.

Mỗi ngày trong cuộc sống có thể được ví như một chiến trường mới, nơi bạn phải đối đầu với một kẻ thù hoặc một thử thách khác. Để đánh bại kẻ thù của mình, bạn sẽ cần một chiến lược chiến tranh đảm bảo chiến thắng bằng mọi giá. Bằng cách phân tích các chiến thuật được nêu trong mỗi chương sách, bạn có thể thu thập đủ thông tin để xây dựng một kế hoạch chiến thắng khả thi cho cả cuộc đời mình.

Một trong những điểm chính trong cuốn sách này là chiến lược đóng vai trò quan trọng trong việc lập kế hoạch. Chiến lược là một cách suy nghĩ và hành động cho phép một người vượt qua các tình huống khó khăn và đạt được mục tiêu. Khả năng phản ứng thích hợp khi đối mặt với áp lực để xử lý các tình huống khó khăn nhất là một nghệ thuật. Điều này liên quan đến việc điều chỉnh và sửa đổi các nguyên tắc hiện có để phù hợp với hoàn cảnh đang thay đổi và liên quan đến việc lập kế hoạch cẩn thận và chủ động ra quyết định. Những người có kỹ năng chiến lược có thể lường trước những thách thức và đưa ra những quyết định có tính toán thay vì phản ứng một cách bốc đồng. Mục tiêu cuối cùng là điều bạn đã có sẵn trong đầu. Điều duy nhất còn lại là những hành động có tính toán để đưa bạn đến mục tiêu của mình. Chiến lược là một công cụ quan trọng để điều hướng sự phức tạp của cuộc sống và rất quan trọng để đạt được thành công.

Mặc dù cuốn sách xem xét xung đột và cách giải quyết xung đột, nhưng điều quan trọng phải nhận ra rằng xung đột không nhất thiết phải là một thế lực đối lập. Xung đột được quản lý đúng cách có thể phục vụ như một công cụ có giá trị để giải quyết các vấn đề và hòa giải sự khác biệt. Điều quan trọng là tiếp cận xung đột với tư duy tìm ra giải pháp thay vì coi đó là trở ngại. Khả năng định hướng và giải quyết xung đột một cách hiệu quả có thể tác động đáng kể đến sự thành công trong nỗ lực của một người.

Mục đích của kiến thức được truyền đạt trong cuốn sách này là trao truyền cho người đọc để tạo ra sự thay đổi trong lĩnh vực chính trị. Đây không phải là đạt được lợi ích cá nhân thông qua ép buộc hoặc tự vệ mà là học cách tiếp cận các tình huống chính trị bằng chiến lược và lý trí. Điều này bao gồm việc quản lý hiệu quả xung đột, con người và phe đối lập, cũng như sử dụng bản năng của một người để tác động tích cực đến thế giới. Bằng cách áp dụng cách tiếp cận này, độc giả có thể trở thành những người thay đổi cách sống trong lĩnh vực chính trị.

AN VI

An Vi được viết chủ yếu dựa trên Sách Đạo Đức của Lão Tử, được lấy cảm hứng từ những triết lý được sinh ra từ những trải nghiệm tâm linh của ông. Sách Đạo Đức được coi là một văn bản Đạo giáo triết học và tôn giáo cơ bản. Tuy nhiên, giới luật của nó vượt ra ngoài ranh giới của tôn giáo, triết học và chính trị. Những người chuyên nghiệp như nhà thơ, nghệ sĩ, nhà thư pháp và người làm vườn đã học và áp dụng các nguyên tắc từ cuốn sách vào nghề nghiệp của họ.

Một thế giới hỗn loạn là sản phẩm của sự mất cân bằng giữa thiện và ác, đúng và sai. Lão Tử đã dạy các nguyên tắc sống hài hòa với thiên nhiên và vũ trụ. Ông khuyên mọi người nên chuyển hóa bản thân, và giống như Cung Bản Vũ Tàng, ông dạy họ chấp nhận chủ nghĩa khổ hạnh bằng cách từ bỏ ham muốn của mình. Theo Lão Tử, "Nếu người và vật hòa hợp với nhau, thì tất cả đều vô tri và vô dục, nên không cần phải tranh giành và chinh phục. Do đó, con người sẽ có hòa bình, ấm no và hạnh phúc."

An Vi phân tích cách tìm kiếm sự bình yên và hài hòa trong một thế giới hỗn loạn. Cuốn sách được chia thành ba phần; Cơ thể, Tinh thần và Sự hài hòa giữa Cơ thể và Tinh thần. Cuốn sách khám phá toàn diện từng khía cạnh của con người, mối quan hệ giữa các khía cạnh này và cách đạt được sự cân bằng để sống hài hòa với môi trường của chúng ta. *An Vi* đi sâu vào nhiều chủ đề sâu sắc liên quan đến trải nghiệm của con người. Chúng bao gồm bản chất của cơ thể và tâm trí, đạt được tuổi thọ, khám phá bản thân và tìm thấy hạnh phúc. Tuy nhiên, về cốt lõi, cuốn sách tập trung vào tầm quan trọng của sự cân bằng và hài hòa trong việc đạt được một cuộc sống sung mãn. Dựa trên trí tuệ cổ xưa, *An Vi* đưa ra những hướng dẫn thiết thực để áp dụng những bài học vượt thời gian này vào cuộc sống hiện đại. Giá trị của cuốn sách này nằm ở khả năng truyền đạt những hiểu biết vô giá về lối sống lành mạnh, thể hiện mong muốn của một người và sống trong hòa bình và hài hòa.

Một trong những thách thức quan trọng nhất của xã hội là sự thiếu cân bằng trong cuộc sống của mọi người. Nhiều người trong chúng ta có lối sống bận rộn và nhịp độ nhanh, điều này có thể dẫn đến sự kiệt sức về cảm xúc và căng thẳng về thể chất. Việc liên tục vội vã để theo kịp các yêu cầu có thể khiến tâm trí và cơ thể mệt mỏi, dẫn đến các trạng thái cảm xúc tiêu cực như tức giận, thờ ơ và thiếu động lực. Căn nguyên của vấn đề này là cơ thể và tâm trí không hài hòa.

An Vi là một hướng dẫn cần thiết cho bất kỳ người thay đổi cuộc chơi nào muốn đạt được kết quả tốt nhất. Cuốn sách cung cấp các chiến lược và kỹ thuật có giá trị để tối ưu hóa sức khỏe tinh thần và thể chất, cho phép bạn vượt qua những thách thức của môi trường có nhịp độ nhanh và đòi hỏi khắt khe. *An Vi* đi sâu vào việc hiểu tâm trí và cơ thể và hướng dẫn cách làm việc với chúng để cải thiện. Cho dù bạn là doanh nhân, nhà lãnh đạo hay nhà đổi mới, thì việc làm chủ hạnh phúc của bản thân là chìa khóa để phát huy hết tiềm năng của mình và đạt được thành công. *An Vi* không chỉ là đọc mà còn là thực hiện các kỹ thuật phù hợp nhất với bạn; cuốn sách này sẽ là một điểm khởi đầu tuyệt vời.

****

Thay Đổi Cách Sống là một kho tàng trí tuệ và hướng dẫn, cần thiết cho bất kỳ ai muốn trau dồi bản thân, đạt được tự do tài chính, lãnh đạo gia đình, cai trị quốc gia và phấn đấu vì hòa bình thế giới và có một cuộc sống cân bằng. Những nguyên tắc vượt thời gian này đã có hiệu quả trong vô số tình huống trên mọi khía cạnh của cuộc sống. Những ý tưởng này có thể thay đổi cuộc sống của bạn từ việc làm chủ nghệ thuật chiến tranh và điều hướng sự phức tạp của chính trị và kinh doanh để cải thiện các mối quan hệ và hạnh phúc tổng thể của bạn. Nhưng chỉ đọc tuyển tập này thôi thì chưa đủ; bạn cũng phải đưa các ý tưởng vào thực tế. Bằng cách đó, bạn sẽ có được tầm nhìn rộng hơn và khả năng phục hồi cao hơn, giúp bạn đưa ra quyết định tốt hơn, vượt qua các thách thức và đạt được mục tiêu của mình. Bạn sẽ hiểu sâu hơn về bản thân và thế giới xung quanh, đồng thời vững bước trên con đường hướng tới một cuộc sống sung mãn và thành công. *Thay Đổi Cách Sống* sẽ là người bạn đồng hành có giá trị trong suốt hành trình của bạn, cung cấp hướng dẫn và nguồn cảm hứng khi bạn cần nhất.

Quân Nhân

Mưu Lược Chiến Binh

LỜI NÓI ĐẦU

Người chiến binh thân mến,

Vì tình yêu đất nước: Đây là động lực của bạn khi bạn bắt đầu hành trình này, mặc quân phục và cầm súng lên. Bạn không bị cản trở bởi quá trình đào tạo nghiêm ngặt cũng như việc bạn luôn phải xa rời những người bạn yêu thương. Trong thế giới hiện tại của chúng ta, hòa bình đã trở thành một nguồn tài nguyên khan hiếm, vì vậy bạn cần hiểu rằng mình có giá trị như thế nào.

Một đất nước là một lát cắt của nhân loại. Do đó, thời điểm bạn quyết định và tiếp tục trở thành một chiến binh, bạn đã trở thành một sợi chỉ quan trọng kết nối tình cảm hòa bình vào cấu trúc hỗn loạn của nhân loại. Có vẻ như bạn không nhìn thấy, không rõ và không được yêu thương nhưng hãy luôn biết rằng máu và mồ hôi của bạn là những dấu ấn không thể phai mờ. Và trái đất - nhân loại - sẽ không bao giờ quên.

Chỉ một số ít hiểu và đánh giá cao chiều sâu ơn gọi của bạn. Thậm chí một số chiến binh nhập ngũ vì những lý do không chính đáng. Có những người tham gia vì đồng lương và lợi ích của việc tham gia lực lượng vũ trang. Một số tham gia vì đó là truyền thống gia đình. Những người khác muốn có uy tín và sự tôn trọng đi kèm với việc mặc quân phục. Những lý do như vậy đã khiến nhiều chiến binh đi lạc khỏi con đường cống hiến và phục vụ thực sự. Nhưng cũng giống như mọi thứ khác trên thế giới, đi chệch khỏi con đường chân chính không có gì là mới lạ. Và đây là lý do tại sao tôi muốn kể cho bạn nghe câu chuyện về Cung Bản Vũ Tàng.

Cung Bản Vũ Tàng là một chiến binh Nhật Bản sống giữa thế kỷ 16 và 17. Ông sinh ngày 12 tháng 3 năm 1584, tại làng Miyamo-to-Sanomo, tỉnh Harima, Nhật Bản, Cung Bản Vũ Tàng được tôn là Thánh Kiếm — một vị thánh kiếm của Nhật Bản vì từ năm lên 13 đến 29 tuổi, ông đã chiến đấu trong hơn sáu mươi trận đấu kiếm sinh tử nhưng chưa bao giờ bị đánh bại.

Danh tiếng của ông lan rộng khắp Nhật Bản khi ở tuổi 21, ông đánh bại ba người thầy của một trường dạy kiếm nổi tiếng. Trong cuộc chiến đó, người ta ghi lại rằng ông đã chiến đấu chống lại sáu mươi đối thủ cùng một lúc, tất cả đều được trang bị kiếm, súng hỏa mai, giáo, cung và tên. Sau đó, ông đi khắp nơi và đấu tay đôi với nhiều võ sư ở Nhật.

Khi bước sang tuổi 30, ông quyết tâm rèn luyện bản thân để hiểu sâu hơn các nguyên tắc kiếm thuật. Ông đã luyện tập chăm chỉ cho đến năm 50 tuổi, khi ông khám phá ra Đạo Chiến Binh và áp dụng nó vào mọi việc mình làm mà không cần đến một người thầy.

Giống như những gì chúng ta thấy ngày nay, Cung Bản Vũ Tàng biết rằng nhiều chiến binh đã đi lạc khỏi chân lý võ thuật thực sự; do đó, ông quyết định làm hai việc: Ông thành lập một trường dạy kiếm thuật tên là Hyōhō Niten Ichi-ryū; và viết sách về các nguyên tắc kiếm thuật mà ông đã đạt được. Cung Bản Vũ Tàng đã làm những điều này để đạt được một mục tiêu: hướng tâm trí của chiến binh trở lại chân lý của Đạo. Cuốn sách nổi tiếng nhất của ông, Ngũ Luận, đã dạy các nguyên tắc và ý nghĩa chiến lược của võ thuật dựa trên các nguyên tắc của riêng ông. Và chính trên nền tảng các nguyên tắc của Cung Bản Vũ Tàng mà cuốn sách này, *Quân Nhân*, được ra đời.

Cung Bản Vũ Tàng, qua đời vào ngày 13 tháng 6 năm 1645, ở tuổi 61, có thể đã qua đời từ lâu, nhưng các nguyên tắc võ thuật của ông vẫn phù hợp với thế giới hiện đại. Không có gì đáng ngạc nhiên khi giọng nói của Cung Bản Vũ Tàng vẫn còn vang vọng cho đến tận ngày nay vì nếu ông ta có thể thắng hơn 60 trận đấu mà tính mạng cá nhân luôn ở lằn ranh giới, ông ấy chắc chắn đã làm nhiều điều đúng đắn.

Ý tưởng của ông ta rất đơn giản nhưng có chiều sâu. Chúng giống như những làn nước êm đềm chảy sâu. Đối với Cung Bản Vũ Tàng, một chiến binh thực thụ phải nắm vững Chiến lược. Phương pháp này, thực tế và đơn giản trong cách tiếp cận của nó, được dựa trên một khái niệm: đánh bại kẻ thù. Cung Bản Vũ Tàng dạy rằng đánh bại kẻ thù không chỉ là chiến đấu chống lại vũ khí của kẻ thù; chiến binh thực thụ phải hiểu tâm lý cùng hoàn cảnh của kẻ thù và sử dụng chúng một cách có chiến lược.

Tác phẩm Ngũ Luận là một bài diễn văn về Đạo Chiến Lược, được chia thành năm tập: Địa Luận, Thủy Luận, Hỏa Luận, Phong Luận và Không Luận. Trong tập Địa Luận, Cung Bản Vũ Tàng so sánh

Đạo với nghề mộc. Cũng giống như thợ mộc làm theo kế hoạch để xây nhà, người chiến binh cũng phải bài bản trong việc đánh giặc. Tập này cũng nhấn mạnh đến thời khắc và tầm quan trọng của nhận thức. Tập Thủy Luận là một hướng dẫn về đấu kiếm. Tập này dạy cho các chiến binh tấn vững cũng như có tầm nhìn đúng đắn khi đối mặt với kẻ thù. Tập Hỏa Luận đề cập đến chiến lược thực tế — cách chiến binh có thể giành được lợi thế và khai thác điểm yếu của đối thủ. Trong tập Phong Luận, Cung Bản Vũ Tàng chỉ trích các kỹ thuật của các trường phái kiếm thuật khác. Cuối cùng, ông tóm tắt các nguyên tắc của mình với tập Không Luận, đó là một bài học nổi bật: chúng ta càng thu được nhiều kiến thức, chúng ta càng nhận ra rằng chúng ta biết ít như thế nào.

Quyển sách, Ngũ Luận, năm cuộn này là phép ẩn dụ cho những nhân vật mà một chiến binh nên sở hữu. Giống như Cung Bản Vũ Tàng đã dạy, đánh bại kẻ thù phụ thuộc vào tâm lý và hoàn cảnh hơn là chống lại với vũ khí của kẻ thù. Thế giới chúng ta đang sống đã chứng kiến nhiều trận chiến, tất cả đều nhằm giải quyết những xung đột kéo dài. Nhưng nhiều cuộc chiến tranh mà thế giới đã chứng kiến cho thấy kẻ thù thực sự không phải là cá nhân kế tiếp hay quốc gia láng giềng; kẻ thù thực sự là những lợi ích cá nhân ích kỷ của chúng ta - khiến chúng ta phân tâm trong sự tìm kiếm hòa bình.

Vì vậy, mỗi chương, mỗi tập trong sách này, sẽ đại diện cho những phẩm chất khác nhau mà một chiến binh có thể và nên sở hữu khi hành trình trên con đường dài tới hòa bình. Một số phẩm chất này đối lập nhau, nhưng chúng khiến người quân nhân hoàn thiện khi được kết hợp với nhau trong một chiến binh. Sự hoàn chỉnh là một yêu cầu quan trọng đối với một quân nhân - bởi vì một quân nhân tan vỡ không thể khôi phục lại trật tự cho một thế giới vỡ tan.

Vì vậy, tôi tự cho mình, hỡi người chiến binh thân yêu, được đặc ân truyền đạt các nguyên tắc của Cung Bản Vũ Tàng cho bạn thông qua cuốn sách này. Bằng cách đọc cuốn sách này và thực hành, thế giới sẽ là một nơi tốt đẹp hơn. Đây là cách tôi thấy: Tôi đang dựa vào lưng Cung Bản Vũ Tàng, trong khi bạn đang dựa vào tôi — và chúng ta cùng nhau mang lại hòa bình cho thế giới. Các nỗ lực của chúng ta được kết nối với nhau theo các thời điểm và sự kiện khác nhau nhưng sẽ hợp thành sức mạnh tổng hợp để thế giới tận hưởng một bầu không khí hòa bình.

Cầu mong sức mạnh tổng hợp này không vô ích.

PHẦN MỘT

Ngũ Luận

Theo Địa Đồ

Trái đất có rất nhiều ý nghĩa đối với người lính. Đất thấm máu và mồ hôi của người lính. Những bụi cây mọc lên từ mặt đất cung cấp nơi ẩn náu cho người lính để trốn tránh và nhắm mục tiêu vào kẻ thù. Các hầm trú ẩn được đào dưới lòng đất. Tất cả các trận chiến của một người lính được chiến đấu trên trái đất. Quan trọng nhất, trái đất là con đường hoặc đường mòn dẫn đến kẻ thù.

Đích đến cuối cùng của mọi trận chiến là hòa bình. Vì vậy, khi bạn đi theo đường mòn của trái đất đến trại của kẻ thù, kết quả sau trận chiến sẽ là hòa bình. Tuy nhiên, người lính nghĩ rằng việc đạt được hòa bình bắt đầu và kết thúc bằng việc lập chiến lược, theo các tọa độ dẫn đến khu vực của kẻ thù và sử dụng các loại vũ khí chiến tranh khác nhau thì thật là hoang đường.

Cung Bản Vũ Tàng nói trong tập Địa Luận của mình, để biết những điều bao la và sâu sắc, trước hết chúng ta phải hiểu những điều nhỏ nhặt và nông cạn. Những gì chúng ta nhìn thấy trên chiến trường — tiếng khóc của chiến tranh, tiếng súng, bom nổ, xác chết — là những điều lớn lao. Nhưng những gì leo thang thành chiến tranh là những điều nhỏ nhặt thường bị người lính bỏ qua. Và nếu tựa vào những lời của Cung Bản Vũ Tàng, chúng ta có thể vạch ra con đường hòa bình cho người lính.

Có hai đức tính cho hòa bình mà một người lính phải có. Những đức tính này giống như tọa độ bản đồ — việc tuân theo hoặc đi chệch khỏi chúng có thể khôi phục hoặc xóa bỏ hòa bình trên thế giới.

Lòng Trung Thành và Thời Khắc: Đức Hạnh của Người Lính Cho Hòa Bình Lòng Trung Thành

Vào thời của Cung Bản Vũ Tàng, một kiếm sĩ (samurai) được biết đến với việc mang theo người hai thanh kiếm - trường kiếm và thanh kiếm đồng hành. Thanh kiếm dài thường là vũ khí được gọi là *kata-na*[1] hay trường kiếm. Đây là thanh kiếm thiết yếu của kiếm sĩ. Ngoài việc được sử dụng trong chiến đấu, thanh trường kiếm tượng trưng cho địa vị của chiến binh và lòng trung thành kiên định với chủ nhân của mình.[2]

Mặt khác, thanh kiếm ngắn thường được gọi là *wakizashi*[3] hay thanh kiếm đồng hành. Chỉ các kiếm sĩ mới được phép mang trường kiếm, nhưng kiếm đồng hành có thể được mang bởi bất kỳ ai thuộc tầng lớp thấp hơn. Bởi vì nó được sử dụng trong các vụ tự sát của kiếm sĩ[4], kiếm đồng hành còn được gọi là "lưỡi kiếm danh dự". Các kiếm sĩ không bao giờ thiếu kiếm đồng hành của họ. Họ mang nó đi bất cứ nơi đâu và thậm chí giấu nó dưới gối khi ngủ. Kiếm đồng hành của kiếm sĩ được ví như khẩu súng lục của người lính thời hiện đại.[5]

Sự kết hợp giữa thanh kiếm đồng hành và trường kiếm được gọi là đai-shô, nghĩa đen có nghĩa là "lớn nhỏ". Bản thân đai-shô không phải là một vũ khí mà dùng để chỉ hành động mang hai thanh kiếm. Các chiến binh kiếm sĩ phát hiện ra rằng có hai thanh kiếm giúp họ có lợi thế cạnh tranh trong trận chiến.[6]

Vậy điều này có ý nghĩa gì đối với người lính ngày nay? Trường kiếm và kiếm đồng hành — hay nói một cách khéo léo hơn là đai-shô — tượng trưng cho lòng trung thành. Ngoài việc biết cách cầm súng và ném lựu đạn, người lính phải có đức tính cơ bản cho hòa bình: *lòng trung thành*.

Lòng trung thành là sự tận trung hoặc sự tận tâm đối với điều gì đó hoặc ai đó. Tất cả những gì một người trung thành nghĩ đến là họ đang cống hiến cho cái gì hoặc cho ai. Hoàn cảnh xung quanh họ không quan trọng miễn là họ bảo vệ lợi ích của những gì họ đang cống hiến.

Cũng giống như kiếm sĩ mang hai vũ khí, lòng trung thành đối với người lính ngày nay có hai khía cạnh. Một người lính phải trung thành với *nhân loại* và *đất nước*. Lòng trung thành với nhân loại giống như mang một thanh trường kiếm, trong khi lòng trung thành với đất nước giống như mang theo một thanh kiếm đồng hành. Cả hai đều quan trọng, nhưng trong thời điểm đưa ra quyết định, quyết định này sẽ trở nên nặng nề hơn quyết định kia.

Hãy nhớ rằng, chúng ta đã xác định rằng con đường của người lính là con đường dẫn đến hòa bình cho đất nước của chúng ta và cuối cùng là cho nhân loại. Bởi thế, khi đứng trước một quyết định khó khăn, một người lính nên tự hỏi mình: *Điều này sẽ ảnh hưởng đến quốc gia của tôi như thế nào? Điều này sẽ tác động đến loài người như thế nào?* Nhiều bất đồng đã leo thang thành chiến tranh vì mọi người đã không đặt ra những câu hỏi này và đưa ra câu trả lời trung thực cho họ.

Thế giới đã trải qua các cuộc chiến tranh và tội ác chống lại loài người bởi vì con người - những người lính - không trung thành với đất nước cũng như nhân loại, mà chỉ với bản thân họ. Họ phóng chiếu tính tự tôn của mình lên phần còn lại của thế giới dưới chiêu bài chiến đấu vì quốc gia của họ. Nhưng việc xem xét kỹ lưỡng các sắc thái của cuộc xung đột sẽ cho thấy rằng hầu hết (nếu không phải tất cả) các cuộc chiến mà trái đất đã trải qua sẽ có thể tránh được nếu con người được đặt lên hàng đầu.

Ví dụ, Chiến tranh Thế giới 1, kéo dài từ năm 1914 đến năm 1918, phát sinh do sự cạnh tranh quyền kiểm soát của chủ nghĩa đế quốc. Serbia muốn giành quyền kiểm soát của Austria-Hungary đối với người Slavic ở Bosnia và Herzegovina. Mong muốn kiểm soát mạnh mẽ này đã dẫn đến vụ ám sát Franz Ferdinand của Austria-Hungary, Archduke của Austria. Vụ ám sát đã biến cuộc xung đột giữa Autria-Hungary và Serbia thành một cuộc chiến toàn diện cướp đi sinh mạng của hơn 17 triệu người.[7]

Các quốc gia theo chủ nghĩa đế quốc không bao giờ kêu gọi quyền lợi của các quốc gia mà họ muốn thống trị. Cuộc tranh giành quyền lực giữa Austria-Hungary và Serbia là một cuộc cạnh tranh để gia tăng sự giàu có và sự thống trị, chứ không phải vì lợi ích của những người Slavic ở Bosnia và Herzegovina. Khi chúng ta nói "các quốc gia theo chủ nghĩa đế quốc", điều quan trọng cần ghi nhớ là một nhóm người điều hành một quốc gia. Vì vậy, cuộc chiến giành của cải và thống trị chỉ đơn giản là cuộc chiến vì túi tiền và lòng kiêu hãnh của những con người sẵn sàng hy sinh mạng sống con người trên bàn thờ của lòng ích kỷ, những con người chỉ trung thành với bản thân chứ không phải nhân loại.

Lòng Trung Thành Với Đất Nước: Thanh Kiếm Đồng Hành

Bạn là một người lính vì bạn đang bảo vệ quốc gia của bạn. Nhiệm vụ chính của bạn là đối với quốc gia của bạn. Một phần của Tuyên Thệ Nhập Ngũ Hoa Kỳ có nội dung: ". . . rằng tôi sẽ ủng hộ và bảo vệ Hiến Pháp của Hoa Kỳ chống lại mọi kẻ thù, nước ngoài và trong nước; rằng tôi sẽ có đức tin thực sự và lòng trung thành đến cùng. . . ” Vì vậy, bạn phải làm những gì có lợi nhất cho quốc gia mà bạn phục vụ và đại diện.

Đã có rất nhiều trường hợp phản bội trong lịch sử quân sự, nơi mọi người tỏ ra bất trung với đất nước của họ, giao nộp đất nước mình cho kẻ thù. Ví dụ, có Tần Cối của Trung Quốc. Trong lịch sử Trung Quốc, Tần Cối là một tể tướng của triều đại nhà Tống. Ông là một người ham muốn quyền lực, người đã loại bỏ tất cả các đối thủ chính trị của mình và cuối cùng giao lại triều đại nhà Tống cho triều đại nhà Nguyên. Một ví dụ khác là Emilio Aguinaldo, một người ham muốn quyền lực - một người đàn ông đã cầu xin đất nước của mình, Phi Luật Tân, đầu hàng quân xâm lược Nhật Bản, với hy vọng được người Nhật phong làm tổng thống của quốc gia này. Điều gì xả ra với Mir Jafar, người đã nhận hối lộ từ Công Ty Đông Anh Ấn (British East India Company) của Anh và phản bội Ấn Độ cho người Anh[8]; một hành động dẫn đến sự thống trị của đế quốc Anh đối với Ấn Độ trong gần 200 năm? Câu chuyện về Tần Cối, Emilio Aguinaldo, Mir Jafar và mọi kẻ phản bội trong lịch sử nhân loại đều rút ra một sự thật: họ *chỉ* trung thành với lợi ích cá nhân của mình.

Hòa bình không chỉ là không có chiến tranh hay bạo lực; nó cũng là sự hiện diện của bình đẳng, công bằng và hợp tác. Một người lính không trung thành với quốc gia của mình có thể không đẩy quốc gia vào chiến tranh nhưng chắc chắn sẽ loại bỏ các khía cạnh quan trọng của hòa bình như bình đẳng và công bằng. Do đó, là một người lính, bạn phải hiểu rằng nhiệm vụ khôi phục hòa bình của bạn không bắt đầu ở chiến trường — nó bắt đầu trước khi đó. Nó bắt đầu bằng cách đeo sự trung thành xung quanh hông của bạn mọi lúc như một thanh kiếm đồng hành. Khi bạn duy trì lòng trung thành với quốc gia của mình, nhu cầu đi vào chiến trường có thể không nảy sinh.

Bây giờ, có một câu hỏi được đặt ra: Nếu nghĩa vụ chính của một người lính là đối với quốc gia của mình, tại sao lòng trung thành với đất nước lại được ví như thanh đồng hành nhỏ thay vì thanh trường kiếm lớn?

Lòng Trung Thành Với Nhân Loại: Thanh Trường Kiếm

Lòng trung thành với đất nước là lớn, nhưng lòng trung thành với nhân loại còn lớn hơn. Không có cá nhân hay quốc gia nào tồn tại trong chân không. Tất cả chúng ta đều được kết nối và phụ thuộc lẫn nhau. Chính vì lý do này mà một người lính phải xem xét một cách tổng thể những hành động hoặc không hành động của mình sẽ ảnh hưởng như thế nào đến không chỉ đất nước của mình mà còn cả thế giới nói chung. Barack Obama hiểu điều này.

Trong bài phát biểu trước quốc gia vào ngày 10 tháng 9 năm 2013, POTUS khi đó đã nói về cuộc nội chiến Syria và các hành động đàn áp của Bashar al-Assad, tổng thống Syria vào thời điểm đó, người đã giết chết hơn một nghìn người Syria bằng khí độc sarin. Ngoại trừ việc là cường quốc thế giới, Hoa Kỳ thực sự không có quyền lợi nào can thiệp vào các vấn đề của Syria. Trên thực tế, nhiều người Mỹ hoặc cảm thấy rằng Hoa Kỳ không nên can thiệp vào sự việc, hoặc sự can thiệp đó có thể leo thang thành chiến tranh, hoặc sự can thiệp đó là không đáng. Nhưng đêm đó, Obama đã nhấn mạnh lý do tại sao Hoa Kỳ cần phải tấn công Syria. Tất cả những lý do của ông đều dựa trên nhu cầu tôn trọng và bảo vệ cuộc sống trên toàn thế giới. Ông giải thích rằng hậu quả của sự không hành động và thờ ơ của nước Mỹ có thể còn sâu rộng vì "các bạo chúa khác sẽ không có lý do gì để suy nghĩ kỹ về việc mua và sử dụng khí độc"[9]. Ông yêu cầu người Mỹ "hòa giải niềm tin [của họ] về tự do và phẩm giá cho tất cả mọi người với những hình ảnh trẻ em quằn quại trong đau đớn vẫn nằm trên sàn bệnh viện lạnh lẽo. *Vì đôi khi, các nghị quyết và tuyên bố lên án chỉ đơn giản là không đủ* "[10].

Nếu chúng ta xem xét kỹ lưỡng chiến tranh Việt Nam, chúng ta sẽ nhận ra rằng cuộc chiến sẽ có thể tránh được nếu các bên xung đột, Bắc Việt Nam và Nam Việt Nam (và các đồng minh của họ), đặt con người lên trên hết trước các hệ tư tưởng cạnh tranh của họ. Cả hai bên đều muốn có một Việt Nam thống nhất nhưng lại muốn mô hình đất nước theo cách khác. Miền Bắc muốn chủ nghĩa cộng sản, miền Nam muốn một quốc gia có quan hệ kinh tế và văn hóa với thế giới phương Tây.[11] Nếu những kẻ hiếu chiến gạt bỏ ý thức hệ của mình và đặt con người lên trên hết, thì hơn 3 triệu người — trong đó hơn một nửa là thường dân Việt Nam — sẽ không chết.[12]

Đôi khi lợi ích của nhân loại lấn át lợi ích của quốc gia hoặc lợi ích cá nhân của bạn. Và là một người lính, bạn phải lý trí để hiểu những thời điểm này. Các kiếm sĩ không mang thanh trường kiếm của họ đi khắp nơi như họ đã làm với thanh đồng hành. Thanh trường kiếm phát huy tác dụng trong những khoảnh khắc của trận chiến, trong những thời khắc quyết định. Theo cách tương tự, bạn có thể không xem xét lòng trung thành của mình với nhân loại trong mọi tình huống.

Trong hầu hết các trường hợp, lòng trung thành của bạn đối với đất nước của bạn phải được đặt lên hàng đầu. Tuy nhiên, trong những thời điểm quan trọng khi loài người bị đe dọa, quyết định của bạn phải nghiêng về nhân loại. Hãy luôn ghi nhớ điều này, người lính thân yêu.

Thời Khắc

Cung Bản Vũ Tàng nói rằng mọi thứ đều có thời khắc - từ âm nhạc đến bắn cung đến cưỡi ngựa. Đối với một thương gia, có lúc vốn của anh ta tăng hoặc giảm. Đối với một chiến binh cũng vậy; có lúc phát đạt và có lúc suy tàn, lúc hòa hợp và lúc bất hòa. Trong mọi kỹ năng và khả năng, đều có thời điểm. Và Cung Bản Vũ Tàng gợi ý rằng điều quan trọng là một người chiến binh – một người lính - phải hiểu được thời khắc.

Các quốc gia đã thành công tấn công các quốc gia khác không hiểu sức mạnh của thời khắc. Đó là tất cả những gì cần thiết để Do Thái đánh bại Cộng Hòa Ả Rập Thống nhất (Jordan, Syria và Ai Cập) trong cuộc chiến thường được gọi là cuộc chiến 6 ngày, kéo dài từ ngày 5 tháng 6 đến ngày 10 tháng 6 năm 1967. Sau Chiến tranh Ả Rập-Do Thái năm 1948, quan hệ giữa Do Thái và các nước láng giềng Ả Rập đã không trở lại bình thường. Căng thẳng tiếp tục gia tăng cho đến khi nó leo thang vào tháng 5 năm 1967 và cả hai bên bắt đầu chuẩn bị cho chiến tranh.

Tình báo Hoa Kỳ dự đoán rằng Do Thái có khả năng tiến hành một cuộc tấn công thành công vào Cộng Hòa Ả Rập Thống nhất mà ít ra hoặc không có cảnh báo trước. Tuy nhiên, Do Thái không bao giờ xác nhận những dự đoán này vì Hoa Kỳ không bao giờ biết thời khắc thực sự của chiến dịch. Người Do Thái đã kín đáo với kế hoạch của họ. Họ có lực lượng an ninh mạnh mẽ, những người không tiết lộ kế hoạch hoặc sự chuẩn bị của họ. Ngoài sự kín đáo, Do Thái còn chơi một trò lừa bịp nhiều mặt. Đầu tiên, họ khiến Ai Cập tin rằng họ sẽ tấn công nam Sinai thay vì phía bắc nếu họ muốn tấn công. Thứ hai, họ đưa ra các biện pháp cụ thể để tạo cho đối phương cảm giác rằng một cuộc tấn công chưa xảy ra. Một số biện pháp này bao gồm: tuyên bố công khai của bộ trưởng quốc phòng khi đó nói với thế giới rằng Do Thái thà tiến hành đối thoại và ngoại giao hơn là phát động một cuộc tấn công; cấp giấy nghỉ phép cho hàng nghìn người Do Thái vào ngày 3 và 4 tháng 6; và thông báo rằng chính phủ Do Thái chỉ quan tâm đến các vấn đề thường lệ. Cộng Hòa Ả Rập Thống Nhất thoải mái. Và vào ngày 5 tháng 6, Do Thái đã thực hiện thành công một loạt cuộc không kích. Điều khiến cuộc tấn công của Do Thái thậm chí còn thú vị hơn là nó được thực hiện vào một giờ sáng khi hầu hết các quan chức Ai Cập đang trên đường đi làm và khi tổng tư lệnh không quân Ai Cập thực hiện các chuyến bay buổi sáng hàng ngày.[13]

Đọc về cuộc chiến sáu ngày, thật khó hiểu làm thế nào mà Cộng Hòa Ả Rập Thống nhất lại có thể bất cẩn như vậy. Ai lại thư giãn trong thời gian của chiến tranh? Do Thái dễ dàng đánh lừa người Ả Rập vì họ đã làm sáng tỏ bối cảnh mà họ đang ở. Trong thời khắc chiến tranh, cần phải chuẩn bị đầy đủ. Không có gì được bỏ qua cho cơ hội. Do Thái hiểu điều này, đã chuẩn bị và đã chiến thắng. Trong sáu ngày.

Một kịch bản tương tự thậm chí đã diễn ra vài năm trước đó trong chiến tranh thế giới lần thứ hai. Hitler sử dụng chiến thuật trì hoãn để đánh bại Tây Âu, bao gồm Hà Lan, Bỉ và Pháp. Cơ quan tình báo trung ương Mỹ (CIA) lưu ý rằng ba quốc gia này đã có "nhiều cảnh báo và lặp đi lặp lại", nhưng vì Hitler chưa bao giờ thực hiện cuộc tấn công - đã trì hoãn trong sáu tháng[14] - họ coi các cảnh báo là đương nhiên. Họ thậm chí còn gọi đây là một "cuộc chiến rởm" vì Hitler đã hoãn cuộc tấn công 29 lần, thường là vào phút cuối. Trước cuộc tấn công thực sự, các nước đã nhận được thông tin về nó. Tuy nhiên, người Hà Lan và người Pháp không để ý đến cảnh báo này, coi đó là một cảnh báo giả khác. Chỉ có người Bỉ mới đủ thông minh để đặt lực lượng của họ trong tình trạng báo động chung[15].

Cũng giống như Cộng Hòa Ả Rập Thống nhất, Tây Âu đánh giá thấp tầm quan trọng của thời khắc. Họ đã đi ngủ trong thời khắc chiến tranh. Cho dù Hitler đã hoãn cuộc tấn công bao nhiêu lần, họ cũng nên chuẩn bị sẵn sàng, biết rằng đó là thời điểm chiến tranh. Cuộc chiến đã kéo dài tám tháng và kết thúc của nó thậm chí còn chưa được nhìn thấy, vậy tại sao họ lại thoải mái?

Do Thái và Đức có cùng một chiến thuật: họ cho kẻ thù đánh giá thấp thời khắc. Họ "tiêm nhiễm" cho kẻ thù của mình một tinh thần bình tĩnh, một tinh thần không chuẩn bị chiến đấu. (Đây là kỹ thuật mà Cung Bản Vũ Tàng đã dạy trong tập Hỏa Luận và chúng ta sẽ xem xét nó sau).

Cung Bản Vũ Tàng đã lưu ý đúng rằng có thời khắc trong toàn bộ cuộc đời của một chiến binh. Do đó, các hành động của bạn nên được hướng dẫn theo thời khắc. Không ai thư giãn trong thời khắc chiến tranh; không ai trở nên thù địch trong thời bình trừ khi người ấy là kẻ thù của hòa bình.

Là một người lính, mọi hoạt động đều được gói gọn trong thời khắc. Cung Bản Vũ Tàng viết năm tập dựa trên thời khắc. Nhưng có một điều tôi muốn bạn biết: mọi thời điểm đều nên là một thời điểm của hòa bình. Thời khắc cho hòa bình không nên có điều kiện. Mọi thứ nên được thực hiện theo hướng nuôi dưỡng hòa bình. Tuy nhiên, tôi không bỏ qua thực tế rằng sẽ có những tình huống kêu gọi chiến tranh, nhưng trước khi chiến tranh, hãy chắc chắn rằng đó là lựa chọn duy nhất còn lại.

Tôi nói điều này bởi vì nhiều cuộc chiến đã xảy ra không phải vì chúng cần thiết mà vì chúng được xúi giục bởi những người, trớ trêu thay, "hưởng lợi" từ chiến tranh. Vì vậy, hỡi người lính thân mến, khi đứng trước tình thế tiến thoái lưỡng nan có nên leo thang xung đột, hãy tự hỏi bản thân: Chiến tranh có cần thiết hay tôi muốn thực hiện một mục tiêu ích kỷ?

* * * * *

Thông qua Ngũ Luận, Cung Bản Vũ Tàng đã cung cấp cho các kiếm sĩ một hướng dẫn về kiếm thuật thực sự. Ông không biết rằng những bài học của ông sẽ là khuôn mẫu cho hòa bình thế giới hơn bốn thế kỷ sau.

Đạo trong chiến lược của Cung Bản Vũ Tàng thì tuyệt đối: giết kẻ thù. Hòa bình cũng phải tuyệt đối, bởi vì chỉ có hòa bình, chúng ta mới phát triển với tư cách cá nhân và tập thể như loài người. Thật không may, giống như nhiều kiếm sĩ đã không đi theo Đạo vào thời của Cung Bản Vũ Tàng, trong thế giới ngày nay, hòa bình trong tổng thể của nó là một ảo ảnh.

Khi dạy cách của mình, Cung Bản Vũ Tàng biết rằng việc dạy cho các kiếm sĩ về chiến lược và thời khắc (của mình) là chưa đủ, ông biết rằng các kiếm sĩ trước tiên phải có những đặc điểm nhất định để họ trở thành những kiếm sĩ khéo léo và hiểu được thời khắc. Người lính ngày nay cũng phải có những đặc điểm này — vì nếu anh ta có, những đức tính vì hòa bình sẽ tự nhiên đến với anh ta. Những đặc điểm này bao gồm: trung thực, hiểu biết về mọi ngành nghề, phân biệt ưu và nhược điểm trong mọi vấn đề, phán đoán trực giác và hiểu biết mọi thứ, nhận ra những điều không thể nhìn thấy và chú ý đến chi tiết.

- *Trung thực*: Đây là một thành phần cơ bản cho sự trung thành. Một người lính bất lương không thể trung thành với đất nước của mình cũng như với nhân loại. Anh ta không bao giờ đi trên con đường của sự thật. Những kẻ phản bội mà chúng ta đã thấy trước đó là những kẻ bất lương, những người đã tuyên bố là trung thực với quốc gia của họ nhưng sau đó đã bán rẻ đất nước của họ vì lợi ích ích kỷ.

Giống như Cung Bản Vũ Tàng, tôi không chỉ nói với bạn rằng hãy trung thành với đất nước và nhân loại của bạn, tôi còn cho bạn biết lòng trung thành của bạn phụ thuộc vào việc bạn có trung thực hay không. Vì vậy, hãy thành thật với chính mình và trả lời câu này: *Tôi có phải là người trung thực không?*

- *Hiểu được Đạo của tất cả các ngành nghề*: Có những bài học để rút ra từ các ngành nghề khác. Có một loạt các nguyên tắc định hướng cho mọi ngành nghề. Cung Bản Vũ Tàng thậm chí còn lưu ý rằng bên cạnh Đạo Chiến Binh, có ba cách khác mà con người có thể vượt qua trong cuộc sống; họ có thể trở thành nông dân, thương gia hoặc nghệ nhân. Người nông dân hiểu rõ sự thay đổi của mùa vụ, người buôn bán hiểu cách kiếm lời và nghệ nhân sử dụng thành thạo các công cụ của mình. Tầm quan trọng của việc hiểu cách làm của các nghề khác là phát hiện ra những điểm giống và khác nhau giữa cách của chúng ta và cách của các nghề khác. Thông qua những điểm tương đồng và khác biệt này, chúng ta có thể chọn ra những bài học quan trọng để giúp chúng ta hiểu theo cách riêng của mình tốt hơn.

Ví dụ, một người lính nên hiểu đường lối của thuốc men; cách của bác sĩ. Bác sĩ cam kết sẽ phục hồi sức khỏe và sự sống cho cơ thể. Và anh ta làm điều này mà không tính đến đảng phái chính trị, chủng tộc hay tôn giáo. Anh ta chỉ cam kết với một mục đích duy nhất: cứu sống. Điều này để lại một bài học cho một người lính, người có cam kết khôi phục hòa bình cho một thế giới đã tan vỡ và cũng để bảo vệ nhiều mạng sống.

Hiểu theo phương cách của người khác không chỉ giới hạn trong các ngành nghề đơn thuần; người lính cũng nên hiểu đường lối, tính cách hoặc tư tưởng của những người khác. Như đã thấy trước đó, chiến tranh Việt Nam xảy ra do xung đột ý thức hệ giữa hai miền Nam - Bắc. Nếu các bên xung đột liên quan hiểu rằng con đường của họ không phải là con đường duy nhất, rằng con đường của người khác có thể có lợi hơn, thì chiến tranh sẽ được ngăn chặn.

Hỡi chiến binh thân mến, quan điểm là quan trọng. Hãy giữ vững quan điểm và tư tưởng của bạn vì chúng hình thành nên những ý tưởng hướng dẫn bạn trong cuộc sống, nhưng cũng đủ linh hoạt để hiểu (và đôi khi, chấp nhận) quan điểm của người khác. Nếu không phải vì lợi ích của bạn, ít nhất là vì lợi ích của hòa bình thế giới.

- *Phân biệt được và mất trong mọi vấn đề*: Được và mất là tương đối. Những gì tạo nên một lợi ích cho một người có thể là một mất mát cho người khác. Trên thực tế, xung đột nảy sinh do các bên tranh cãi về những gì sẽ có lợi cho họ.

Đôi khi, có những tình huống tưởng chừng như chẳng đạt được lợi ích gì, nhưng khi xem xét kỹ hơn và nhìn vào bức tranh lớn, bạn sẽ thấy những lợi ích ẩn như một hạt ngọc được phủ bởi bụi. Điều này gợi nhớ đến câu chuyện của Desmond Doss, một hạ sĩ Quân đội Hoa Kỳ.

Doss là người phản đối tận tâm đầu tiên nhận được Huân Chương Danh dự — món trang trí quân sự cá nhân cao quý nhất, danh giá nhất được trao cho các quân nhân đã nổi bật nhờ lòng dũng cảm của họ. Tại sao Doss nhận được sự công nhận này?

Desmond Doss phục vụ trong quân đội Hoa Kỳ với tư cách là một nhân viên y tế chiến đấu. Điều khiến anh ta trở thành một nhân vật thú vị là anh ta từ chối cầm súng trường. Cấp trên và đồng đội của anh, bối rối trước quyết định này, đã quyết định bức hại anh. Sau một số cuộc truy tố (bao gồm cả một vụ bắt giữ và một phiên tòa quân sự), Doss được phép phục vụ như một y tế chiến đấu.

Trong trận Okinawa, Doss được phân về sư đoàn bộ binh 77, có nhiệm vụ bảo vệ con cầu Hacksaw. Trong nỗ lực đầu tiên của họ để bảo vệ con cầu, quân Nhật đã phát động một cuộc tấn công lớn khiến quân Mỹ phải rời khỏi con cầu này. Lúc bấy giờ, thay vì Doss chạy trốn cùng những người đồng đội của mình, anh đã quay trở lại con cầu để cứu những người lính bị thương. Trong 12 tiếng đồng hồ, anh đã một mình cõng và đưa 75 người lính ra khỏi con cầu. Việc này trở nên thú vị hơn khi anh ta cũng cõng luôn những người lính Nhật bị thương, mặc dù không ai sống sót vào cuối cùng.

Về mặt hợp lý, hành động của Doss được cho là không khôn ngoan. Quân đội Mỹ đã bị áp đảo bởi quân Nhật, vì vậy không cần phải ở lại con cầu. Không ích lợi gì hết. Ở lại trên cầu là một điều điên rồ. Nhưng Doss quyết định nhìn vào bức tranh lớn. Anh biết rằng những thương binh này có gia đình, những người họ đã hứa sẽ trở về an toàn sau chiến tranh. Anh biết rằng lợi ích lớn nhất là giá trị cuộc sống của con người. Trong khoảnh khắc đó, khi khói từ các vụ nổ và mùi hôi thối của các thi thể đang phân hủy bốc lên trong không khí, tất cả những gì Doss có thể nghĩ là cứu thêm một mạng người. Không cầm súng trường, Doss đã có thể khôi phục hy vọng cho 75 người — và cho tất cả mọi người trên khắp thế giới đã nghe câu chuyện này. Hành động anh hùng của Doss xác thực khẳng định trước đây của tôi rằng nhiệm vụ của một người lính vượt ra ngoài chiến lược, tọa độ và vũ khí.

- *Phán đoán và hiểu biết trực quan cho mọi thứ:* Các vấn đề của cuộc sống không tồn tại ở bề mặt. Khi bạn gặp một tình huống, bạn phải xem xét và hiểu nó một cách nghiêm túc trước khi đi đến kết luận chắc chắn. Có một cái nhìn tổng thể về mọi thứ — yếu tố trong quan điểm của những người khác.

Người lính thân mến, trước khi cầm vũ khí lên đường, hãy đánh giá kỹ tình hình. *Chiến tranh có cần thiết không? Nguyên nhân chính của cuộc xung đột là gì? Liệu những nguyên nhân này có thể được giải quyết mà không làm vấn đề leo thang thành một cuộc chiến toàn diện?*

Chắc chắn sẽ có lúc xảy ra chiến tranh, nhưng hãy chắc chắn rằng bạn hiểu tình hình và trung thực đi đến kết luận rằng chiến tranh là lựa chọn duy nhất còn lại.

- *Nhận biết những điều không nhìn thấy:* Trực giác và hiểu biết mọi thứ sẽ giúp bạn nhìn thấy những điều mà người khác không thấy rõ. Đôi khi, được hoặc mất của một việc không nằm trên bề mặt; bạn phải khám phá các sắc thái để xem những gì người khác không thấy. Giống như chúng ta đã thấy với Desmond Doss, trong khi những người khác cảm thấy những người lính bị thương không thể được giải cứu, Doss thấy rằng có hy vọng cho họ. Đối với Doss không thành vấn đề nếu những người lính này bị giết, tất cả những gì anh ấy muốn làm là cứu mạng họ và cho họ cơ hội đoàn tụ với những người thân yêu của mình.

- *Chú ý đến chi tiết*: Đây là cách duy nhất để nhận ra những thứ không nhìn thấy. Là một chiến binh, bạn không thể bất cẩn. Đừng bao giờ loại bỏ bất cứ điều gì không quan trọng. Trong cuốn sách của mình, Những Thói Quen Nguyên Tử (Atomic Habits), James Clear đã thuật lại số phận của môn đua xe đạp ở Anh đã thay đổi như thế nào vì họ đã thuê một huấn luyện viên quan tâm đến chi tiết. Huấn luyện viên chia nhỏ việc đạp xe thành các quy trình khác nhau và bắt đầu cải thiện từng quy trình. Ông đã thiết kế lại ghế ngồi xe đạp, thuê một bác sĩ phẫu thuật để dạy các tay đua cách rửa tay hầu giảm nguy cơ bị cảm lạnh, sơn màu trắng bên trong chiếc xe tải của đội để không bị chú ý. Tất cả những điều này tổng kết lại để mang lại cho Đua Xe Đạp Người Anh (British Cycling) một thành công xứng đáng.[16]

Trong một thế giới có rất nhiều xung đột, nơi bạo lực là giải pháp mặc định cho xung đột, rất dễ bỏ sót những chi tiết có thể tạo nên hòa bình lâu dài. Nhưng đây là lý do tại sao bạn khác, hỡi người lính thân yêu. Bạn là một chiến binh và bạn không chỉ là một vì sự dũng cảm của bạn trên chiến trường, bạn là một vì bạn biết Đạo dẫn đến hòa bình. Đây là một kiến thức nhiều người không có. Vì vậy, trong khi những người khác chỉ lướt qua bề mặt trong những khoảnh khắc xung đột, bạn phải đào sâu hơn, xem xét kỹ lưỡng và xem những gì người khác không thể nhìn thấy.

*****

Người lính thân mến, hãy đặt những nguyên tắc này vào trái tim của bạn. Làm chủ chúng. Hãy để chúng hướng dẫn mọi thứ bạn làm. Bằng cách áp dụng những nguyên tắc này, bạn sẽ có được cái nhìn bao quát về các vấn đề và biết cách xử lý chúng như một bậc thầy về hòa bình. Cung Bản Vũ Tàng viết: *Nếu bạn thường xuyên chú ý đến Đạo và phát triển thói tục làm việc chăm chỉ, bạn sẽ không chỉ làm chủ được kỹ thuật của mình mà còn có thể đánh bại đối thủ.*

Luôn nhớ rằng đối thủ của bạn không phải là người kế tiếp mà là các hệ thống tiếp tục khai thác xung đột để đạt được lợi ích. Chống lại các hệ thống này. Những hệ thống này ở khắp mọi nơi - từ cảnh sát phân biệt chủng tộc đến nhà làm phim phân biệt giới tính, thống đốc tham nhũng cho đến trùm ma túy hèn hạ. Nếu bạn có thể áp dụng những nguyên tắc này và chống lại những hệ thống này ở quy mô nhỏ thì bạn chắc chắn giành chiến thắng trên quy mô lớn.

Điểm mấu chốt từ Cung Bản Vũ Tàng: *Trong bất kỳ Đạo nào đã định, hãy biết cách không thua cho người khác, biết tự giúp mình và biết tạo dựng danh tiếng cho bản thân. Đây là Đạo Chiến Binh.*

Thủy Luận -Mềm Như Nước

Nhiều người thường nghĩ rằng một người lính nên tách rời cảm xúc của mình. Anh ta nên nghiêm khắc và đáng sợ. Anh ta chỉ nên tập trung vào chiến tranh và sức mạnh mình có được thông qua khẩu súng của mình. Nhiều người lính đã tiếp tục sống theo câu chuyện này, nhưng câu chuyện này không phải là định nghĩa thực sự về con người của một người lính. Một chiến binh giống như nước. Nước có tính hữu hình của chất rắn và tính lưu động của chất khí. Tương tự, chúng ta hiếm khi nhìn thấy những người lính nhưng chúng ta biết rằng họ đang làm việc đằng sau hậu trường để giữ hòa bình.

Nước thì thống nhất. Linh hoạt và giả định hình dạng của vật chứa của nó. Đôi khi bình lặng, đôi khi sóng gió nhất là khi chịu tác động của áp lực. Sảng khoái khi bình tĩnh; quét sạch khi có sóng gió.

Trong tập Thủy Luận của mình, Cung Bản Vũ Tàng, không trực tiếp nói rõ, đã sử dụng một số thuộc tính của nước để hướng dẫn kiếm thuật của chiến binh. Ông đã vạch ra hai điều kiện tiên quyết chính cho kiếm thuật: Tư thế và tầm nhìn. Nhưng trước khi giải thích những điều kiện tiên quyết này, ông đã dạy các chiến binh cách chuẩn bị tâm trí, và tôi đã nhóm những lời dạy của ông ấy thành ba điểm nổi bật.

1. *Trong Đạo Chiến Binh, tâm trí không được khác với tinh thần trong cuộc sống hàng ngày của bạn. Hãy để tâm trí bạn luôn bình tĩnh và ngay thẳng cả trong cuộc sống đời thường và những lúc xung trận. Không thay đổi, dù chỉ một chút. Đừng cố chấp, cũng đừng sống liều lĩnh. Hãy tập trung và giữ cho tâm trí của bạn không bị dao động.*

Tóm lại, điều mà Cung Bản Vũ Tàng đang nói là: Hãy để người lính bình tĩnh. . . giống như nước. Đối với người phải mang lại hòa bình, trước hết phải hòa bình với chính mình.

2. *Trong khi thư giãn tâm trí khỏi môi trường, hãy đảm bảo rằng chiều sâu của tâm trí bạn (nội tâm của bạn) thật mạnh mẽ. Không cho phép người khác ảnh hưởng đến tâm trí của bạn.*

Trong một cơn bão, biển hứng chịu những cơn gió mạnh. Sóng ập xuống. Có những tiếng sấm ầm ĩ, liên tục. Nhưng bên dưới đại dương hoàn toàn yên tĩnh. Đây là những gì Cung Bản Vũ Tàng muốn cho một chiến binh. Một người lính phải có thể giữ bình tĩnh bất chấp những xáo trộn mà anh ta có thể phải đối mặt. Bình yên không chỉ là sự vắng mặt của xáo trộn, đôi khi, đó là khả năng giữ bình tĩnh giữa những xáo trộn.

3. *Mở mang tâm trí. Hãy nhìn mọi thứ từ góc độ rộng lớn và trong sự rộng lớn này, hãy trau dồi trí tuệ.*

Tâm trí của bạn nên rộng lớn như biển. Kéo dài ra. Xem quan điểm của những người khác. Hiểu theo cách của người khác. Suy ngẫm sâu sắc khi bạn làm điều này. Biết rằng con đường dẫn đến bình yên đôi khi nằm ở những điều không thể nhìn thấy. Vì vậy, bạn phải thu thập những ý tưởng khác nhau, sàng lọc chúng và tạo ra những gì có lợi nhất cho nhân loại.

Tư Thế

Cung Bản Vũ Tàng đã vạch ra các hướng dẫn về tư thế hoặc lập trường mà một chiến binh nên thực hiện trong trận chiến. Nhưng tư thế có ý nghĩa gì đối với người lính ngày nay? Nó có nghĩa là cách người lính thể hiện mình với thế giới. Thế giới nhìn nhận anh ta như thế nào? Một vị cứu tinh hay một kẻ ác? Bộ đồng phục của anh ta có gây sợ hãi hay là biểu tượng của sự an toàn? Người lính có lập trường gì trước những vấn đề xã hội đang nhức nhối thế giới? Anh ta đứng về phía sự thật và nhân văn, hay anh ta là một con rối của sự hủy diệt?

Các hướng dẫn của Musashi về tư thế có thể được áp dụng chính xác cho thế giới ngày nay để đưa người lính đi trên con đường hòa bình. Dưới đây là một số hướng dẫn của ông ấy:

- *Khi bạn đứng, đầu của bạn phải thẳng, không được nghiêng hoặc rũ xuống hoặc nhìn lên.*

Điều này có nghĩa đen đối với sự bảo vệ của Cung Bản Vũ Tàng, nhưng là nghĩa bóng đối với người lính ngày nay. Chính trực (đầu phải thẳng) là yêu cầu cơ bản đối với người lính. Bạn phải ngay thẳng về mặt đạo đức. Bạn cũng phải ngay thẳng trước pháp luật. Tấm vải hòa bình bị nới lỏng đường may bởi những người không ngay thẳng. Và nếu bạn, là một người lính, phải khôi phục và giữ hòa bình, thì bạn cũng không muốn được như vậy.

Trong quá khứ, nhiều binh sĩ đã được tìm thấy muốn sống ngay thẳng và đó là lý do tại sao có một danh sách dài các tội ác chiến tranh ngày nay. Những tội ác này không phải do người dân hay binh lính bị áp lực bởi chiến tranh mà do những người vốn đã thiếu đạo đức và luân lý gây ra. Một số tội ác chiến tranh tàn khốc trong lịch sử[1] bao gồm:

- *Chương Trình Euthanasia T4*: Vào tháng 8 năm 1939, các bác sĩ, y tá và nữ hộ sinh nhận được lệnh từ Bộ Quốc Gia để báo cáo những đứa trẻ dưới ba tuổi có vẻ như bị khuyết tật nặng về thể chất hoặc tinh thần. Các nhân viên y tế đề nghị phụ huynh cho trẻ đến một số phòng khám nhi khoa ở Đức và Austria để điều trị. Bề ngoài thì đây có vẻ là một kế hoạch tốt, nhưng thực tế là những đứa trẻ này không được giúp đỡ mà là bị giết.

Chương trình T4 do Adolf Hitler khởi xướng đã mang lại cho các bác sĩ sức mạnh để xác định những đứa trẻ nào đáng được sống. Đức Quốc Xã biện minh cho chương trình nói rằng các quỹ được sử dụng để điều trị những căn bệnh nan y này có thể được chuyển sang "cải thiện" cuộc sống của những người không có tình trạng sức khỏe.

Trẻ em được đưa đến các phòng khám này và đưa vào các phòng hơi ngạt. Xác chết của các em được vứt trong lò và tro của các em được đặt trong bình và được gửi về cho gia đình cùng với lời tường thuật giả mạo về cái chết của họ.

Chương trình T4 diễn ra trong hai năm — từ năm 1939 đến năm 1941 — và theo ước tính của viện Bảo Tàng Holocaust Hoa Kỳ, ít nhất 5.000 trẻ em Đức bị tàn tật về thể chất và tinh thần đã thiệt mạng.

- *Đơn vị 731*: Những chi tiết của đơn vị 731 thậm chí còn kinh khủng hơn những chi tiết trong chương trình T4 của Hitler. Từ năm 1937 đến năm 1945, quân đội đế quốc Nhật Bản đã thực hiện các thí nghiệm chết người ở đông bắc Trung Quốc. Những thí nghiệm này được thực hiện trên đối tượng là con người, chủ yếu là người Trung Quốc và Nga.

Các thí nghiệm, do trung tướng Ishii Shiro bắt đầu, được thực hiện bởi một nhóm 3.000 nhà nghiên cứu được gọi là Đơn vị 731. Shiro hy vọng sẽ sử dụng kiến thức khoa học để đưa Nhật Bản trở thành cường quốc thế giới. Mục đích của các thí nghiệm này là phát triển các phương pháp điều trị mới cho các căn bệnh đã gây ra cho quân đội Nhật Bản.

Shiro và nhóm của ông đã khám phá ra các tù nhân mà không cần gây mê; tiêm các bệnh như giang mai, than (anthrax), lậu vào các đối tượng; và cưỡng hiếp các đối tượng nữ để thực hiện các xét nghiệm trên bào thai của họ. Không dừng lại ở đó: họ sử dụng tù nhân làm mục tiêu cho lựu đạn, thiêu sống người dân và thả bọ chét mang bệnh dịch hạch vào các ngôi làng Trung Quốc để nghiên cứu tốc độ lây lan của dịch bệnh. Người ta ghi lại răng những thí nghiệm khủng khiếp này đã cướp đi từ 3.000 đến 250.000 sinh mạng trong mỗi trại.

Điều khiến câu chuyện trở nên ớn lạnh hơn nữa là những nhà nghiên cứu này chưa bao giờ bị xét xử vì tội ác chiến tranh. Và đây là lý do tại sao: Hoa Kỳ, trong nỗ lực đi trước Liên Xô về vũ khí toàn cầu, đã chọn miễn trừ cho những thủ phạm này để đổi lấy thông tin thu thập được trong quá trình thử nghiệm.[2]

- *Chiến tranh Congo*: Bên cạnh những vụ giết người hàng loạt, một đặc điểm quan trọng của cuộc chiến ở Congo (kéo dài từ đầu những năm 1990 đến 2013) là cưỡng hiếp hàng loạt. Có thông tin cho rằng nạn hiếp dâm diễn ra phổ biến và thường xuyên ở Congo đến nỗi Liên Hợp Quốc đã quyết định coi hiếp dâm là công cụ chiến tranh chứ không phải là một tác dụng phụ. Theo ghi nhận, có tới 1,8 triệu phụ nữ ở Congo đã bị cưỡng hiếp, trung bình khoảng 48 phụ nữ mỗi giờ. Và điều gây sốc nhất là không có giới hạn độ tuổi đối với những phụ nữ bị nhắm tới, vì trẻ em gái từ 18 tháng tuổi đến phụ nữ 80 tuổi đều là nạn nhân. Trong một số trường hợp, bộ phận sinh dục của những người phụ nữ này bị cắt xẻo, trong khi gia đình họ buộc phải theo dõi.

Trong nhiều trường hợp, những người phụ nữ này đã bị cưỡng hiếp tập thể bởi 2 đến 20 người lính thay nhau hết lần này đến lần khác.[3]

- *Trại Sumter*: Trại Sumter của Georgia được thiết kế để giam giữ 10.000 tù nhân, nhưng Henry Wirz, chỉ huy Liên Minh Miền Nam của Andersonville đã nhồi nhét 32.000 tù nhân của cuộc nội chiến Hoa Kỳ vào cơ sở này.

Các tù nhân bị bỏ đói vì thức ăn khan hiếm. Điều kiện vệ sinh rất tồi tệ vì các tù nhân phải uống nước trong con lạch chứa đầy phân của những người đàn ông bị bệnh và sắp chết. Kết quả là, nhiều tù nhân bị bệnh còi (scurvy), kiết lỵ và tiêu chảy. Những tù nhân không bị giết bởi những căn bệnh này thì bị giết bởi những lính canh được huấn luyện kém, đã bắn các tù nhân một cách bừa bãi vô cớ. Chín trăm tù nhân chết mỗi tháng tại trại và hơn 12.000 người chết từ năm 1861 đến năm 1865.

Khi Wirz bị kết án tử hình vì tội ác chiến tranh, anh ta tuyên bố mình chỉ làm theo mệnh lệnh.

Những câu chuyện khủng khiếp về tội ác chiến tranh này cho thấy sự phá sản về mặt đạo đức của nhiều người lính. Một người không chính trực trước khi nhập ngũ thì không bao giờ có thể chính trực sau khi nhập ngũ. Không có lý do chính đáng để lãng phí cuộc sống của con người. Trước nỗi kinh hoàng của Congo, U. N. từng coi hiếp dâm là tác dụng phụ của chiến tranh, tuy nhiên, thật khó hiểu khi nghĩ tại sao bất kỳ người lính nào lại muốn hãm hiếp phụ nữ ngay từ đầu. Ngay cả khi không có chiến tranh, hiếp dâm đã là một tội ác, nhưng những người lính vẫn tiếp tục hãm hiếp những phụ nữ vô tội, những người đã bị xáo trộn về mặt tinh thần và tâm lý bởi động lực của chiến tranh.

Cung Bản Vũ Tàng khuyên rằng tư thế của chiến binh phải thẳng đứng và không được rũ xuống, vì vậy, người lính thân mến, hãy có những giá trị đạo đức đúng đắn và gắn bó với chúng. Không bị ảnh hưởng bởi những người lính khác hoặc hoàn cảnh xung quanh bạn. Henry Wirz, chỉ huy tại trại Sumter tuyên bố anh ta đang tuân theo mệnh lệnh của cấp trên. Và tôi biết điều này sẽ đặt ra câu hỏi: *Người lính phải làm gì khi nhận lệnh của cấp trên?*

Tôi sẽ không bỏ qua sự thật rằng đây là một câu hỏi khó trả lời vì một trong những quy tắc vàng của quân đội là "tuân theo trước khi phàn nàn." Vậy người lính có nên tuân theo mệnh lệnh mà bỏ qua sự tôn nghiêm của mạng người không? Cá nhân tôi không nghĩ vậy.

Quân đội không nên quá cứng nhắc trong quy trình làm việc của mình. Các quy tắc như "tuân theo trước khi bạn phàn nàn" vẽ một hình ảnh không phù hợp về quân đội. Một hình ảnh của sự khắc nghiệt quá mức, sự phi lý và không có khả năng lắng nghe tiếng nói của lý trí. Khi Cung Bản Vũ Tàng nói về tư thế hoặc lập trường, ông ta không chỉ đề cập đến tư thế mà một chiến binh nên thực hiện trong cuộc đấu tay đôi, mà còn nói về cách những người khác - đặc biệt là đối thủ - nhìn thấy chiến binh. Cách người khác nhìn nhận về chiến binh phụ thuộc vào vị trí của chiến binh. Tương tự như vậy, cách quân đội, với tư cách là một cơ quan, tự định vị dựa trên các quy tắc và luật lệ của nó, xác định cách thường dân nhìn nhận họ.

Người lính có giấy phép sử dụng bất kỳ loại vũ khí nào, nhưng những vũ khí này không phải là đồ chơi để sử dụng bất cứ lúc nào người lính muốn; chúng thực sự là những công cụ cần thiết để khôi phục trật tự và mang lại hòa bình cho một quốc gia và/hoặc thế giới. Súng không có sức mạnh hay giá trị hơn tính mạng con người. Vậy trước khi trả lời câu hỏi "Khi nhận lệnh cấp trên, người lính phải làm gì?". Trước hết chúng ta phải hiểu và chấp nhận rằng những quy tắc cứng nhắc dường như tôn sùng khát vọng của người lính lên trên mạng sống con người cần được loại bỏ. Khi điều này được thực hiện, người lính bây giờ có thể làm theo một số bước để đáp ứng mệnh lệnh.

Tôi đã nghĩ ra một thuật toán có thể hướng dẫn người lính phải làm gì khi nhận được lệnh từ (các) cấp trên. Thuật toán này có thể khả thi hoặc có thể không khả thi, nhưng tôi tin rằng trong một thế giới mà quyền và ý kiến của mọi người đều được tôn trọng, những bước này sẽ đi một chặng đường dài để ngăn chặn những hành vi sai trái và kinh khủng trong quân đội.

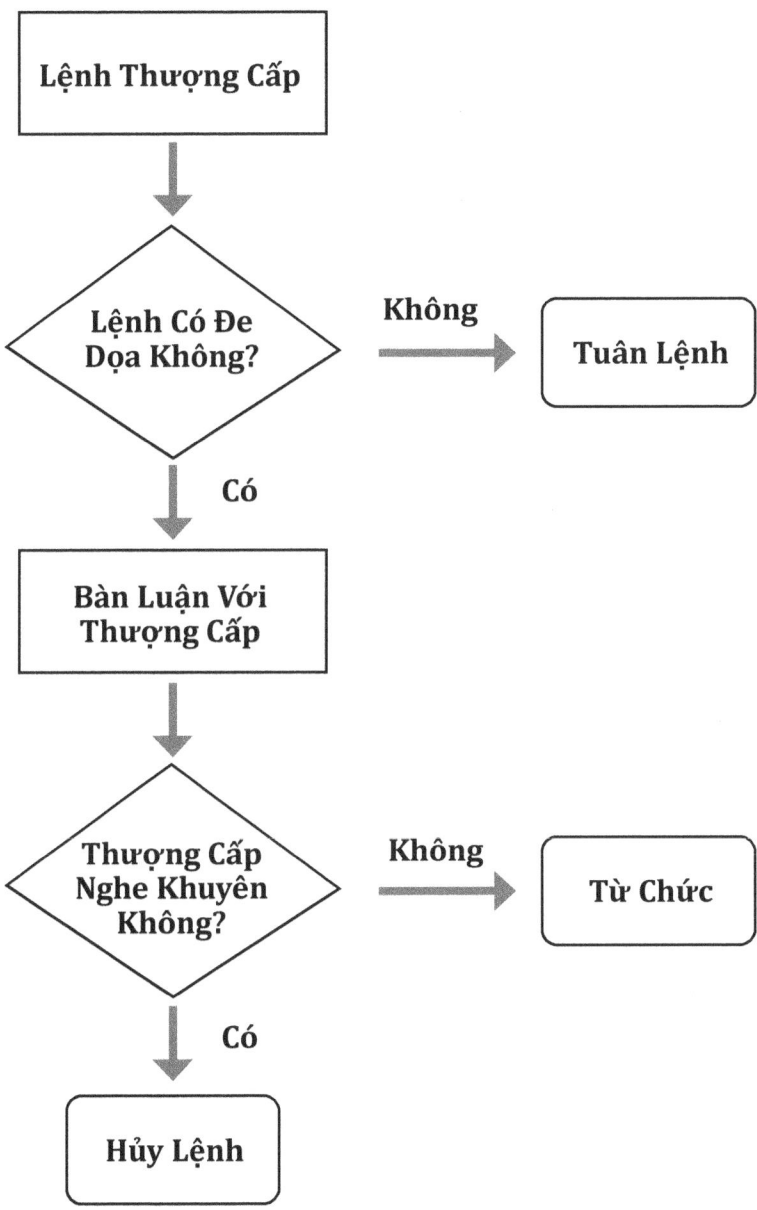

Thuật toán ở trên cho thấy quy trình các bước mà một quân nhân cấp dưới phải thực hiện khi có lệnh. Sơ đồ trên được tự giải thích, nhưng tôi muốn nhấn mạnh một số bước. Hãy

nhớ rằng: Các bước này được triển khai dựa trên giả định rằng quy tắc "Tuân theo trước khi bạn khiếu nại" không được thực thi.

Khi bạn cố gắng giải thích với cấp trên và anh ta vẫn khăng khăng tiếp tục thực hiện một hành động đe dọa tới tính mạng con người vô tội, bạn có hai lựa chọn: hoặc bạn thực hiện hành động đó, hoặc bạn từ chức khỏi quân đội.

—Bạn có thể quyết định thực hiện mệnh lệnh vì bạn không muốn trái lời cấp trên, nhưng liệu bạn có thể sống với cảm giác tội lỗi rằng bạn đã thực hiện mệnh lệnh chống lại sự tôn nghiêm của cuộc sống con người.

Điều mỉa mai hơn nữa khi tuân theo những mệnh lệnh này là đôi khi, nếu không muốn nói là hầu hết, chính các sĩ quan cấp dưới bị trừng phạt, trong khi các sĩ quan cấp cao ra lệnh đã trốn thoát mà không bị đưa vào danh sách. Một trường hợp điển hình là câu chuyện của Henry Wirz ở trại Sumter.   Anh ta nói anh ta đang làm theo lệnh, nhưng không có hồ sơ nào về việc cấp trên của anh ta bị trừng phạt.   Anh đối mặt với âm nhạc một mình.

Vì vậy, người lính thân yêu, bạn có thể chịu đựng sự thật rằng hàng trăm, hàng ngàn, hoặc thậm chí hàng triệu sinh mạng đã bị lãng phí vào tài khoản của bạn? Nghĩ về điều này. Mệnh lệnh có giá trị hơn tính mạng con người hay là gánh nặng tội lỗi đối với lương tâm bạn? Nếu người lính ngày nay xem xét những câu hỏi này và cung cấp câu trả lời trung thực cho họ, chúng sẽ là ngọn hải đăng ánh sáng dẫn đường cho người lính trên con đường hòa bình.

—Phương án thứ hai của bạn có vẻ khó khăn và rủi ro, nhưng nó là một lựa chọn tốt hơn nhiều. Bạn có thể bị gán cho là kẻ đào ngũ, kẻ phản bội, nhưng hậu thế sẽ luôn nhớ đến bạn như một người lính đã chọn giá trị của cuộc sống ngay cả khi bản thân bị tổn hại. Tôi hiểu rằng những gì tôi đang đề xuất là không thoải mái, nhưng đôi khi, sự thật là không thoải mái. Sự thật là khó. Nhưng chúng ta phải *luôn* đứng về phía sự thật.

• *Đừng cau mày*

Bạn đã bao giờ nhìn thấy kiếm sĩ nở nụ cười chưa? Một kiếm sĩ luôn mang vẻ ngoài nghiêm túc; luôn trong tâm trạng chiến đấu. Điều này có thể hiểu được, nhưng Cung Bản Vũ Tàng đã khuyên các chiến binh không nên cau mày. Trong khi ông ta không hướng dẫn họ cười, những biểu hiện mà ông ấy yêu cầu sẽ khiến khuôn mặt họ dễ chịu khi nhìn vào. Và điều này cũng áp dụng cho người lính ngày nay.

Người lính thân mến, bạn là một con người cần được yêu thương và trân trọng, không phải là một người đáng sợ. Trở thành một người lính không nên khiến bạn mất liên lạc với cảm xúc của mình. Nên thân thiện. Nên thân ái.

Thật đẹp khi thấy các nữ sĩ quan quân đội tham gia trong thử thách "Đừng Vội (Don't Rush)" trên Tik Tok. Nó cho thấy rằng các quân nhân cũng có thể vui vẻ. Và đây là những gì nó phải là. Công chúng không nên coi bạn là một người khó tiếp cận, một người không có sự quan tâm của họ. Hãy để dân thường không sợ hãi khi họ nhìn thấy bạn. Họ không phải là kẻ thù của bạn.

- *Cơ thể, từ vai xuống đến ngón chân, là một mảnh*

Những lời này của Cung Bản Vũ Tàng áp dụng cho quân đội như một đơn vị. Những người lính nên hiểu rằng họ là đại diện của quân đội. Bất cứ điều gì họ làm hoặc nói ngoài chiến trường sẽ ảnh hưởng, tích cực hoặc tiêu cực, cách mọi người nhìn nhận về quân đội.

Chức năng cốt lõi của quân đội là phục vụ nhân dân, bảo vệ tổ quốc và giữ hòa bình. Những việc làm hay việc không làm của bạn với tư cách là một người lính không nên khiến mọi người nghi ngờ về mục đích này. Quân đội là một đơn vị, một chỉnh thể. Vì vậy, những gì bạn làm với tư cách là một người lính cá nhân nói lên rất nhiều điều cho toàn đơn vị. Bạn luôn phải xác định đúng vị trí của mình.

Tầm Nhìn

Điều kiện tiên quyết thứ hai cho kiếm thuật mà Cung Bản Vũ Tàng vạch ra là tầm nhìn. Đối với Cung Bản Vũ Tàng, có tầm nhìn là chưa đủ, chiến binh còn phải biết cách sử dụng tầm nhìn của mình. Ông hướng dẫn các chiến binh rằng tầm nhìn của họ phải rộng. Và điều này cũng áp dụng cho người lính ngày nay.

Người lính thân mến, hãy có cái nhìn tổng thể về các tình huống. Hãy để tầm nhìn của bạn rộng mở như một đại dương xanh bao la. Đừng thiển cận. Đừng nhượng bộ thiên kiến. Khi bạn có tầm nhìn bao quát về một tình huống, bạn sẽ có thể đưa ra những quyết định đúng đắn mang lại vinh quang cho quốc gia của mình.

Trong chương một, chúng ta đã thấy câu chuyện về Desmond Doss. Doss đã trở thành một anh hùng cả đời vì anh có một cái nhìn bao quát về tình hình ở Hacksaw Ridge. Trong khi các sĩ quan khác, hoảng loạn và tuyệt vọng, bỏ mặc những người bị thương cho đến chết, Doss thấy rằng những người bị thương có thể được cứu. Trong khi các sĩ quan khác nghĩ rằng cách duy nhất để trở thành một người lính là sử dụng một khẩu súng trường, Doss đã chứng minh cho họ và thế giới thấy rằng mạng sống cũng có thể được cứu mà không cần súng trường.

Một người lính cần hiểu rằng các vấn đề của cuộc sống có nhiều mặt, vì vậy không có cách tiếp cận chung nào để giải quyết những vấn đề này. Để giải quyết những vấn đề này một cách hiệu quả, người lính phải dựa trên tất cả các sắc thái hiện tại và tìm ra cách tiếp cận tốt nhất có thể mà không gây bất lợi cho nhân loại.

Cung Bản Vũ Tàng chia cái nhìn hoặc tầm nhìn thành hai: Tri giác và Thị giác. Ông viết: *Với tri giác, bạn nhìn để cảm nhận; với thị giác, bạn nhìn để thấy. Tri giác thì mạnh, thị giác thì yếu.* Và tôi đồng ý với Musashi.

Ngày nay, rất nhiều người chỉ có thị giác mà không có tri giác. Bám sát định nghĩa của Cung Bản Vũ Tàng, tôi sẽ đưa ra hai phương trình đơn giản:

Thị giác + Cảm xúc = Tri giác

Thị giác - Cảm xúc = Thấy

Chúng ta là những sinh vật có cảm xúc và việc mất đi cảm xúc vì bất cứ lý do gì sẽ chỉ khiến chúng ta trở thành những thực thể máy móc. Tội ác chiến tranh được thực hiện bởi những người lính chỉ nhìn thấy mà không nhận thức được. Thị giác có giới hạn, tri thức là vô hạn. Những người lính sử dụng sức mạnh của súng để đe dọa những người vô tội là chuyện hoang đường. Lạnh lùng và vô cảm, những người lính này chỉ nhìn thấy hiện tại - lợi nhuận nhanh chóng của việc giết người vì tiền, thú vui tức thì của việc cưỡng hiếp. Họ không nhạy cảm để nhận thức hành động của họ sẽ ảnh hưởng như thế nào đến nạn nhân của họ, điều này cũng sẽ gây ra vết lõm cho hình ảnh những người lính của họ.

Người lính thân mến, các khóa huấn luyện quân sự của bạn nên để rèn luyện thể chất chứ không phải làm cứng trái tim của bạn. Hãy tiếp xúc với cảm xúc của bạn. Thế giới không xoay quanh bạn. Hãy hiểu rằng chỉ một hành động của bạn cũng có khả năng hủy diệt hàng triệu sinh mạng. Vì vậy, hãy nhìn vào bức tranh lớn trước khi hành động. Vượt xa tầm nhìn. Nhận thức. Đây là bước cơ bản dẫn đến hòa bình.

Cung Bản Vũ Tàng cũng đưa ra một quan điểm nổi bật khác khi ông viết: *Điều quan trọng trong chiến lược là bạn biết được thanh kiếm của đối thủ bằng cách chỉ nhìn vào nó.*

Chúng ta đã ví lòng trung thành với thanh kiếm của kiếm sĩ. Vì vậy, biết được thanh kiếm của đối thủ mà không cần nhìn vào nó có nghĩa là bạn, với tư cách là một người lính, sẽ có thể phát hiện ra lòng trung thành của kẻ thù (hoặc thậm chí cả các sĩ quan khác) nằm ở đâu. Và cách duy nhất để đạt được điều này là thông qua nhận thức. Thông qua nhận thức, bạn có thể biết ý định của người kia thông qua hành động của anh ta.

Một chỉ dẫn bề ngoài có thể tốt, nhưng khi người lính vượt xa tầm nhìn để nhận thức, anh ta sẽ thấy những sai sót và nguy hiểm trong một chỉ dẫn đó. Ví dụ, người ta có thể nói rằng mục tiêu của trung tướng Ishii Shiro là đưa Nhật Bản trở thành cường quốc thế giới thông qua khoa học là một mục tiêu cao cả. Mọi quốc gia đều mong muốn trở thành một trong những quốc gia hàng đầu thế giới về chính trị, kinh tế và xã hội. Nhưng một người không ngại sử dụng đối tượng con người vô tội để thực hiện các thí nghiệm chết người thì không có sự hứng thú trong tim của thế giới.

Thấy sẽ nói với một người lính Nhật rằng điều đó là tốt cho Nhật Bản, nhưng Cảm nhận sẽ nói rằng nó không chỉ gây bất lợi cho Nhật Bản mà còn cho toàn thế giới. Ai đó có thể lập luận rằng Shiro đã sử dụng đối tượng người từ Trung Quốc và Nga, vì vậy anh ta sẽ không gây tổn hại cho đồng hương của mình. Đây là một suy luận nông cạn. Một người không coi trọng mạng sống sẽ không ngần ngại hủy hoại mạng sống vì lợi ích ích kỷ của mình cho dù những sinh mạng đó có phải là đồng hương của anh ta hay không. Hay Bashar al-Assad của Syria đã không giết đồng bào Syria (bao gồm cả trẻ em) bằng khí sarin?

Người lính, nhận thức là một phẩm chất quan trọng mà bạn sở hữu. Khả năng nhận thức được hành động của người khác có thể là bước duy nhất để cứu đất nước của bạn khỏi các hỗn loạn. Đừng cứng nhắc với ý tưởng của bạn. Hãy để tâm trí bạn mềm mại như nước, trôi chảy như dòng suối không bị đá cản trở. Nhận ra các quan điểm đa dạng. Loại bỏ những điều không liên quan. Tiêu hóa chúng. Sau đó, trộn chúng trong nồi nóng chảy của trái tim bạn để tạo ra một hành động có ích cho toàn thể nhân loại.

Sau khi mô tả chi tiết tư thế và ánh mắt là điều kiện tiên quyết của kiếm thuật, Cung Bản Vũ Tàng cũng dạy cho chiến binh cách cầm kiếm của mình. Chúng ta sẽ xem xét một số hướng dẫn mà ông ấy đã đưa ra.

• *Không nắm chặt thanh kiếm là xấu*

Trong chương một, chúng ta đã xác định rằng một thanh kiếm, dù là trường kiếm hay kiếm đồng hành, đều đại diện cho lòng trung thành. Vì vậy, ở đây, chúng ta sẽ giải thích những lời của Cung Bản Vũ Tàng có nghĩa là lòng trung thành của bạn không nên bị lung lay, bất kể điều gì. Hãy kiên trì giữ lấy nó. Lòng trung thành của bạn đối với nhân loại là điều tối quan trọng trên mọi nguyên tắc cá nhân hoặc mệnh lệnh cấp trên.

Hãy để lòng trung thành của bạn không được mua bằng tiền hoặc bằng lời hứa về quyền lực. Không nắm bắt được lòng trung thành là không tốt. Khi mọi người nhận thấy rằng bạn không có lòng trung thành vững chắc, bạn sẽ đánh mất lòng tin của người tốt và rơi vào bẫy lợi dụng của kẻ xấu.

Vì vậy, hãy làm rõ quan điểm của bạn — rằng bạn luôn vì nhân loại. Và hậu thế sẽ tưởng thưởng và ghi nhớ bạn mãi mãi.

• *Khi rút kiếm ra, hãy nghĩ nó chỉ là vật để chém đối thủ. Khi bạn hạ gục đối thủ, đừng thay đổi cách cầm kiếm của bạn. Giữ thanh kiếm sao cho tay không bị yếu đi.*

Người lính thân mến, kẻ thù của bạn không phải là đồng loại của bạn mà là những hệ thống đang cướp đi hòa bình của thế giới. Và mục tiêu duy nhất của bạn phải là "cắt xuống" những hệ thống này. Đúng vậy, trong quá trình này, bạn có thể phải cắt xuống những con người thúc đẩy các hệ thống này, nhưng họ không phải là kẻ thù thực sự.

Khi hạ gục đối thủ, hãy kiên trì cầm kiếm. Không bao giờ thay đổi cách cầm kiếm của bạn. Đừng mâu thuẫn với lòng trung thành. Hãy tin vào con người và vững vàng với niềm tin này, vì đây là cách duy nhất để "bàn tay của bạn không bị yếu đi".

Desmond Doss không bao giờ tin vào việc lấy đi mạng sống của con người vì bất cứ lý do gì (hợp lệ) và anh kiên định với điều đó. Mặc dù bị khủng bố, anh vẫn kiên quyết, biết rằng những quy định của quân đội, những giọt nước mắt của vợ và những lời cầu xin của cha anh không làm thay thế niềm tin của anh - giá trị cuộc sống. Và phần này giới thiệu cho chúng ta bài học tiếp theo của Cung Bản Vũ Tàng: Năm cách tiếp cận để sử dụng thanh kiếm.

Năm cách tiếp cận để sử dụng thanh kiếm

Đối với tôi, năm cách tiếp cận này không những chỉ cho chiến binh biết nơi để tấn công đối thủ mà còn hướng dẫn chiến binh về những vị trí đối thủ có thể phát động cuộc tấn công từ đó. Năm cách tiếp cận này là: cách tiếp cận thứ nhất hoặc trung, cách tiếp cận thứ hai hoặc thượng, cách tiếp cận thứ ba hoặc hạ, cách tiếp cận thứ tư hoặc bên trái và cách tiếp cận thứ năm hoặc bên phải.

Người lính ngày nay cần biết rằng hòa bình mà anh ta đang cố gắng gìn giữ có thể bị đe dọa thông qua bất kỳ cách tiếp cận nào trong số này. Và để tìm hiểu xem điều này có thể xảy ra như thế nào, chúng ta sẽ phải sử dụng lại phép ẩn dụ.

Cách tiếp cận trung (đầu tiên) biểu thị bạn, người lính.

Cách tiếp cận thượng (thứ hai) biểu thị cấp trên của bạn.

Cách tiếp cận hạ (thứ ba) là phe đối lập.

Cách tiếp cận bên trái (thứ tư) là những người thân yêu của bạn (gia đình và bạn bè).

Cách tiếp cận bên phải (thứ năm) biểu thị đồng nghiệp của bạn.

Vậy làm sao hòa bình có thể bị đe dọa thông qua những cá nhân khác nhau này?

Bạn: Phương Pháp Tiếp Cận Trung

Khi bạn nâng cao ý thức hệ hoặc mong muốn của mình lên trên hòa bình thì bạn là mối đe dọa cho hòa bình. Mặc dù các sĩ quan quân đội bẩn thỉu trong suốt lịch sử đã sử dụng cấp dưới để thực hiện hành động của họ, nhưng điều đó không làm mất đi sự thật rằng những kẻ bẩn thỉu này không quan tâm đến hòa bình hoặc sự thánh thiện của cuộc sống. Họ chỉ quan tâm đến những ham muốn ích kỷ và xấu xa của họ và vì điều này, hòa bình của thế giới bị đe dọa. Có những gia đình bị đe dọa vì cuộc sống và chủng tộc (ví dụ như người Do Thái) mà lịch sử của họ không bao giờ giữ nguyên vì lợi ích cá nhân của một người hoặc một nhóm người.

Vì vậy, người lính thân mến, hãy hiểu rằng đôi khi kẻ thù của hòa bình không ở bên ngoài mà ở bên trong. Và bạn có thể là kẻ thù đó. Cách duy nhất để bạn không trở thành kẻ thù là luôn đặt hòa bình và nhân loại lên hàng đầu. Điều này không thể được nhấn mạnh đủ.

Cấp trên: Phương Pháp Tiếp Cận Thượng

Như chúng ta đã thấy trong một số câu chuyện được chia sẻ, phần lớn sự tàn phá nhân loại của quân đội là do các sĩ quan cấp cao xúi giục. Hãy nghĩ về nó: từ Adolf Hitler đến Saddam Hussein cho đến Idi Amin.

Những sĩ quan quân đội như những người kể trên, làm việc đến nơi đến chốn để họ có ảnh hưởng thực hiện hành vi bất chính của mình. Họ sử dụng các sĩ quan cấp dưới làm con chốt để thực hiện mong muốn của mình. Đôi khi, họ sử dụng vũ lực và đe dọa để buộc các sĩ quan cấp dưới thực hiện cuộc đấu thầu của họ, trong khi những lúc khác, họ thuyết phục cấp dưới bằng lời nói.

Ví dụ như Hitler là một nhà hùng biện vĩ đại. Ông ta đã sử dụng khả năng thần thánh của mình để khiến người Đức tin rằng người Do Thái là mối đe dọa đối với sự phát triển của nước Đức. Trên thực tế, Hitler đã viết trong cuốn sách của mình, *Mein Kampf*: "Tôi biết rằng con người ít chiến thắng bởi chữ viết hơn là lời nói, rằng mọi chuyển động vĩ đại trên trái đất này đều nhờ sự phát triển của những nhà hùng biện vĩ đại chứ không phải các nhà văn." Và thông qua các bài phát biểu của mình, ông đã khiến những người trong nước của mình ghét người Do Thái và gần như tiêu diệt họ.

Người lính thân mến, mối đe dọa đối với hòa bình có thể đến từ cấp trên của bạn. Và khi điều này xảy ra, bạn phải đưa ra quyết định nên tuân theo mệnh lệnh cuối cùng hay đứng về phía nhân loại. Tôi đã đưa cho bạn một thuật toán.

Đối thủ: Phương Pháp Tiếp Cận Hạ

Chúng ta đã biết rằng khi hai hoặc nhiều quốc gia xảy ra chiến tranh, họ đang đe dọa hoặc phá hủy nền hòa bình của quốc gia họ. Đây là một cách mà hòa bình có thể bị đe dọa với cách tiếp cận hạ. Nhưng một cách khác mà chúng ta thường không nhận thức được là tình huống mà (các) quốc gia đối địch dụ binh lính của quốc gia khác cố tình phá hoại hòa bình của quốc gia mình.

Trong chương một, chúng ta đã thấy những ví dụ về những kẻ phản bội đã bội phản quốc gia của mình cho kẻ thù vì danh vọng, quyền lực, tiền bạc hoặc cả ba. Những người lính không chỉ trở thành kẻ phá hoại trong một sớm một chiều. Kẻ phá hoại là những người đã thiếu cẩn trọng trước khi gia nhập quân đội. Và khi kẻ thù phát hiện ra chúng, họ lợi dụng chúng để thực hiện những kế hoạch thấp hèn của mình.

Đây là lý do bạn phải ngay thẳng, người lính thân yêu. Khi bạn ngay thẳng về mặt đạo đức, khi bạn hiểu thế nào là đạo đức, khi bạn coi trọng sự tôn nghiêm của cuộc sống con người thì bạn sẽ không phải là một mắt xích yếu trong sợi dây giữ hòa bình.

Những người thân yêu: Phương Pháp Tiếp Cận Bên Trái

Tôi đã sử dụng những người thân yêu của chúng ta để đại diện cho cách tiếp cận bên trái vì điều này: trái tim, là trung tâm của cảm xúc của chúng ta, nằm ở phía bên trái của cơ thể. Những người thân yêu của một người lính có thể xúi anh ta để phá vỡ sự bình yên của nhân dân.

Có những câu chuyện về những gia đình đi quấy rầy người khác vì họ cảm thấy họ không thể chạm tới được vì họ có một thành viên gia đình hoặc bạn bè trong quân đội. Quân nhân đã bị gia đình hoặc bạn bè của họ sử dụng để đe dọa thường dân khác.

Người lính thân mến, đừng tham gia vào việc này. Không cho phép những người bạn yêu quý sử dụng bạn như một công cụ để phá vỡ sức khỏe tinh thần, thể chất hoặc tình cảm của người khác. Hãy cho họ biết rằng bạn đang ở trong quân đội để phục vụ, không phải để bắt nạt. Súng của bạn là để khôi phục hòa bình chứ không phải để gieo rắc nỗi sợ hãi. Hãy nhớ rằng người lính phải có tư thế đứng thẳng. Hãy để những người thân yêu của bạn hiểu điều này.

Đồng nghiệp: Cách Tiếp Cận Bên Phải

Con người là động vật xã hội và như khoa học hành vi (behavioral science) đã chỉ ra, chúng ta chọn nhiều thói quen từ những người khác. Chính vì lý do này mà những người lính có thể bị lây và bị ảnh hưởng bởi áp lực từ bạn bè. Những người lính học những đặc điểm vô hại từ đồng nghiệp của họ, như uống rượu, làm đẹp cho người khác phái nhìn và mua những thứ họ không cần. Một số người thậm chí đã tham gia quân đội vì họ có bạn bè trong quân đội.

Nhưng cũng giống như những đặc điểm vô hại được học, hành vi độc hại và hành động thấp hèn cũng có thể được học. Nếu bạn đọc tiểu thuyết hoặc xem phim về chiến tranh, bạn sẽ thấy rằng có một số người lính phạm tội như hãm hiếp và giết hại những người vô tội, không phải vì bản chất của họ là như vậy mà vì họ bị các sĩ quan khác phỉnh phờ và họ không muốn bị bỏ rơi.

Người lính thân mến, bạn phải nhớ lại là cần phải ngay thẳng. Thông qua tính ngay thẳng, bạn có thể phân biệt đúng sai. Thi đua điều tốt. Thoát khỏi điều tồi tệ. Có một bản lĩnh vững vàng, độc lập để không thể bị đẩy vào việc làm sai. Nếu ảnh hưởng phải phát huy tác dụng, hãy để đồng nghiệp của bạn là những người sẽ bị ảnh hưởng bởi những hành động (tốt) của bạn.

Nguyên Tắc Chiêu – Vô Chiêu

Nguyên tắc Chiêu – Vô Chiêu (hay Thế – Vô Thế) này giống như một sự mâu thuẫn của năm cách tiếp cận bởi vì Cung Bản Vũ Tàng đã viết: *Chiêu – Vô chiêu có nghĩa là không có cái gọi là chiêu thức* [hoặc cách tiếp cận]. *Bất kể cách đối phương tiếp cận, địa hình, hoàn cảnh hay đường kiếm, luôn có ý định chém đối thủ xuống một cách dễ dàng.*

Trong khi điều này trông giống như một sự mâu thuẫn, nó thực sự không phải vậy. Tất cả những gì Cung Bản Vũ Tàng đang cố gắng nói là chiến binh không nên chỉ tập trung vào những cách tiếp cận mà đối thủ có thể sử dụng để tấn công, bởi vì nếu chiến binh chỉ tập trung vào chúng riêng rẽ thì kiếm thuật của anh ta có xu hướng trở nên cứng nhắc và máy móc. Cung Bản Vũ Tàng muốn người chiến binh phải linh hoạt - có thể di chuyển ra vào các vị trí, chỉ có một mục đích duy nhất: hạ gục kẻ thù. Đây là lý do tại sao ông viết: *Khi ở vị trí thượng, bạn có thể nhẹ nhàng hạ kiếm xuống và áp dụng tư thế trung. Ngoài ra, khi ở tư thế trung, bạn có thể di chuyển lên một chút và áp dụng tư thế thượng. Ở vị trí thấp hơn, bạn có thể chuyển lên một chút và chiếm vị trí trung. Tùy thuộc vào điều kiện, nếu bạn ở bên trái hoặc bên phải và bạn di chuyển về phía trung tâm, về cơ bản nó sẽ trở thành vị trí trung hoặc thấp hơn.*

Điều này cũng áp dụng cho người lính. Đừng tập trung vào một cách tiếp cận và nghĩ rằng đó là cách duy nhất mà hòa bình có thể bị đe dọa. Ví dụ, bạn có thể nghĩ rằng cấp trên hoặc quốc gia đối lập của bạn là mối đe dọa đối với hòa bình mà không biết rằng những người thân thiết với bạn còn là mối đe dọa lớn hơn.

Vì vậy, hãy linh hoạt để đọc tình huống và chặn mọi sơ hở. Bạn có thể chống lại cách tiếp cận này với cách tiếp cận khác. Đồng nghiệp của bạn có thể cùng bạn chống lại những mệnh lệnh phi đạo đức từ cấp trên của bạn. Bạn, với cách tiếp cận trung, có thể giáo dục những người thân yêu của mình về ý nghĩa của việc phục vụ đất nước. Bạn có thể thảo luận những cán bộ sai sót với cấp trên để có biện pháp kỷ luật. Bạn có thể thông báo với cấp trên về kế hoạch của quốc gia đối địch. Đây là sự linh hoạt mà Cung Bản Vũ Tàng khuyên dùng. Đây là chiêu-vô chiêu.

*****

Hỡi người lính, hãy như nước: mềm dẻo, nhưng mạnh mẽ. Yên tịnh, nhưng luôn lưu chảy. Nước là tài nguyên không thể thiếu; một nhu cầu sinh tồn cho mọi vật. Theo cách tương tự, bạn là một nhu cầu tất yếu cho hòa bình của quốc gia bạn và thế giới nói chung. Nước có nhiều dạng khác nhau và bạn có thể ở bất kỳ hình thức nào: bạn có thể là cơn mưa gây ra căng thẳng cho thế giới, hoặc dòng chảy mang theo những mảnh vụn của sự đe dọa và bất ổn, hoặc đại dương rộng lớn lan tỏa hòa bình trên khắp đất nước của bạn và thế giới.

Điểm mấu chốt từ Cung Bản Vũ Tàng: *Hãy có tinh thần của một chiến binh: Hôm nay tôi sẽ đánh bại chính tôi của ngày hôm qua, ngày mai tôi sẽ đánh bại kẻ kém kỹ năng hơn và sau đó tôi sẽ đánh bại kẻ có kỹ năng cao hơn.*

Hỏa Luận *Hung Tợn Như Lửa*

Sự hung tợn của người lính là điều mà cả thế giới đều biết. Có thời khắc để người lính hung tợn. Và bằng sự hung tợn, ý tôi không phải là nhẫn tâm với đồng loại mà là nhẫn tâm và kiên quyết với chiến lược khôi phục hòa bình của bạn. Có các chiến lược tích cực có thể đốt cháy các hệ thống hỗn loạn đã được gieo trồng trên thế giới.

Vào thời của Cung Bản Vũ Tàng, các trường phái kiếm thuật khác tập trung vào việc duy trì khoảng cách như một chiến lược tốt nhất. Đó là một chiến lược hợp lý vì chiến binh phải giữ khoảng cách để tránh bị bắn trúng trong lúc anh ta tìm kiếm cơ hội để tấn công kẻ thù. Tuy nhiên, Cung Bản Vũ Tàng đã nghĩ và dạy khác.

Chiến thuật của Cung Bản Vũ Tàng là đặt đối phương vào thế khó để ngăn hắn tấn công ta. Cung Bản Vũ Tàng viết rằng chiến binh có thể sử dụng một số yếu tố có lợi cho mình (ví dụ như môi trường xung quanh). Hoặc anh ta cũng có thể khiến đối phương mất tập trung bằng cách thao túng tâm lý.

Tập Hỏa Luận trong Ngũ Luận phác thảo 27 kỹ thuật khác nhau mà chiến binh có thể sử dụng để áp dụng chiến lược của Cung Bản Vũ Tàng. Và chúng ta sẽ xem người lính ngày nay cũng có thể sử dụng 20 kỹ thuật này như thế nào để thúc đẩy hòa bình.

1. Địa Hình

Kiểm tra bản chất của địa hình hoặc môi trường của bạn

Đây là kỹ thuật đầu tiên Cung Bản Vũ Tàng dạy cho chiến binh. Ông hướng dẫn chiến binh sử dụng môi trường làm lợi thế cho mình. Và ông đã đưa ra ba cách để chiến binh có thể đạt được điều này:

- *Sánh Vai Mặt Trời*: Cung Bản Vũ Tàng viết rằng chiến binh nên đứng sao cho mặt trời ở phía sau mình. Nhưng nếu điều đó là không thể thì anh ta nên đặt mình ở vị trí sao cho mặt trời ở bên phải của anh ta. Ngay cả khi đó là một cuộc chiến trong nhà, chiến binh phải đảm bảo rằng ngọn lửa ở phía sau anh ta hoặc ở bên phải của anh ta. Lý do cho điều này có hai mặt: chiến binh sẽ có thể nhìn thấy đối thủ rõ ràng trong khi đối thủ sẽ khó thể nhìn thấy chiến binh.

- *Nhìn xuống đối thủ*: Một chỉ dẫn khác mà Cung Bản Vũ Tàng đưa ra cho chiến binh là anh ta phải luôn đảm bảo rằng anh ta đứng trên những nơi cao để anh ta có thể "nhìn xuống" đối thủ.

- *Đuổi đối thủ đến những nơi khó xử*: Cung Bản Vũ Tàng muốn các học trò của mình luôn đuổi đối thủ vào những địa hình không thuận lợi như ngưỡng cửa, cột buồm, cửa ra vào, hiên, cột nhà, v.v. Khi họ đuổi theo chúng đến những nơi này, họ cũng không nên cho họ cơ hội để chúng nhìn xung quanh và điều chỉnh.

Vậy điều này có ý nghĩa gì đối với một người lính?

Người lính nên nghiên cứu môi trường của quốc gia, thế giới; tùy trường hợp. Và theo môi trường, tôi không chỉ ám chỉ là môi trường thôi, tôi cũng muốn nói đến môi trường xã hội, kinh tế và chính trị. Các hệ thống đe dọa hòa bình sử dụng những môi trường này, đơn lẻ hoặc kết hợp, để gây ra bất ổn và chia rẽ.

Ví dụ, trước đó chúng ta đã thấy rằng chiến tranh Việt Nam phát sinh do các hệ tư tưởng chính trị xung đột. Cách mạng Pháp xảy ra do các vấn đề kinh tế xã hội. Người dân Pháp nổi dậy lật đổ chế độ quân chủ sau khi bị nạn đói, thuế thừa và khủng hoảng tài chính.[1]

Vì vậy, điều quan trọng là người lính phải hiểu những yếu tố khác nhau này và cách chúng ảnh hưởng đến nền hòa bình mà anh ta đang cố gắng khôi phục. Đôi khi, khôi phục hòa bình không chỉ bằng vũ lực và súng ống; hòa bình có thể được khôi phục khi các vấn đề ảnh hưởng đến các môi trường này được giải quyết.

Vì vậy, người lính nên tự hỏi mình một số câu hỏi thích hợp: *Người dân có hài lòng với tình hình chính trị hoặc kinh tế xã hội của quốc gia không? Ai là chủ thể sử dụng các điều kiện chính trị, kinh tế xã hội của quốc gia như một công cụ để phá vỡ hòa bình của quốc gia? Làm thế nào chúng ta có thể đánh bại những diễn viên này?* Để đánh bại những diễn viên này, chúng ta áp dụng các kỹ thuật của Cung Bàn Vũ Tàng.

- Đầu tiên, sánh vai mặt trời. Chúng ta có thể giải thích điều này là chặn các kẽ hở có thể được coi là cơ hội của những tác nhân này để gieo rắc bất ổn. Là một người lính, bạn có thể truyền bá ý thức chính trị trong nhân dân. Hãy dạy họ rằng chính trị phải *cho* người dân và *vì* người dân. Dạy họ biết quyền của mình và bảo vệ quyền của mình. Dạy họ rằng các đảng phái chính trị hoặc các hệ tư tưởng ít quan trọng hơn những người có nguyện vọng vào chức vụ lãnh đạo được tập trung vào việc thúc đẩy phúc lợi xã hội, kinh tế, thể chất và chính trị của người dân. Khi bạn có các công dân ý thức được về chính trị và biết quyền của họ, những kẻ phản đối hòa bình sẽ không qua mặt họ để thúc đẩy lợi ích ích kỷ của chúng. Nếu những người đóng vai trò chủ chốt trong chiến tranh Việt Nam hiểu và đồng ý rằng giá trị con người của con dân Việt Nam vượt trội hơn những hệ tư tưởng chính trị khác nhau của họ thì chiến tranh đã không xảy ra.

Ngoài ra, các diễn viên có thể xuất thân từ góc độ nghèo khó. Có những quốc gia trên thế giới mà những người trong chính phủ đã cố tình làm cho khí hậu kinh tế trở nên khắc nghiệt để họ có thể sử dụng sự thất vọng của người dân làm công cụ cho tình trạng bất ổn.

Một cá nhân không có tiền, không có thức ăn và không có hy vọng sẽ trút hết nỗi thất vọng của mình lên những con người khác. Một người như vậy có thể không ngại giết hoặc tổn hại người khác theo chỉ thị của người cao hơn chỉ vì họ đã được hứa một khoản tiền nhất định.

Người lính thân mến, hãy cố gắng thu hẹp khoảng cách bất bình đẳng kinh tế. Dạy người dân không phụ thuộc vào chính phủ của họ để tạo ra của cải. Nói với họ rằng trong thời đại điện tử này, không có lý do gì để không có kỹ năng điện tử. Mark Zuckerberg không chờ đợi sự cứu trợ tài chính của chính phủ Mỹ, Jack Ma cũng không dựa vào chính phủ Trung Quốc. Họ có được sự giàu có nhờ sự đổi mới, tính kiên định và làm việc chăm chỉ. Bây giờ hãy tự hỏi bản thân: *Liệu Mark hoặc Jack có cố gắng làm bất cứ điều gì để phá vỡ hòa bình của quốc gia hoặc thế giới của họ, biết rằng nếu hòa bình của thế giới bị ảnh hưởng, doanh nghiệp của họ cũng sẽ bị ảnh hưởng?*

Khi bạn cho mọi người thấy sự cần thiết phải thực hiện đổi mới, họ sẽ không có thời gian để thực hiện những lợi ích xấu xa, ích kỷ của người khác.

- Thứ hai, Nhìn xuống đối thủ. Tại Đại Hội Quốc Gia của đảng Dân Chủ trong các chiến dịch tranh cử tổng thống năm 2016 ở Hoa Kỳ, Michelle Obama đã nói, "Khi họ xuống thấp, chúng tôi lên cao". Câu cửa miệng này là cách giải thích tốt nhất cho câu "nhìn xuống đối thủ" của Cung Bản Vũ Tàng.

Là một người lính, bạn phải cao hơn kẻ thù một bước vào mọi thời điểm. Những đối thủ của hòa bình thì thiếu các giá trị quan trọng để gắn kết thế giới với nhau. Các giá trị như lòng tốt, sự tôn trọng, lòng trung thành, tình yêu, v.v. Những giá trị này đi đôi với hòa bình, vì vậy việc xé bỏ hòa bình cũng đồng nghĩa với việc xé bỏ những giá trị này.

Khi họ đối xử bất công với bạn và thể hiện sự thù hận, hãy trả thù bằng lòng tốt và tình yêu. Khi họ không tôn trọng bạn, hãy thể hiện sự tôn trọng. Khi họ tỏ ra không trung thành với quốc gia, hãy duy trì lòng trung thành không chia rẽ đối với cả quốc gia và nhân loại của bạn. Đây không chỉ là một nguyên tắc nên có trong sách tôn giáo, nó là một nguyên tắc nên được áp dụng mọi lúc. Thế giới đã biết đến nỗi đau vì các bên tham chiến tiếp tục chiến đấu ở cùng một mức độ - một mức độ bẩn thỉu, hèn hạ và hoàn toàn coi thường pháp quyền và cuộc sống con người. Không ai toan tính cao, nâng mình lên so với đối thủ.

Người lính thân mến, đừng bao giờ hạ thấp mình. Nhìn xuống kẻ thù của bạn mọi lúc. Tôi tin rằng khi bạn nhớ rằng kẻ thù thực sự không phải là những người lính khác mà là những hệ thống thất bại, bạn sẽ luôn đứng về phía hòa bình - nơi mà bạn sẽ không muốn gì ngoài hòa bình ngay cả khi bạn phải trả giá bằng tư tưởng và ước muốn của mình.

- Thứ ba, đuổi đối phương đến những chỗ khó xử. Điều này tương tự với điểm thứ hai. Khi bạn nâng mình cao hơn đối thủ, hắn ngay lập tức trở nên bất lợi vì phải giãn ra để tới bạn. Những chỗ khó xử cho kẻ thù của hòa bình là những giá trị mà họ đã đánh mất. Việc đấu tranh với họ bằng những giá trị này sẽ khiến họ bối rối, vì họ sẽ không hiểu cách bạn chống lại sự thù hận bằng tình yêu, sự không trung thành bằng sự cam kết, sự thiếu tôn trọng bằng sự tôn trọng.

Người ta thường nói rằng hai sai không thể tạo nên một đúng. Bạn không thể chống lại điều ác với cái ác. Chỉ có cái thiện mới có thể chiến thắng cái ác.

Một cách khác để đuổi những kẻ phản đối hòa bình đến những vị trí khó xử là sử dụng những công cụ mà họ không hiểu hoặc không thể nắm bắt dễ dàng. Ví dụ, hãy nhớ lại rằng tôi đã nói rằng một số quốc gia cố tình tàn phá nền kinh tế để họ có thể bóc lột sự nghèo đói của người dân. Nhưng trong thời đại này, người ta có thể đánh bại họ trong trò chơi của họ. Làm sao? Thông qua công nghệ thông tin. Hãy chiến đấu bằng mạng (internet). Công nghệ thông tin đã mang lại cho con người sự giải phóng tài chính. Từ Mark Zuckerberg đến Jack Ma, Bill Gates đến Jeff Bezos, Elon Musk đến Larry Page, Jack Dorsey đến Jerry Yang, Zhang Yiming đến Satoshi Nakamoto.

Trong mạng là một thế giới thực như thế giới hiện hữu của chúng ta. Và vẻ đẹp của nó là bất cứ ai cũng "có thể là" bất cứ thứ gì trên mạng. Một người không cần phải trải qua những phức tạp quan liêu liên quan đến các chính sách của chính phủ trước khi đạt được sự giàu có. Vì vậy, người lính thân mến, hãy khuyên mọi người nên tự giải phóng tài chính bằng cách tận dụng những công cụ có thể "khó xử" đối với những kẻ áp bức họ.

2.   Ba Động Thủ

Mọi trận chiến đều bắt đầu với một trong ba động thủ. Bởi vì động thủ có thể xác định người chiến thắng ngay từ đầu, chủ động là điều quan trọng nhất trong chiến lược.

Cung Bả Vũ Tàng đã vạch ra ba động thủ để ngăn chặn kẻ thù:

- *Động Thủ Trước*: Đây là lúc chiến binh chủ động tấn công. Cung Bàn Vũ Tàng hướng dẫn chiến binh phải nhanh nhẹn và mạnh mẽ bên ngoài, nhưng bên trong bình tĩnh. Ông khuyên người chiến binh hãy tận dụng tối đa sức mạnh tinh thần của họ.

- *Động Thủ Sau*: Đây là lúc đối phương chủ động tấn công. Cung Bản Vũ Tàng hướng dẫn chiến binh nên thư giãn và giả vờ yếu đuối khi kẻ địch chủ động tấn công. Sau đó, khi địch tấn công, chiến binh bây giờ có thể "bùng nổ" và bộc lộ sức mạnh của mình. Ông khuyên chiến binh tìm ra kẽ hở trong nhịp điệu của đối thủ và tận dụng nó để giành chiến thắng.

- *Động Thủ Đồng Thời*: Đây là khi cả chiến binh và kẻ thù tấn công cùng một lúc. Trong động thủ này, chiến binh làm ngược lại với những gì kẻ thù làm. Cung Bản Vũ Tàng hướng dẫn chiến binh tiếp cận đối thủ một cách bình tĩnh nhưng mạnh mẽ nếu kẻ thù tiếp cận anh ta nhanh chóng. Sau đó, khi kẻ thù đến gần anh ta, anh ta có thể "phát nổ" và tấn công. Nếu kẻ thù có bất cứ lúc nào thả lỏng, Cung Bản Vũ Tàng khuyên chiến binh nên tấn công mạnh mẽ và giành lấy chiến thắng ngay tại chỗ. Mặt khác, nếu kẻ thù tiếp cận chiến binh một cách bình tĩnh thì chiến binh nên nhanh chóng tiếp cận anh ta. Cung Bản Vũ Tàng đã gây ấn tượng khi viết: *Khi đối thủ đến gần, bạn tiến lại gần hắn một lần để thử kiếm, sau đó điều chỉnh đòn tấn công của bạn theo tình trạng của hắn và chém dữ dội để giành chiến thắng.*

Vậy ba động thủ này có ý nghĩa gì đối với người lính ngày nay?

Cuộc chiến vì hòa bình là một cuộc chiến liên tục bởi vì chúng ta đang sống trong một thế giới với những hệ thống đã bị thoái hóa. Đây là lý do tại sao người lính trước tiên phải nghiên cứu môi trường của mình trước khi biết chủ động để thực hiện.

- Đầu tiên, người lính có thể sử dụng thế động thủ trước. Điều này có nghĩa là đưa trận chiến đến với phe đối kháng hòa bình. Làm thế nào để anh ta làm điều này? Cách chính để làm điều này là phá vỡ các hệ thống đã được thiết lập để lấy đi hòa bình của quốc gia hoặc thế giới. Tôi đã đề cập trước đó về cách người lính có thể thúc đẩy sự phát triển chính trị và kinh tế xã hội trong quần chúng. Bằng cách đó, anh ta đang phát động cuộc tấn công trước khi kẻ thù ra tay.

- Thứ hai, anh ta có thể sử dụng động thủ sau. Ở đây, chiến binh chờ đợi những kẻ phản diện hòa bình để giải quyết tất cả các quân bài của họ. Anh quan sát họ và hành động của họ. Điều này có thể mất vài tháng đến hàng năm. Anh theo dõi chiến lược của họ, cách xây dựng hệ thống của họ. Sau đó, khi anh đã có tất cả thông tin mình cần, bây giờ anh ta có thể tấn công.

Giờ đây, điều này không có nghĩa là người lính sẽ khoanh tay không làm gì cả, khi anh ta chứng kiến những kẻ chống đối thành công trong việc giành lấy hòa bình cho quốc gia - hay thế giới. Trong một cuộc đấu tay đôi, một kiếm sĩ không xem và không làm gì khi anh ta đang bị tấn công; anh chắc chắn sẽ tự vệ. Vì vậy, theo cách tương tự, khi quân đối kháng tấn công trước, người lính phải phòng thủ và/ hoặc tấn công cho đến khi chiến thắng.

- Thứ ba, anh ta có thể sử dụng động thủ đồng thời. Và đây là động thủ tôi thích hơn cho người lính. Cá nhân tôi nghĩ rằng rất nhiều điều đã xảy ra với thế giới để người lính lãng phí thêm thời gian. Do đó, anh ta đã tấn công cũng như kẻ thù cũng đang tấn công. Những kẻ phản đối hòa bình liên tục lên kế hoạch tìm cách phá vỡ luật pháp và trật tự vì lợi ích của họ và tiếc là họ có sức mạnh kinh tế và chính trị để làm điều đó. Điều này có nghĩa là người lính phải thông minh để đánh bại họ. Khi chúng tấn công mạnh, hãy thả lỏng để chúng không thể đoán trước được động thái tiếp theo của bạn. Khi họ thư giãn nghĩ rằng bạn không thể làm gì thì bạn tấn công. Và luôn nhớ điều chỉnh nước đi của bạn theo tình trạng của chúng. Nếu động thủ đồng thời được tóm gọn trong bốn từ, thì đó là: không thể đoán trước.

3.   Đè Gối

Không cho phép đối thủ ngẩng đầu lên

Một kiếm sĩ không được để đối thủ ngẩng đầu lên trong khi chiến đấu. Cung Bản Vũ Tàng lưu ý rằng việc để đối thủ di chuyển ta xung quanh và đặt ta ở thế phòng thủ là điều không tốt cho chiến binh. Nó phải là cách ngược lại. Cung Bản Vũ Tàng cũng khuyên chiến binh không nên phân tâm vì đối thủ cũng sẽ có ý định tấn công tương tự. Cung Bản Vũ Tàng viết: *Trong chiến lược, bạn phải ngăn chặn đối thủ trước khi hắn tấn công, tấn công đối thủ trước khi hắn ra đòn và kéo đối thủ ra khỏi chiến lược của hắn trước khi hắn có thể tấn công bạn.* Khi chiến binh hiểu được cách đè gối xuống thì anh ta sẽ có thể đoán được hành động tiếp theo của đối thủ — và ngăn chặn hành động đó.

Cung Bản Vũ Tàng biết rằng đối thủ có thể muốn sử dụng kỹ thuật tương tự để chống lại chiến binh, vì vậy ông đã hướng dẫn chiến binh cho phép đối phương làm những việc vô ích và không cho phép hắn làm bất cứ điều gì có ích. Đây là một yếu tố quan trọng trong chiến lược.

Mặc dù đè gối xuống là một kỹ thuật hữu ích cho chiến binh, Cung Bản Vũ Tàng lưu ý rằng việc sử dụng kỹ thuật này liên tục khiến chiến binh ở thế phòng thủ.

Làm thế nào để điều này áp dụng cho người lính?

Người lính nên có thể dự đoán các động thái của những kẻ phản đối hòa bình. Trong thế giới ngày nay, thậm chí còn dễ dàng dự đoán được những gì những kẻ đối kháng sẽ làm. Trong suốt lịch sử, chúng ta đã chứng kiến những hệ thống áp bức, chia rẽ, trừng phạt và coi thường mạng sống con người diễn ra ở các quốc gia khác nhau. Vì vậy, không có gì mới.

Người lính của ngày hôm nay đã biết góc độ mà quân đối kháng có thể tấn công. Như chúng ta đã thấy trước đó, chúng có thể tấn công từ tình cảm chính trị, các vấn đề xã hội hoặc tình hình kinh tế. Biết được điều này, người lính có thể giúp ngăn chặn cuộc tấn công này bằng cách xử lý những vấn đề này từ trong trứng nước. Và tôi đã nêu những cách có thể được thực hiện.

Nhưng cũng giống như Cung Bản Vũ Tàng đã lưu ý, việc đè gối xuống liên tục khiến bạn ở thế phòng thủ. Người ta nói rằng tấn công là hình thức phòng thủ tốt nhất. Điều này có nghĩa là khi bạn tiếp tục phòng thủ, bạn đang (gián tiếp) tấn công — và cho kẻ thù thấy tất cả các bước di chuyển của bạn. Nói một cách dễ hiểu, bạn đang cho họ thế thượng phong. Vì vậy, đừng sử dụng kỹ thuật đè gối xuống làm chiến lược duy nhất của bạn.

4.   Vượt Sông

Khi bạn đang cố gắng hướng tới một mục tiêu, hãy có quyết tâm giống như bạn đang "vượt sông"

Để giải thích kỹ thuật này, Cung Bản Vũ tàng đã ví chiến binh như một thủy thủ. Vượt sông nghĩa là ra khơi ngay cả khi bạn bè của thủy thủ chọn ở lại bến cảng. Nó có nghĩa là biết tuyến đường, biết tình trạng nguyên vẹn của con tàu và biết chiều gió. Khi người thủy thủ đã hiểu tất cả những điều này, bây giờ anh ta có thể ra khơi. Và nếu hướng gió thay đổi vài dặm trước khi đến đích của mình, anh phải vượt qua quãng đường còn lại với mái chèo của mình.

Điều này cũng tương tự đối với chiến binh: anh ta phải hiểu điểm mạnh của mình và nhận ra khả năng của kẻ thù, sau đó "vượt sông" ở điểm thuận lợi. Cung Bản Vũ Tàng định nghĩa việc vượt sông là tấn công vào điểm yếu của kẻ thù và giành được lợi thế.

Điều này có ý nghĩa gì đối với một người lính?

Bài học quan trọng nhất mà tôi muốn người lính rút ra được là: Khi bạn đang phấn đấu hướng tới một mục tiêu, hãy có quyết tâm giống như bạn đang "vượt sông". Quyết tâm thực hành. Cuộc chiến để khôi phục hòa bình là một cuộc chiến khó khăn. Kẻ thù không hề thuyên giảm. Và có những lúc bạn cảm thấy muốn bỏ cuộc vì nghĩ rằng nỗ lực của mình không có kết quả. Nhưng điều đó là không đúng sự thật.

Trước khi bắt đầu cuộc hành trình khôi phục hòa bình này, bạn đã tính toán chi phí. Bạn biết rằng những người dàn dựng sự hỗn loạn rất tàn nhẫn trong các giao dịch của họ. Vì vậy đừng bao giờ nhụt chí. Chống lại sự tàn nhẫn của họ bằng sự hung dữ của bạn.

Cố gắng lôi kéo đồng nghiệp, bạn bè hoặc gia đình của bạn trong cuộc chiến này, nhưng nếu họ chọn ở lại bến cảng, hãy để họ như vậy. Đừng cho phép họ làm bạn nản lòng. Vì tình yêu đất nước, tình yêu nhân loại — đây nên là phương châm của bạn. Chỉ cần bạn không nản lòng, kẻ thù chắc chắn sẽ suy yếu, bạn có thể nắm chắc phần thắng của mình.

5. Hiểu Tình Huống

Cảm nhận điểm yếu và điểm mạnh của kẻ thù

Cung Bản Vũ Tàng viết rằng trước khi ra trận, điều quan trọng là phải hiểu ý định của kẻ thù bao gồm cả địa hình và cách sắp xếp của chúng. Chiến binh cũng nên hiểu những điều chỉnh đối với nhịp điệu của kẻ thù và biết cách nắm bắt lợi thế. Sau đó, anh ta nên sử dụng tất cả các thông tin thu thập được có lợi cho mình để chống lại mọi hành động của đối phương. Để có thể làm được điều này một cách hiệu quả, bạn nên có một trí lực cao.

Trong suốt cuốn sách này, tôi đã nhấn mạnh sự cần thiết của việc nghiên cứu tất cả các bước di chuyển của kẻ thù. Tôi cũng đã đưa ra các phương pháp về phương cách mà điều này có thể được thực hiện. Nhưng trong kỹ thuật này, Cung Bản Vũ Tàng đã tạo ra một điểm quan trọng. Ông nói rằng người chiến binh cần phải có một trí lực cao để có thể hiểu được tình hình. Và tôi đồng ý.

Người lính thân mến, hãy mở rộng trí lực của mình thông qua việc đọc sách. Trong sách có những manh mối quan trọng cho sự giải phóng và hòa bình. Những người phản đối hòa bình trên khắp thế giới đã sử dụng các chiến lược tương tự để thực hiện kế hoạch của họ. May mắn thay, những chiến lược này đã được ghi lại trong nhiều cuốn sách. Và để giành chiến thắng trong trận chiến, bạn phải đọc. Điều thú vị là những kẻ phản diện này biết sức mạnh của và trong sách, và họ tiếp tục cố gắng ngăn cản mọi người đọc. Ví dụ, có những quốc gia mà lịch sử đã bị loại bỏ khỏi chương trình học của họ. Một ví dụ khác dễ dàng liên tưởng đến là vụ đốt sách của Đức Quốc xã vào năm 1933. Một sự kiện mà nhà thơ Đức, Henrich Heine đã nhìn thấy đã xảy ra sớm hơn một trăm năm khi ông viết vào năm 1821: "Nơi nào sách bị đốt cháy, cuối cùng người ta sẽ bị đốt cháy."

Từ ngày 10 tháng 5 năm 1933, các nhóm sinh viên do Đức Quốc xã thống trị bắt đầu đốt công khai những cuốn sách mà họ gắn thẻ "không phải tiếng Đức". Những cuốn sách này bao gồm các tác phẩm của các nhà văn Do Thái, tự do và cánh tả. Hơn 25.000 tập đã bị phá hủy trong lửa trại. Các tác giả được nhắm bao gồm các nhà xã hội chủ nghĩa như Bertolt Brecht và August Babel; người sáng lập khái niệm chủ nghĩa cộng sản, Karl Marx; các nhà phê bình như Arthur Schnitzler, một nhà viết kịch người Áo; và những tác giả mà họ gọi là "làm hỏng những ảnh hưởng nước ngoài" như Ernest Hemingway.[2]

Những kẻ phản đối hòa bình biết sức mạnh trong chữ viết. Trong một đoạn phim ngắn của Bảo Tàng Tưởng Niệm Holocaust của Hoa Kỳ[3] (United States Holocaust Memorial Museum), Azar Nafisi, tác giả của Reading Lolita ở Tehran cho biết: "Sách đại diện cho nhân loại ở những điểm tốt nhất và xấu nhất của nó. [Và] Điều đầu tiên mà mọi chế độ độc tài làm cùng với tịch thu và cắt xén thực tế, là tịch thu lịch sử và tịch thu văn hóa. Tôi nghĩ rằng cả hai đều xảy ra gần như đồng thời ".

Ruth Franklin, một nhà phê bình văn học và là biên tập viên đóng góp trong The New Republic, đã đưa ra lý do tại sao các chế độ độc tài lại làm điều này. Cô ấy nói: "Tất cả văn học đều nguy hiểm đối với một chế độ lo sợ dòng chảy tự do của các ý tưởng vì văn học, theo cách cơ bản nhất của nó, là để tạo ra mối liên hệ giữa con người với nhau. Và nỗi sợ hãi này được kích hoạt bởi tính không thể đoán trước của văn học, giống như tác giả Nafisi đã nhận xét đúng. ". . . Bạn không biết nó sẽ đưa bạn đến đâu. Kiến thức luôn không thể đoán trước được; luôn có rủi ro. Nó giống như Alice nhảy xuống cái hố đó, chạy theo con thỏ trắng đó, không biết nó đi đâu. Và đối với bạo chúa, kiểm soát là điều chính yếu. Họ không thích sự khó đoán này, họ không muốn các công dân kết nối với những phần chưa biết của bản thân, quá khứ của họ và kết nối với thế giới, "cô nói.

Chứng thực lời nói của Nafisi, Franklin nói thêm rằng, ". . . những chế độ [toàn trị] này được dự đoán dựa trên ý tưởng rằng những người bên trong họ sẽ từ chức vì nghĩ rằng tất cả chỉ có thể. Và không có bất kỳ lựa chọn nào khác. "

Vì vậy, người lính thân yêu, bạn phải đánh bại mục tiêu của những kẻ phản đối hòa bình. Có những lựa chọn khác. Chiến tranh, giết người và sự đánh giá quá thấp của nhân mạng không phải là cách duy nhất. Có rất nhiều lựa chọn "ẩn" trong sách. Trong sách, bạn sẽ học các hoạt động của những kẻ đối kháng này. Bạn sẽ nhìn thấy toàn bộ thế giới. Bạn sẽ thấy và cùng nhau ghép những mảnh ghép của nhân loại. Trong sách, bạn sẽ thấy điều gì nên làm và điều gì không nên làm.

6.   Sụp Đổ

Mọi thứ đều có xu hướng sụp đổ

Cung Bản Vũ Tàng viết: "Mọi thứ đều có xu hướng sụp đổ. Một ngôi nhà có thể sụp đổ, một cơ thể có thể sụp đổ và kẻ thù có thể sụp đổ khi thời điểm đến và nhịp điệu của chúng trở nên hỗn loạn".

Ông đi xa hơn để hướng dẫn chiến binh phải tinh ý và chú ý khi kẻ thù chùn bước và bắt đầu gục ngã. Đây là điểm mà chiến binh có thể tuyên bố chiến thắng. Nếu chiến binh để khoảnh khắc trôi đi, kẻ thù có thể hồi phục và trở thành phòng thủ sau đó.

Trong khoảnh khắc suy sụp này, Cung Bản Vũ Tàng khuyên người chiến binh nên trực tiếp và mạnh mẽ với cuộc tấn công của mình. "Đập kẻ thù ra từng mảnh để hắn không thể phục hồi," ông viết.

Điều này có ý nghĩa gì đối với người lính?

Cung Bản Vũ Tàng lưu ý rằng mọi thứ đều có xu hướng sụp đổ. Và đây là sự thật. Tuy nhiên, tôi muốn nói thêm rằng có ba điều có thể khiến một thực thể sụp đổ.

- Nền móng bị hỏng: Một ngôi nhà có nền móng bị hỏng chắc chắn sẽ bị sập. Một người bị tim bẩm sinh sẽ suy sụp.

- Tuổi: Một ngôi nhà cũ có thể sẽ bị sập. Con người cũng suy sụp khi trở nên già yếu.

- Áp lực: Máy xúc hoặc bão có thể làm sập nhà. Một người cũng có thể gục ngã nếu họ bị đánh.

Bây giờ, khi nói đến chiến đấu chống lại những kẻ chống đối hòa bình, bạn phải hiểu rằng hệ tư tưởng của họ không được xây dựng trên một nền tảng sai lầm. Đây là lý do tại sao nó đã kéo dài hàng thập kỷ. Vì vậy người lính không thể hy vọng rằng những hệ tư tưởng này sẽ sụp đổ vì một nền tảng bị hỏng. Đó là điều không thể.

Chúng ta cũng không thể dựa vào tuổi tác. Sự vững chắc của những hệ tư tưởng này và hệ quả là sự truyền bá sau đó đã khiến những hệ tư tưởng này tồn tại trong một thời gian dài. Vì vậy, người lính cũng không thể hy vọng rằng những ý thức hệ này sẽ tàn lụi theo thời gian.

Điều duy nhất còn lại đối với người lính là áp lực. Tấn công. Những kẻ chống đối có thể cứng nhắc và kiên quyết với tư tưởng và hành động của họ, nhưng khi bạn tấn công, khi bạn tiếp tục với áp lực, sẽ đến lúc họ chùn bước và bắt đầu suy sụp. Hãy tinh ý để nhận ra thời điểm này và đảm bảo bạn sẽ giành được chiến thắng ở thời điểm này. Cung Bản Vũ tàng gọi nó là "đập thành mảnh vỡ" - phá vỡ kẻ thù đến mức không thể phục hồi được.

7.   Trở Thành Kẻ Thù

Người bị mắc kẹt trong nhà là một con gà lôi và người vào để chém hắn xuống là một con diều hâu

Kỹ thuật này rất đơn giản, nhưng Cung Bản Vũ Tàng đã thêm vào nó một lớp sâu. Ông cho biết những tên cướp thường được coi là mạnh mẽ khi chúng bị mắc kẹt trong một ngôi nhà trong một vụ cướp. Nhưng nếu đặt mình vào vị trí của một tên cướp thì người ta sẽ phát hiện ra rằng tên cướp thực sự rất yếu. Bị mắc kẹt trong một ngôi nhà, tên cướp cảm thấy rằng cả thế giới đang chống lại chúng; hắn cảm thấy tuyệt vọng và vô vọng. Tại thời điểm đó, hắn là một con gà lôi và người đi sau vào nhà, một con diều hâu.

Cung Bản Vũ Tàng lưu ý rằng khi chiến binh cảm thấy kẻ thù mạnh, anh ta sẽ luôn cảm thấy khó tấn công. Nhưng khi chiến binh coi mình là kẻ thù, anh ta sẽ có thể dự đoán được sự thay đổi tinh thần và cảm xúc của kẻ thù và khám phá ra điểm hiệu quả nhất để đánh bại kẻ thù.

Điều này có ý nghĩa gì đối với người lính?

Người lính thân mến, hãy làm điều mà bọn phản nghịch đã không làm được. Hiện nay thế giới đang ở trong tình trạng này bởi vì những kẻ thù của hòa bình chưa bao giờ có coi mình là những người mà họ đã đàn áp. Họ chưa bao giờ tự hỏi bản thân rằng hành động hoặc việc không làm của họ sẽ ảnh hưởng đến quốc gia hay thế giới của họ như thế nào. Họ không có sự đồng cảm. Và đó là lý do tại sao thế giới là một mảnh vải rách nát của sự hỗn loạn.

Người lính, bạn phải xem mình là kẻ thù, không hành động như họ, nhưng phải biết điểm yếu của họ. Khi đặt mình vào vị trí của kẻ thù, bạn sẽ nhận ra rằng họ không mạnh như bạn lo sợ. Bạn sẽ có thể biết bước đi tiếp theo của họ, những sai lầm có thể xảy ra, kiểu suy nghĩ và kỳ vọng của họ. Với những thông tin này, bạn có thể lập một kế hoạch tấn công có hiệu quả.

8.   Buông Bốn Tay

Nếu bạn nghĩ rằng sắp có bế tắc, hãy từ bỏ ý định ngay lập tức và sử dụng một số chiến thuật có lợi khác để giành chiến thắng

Một tình huống có thể nảy sinh trong một cuộc đấu tay đôi hoặc một trận chiến mà cả chiến binh và đối thủ của anh ta đều có cùng ý định và khi điều này xảy ra, cuộc chiến trở nên bế tắc. Đây là tinh thần của "bốn tay". Trong tình huống như vậy, Cung Bản Vũ tàng hướng dẫn người chiến binh nên từ bỏ ý định và thử một chiến thuật có lợi khác. Chiến binh không nên tiến vào thời điểm này, thay vào đó anh ta nên lập lại chiến lược và đạt được chiến thắng bằng cách sử dụng những chiến thuật mà kẻ thù không thể nghĩ ra.

Người lính thân mến, trong cuộc chiến lập lại hòa bình này, có những lúc tưởng chừng như bạn đã chia hết quân bài nhưng bạn vẫn chưa thắng và kẻ thù cũng không thắng. Đừng tiếp tục thử đi thử lại những thứ giống nhau, mong đợi một kết quả khác. Phá vỡ thế bế tắc. Phân tích tình hình và sau đó quay lại với một chiến lược tốt hơn. Đừng dính vào một chiến lược. Đủ linh hoạt để di chuyển vào và ra khỏi các chiến lược tùy thuộc vào hoàn cảnh hiện tại. Đây là cách duy nhất bạn có thể đi trước kẻ thù.

9. Chuyển Bóng

Phát giác ra ý định của kẻ thù và bạn sẽ ngay lập tức nhận ra lợi thế của mình nằm ở đâu

Có những tình huống mà người chiến binh sẽ không biết được ý định thực sự của kẻ thù vì thanh kiếm của hắn ở bên cạnh hoặc sau lưng anh ta. Điều này là do kẻ thù "che giấu" ý định của mình. Để phát hiện ra ý định của kẻ thù, Cung Bản Vũ Tàng đề nghị chiến binh "di chuyển bóng." Điều này có nghĩa là chiến binh nên hành động như thể anh ta muốn phát động một cuộc tấn công. Điều này sẽ khiến kẻ thù bối rối và sau đó ý định thực sự của anh ta sẽ được biết đến. Khi chiến binh di chuyển bóng, anh ta không chỉ phát hiện ra ý định của kẻ thù mà còn nhận ra lợi thế mà anh ta, chiến binh, có. Lúc này, chiến binh đừng bao giờ lơ là cảnh giác, nếu không cơ hội sẽ vuột mất.

Làm thế nào để điều này áp dụng cho một người lính?

Tôi đã quan sát thấy rằng những kẻ phản đối hòa bình rất thông minh. Họ ít khi tiết lộ ý định thực sự của mình để có thể khiến thiên hạ tin rằng họ không có gì phải lo lắng. Trong đoạn phim ngắn của Bảo tàng Tưởng Niệm Holocaust Hoa Kỳ, Robert Behr, một trong những người sống sót sau trại tập trung, nói rằng có những dấu hiệu cảnh báo, nhưng những người như mẹ anh ta không bao giờ coi trọng chúng. Anh ấy nói rằng anh ta nhớ đã hỏi mẹ mình liệu họ có nên lo lắng về Hitler hay không nhưng bà ấy nói với anh ấy, "Không. Chúng ta đang sống trong một nền dân chủ. Chúng ta có sự bảo vệ của cảnh sát. Không ai tổn hại chúng ta cả. " Nhưng cuối cùng họ đã bị bắt và đưa vào trại tập trung.[4]

Trong những lúc bạn không thể biết chính xác kế hoạch của kẻ thù là gì, hãy tấn công. Nếu những kẻ phản đối hòa bình có ý đồ xấu, họ sẽ trả đũa, thậm chí còn tàn bạo hơn. Nhưng nếu họ có ý định tốt, rất có thể họ sẽ hỏi tại sao cuộc tấn công lại xảy ra và đảm bảo với bạn rằng chúng không hại.

Đối với một người lính, sự hoài nghi là một món quà, vì vậy bạn cũng có thể nghĩ rằng lời kêu gọi đối thoại và giải thích của họ là một âm mưu giúp bạn thư giãn trước khi họ tấn công. Đúng, điều đó là có thể. Tuy nhiên, bạn phải nhớ rằng những kẻ phản diện không coi trọng mạng sống. Gây bất ngờ cho họ bằng một cuộc tấn công chắc chắn sẽ làm họ bối rối và họ sẽ không còn lựa chọn nào khác ngoài việc thể hiện những gì họ đang lên kế hoạch từ trước. Họ sẽ không có thời gian để nghĩ về bất kỳ chiến lược nào nữa. Họ cũng sẽ nghĩ rằng bằng cách này hay cách khác, bạn có thể đã biết trước kế hoạch của họ, vì vậy họ cần phải khởi động một cuộc tấn công trước khi quá muộn. Thời điểm không ổn định và mất ổn định này là thời điểm thích hợp để phát động cuộc tấn công thực sự của bạn và kết liễu chúng.

10.   Lây Nhiễm

Để làm suy yếu đối thủ của bạn, lây nhiễm cho hắn...

Cung Bản Vũ Tàng đã viết rằng nhiều thứ dễ lây lan. Buồn ngủ dễ lây, ngáp cũng lây, thậm chí thời gian cũng lây. Người chiến binh có thể đưa kẻ thù của mình đến một vị trí bất lợi bằng cách chuyển giao xếp đặt của chính mình cho hắn.

Ví dụ, nếu chiến binh nhận thấy rằng kẻ thù đang kích động, chiến binh có thể giữ bình tĩnh và khi kẻ thù thấy sự bình tĩnh này, hắn cũng sẽ thư giãn và ý chí tấn công của hắn sẽ bị giảm sút. Đây là điểm mà chiến binh mở cuộc tấn công. Như một lời khuyên cuối cùng, Cung Bản Vũ Tàng đã viết: *Để làm suy yếu đối thủ của bạn, hãy truyền cho hắn một cảm giác u sầu, sau đó là tuyệt vọng và cuối cùng là sự yếu đuối.*

Vì vậy, làm thế nào một người lính lây nhiễm cho kẻ thù của hòa bình?

Người lính có thể làm điều này theo hai cách. Chiến binh có thể tiêm nhiễm cho kẻ thù ý thức hệ chân chính để chi phối cuộc sống, hoặc anh ta lây nhiễm cho họ một chiến lược sai lầm.

Việc đầu tiên có thể được thực hiện thông qua đối thoại. Người lính có thể giáo dục những kẻ chống đối này về nhu cầu hòa bình. Anh ấy sẽ dạy họ cách vận hành của hòa bình và cách nó có lợi cho tất cả mọi người. Tuy nhiên, tôi phải thừa nhận rằng việc lây nhiễm những kẻ phản đối hòa bình với hệ tư tưởng này là gần như không thể. Họ biết hòa bình là gì, nhưng vì họ muốn kiếm lợi từ sự hỗn loạn, họ muốn cản trở hòa bình phát triển.

Vào năm 2020, đã có các cuộc biểu tình khắp các lục địa trên thế giới - từ Châu Âu sang Châu Á đến Châu Phi. Những cuộc biểu tình này phát sinh vì hành vi sai trái và cũng là sự cố ý làm suy giảm giá trị của cuộc sống con người và hậu quả là bóp nghẹt nhân quyền. Ví dụ, ở Phi Luật Tân, dự luật chống khủng bố đã được tổng thống ký thành luật. Nghe đến "chống khủng bố", người ta sẽ nghĩ rằng luật thực sự vô hại và hướng tới việc bảo vệ người dân Phi Luật Tân, nhưng không phải vậy. Luật pháp bóp nghẹt quyền của người dân Phi Luật Tân bình thường. Một phần của luật quy định răng nghi phạm có thể bị bỏ tù mà không cần bị buộc tội trong nhiều tuần. Nó cũng phân loại khủng bố là "tham gia vào các hành động nhằm gây nguy hiểm đến tính mạng của con người", nhằm "gây thiệt hại tài sản công cộng" hoặc "can thiệp vào cơ sở hạ tầng quan trọng", trong đó mục đích là để đe dọa chính phủ. Với luật này, công dân không còn quyền phản đối sự quản lý tồi. Tuy nhiên, luật tuyên bố rằng nó không có ý định trừng phạt những người ủng hộ, biểu tình, bất đồng chính kiến, hành động công nghiệp và đình công, miễn là chúng không tạo ra "nguy cơ nghiêm trọng đối với an toàn công cộng."[5] Nhưng chỉ chính phủ mới có thể xác định những gì cấu thành rủi ro đối với an toàn công cộng và những gì không.

Một chính phủ mà thông qua luật như vậy thật sự không có lợi ích gì cho người dân ở trong tâm của họ. Đó là một luật có thể bị lợi dụng để làm tổn hại ngay cả những người đã ban hành nó. Người ta lưu ý rằng chính phủ đã ký luật này có "hồ sơ nhân quyền kém", vậy làm sao một chính phủ như vậy có thể hiểu được ngôn ngữ của hòa bình. Vì những tình huống như thế này, điều tốt nhất nên làm là lây nhiễm chiến lược sai lầm cho phe đối kháng.

Khi bạn biết rằng kẻ thù của hòa bình đang rình rập họ, hãy lùi lại và thư giãn. Làm cho họ cảm thấy như họ đã thành công trong việc xua đuổi bạn. Làm cho họ thư giãn. Khiến họ coi bạn là kẻ yếu đuối và tầm thường. Khiến họ đánh giá thấp bạn. Khi họ đã làm điều này, sau đó bạn đánh họ với tất cả những gì bạn có. Vũ khí lớn nhất của chúng là áp bức và đàn áp nhân dân. Tuy nhiên, nếu bạn có thể khiến mọi người đứng dậy và lên tiếng cho chính họ thì bạn sẽ khiến những kẻ thù của hòa bình bối rối. Và đó là kỹ thuật tiếp theo của Cung Bản Vũ Tàng.

11.   Làm Rối Đối Thủ

Có sự bối rối trong mọi thứ

Theo Cung Bản Vũ tàng, có ba tình huống mà kẻ thù có thể trở nên bối rối: (1) khi anh ta cảm thấy nguy hiểm, (2) khi anh ta cảm thấy thất bại, và (3) khi anh ta bất ngờ. Cung Bản Vũ Tàng khuyên người chiến binh nên đặt đối thủ của mình vào trạng thái bất ổn về tinh thần và không nên để hắn hồi phục sau đó. Ông nói với chiến binh tấn công khi kẻ thù ít mong đợi nhất mà không cho hắn thời gian để suy nghĩ hoặc lập chiến lược. Đang lúc kẻ thù nghĩ nước đi tiếp theo của hắn, chiến binh nên tận dụng tình hình và giành chiến thắng.

Người lính thân mến, căn nguyên yếu tố bất ngờ về kẻ thù của hòa bình. Hãy để họ thấy rằng họ đang thất bại. Hãy để họ cũng thấy sự nguy hiểm trong thất bại của họ. Điều này sẽ khiến họ bối rối. Với sự bối rối đến hoảng sợ. Và khi họ hoảng sợ, bạn có thể tận dụng những sai lầm của họ để giành lấy chiến thắng.

12.   Làm Sợ

Mọi người sợ hãi bởi những điều mà họ không bao giờ mong đợi xảy ra

Đối với Cung Bản Vũ Tàng, sợ hãi là điều bình thường và mục tiêu tối hậu của chiến binh là khiến đối thủ khiếp sợ. Chiến binh có thể khiến đối thủ khiếp sợ bằng cơ thể, thanh kiếm hoặc giọng nói của mình. Khi đối thủ trở nên sợ hãi, chiến binh tận dụng sự sợ hãi và bất ổn của hắn làm lợi thế cho mình.

Điều này áp dụng cho người lính ngày nay như thế nào?

Qua quan sát, tôi phát hiện ra rằng những kẻ thù của hòa bình luôn xói mòn các hệ thống thúc đẩy hòa bình bởi vì chúng cho rằng dân chúng yếu đuối. Nhưng khi con người cuối cùng xuất hiện, kẻ thù của hòa bình sẽ trở nên sợ hãi. Do đó, như Cung Bản Vũ Tàng đã nói, hãy nhắm đến việc khiến kẻ thù của bạn sợ hãi.

Bạn có thể *làm cho chúng sợ hãi bằng thanh kiếm của mình*. Trong cuốn sách này, chúng ta đã giải thích rằng thanh kiếm là một phép ẩn dụ cho lòng trung thành. Kẻ thù của hòa bình thường rất khuôn mẫu, vì vậy họ có thể nghĩ rằng họ có thể dễ dàng mua được lòng trung thành của bạn. Nhưng đừng bao giờ để điều này xảy ra. Hãy cho họ biết rằng lòng trung thành của bạn đứng về phía sự thật và vì vậy bạn sẽ sử dụng hai cách khác để khiến họ sợ hãi.

Làm họ sợ hãi với cơ thể của bạn. Hãy nhớ trước đó, tôi đã khuyên bạn giải phóng tâm trí của mọi người bằng cách giáo dục họ về các nguyên lý của hòa bình và tại sao họ nên yêu cầu hòa bình. Khi bạn làm được điều đó, bạn sẽ có một lượng lớn người sẽ không bao giờ nghỉ ngơi cho đến khi bầu không khí hòa bình được tạo ra hoặc phục hồi. Với cơ thể của khối người này, phương pháp cuối cùng khiến đối phương sợ hãi bây giờ có thể được sử dụng.

Làm họ sợ hãi với tiếng nói của bạn. Đừng để mất tiếng nói vì bất cứ lý do gì. Hãy để tiếng nói của bạn được lớn. Hãy để nó vang đến tận cùng trái đất. Kẻ thù của hòa bình luôn chống lại những người nói sự thật. Đây là lý do tại sao các nhà độc tài quân sự bắt giữ hoặc thậm chí sát hại các nhà báo, nhà văn, nhà hoạt động và tất cả những ai đủ gan dạ để nói. Nhưng điều đó không làm bạn nản lòng. Miễn là tiếng nói của bạn vẫn lớn, kẻ thù sẽ trở nên sợ hãi. Tiếng nói của bạn sẽ được nghe thấy trên đường phố, trên mạng xã hội, trên báo chí, trong các nhà truyền thông. Mỗi nền tảng bạn có, đều mang lại cho bạn cơ hội để nói ra. Bởi vì một tiếng nói lớn có thể thu hút đồng minh, không bao giờ cho phép đối phương tắt giọng nói của bạn.

13. Bám Vào

Nếu bạn tách mình ra khỏi đối thủ, bạn sẽ không thể chiến thắng

Đây giống như tình huống "bốn tay", nhưng thay vì rút lui và lập lại chiến lược, Cung Bản Vũ Tàng lại bảo chiến binh "bám vào" hoặc hòa hợp với kẻ thù. Không giống như các kỹ thuật khác, nơi Cung Bản Vũ Tàng đưa cho chiến binh những cách rõ ràng để tận dụng và giành chiến thắng, ở đây, ông nói với chiến binh nên hiểu tình hình và tìm ra cách để giành chiến thắng từ đó.

Vậy điều này có ý nghĩa gì đối với người lính trong cuộc chiến vì hòa bình?

Có những lúc người lính sẽ phải trà trộn vào. Bạn phải làm điều này không phải vì bạn đã bị mua chuộc mà vì bạn thực sự muốn biết kế hoạch của kẻ thù. Trong những thời điểm này, bạn sẽ là một con ngựa thành Troy. Bám vào kẻ thù. Hấp thụ vào hệ thống của họ. Biết cách chúng hoạt động. Xem các điểm mạnh và các điểm yếu của họ. Sau đó, sử dụng thông tin này để lập chiến lược cho phương cách tạo bầu không khí hòa bình.

14. Làm Tổn Thương Các Góc

Rất khó để di chuyển những thứ mạnh bằng cách đẩy trực tiếp, vì vậy bạn phải "làm tổn thương các góc"

69

Ở đây, Cung Bản Vũ Tàng khuyến nghị rằng kẻ thù nên bị làm suy yếu từ "các góc." Theo ông, nếu các góc bị lật đổ, toàn bộ thể chế cũng sẽ bị lật đổ.

Người lính ngày nay cũng có thể áp dụng kỹ thuật tương tự. Đôi khi, bạn không thể thắng bằng cách đánh trực tiếp. Bạn phải kiên nhẫn để đạt được mục tiêu cuối cùng của bạn. Làm suy yếu các góc giống như giành được những chiến thắng nhỏ. Ví dụ, mục tiêu cuối cùng của bạn là đạt được hòa bình. Tuy nhiên, biết rằng kẻ thù sẽ không dễ dàng cho phép điều này, bạn có thể làm suy yếu các góc bằng cách thiết lập các nhu cầu khác như tôn trọng nhân quyền, giáo dục lành mạnh, v.v. Riêng biệt, đây không phải là mục tiêu cuối cùng, nhưng tựu chung lại, chúng tổng hợp lại. Nếu kẻ thù bắt đầu tôn trọng nhân quyền, nó sẽ tạo cho người dân niềm tin để yêu cầu những thay đổi trong xã hội ảnh hưởng đến hòa bình của họ. Tương tự như vậy, một nền giáo dục lành mạnh mở rộng tâm trí của mọi người để biết họ đã bị khai thác như thế nào và vì kiến thức là bước đầu tiên để có được tự do, những công dân này cũng sẽ bắt đầu kêu gọi thay đổi.

Vì vậy, người lính thân mến, khi bạn không thể đánh trực diện kẻ thù, hãy cắt bỏ các góc cấu trúc của hắn cho đến khi tất cả chúng sụp đổ.

15.   Ba Tiếng Thét

Giọng nói là một chất lượng của cuộc sống

Cung Bản Vũ Tàng nói rằng có ba lần một chiến binh có thể hét lên trong một trận chiến: *trước, đang lúc* và *sau*. Trước cuộc chiến, chiến binh thét to hết mức có thể. Đang lúc cuộc chiến, giọng nói của anh ta rất trầm. Sau trận chiến, anh ta thét lên một tiếng chiến thắng. Kêu la rất quan trọng vì giọng nói là một chất lượng của cuộc sống. Nó thể hiện sức mạnh.

Trong kỹ thuật thứ 12, "Làm sợ hãi", tôi đã nói rõ tầm quan trọng của việc không im lặng khi người lính chiến đấu vì hòa bình. Tuy nhiên, tôi muốn nói thêm một điểm nổi bật: Nhiều người thét lên khi họ không được phép. Tiếng thét chiến thắng nên được bảo lưu cho đến khi kết thúc cuộc chiến. Vì vậy, về bản chất điều này có nghĩa là chiến binh thân yêu, đó là đừng ăn mừng sớm. Đảm bảo bạn đã đánh bại hoàn toàn kẻ thù trước khi cất tiếng hò reo chiến thắng. Việc thét lên khi trận chiến chưa kết thúc có thể khiến đồng đội của bạn rút lui vì họ nghĩ rằng trận chiến đã kết thúc. Đừng thét lên chiến thắng khi cuộc chiến thậm chí còn chưa bắt đầu. Tuyên bố chiến thắng của bạn, sau đó thét lên.

16.   Chuyển Đổi Núi – Biển

Thật tệ nếu lặp lại một hành động giữa trận chiến với kẻ thù

Kỹ thuật này có thể được tóm tắt thành lời của Albert Einstein: "Định nghĩa của sự điên rồ là làm đi làm lại cùng một điều và mong đợi một kết quả khác". Cung Bản Vũ Tàng nói với chiến binh không bao giờ lặp lại hành động tương tự trong trận chiến. Mặc dù, đôi khi chiến binh có thể lặp lại một động tác hai lần, Cung Bản Vũ Tàng lưu ý rằng việc lặp lại lần thứ ba là hoàn toàn không tốt.

Khi chiến binh khởi động một cuộc tấn công vào kẻ thù và nó không thành công thì anh ta nên thử một cách tiếp cận khác. Cung Bản Vũ Tàng đã tóm tắt kỹ thuật này như vầy: Khi đối thủ nghĩ đến "núi" thì bạn tấn công bằng "biển". Nhưng nếu anh ta nghĩ về "biển" thì bạn tấn công với "núi".

Người lính thân mến, hãy có chiến lược trong hành động của mình. Đừng tiếp tục làm những điều không hiệu quả. Sự thiếu vắng hòa bình mà chúng ta đang trải qua hiện nay ở các lục địa khác nhau trên thế giới đã kéo dài hàng thế kỷ. Nếu thế giới vẫn trải qua điều đó, điều đó có nghĩa là những người đã cố gắng giải quyết tình huống này đang làm những điều tương tự mà chưa bao giờ đạt hiệu quả.

Tôi nghĩ rằng trong việc khôi phục hòa bình, nhiều người chỉ tập trung vào việc cắt bỏ những cành thối rữa thay vì nhổ toàn bộ cây. Chừng nào gốc rễ còn bị chôn vùi dưới đất thì những cành mới vẫn sẽ bị hỏng. Như tôi đã đề cập trong chương một, sự vắng mặt của hòa bình chỉ đơn giản là sản phẩm của sự coi thường hoàn toàn đối với sự thánh thiện và giá trị của cuộc sống. Đây là gốc rễ của vấn đề. Vì vậy, mọi hành động của bạn, người lính thân yêu, nên hướng tới việc giải quyết vấn đề này. Và điều này dẫn đến kỹ thuật tiếp theo của Cung Bản Vũ tàng.

17.   Kéo Từ Dưới Ra Ngoài

Bạn phải làm câm lặng tinh thần của kẻ thù bằng cách kéo trái tim của hắn ra từ bên dưới...

Tất cả những gì Cung Bản Vũ Tàng đang nói ở đây là: giải quyết tận gốc. Ông khuyên người chiến binh phải đảm bảo rằng kẻ thù không chỉ bị đánh bại ở bề mặt mà tinh thần của hắn cũng bị đánh bại, bởi vì nếu kẻ thù chỉ bị đánh bại ở bề mặt, hắn có thể hồi phục. Người chiến binh phải làm câm lặng tinh thần của kẻ thù và chỉ khi đó kẻ thù mới có thể bị đánh bại *hoàn toàn*.

Tôi đã thảo luận về việc xử lý vấn đề từ gốc rễ. Những người phản đối hòa bình tiếp tục chuyển giao ý thức hệ của họ từ thế hệ này sang thế hệ khác. Vì vậy, để đảm bảo rằng vấn đề này không tiếp tục nảy sinh từ thế hệ này sang thế hệ khác, nó phải được đánh bại từ gốc rễ. Tâm trí của nhiều người cần được định hướng lại. Mọi người cần được đưa ra những góc nhìn mới. Và anh lính thân mến, đây là nhiệm vụ của anh.

18.   Đổi Mới

Khi không có giải pháp, hãy thay đổi quan điểm của bạn

Chiến thuật này tương tự như "thả bốn tay". Nó được sử dụng khi cuộc chiến giữa chiến binh và đối thủ của anh ta chưa được giải quyết. Cung Bản Vũ tàng khuyên chiến binh nên lùi lại, suy nghĩ về tình hình theo một góc nhìn khác, sau đó giành chiến thắng với nhịp điệu tươi mới. Không thay đổi hoàn cảnh, chiến binh nên thay đổi tinh thần của mình và giành chiến thắng thông qua một kỹ thuật khác.

Sự khác biệt giữa "đổi mới" và "thả bốn tay" là trong khi phương pháp thứ hai yêu cầu chiến binh thay đổi chiến lược của mình ngay lập tức, phương pháp thứ nhất yêu cầu chiến binh lùi lại một chút và nghĩ ra một động thái mới.

Là một người lính, hãy luôn kiên định với mục đích của mình. Nhưng khi dường như không có giải pháp nào trong tầm mắt, hãy lùi lại một chút, nhìn tình hình từ một góc độ mới, sau đó tung ra một cuộc tấn công mới. Kiểm tra những gì bạn đang làm sai. Sau đó điều chỉnh lại. Mục đích duy nhất là giành chiến thắng, vì vậy việc rút lui một thời gian để lập kế hoạch và tái tạo sức mạnh là cần thiết.

19.   Đầu Chuột – Cổ Trâu

Bất cứ khi nào bạn bận tâm đến những chi tiết nhỏ, hãy nhớ rằng Đạo của Chiến Binh luôn là "đầu chuột - cổ trâu, đầu chuột - cổ trâu"

Kỹ thuật này được sử dụng khi chiến binh và đối thủ tập trung vào tiểu tiết và trở nên bối rối. Cung Bản Vũ tàng lưu ý rằng khi điều này xảy ra, chiến binh nên tập trung vào những chi tiết quan trọng.

Người lính thân mến, đừng bao giờ bị phân tâm. Trong cuộc chiến vì hòa bình, sẽ có những vấn đề do kẻ thù gieo rắc khiến bạn không chú ý đến cuộc chiến. Nhưng hãy thông minh để hiểu điều này. Luôn chuyển hướng tập trung vào những vấn đề quan trọng. Đừng bao giờ cho phép mình bị phân tâm.

20.   Cơ Thể Của Một Tảng Đá

Bạn có cơ thể của một tảng đá khi bạn đạt được Đạo Chiến Binh

Đây là một đỉnh cao của tất cả các kỹ thuật trên. Cung Bản Vũ Tàng viết rằng khi chiến binh nắm vững Đạo Chiến Lược, cơ thể của anh ta trở thành một tảng đá - không gì có thể chạm vào anh ta, anh ta không thể chuyển dịch.

Người lính thân yêu, hãy vững vàng. Hãy kiên cường. Đừng bao giờ từ bỏ cuộc chiến này. Sử dụng tất cả các chiến thuật nêu trên để biến mình thành một tảng đá. Kẻ thù của hòa bình không nên chiến thắng. Và điều này chỉ có thể xảy ra nếu bạn không bao giờ bỏ cuộc.

Chiến binh thân yêu, anh là đá, anh là ánh sáng. Hãy hung tợn như lửa.

Điểm mấu chốt từ Cung Bản Vũ Tàng: *Chân Đạo của kiếm thuật nghĩa là chiến đấu với đối thủ và chiến thắng. Điều này không thể thay thế được.*

Phong Luận *Bí Ẩn Như Gió*

K hi gió thổi, nó cuốn đi mọi thứ không vững chắc. Đôi khi, nó có khả năng nhổ những thứ vững chắc như cây cối, cột nhà và nhà cửa. Gió rất mạnh mẽ. Nó cũng rất bí ẩn vì người ta không thể biết nó đến từ đâu hoặc nó sẽ đi đến đâu. Tất cả những gì chúng ta biết là nó chỉ thổi, di chuyển và báo hiệu sự xuất hiện của một thứ gì đó mới mẻ: mưa.

Trong tập Phong Luận của Cung Bản Vũ Tàng, ông chỉ trích phong cách của các trường phái kiếm thuật khác. Như một cơn gió, Đạo của riêng ông đã cuốn phăng những học thuyết của các trường phái khác vì chúng không có nền tảng vững chắc và không dẫn đến thắng lợi. Đạo của Cung Bản Vũ Tàng đã dẫn đến chiến thắng. Rốt cuộc, ông ta đã bất bại trong tất cả các cuộc đấu tay đôi của mình, bao gồm cả những trận ông ta chiến đấu với các kiếm sĩ từ các trường phái khác.

Để giới thiệu Đạo Chiến Binh của mình, trước tiên ông ta cần phải chọc thủng những lỗ hổng trong cách làm của các trường phái khác, không phải vì ông ta chỉ muốn trở thành một nhà phê bình mà vì ông ta biết rằng có những sai sót trong những cách đó.

Đây cũng là điều bạn nên làm với tư cách là một người lính. Trước đây, đã có những cá nhân và nhóm tìm kiếm hòa bình, nhưng đã thất bại vì họ không làm đúng cách. Vì vậy, nó không đủ để tôi trình bày một con đường mới cho người lính mà không chỉ ra lý do tại sao những con đường khác dẫn đến hòa bình là *đã* không hoặc *sẽ* không đạt chiến thắng.

Người lính trên con đường hòa bình *này* là một bí ẩn. Con đường của bạn khác hẳn. Nó không phải là một con đường khác đã bước. Và trong chương này, dựa trên ý tưởng của Cung Bản Vũ tàng, tôi sẽ cho người lính thấy con đường này khác với những con đường dẫn đến hòa bình trước đó như thế nào.

1. Các Thanh Kiếm Cực Dài Của Các Môn Phái Khác

Phụ thuộc vào độ dài của một thanh kiếm để chiến thắng cho thấy một điểm yếu của tinh thần

Cung Bản Vũ Tàng nói về các trường phái kiếm thuật có khuynh hướng dành cho những thanh kiếm dài hơn. Ông coi họ là những trường phái yếu, những người phụ thuộc vào độ dài thanh kiếm của mình để đánh bại kẻ thù từ xa. Theo ông, câu thần chú của họ là, "Hơn một tất cũng mang lại lợi thế." Nhưng đối với Cung Bản Vũ Tàng, câu thần chú này cho thấy rằng họ không hiểu chiến lược và đã không thể nắm được nguyên tắc của nó.

Vì vậy, một thanh kiếm dài hơn có nghĩa là gì khi tìm kiếm hòa bình?

Nhớ lại rằng chúng ta đã định nghĩa một thanh kiếm là lòng trung thành. Điều này có nghĩa là khi chúng ta nói về một thanh kiếm dài hơn, chúng ta đang nói về việc trung thành với những người hoặc nhóm khác ngoài quốc gia hoặc nhân loại của bạn. Có những người tin rằng họ không thể khôi phục hòa bình nếu họ không thể hiện sự trung thành hoặc kết thân với một số con bò tế thần. Những người này cảm thấy rằng họ không có đủ nguồn lực để đấu tranh vì hòa bình, vì vậy họ cần thêm bàn tay. Họ muốn truyền phần lớn cuộc chiến cho những người khác trong khi họ quan sát từ xa, chờ đợi để giành lấy vinh quang.

Không có gì sai trong việc tìm kiếm đồng minh khi bạn chiến đấu vì hòa bình, nhưng hãy đảm bảo rằng đồng minh của bạn là những người cũng trung thành với quốc gia hoặc nhân loại. Hãy chắc chắn rằng họ là những người muốn điều tương tự như bạn muốn. Bởi vì nếu họ không thực sự đứng về phía bạn thì họ sẽ phá hỏng kế hoạch hòa bình mà bạn đã và đang gặt hái được.

Đây là lý do tại sao Cung Bản Vũ Tàng nêu ra một điểm quan trọng khi ông nói: *Nếu kẻ thù ở gần, gần đến mức bạn có thể vật lộn với hắn, một thanh kiếm dài sẽ khiến bạn khó có thể chém được hắn. Thanh kiếm trở nên vô dụng. Bạn bị hạn chế bởi thanh kiếm và thậm chí còn tệ hơn một người có đoản kiếm [kiếm ngắn] hoặc một người không có vũ khí.*

Những lời của Cung Bản Vũ Tàng có nghĩa là nếu có một tình huống mà bạn sắp đánh bại kẻ thù, có thể những đồng minh bổ sung mà bạn có sẽ kéo bạn trở lại nếu họ có mối quan tâm khác với bạn. Lòng trung thành của bạn không nên phân tán ở nhiều nơi khác nhau cùng một lúc. Những người bạn trung thành có thể có sở thích khác xa với bạn và có thể chỉ ủng hộ bạn trong một thời gian ngắn.

Lòng trung thành của bạn là đối với quốc gia của bạn và nhân loại. Và như vậy là đủ. Trung thành với quốc gia và nhân loại định hướng cho mọi hành động và định hướng cho mọi chiến lược của bạn. Đừng bao giờ nghĩ rằng bạn không thể chiến thắng một mình hoặc với một nhóm nhỏ những người có cùng tư tưởng với bạn. Ngay cả Cung Bản Vũ Tàng cũng hỏi: Nếu không mang theo một thanh kiếm dài [thêm], liệu người có một thanh kiếm ngắn có thua không? Hoàn toàn không. Đó là một vấn đề của chiến lược, không phải là thanh kiếm.

Cung Bản Vũ Tàng cũng lưu ý rằng một thanh kiếm quá dài là vô dụng đối với những người thể chất yếu. Vì vậy, nếu bạn không có sức mạnh tinh thần, tình cảm và có thể là thể chất để chiến đấu vì hòa bình thì việc có thêm đồng minh sẽ không giúp được gì cho bạn. Nhiệm vụ nằm ngay trên vai bạn. Đừng giao công việc cho người khác.

2.   Các Thanh Kiếm Dài Nặng Của Các Môn Phái Khác

Cố gắng vung kiếm mạnh mẽ là một điều xấu và rất khó để chiến thắng với một kỹ thuật thô bạo như vậy

Cung Bản Vũ Tàng nói rằng trong kiếm thuật, không nên có cái gọi là "kiếm mạnh" hay "kiếm yếu". Vung kiếm quá mạnh là không tốt và khi chiến binh cố gắng chém kẻ thù quá mạnh vì anh ta cảm thấy mình có một "thanh kiếm mạnh" thì anh ta có thể sẽ thất bại. Cung Bản Vũ Tàng cũng lưu ý rằng việc chém mạnh khi chiến binh đang thử kiếm là sai lầm.

Tất cả những gì người chiến binh nên nghĩ đến là hạ gục kẻ thù. Anh ta không nên chém quá mạnh, cũng không nên chém quá yếu. Anh ta chỉ nên sử dụng lực phù hợp để đánh bại đối thủ. Nếu chiến binh tấn công quá mạnh, có xu hướng anh ta có thể làm gãy thanh kiếm của mình.

Vậy điều này có ý nghĩa gì trên con đường đi tới hòa bình của người lính?

Những gì Cung Bản Vũ Tàng đang nói là như chiến binh thì không nên phụ thuộc vào độ dài của thanh kiếm để chiến thắng, anh ta cũng không nên phụ thuộc vào sức mạnh của thanh kiếm mình. Đối với người lính, điều này có nghĩa là anh ta không nên quá tự tin. Có những người đã bỏ công sức mang lại hòa bình vì họ cảm thấy mình rất mạnh mẽ. Họ trở nên nóng nảy và không muốn lắng nghe và suy luận. Họ cảm thấy rằng lòng trung thành của họ đối với chính nghĩa thay thế lòng trung thành của mọi người khác. Tại các thời điểm, họ trở nên không thể tách rời ham muốn và cái tôi cá nhân khỏi cuộc chiến vì hòa bình. Và bởi vì điều này, họ thậm chí không bao giờ nhận ra những khoảnh khắc mà lẽ ra họ chiếm chiến thắng.

Người lính cũng không nên coi lòng trung thành của mình là yếu. Nếu anh ta làm điều này, anh ta sẽ tự động thua cuộc chiến. Bất kỳ thách thức nào từ kẻ thù có thể khiến anh ta bỏ chạy khỏi cuộc chiến.

Vì vậy, người lính thân mến, chiến thắng của bạn không và không nên phụ thuộc vào việc bạn cảm thấy mình mạnh mẽ như thế nào. Bản ngã của bạn không nên được đặt trước cuộc chiến vì hòa bình của bạn. Sức mạnh của lòng trung thành không nằm ở mức độ cứng nhắc của bạn đối với những gì bạn tin tưởng mà ở mức độ sáng suốt của bạn để nhận ra (những) hành động nào sẽ thúc đẩy hòa bình. Chúng ta đã thấy trong tập Thủy Luận tầm quan trọng của việc linh hoạt. Vì vậy, hãy để tâm trí của bạn luôn hướng về mục tiêu.

3.   Thanh Kiếm Ngắn Của Các Môn Phái Khác

Ý nghĩ chiến thắng bằng cách sử dụng một thanh kiếm ngắn không phải là chân Đạo. Kiếm dài và kiếm ngắn đã được giải thích rõ ràng trong thời cổ đại. Nhưng chúng không quan trọng, tất cả những gì quan trọng là lợi dụng tình hình

Cũng giống như một số trường phái phụ thuộc vào kiếm dài để chiến thắng, Cung Bản Vũ Tàng lưu ý rằng có những trường phái khác phụ thuộc vào kiếm ngắn. Các kiếm sĩ của những trường phái này sử dụng thanh kiếm ngắn với mục đích nhảy vào và bắt kẻ thù khi chúng mất cảnh giác. Tuy nhiên, Cung Bản Vũ Tàng nói rằng nhắm vào thời điểm không được bảo vệ của kẻ thù là một chiến lược phòng thủ không thể được sử dụng khi kẻ thù ở gần hoặc khi chiến binh bị bao vây bởi nhiều đối thủ.

Có những người đã chiến đấu vì hòa bình và nghĩ rằng họ có thể giải quyết cuộc chiến một mình. Họ từ đâu lao lên cố gắng bắt kẻ thù của hòa bình mất cảnh giác. Và đó là một chiến lược tồi, bởi vì những kẻ thù này có mọi nguồn lực để bóp nghẹt tiếng nói của một phe đối lập.

Đây là lý do tại sao người lính phải đánh thăng bằng. Trên con đường hòa bình này, bạn không hành trình một mình, nhưng bạn không hành trình cùng mọi người. Đồng minh là cần thiết. Nhưng hãy đảm bảo rằng các đồng minh của bạn chỉ trung thành với chính nghĩa. Đây là cách duy nhất để chiến thắng.

4.   Kiếm Thuật Của Các Môn Phái Khác

Khi nói đến việc chém một người xuống, không có cách đặc biệt nào để làm điều đó

Cung Bản Vũ Tàng có vấn đề với các môn phái khác là họ phát minh ra rất nhiều kỹ thuật và dạy chúng cho học trò của họ mà không dạy cho học viên chân Đạo của chiến binh trước. Với cách này, họ đã biến kiếm thuật thành một món hàng để bán. Các kiếm sinh cảm thấy họ biết tất cả những gì liên quan đến kiếm thuật, trong khi sự thật, họ không biết gì cả.

Đối với Cung Bản Vũ Tàng, chiến thắng vượt xa cả kỹ thuật. Ông lưu ý rằng không có cách đặc biệt nào để chém đối thủ xuống. *Dù ai đó hiểu biết hay thiếu hiểu biết, dù đó là phụ nữ hay trẻ em muốn tấn công, tất cả những gì cần làm là đâm hoặc chém. . . Cách để giành chiến thắng là chém trước và không chú ý đến các chi tiết nhỏ.*

Cũng giống như thời của Cung Bản Vũ Tàng, có những người đã phát triển các kỹ thuật của riêng họ để đạt được hòa bình. Họ chuyển những ý thức hệ này cho những người không hiểu cuộc chiến vì hòa bình là gì. Họ chỉ ủng hộ "nguyên do", bởi vì họ thấy những người khác làm như vậy. Những lúc khác, họ tham gia phong trào vì những gì họ nghĩ rằng họ sẽ được lợi. Họ không hiểu rằng cuộc chiến là để nhổ tận gốc mọi yếu tố đang hạn chế nền hòa bình của quốc gia hay thế giới.

Một ví dụ hoàn hảo về điều này được thấy trong tiểu thuyết của Colum McCann, Apeirogon. Cuốn sách, chủ yếu dựa trên những lời kể có thật, khám phá cuộc xung đột ở Trung Đông giữa Ả Rập và Do Thái vì nó liên quan đến hai người cha: Bassam Aramin; một người

Ả Rập và Rami Elhanan; một người Do Thái. Aramin đã mất con gái của mình, Abir khi cô bị một người lính Do Thái bắn vào đầu vào năm 2007; trong khi Elhanan mất con gái, Smadar vào năm 1997 trong một vụ đánh bom liều chết do người Ả Rập thực hiện.

Chung sức vì cùng nỗi đau, hai người đàn ông này đã đi khắp thế giới để tuyên truyền hòa bình. Họ đã tham gia nhiều cuộc phỏng vấn, phát biểu rất nhiều lần và luôn đưa ra cùng một thông điệp: hòa bình. Nhưng có một nơi mà câu chuyện của hai người đàn ông này liên quan đến những gì mà Cung Bản Vũ Tàng nói về kỹ thuật của các trường phái khác.

lhanan nói rằng nhiều đồng hương của anh đã quay lưng lại với anh vì anh không chịu đi theo con đường trả đũa của họ. Anh nói: "Tôi đã bị gọi bằng nhiều tên, một con côn trùng, một người yêu Ả Rập, một người Do Thái tự ghét bản thân. Họ nói tôi ngây thơ, tự cao ... "[1] Mặc dù vậy, anh vẫn kiên quyết với những gì đúng. Anh biết rằng sự trả thù sẽ không mang lại hòa bình mà Do Thái cần, hòa bình mà anh cần. Anh ấy chỉ muốn con đường dẫn đến hòa bình và đó là lý do tại sao anh ấy nói: "Nếu tôi tìm thấy một con đường khác, tôi sẽ chọn nó — tôi không biết, trả thù, giễu cợt, hận thù, giết người. Nhưng tôi là một người Do Thái. Tôi có tình yêu lớn đối với nền văn hóa và dân tộc của mình và tôi biết rằng việc cai trị, đàn áp và chiếm đóng không phải là của người Do Thái. Là người Do Thái có nghĩa là bạn tôn trọng công lý và sự công bằng "[2].

Những lời của Elhanan phù hợp với các nguyên tắc được nêu trong cuốn sách này. Con đường hòa bình vẫn vậy, dù trong hoàn cảnh nào. Kẻ thù không phải là con người khác mà là hệ thống bất công đã bám rễ vững chắc trên thế giới.

Trong chiến lược của Cung Bản Vũ Tàng, tất cả những gì cần thiết để chiến binh chiến thắng là làm cho tư thế và tinh thần của anh ta trở nên thẳng thắn và cũng làm cho đối thủ của anh ta yếu và gục ngã. Cũng vậy, người lính nên ngay thẳng về mọi mặt. Anh ta nên làm suy yếu mọi hành động của kẻ thù bằng những hành động của chính nghĩa, công bằng, bình đẳng và giá trị cuộc sống của con người.

5.   Các Thế Kiếm Đặc Biệt Của Các Môn Phái Khác

Lúc duy nhất để sử dụng thế "thủ" là khi thực sự không có đối thủ

Cung Bản Vũ Tàng lưu ý rằng các trường học khác dạy các thế đặc biệt cho học sinh của họ. Các thế được dạy chủ yếu là các thế phòng thủ và Musashi không cảm thấy nó đúng. Theo ông, những thế này được đúc kết từ những phong tục lâu đời và được hệ thống hóa thành các quy tắc, vì vậy chúng không có chỗ trong cuộc chiến một chọi một. Ngoài ra, thế thủ có nghĩa là cố gắng sử dụng sự bất động để làm lợi thế cho mình và đó không phải là một đặc tính tốt của một chiến binh.

Người chiến binh phải luôn tấn công — anh ta nên chủ động. Lập trường phòng thủ có nghĩa là chiến binh đang chờ người khác tấn công, nhưng điều này không nên. Đây là lý do tại sao UAR thua Do Thái vào năm 1967 và Tây Âu thua Đức vào năm 1940 như chúng ta đã thấy trong chương một. UAR và Tây Âu cho phép đối phương tấn công. Họ đang chờ đợi một cuộc tấn công; họ đã ở thế phòng thủ. Và bằng cách phòng thủ, họ đã cho đối phương quyền kiểm soát câu chuyện, để đặt tỷ lệ cược có lợi cho đối phương. Đây là lý do Hitler có thể hoãn cuộc tấn công vào Tây Âu 29 lần trong sáu tháng. Và thật ngạc nhiên khi nghĩ rằng trong ngần ấy thời gian, Tây Âu chưa bao giờ nghĩ đến việc phát động tấn công. Họ chỉ thư giãn, chờ đợi và loại bỏ mọi cảnh báo như một báo động giả. Đó không phải là chân Đạo của chiến binh. Một chiến binh không bất cẩn. Một chiến binh chú ý đến chi tiết. Một chiến binh hiểu thời khắc. Đây là lý do tại sao Cung Bản Vũ Tàng bảo chiến binh: *Làm những điều mà kẻ thù không thể tưởng tượng được — làm kẻ thù bối rối, làm phiền kẻ thù hoặc đe dọa kẻ thù để bắt hắn khi các nhịp điệu của hắn bị dao động.*

Có những người tuyên bố họ muốn hòa bình nhưng họ không chủ động. Họ thà ngồi yên nhìn người khác làm việc rồi xông ra xưng hùng xưng bá. Trong Apeirogon, Rami Elhanan đã nói về điều này. Ông nói: "Một số người có sở thích giữ im lặng. Những người khác có sở thích gieo thù hận dựa trên nỗi sợ hãi. Nỗi sợ hãi tạo ra tiền, nó làm ra luật và nó chiếm đất, và nó xây dựng các khu định cư, và nỗi sợ hãi thích giữ mọi người im lặng. . . Chúng tôi sử dụng từ an ninh để bịt miệng người khác. Nhưng không phải về điều đó, đó là về việc chiếm giữ cuộc sống của người khác, đất đai của người khác, đầu của người khác. Đó là về kiểm soát. Nó là sức mạnh. "[3]

Đối với một số người, con đường dẫn đến hòa bình là con đường của sự im lặng. Đó là con đường chịu đựng sự bất công và bất bình đẳng. Đó là con đường của sự sợ hãi. Và nỗi sợ làm cho con người đứng bên bờ vực thẳm, nó khiến con người phải phòng thủ. Nó khiến con người hoài nghi về việc đòi hỏi về việc tạo ra một bầu không khí thuận lợi cho hòa bình.

Nhưng đây không phải là chân lý. Người lính thân yêu, bạn là gió. Họ sẽ không thấy bạn đến. Bạn không thể đoán trước được. Sợ hãi là một cảm xúc có thể đoán trước được. Nhưng lòng can đảm là một yếu tố của sự bất ngờ. Đừng bao giờ thu mình lại. Bạn biết con đường thực sự dẫn đến hòa bình — hãy làm theo nó.

6.   Về Tầm Nhìn Trong Các Môn Phái Khác

Một khi bạn đã luyện và nắm được Đạo Chiến Binh, bạn cũng sẽ có thể xem được khoảng cách và tốc độ của bất kỳ thanh kiếm nào.

Cung Bản Vũ Tàng quan sát thấy các giáo phái khác dạy học sinh của họ tập trung vào những thứ khác nhau trong khi chiến đấu. Một số yêu cầu học sinh của họ tập trung vào thanh kiếm của đối thủ, số khác dạy học sinh của họ tập trung vào cánh tay hoặc khuôn mặt hoặc bàn chân của đối thủ. Tập trung vào những thứ khác nhau trong khi chiến đấu có thể gây mất tập trung và Cung Bản Vũ Tàng gọi đó là "sự mù quáng" trong chiến lược.

Chiến binh nên tập trung vào mục tiêu. Cung Bản Vũ Tàng đã minh chứng điều này với một cầu thủ đá cầu. Một người đá cầu không cần phải nhìn kỹ quả cầu trước khi có thể thực hiện các kỹ năng với nó. Vậy mục tiêu cho chiến binh là gì? Tâm trí của đối thủ.

Cung Bản Vũ Tàng khuyên người chiến binh không nên chỉ nhìn mà hãy nhận thức tâm trí của đối thủ. Bằng cách này, anh ta có thể nhìn thấy sức mạnh và điểm yếu của đối thủ.

Người lính thân mến, lúc bạn hành trình hướng tới hòa bình, đừng giống như những người khác có thể dễ dàng bị phân tâm. Đừng tập trung vào hành động của kẻ thù; chúng có thể lừa đảo. Hành động của kẻ thù là những chi tiết nhỏ; kế hoạch của họ được ẩn trong tâm trí của họ. Vì vậy, hãy tập trung vào việc đọc suy nghĩ của kẻ thù, bằng cách đó bạn có thể dự đoán động thái tiếp theo của chúng. Hãy luôn nhớ điều này: Nếu người dân thành Troy tập trung vào việc đọc suy nghĩ của người Hy Lạp, họ sẽ không bị "món quà" của con ngựa thành Troy cuốn đi.

7.   Về Sử Dụng Chân Trong Các Môn Phái Khác

Trong chiến lược của chúng ta, không có gì thay đổi về bước chân

Các trường dạy kiếm thuật khác vào thời Cung Bản Vũ Tàng dạy học sinh của họ động tác chân khi chiến đấu. Một số động tác chân mà họ đã dạy bao gồm: chân nổi, chân bay, chân nhún, v.v. Theo Cung Bản Vũ Tàng, đôi chân bay thì khiến chiến binh phi nước đại; bàn chân bay khiến anh nhảy và bay; trong khi cái chân nhún khiến anh thiếu quyết đoán.

Những gì Cung Bản Vũ Tàng đề nghị là một bước đi vững chắc. Trong Đạo Chiến Lược, không có sự thay đổi đối với bước chân. Chiến binh nên giữ nguyên bước chân mà anh ta sử dụng khi đi bộ bình thường. Ông khuyên chiến binh nên di chuyển theo nhịp điệu của đối thủ. Chiến binh cũng không nên di chuyển quá nhanh để không bị chùn bước hoặc quá chậm vì đi chậm có thể khiến anh ta bỏ lỡ cơ hội giành chiến thắng.

Một số người đã không đạt được hòa bình bởi vì họ quá vội vàng hoặc họ thiếu quyết đoán. Vội vàng - vì họ cảm thấy mình đã phải chịu đựng sự bất công và bạo lực quá lâu. Lưỡng lự - bởi vì họ biết rằng cuộc chiến vì hòa bình là một cuộc chiến khó khăn, vì vậy họ đã hoài nghi về việc có nên tham gia cuộc chiến hay giữ nguyên hiện trạng.

Người lính thân mến, bạn thì khác. Con đường dẫn đến hòa bình của bạn là một con đường độc nhất. Bạn biết rằng con đường này chắc chắn sẽ dẫn đến hòa bình nếu bạn kiên nhẫn và kiên định với chính nghĩa. Hãy chiến lược: di chuyển theo nhịp điệu của kẻ thù, nhưng tại mọi thời điểm bạn phải nhớ rằng mục tiêu là giành chiến thắng.

8.   Về Tốc Độ Trong Các Môn Phái Khác

Tốc độ không phải là Đạo của chiến binh

Cung Bản Vũ Tàng đã viết rằng tốc độ làm cho một chiến binh mất sự phối hợp và dòng chảy của nhịp điệu. Theo ông, quá nhanh hay quá chậm trong bất cứ việc gì cũng đều xấu. Chiến binh nên xem mình như một chuyên gia về kiếm thuật và một chuyên gia không bao giờ làm bất cứ điều gì vội vàng.

Người lính thân mến, bạn biết con đường hòa bình thực sự. Bạn là chuyên gia. Đừng vội vàng. Quyết định của bạn để khôi phục hòa bình có nghĩa là phá vỡ các hệ thống có nguồn gốc sâu xa đã tồn tại trong nhiều thế kỷ. Nó sẽ không phải là một cuộc đi bộ trong công viên. Mục đích là giành chiến thắng — và chiến thắng cần sự chính xác, không phải tốc độ.

Có những lúc đối phương muốn bạn vội vàng để rồi mắc sai lầm. Đừng để mất bình tĩnh. Tĩnh táo. Đừng để họ lôi kéo bạn vào. Hãy nắm bắt tình huống.

9. Về Sâu Sắc Và Bề Mặt Trong Các Môn Phái Khác

Cách hiểu là thông qua kinh nghiệm

Các trường phái kiếm thuật khác đã phân loại các nguyên tắc kiếm thuật của họ thành các nguyên tắc "nội công" hoặc "sâu sắc" và các nguyên tắc "bề mặt". Nhưng Cung Bản Vũ Tàng không đồng ý với điều này. Đối với ông, ông đã dạy các học trò của mình về Đạo của kiếm thuật một cách dễ hiểu. Không cần các quy tắc hoặc quy định, hoặc phân loại các bài học. Đối với những nguyên tắc khó hiểu, ông đã dành thời gian để giải thích cho sinh viên theo khả năng hiểu biết của họ.

Người lính, bạn có nhiệm vụ giáo dục người khác về con đường hòa bình. Nhưng trong khi bạn làm điều đó, đừng che giấu bất cứ điều gì với họ. Giải thích cho họ tại sao hòa bình lại quan trọng đối với thế giới. Cho họ thấy lịch sử hỗn loạn lâu dài mà thế giới đã trải qua. Sau đó, dạy họ lý do tại sao họ nên đi theo con đường của người lính để đến với hòa bình. Bạn đang làm điều này bởi vì bạn biết rằng đã có rất nhiều thông tin xuyên tạc khi đề cập đến vấn đề hòa bình. Bạn phải kể một câu chuyện khác và thay đổi cách kể. Bằng cách này, bạn làm xói mòn nền tảng của sự hỗn loạn đã được xây dựng và dần dần lên ngôi của nền văn hóa hòa bình.

Điểm mấu chốt từ Cung Bản Vũ Tàng: *Thanh kiếm không có "chiều sâu" hay "lối vào", cũng như không có tư thế "tối cao". Bạn chỉ cần tâm trí của bạn và bạn cũng cần phải hoàn thiện thái độ của thanh kiếm. Đây là bản chất của chiến lược.*

Không Luận - *Hư Vô*

Trong tập Không Luận hay Hư Vô của Cung Bản Vũ Tàng có chứa những bí mật cho hòa bình vĩnh viễn. Cung Bản Vũ Tàng tin rằng có sự khôn ngoan trong những người khi biết rằng con người không biết bất cứ điều gì cho dù người ta biết bao nhiêu đi nữa. Khi một người chấp nhận rằng mình không biết tất cả mọi thứ, họ sẽ tăng khả năng học hỏi, tiếp thu nhiều thông tin hơn. Đây là một nơi hư vô, vì vậy có đủ chỗ để chứa đầy kiến thức.

Trong tập này, Cung Bản Vũ Tàng đã để lại một số bài học quan trọng cho người chiến binh. Và những bài học này cũng rất quan trọng đối với người lính.

Bài học đầu tiên: Cung Bản Vũ Tàng muốn chiến binh hiểu rằng mặc dù ông ta, Cung Bản Vũ Tàng, đã chỉ cho anh ta con đường kiếm thuật thực sự, anh ta cũng nên sẵn lòng học hỏi thêm. Chiến binh nên hiểu rằng việc học nghệ thuật kiếm thuật không nên dừng lại ở việc đọc Ngũ Luận. Điều thú vị nhất ở tập Không Luận là Cung Bản Vũ Tàng khuyên chiến binh cũng nên học theo cách của các môn phái khác. Tôi tin rằng Cung Bản Vũ Tàng đã không đưa ra lời khuyên này cho chiến binh để chiến binh có thể sao chép cách của các giáo phái khác, mà bởi vì hai lý do: (1) Vì chiến binh sẽ chiến đấu với các kiếm sĩ từ các giáo phái khác, nên ông muốn chiến binh phải học hỏi chiến lược của họ — để biết sức mạnh của họ và khai thác điểm yếu của họ. (2) Ông muốn chiến binh nâng cao kiến thức của bản thân bằng cách hiểu theo cách của các môn phái khác. Rốt cuộc, Đạo Chiến Lược của Cung Bản Vũ Tàng được sinh ra từ việc quan sát và nghiên cứu cách làm của những người khác — và khai thác điểm yếu của họ.

Làm thế nào để điều này áp dụng cho người lính?

Đúng là tôi đã chỉ cho bạn một cách tường tận con đường thực sự của hòa bình. Nhưng bạn cũng nên hiểu rằng chúng ta đang sống trong một thế giới năng động, luôn thay đổi. Vì lý do này, bạn phải bước vào "hư vô" – thời khắc mà bạn tin rằng bạn không biết gì. Đây là lý do tại sao một trong những phẩm chất của bạn khi là một người lính là phải linh hoạt như nước. Khi bạn đi trên con đường dẫn đến hòa bình này, hãy linh hoạt chấp nhận những thay đổi và điều chỉnh bản thân để phù hợp với chúng mà không mất tập trung.

Với sự bùng nổ của khoa học và công nghệ, bạn nên biết rằng các phương pháp mà những kẻ phản hòa bình sử dụng nhất định không được giữ nguyên. Giống như chúng ta đã thấy trong tập Phong Luận, điều quan trọng là bạn phải di chuyển theo nhịp điệu của chúng. Điều quan trọng là tập trung vào tâm trí của họ, vì đó là cách duy nhất để dự đoán hành động của họ.

Học mọi thứ mà bạn có thể học. Hãy cởi mở với thông tin mới. Mạng là một nơi rộng lớn để thu thập thông tin. Đọc. Nghe. Hiểu biết. Có những lúc bạn cần đọc hoặc nghe những thông tin không phù hợp với mục tiêu của mình. Nhưng hãy biết rằng bạn không sử dụng thông tin này để giống kẻ thù mà bạn làm như vậy vì bạn muốn biết đối phương nghĩ như thế nào. Bạn muốn biết điểm mạnh, điểm yếu của họ. Bạn muốn biết những gì họ coi là cơ hội và những gì họ coi là mối đe dọa.

Chốn hư vô là một khoảng không gian rộng lớn. Đừng giới hạn bản thân. Miễn là bạn luôn để mắt đến mục tiêu, bạn nhất định giành chiến thắng. Học hỏi từ Cung Bản Vũ Tàng: Ông ta đã học cách của các trường phái khác, nhưng vẫn duy trì đường lối chiến lược của riêng mình và không bao giờ đi chệch hướng. Và chính vì điều đó, ông đã chiến thắng sáu mươi mốt lần.

Bài học thứ hai: Cung Bản Vũ Tàng đã dạy các học trò của mình trong tập này rằng họ không bao giờ được phép để chân Đạo Chiến Binh bị vấy bẩn. Họ có nhiệm vụ giữ gìn những gì họ đã học được. Trong phần đầu của Ngũ Luận, Cung Bản Vũ Tàng lưu ý rằng chiến lược thực sự đã bị loại bỏ. Đó là lý do chính mà ông viết Ngũ Luận. Và kể từ khi ông truyền lại kiến thức của mình cho học trò mình, họ có nhiệm vụ giữ gìn nó để chân Đạo Chiến Binh không bị mai một lần nữa. Ông viết cho họ: *Đừng bao giờ để Đạo Chiến Binh mà chúng ta luyện tập trở nên nhuốm màu hay bị che khuất, dù chỉ một chút. Tâm trí của bạn không bao giờ được mất.*

Làm thế nào để điều này áp dụng cho người lính?

Người lính thân mến, bạn đã học được con đường thực sự dẫn đến hòa bình. Đừng tích trữ nó cho riêng mình. Hãy nhớ rằng cuộc chiến vì hòa bình không phải là cuộc chiến bạn có thể chiến đấu một mình. Để có được những người lính khác tham gia cùng bạn, bạn phải giáo dục họ. Bạn phải đảm bảo rằng con đường này không bị bẩn và không bị che khuất. Sử dụng mọi kênh có thể để tuyên truyền học thuyết này. Viết sách. Cung cấp bài phát biểu. Viết luận văn. Tweet. Hãy để thông điệp này được lắng nghe trên khắp thế giới. Hãy để nó vang danh khắp các quốc gia.

Nhiệm vụ thuộc về bạn là chuyển thành công thông điệp này từ thế hệ này sang thế hệ khác. Đây là cách duy nhất để bảo tồn hòa bình mà bạn đã chiến đấu. Nếu con đường hòa bình bị mất thì những nhân vật chính của bạo lực có thể trỗi dậy trở lại và khi họ làm vậy, rất khó để đánh bại họ một lần nữa. Tại sao? Họ đã nhìn thấy tất cả những gì bạn có.

Cung Bản Vũ Tàng nói rằng con đường chiến lược không bao giờ bị vấy bẩn hay che lấp, *dù chỉ một chút*. Tôi nhấn mạnh bốn chữ này vì chỉ cần một sơ hở nhỏ xíu là con tàu hòa bình sẽ chìm. Hãy để những người bạn dạy hiểu điều này. Hãy có một sự thống nhất về tâm trí, về kiến thức và về hành động.

Bài học thứ ba: Cung Bản Vũ Tàng nói với người chiến binh rằng trừ khi anh ta hiểu được chân Đạo, anh ta sẽ luôn nhìn quy luật của con người qua lăng kính của đúng và sai. Nhưng chân Đạo dạy anh ta rằng luật pháp của con người là sản phẩm của những thành kiến cá nhân. Chúng bị bóp méo và như vậy đi ngược lại Đạo Chiến Binh. Điều này có nghĩa là kiếm thuật của các chiến binh không thể dựa trên luật lệ của con người vì chúng đã bị biến dạng và hư hỏng. Trong Đạo Chiến Binh là sự trống rỗng và trong sự trống rỗng là đức hạnh, trí tuệ, nguyên tắc và không có điều ác.

Làm thế nào để điều này áp dụng cho người lính?

Có những quy luật của con người hướng dẫn sự tồn tại cho loài người. Và trong hầu hết các trường hợp, kẻ thù của hòa bình sử dụng những luật này để đàn áp các quyền sống của con người. Họ sử dụng các luật này để tác hành bạo lực, bất công, không công bằng và coi thường mạng sống con người. Họ sử dụng bạo lực để thay đổi luật khi họ thấy phù hợp.

THAY ĐỔI CÁCH SỐNG

Ví dụ, Viện Bảo Tàng Chiến Tranh Đế Quốc (Imperial War Muse-ums) đã ghi lại rằng có những luật "đáng ngạc nhiên" được thông qua ở Anh trong chiến tranh thế giới lần một. Điều quan trọng nhất trong số các luật này là Đạo Luật Bảo Vệ Vương Quốc (DORA) đã được thông qua để "bảo đảm an toàn công cộng". Nhưng các điều khoảng của luật đã không thực sự đảm bảo an toàn công cộng mà còn vi phạm quyền của người Anh. Luật cho phép chính phủ có quyền truy tố bất kỳ ai có hành động được coi là "gây nguy hiểm cho sự thành công các hoạt động của lực lượng hoàng cung hoặc hỗ trợ cho kẻ thù". Một số biện pháp của nó bao gồm: (1) cấm huýt sáo đối với xe tắc xi ở London trong trường hợp nó bị nhầm với cảnh báo không kích, (2) cấm mọi người đi lại gần cầu và đường hầm hoặc đốt lửa, (3) thiết lập Giờ Mùa Hè ở Anh, điều này đã làm cho đồng hồ quay về phía trước để có thể tối đa hóa giờ làm việc trong ngày, (4) giới thiệu tình trạng mất điện ở một số thị trấn và thành phố nhất định để bảo vệ khỏi các cuộc không kích, (5) kiểm duyệt báo chí, hạn chế việc đưa tin chiến tranh, (6) kiểm duyệt thư tín riêng, và (7) hạn chế sự di chuyển của công dân nước ngoài từ các quốc gia đối địch.[1] Các luật này cho thấy mức độ mà kẻ thù của hòa bình có thể hạn chế quyền của các cá nhân nhằm thúc đẩy chương trình nghị sự của chính họ. Trên thực tế, một trong những biện pháp của DORA đã biến thành hạn chế sản xuất lương thực, dẫn đến việc áp dụng khẩu phần vào năm 1918.[2]

Ví dụ này cho người lính thấy rằng trong nhiều trường hợp luật pháp của con người không ủng hộ hòa bình. Như Cung Bản Vũ Tàng đã lưu ý đúng, những luật này được ban hành dựa trên định kiến của con người. Vì vậy, người lính thân yêu, con đường duy nhất dẫn đến hòa bình của bạn là con đường mà bạn biết bây giờ. Nếu bạn muốn sử dụng luật của con người để có lợi cho mình thì bạn phải tìm cách trở thành một nhà làm luật. Và tôi không coi đây là một điều xấu. Nhưng tôi hoài nghi về điều đó bởi vì theo thời gian, chúng ta đã thấy quyền lực làm hư hỏng con người như thế nào. Tuy nhiên, nếu bạn chắc chắn rằng dù có và đang nắm quyền, bạn vẫn luôn đi theo con đường hòa bình thì đó là một chiến lược tốt. Suy cho cùng, con đường hòa bình cũng là con đường của hư vô, của linh hoạt và của áp dụng kiến thức hướng tới hòa bình.

Điểm mấu chốt từ Cung Bản Vũ Tàng: *Rèn luyện đôi mắt để nhận thức và nhìn. Không có những đám mây nhỏ. Bạn phải hiểu rằng khi những đám mây ảo ảnh tan biến thì đó chính là "sự hư vô" thực sự.*

Bài học thực tế từ cuộc đọ sức giữa Cung Bản Vũ Tàng và Sasaki Kojiro

Ngũ Luận không chỉ là một cuốn sách suy ngẫm của Cung Bản Vũ Tàng, nó còn là tài liệu về cuộc đời mà ông đã sống với tư cách là một kiếm sĩ. Một cuộc đấu tay đôi đánh dấu danh tiếng chiến binh của Cung Bản Vũ Tàng được coi là cuộc đọ sức của ông với Sasaki Kojiro, diễn ra trên đảo Ganryu vào ngày 13 tháng 4 năm 1612.

Kojiro được coi là một trong những kiếm sĩ vĩ đại nhất ở Nhật Bản. Ông ta có tốc độ và độ chính xác. Thanh kiếm của ông ta là một lưỡi kiếm to khổng lồ (no-dachi) dài hơn một mét. Kích thước và trọng lượng của lưỡi kiếm khiến nó trở thành một vũ khí tàn bạo, nhưng Kojiro đã hoàn thiện việc sử dụng nó mà không một kiếm sĩ nào khác làm được.[4]

Cung Bản Vũ Tàng, mặt khác, là một kiếm sĩ vô chủ cũng nổi tiếng ở Nhật Bản. Vào thời điểm đấu tay đôi, Cung Bản Vũ Tàng đã cất hai thanh trường kiếm của mình và chỉ đấu tay đôi bằng một cây kiếm gỗ (bokken) — một thanh kiếm dùng để tập luyện làm bằng gỗ.

Vào ngày diễn ra trận quyết đấu, Cung Bản Vũ Tàng đến đảo muộn ba giờ. Điều này khiến Kojiro vô cùng tức giận, ông ta đi đi lại lại với hai tay sau lưng. Kojiro là một người có cái tôi lớn và ông ta cảm thấy sự đến muộn của Cung Bản Vũ Tàng là một sự xúc phạm đến danh dự của ông ta. Ba giờ trước đó, Kojiro là một người đàn ông điềm tĩnh, thậm chí còn ngồi đắm chìm trong tọa thiền để chuẩn bị tinh thần cho trận chiến. Người ta nói rằng sự điềm tĩnh của ông ta đáng nể đến mức đám học trò và người hầu[5] của ông ta không nghi ngờ gì rằng ông ta sẽ đánh bại Cung Bản Vũ Tàng một cách dễ dàng. Nhưng mọi yếu tố của sự điềm tĩnh và bình tĩnh đã mất đi khi Cung Bản Vũ Tàng cho ông ta chờ.

Ông ta cằn nhằn, chửi bới và quát nạt những người hầu của mình. Một trong những quan chức đã cố gắng trấn an ông ta bằng cách nói với ông rằng có khả năng Cung Bản Vũ Tàng sẽ không đến vì hắn đã bị yếu chân khi nghĩ đến viễn cảnh phải đối mặt với ông ta. Nhưng Kojiro không đồng ý với điều này. Ông ấy biết Cung Bản Vũ Tàng - có danh tiếng là một kiếm sĩ và sẽ không bỏ trốn khỏi một cuộc đấu tay đôi. Và đúng như suy nghĩ của ông ta, Cung Bản Vũ Tàng đang ở gần đó.

Cung Bản Vũ Tàng ngồi xếp bằng trên một chiếc thuyền đánh cá cách đảo không quá xa. Khi ngồi trên thuyền, Cung Bản Vũ Tàng, không vội vàng, dùng con dao sắc nhọn của mình đẽo từ chiếc mái chèo dự bị của con thuyền thành một thanh kiếm cây. Sau khi xong việc, ngư dân chèo thuyền đưa Cung Bản Vũ Tàng đến hòn đảo.

Khi Kojiro nhìn thấy Cung Bản Vũ Tàng, ông càng tức giận hơn bởi sự xuất hiện của Cung Bản Vũ Tàng. Cung Bản Vũ Tàng chưa cạo râu. Ông chỉ mặc một chiếc áo choàng đơn giản với kiếm thắt lưng. Chân ông để trần. Ngoài ra, ông đã không tắm giặt một thời gian khá lâu vì áo choàng của ông ta có nhiều vết bẩn và các mảng bạc màu. Cung Bản Vũ Tàng trông chẳng giống như những kiếm sĩ khác vào thời đó. Và Kojiro cảm thấy bị xúc phạm vì điều này.

Kojiro lao về phía Cung Bản Vũ Tàng bằng thanh kiếm của mình. Cung Bản Vũ Tàng không rút ra một thanh kiếm, mà là một thanh kiếm dùng để luyện bằng cây. Một mảnh gỗ.

Kojiro cho rằng sự kiêu ngạo sẽ khiến một kiếm sĩ tiếp cận ông bằng một thanh kiếm gỗ. Khoảnh khắc cân nhắc dẫn đến sự tức giận hơn nữa khiến ông ta chùn bước. Ông ta lao về phía Cung Bản Vũ Tàng với một nhát kiếm lớn. Cung Bản Vũ Tàng đã kịp thời né tránh, với thanh kiếm của Kijiro cắt một lọn tóc của mình. Kojiro lại hạ kiếm về phía Cung Bản Vũ Tàng, nhưng Cung Bản Vũ Tàng đã né được đòn. Cung Bản Vũ Tàng sau đó bước sang bên phải và dùng thanh kiếm gỗ đánh vào phía bên phải của Kojiro. Sau đó, ông giáng một đòn nữa vào đầu Kojiro. Khi Kojiro loạng choạng, Cung Bản Vũ Tàng chém vào bên trái của hắn. Kojiro cảm thấy xương sườn của mình nứt ra, một cơn đau dữ dội bùng phát trong lồng ngực và ông ta không thể thở được. Cuộc chiến đã kết thúc ngay khi nó bắt đầu. Cung Bản Vũ Tàng đã chiến thắng.

Từ câu chuyện này, chúng ta thấy Cung Bản Vũ Tàng áp dụng một số chiến thuật mà sau này ông ta đã viết ra trong Ngũ Luận. Ông biết rằng Kojiro có tốc độ và tốc độ có thể khiến một kiếm sĩ vấp ngã. Một điều khác mà Cung Bản Vũ Tàng biết là Kojiro đã sử dụng một thanh kiếm cực dài. Điều này có nghĩa là mặc dù Kojoro là một kiếm sĩ lành nghề, ông ta phụ thuộc vào độ dài của thanh kiếm mình để chiến thắng - một chiến thuật mà Cung Bản Vũ Tàng coi là yếu. Nhưng điều thực sự nổi bật về câu chuyện này là nhận thức của Cung Bản Vũ Tàng.

Ông biết Kojiro là một người có cái tôi lớn và ông quyết định dùng nó để chống lại hắn. Tôi tin rằng ông ấy đã xem các trận đấu của Kojiro và biết rằng Kojiro có sự điềm tĩnh tuyệt vời. Vì vậy, để đánh bại Kojiro, ông phải khiến cho Kojiro khích động. Nhớ lại rằng Cung Bản Vũ Tàng đã khuyên các chiến binh nên áp dụng các biện pháp ngược lại với kẻ thù. Nếu kẻ thù bình tĩnh thì chiến binh nên khích động anh ta; và nếu kẻ thù chiến đấu một cách vội vàng, chiến binh nên giữ bình tĩnh. Để Cung Bản Vũ Tàng khiến cho Kojiro khích động, ông phải khai thác cái tôi của hắn. Đến muộn ba giờ để tham gia cuộc đấu là một sự sỉ nhục đối với Kojiro và vì thế mà Kojiro mất bình tĩnh.

Khoảnh khắc Kojiro mất bình tĩnh cũng là lúc Cung Bản Vũ Tàng có được chiến thắng. Đây là những gì Cung Bản Vũ Tàng gọi là "kéo từ đáy ra." Ông ta đã đánh bại tinh thần của đối thủ trước khi đánh bại hắn trên bề mặt. Có chút ngạc nhiên khi Cung Bản Vũ Tàng nói rằng một khi một kiếm sĩ hiểu được Đạo, anh ta sẽ bất bại. Thông qua Đạo - một trò chơi trí óc – Cung Bản Vũ Tàng đã đánh bại một trong những kiếm sĩ vĩ đại nhất bằng một thanh kiếm gỗ. Thậm chí không phải bằng một thanh trường kiếm được làm từ kim loại.

Người lính, khi bạn hiểu được tình hình kẻ thù của bạn, bạn sẽ có thể sử dụng nó để làm lợi cho mình. Bạn nên tập trung tối đa vào mục tiêu. Kojiro lúc đầu rất tập trung, nhưng lại mất tập trung vì để cho cái tôi của mình đè lên mình. Kết quả là ông ta chiến đấu với tốc độ nhưng không có sự chính xác. Đó là lý do tại sao Cung Bản Vũ Tàng liên tục né tránh mọi cú đánh của ông ta. Và khi đến thời điểm thích hợp, Cung Bản Vũ Tàng, người đã *kiên nhẫn* trong suốt cuộc đấu, tấn công Kojiro một cách mạnh mẽ và giết chết ông ta.

PHẦN HAI
Thắng Bất Chiến

Cách Tiếp Cận Thay Thế

Mục tiêu của mọi cuộc chiến là giành chiến thắng. Không có đội quân nào tham gia vào một cuộc chiến để giải trí ngoại trừ trong các trò chơi chiến tranh. Và ngay cả trong các trò chơi chiến tranh, một số giác quan và hành động nâng cao ngụ ý rằng chiến tranh là một vấn đề nghiêm trọng. Thật vậy, đó là giết hoặc bị giết, và vì lý do đó, hầu hết các trận chiến và chiến tranh đều diễn ra để giành chiến thắng. Rốt cuộc, những cựu chiến binh chiến thắng còn sống để kể những câu chuyện chiến tranh được tôn vinh trong khi rất ít người lính bại trận được nghe nói đến.

Nhưng các cuộc chiến tranh không chỉ vì sự thỏa mãn tự cao tự đại. Trên thực tế, một số cuộc xung đột chỉ đơn giản là sản phẩm chuyên môn múa rối của các chính trị gia có địa vị cao hành động theo ý thích bất chợt của họ hoặc ý thích bất chợt của những người điều khiển con rối của họ.

Dù vậy, mọi người lính trên chiến trường đều có một mục tiêu duy nhất: giành chiến thắng. Phúc âm của Cung Bản Vũ Tàng dựa vào mục tiêu này; đánh bại kẻ thù bằng mọi giá. Đất nước của bạn phụ thuộc vào đấy. Những người thân yêu của bạn phụ thuộc vào đấy. Quan trọng nhất, niềm tự hào và danh dự của bạn cũng phụ thuộc vào đấy.

Những chương cuối bạn vừa đọc đã đưa bạn đi theo Đạo Chiến Binh. Bạn đã làm quen với xảo quyệt và bịp bợm của chiến tranh, và bây giờ bạn nhận thức rõ hơn về ý nghĩa của việc trở thành một người lính bảo vệ danh dự và niềm tự hào của tổ quốc. Và với tư cách là một người đã được huấn luyện để trở thành vũ khí, bạn đã sẵn sàng và được kỳ vọng sẽ cam kết hy sinh tối đa để đảm bảo rằng điều đó sẽ xảy ra nếu cần.

Dẫu sao đi nữa, Đạo Chiến Binh của Cung Bản Vũ Tàng và cuộc đời của ông ta là hiện thân của những gì mà một chiến binh tối thượng nên đại diện.

Tuy nhiên, nếu bạn đã học được bất cứ điều gì từ chuyên luận của Cung Bản Vũ tàng về việc sử dụng thanh kiếm. Từ cách ông ta rút ra các yếu tố Đất, Lửa, Nước, Gió và Không khí vào diễn ngôn về Đạo Chiến Binh và sự nhấn mạnh của ông ta khi bước vào không gian được gọi là hư vô hay vô vi, bạn nên nhận thấy rằng có nhiều cách để giành chiến thắng trong một cuộc chiến.

Phần này của cuốn sách sẽ đề cập đến khả năng giành chiến thắng cho một cuộc chiến mà không cần hữu thể chiến trường một cách tối thiểu ở bất cứ nơi đâu.

Có thể có chiến tranh mà không cần hữu thể chiến trường ?

Vâng, điều này có thể. Những sinh viên đam mê chính trị và kinh tế sẽ khiến bạn thích thú với những câu chuyện dài bất tận về những trường hợp mà các quốc gia và nhóm quốc gia đối tác đã cho phép các lợi ích khác nhau phản ánh trong các chính sách quốc tế của họ. Nhắc đến Chiến tranh Lạnh vào những năm 1980, và gần đây hơn, chiến tranh thương mại Mỹ-Trung là những ví dụ về chiến tranh kinh tế-chính trị chưa leo thang thành chiến tranh quân sự toàn diện.

Những tình huống này có thể được đề cập trong một diễn ngôn về bối cảnh này bởi vì hầu hết các cuộc chiến tranh quân sự là sản phẩm của những khát vọng chính trị và kinh tế. Người lính trên chiến trường là một phương tiện hoặc thiết bị để thực hiện những khát vọng này theo mọi ý định và mục đích. Xin mượn một câu trích dẫn từ Vương Quyền của Niccolo Machiavelli, "Các vương quốc giành được đã bị chinh phục bởi vận may hoặc tài năng do quân đội của người cai trị hoặc bởi quân đội nước ngoài thể hiện."

Có một câu hỏi nổi bật là liệu người lính có phải biến khát vọng kinh tế thành hiện thực bằng cách sử dụng máu, mồ hôi và nước mắt làm tiền tệ để đạt được những khát vọng đó hay không. Câu hỏi này bắt nguồn từ sự kết hợp của các vị trí khác nhau, đó là:

1. Nhu cầu giành chiến thắng bằng mọi giá bằng máu, mồ hôi và nước mắt nếu có thể

2. Mong muốn sống càng lâu càng tốt của người lính (tự bảo tồn là động lực không thể thay đổi của con người)

Nếu những vị trí này là một phần động lực của chiến tranh, thì câu hỏi đặt ra là: "Liệu có thể giành chiến thắng trong một cuộc chiến mà không cần phải chiến đấu hữu thể không? Nói một cách tốt hơn, liệu có thể giành chiến thắng trong các cuộc chiến với sự tiêu tốn tối thiểu máu, mồ hôi, nước mắt và mọi thứ khác không?" hoặc mọi thứ khác ở giữa?

Chiến tranh đã được ví như trò chơi cờ tướng. Và ngay cả trong trò chơi cờ tướng, những con tốt cũng hy sinh để bảo vệ quân hậu, quân cờ quan trọng nhất của người chơi trên bàn cờ. Vì vậy, nếu những con tốt bị hy sinh để giành chiến thắng trong các trò chơi (đọc các cuộc chiến), thì có phải những người lính luôn phải hy sinh cao nhất để giành chiến thắng trong các cuộc chiến không?

Đây là những câu hỏi mà phần này của cuốn sách sẽ khám phá. Khám phá những câu hỏi này đặc biệt quan trọng với sức mạnh quân sự đáng sợ mà hầu hết các cường quốc trên thế giới đều khoe khoang.

Về Đức Hạnh Của Tính Không

Để khám phá một phương tiện thay thế để giành chiến thắng trong các cuộc chiến, bạn cần sẵn sàng khám phá không gian âm thanh đó mà Cung Bản Vũ Tàng mô tả là "Hư không" hoặc "Tính không".

Khái niệm này mô tả một nơi tồn tại ngoài tầm hiểu biết và kiến thức của con người. Nó đề cập đến một lĩnh vực ý tưởng nơi bạn có thể tạo ra bất cứ thứ gì nhờ tính linh hoạt và vô hình mà nó dành cho tất cả những ai có quyền truy cập vào nó.

Ôm lấy vương quốc của sự trống rỗng cho chiến binh tối thượng những công cụ cần thiết để khám phá những lựa chọn chưa biết trước đây. Khả năng này giúp tạo ra một cách tiếp cận khác để giành chiến thắng trong các cuộc chiến tranh.

Làm thế nào, bạn có thể hỏi?

Chà, vấn đề là ở đây, chiến binh tối thượng (chính là bạn) phải thành thạo trong việc sử dụng vũ khí chiến tranh giống như khả năng tinh thần của anh ta. Do đó, người lính hiểu được Đạo Chiến Binh hiểu được tầm quan trọng của một tâm trí không ngừng được mài giũa và sẵn sàng nắm vững nhiều chiến lược mà tâm trí có thể xử lý.

Đối với Cung Bản Vũ Tàng, sự hợp tác giữa một trí tuệ sắc bén và một ý chí kiên quyết sẽ đưa bạn vào vương quốc của Hư Không, nơi mà tư tưởng tự do nhưng có kỷ luật dẫn bạn đến một thế giới với vô số khả năng để tạo ra các chiến lược đúng đắn.

Thật vậy, bạn sẽ đi trên một con đường ít bị giẫm đạp hơn vì bạn sẽ thoát khỏi những ảo tưởng làm suy giảm nhận thức và lý luận của rất nhiều người lính. Ảo tưởng có thể che mờ chính những giác quan cần thiết để thành công trong chiến tranh.

Tuy nhiên, giống như những đám mây, ảo ảnh phải tan biến tại một thời điểm. Chính tại điểm tan biến của những đám mây này, sự rõ ràng đến. Đây là lý do tại sao Cung Bản Vũ Tàng ví Đạo Chiến Binh với đám mây vì quá trình biến đổi liên tục của đám mây tạo thành nước trước khi rơi xuống thành mưa, chỉ để tụ lại thành mây vào thời điểm đã định.

Cung Bản Vũ Tàng đã mô tả một cách khéo léo đức tính của 'Tính không' trong Ngũ Luận như sau:

Trong không có đức, không có ác. Trong tánh không, trí tuệ hiện hữu. Nguyên tắc tồn tại. Đạo tồn tại. Còn tinh thần là hư vô.

Khi bạn đã nắm bắt được khái niệm về 'Tính Không', hãy bước vào một lĩnh vực tồn tại khiến bạn có được hình thức cần thiết để đạt được mục tiêu trước mắt của mình.

Sự hiểu biết này đưa chúng ta đến cột mốc quan trọng tiếp theo trên con đường mới tìm thấy chiến thắng của bạn với chiến đấu hữu thể tối thiểu.

Sự Chuẩn Bị

Một tâm trí đã bao trùm khoảng không của hư vô sẽ mở ra cho những điều mới. Để đi trên con đường ít người qua lại được gọi là Đạo Chiến Binh, bạn cần chuẩn bị cho con người của mình một cách tiếp cận mang tính cách mạng khiến kẻ thù của mình phải bất ngờ. Xét cho cùng, mục đích của việc sử dụng các chiến lược và cách thức chiến tranh là kiến thức thông thường và có thể dễ dàng bị phản công là gì?

Để chuẩn bị cho bản thân đạt được mục tiêu cuối cùng với tư cách là một chiến binh, tâm trí của bạn chính là vũ khí tối thượng của bạn. Thật vậy, việc lập kế hoạch và chuẩn bị đòi hỏi phải thiết lập lại các cách thức chiến tranh cũ của bạn. Chúng ta đang sống trong một thế giới số hóa. Thiết bị quân sự đã phát triển từ kiếm và giáo đến thiết bị được vi tính hóa hoàn toàn bao gồm phần mềm điều khiển thiết bị quân sự (phần cứng).

Hãy coi tâm trí của bạn là phần mềm và cơ thể vật lý của bạn là phần cứng. Tâm trí của bạn quyết định những gì cơ thể bạn làm, và khi tâm trí ở trạng thái tốt nhất, cơ thể sẽ làm theo. Cung Bản Vũ Tàng nói rõ như ban ngày khi ông ghi chú:

Hãy phát triển tâm rộng lớn — tâm như nước. Tùy trường hợp mà tâm nên uyển chuyển như nước. Nước có thể có màu xanh đậm. Nước có thể là một giọt nước hay một đại dương bao la.

Khi tâm trí của bạn có thuộc tính của nước, nó có thể điều chỉnh theo tình huống. Và để giành chiến thắng trong một cuộc chiến với mức độ chiến đấu tối thiểu, bạn cần phải đủ linh hoạt để thích nghi với mọi tình huống có thể xảy ra. Người đi qua những khu vực chưa được khám phá phải sẵn sàng sắp xếp con đường của mình cho phù hợp với những đường nét mà anh ta gặp trên đường đi.

Hiểu Như Một Phương Tiện Chuẩn Bị

Tại sao điều cần thiết đối với một người lính là phải hiểu bất cứ điều gì ngoài các chiến lược quân sự và có lẽ là cách tận dụng tối đa vũ khí của mình? Câu trả lời cho điều đó là: hiểu bản chất của chiến tranh là sự khác biệt giữa thua và thắng trong một cuộc chiến. Bạn cần nắm vững các nguyên lý chiến tranh "truyền thống" trước khi tạo ra chiến tranh của mình.

Tất cả những học giả và chiến lược gia lỗi lạc nhất đều có một điểm chung. Họ đã nghiên cứu những ý tưởng và nguyên tắc được đề xuất bởi những bộ óc vĩ đại trước khi sử dụng những ý tưởng này làm nền tảng cho ý tưởng của họ. Là chiến binh cuối cùng, bạn cần hiểu năm "yếu tố quyết định" của chiến tranh do Tôn Vũ đề xuất.

Đầu tiên trong số năm là khái niệm về sự công bình. Tôn Vũ coi chính nghĩa là phương tiện khiến mọi người "sung lòng cùng vua, khiến họ đoàn kết và hợp lực, sống chết có dũng khí".

Chúng ta đã xác định rằng bạn là thanh gươm của nhà vua—phương tiện mà qua đó ý chí của vua được thực hiện. Sự tham gia của bạn trong trận chiến được sinh ra từ niềm tin của bạn rằng bạn đang làm điều đúng đắn. Niềm tin này sẽ có ích vào những thời điểm mà bạn có thể nghi ngờ vì sự độc đáo trong cách tiếp cận của bạn để giành chiến thắng với chiến đấu tối thiểu.

Yếu tố quyết định tiếp theo là Khí tiết. Tôn Vũ định nghĩa điều này là "đêm hay ngày, nóng hay lạnh, và sự thay đổi của bốn mùa." Các trận chiến của bạn sẽ có các địa điểm thực tế, tất cả đều phụ thuộc vào Khí tiết. Các nhà chiến lược chiến tranh truyền thống có quan điểm về các mùa và đã tạo ra các chiến thuật dựa trên các mùa này. Khả năng của bạn để nhận ra những điểm yếu và điểm mạnh trong chiến thuật của họ sẽ giúp bạn hình thành một cách tiếp cận khiến bạn trở nên khác biệt.

Địa hình là yếu tố quyết định thứ ba, và đối với Tôn Vũ, đó là "vùng đất cao hay thấp, khoảng cách gần hay xa, đường dễ đi hay khó khăn, đồng bằng hay hẻm núi và điều kiện sinh tồn." Chúng ta sẽ gọi đây là vị trí địa lý của các trận chiến mà bạn sẽ tham gia. Nếu bạn muốn chiến thắng đối thủ của mình bằng ít trận chiến hữu thể nhất có thể, bạn sẽ cần một mức độ thông thạo địa hình của mình. Bạn cần hiểu cách địa hình hoạt động có lợi hoặc chống lại bạn. Lý tưởng là chiến thắng một cuộc chiến và sống để kể câu chuyện. Tại sao bạn lại muốn giành chiến thắng với chiến đấu hữu thể tối thiểu? Hiểu địa hình là chìa khóa để đưa ra các chiến lược đặt kẻ thù của bạn vào tình thế bất lợi. Afghanistan là một ví dụ điển hình về cách địa hình vật lý ảnh hưởng đến chiến tranh. Mối quan hệ giữa địa hình độc đáo của nó và thương vong của lực lượng Liên minh, những người không quen thuộc với địa hình, đã được ghi lại rõ ràng.

Tướng là yếu tố quyết định tiếp theo trong danh sách của Tôn Vũ. Tôn Vũ tin rằng mình phải "chiến lược, đáng tin cậy, tử tế, dũng cảm và nghiêm khắc." Đây là những đặc điểm của chiến binh tối thượng. Bạn không thể giành chiến thắng trong cuộc chiến chống lại kẻ thù của mình nếu bạn chưa chiến thắng trong cuộc chiến với chính mình. Có được những giá trị này sẽ đặt bạn vào tình huống tốt hơn để đưa ra những quyết định đúng đắn giúp bạn đạt được mục tiêu chiến thắng cuối cùng của mình.

Quân luật là yếu tố quyết định thứ năm và cũng là yếu tố cuối cùng mà người chọn đi theo Đạo Chiến Binh phải hiểu rõ. Quân luật về vấn đề này đề cập đến việc "tổ chức, quản lý binh lính và thu chi trong quân đội".

Tổ chức rất quan trọng trong quân đội vì nó cung cấp cấu trúc cần thiết để thực hiện một chiến lược. Để một quân đội được tổ chức, binh lính của mình phải được quản lý tốt. Quản lý binh lính cũng yêu cầu xử lý hợp lý các nguồn lực sẵn có. Bạn phải là một học sinh "chuyên nghiệp" về quân luật, một người không ngừng trau dồi kiến thức về việc giữ cho binh lính của mình luôn ở trong trạng thái tâm trí đúng đắn.

Hiểu các yếu tố quyết định chiến tranh của Tôn Vũ chuẩn bị cho bạn khám phá những con đường thay thế để giành chiến thắng trong các cuộc chiến. Nắm vững các yếu tố này sẽ tạo nền tảng cho việc xây dựng các chiến lược và chiến thuật độc đáo của bạn. Để giúp bạn hiểu ý tưởng của mình dễ dàng hơn, Tôn Vũ đã liệt kê một số tình huống mà bạn phải xem xét tại mỗi thời điểm:

  » Bên nào có vua chính trực?
  » Bên nào có tướng tài?
  » Bên nào hưởng lợi nhiều hơn từ khí tiết và địa hình?
  » Bên nào tuân thủ quân luật hơn?
  » Bên nào sở hữu vũ khí tốt hơn, tinh vi hơn?
  » Bên nào binh lính huấn luyện thường xuyên hơn?
  » Bên nào thưởng phạt công minh hơn?

Người lính sẵn sàng cho tất cả sẽ có lợi thế hơn đối thủ của mình bị giới hạn trong các phương thức chiến tranh truyền thống. Sự chuẩn bị cho phép bạn tận dụng tối đa các tình huống khi chúng phát sinh thay vì bị bao vây trong hộp. Hiểu bản chất của chiến tranh là điều cần thiết cho sự chuẩn bị của bạn.

Bản Chất Của Chiến Tranh

Chiến tranh diễn ra ở nhiều cấp độ, chủ yếu là chiến đấu thể chất và tâm lý thường liên quan đến hỏa lực, sức mạnh quân đội, tinh thần, khả năng lãnh đạo, lòng dũng cảm, khả năng ra quyết định hiệu quả và các chiến thuật được thiết kế để xử lý các tình huống trên chiến trường và ngoài chiến trường. Bất kể hình thức của nó là gì, trong bối cảnh của tác phẩm này, chiến tranh về cơ bản là một số hình thức chiến đấu quân sự giữa hai hoặc nhiều bên.

Chiến tranh được phân biệt nghiêm ngặt bởi phạm vi và mục tiêu của nó, được tiêu biểu bởi sự xung đột của các lợi ích lớn được hỗ trợ bởi các bên liên quan. Để đạt được mục đích này, chúng ta coi chiến tranh là cuộc chiến kéo dài (hoặc không) giữa những người lính được huấn luyện đại diện cho lợi ích chính trị hoặc kinh tế.

Chiến tranh thường liên quan đến việc sử dụng các lực lượng quân sự tấn công binh lính địch và các điểm được chỉ định, chiếm đoạt vị trí địa lý hoặc thu thập thông tin tình báo. Với các cuộc chiến tranh, thông tin, chiến thuật và chiến lược được sử dụng để đạt được các mục tiêu thường loại trừ lẫn nhau. Cuối cùng, một mạng lưới tương tác phức tạp phải được quản lý hiệu quả để đạt được chiến thắng.

Một trong những lý do phổ biến nhất dẫn đến chiến tranh là người thực thi ý chí chính trị, nơi các lợi ích chính trị xung đột nhanh chóng biến thành chiến đấu thực thể. Đây là hình thức phổ biến nhất mà một người lính được cho là sẽ chết vì "danh dự" của đất nước. Mặc dù có cả người bảo vệ và kẻ xâm lược trong động lực này, cả hai bên của cuộc xung đột đều tin rằng họ đúng và chiến thắng thường được coi là kết quả không thể thương lượng. Cách tiếp cận chiến tranh này dẫn đến nỗ lực kéo dài, chi phí và hầu hết là sự hủy diệt quy mô lớn và không thể đảo ngược.

Thật vậy, có vẻ như chiến tranh là một khía cạnh nguyên thủy của sự tồn tại của con người. Thật vậy, tất cả các quốc gia chính trị tồn tại ngày nay đều được tạo ra và duy trì bởi các cuộc chiến tranh. Một trong hai quốc gia đang cố gắng bảo vệ hoặc bảo vệ các lợi ích xã hội, tôn giáo hoặc chính trị khỏi những kẻ xâm lược bên trong và bên ngoài. Lịch sử có rất nhiều ví dụ về các cuộc chiến tranh từ thời tiền sử cho đến ngày nay.

Sự Phát Triển Của Chiến Tranh

Giống như loài người đã trải qua các quá trình phát triển về sinh lý, xã hội và công nghệ trong nhiều thập kỷ, chiến tranh cũng đã phát triển đáng kể cả về bản chất và quy mô.

Thời hiện đại đã chứng kiến sự gia tăng của các cuộc chiến tranh giữa các chủ thể nhà nước và phi nhà nước, trong đó các nhóm du kích với lợi ích cá nhân và chính trị đã lôi kéo các quốc gia trong và ngoài biên giới quốc gia. Tuy nhiên, một lần nữa, thời hiện đại đã trải qua các cuộc chiến tranh khi vũ khí hạt nhân có khả năng hủy diệt vô số người đã thay đổi mô hình chiến tranh.

Các quốc gia chính trị hiện sử dụng những vũ khí này và mối đe dọa sử dụng chúng để đạt được mục tiêu của họ hoặc ngăn chặn sự bắt nạt từ các quốc gia chính trị khác. Cuộc cạnh tranh gay gắt giữa Mỹ, Trung Quốc, Nga Sô, Iran và Triều Tiên xuất hiện trong tâm trí. Trên thực tế, vũ khí hạt nhân đã cách mạng hóa chiến tranh trong thời hiện đại khi các quốc gia có thể "dễ dàng" tiêu diệt lẫn nhau chỉ bằng một nút bấm mà không cần phải giao chiến giữa các binh sĩ.

Điều đó nói rằng, sự phổ biến của vũ khí hạt nhân dường như là một con dao hai lưỡi. Một mặt của lưỡi kiếm là sự hủy diệt trái đất ngay lập tức, trong khi mặt kia của lưỡi kiếm đảm bảo năng lượng hạt nhân gây ra một số hạn chế.

Nhưng các cuộc chiến tranh hiện đại đã phát triển vượt ra ngoài vũ khí được sử dụng. Chúng ta hiện đang bước vào một giai đoạn của nền văn minh nơi những tiến bộ công nghệ (cụ thể là người máy và trí tuệ nhân tạo) sẽ sớm loại bỏ nhu cầu sử dụng vũ khí của con người trong các cuộc chiến. Hoa Kỳ đã bắt đầu triển khai người máy và máy bay không người lái để xử lý các nhiệm vụ cho đến nay vẫn do con người thực hiện: gỡ bom, phát hiện các mối đe dọa, thực hiện trinh sát và bắn tên lửa.

Ngay cả người máy quân sự và máy bay không người lái cũng được thiết kế để triển khai trong các khu vực chiến đấu được đánh giá là quá nguy hiểm đối với con người. Điều này xảy ra khi các kỹ sư sinh học tích cực tìm cách loại bỏ nhu cầu về vũ khí và quân đội truyền thống. Họ đã đưa các nghiên cứu của mình đến điểm mà một số điểm yếu của con người đang được nhắm mục tiêu để cải thiện hoặc thay thế. Mặt khác, người ta nói về vũ khí sinh học như vi-rút biến đổi gen (bio-engineered virus) được sử dụng thay cho vũ khí hạt nhân trong tương lai—chiến tranh mạng, nơi mạng và các tay sai của nó sẽ được sử dụng làm vũ khí chiến tranh.

Đối với tất cả ý định và mục đích, các cuộc chiến của con người dần dần phát triển thành cuộc chiến không đổ máu giữa các tác nhân không phải con người. Tuy nhiên, một lần nữa, bất kể bản chất hay hình thức của nó, chiến tranh đơn giản nhất là một biểu hiện của xung đột lợi ích.

Hiểu Vị Trí Của Bạn Trong Chiến Tranh Đương Đại

Rõ ràng, chúng ta đang dần tiến tới loại hình chiến tranh đòi hỏi ít hoặc không cần chiến đấu hữu thể, tất cả là nhờ những tiến bộ công nghệ. Tuy nhiên, chúng ta vẫn chưa ở đó, vì chiến tranh đương đại vẫn chưa bắt kịp các cuộc chiến tranh tương lai được ghi lại trong nhiều bộ phim khoa học viễn tưởng trên Netflix và Amazon Prime.

Điều này dành cho bạn, những người muốn nâng cao "khả năng chiến đấu" của mình lên mức cao nhất có thể. Bạn có rất nhiều điều để học hỏi từ chiến binh tinh túy Cung Bản Vũ Tàng, người đã chiến thắng tất cả các trận đấu tay đôi mà ông ta đã tham gia.

Chiến thắng trong nhiều cuộc đấu tay đôi trong nhiều năm chỉ có thể thực hiện được nhờ cách tiếp cận chiến đấu của ông ta, vốn dựa trên sự phụ thuộc tối thiểu vào sức mạnh thể chất so với sự phụ thuộc vào kỹ thuật, chiến lược và tất cả các khía cạnh vô hình khác của chiến tranh. Trong những tình huống cần sự bất ngờ, Cung Bản Vũ Tàng đã sử dụng nó. Khi chiến lược tạo ra sự khác biệt, ông ta đã sử dụng nó để làm lợi thế cho mình. Tuy nhiên, một lần nữa, việc thao túng cảm xúc của đối thủ là một công cụ khác trong túi mánh khóe của ông ta, cũng như việc thành thạo các kỹ năng chiến đấu của ông ta là một công cụ khác.

Bí quyết của Cung Bản Vũ tàng là vượt lên trên khả năng của đối thủ. Nơi họ dựa vào đào tạo, vũ khí hào nhoáng, chiến thuật và kỹ thuật đã được thử nghiệm trong trận chiến, Cung Bản Vũ Tàng khám phá Hư không, nắm bắt sức mạnh của phản ứng vào lúc này và áp dụng một chiến lược linh hoạt để xử lý bất cứ điều gì xảy ra.

Khi bạn chuẩn bị cho chiến tranh, những huyền thoại, quan niệm sai lầm, chiến thuật và chiến lược truyền thống phải được lưu trữ. Bởi vì đó là nơi chúng thuộc về, bạn cần một chiến lược khác linh hoạt như nước nhưng hiệu quả như thép. Chiến thắng trong các cuộc chiến không đòi hỏi một công thức khó và nhanh; thay vào đó, điều cốt yếu là khám phá tất cả những khả năng nằm trong vương quốc của Hư không. Chiến lược của bạn càng quan trọng thì chiến lược đó phải sáng tạo, uyển chuyển và phù hợp.

Chiến Lược Quân Sự

Không ai có thể thực sự đi theo Đạo Chiến Binh mà không hiểu con đường chiến lược. Cung Bản Vũ Tàng đã thắng rất nhiều cuộc đấu tay đôi vì ông ấy có chiến lược về mọi thứ. Từ khả năng thành thạo và sử dụng các đường kiếm của ông ta cho đến cách ông ấy nghiên cứu cảm xúc của đối thủ và sử dụng chúng để làm lợi thế cho mình.

Chiến lược rất quan trọng trong chiến tranh thông thường. Điều quan trọng gấp đôi khi bạn đang tìm cách giành chiến thắng trong các trận chiến và cuộc chiến của mình với chiến đấu hữu thể tối thiểu. Để hiểu được chiến lược và vị trí của nó trong những lời dạy của Cung Bản Vũ Tàng, chúng ta sẽ xem chiến lược trong chiến tranh đã phát triển như thế nào qua nhiều năm.

Chiến Lược Quân Sự Là Gì?

Như tên cho thấy, chiến lược quân sự đề cập đến cách các chiến dịch quân sự được lên kế hoạch và phối hợp để đạt được các mục tiêu quân sự. Chiến lược quân sự thể hiện ở các chiến thuật mà một đội quân áp dụng trong trận chiến. Hãy đặt mọi thứ trong quan điểm. Chiến lược là cách một tập hợp các trận chiến được sử dụng để giành chiến thắng trong một trận chiến và thường được thấy trong cách sử dụng quân đội trong chiến đấu.

Thành công hay thất bại của bất kỳ trận chiến hay cuộc chiến nào đều phụ thuộc vào chiến lược được sử dụng. Chúng ta tìm thấy bằng chứng về thực tế này trong nguồn gốc tiếng Hy Lạp của từ Strategos, tạm dịch là "nghệ thuật của vị tướng". Mọi sinh viên nhiệt thành của lịch sử chiến tranh sẽ nhận thấy rằng mặc dù ảnh hưởng của công nghệ đối với chiến lược quân sự, nhưng về gốc rễ, chiến lược quân sự đề cập đến cách thức quản lý các hoạt động quân sự để đạt được các mục tiêu đã xác định.

Chiến lược quân sự được thiết kế để xử lý các vấn đề cụ thể thường phát sinh trong và ngoài chiến trường và thường bị giới hạn bởi quy mô, huấn luyện và tinh thần của các lực lượng trên mặt đất. Nó cũng bị ảnh hưởng bởi cấp độ và số lượng vũ khí được sử dụng, địa hình, thời tiết và mức độ huấn luyện của quân địch. Bây giờ chúng ta đã thiết lập chiến lược quân sự, hãy xem nó đã phát triển như thế nào qua nhiều thế kỷ.

Chiến Lược Quân Sự Qua Năm Tháng

Chúng ta có thể theo dõi sự khởi đầu của chiến lược quân sự đối với sự phát triển và bành trướng của các đế chế chính trị trên toàn thế giới. Một số tên tuổi đáng chú ý trong quá trình phát triển bao gồm Philip II (382–336 TCN), Alexander Đại đế (356–323 TCN) và Hannibal (247–183 TCN), tất cả đều có những đổi mới trong cách tiếp cận chiến tranh từ rất lâu trước khi Cung Bản Vũ Tàng khám phá ra bí mật của Đạo Chiến Binh.

Philip II đã tìm ra cách hợp nhất bộ binh, kỵ binh và pháo binh thành một đơn vị chiến đấu thành thạo, có thể dễ dàng điều động ở bất cứ đâu và khi cần thiết. Alexander Đại đế là một trong những chiến lược gia và nhà chiến thuật tài ba nhất trong lịch sử. Ông ta có được danh tiếng này nhờ đặc biệt trong việc lập kế hoạch, liên lạc, cung cấp, an ninh và yếu tố bất ngờ. Hannibal đã sử dụng các chiến thuật tấn công linh hoạt, sự thống nhất trong chỉ huy và một đội kỵ binh tinh nhuệ đã đặt nền móng cho việc phát triển chiến lược quân sự của La Mã khiến họ trở thành một trong những đội quân thành công nhất mọi thời đại.

Những gì chúng ta gọi là chiến tranh hiện đại bắt đầu với sự khai thác của Gustav II Adolf, vua của Thụy Điển (r. 1611-32). Adolf đưa cơ động trở lại vào chiến lược quân sự bằng cách tổ chức quân đội quốc gia thành các đơn vị chiến đấu nhỏ, được trang bị tốt và dễ cơ động.

Có lẽ Frederick II (Đại đế) của Phổ (r. 1740-86) đã thực hiện những thay đổi quan trọng nhất trong chiến lược quân sự trong những năm qua. Để tận dụng tối đa những thách thức mà ông phải đối mặt vào thời điểm đó, Frederick II đã sử dụng các tuyến bên trong và một đội quân có kỷ luật cao và pháo ngựa mà ông có thể dễ dàng tập hợp ở những nơi ông muốn tấn công kẻ thù của mình ở những điểm khác nhau.

Napoléon I đã cấu trúc các chiến dịch quân sự của mình để ông có thể dễ dàng điều động quân đội tập trung vào các chiến trường khác nhau. Cách tiếp cận chiến đấu của ông ta bao gồm giao tranh, bắn đại bác và tập trung lực lượng lớn thành thạo trong các cuộc diễn tập xoay chuyển và bao vây chiến trường. Có thể nói rằng Napoléon đã báo trước sự khởi đầu của chiến lược quân sự hiện đại khi các chiến thuật của ông trở thành khuôn mẫu cho nhiều tướng lĩnh quân đội sau ông.

Đến thế kỷ 19, chiến lược quân sự một lần nữa được sửa đổi bởi những thay đổi công nghệ về quy mô, tầm với và tốc độ chiến tranh. Trang bị quân sự được mở rộng và cải tiến nên có sự thay đổi về chiến thuật và chiến lược. Lấy ví dụ về Nội chiến Hoa Kỳ, nơi miền Bắc và miền Nam chiến đấu vì lợi ích chính trị. Chiến thắng của miền Bắc có thể được liên kết với một chiến lược bao gồm một số chiến thuật như ngăn chặn, chia cắt và tiêu diệt quân đội và nguồn cung cấp của Liên minh miền Nam.

Khi súng máy và sức mạnh không quân được đưa vào động lực chiến tranh, chiến lược quân sự đã rẽ sang một hướng khác. Các tướng lĩnh chiến tranh chuyển từ chiến tranh chiến hào sang các cuộc không kích chiến lược vào các thành phố và vị trí của kẻ thù. Đặc biệt, những cuộc không kích này đã làm thay đổi đáng kể bộ mặt của chiến lược và chiến tranh quân sự hiện đại. Một số phi công được đào tạo bài bản với máy bay chiến đấu mới nhất có thể tàn phá nhiều hơn trong thời gian ngắn hơn cả những người lính mặt đất tiên tiến nhất có thể làm được.

Có lẽ đó là khi hạt giống đầu tiên của ý tưởng về kết quả chiến đấu được tối ưu hóa với nỗ lực thể chất tối thiểu được gieo. Bởi vì chiến tranh đã sớm chuyển từ máy bay chiến đấu sang bom hạt nhân có thể hủy diệt các quốc gia chỉ bằng một nút nhấn từ một địa điểm xa xôi. Với hầu hết mọi quốc gia có công nghệ tiên tiến đều sở hữu vũ khí hạt nhân, chiến lược quân sự đã phát triển hơn nữa. Đầu tiên, nó tạo ra một số mức độ trách nhiệm giữa các nhà lãnh đạo thế giới, những người bằng cách nào đó nhận thức được tiềm năng hủy diệt của vũ khí hạt nhân. Vì không ai trong số những nhà lãnh đạo này coi trọng sự hủy diệt thế giới hơn lợi ích chính trị của họ, các chiến thuật quân sự đã buộc phải điều chỉnh để đáp ứng các điều kiện chính trị xã hội phổ biến.

Chiến tranh hiện đang được thực hiện chủ yếu bởi các lực lượng nhỏ, tinh nhuệ đã được huấn luyện về chiến tranh du kích và được trang bị vũ khí hạng nhẹ, hiện đại, tạo điều kiện thuận lợi cho việc triển khai và rút lui nhanh chóng tới và lui khỏi phòng tuyến của kẻ thù.

Cung Bản Vũ Tàng Về Chiến Lược Quân Sự

Một điều rõ ràng trong bản tóm tắt của chúng ta về lịch sử chiến lược quân sự là tầm quan trọng của khả năng cơ động đối với sự thành công của các chiến dịch quân sự. Giống như chúng ta đã đề cập ở phần đầu của chương này, tỷ lệ thắng chưa từng có của Cung Bản Vũ Tàng trong các cuộc đấu kiếm phụ thuộc vào cách tiếp cận chiến lược của ông.

Theo lời của ông, *"khi bạn đạt được Đạo chiến lược, sẽ không có điều gì mà bạn không thể nhìn thấy."*

Nếu bạn muốn trải nghiệm nhiều chiến thắng như một người lính trong chiến tranh hiện đại, bạn cần có hiểu biết sâu sắc về chiến lược quân sự. Dưới đây là một số hiểu biết khác từ Cung Bản Vũ Tàng:

"Cách để chiến thắng trong một trận chiến theo khoa học quân sự là biết nhịp điệu của các đối thủ cụ thể và sử dụng nhịp điệu mà đối thủ của bạn không ngờ tới, tạo ra nhịp điệu vô hình từ nhịp điệu của trí tuệ... Hãy trau dồi sức mạnh của hiểu biết; nếu mạnh, tình trạng của mọi thứ sẽ được hiển thị cho bạn."

Cuốn sách của Cung Bản Vũ Tàng là một chuyên luận chiết trung bán chạy nhất hiện là nguồn hướng dẫn trong một số lĩnh vực tư tưởng vì phần lớn các chương trong cuốn sách tập trung vào cách bạn có thể giành được đòn bẩy trước kẻ thù của mình. Xuất thân từ kinh nghiệm (có rất nhiều chiến thắng), kinh nghiệm trực tiếp của Cung Bản Vũ tàng về chiến lược thể hiện rõ qua cách ông cố gắng chỉ cho binh lính cách chiến thắng càng nhiều cuộc chiến càng tốt bằng cách sử dụng các nguyên tắc chiến lược đúng đắn.

Một trong những nguyên tắc đó là cần phải học hỏi càng nhiều càng tốt, kể cả khi đó là kẻ thù. Lý do là ngay cả kẻ thù đáng ghét nhất cũng không phải là không có điểm mạnh. Đối với Cung Bản Vũ Tàng, học hỏi từ một kẻ thù như vậy là một chiến lược tuyệt vời.

Thứ nhất, nghiên cứu thói quen, sức mạnh và nhịp điệu của kẻ thù cho phép bạn đi đến những chiến lược chiến thắng bất ngờ, đặt bạn vào vị trí thuận lợi để giành chiến thắng trong các trận chiến của mình. Ngày nay dễ dàng hơn rất nhiều với tất cả những tiến bộ công nghệ mà chúng ta hiện đang tận hưởng.

Ý tưởng là khai thác càng nhiều thông tin chi tiết từ việc nghiên cứu kẻ thù của bạn. Chất lượng của thông tin chi tiết càng cao, bạn càng có được một chiến lược thực sự tuyệt vời vì bạn có thể nhìn trận chiến từ góc nhìn của họ. Một khi bạn hiểu được quan điểm của kẻ thù về một trận chiến, bạn sẽ ở vị trí tốt hơn để đưa ra các biện pháp đối phó và chiến thuật phản công mang lại tất cả những lợi thế mà bạn cần.

Nghiên cứu kẻ thù của bạn trái ngược với trực giác, đó là một cách tiếp cận hiệu quả mà bạn không muốn bỏ qua vì nó mang lại cho bạn một trong những lợi thế quan trọng nhất mà bạn có thể tận dụng thời gian:

"Ra đòn nhanh khi bạn nhận ra cơ hội. Đừng nao núng chú ý vào điểm đó, và đối thủ của bạn sẽ không thể phản ứng. Hãy hạ gục đối thủ ngay lập tức mà không cho anh ta thời gian để chớp mắt."

Thời gian là điều cốt yếu trong hầu hết mọi thứ trong cuộc sống, đặc biệt là trong các tình huống chiến đấu. Đây là một mắt xích quan trọng trong bất kỳ chiến lược quân sự nào vì biết khi nào nên tấn công hoặc rút lui là chìa khóa và là sự khác biệt giữa một chiến dịch quân sự thành công và thất bại. Nhiều trận đánh lớn đã bị thất bại vì một trong các bên đã bỏ lỡ cơ hội tấn công.

Nhưng nghiên cứu kẻ thù của bạn không phải là dễ dàng như nó có vẻ. Cung Bản Vũ Tàng tin rằng:

"Khi đối thủ đến với bạn, lúc đầu tỏ ra yếu đuối, sau đó vượt qua anh ta... Điều quan trọng trong chiến lược là ngăn chặn những hành động hữu ích của kẻ thù nhưng cho phép những hành động vô ích của anh ta."

Bạn cần thành thạo một số mánh khóe khi đối phó với kẻ thù của mình. Là một chiến lược gia bậc thầy, bạn phải đi trước kẻ thù của mình một bước. Và để làm được điều đó, bạn phải sẵn sàng điều chỉnh chiến thuật của mình để phù hợp với yêu cầu của môi trường hoặc bất kỳ tình huống cấp bách nào. Thông tin sai lệch có thể là một chiến thuật cần thiết khi bạn phát hiện ra nhu cầu hất cẳng đối thủ khỏi vị trí quyền lực của họ. Chẳng hạn, bạn có thể cần phải đáp trả các cuộc tấn công bằng cách giả vờ yếu đuối, sau đó bạn tấn công vào đúng thời điểm.

Một ví dụ khác về thông tin sai lệch là cố gắng thuyết phục kẻ thù rằng bạn sẽ làm việc này khi bạn sẽ làm việc khác. Chiến thuật này có thể được triển khai bằng cách tung thông tin có tính toán để kẻ thù tin rằng nguồn thông tin đó là xác thực và chúng đã "bắt quả tang". Vấn đề với chiến thuật này là nó có thể khiến kẻ thù lãng phí tài nguyên cho "những hành động vô ích" khi được triển khai chính xác. Một minh họa thực tế là trong chiến tranh thế giới thứ hai.

Tại một thời điểm trong cuộc chiến khi cần phát động cuộc xâm lược D-day, lực lượng Đồng minh đã phải sử dụng sự lừa dối để che đậy việc phát động cuộc tấn công lớn của họ. Là một phần của mưu mẹo, tướng Patton được giao quyền chỉ huy một lực lượng đổ bộ bao gồm các sân bay, xe tăng giả, tàu đổ bộ, kho chứa dầu và sân bay. Tất cả những điều này đã được thực hiện dưới sự chứng kiến đầy đủ của các điệp viên Đức và chỉ huy quân sự.

Đồng minh sau đó tiến hành ném bom vùng Calais khi vùng Normandy là mục tiêu tấn công thực sự của họ. Họ đã sử dụng các điệp viên hai mang của mình để chuyển tiếp thông tin sai lệch trong khi ngụy tạo lưu lượng vô tuyến bán ảo tưởng rằng một lực lượng xâm lược lớn đang được tập hợp ở khu vực đông nam nước Anh. Đồng minh thực hiện các biện pháp này tốt đến mức người Đức không thể triển khai quân đội của họ một cách hiệu quả để chống lại các cuộc tấn công của Đồng minh.

Tại Sao Chiến Lược Lại Quan Trọng Với Bạn?

Trọng tâm phần này của cuốn sách là giành chiến thắng trong các cuộc chiến với nỗ lực thể chất tối thiểu. Để đạt được mục tiêu này, việc có một chiến lược tập trung và rõ ràng sẽ giúp ích rất nhiều cho sự thành công của cách tiếp cận xung đột này. Thứ nhất, bạn sẽ đi trên một con đường chưa được khám phá, và do đó, cạm bẫy phải trải qua nhiều hơn và khả năng thất bại cao hơn. Nếu không có một chiến lược quân sự được cân nhắc kỹ lưỡng, bạn gần như sẽ thất bại.

Mặt khác, bạn có mọi thứ để đạt được nếu bạn tìm cách tạo ra một chiến lược chuẩn bị cho tất cả các tình huống có thể xảy ra tại mỗi thời điểm. Với Cung Bản Vũ Tàng, *"Nguyên tắc của chiến lược là có một điều, biết vạn điều vì điều quan trọng là phải nhìn những thứ ở xa như thể chúng ở gần và có một cái nhìn vô tư đối với những thứ ở gần."*

Nhưng tất cả sự làm chủ và hiểu biết về những thứ bên ngoài chẳng là gì nếu không có sự tự chủ. Đó là lý do tại sao tự làm chủ là bước đầu tiên để có chiến lược quân sự hiệu quả. Cung Bản Vũ Tàng đã mô tả ngắn gọn về nó như *vầy "Hãy nghiên cứu chiến lược trong nhiều năm và đạt được tinh thần của một chiến binh. Hôm nay là chiến thắng chính bạn của ngày hôm qua; ngày mai là chiến thắng của bạn trước những kẻ thấp kém hơn."*

Tại Sao Sử Dụng Chiến Lược?

"...Người cầm quân tài giỏi không cần dùng chiến trường mà hàng phục địch. Lấy thành địch mà không cần đánh, phá nước địch mà không làm quân gặp nguy hiểm. Tất cả là để bảo toàn lực lượng bằng cách dùng mưu lược. . Vì vậy, không hao mòn mà vẫn có lợi ích lớn. Đây là chiến lược của nghệ thuật tấn công..." - Tôn Vũ.

Bạn có thể đồng thời chiến đấu trên hai cấp độ: tâm lý và thể chất. Chiến tranh tâm lý nhắm vào ý chí của một đội quân, trong khi chiến tranh vật lý có xu hướng ảnh hưởng đến khả năng kẻ thù của bạn. Khi được áp dụng đúng cách, các lợi thế về quân số và vũ khí sẽ bị loại bỏ, và cuộc chiến giành chiến thắng với chi phí vật chất và con người ít hơn.

Bất kỳ nhà lãnh đạo quân sự nào xứng đáng với hành động của họ sẽ kết hợp các cấp độ tấn công trong chiến lược của họ bởi vì cả công việc thể chất và tâm lý đều song hành để một người lính hoạt động tối ưu. Một phép loại suy phù hợp là xem khía cạnh tâm lý như phần mềm cung cấp năng lượng cho phần cứng (mặt hữu thể).

Đối với phần còn lại của phần này của cuốn sách, chúng ta sẽ sử dụng từ "ý chí" thay phiên cho tinh thần trong khi "khả năng" sẽ đề cập đến thể chất. Bây giờ điều đó không còn nữa, chúng ta hãy xem xét các chiến lược dựa trên thể chất và tâm lý làm trung tâm mà có thể được sử dụng để giành chiến thắng trong một cuộc chiến.

Chiến Lược Dựa Trên Vật Lý

Đây là những chiến lược nhắm vào các khía cạnh vật lý hoặc hữu hình của chiến tranh.

Thực hiện sát thương vật lý

Một trong những mục tiêu của chiến tranh là gây ra càng nhiều thiệt hại vật chất cho kẻ thù càng tốt. Nó thường liên quan đến bạo lực thể chất như một phương tiện để tiêu diệt kẻ thù. Việc đồng đội của một người bị tiêu diệt liên tục trong vòng tay có tác động làm suy yếu khả năng của ngay cả những người lính năng động nhất.

Đành rằng việc gây ra thiệt hại vật chất cho một đội quân đã dẫn đến nhiều chiến thắng, nhưng bối cảnh của chuyên luận này là tìm kiếm các biện pháp thay thế để giành chiến thắng trong một cuộc chiến với số lượng túi đựng xác tối thiểu được đưa về nhà.

Nếu gây thiệt hại là phương tiện chắc chắn để chiến thắng trong một cuộc chiến, thì một câu hỏi khó đặt ra là 'Kẻ thù phải mất bao nhiêu binh lính trước khi nhận thất bại? Trong một số trường hợp, những người lính trên chiến trường hạ vũ khí và chạy trốn hoặc đầu hàng khi họ kết luận rằng một trận chiến đã thất bại.

Người ta có thể bị lừa gán cho những người lính như vậy là hèn nhát và không trung thành trong việc thực hiện nghĩa vụ phòng thủ và bảo vệ. Tuy nhiên, số lượng binh sĩ chết và tốc độ họ bị giết sẽ khiến nhiều binh sĩ mất phương hướng và khiến họ phải cứu mạng mình trước.

Rất may, sự hủy diệt của một đội quân không phải đến từ cái chết của những người lính. Hầu hết các quân đội hiện đại đều được tăng cường đáng kể nhờ chất lượng và cỡ nòng của vũ khí, vì vậy rất nhiều chiến lược quân sự hiện đại thường dựa trên những vũ khí này.

Đương nhiên, việc loại bỏ những vũ khí này sẽ ảnh hưởng lớn đến chiến thuật và chiến lược của kẻ thù và giúp bạn chiếm thế thượng phong. Có rất nhiều bằng chứng về các cuộc chiến đã giành chiến thắng khi sử dụng chiến lược này, ngay từ Chiến tranh Boer ở Nam Phi cho đến Chiến tranh Ả Rập-Do Thái cho đến sự điều động khéo léo của Taliban ở Afghanistan vài tháng trước. Việc phá hủy vũ khí và cấu trúc của kẻ thù luôn là một chiến thuật khả thi để giành chiến thắng trong các cuộc chiến tranh với thương vong về người tối thiểu.

Ảnh Hưởng Gián Đoạn

Đây là một chiến thuật quân sự khác hoạt động như một bùa mê khi được sử dụng đúng cách. Mọi quân đội đều dựa trên hiệu quả cấu trúc của nó, trong đó các bộ phận khác nhau hoạt động như một tổng thể. Sự đổ vỡ của một tổ chức quân sự làm cho tổ chức đó trở nên vô hiệu ngay cả khi không có tổn thất vật chất hay cái chết của các thành viên trong tổ chức. Cuộc tấn công nhắm vào cấu trúc chứ không phải con người tham gia điều hành tổ chức.

Sự gián đoạn có thể xảy ra trong tổ chức của quân đội bằng cách làm họ ngạc nhiên hoặc thực hiện các hoạt động của một người nhanh hơn họ mong đợi. Hành động trước kẻ thù sẽ ảnh hưởng đến mức độ hiệu quả của phản ứng của họ đối với bất kỳ cuộc tấn công nào và điều này có thể dẫn đến sự tê liệt hoàn toàn cơ cấu tổ chức của quân đội đối phương. Một đội quân hoàn toàn bị giật mình sẽ không thực hiện đúng bất kỳ chiến thuật nào, cũng như không bảo vệ tốt các vị trí của mình.

Yếu tố bất ngờ có thể là một đồng minh tuyệt vời khi bạn sẵn sàng quyết định và thực hiện các hành động của mình càng sớm càng tốt. Tuy nhiên, bạn cần tránh hấp tấp trong nỗ lực thực hiện hành động của mình nhanh hơn kẻ thù. Bạn phải chuẩn bị và chắc chắn về hành động của mình, nếu không bạn sẽ đánh mất yếu tố bất ngờ khi bắt đầu hành động.

Chiến Thuật Lảng Tránh (chiến tranh du kích)

Một chiến thuật khác là sử dụng các chiến thuật lảng tránh, trong đó bạn thực hiện các hoạt động quân sự để kẻ thù không thể nắm được chiến thuật hoặc chiến lược của bạn. Nguyên tắc đằng sau chiến lược này là rất khó để phòng thủ và tấn công mọi vị trí một cách hiệu quả. Do đó, khi bạn tấn công kẻ thù qua các vị trí mà chúng không chuẩn bị sẵn, chúng buộc phải phá vỡ mọi kế hoạch mà chúng có, điều này có thể làm gián đoạn chiến thuật của chúng.

Bạn cũng có thể chọn tấn công kẻ thù ở những khu vực mà chúng không có nhân lực để phòng thủ hiệu quả hoặc chống lại cuộc tấn công của bạn. Nguyên tắc đằng sau chiến lược lảng tránh là phá vỡ bất kỳ đội hình hoặc chiến thuật nào mà quân đội đối thủ có thể có. Khi thực hiện đúng cách, lực lượng của kẻ thù sẽ bị phá vỡ và bạn có thể tiến một bước gần hơn đến chiến thắng trước chúng. Một ví dụ điển hình là chiến thuật đánh-và-chạy.

Chiến tranh du kích là một ví dụ điển hình của chiến thuật lảng tránh và nó đã được sử dụng hiệu quả để tiêu diệt các đội quân hùng mạnh trong suốt lịch sử.

Chiến lược này xoay quanh các cuộc tấn công ngắn, bất ngờ và rất nhiều thao tác cho phép những kẻ tấn công rút lui và tránh giao tranh với kẻ thù. Nó đã được sử dụng để vạch trần và làm suy yếu hệ thống phòng thủ của kẻ thù trước khi kẻ thù có thể đáp trả bằng vũ lực.

Các cuộc tấn công của các đơn vị Lực lượng Đặc biệt và những kẻ khủng bố là một số ví dụ gần đây hơn, mặc dù chiến thuật này được thể hiện trong Chiến tranh Lusitanian, Trận Manzikert, Trận Ain Jalut, Chiến tranh giành độc lập của Thổ Nhĩ Kỳ, Chiến tranh Pháp và Ấn Độ, Chiến tranh Việt Nam, Chiến tranh Liên Xô-A Phú Hãn và chiến dịch quân sự bị bỏ rơi gần đây của Mỹ ở A Phú Hãn. Tất cả những cuộc chiến này đều chứng kiến những đội quân nhỏ hơn buộc những kẻ thù lớn hơn của họ gặp bất lợi về mặt chiến thuật khi sử dụng chiến tranh du kích.

Phá Vỡ Đường Dây Liên Lạc Và Hậu Cần

Đây là một chiến lược mà bạn nhắm vào hệ thống thông tin liên lạc của quân địch. Chúng ta đã xác định rằng một đội quân cần có một cấu trúc gắn kết và đầy đủ chức năng để hoạt động. Cấu trúc này được xây dựng và duy trì thông qua các đường truyền thông mở.

Một trong những cách tốt nhất để phá vỡ cấu trúc của quân đội là cắt đứt đường dây liên lạc của chúng. Khi các báo cáo và mệnh lệnh dọc theo hệ thống phân cấp của quân đội không được truyền đạt đầy đủ, sẽ rất khó để có được một bức tranh rõ ràng về tình hình. Do đó, việc xây dựng một chiến lược hoặc thậm chí các chiến thuật cần thiết để tấn công hoặc phòng thủ trở nên khó khăn.

Bạn sẽ dễ dàng cô lập và tấn công các vị trí của kẻ thù vì chúng không thể kêu gọi hỗ trợ do đã bị cắt đứt đường liên lạc. Chiến lược này thường được thực hiện bằng cách gây nhiễu tần số vô tuyến, cắt dây hoặc bắt người đưa tin. Bạn cũng có thể đạt được kết quả tương tự bằng cách cố tình làm mất thông tin của kẻ thù bằng cách cung cấp cho họ thông tin không chính xác sẽ ảnh hưởng tiêu cực đến các báo cáo và mệnh lệnh được ban hành để mọi thứ nghiêng về phía bạn. Một góc độ khác của thông tin sai lệch là gây ra sự phẫn nộ trong cấp bậc và hồ sơ của quân đội đối phương thông qua thông tin sai khiến (những) người gửi và (những) người nhận bất hòa.

Một khi bạn có thể phá vỡ các tuyến liên lạc, bạn sẽ tăng khả năng gây gián đoạn và cuối cùng là mất đi sự gắn kết và hiệu quả trong quân đội.

Loại bỏ Nhân Vật Chủ Chốt/Thành phần chính

Quân đội là một tổ chức có nhiều thành phần hoạt động gắn kết với nhau. Tuy nhiên, nhân vật chủ chốt hoặc thành phần chính giữ cho cấu trúc hoạt động tối ưu. Khái niệm này không giới hạn ở yếu tố con người, mà bao gồm bất kỳ phần nào của chiến dịch quân sự mang tính sống còn đối với sự thành công của nó.

Nhân vật chủ chốt trong bối cảnh con người có thể là vị tướng phụ trách chiến dịch quân sự, một số thuộc cấp thân tín của ông ta, lực lượng tinh nhuệ hoặc thậm chí là nguyên thủ quốc gia. Bạn cũng có thể nhắm mục tiêu vào các thiết bị và cơ sở hạ tầng quan trọng đối với chiến dịch quân sự, chẳng hạn như phá hủy các sân bay và căn cứ quân sự quan trọng, vô hiệu hóa các mật mã quan trọng hoặc làm nổ tung đường rầy xe lửa hoặc các con đường chính.

Chiến Lược Tâm Lý Chiến

"Trong trận chiến... bạn đạt được chiến thắng bằng những phương tiện bất thường. Vì vậy, nếu bạn giỏi trong chiến tranh bất thường, bạn sẽ không bị mệt mỏi như bầu trời và trái đất." - Tôn Vũ.

Nếu khả năng của kẻ thù là phần cứng và tâm trí của chúng là phần mềm, bạn có thể tác động đến phần mềm để phần cứng không còn hoạt động. Tâm trí mạnh mẽ hơn hầu hết các chiến lược gia quân sự thừa nhận, và vì vậy bạn sẽ bước vào lãnh thổ chưa được khám phá khi chọn khám phá những cách ảnh hưởng đến tâm lý của kẻ thù.

Các chiến lược lấy tâm lý làm trung tâm được thiết kế để phá vỡ ý chí chiến đấu của kẻ thù và đôi khi thu phục hắn về phía bạn. Giống như hầu hết các chiến lược quân sự, nó bắt nguồn từ chiến tranh tiền hiện đại.

Thành Cát Tư Hãn là một trong những người nổi tiếng nhất trong thời đại đó. Ông ta đặc biệt có kỹ năng gieo rắc nỗi sợ hãi trong lòng kẻ thù bằng cách tung tin đồn về những kỵ binh Mông Cổ hung ác trong quân đội của mình. Ông được biết là đã cho binh lính của mình mang theo ba ngọn đuốc thắp sáng vào ban đêm để thể hiện sức mạnh quân số. Ông ta cũng nổi tiếng với việc phóng những cái đầu người bị chặt lên tường của các khu định cư của kẻ thù như một chiến thuật gây sốc.

Trong Thế chiến thứ nhất, quân đội đã sử dụng máy bay để thả truyền đơn và đạn pháo phi sát thương phía sau chiến tuyến của kẻ thù như một phương tiện tuyên truyền. Lực lượng Đức và Đồng minh có các đơn vị chuyên về chiến tranh tâm lý mà họ đã sử dụng trong Thế chiến thứ hai. Cả hai bên cũng sử dụng các chương trình phát thanh để tạo lợi thế cho mình. Đức quốc xã và đồng minh của họ, người Nhật, đã sử dụng các chương trình phát thanh như "Axis Sally" và "Tokyo Rose" để truyền bá thông tin sai lệch về chiến thắng của họ nhằm làm mất tinh thần Lực lượng Đồng minh. Người Mỹ đã có thể vượt qua họ bằng trò chơi "rò rỉ" mệnh lệnh sai nhằm đánh lừa bộ chỉ huy cấp cao của Đức chuẩn bị cho một cuộc xâm lược của Đồng minh tại sai địa điểm.

ISIS (một trong những tổ chức khủng bố gần đây) sử dụng phương tiện truyền thông xã hội và các nền tảng trực tuyến khác để thực hiện các chiến dịch tâm lý được tính toán nhằm thu hút sự ủng hộ và tuyển mộ các chiến binh từ khắp nơi trên thế giới.

Hãy xem xét một số kỹ thuật mà các chiến lược gia đã thiết kế để làm giảm ý chí của kẻ thù và giúp bạn giành chiến thắng trong cuộc chiến với ít túi xác hơn.

Khiến Đối Phương Mất Niềm Tin Vào Bản Thân

Liên tục thất bại trong một việc gì đó có tác động làm suy giảm tinh thần của bất kỳ ai. Những người lính ở mặt trận phải trải qua những tình huống rất mất nhân tính, thay đổi tâm trí, khiến tâm trí phải chịu trách nhiệm ngay cả sau khi nghỉ hưu. Chiến thắng một trận chiến sau khi trải qua những điều kiện khắc nghiệt đó sau khi đạt được mục tiêu là một chuyện.

Chiến trường có thể tàn khốc khi một đội quân phải trải qua những điều kiện khắc nghiệt này mà vẫn thua hết trận này đến trận khác. Sau một thời gian, những người lính bắt đầu mất tự tin vào khả năng của mình, bất kể được huấn luyện hay trang bị tốt đến đâu. Một khi tinh thần của binh lính xuống thấp, họ không còn ý chí và nhiệt huyết chiến đấu.

Bạn đã bao giờ nghe câu nói: "Không phải kích thước của con chó trong cuộc chiến mà là kích thước của cuộc chiến trong con chó chưa?" Tạm dịch, điều này có nghĩa là ý chí chiến đấu là yếu tố quan trọng để giành chiến thắng trong bất kỳ cuộc chiến, trận chiến hay chiến tranh nào.

Sức mạnh của ý chí là lý do duy nhất giải thích tại sao có thắng có thua trong chiến tranh.

Đó cũng là bí mật đằng sau các đội quân giẻ rách và quân du kích chống lại các đội quân được tổ chức tốt và được huấn luyện đầy đủ. Tìm mọi cách gây tổn thất cho chiến dịch quân sự của địch, dù chỉ là việc nhỏ như tấn công vào đường dây liên lạc, vận tải hay tiếp liệu của chúng. Miễn là bạn gây ra những tổn thất có chiến lược, nó sẽ bắt đầu ảnh hưởng đến tâm lý của họ sau một thời gian. Đôi khi, bạn thậm chí có thể sử dụng thông tin sai lệch một cách chiến lược để tạo ra vẻ thất bại nhằm đạt được sự mất niềm tin vào nhu cầu của kẻ thù đối với chiến dịch quân sự. Hầu hết các lực lượng quân sự dành thời gian để tính toán chi phí tài nguyên đã sử dụng và thương vong của họ. Và ngay cả khi những thông tin đó dựa trên cơ sở cần biết, thì thông tin vẫn luôn lọt ra ngoài, và trong những trường hợp thông tin kém chất lượng, nó sẽ làm nhụt chí tinh thần của binh lính. Bạn có thể chọn kỹ thuật này để gieo những ý tưởng sai lầm vào kẻ thù.

Ảnh Hưởng Đến Sự Mất Niềm Tin Trong Chiến Dịch Quân Sự

Mất niềm tin vào khả năng của một người lính sẽ biến thành mất hứng thú với chiến dịch quân sự. Lý do cho điều này thật đơn giản. Sau những tổn thất kéo dài, binh lính có xu hướng thiếu động lực và cuối cùng coi chiến dịch quân sự là hoạt động không cần thiết và lãng phí, đặc biệt khi họ cảm thấy rằng tổn thất là cái giá đắt phải trả cho bất kỳ lợi ích nào con đường có thể đang theo đuổi.

Hầu hết các chỉ huy quân sự đều hiểu thực tế này. Đó là lý do tại sao họ không ngừng tìm cách cải thiện tinh thần của binh lính trước, trong và sau các trận chiến. Mục đích của việc đánh vào tâm trí của kẻ thù là để khiến chúng nhìn lại những tổn thất đã gây ra cho chúng về kết quả. Trong những tình huống mà tổn thất dường như không tương xứng với kết quả đã hứa, sẽ có sự mất niềm tin vào sự cần thiết của cuộc chiến.

Những người lính được lập trình để chết vì một điều gì đó: bảo vệ quê hương của họ hoặc bảo vệ đất mẹ khỏi sự xâm lược từ bên ngoài. Ví dụ, hãy xem sự phẫn nộ về việc mất binh lính Mỹ ở So-malia, Iraq và A Phú Hãn và xem nó ảnh hưởng như thế nào đến các chiến dịch quân sự đó. Một chiến lược gia quân sự có thể thao túng tâm trí của kẻ thù để mất động lực và nghi ngờ tính xác thực của một chiến dịch quân sự đã giành phần thắng được một nửa cuộc chiến.

Làm sao?

Hầu hết, sự mất hứng thú với cuộc chiến này thường vượt ra ngoài một số tiếng thì thầm bất mãn trong chiến hào và tại các cuộc tụ họp của binh lính. Sự mất hứng thú có thể biến thành sự đào ngũ quy mô lớn của binh lính hoặc thậm chí là cuộc binh biến toàn diện có thể đe dọa tính mạng của các sĩ quan chỉ huy. Quân đội của một quân đội có thể phụ thuộc vào kỷ luật và tổ chức. Một khi điều đó bị mất, những người lính chẳng khác gì một nhóm người được trang bị vũ khí với rất ít hoặc không có phương hướng hay mục đích. Những thứ nhỏ nhặt này xấu đi đến mức bạn có thể dễ dàng loại bỏ chúng. Hoặc thậm chí mời họ tham gia vào chiến dịch quân sự của bạn, đây là một tình huống đôi bên cùng có lợi.

Vậy Cách Tiếp Cận Nào Là Tốt Nhất?

Tất cả phụ thuộc vào cách tiếp cận của bạn với cuộc chiến. Bạn đang muốn đạt được một sự phá hủy mạnh mẽ và nhanh chóng các thiết bị quân sự của kẻ thù? Nếu có, thì điều đó sẽ đòi hỏi những nỗ lực cụ thể, tập trung và phối hợp để hoàn thành công việc càng sớm càng tốt. Về cơ bản, đây là một cách tiếp cận tất cả hoặc không có gì đối với chiến tranh.

Các chiến lược dựa trên vật chất nhắm mục tiêu tiêu diệt nhanh chóng kẻ thù hoặc thiết bị của nó và tất cả. Điều này dựa trên nguyên tắc tiêu diệt nhanh chóng sức mạnh quân sự của kẻ thù là cách nhanh nhất để kết thúc chiến tranh với thiệt hại tối thiểu. Các chiến lược gia quân sự ủng hộ cách tiếp cận chiến tranh này tin rằng việc loại bỏ điểm mạnh của kẻ thù sẽ khiến lực lượng của kẻ thù sụp đổ và dẫn đến đầu hàng hoặc thất bại. Đáng buồn thay, nhiều chiến lược dựa trên cơ sở vật chất không phải lúc nào cũng hiệu quả nếu không có lợi thế về sức mạnh quân sự. Bạn sẽ rơi vào tình huống tự sát nếu chọn dốc toàn lực chống lại kẻ thù có nhiều binh lính và trang thiết bị quân sự hơn bạn. Sự khác biệt tuyệt đối về số lượng sẽ đánh bại mục tiêu giành chiến thắng trong cuộc chiến với số thương vong tối thiểu của bạn.

Các chiến lược tập trung vào tâm lý áp dụng một cách tiếp cận tiến bộ để giành chiến thắng. Tấn công ý chí chiến đấu của kẻ thù là một quá trình dần dần cần có thời gian. Nó dựa trên nguyên tắc tấn công ý chí chiến đấu của kẻ thù có thể dẫn đến sự đầu hàng của quân địch với tổn thất tối thiểu cho nhân vật chính. Bây giờ, mặc dù có ít thương vong hơn với phương pháp này, nhưng nó cần có thời gian và phức tạp.

Lý do cho sự phức tạp này là nó thường phụ thuộc vào tình huống và khả năng của những người chỉ huy chính trong việc thực hiện các kế hoạch một cách hiệu quả nhất có thể. Một nhược điểm khác là kẻ thù khôn ngoan hơn với những trò hề của bạn có thể qua mặt bạn và sử dụng chiến thuật của bạn để chống lại bạn.

Vì vậy, cách tiếp cận nào hiệu quả nhất cho một chiến lược gia quân sự muốn giành chiến thắng trong cuộc chiến với ít thương vong nhất có thể? Câu hỏi này thừa nhận thực tế là chiến tranh rất năng động và kết quả của một cuộc chiến được lên kế hoạch tốt thường khác xa so với những dự đoán trên bảng vẽ.

Cách tiếp cận tốt nhất là kết hợp cả hai hệ thống để đạt được cái mà chúng ta gọi là "Chiến Lược Tối Hậu".

Chiến Lược Tối Hậu

Cung Bản Vũ Tàng nắm bắt được nhu cầu về một chiến lược tối hậu khi ông khẳng định rằng:

"Trong chiến lược, điều quan trọng là phải nhìn những thứ ở xa như thể chúng ở gần và nhìn xa những thứ ở gần."

Một cái nhìn xa về những thứ gần gũi liên quan đến một cách tiếp cận khách quan để xử lý các vấn đề. Đây là nơi bạn bước ra khỏi tình huống trước mắt để có cái nhìn rõ hơn về tình trạng của mọi thứ. Gọi nó là tư duy đột phá, nếu bạn muốn, nhưng điều Cung Bản Vũ tàng đang cố gắng nói là cách tiếp cận chiến lược của bạn phải khác với hầu hết và nói rộng ra là không thể đoán trước. Do đó "… nhìn những vật ở xa như thể chúng ở gần và nhìn xa những vật ở gần."

Áp dụng cách tiếp cận chiến lược như vậy khiến bạn trở nên linh hoạt và khó lường trước. Kẻ thù của bạn không biết bạn có thể triển khai chiến lược nào và liệu bạn có thể thay đổi các bước di chuyển của mình giữa chiến dịch hay không. Ví dụ, tiêu diệt nhân lực và thiết bị của kẻ thù có thể gây ra thất bại hoặc đầu hàng nếu được thực hiện đúng cách và một số tình huống có lợi cho bạn. Nhưng trong một số trường hợp, với mức độ tiêu diệt lực lượng của kẻ thù vừa phải hoặc sự gián đoạn liên tục các hoạt động quân sự của chúng, bạn có thể đạt được hiệu quả tương tự.

Trong trường hợp như vậy, có sự kết hợp giữa chiến lược dựa trên thể chất và chiến lược lấy tâm lý làm trung tâm. Sự hủy diệt liên tục của quân địch và trang bị của họ là một ví dụ về một cuộc tấn công dựa trên vật lý vào khả năng thể chất của quân đội. Đồng thời, việc phá hoại các hoạt động quân sự của họ thông qua việc phá hoại sự chuẩn bị và đường dây liên lạc, tiếp tế của họ và phá hủy các bộ phận quan trọng là một khía cạnh của chiến lược lấy tâm lý làm trung tâm.

Phương pháp lấy tâm lý làm trung tâm nhằm mục đích thuyết phục kẻ thù rằng thất bại là không thể tránh khỏi dựa trên kinh nghiệm trong quá khứ và hiện tại. Nếu đối phương chiến thắng nhờ một sự xoay chuyển kỳ lạ nào đó của số phận, thì đó sẽ là một chiến thắng thần thánh mà hắn khó có thể biện minh được.

"Binh pháp như dòng nước chảy, đặc tính của nước là tránh chỗ cao mà rút vào chỗ thấp. Cho nên, chiến tranh thắng lợi là do tránh chỗ mạnh của địch mà đánh chỗ yếu, tùy thế địch mà bố trí, cho nên chiến tranh không có gì là nhất định, nước không bao giờ có hình hài nhất định." – *Binh Quyền: Nghệ Thuật Cạnh Tranh Lợi Ích Trong Chiến Tranh, Kinh Doanh Và Cuộc Sống*

Tuy nhiên, Tôn Vũ chỉ khuyến nghị tiêu diệt quân đội của kẻ thù sau khi các cuộc tấn công vào chiến lược và ngoại giao của đối thủ nhằm tiêu diệt các liên minh của chúng đã thất bại.

Do đó, ý tưởng của ông được củng cố thêm bởi những suy nghĩ của Niccolo Machiavelli:

"...bạn phải biết rằng có hai loại chiến đấu: một loại bằng luật pháp, loại kia bằng vũ lực. Loại thứ nhất dành cho con người, loại thứ hai dành cho dã thú, nhưng vì loại thứ nhất thường không đủ nên người ta phải nhờ đến loại thứ hai. Vì vậy, hoàng tử cần phải biết rõ cách sử dụng thú và người, do vậy, vì hoàng tử nhất thiết phải biết sử dụng thú, nên chọn cáo và sư tử vì sư tử không tự vệ khỏi cạm bẫy, và con cáo không tự vệ trước bầy sói. Cho nên, một người cần phải là một con cáo để nhận ra cạm bẫy và một con sư tử để khiến bầy sói sợ hãi."— *Vương Quyền: Chương XVIII*

Tóm lại, những bộ óc vĩ đại này tin rằng bạn phải triển khai một chiến lược cân bằng, đủ linh hoạt để thích ứng với các tình huống nhưng cũng đủ mạnh để đạt được kết quả mong muốn. Các chỉ huy quân sự đã phải thay đổi cách họ hoạt động trên thực địa. Nhưng để làm được điều đó, bạn cần phải ở trong trạng thái bình tĩnh giữa sự hỗn loạn xung quanh mình.

Sức mạnh của một tâm trí bình tĩnh

Chiến đấu quân sự có một khía cạnh xấu xí với nó. Đó là nỗi kinh hoàng của khía cạnh bạo lực nhưng nguyên thủy này của thực tế con người đến nỗi ý thức của chúng ta bị ảnh hưởng bất cứ khi nào chúng ta tham gia vào bạo lực. Không thành vấn đề nếu chúng ta phân phối hoặc nhận nó; kết quả là như nhau; một số biện pháp căng thẳng được tạo ra.

Bây giờ căng thẳng tàn phá não bộ. Con người (và thực sự là tất cả các loài động vật) được tạo ra bởi tự nhiên để tự bảo vệ mình khi đối mặt với nguy hiểm. Đó là một phản xạ vô thức và tự động. Vì vậy, bất cứ khi nào chúng ta ở trong tình huống nguy hiểm, cơ thể chúng ta sẽ tiết ra các hormone gây căng thẳng như cortisol và adrenaline. Khi những hormone này xâm nhập vào hệ thống, chúng sẽ đặt chúng ta vào trạng thái chiến đấu hoặc chạy trốn khỏi nguy hiểm.

Điều đó sẽ không tệ đến thế nếu không có các phản ứng sinh lý đi kèm với các phản ứng sinh hóa này. Một số phản ứng này bao gồm nhịp tim nhanh hơn, đám rối thần kinh mặt trời run rẩy (a trembling solar plexus), lòng bàn tay đẫm mồ hôi, cổ họng co thắt, quai hàm cứng đờ, gáy thắt lại, thở nông và chúng ta hít vào nhiều oxygen hơn. Nhiều chiến binh đã trải qua tập hợp các phản ứng này tại một thời điểm. Những người giỏi nhất trong số họ là những người đã làm chủ được khả năng làm dịu tâm trí ngay cả khi cơ thể họ căng thẳng.

Đối với hầu hết mọi người, ngay cả những người lính, việc đưa ra những quyết định phức tạp trở nên khó khăn, điều này có thể gây nguy hiểm cho những người lính trong chiến tranh. Tất cả những gì quan trọng là làm thế nào để đối phó với mối nguy hiểm sắp xảy ra. Điều thú vị là phản ứng này đối với căng thẳng chỉ tồn tại trong thời gian ngắn.

Lý do là tất cả lượng cortisol được bơm vào cơ thể bắt đầu phát huy tác dụng. Và như vậy, sau một thời gian, sức khỏe của một người bắt đầu xấu đi. Nhưng quan trọng nhất đối với những người lính, căng thẳng ảnh hưởng đến việc ra quyết định, điều quan trọng trong việc tạo ra và thực hiện một chiến lược quân sự hiệu quả.

Lý do là căng thẳng thu hẹp sự tập trung vào bản thân và khả năng sống sót, đồng thời ngăn bạn nhìn thấy bức tranh toàn cảnh. Bạn có thể dễ dàng quan sát hơn trong một tình huống ít căng thẳng hơn, và bạn dễ dàng giao tiếp tốt hơn. Khi bạn ở trạng thái bình tĩnh hơn, bạn quản lý năng lượng tốt hơn, đầu óc minh mẫn hơn và bạn tập trung tốt hơn. Cuối cùng, bạn làm việc năng suất hơn, sáng tạo hơn và đổi mới hơn.

Hầu hết các tổ chức quân sự tập trung vào việc làm cứng cơ thể của những người lính của họ và nâng cao trình độ sử dụng vũ khí và thực hiện các chiến thuật của họ. Rút ra từ phép loại suy mà chúng ta đã sử dụng trước đó trong cuốn sách này, trọng tâm là làm cho phần cứng tốt hơn.

Rất may điều đó đang thay đổi. Bây giờ có một sự tập trung vào tâm trí và khả năng của nó được đào tạo như một cơ bắp. Có một xu hướng trong huấn luyện quân sự hiện đại coi việc rèn luyện trí óc như một phương tiện để cải thiện hiệu suất của binh lính trong và ngoài chiến trường. Khẩu hiệu mới là "chánh niệm": một phần quan trọng trong huấn luyện quân sự hiện đại.

Nắm vững nghệ thuật chánh niệm

"Nếu bạn sửa tâm, phần còn lại của cuộc đời bạn sẽ rơi vào vị trí" -Lão Tử.

Chánh niệm được biết là mang lại nhiều lợi ích, bao gồm cải thiện tâm trạng, chức năng miễn dịch, sự chú ý và khả năng chịu đau, trong số những lợi ích khác. Chánh niệm cũng được biết là làm giảm căng thẳng trong khi nâng cao chức năng nhận thức. Điều thú vị là thực hành chánh niệm đã được đưa vào huấn luyện quân sự. Điều này là do sự công nhận tiềm năng của nó trong việc nâng cao hiệu suất của binh lính trong và ngoài chiến trường. Thật thú vị, khái niệm chánh niệm là trung tâm của các hệ thống niềm tin thúc đẩy hòa bình và chống lại xung đột. Tuy nhiên, những người lính đang sử dụng các thực hành chánh niệm như công cụ để giúp họ kiểm soát căng thẳng và chấn thương kèm theo vốn là một phần của chiến tranh.

Vậy chính xác chánh niệm là gì?

Nói một cách đơn giản, ý tưởng rèn luyện chánh niệm đề cập đến các thực hành rèn luyện bộ não để duy trì hiện tại. Những người đã thành thạo nghệ thuật chánh niệm có thể thư giãn, giảm huyết áp, ngủ ngon hơn, tập trung và tỉnh táo hơn, tối ưu hóa các chức năng vận động và cải thiện các mối quan hệ của họ.

Tại sao chánh niệm lại quan trọng đối với những người lính

Đặc biệt, đối với những người lính, việc rèn luyện chánh niệm cải thiện khả năng của họ để thực hiện tốt nhất khi không làm nhiệm vụ, trong các cuộc tập trận và trong một nhà hát chiến đấu. Nó cũng được sử dụng để giảm đau, căng thẳng và chấn thương có liên quan đến rối loạn căng thẳng sau triển khai và hậu chấn thương (PTSD). Những người lính cũng sử dụng nó để tăng cường kiểm soát xung động của họ.

Rèn luyện chánh niệm giúp nâng cao khả năng chú ý đến thời điểm hiện tại dễ dàng hơn đồng thời thừa nhận những cảm xúc, suy nghĩ và cảm giác hiện tại của bạn một cách đồng đều và không thiên vị. Nó loại bỏ hiệu quả các vấn đề như suy nghĩ vẫn vơ, lo lăng và cố gắng đánh giá quá khứ. Với chánh niệm, bạn có tầm nhìn đường hầm tập trung vào hiện tại để không bị phân tâm bởi các sự kiện hiện tại. Bạn chỉ cần chấp nhận thực tế hiện tại của mình mà không có bất kỳ phán xét nào.

Điểm hay của chánh niệm là vì nó là một kỹ năng, và giống như tất cả các kỹ năng khác, nó có thể chuyển giao và có thể dễ dàng đạt được. Tốt hơn nữa, bạn sẽ trở nên giỏi hơn khi thực hành nhiều hơn. Một khi bạn có thể tìm thấy thời gian để thực hành chánh niệm thường xuyên, bạn sẽ làm tốt hơn trong việc giảm bớt sự thôi thúc của mình trước những tình huống căng thẳng. Đồng thời, bạn sẽ trở nên tốt hơn trong việc tối đa hóa nhận thức, sự tập trung và khả năng ra quyết định của mình. Bằng cách đó, bạn đưa ra quyết định tốt hơn; bạn chủ động hơn và ít phản ứng hơn.

Trong các cuộc tập trận, những người lính thực hành chánh niệm sẽ cảm thấy an toàn hơn khi thử các cuộc tập trận mới. Trí nhớ của họ sắc nét hơn, vì vậy họ có thể nhớ ngay cả những bài kiểm tra và trình độ khó nhất như diễn tập bắn súng và các bài tập huấn luyện quan trọng khác. Những cuộc tập trận này được thiết kế để đưa họ vào các tình huống thực tế và giúp phát triển khả năng loại bỏ sự phân tâm trong khi xử lý sự lo lăng về hiệu suất, quản lý cơ thể và tâm trí

THAY ĐỔI CÁCH SỐNG

của họ là rất quan trọng đối với khả năng thực hiện chiến đấu hiệu quả của họ.

Chánh niệm cũng giúp cải thiện nhận thức tình huống, điều này rất quan trọng trong các tình huống chiến đấu. Ví dụ, một người lính được cho là có tâm trí lang thang sẽ không nhận thức được môi trường của anh ta hoặc tình huống cụ thể mà anh ta gặp phải. Ngoài ra, đánh giá các tình huống với sự thiên vị hoặc phán đoán sẽ tạo ra các loại kích thích ảnh hưởng đến khả năng tối ưu hóa của bạn. các tài nguyên bạn cần để thực hiện các nhiệm vụ, ngăn ngừa thảm họa hoặc ứng phó kịp thời và hiệu quả với các tình huống khủng hoảng.

Những người lính sẽ ít nguy hiểm hơn và kém tháo vát hơn trong các tình huống chiến đấu nếu tâm trí của họ cứ lang thang và họ khó tập trung hoàn toàn vào một tình huống. Với việc huấn luyện chánh niệm thực tế (bất kể ngắn như thế nào) trong thời gian tương đối ngắn (ví dụ: 8 giờ trong 8 tuần), các binh sĩ sẽ tập trung tốt hơn và cải thiện nhận thức tình huống. Họ cũng sẽ được trang bị tốt hơn để chịu đựng các môi trường chiến đấu khác nhau (Không ổn định, Không chắc chắn, Phức tạp và Mơ hồ) mà họ có thể gặp phải trong một chiến dịch quân sự. Vì vậy, với các kỹ năng được mài dũa tốt, họ có thể phản ứng với các kích thích một cách thích hợp. Những người lính như vậy cũng sẽ có ngưỡng chịu đau cao hơn những người khác ngoài việc huấn luyện chánh niệm.

Nhưng thực hành chánh niệm không phải là để đối phó với các tình huống chiến đấu. Sẽ có "thời gian dừng lại" khi những người lính không làm nhiệm vụ. Đây là khi những người lính tạo ra sự gắn kết và tình bạn được vun đắp. Một người lính không thể xử lý căng thẳng và chấn thương của chiến tranh sẽ có mối quan hệ giữa các cá nhân kém và thường sẽ bị cô lập ngay cả trong trận chiến vì họ thiếu kết nối đúng đắn với những người lính khác.

Mặt khác, những khách hàng tham gia khóa đào tạo chánh niệm sẽ có thể xây dựng và duy trì các mối quan hệ hiệu quả với đồng nghiệp và những người thân yêu. Họ cũng thấy dễ dàng thư giãn và xả những muộn phiền hơn.

Huấn luyện chánh niệm đặc biệt quan trọng trong thời gian huấn luyện tập trung trước khi triển khai. Đây là giai đoạn quan trọng vì các binh sĩ đang được chuẩn bị về thể chất và tâm lý để bước vào những tình huống dễ bị căng thẳng và nguy hiểm tiềm tàng. Ngoài ra, rèn luyện chánh niệm thấm nhuần việc đào tạo tốt hơn và khiến họ trở thành những người lính tốt hơn trong các tình huống chiến đấu thời gian thực.

Một số nghiên cứu (đáng chú ý là tại Đại học Miami và Đại học California, Trường Y khoa San Diego và Trung tâm Nghiên cứu Sức khỏe Hải quân) đã thực hiện các nghiên cứu về chánh niệm đối với binh lính Mỹ. Ví dụ, nghiên cứu tại Đại học Miami tiết lộ rằng việc rèn luyện chánh niệm tạo điều kiện thuận lợi cho khả năng tập trung của binh lính, ngăn tâm trí đi lang thang và có thể cải thiện khả năng nhận thức.

Nghiên cứu tại Đại học California tiết lộ rằng những người lính thực hành các kỹ thuật chánh niệm có thể đối phó với yêu cầu của các tình huống chiến đấu tốt hơn rất nhiều so với những người không thực hành.

Tại sao chánh niệm lại quan trọng đối với chiến binh tối thượng

Cung Bản Vũ tàng được cho là chưa bao giờ thua bất kỳ trận nào trong số 72 trận đấu tay đôi mà ông ta đã chiến đấu trong đời. Bên cạnh việc là một bậc thầy về võ thuật, ông ấy còn là một bậc thầy về tâm trí. Ông ấy là một người ủng hộ thiền định hoàn toàn, và ông ấy được biết là đã sử dụng kiến thức này trong các trận chiến của mình.

Khả năng làm chủ tinh thần và vật chất của Cung Bản Vũ Tàng sẽ là bản thiết kế cho người lính thời hiện đại muốn bước đi trên Con đường Chiến binh. Hãy đặt mọi thứ trong quan điểm trong một phút. Làm thế nào Cung Bản Vũ Tàng có thể đánh bại hàng chục chiến binh, một số trong số họ trẻ hơn, khỏe hơn, nhanh hơn và điêu luyện hơn ông ta?

Ngoại trừ việc sử dụng phép thuật (chánh hoặc tà), một kỳ tích như vậy chỉ có thể thực hiện được nếu ông ta biết khi nào đối thủ của mình sẽ di chuyển trước khi họ hành động. Điều đó có nghĩa là ông ta có một chiến lược linh hoạt, hiệu quả và quan trọng nhất là thách thức đối phó. Việc tạo ra và thực hiện một chiến lược như vậy sẽ đòi hỏi một số khả năng làm chủ tâm trí, và chúng ta có thể yên tâm cho rằng ông ấy đã thực hành một số hình thức chánh niệm này hay hình thức khác. Những suy nghĩ của ông ấy về "Hư không" cho thấy sự tin cậy đối với giả định của chúng ta.

"Tâm trí của bạn không bao giờ được đánh mất... Hãy đánh bóng tinh thần kép của tâm trí và ý chí của bạn."

Đây là những từ trên đá cẩm thạch cho mọi chiến binh hiện đại. Bạn cần phải bước ra khỏi chiếc hộp đã khiến hầu hết binh lính tin rằng họ chỉ cần cơ thể rắn chắc và ngón tay nhanh nhẹn để sống sót trong chiến tranh. Bước vào khoảng trống của Cung Bản Vũ Tàng và để không gian tinh thần này cung cấp suy nghĩ và mục đích rõ ràng mà bạn cần để tránh trở thành một trong những chiếc túi đựng xác trên chuyến bay tiếp theo về nhà.

Là một chỉ huy của những quân nhân chịu trách nhiệm cho sự thành công của các nhiệm vụ chiến đấu và cuộc sống của những người lính dưới quyền của bạn, chánh niệm là điều không thể thương lượng đối với bạn. Có những lúc mọi thứ sẽ không bao giờ diễn ra theo kế hoạch, cho dù có bao nhiêu cuộc tư vấn và kế hoạch được lập trên bảng vẽ. Cũng sẽ có lúc thành công của một nhiệm vụ và thương vong thấp sẽ trở nên loại trừ lẫn nhau. Hàng tấn phiền nhiễu khác sẽ đe dọa quá trình ra quyết định của bạn vào những thời điểm quan trọng trong một chiến dịch quân sự.

Sẽ là tốt nhất nếu bạn giữ bình tĩnh khi đối mặt với xung đột. Cuộc sống của bạn và cuộc sống của những người lính của bạn phụ thuộc vào điều đó. Kiểm soát tâm trí của bạn đủ lâu để nhìn mọi thứ đúng như bản chất của chúng mà không có chút thành kiến hay phán xét nào là sự khác biệt giữa một chiến lược quân sự hiệu quả và một chiến lược thất bại dẫn đến thương vong.

Lưu tâm là chìa khóa cho chiến lược của bạn với tư cách là Chiến binh Tối thượng. Theo lời của Cung Bản Vũ tàng:

"Hãy suy nghĩ chính xác và rõ ràng. Nghĩ lớn. Phát triển tính chất "rỗng" trong chiến lược của bạn."

Chiến Binh Và Đạo Đức Chiến Tranh

C hiến tranh gây thiệt hại cho cả những chiến binh vô cảm nhất với khả năng tự làm chủ sắt thép. Sau một thời gian chứng kiến đủ cảnh đổ máu, bạn bắt đầu tự hỏi liệu rốt cuộc có đáng không. Bạn thậm chí có thể bắt đầu đặt câu hỏi về lý do đằng sau việc đổ máu quy mô lớn. Chiến tranh có bắt buộc không? Nếu có, thì nó nên được dàn dựng như thế nào?

Trọng tâm của chuyên luận này là giành chiến thắng trong một cuộc chiến với thương vong tối thiểu cho phía bạn trong khi gây thương vong tối đa cho kẻ thù. Người ta bắt đầu thắc mắc về phương tiện để đạt được mục tiêu đó. Máy bay không người lái và tên lửa tầm xa có được coi là phương tiện đạo đức để đạt được những mục tiêu này không? Còn việc phân biệt giữa người tham chiến và người không tham chiến. Hơn nữa, cái chết có phải là dấu hiệu duy nhất của sự thất bại?

Cung Bản Vũ Tàng nổi tiếng vì đã chiến thắng khoảng 60 trận đấu sinh tử khi ông 29 tuổi. Tuy nhiên, người ta tin rằng tại một thời điểm nào đó, ông đã ngừng giết đối thủ của mình khi bước vào cuộc đấu tay đôi với một cây gậy gỗ mà ông đã dùng để tấn công cho đến khi đối thủ văng ra ngoài vòng chiến. Hơn nữa, ông ta đã làm điều này ngay cả khi đối thủ của mình có ý định giết ông ta hoặc ít nhất là gây ra tổn hại nghiêm trọng về thể xác.

Người ta có thể suy luận rằng việc Cung Bản Vũ Tàng thay đổi "công cụ" (vì muốn có một thuật ngữ tốt hơn) báo hiệu sự thay đổi quan điểm của ông về mục tiêu chiến đấu. Tất nhiên, người ta có thể lập luận rằng ông ta đã mệt mỏi với cảnh đổ máu thường xảy ra trong những cuộc đấu tay đôi như vậy, nhưng ngay cả bản thân điều đó cũng cho thấy rằng ông ta đã nhìn chiến đấu khác vào thời điểm đó. Thật vậy, phần lớn các bài viết của ông ta là về chiến thắng với tổn thất ít nhất có thể và để nhận thức đó thành hiện thực trong việc lựa chọn một cây trượng gỗ trong chiến đấu vũ trang gợi ý một điều: áp dụng đạo đức vào chiến đấu.

Theo Cung Bản Vũ Tàng, con đường của chiến binh được mở bằng kỷ luật, tập trung, kiềm chế, danh dự và được duy trì bởi các quy tắc đạo đức và luân lý. Người ta có thể rút ra những điểm tương đồng trong triết lý của ông với Lý thuyết Chiến tranh Chính nghĩa do Thánh Augustine đưa ra vào Thế kỷ thứ 5 và Thánh Thomas vào Thế kỷ 13.

Hai trong số các khái niệm phổ biến hơn trong lý thuyết này, "Jus ad Bellum" và "Jus in Bello", có nghĩa là "lý do dẫn đến chiến tranh" và "việc tiến hành chiến tranh", tương ứng, mô tả các cuộc chiến là đạo đức hoặc phi đạo đức. Dựa trên lý thuyết Chiến tranh Chính nghĩa, một cuộc chiến được coi là có đạo đức khi nó được tiến hành bởi một cơ quan hợp pháp chiến đấu vì chính nghĩa và với mục đích đúng đắn. Một cuộc chiến như vậy thường là giải pháp cuối cùng và nên được coi là giải pháp cuối cùng khi mọi nỗ lực đối thoại đều thất bại. Người ta cũng cho rằng trong một cuộc chiến đạo đức, phải có sự phân biệt đối xử giữa người tham chiến và người không tham chiến.

Trên thực tế, chiến tranh hiện đại nằm ngoài mô tả này vì có rất nhiều cuộc chiến đã được tiến hành bằng các phương tiện phi đạo đức như máy bay không người lái, mìn, tra tấn và hóa chất. Ngoài ra còn có rất nhiều trường hợp mà cả những người tham chiến và những người không tham chiến của đối phương đều bị giết trong một cuộc chiến, đặc biệt là khi việc sử dụng lực lượng quân sự được coi là "không tương xứng" với phạm vi của cuộc chiến.

Machiavelli đưa ra quan điểm rằng các hoàng tử giành và giữ quyền lực bằng cách tiến hành chiến tranh, và do căng thẳng ngày càng gia tăng giữa Nga và phần còn lại của EU (khối Châu Âu), chiến tranh có thể không sớm kết thúc. Tuy nhiên, chúng ta có thể chưa thấy một tình huống mà cả hai bên của cuộc chiến đều cố gắng đạt được một chiến thắng không đổ máu.

Lý thuyết chiến tranh chính nghĩa có được tính trong Chiến tranh hậu hiện đại không

Có một khía cạnh của lý thuyết Chiến tranh Chính nghĩa liên quan đến tập hợp các quy tắc hoặc thỏa thuận như các công ước Geneva và Hague được cấu trúc để phân định các loại chiến tranh được coi là "có thể chấp nhận được". Thật thú vị, những thỏa thuận này tùy thuộc vào niềm tin tôn giáo, chủng tộc và sự khác biệt về ngôn ngữ. Khi cả hai bên của một cuộc chiến coi nhau là hạ nhân vì những khác biệt này, đạo đức chiến tranh hiếm khi được áp dụng. Lý thuyết Chiến tranh Chính nghĩa sẽ hiếm khi được áp dụng trong các cuộc chiến tranh diệt chủng đã được tiến hành trên khắp các châu lục. Tuy nhiên, chiến tranh luôn bị ảnh hưởng bởi các quy tắc tham gia. Vào thời điểm đó, một số bộ luật chiến tranh đã ngăn chặn các cuộc tấn công vào những người không phải là chiến binh như trẻ em và phụ nữ. Ngoài ra, có một số cảm giác "danh dự" khiến việc tham gia vào một số hành động chiến tranh trở nên "không thể tin được". Điều đó không có nghĩa là những mã này luôn được đăng ký để cung cấp tài khoản về các hoạt động của Người man rợ Teutonic, Người Viking, Người Hán và Người Mông Cổ (của thời đại Thành Cát Tư Hãn), trong số những người khác.

Bởi vì,

"Bạn phải biết rằng có hai loại chiến đấu: một loại bằng luật pháp, loại kia bằng vũ lực. Loại thứ nhất dành cho con người, loại thứ hai dành cho dã thú, nhưng vì loại thứ nhất thường không đủ nên người ta phải nhờ đến loại thứ hai. " - Niccolo Machiavelli, Vương Quyền

Thật vậy, câu chuyện hiện tại về hiệu quả của lý thuyết Chiến tranh Chính nghĩa trong việc thúc đẩy các quy tắc chiến tranh là một câu chuyện thú vị. Một mặt, nhận thức ngày càng tăng về sự cần thiết phải khiến binh lính thấm nhuần các nguyên lý của lý thuyết Chiến tranh Chính nghĩa. Mặt khác, điều thú vị là ngày càng có nhiều học viện quân sự tạo ra các khóa học về lý do chiến tranh và ứng dụng của nó.

Đáng buồn thay, điều đó vẫn chưa chấm dứt được tội ác chiến tranh khi các chiến dịch diệt chủng vẫn đang gia tăng, cũng như các cuộc tấn công cực đoan đã trở thành điều bình thường mới ở một số nơi trên thế giới.

Vậy Lý thuyết chiến tranh chính đáng có quan trọng trong chiến tranh hậu hiện đại không? Để trả lời câu hỏi đó, chúng ta cần xem xét lý thuyết và các khái niệm mà nó được xây dựng trên đó.

Khái niệm về Jus Ad Bellum và Chiến tranh Hậu Hiện đại

Jus Ad Bellum được xây dựng dựa trên ý tưởng rằng một cuộc chiến chính nghĩa phải được tiến hành vì chính nghĩa; nó phải là phương sách cuối cùng và được xúi giục bởi một cơ quan hợp pháp. Nó cũng phải được thông báo bởi ý định đúng đắn và có nhiều khả năng thành công nhất bằng cách sử dụng các phương tiện tương xứng. Giờ đây, những nguyên lý này có thể đã được xác định, nhưng nó mang lại một mức độ linh hoạt nhất định cho ứng dụng của chúng vì tất cả các nguyên lý đều tương đối và có thể được diễn giải dựa trên ngữ cảnh của tình huống.

Ý tưởng về lý do chính đáng

Điều gì có thể được coi là một nguyên nhân chính đáng trong một cuộc chiến giữa các bên đối lập? Mỗi bên trong một cuộc chiến tranh là bên nhận hành động xâm lược sẽ gọi các cuộc tấn công trả đũa là chính đáng, coi quyền tự vệ là quyền bất khả xâm phạm của con người. Cuối cùng, rất khó để xác định "chính nghĩa" nghĩa là gì trong trường hợp xảy ra thương tích về thể chất và tinh thần, cấm vận thương mại, coi thường và chiếm đoạt ranh giới của một quốc gia.

Hãy lấy ví dụ mâu thuẫn giữa Nga và EU về việc Ukraine quyết định gia nhập NATO. Rõ ràng, cả hai bên xung đột đều có lý lẽ chính đáng. Ukraine có quyền liên kết, trong khi Nga có thể chấp nhận lập trường của họ vì những tác động kinh tế và chính trị của một động thái như vậy của Ukraine. Nếu cả hai bên đều coi việc đạt được các lợi ích của mình là ưu tiên hàng đầu, thì khó có thể tranh luận rằng không bên nào hành động một cách bất công.

Vì vậy, sau vụ đánh bom tương đối vô cớ của Nga vào Ukraine, Ukraine sẽ có lý do chính đáng để tiến hành các cuộc tấn công của mình. Và theo quy định của lý thuyết Chiến tranh Chính nghĩa, cả hai bên sẽ có lý do chính đáng để theo đuổi một chiến dịch như vậy. Phản ứng phòng thủ đối với lực lượng vật chất (được dự đoán và thực hiện) có thể được biện minh cho mọi ý định và mục đích miễn là các hành động chiến tranh được thực hiện để ngăn chặn hoặc trả đũa sự xâm lược từ những kẻ xâm lược bên ngoài.

Điều này dẫn chúng ta đến câu hỏi, "Liệu có hợp lý không khi phát động cuộc tấn công đầu tiên để ngăn chặn chiến tranh. Một lần nữa, trong minh họa về vụ việc rắc rối giữa Nga/Ukraine, có hợp lý không khi bất kỳ bên nào tiến hành một cuộc tấn công với niềm tin rằng nó có thể ngăn chặn một cuộc chiến toàn diện?"

Liệu bất kỳ bên nào trong cả hai bên sẽ được biện minh nếu họ mượn một lá bài từ bài nộp này:

"Không thể tránh khỏi chiến tranh, chỉ có thể trì hoãn để có lợi cho kẻ thù của bạn." - Niccolò Machiavelli.

Đệ trình này dẫn chúng ta đến nguyên lý tiếp theo:

Chiến tranh như phương án cuối cùng

Chiến tranh có những hiệu ứng lan tỏa thường mất một thời gian để khắc phục. Và vì vậy, chiến tranh chỉ nên được sử dụng khi các lựa chọn khác không còn nữa.

Thẩm quyền phù hợp

Khái niệm về thẩm quyền phù hợp xoay quanh niềm tin vào quyền lực tối cao của nhà nước. Tuy nhiên, đạt được một vị trí như vậy là một vấn đề bởi vì không phải tất cả các tuyên bố chiến tranh dường như có trách nhiệm và hợp pháp đều thực sự như vậy. Một số chính sách và chiến dịch quân sự mà các quốc gia này theo đuổi có thể không chính đáng. Thật vậy, các xã hội hiện đại hơn đã phát triển khả năng đi lại trong không gian chịu ảnh hưởng của các lực lượng chính trị về chủ quyền, trách nhiệm giải trình và sự cần thiết.

Ý định đúng đắn

Nguyên lý của ý định đúng đắn dựa trên niềm tin rằng các cuộc chiến nên được tiến hành để theo đuổi chính nghĩa chứ không phải vì lợi ích ích kỷ. Vì vậy, theo một nghĩa nào đó, việc theo đuổi lợi ích quốc gia thông qua chiến tranh có thể bị coi là bất công.

Điều này có thể là một chút vấn đề trong chính nó. Ở phần đầu của cuốn sách này, chúng ta đã khẳng định rằng hầu hết các cuộc chiến tranh đều là sự mở rộng của các lợi ích chính trị thường loại trừ lẫn nhau. Trong bối cảnh này, những cuộc chiến như vậy sẽ bị gọi là ích kỷ và bất công. Do đó, việc đánh giá ý định đúng đắn rất phức tạp vì ý định là tương đối và điều gì có thể đúng ở nội dung này có thể sai ở nội dung khác. Vì vậy, những gì một người coi là ý định đúng đắn có thể là ý định sai lầm đối với người ở phía bên kia của cuộc chiến. Ví dụ, cả hai bên trong cuộc khủng hoảng Nga/Ukraine đều có thể tuyên bố đang theo đuổi thế đối đầu vì cả hai đều có ý định đúng đắn.

Thành công hợp lý

Đây là một nguyên lý có vấn đề khác trong lý thuyết Chiến tranh Chính nghĩa. Nó gợi ý rằng không nên tiến hành một cuộc chiến cho đến khi hoàn toàn rõ ràng rằng khả năng chiến thắng là rất cao. Vì vậy, trong trường hợp như vậy, những ưu và nhược điểm của một chiến dịch quân sự cần phải được xác định trước khi một chiến dịch như vậy có thể được khởi động. Dựa trên sự đệ trình này, các chiến dịch quân sự của Hoa Kỳ tại Việt Nam, Iraq và Afghanistan có thể bị coi là bất công.

Tuy nhiên, trong khi nguyên lý và cách tiếp cận chiến tranh này có thể được coi là tiện lợi và thậm chí là thực tế, thì có những vấn đề hiện sinh mà nó không giải quyết được: "Liệu có đúng không khi từ chối bảo vệ lãnh thổ của mình vì cơ hội thành công thấp?" "Chẳng lẽ từ chối nắm bắt cơ hội để tiêu diệt kẻ thù khi cơ hội xuất hiện."

Phương tiện theo tỷ lệ

Nguyên lý này nằm trên các khía cạnh đạo đức của chiến tranh. Nó đề cập đến cách thức tiến hành các cuộc chiến tranh và tuyên bố rằng một cuộc chiến tranh chỉ xảy ra khi các phương tiện được sử dụng để giành chiến thắng trong một cuộc chiến tranh tỷ lệ thuận. Giống như không mang theo súng để đấu dao hoặc xe tăng để đấu súng. Để hiểu nguyên lý này, trước tiên chúng ta hãy đặt mọi thứ vào quan điểm. Hãy để chúng ta nói rằng Nga xâm chiếm Ukraine bằng xe tăng và binh lính. Bây giờ, nếu/khi Ukraine quyết định phản công, họ không bao giờ được bắt tay vào chiến dịch sử dụng vũ khí hạt nhân. Ý tưởng là cân bằng các cuộc tấn công của cả hai bên. Giả sử nếu Ukraine tấn công bằng vũ khí hạt nhân và Nga sống sót, thì sẽ có thêm một đợt tấn công nữa. Nhưng nếu Ukraine đáp trả bằng vũ khí tương xứng, Nga sẽ không cảm thấy rằng họ bị lép vế và cuộc xung đột có thể đi đến hồi kết hợp lý.

Vụ kiện chống lại Jus Ad Belum

Các nguyên tắc của Jus ad Bellum mà chúng tôi vừa mô tả cung cấp các gợi ý hướng tới việc xem xét lại đạo đức quân sự. Có khá nhiều vấn đề nan giải trong các nguyên tắc phần lớn là do tính chất mở của chúng hỗ trợ nhiều cách hiểu. Cho rằng chiến tranh là một vấn đề phức tạp và tương đối, khái niệm Jus Ad Belum có thể không hoàn toàn bao hàm tất cả các góc độ của diễn ngôn về đạo đức quân sự. Tuy nhiên, nó cung cấp nền tảng cho sự hiểu biết của chúng ta về ý nghĩa của việc áp dụng đạo đức vào chiến tranh quân sự.

Tuy nhiên, tính chất tàn bạo và phạm vi tàn phá của chiến tranh hậu hiện đại bất chấp các quy tắc chiến tranh, sự nổi bật của lý thuyết Chiến tranh Chính nghĩa trên các lĩnh vực khác nhau và việc truyền bá nó trong các học viện quân sự đang nói lên điều đó. Lịch sử có rất nhiều ví dụ về sự tàn khốc của chiến tranh hiện đại, từ vụ đánh bom các trung tâm dân sự ở Đức và Nhật Bản cho đến việc thả bom hạt nhân xuống Hiroshima và Nagasaki cho đến vụ Nga ném bom Ukraine vào quý đầu tiên của năm 2022.

Có vẻ như đạo đức và chiến tranh có thể không thể trộn lẫn bởi vì chúng đại diện cho hai đầu của một cây gậy không bao giờ có thể gặp nhau. Tuy nhiên, từ mô tả của chúng tôi về các nguyên tắc của Jus Ad Belum, rõ ràng là chín trên mười lần, thực tế hiện sinh (biểu hiện là lợi ích chính trị và nhu cầu quân sự) sẽ luôn thay thế các vấn đề đạo đức trong chiến tranh. Chết tiệt, bản chất của chiến tranh làm cho cuộc thảo luận về đạo đức và luân lý trở thành một bài tập không cần thiết.

Điều đó nói lên rằng, người chiến binh muốn đi trên Con đường và tạo ra con đường của riêng mình trong Con đường đó phải hiểu được sự cân bằng mà sự hiểu biết về đạo đức chiến tranh mang lại cho anh ta. Và để hiểu rõ hơn về những ý tưởng chứa đựng trong lý thuyết Chiến tranh Chính nghĩa, chúng ta sẽ xem xét khái niệm Jus In Bello và mối quan hệ của nó với chiến tranh hậu hiện đại.

Jus In Bello và Chiến tranh Hậu Hiện đại

Với khái niệm Jus in Bello, liên quan đến hành vi "chính đáng" trong chiến tranh, có ba nguyên lý mà khái niệm này được xây dựng: Phân biệt đối xử, Tính tương xứng và Trách nhiệm. Nguyên lý phân biệt đối xử giả định rằng có những mục tiêu chiến tranh hợp pháp, trong khi nguyên lý tỷ lệ liên quan đến số lượng lực lượng quân sự được coi là phù hợp về mặt đạo đức. Cuối cùng, nguyên lý về trách nhiệm tập trung vào trách nhiệm của các bên tham chiến trong chiến tranh.

Nguyên tắc phân biệt đối xử

Theo khái niệm Jus in Bello, các cuộc tấn công bừa bãi được coi là bất công vì những người không tham chiến không được coi là những người tham gia hợp pháp trong cuộc chiến và dự kiến sẽ bị loại khỏi nhà hát chiến tranh. Điều này dựa trên giả định rằng các bên này, do sự tồn tại và hoạt động của họ, không tích cực trong hoạt động chiến tranh mà về cơ bản là giết hại các binh sĩ tham chiến.

Một sự tương tự hoàn hảo cho tình huống này là 'quyền anh - boxing'. Đó là một tội ác khi tung một cú đấm vào ai đó đang làm công việc thường ngày trong cuộc sống của họ. Tuy nhiên, bất kỳ ai bước vào võ đài quyền anh đều nhờ vào không gian đó được cho là đang ở trong một tình huống mà việc ném và nhận các cú đấm được chấp nhận một cách hợp pháp.

Các chiến binh trong chiến tranh cũng ở trong tình trạng tương tự. Dựa trên quá trình đào tạo, quy tắc mặc quần áo và việc mang vũ khí, họ đang ở trong một không gian mà quy tắc chiến tranh có thể chấp nhận giết hoặc bị giết: cho dù nhiệm vụ của họ có phải là chiến đấu hay không. Mặt khác, người ta cho rằng những người không tham chiến không có tư cách này. Như vậy, tiến hành chiến tranh với những người không có vũ khí và chưa được huấn luyện được coi là một hoạt động bất hợp pháp theo nguyên tắc phân biệt đối xử. Điều này cũng áp dụng cho những người lính đã đầu hàng hoặc những người lính đã trở thành thường dân đã hạ vũ khí và không còn hoạt động trong chiến tranh.

Nguyên tắc tỷ lệ

Nguyên tắc này cho rằng hành động liên quan đến chiến đấu phải tỷ lệ thuận với mục tiêu của hành động. Nó tương tự như cùng một nguyên lý của Jus Ad Belum ngoại trừ Jus In Bello, mức độ và bạo lực của chiến tranh được sửa đổi để giảm thiểu sự tàn phá và thương vong. Về cơ bản, nó tìm cách giảm bớt tổng thể trong khi làm điều đúng đắn về mức độ vũ lực phù hợp trong một cuộc chiến.

Sự thật là sẽ có khả năng sử dụng sai loại lực lượng quân sự để chống lại các chiến binh trong một cuộc chiến. Lịch sử quân sự có rất nhiều trường hợp các chiến binh bị giết ngay cả khi họ đã đầu hàng, cũng như có những trường hợp những người không phải là chiến binh bị giết trong một cuộc chiến.

Nguyên tắc tỷ lệ có đặt ra câu hỏi về khái niệm giết người hoặc ám sát có chọn lọc cao không? Ý tưởng đằng sau việc giết người như vậy là việc tiêu diệt cụ thể các mối đe dọa chính đối với hòa bình và ổn định cũng như phạm tội phạm chiến tranh miễn là các mục tiêu đó là hợp pháp.

Ở một mức độ lớn, sẽ rất có ý nghĩa nếu một mục tiêu hợp pháp bị giết để tránh đổ máu thêm hoặc tiếp tục đạt được các mục tiêu của một chiến dịch quân sự. Xu hướng của một hình thức tấn công như vậy tạo ra một chuỗi các cuộc tấn công trả đũa có cùng bản chất, giống như nó có thể được áp dụng trong các lĩnh vực tương tác khác của con người.

Nguyên tắc trách nhiệm

Khái niệm Jus in Bello đề cao rằng những người lính trong chiến tranh phải chịu trách nhiệm về hành động của họ. Về mặt đạo đức, các chiến binh được phép giết đối tác của họ ở một mức độ lớn. Tuy nhiên, nó trở thành một hành động vô trách nhiệm khi một chiến binh cố tình nổ súng vào những người không phải là chiến binh hoặc truy đuổi những người lính đang bỏ chạy để lấy cảm giác hồi hộp. Những hành động như vậy sẽ làm mất đi tính hợp pháp của chiến tranh và trở thành tội ác chiến tranh.

Nguyên lý về trách nhiệm được liên kết với các nguyên lý của Jus ad Bellum và Jus in Bello vì một số thước đo trách nhiệm cho biết bản chất của các hoạt động thời chiến. Luôn có những trường hợp người lính chống lệnh cấp trên vì tuân theo mệnh lệnh đó là đi ngược lại tinh thần trách nhiệm của họ.

Mặc dù đây có thể là một giọt nước trong đại dương các cuộc tấn công man rợ được thực hiện dưới danh nghĩa chiến tranh, nhưng nó đóng vai trò là hình mẫu cho chiến binh hiện đại đang tìm kiếm con đường của mình trên Con đường Chiến binh.

Một chiến binh như vậy được hướng dẫn bởi một la bàn bên trong được xây dựng từ những giá trị cao nhất. Đó là cách duy nhất để tránh bị tiêu hao bởi sự suy đồi sâu sắc nhất thường được khơi dậy bởi các hành động chiến tranh.

Vụ kiện chống lại Jus In Bello

"Không đánh mà phục lòng người" - Lão Tử, Sách Đạo Đức

Đó sẽ là con đường đúng đắn để đi theo trong một thế giới lý tưởng. Nhưng một người lính trên mặt trận chiến tranh có rất ít hoặc không có thời gian để ghi nhớ các nguyên tắc về phân biệt đối xử, tính tương xứng và trách nhiệm với sự kết hợp của âm thanh tạp âm của tiếng súng, sự dâng trào của thận tuyến tố (adrenaline) và động lực mạnh mẽ để sống sót. Đấy là kịch bản của chiến tranh đối xứng trong đó người lính đấu với người lính. Việc áp dụng những lời khuyên của Cung Bản Vũ Tàng về việc chú ý đến vấn đề cả trong và ngoài chiến trường trở nên vô cùng khó khăn.

Điều đó thậm chí còn khó khăn hơn khi chiến đấu trong những tình huống ít thường xuyên hơn khi một người có tương tác trực tiếp với dân thường được cho là những người không phải là chiến binh cung cấp vỏ bọc cho kẻ thù. Ví dụ, những người lính Mỹ ở Việt Nam, Iran, Iraq và Afghanistan thường gặp phải những tình huống mà họ bị thực hiện bởi một nhóm dân thường có vẻ như không mang vũ khí nhưng đang tích cực hỗ trợ kẻ thù.

Khái niệm về Jus In Bello càng bị thách thức bởi vũ khí hiện đại và sự thay đổi trong các chiến lược quân sự do chiến tranh bất đối xứng đã trở thành trật tự thời nay.

Jus Post Bellum

Lính dẫm đến đâu, gai gốc mọc đến đó; Thắng lớn rồi ắt mất mùa.
- Lão Tử, Sách Đạo Đức

Vào cuối mỗi cuộc chiến, một trong ba điều xảy ra: quân đội bị đánh bại, chiến thắng hoặc đồng ý đình chiến. Bất kể kết quả ra sao, mọi thứ không bao giờ giống nhau trước chiến tranh. Đó là nơi mà khái niệm cuối cùng và ít phổ biến nhất về lý thuyết Hậu Chiến tranh Chính nghĩa (Jus Post Bellum) xuất hiện.

Jus Post Bellum phù hợp với bất kỳ tình huống nào diễn ra sau chiến tranh. Nó được cho là sẽ thể hiện một số lòng tốt đối với kẻ bại trận. Những người không phải là chiến binh không nên bị trừng phạt ngay cả khi các quyền hoặc truyền thống của họ không nên bị chà đạp. Nó cũng đáng xem xét việc phục hồi những kẻ bại trận.

Điều quan trọng là xử lý hậu quả chiến tranh một cách tế nhị vì,

"Điều quan trọng cần nhớ là không có gì khó giải quyết và nguy hiểm hơn cuộc phiêu lưu tạo ra một chế độ mới." – Vương Quyền, Niccolo Machiavelli

Người ta không bao giờ phải mềm hay cứng vì sẽ có nguy cơ tạo ra nhiều kẻ thù nguy hiểm hơn khi bắt đầu. Do đó, điều quan trọng là tránh bóc lột những người bị chinh phục về mặt chính trị hoặc kinh tế. Bây giờ, mặc dù luận điểm của Jus Post Bellum là cách xử lý có đạo đức đối với bên bại trận bất kể tình trạng kẻ thù của họ trước chiến tranh như thế nào, nhưng cần nhắc lại rằng bạn phải bước đi cẩn thận vào thời điểm này vì việc phục hồi bên bại trận có thể dẫn đến sự sỉ nhục vô tình và sự khiêu khích của một mong muốn cháy bỏng để trả thù.

Tuy nhiên, một cách tiếp cận tàn nhẫn đối với tình huống có thể tạo ra kết quả tương tự.

Đạo đức và khái niệm về chiến tranh không đổ máu

Tiến hành một cuộc chiến tranh có các câu:

> *Ta không dám làm chủ*
> *Nhưng chỉ muốn làm khách*
> *Tiến một tấc cũng không dám*
> *Nhưng chỉ muốn lùi một bước*
> *Đó là bước tiến mà không cần cạnh tranh*
> *Đặt một trận chiến mà không cần phải nâng cánh tay của bạn*
> *Bắt kẻ thù mà không cần phải sử dụng vũ khí*
> *Lao Tzu, The Book Of Ethics*

Có quá nhiều tiến bộ công nghệ đến mức sẽ mất rất nhiều thời gian để thực hiện khái niệm về một cuộc chiến không đổ máu một cách thực sự. Ví dụ, có rất nhiều vũ khí chính xác, từ xa có thể đảm bảo an toàn cho lực lượng mặt đất của quân đội. Nhưng điều gì sẽ xảy ra khi quân đội có sức mạnh quân sự đồng đều và có thể dễ dàng phát động các cuộc tấn công từ xa hiệu quả. Chẳng hạn, giả sử cả hai quân đội đều có quyền truy cập vào đồ chơi mới nhất trên thị trường: máy bay không người lái.

Máy bay không người lái đã trở thành sự bổ sung mới nhất cho triết lý "không đổ máu" của chiến tranh hiện đại. Chúng được cho là có giá cả phải chăng và loại bỏ khả năng một đội quân sử dụng máy bay không người lái mất rất nhiều binh lính. Máy bay không người lái được điều khiển từ xa bởi phi công, những người không phải trực tiếp chứng kiến trận chiến, vì vậy cuộc chiến có thể "không đổ máu" đối với họ, nhưng còn những nạn nhân của các cuộc tấn công bằng máy bay không người lái thì sao?

Trong cuộc chiến gần đây giữa Armenia và Azerbaijan, nhiều nạn nhân của chiến tranh bằng máy bay không người lái là thường dân không tham chiến. Điều này đặt ra các vấn đề đạo đức và luân lý liên quan đến tỷ lệ chiến tranh và hậu quả của nó. Nếu ý tưởng về một cuộc chiến tranh không đổ máu là để giảm thiểu thương vong nặng nề cho quân đội, thì đâu là lý do cơ bản để giết những người không tham gia vào cuộc xung đột vũ trang? Tuy nhiên, trong các cuộc chiến giữa quân đội tiêu chuẩn và quân nổi dậy không có vũ khí công nghệ cao, một số quân nổi dậy thường trốn tránh hoặc tiến hành các cuộc tấn công bằng cách sử dụng dân thường địa phương.

Có quá nhiều tiến bộ công nghệ đến mức sẽ cần rất nhiều thứ để thực sự thực hiện khái niệm chiến tranh không đổ máu. Ví dụ, có rất nhiều vũ khí chính xác, từ xa có thể đảm bảo an toàn cho lực lượng mặt đất của quân đội. Nhưng điều gì sẽ xảy ra khi quân đội có sức mạnh quân sự đồng đều và có thể dễ dàng phát động các cuộc tấn công từ xa hiệu quả. Mặt khác, chắc chắn sẽ có thương vong ở phía bên kia.

Ngoại trừ có một động thái trong không gian quân sự để thay thế binh lính con người băng người máy. Đó có thể là mức độ chiến tranh mà chúng ta có những cuộc chiến không đổ máu. Cho đến khi chúng ta đạt được điểm đó, chúng ta sẽ vẫn phải tìm cách kết hợp lý tưởng về các cuộc chiến tranh không đổ máu với thực tế hiện tại, nếu điều đó là có thể.

Để đạt được vẻ ngoài của sự kết hợp đó, yếu tố con người sẽ phải phát huy tác dụng. Về cơ bản, chúng ta sẽ cần một ứng dụng mạnh mẽ hơn của một bộ mã phổ quát để các quân đội trên khắp thế giới tiến hành chiến tranh.

Sự cần thiết của pháp điển (code)

Bất kể cục diện chiến tranh đang thay đổi như thế nào, một điều không đổi là con người đóng vai trò quan trọng trong và ngoài chiến tranh. Công nghệ và thiết bị sang một bên, chiến tranh về cơ bản là nỗ lực sử dụng bất kỳ hình thức bạo lực nào để khiến một bên khác phục tùng ý chí của bạn. Đó là một trong những nỗ lực ích kỷ nhất bởi vì trong khi nó nhằm mục đích khiến người khác phục tùng, bạn đồng thời đang cố gắng duy trì và có thể là cải thiện chủ quyền của mình.

Thực tế hiện tại của chiến tranh như chúng ta biết là nó liên tục thay đổi hình dạng, do đó cần phải giữ một thứ khác không đổi: pháp điển. Có cả pháp điển thành văn và bất thành văn cho chiến đấu đã hướng dẫn chiến đấu trong nhiều năm. Nhưng tất cả những thứ đó đều là những pháp điển bên ngoài phổ quát chỉ có hiệu lực ở điểm mà cá nhân đó thực hành chúng. Nó khác với một bộ quy tắc và niềm tin cá nhân khác, xét cho cùng, được nói và làm, điều khiển suy nghĩ, lời nói và cuối cùng là hành động của cá nhân trong và ngoài các chiến trường.

Chúng ta nhấn mạnh tầm quan trọng của niềm tin cá nhân bởi vì, phổ biến như các quy tắc Hiệp sĩ thời bấy giờ, đã có rất nhiều thương vong trong thời Trung cổ. Và một số lượng đáng kể những thương vong này là những người không tham chiến. Hơn nữa, trong những năm qua, đã có những thay đổi trong các pháp điển này (có vẻ là tốt hơn) để phù hợp với những thay đổi trong công nghệ và ý thức.

Tuy nhiên, những gì chúng ta gọi là tội ác chiến tranh vẫn tồn tại (chúng có thể không được coi là như vậy trong những ngày đen tối, thú tính nhất của con người), dù ở một quy mô khác.

Dù thế nào đi nữa, đối với Cung Bản Vũ Tàng, chiến binh hiện đại tồn tại vì một lý do:

"Lý do duy nhất mà một võ sĩ còn sống là để chiến đấu, và lý do duy nhất của một võ sĩ chiến đấu là để giành chiến thắng. Nếu không, tại sao lại là một chiến binh? Đếm hạt dễ dàng hơn."

Vì vậy, chừng nào còn có các quốc gia có chủ quyền hợp pháp với những lợi ích thường loại trừ lẫn nhau, sẽ luôn có những người lính như bạn bảo vệ và gìn giữ những lợi ích đó. Và nơi nào có binh lính, chiến tranh là không thể tránh khỏi. Đến Lão Tử:

"Vũ khí là hung khí, quân tử không dùng. Chỉ dùng khi bất đắc dĩ."

Điều này đưa chúng ta trở lại quan điểm của Cung Bản Vũ Tàng về việc làm chủ tâm trí như một vũ khí tối thượng. Biết vận dụng binh pháp là bản chất của kẻ sĩ tìm đường. Nếu bạn đang trong một cuộc chiến để giành chiến thắng, thì con đường tốt nhất là hành động tuân theo các điều kiện đạo đức. Rốt cuộc, nếu chiến tranh được tiến hành như một phương sách cuối cùng nhằm ngăn chặn một kết quả tồi tệ hơn, thì tại sao lại liều lĩnh với sức mạnh mà bạn nắm giữ?

Là một người lính trong không gian quân sự hiện tại, bạn cần hiểu rõ hơn về sức mạnh của trí óc để có thể chiến thắng các cuộc chiến với thương vong tối thiểu. Khi bạn đạt đến cấp độ có thể chọn các trận đánh theo điều kiện của mình với chiến lược phù hợp, cuộc chiến đã thắng một nửa.

Khả năng kiểm soát và vận dụng tâm trí, vốn là vũ khí lớn nhất, tạo ra sự khác biệt giữa việc bạn trở thành nạn nhân của chiến tranh hay bạn sống để kể những câu chuyện chiến tranh với tư cách là một cựu chiến binh trong những năm cuối đời. Chìa khóa nằm trong các pháp điển mà bạn sống với.

Chúng ta đang ở một trong những kỷ nguyên công nghệ tiên tiến nhất của thời đại chúng ta. Chúng ta đã đạt đến những đỉnh cao mà hầu hết mọi người chỉ có thể mơ ước trong vài thập kỷ trước. Tuy nhiên, những tiến bộ này đã được chứng minh là con dao hai lưỡi cũng gây hại cho chúng ta về tính chất tàn phá của không gian quân sự toàn cầu. Chúng ta đã đến ngã ba đường, nơi chúng ta nhận ra rằng phải có một sự thay đổi mô hình trong chừng mực cuộc chiến của chúng ta. Nếu không, chúng ta có nguy cơ tự hủy diệt toàn cầu.

Rất may, những suy nghĩ và lời dạy của những bộ óc vĩ đại như Niccolo Machiavelli, Lão Tử và Cung Bản Vũ Tàng đã mang đến một lối thoát cho chiến binh hiện đại. Nhưng biết về con đường là một chuyện; luôn tận tâm với con đường đó là một việc khác. Với việc liên tục đánh giá lại và lập lại chiến lược, có thể giành chiến thắng trong các cuộc chiến với thương vong tối thiểu. Nó sẽ chỉ đòi hỏi sự cống hiến để làm chủ bản thân và biến việc làm chủ bản thân bền bỉ đó thành một tôn giáo:

"Hôm nay là chiến thắng chính mình của ngày hôm qua; ngày mai là chiến thắng của bạn trước những kẻ kém cỏi hơn." – Cung Bản Vũ Tàng

Lời Kết

Có một điều thú vị trong cuộc đấu tay đôi giữa Cung Bản Vũ Tàng và Kojiro. Mặc dù Cung Bản Vũ Tàng đã chiến thắng, những giọt nước mắt đã rơi xuống khi người ngư dân chèo thuyền đưa ông ta rời khỏi hòn đảo. Ông ta vừa đánh bại — tiêu diệt — một trong những kiếm sĩ vĩ đại nhất trong xứ và ông ta không thấy mục đích của việc làm đó.

Đối với Cung Bản Vũ Tàng, ông ta không thu được gì từ chiến thắng, nhưng vùng đất ấy đã mất đi một chiến binh vĩ đại vì ông ta. Cung Bản Vũ Tàng tin rằng Kojiro có rất nhiều thứ để cống hiến cho kiếm thuật bởi vì kỹ năng kiếm sĩ của ông ấy đã được mài dũa từ kinh nghiệm nhiều năm. Và tất cả những điều đó đã biến mất vì ông ta, Cung Bản Vũ Tàng, đã giết Kojiro trong một cuộc đấu tay đôi vô nghĩa.

Cung Bản Vũ Tàng tiếp tục học và dạy kiếm thuật, nhưng ông không bao giờ giết đối thủ trong một cuộc đấu tay đôi nữa.

Người lính thân mến, tôi đã thuật câu chuyện của cuộc đọ sức giữa Cung Bản Vũ Tàng-Kojiro như phần kết của cuốn sách này bởi vì tôi muốn cho bạn biết rằng khôi phục hòa bình là có mục đích. Không giống như Cung Bản Vũ Tàng, người đã hạ gục một kiếm sĩ vĩ đại của Nhật Bản, bạn đang cộng thêm một thứ gì đó vĩ đại, một thứ có giá trị cho thế giới bằng cách khôi phục hòa bình.

Đây là điểm có một chút tương phản giữa bạn và Cung Bản Vũ Tàng. Cung Bản Vũ Tàng đã khóc vì tiếc nuối về việc chiến thắng của mình, nhưng bạn sẽ vui mừng khi giành được chiến thắng. Người ta nói rằng khi Kojiro chết, đoàn tùy tùng gồm những người hầu, đệ tử, bạn bè và quan chức của Kojiro đã lao về phía Cung Bản Vũ Tàng để tấn công nhưng ông ta đã biến mất trước khi họ có thể bắt được ông ta. Của bạn sẽ khác: Vào ngày bạn giành chiến thắng trong cuộc chiến vì hòa bình này, nhiều người sẽ lao về phía bạn, không phải để tấn công bạn, nhưng để khen ngợi bạn và cảm ơn bạn vì đã mang đến cho họ những gì họ mong muốn từ lâu.

Khi điều này xảy ra, hãy biết rằng đó là cơ hội để bạn chia sẻ những kiến thức bạn đã thu được. Hãy biết rằng đó là cơ hội để bạn đảm bảo rằng con đường hòa bình không bị vấy bẩn hoặc che khuất. Nắm bắt cơ hội để thông truyền mọi thứ bạn biết. Truyền cho tha nhân luôn theo bản địa đồ. Mềm như nước. Hung tợn như lửa. Bí ẩn như gió. Và để bước vào khoảng trống của hư vô.

DOANH NHÂN

Mưu Lược Tác Chiến Tranh Thắng

LỜI GIỚI THIỆU

Thực tế không có gì lạ khi tiền là trung tâm của mọi việc chúng ta làm. Tiền có thể không được đề cập đến như một trong những nhu cầu thiết yếu của cuộc sống như thức ăn, chỗ ở và quần áo, nhưng sự thật chúng ta chỉ có thể nhận được những thứ cần thiết này thông qua tiền. Đôi khi, ngay cả những thứ vô hình quan trọng như tình yêu và sức khỏe cũng cần tiền để phát triển mạnh. Đó là lý do tại sao có những cuộc tìm kiếm bất tận cho tự do tài chính.

Tìm kiếm tự do có nghĩa là một người nào đó bị giam giữ bởi một cái gì đó hoặc một ai đó. Và để được có tự do, người ấy phải được trao tự do hoặc chính mình đấu tranh cho tự do này. Tự do tài chính không thể cho. Cuộc sống không ngẫu nhiên ném một cặp tráp tiền vào lòng bạn. Cuộc đời không hào phóng như vậy. Vì vậy, bạn *cần* đấu tranh để được tự do về tài chính.

Bước đầu tiên để có tự do tài chính là dùng đồng tiền để làm việc cho mình; không thể ngược lại. Có một số cách để làm điều này, chẳng hạn như kinh doanh - nói cách khác, tinh thần kinh doanh - đứng đầu trong danh sách.

Tinh thần kinh doanh mang lại sự độc lập trong các khía cạnh chính của cuộc sống con người — thời gian, tiền bạc và sự sáng tạo. Sự độc lập này làm tăng sức hấp dẫn của nó. Nhưng điều này cũng mang lại cho chúng ta nhiều phũ phàng: Thế giới kinh doanh gồm một không gian cạnh tranh gắt gao sẵn sàng nuốt chứng tầm nhìn và đè bẹp chúng ta. Đây là một chiến trường. Là một doanh nhân, bạn sẽ phải đối mặt với sự cạnh tranh gay gắt từ các doanh nghiệp hiện tại đã chiếm một phần lớn thị trường. Bạn sẽ phải đối mặt với sự cạnh tranh từ các doanh nghiệp mới, những người đang cố gắng đánh dấu sự hiện diện của họ trên thị trường. Bạn sẽ phải đối mặt với sự phản đối từ các chính sách kinh tế nội địa cũng như toàn cầu. Và cuối cùng, bạn sẽ phải đối mặt với sự phản đối của chính mình — từ giọng nói nhỏ trong đầu bảo bạn nên từ bỏ, cho bạn biết rằng không thể vượt qua những thử thách.

Xem xét nhiều kẻ thù từ bên trong và từ bên ngoài, bạn có hai lựa chọn: rút lui khỏi cuộc chiến hoặc tiến lên phía trước cho đến khi giành được chiến thắng. Nếu bạn vẫn còn đang đọc cho đến thời điểm này, điều này có nghĩa là bạn đã chọn cách thứ hai. Thật tốt! Chúc mừng bạn. Bởi vì bạn đã làm được điều này, tôi sẽ trình bày cho bạn, qua cuốn sách này, các chiến lược làm việc để chinh phục chiến trường kinh doanh.

Những chiến lược này dựa trên tác phẩm Binh Pháp của Tôn Vũ — một cuốn sách hướng dẫn các chiến lược quân sự và chiến tranh trong hàng nghìn năm qua. Người ta ghi lại rằng trong suốt cuộc đời làm quân sư kiêm tướng lĩnh, Tôn Vũ chưa từng thua trận nào. Tôn Vũ không đạt được những thành tích này vì có những binh lính mạnh nhất nhưng vì ông ta hiểu rằng mỗi trận chiến là độc nhất và như vậy, nên mỗi trận đánh được tiếp cận theo phương cách khác nhau.

Tôn Vũ và Cung Bản Vũ Tàng (những người có ý tưởng về chiến lược quân sự đã tạo nền tảng cho cuốn sách của tôi, *Quân Nhân*) có tư tưởng tương tự về chiến tranh. Cả hai người đều tin rằng chiến tranh vượt ra ngoài vũ khí, vì vậy họ không bao giờ đi theo con đường thông thường để tham chiến. Họ hiểu rằng trong các trận chiến thì tinh thần cũng quan trọng như thể chất. Với lý do này, họ đã phát minh các chiến lược về chiến tranh cho riêng mình.

Các tướng quân đội vào thời Tôn Vũ (Ông sinh năm 545 TCN và mất năm 470 TCN) thường tư duy rằng sẵn sàng chiến đấu có nghĩa là nhặt vũ khí và lao vào chiến trường, nhưng đối với Tôn Vũ, sẵn sàng chiến đấu đồng nghĩa với việc có chiến lược hoàn hảo cho từng tình huống. Điều này mang lại bí ẩn và khó đoán. Nhưng đây cũng là những nguyên tắc đã dẫn đến vô số chiến thắng, không chỉ cho Tôn Vũ mà còn cho các tướng lĩnh sau này đã dựa vào các nguyên tắc của ông.

Bạn đọc thân mến, hãy xem mình là một chiến binh, chỉ là bạn đang tranh đấu với cuộc chiến tài chính — cuộc chiến vì tự do tài chính của bạn. Và đây là một sự thật thú vị: Bạn sẽ chiến thắng trong cuộc chiến này vì bạn có cuốn sách này trong tay.

Doanh Nhân sẽ hướng dẫn từng bước để định hướng địa hình khắc nghiệt của thế giới kinh doanh. Đây là một cuộc hành trình bắt đầu từ việc bạn đạt được nó ngay tại Bảng Vẽ (Chương một) và kết thúc ở cách sử dụng gián điệp để giành chiến thắng trong chiến trường kinh doanh (Chương mười). Giữa điểm bắt đầu và điểm cuối là một số chiến thuật (Động Thủ Bất Ngờ), nguồn lực (Đội Ngũ Chiến Thắng) và phẩm chất (Khả Năng Phục Hồi) mà bạn phải có để chiến thắng. Mỗi chương trong cuốn sách này được tóm tắt bằng những lời cam kết hành động. Những lời cam kết hành động này sẽ truyền cảm hứng cho bạn để hành động. Tôi nghĩ việc trang bị cho bạn các chiến lược kinh doanh không đủ; điều quan trọng là bạn phải hành động. Hành động bắt đầu bằng việc chuẩn bị tâm trí sẵn sàng và không bị áp lực trước bất kỳ giới hạn hay nghi ngờ nào. Và đây là những gì mỗi chương sẽ giúp bạn hành động.

Người chiến thắng hay kẻ chiến bại không bao giờ được biết trước trong trận chiến. Nhưng khi có cuốn sách này trong tay, bạn biết rằng mình sẽ bước ra từ chiến trường kinh doanh là một người chiến thắng. Các chiến lược của Tôn Vũ đã hiệu quả với ông ta và những người đi sau ông ấy. Và đó là những kiến thức mà bạn nên xây dựng trên niềm tin của mình; biết rằng bạn sẽ đoạt chiến thắng. Với ý tưởng này, chúng ta hãy hành quân ra chiến trường.

Bảng Vẽ

"Cho tôi sáu giờ để chặt xuống một bụi cây thì tôi sẽ dành bốn giờ đầu để mài rìu".

- Abraham Lincoln.

Nhiều người bàng quan khi tiếp cận với kinh doanh. Đối với họ thì kinh doanh là một lối thoát hơn là cung cấp giá trị và giải quyết nhu cầu. Nhờ may mắn, một số người đã thành công với phương pháp này, nhưng đối với một số người khác thì điều này phản tác dụng. Rất nhiều người làm kinh doanh như một phương sách cuối cùng. Thất nghiệp; họ bắt đầu kinh doanh. Kinh tế tồi tệ; họ bắt đầu kinh doanh. Nghe nói rằng một ngành cụ thể đang bùng phát; họ bắt đầu kinh doanh. Ví dụ, tại các nước ở châu Phi, thanh niên được khuyên nên làm kinh doanh như một cách để kiếm việc làm hữu ích vì chính phủ của họ đã thất bại. Mặc dù đây có thể là một lý do hợp lý để bắt đầu kinh doanh, nhưng nó đã khiến nhiều người nhặt súng lên và dấn thân vào những vụ làm ăn mà họ không biết gì về nghiệp vụ, thiếu nền tảng vững chắc hoặc tệ hơn là họ không thể tồn tại.

Bước đầu tiên để bắt đầu kinh doanh là phải có một kế hoạch. Mỗi bước trong doanh nghiệp nên được trù tính. Điều này không có nghĩa là bạn phải tìm ra mọi thứ cùng một lúc. Các kế hoạch và tầm nhìn nhất định phải triển khai, nhưng trước khi vào cuộc thì bạn phải có chúng trước.

Tôn Vũ nói rằng có năm yếu tố quyết định mà một vị tướng phải hoạch kế trong cuộc chiến. Đó là chính nghĩa, khí trời, địa hình, tướng soái và binh luật.

Chính Nghĩa

Về chính nghĩa, Tôn Vũ viết: *Chính nghĩa là cách làm cho mọi người cùng ý nguyện với vua, kh iến họ luôn đoàn kết và hiệp lực, cùng sống chết bằng lòng dũng cảm và trung thành với vua.*

Có câu thần chú phổ biến nói rằng khách hàng là thượng đế. Những người khác thậm chí nói rằng tiền mặt là vua. Những khẩu hiệu này có thể hiểu được, nhưng sự thật cuối cùng trong kinh doanh là: bạn – một doanh nhân - là vua. Bạn lèo lái con thuyền doanh nghiệp. Việc bạn không điều hướng con thuyền như mong muốn sẽ dẫn đến việc nó bị chìm.

Bây giờ bạn biết mình là vua thì câu hỏi nên đặt ra là: Tại sao mọi người nên hợp lực với tôi? Những lực lượng này có thể được phân thành hai loại: đội ngũ của bạn và khách hàng của bạn. Phần lớn công việc bắt đầu bằng việc chọn đúng đội ngũ của mình. Nếu bạn có được đội ngũ phù hợp *mua* vào tầm nhìn của mình thì việc thu hút khách hàng sẽ rất dễ dàng.

Đội Ngũ

Một điều bạn nên biết là tầm nhìn của mình rất lớn để bạn có thể thực hiện một mình. Hãy nghĩ về các công ty khổng lồ - Microsoft, Apple, Amazon, Facebook, Alphabet, Walmart v.v. Bạn có nghĩ rằng đây là những thương hiệu toàn cầu nếu chủ nhân của họ quyết định xây dựng một mình? Điều này không thể!

Nguồn lực con người là nguồn tài nguyên lớn nhất trên trái đất. Tuy là nguồn tài nguyên khó kiểm soát nhưng lại đóng vai trò sống còn đối với bất kỳ doanh nghiệp nào. Đội ngũ của bạn không chỉ bao gồm nhân viên của mình mà còn bao gồm các nhà đầu tư và đối tác của bạn - bao gồm bất kỳ ai đóng vai trò trong doanh nghiệp của mình. Doanh nghiệp của bạn, ngay cả khi nó là một công ty khởi nghiệp, là một chuỗi xích. Và một chuỗi xích chỉ mạnh bằng những mắt xích yếu nhất của nó.

Hãy biết điều này: Con người là các phần đất. Con người có thể tiếp thu tầm nhìn của bạn - nuôi dưỡng và làm cho phát triển. Trước khi khiến mọi người sẵn sàng tham gia thì trước tiên bạn phải hiểu rằng điều này giống như có nhiều loại đất khác nhau để trồng trọt, con người cũng có thể được phân loại theo các loại đất. Có người cát và người mùn. Bạn nên biết các đặc điểm của từng loại người để có thể phát hiện và biết loại người nào nên sử dụng và loại nào nên tránh. Bạn không nên chọn tất cả mọi người vào đội ngũ của mình. Chọn sai loại người trong một phần đội ngũ của bạn có thể là khởi đầu cho sự kết thúc doanh nghiệp của mình.

Người Cát

Đất cát nhẹ, ấm, át-cít (acid) và ít chất dinh dưỡng. Thoát nước dễ dàng. Các chất dinh dưỡng dễ bị nước mưa cuốn trôi.[1]

1. <u>Nhẹ</u>: Về kết cấu của đất, đất nặng có tỷ lệ đất sét cao, trong khi đất nhẹ có nhiều cát hơn đất sét.[2] Đất nặng, mặc dù khó xới vì đất sét dính, nhưng lại phì nhiêu hơn đất nhẹ.[3]

Người cát không có khả năng sinh tồn. Họ có thể dễ dàng giết chết một tầm nhìn. Họ không đủ kiên nhẫn hoặc khả năng để gắn bó cho đến khi tầm nhìn của bạn bắt đầu có kết quả. Trong khi đất sét là biểu tượng của lòng trung thành, sự chung thủy, sự cống hiến và sự nghiệp của bạn. Người cát thiếu những phẩm chất này. Họ nhẹ nhàng; họ không có tố chất. Bản chất của việc xây dựng một đội ngũ là có những người có thể nâng cao và truyền bá tầm nhìn của bạn. Người cát không thể làm điều này. Họ không đóng góp gì cho sự phát triển tầm nhìn của bạn.

2. <u>Ấm và thoát nước dễ dàng</u>: Nước là sự sống. Nước cần thiết cho sự phát triển và nuôi dưỡng mọi sinh vật. Vì vậy, đất phải có khả năng giữ ẩm tốt. Độ ẩm trong đất cũng giúp làm giảm nhiệt độ của đất. Trừ khi bản chất của thực vật là phát triển mạnh ở nhiệt độ cao, nếu không, tất cả các loài cây sẽ chết nếu nhiệt độ của đất quá cao.

Ở đây, nước là một ẩn dụ cho niềm đam mê. Mọi doanh nghiệp đều cần sự đam mê để thành công. Niềm đam mê thúc đẩy bạn trở nên tốt hơn và không bao giờ bỏ cuộc. Nhưng người cát thiếu phẩm chất quan trọng này. Họ thiếu sự ham muốn. Họ dễ dàng đánh mất niềm đam mê và nhiệt huyết đối với tầm nhìn.

Bên cạnh niềm đam mê thì nước còn tượng trưng cho sự khích lệ, tiếng nói của lý trí. Việc điều hành một doanh nghiệp có thể quá tải, đặc biệt là trong giai đoạn mới bắt đầu doanh nghiệp. Đây là lý do tại sao cần có những người không làm tăng thêm sức nóng cho việc điều hành doanh nghiệp, những người sẽ khuyến khích bạn phấn đấu hơn nữa, những người sẽ xoa dịu bạn trong lúc khó khăn và những người sẽ là tiếng nói lý trí của mình trong những lúc bạn nghĩ rằng từ bỏ là lựa chọn tốt nhất và duy nhất. Người cát không phải là loại người này. Họ dễ dàng đánh mất niềm đam mê và không thể khuyến khích bạn duy trì tầm nhìn mà họ không tin tưởng. Người cát sẽ làm tăng thêm sức nóng cho việc điều hành doanh nghiệp của mình. Doanh nghiệp của bạn không thể phát triển với sự hiện diện của họ.

3. <u>Át-Cít</u>: Át-Cít là chất độc hại. Chúng ăn mòn bất cứ thứ gì nó tiếp xúc. Chúng làm còi cọc sự phát triển của cây lá. Người cát thường độc hại. Họ có những phẩm chất (ví dụ: thô lỗ, bất cẩn, tham lam) không lành mạnh cho một doanh nghiệp. Nhiều chủ doanh nghiệp đánh giá thấp giá trị của tư cách khi tuyển dụng nhân viên. Họ tập trung vào kỹ năng và kinh nghiệm nên gỡ bỏ nhân phẩm với lý lịch. Nhưng kỹ năng và kinh nghiệm không đủ để duy trì sự chiếu cố nhất quán.

Con người là loài có cảm xúc. Mọi người có cảm giác về giá trị. Không ai sẽ liên tục chiếu cố một doanh nghiệp mà họ không được tôn trọng hoặc nơi quyền lợi của họ bị chà đạp. Người cát có những đặc điểm và thái độ độc hại có thể khiến khách hàng của bạn bỏ đi. Vì vậy, bạn cần biết loại người mà bạn mang đến để trở thành một phần trong tầm nhìn của mình. Là chủ doanh nghiệp thì bạn có thể có tất cả các đặc điểm cần thiết để giữ khách hàng hài lòng, nhưng bạn không thể quan tâm đến mọi khách hàng trong mọi lúc. Vì lý do này, bạn cần những người phù hợp để tiếp cận khách hàng giống như mình. Và người cát không phải là cánh tay phải của công việc.

4. <u>Các chất dinh dưỡng dễ bị nước mưa cuốn trôi</u>: Nhớ lại rằng đất cát có lượng đất sét thấp, vì vậy chúng không thể cầm lại hoặc giữ độ ẩm và chất dinh dưỡng. Đất cát là loại đất rời và ít chất dinh dưỡng trong nó nên dễ bị cuốn đi bởi mưa.

Người cát thường thiếu khả năng phục hồi. Họ thiếu năng lực bền bỉ. Bạn có thể nghĩ rằng họ yêu thích và muốn trở thành một phần trong tầm nhìn của bạn, nhưng khi cơn mưa ập đến thì họ mất đi sự chính trực và lòng trung thành. Khi những cơn bão của thế giới kinh doanh ập đến (ví dụ: suy thoái kinh tế, chính sách bất lợi, lạm phát, cạnh tranh gay gắt) thì người cát sẽ được bộc lộ họ là ai - những người không có tố chất.

Chất dinh dưỡng cũng là một phép ẩn dụ cho các ý tưởng. Bạn chỉ có thể mở rộng tầm nhìn với tư cách là một doanh nhân thông qua các ý tưởng. Đội ngũ của bạn, ngoài việc là nhân viên hoặc nhà đầu tư, phải là người cố vấn cho bạn. Họ đã nhìn thấy và thấm nhuần tầm nhìn của bạn. Do đó, điều hợp lý là họ sẽ đưa ra những ý tưởng quan trọng có thể phát triển cho tầm nhìn. Người cát thiếu ý tưởng và trong trường hợp họ có ý tưởng thì ý tưởng này sẽ không chịu được thử thách của thời gian. Tại sao? Vì họ không nghĩ dài hạn.

Theo bản chất tự nhiên thì người cát thiếu kiên nhẫn và chỉ quan tâm đến lợi nhuận nhanh chóng. Như đã đề cập, họ thiếu khả năng phục hồi và khả năng trụ vững. Vì vậy, các đề xuất của họ cho công ty sẽ chỉ tập trung vào những gì có thể mang lại lợi nhuận nhanh chóng, nhỏ trong ngày hôm nay, chứ không phải những gì sẽ mang lại lợi nhuận lớn vào ngày mai, mặc dù chậm.

Nếu mắc sai lầm khi triển khai ý tưởng của họ thì bạn sẽ phát hiện ra rằng ý tưởng đó sẽ không thể chịu đựng được thử thách của thời gian. Nếu bạn không may mắn thì việc này có thể phá hủy tất cả những gì mình đã xây dựng.

Người Mùn

Đất mùn giàu chất dinh dưỡng. Nó có khả năng giữ nước cao do chứa một tỷ lệ đất sét đáng kể. Nó cũng có thể thoát nước dễ dàng. Nó rất dễ dàng để canh tác.[4] Vậy, người mùn là ai?

1. <u>Chúng chứa nhiều chất dinh dưỡng</u>: Người mùn là những người tháo vát. Họ là điểm nóng cho các ý tưởng. Họ hiểu và chấp nhận tầm nhìn của bạn. Họ có những ý tưởng để thúc đẩy và mở rộng tầm nhìn của bạn. Chỉ cần nói điều gì với họ và họ chạy theo nó như thể tầm nhìn là dự án cá nhân của họ. Họ chứa đất sét – họ trung thành và tận tâm. Họ có khả năng trụ vững. Họ nổi trôi theo vận mạng doanh nghiệp của bạn.

Hãy trồng tầm nhìn của bạn trong trái tim của họ và xem nó phát triển.

2. <u>Giữ nước</u>: Niềm đam mê của họ không bao giờ chết. Họ cam kết vì sự nghiệp của bạn. Tất cả những gì họ mong muốn là nhìn thấy tầm nhìn của bạn được mở rộng. Họ ở đó để giúp bạn bình tĩnh khi mọi việc trở nên khó khăn.

3. <u>Dễ dàng để canh tác</u>: Những người này hiểu rằng bạn đang giữ tay lái, vì vậy họ sẵn sàng đi theo hướng dẫn của bạn mọi lúc.

Họ đủ độc lập và thông minh để không cần quản thúc vi mô, nhưng đủ trung thành để đi theo định hướng của bạn. Một số người muốn tiếp quản công việc kinh doanh của bạn vì họ cảm thấy rằng họ không thể thiếu. Bạn sẽ gặp thử thách khi có những người như vậy trong đội ngũ của mình. Người mùn không nghĩ răng họ là không thể thiếu. Họ không đặt bạn vào vị trí khó xử trong tình huống sẽ phải lựa chọn giữa làm việc với họ hoặc để cứu doanh nghiệp của mình. Họ coi tầm nhìn của bạn như của họ và sẽ không làm bất cứ điều gì gây nguy hiểm cho sợi dây liên hệ đó.

Doanh nghiệp của bạn sẽ phát triển mạnh khi có sự hiện diện của những người mùn.

Bây giờ bạn đã biết những phẩm chất của người cát và người mùn, bước tiếp theo sẽ là biết cách phát hiện ra loại người này.

Việc phát hiện ra người cát hoặc người mùn có thể khá khó khăn vì cần nhiều thời gian để biết cá tính thực sự của một cá nhân được bộc lộ. Tuy nhiên, tôi tin rằng cách tốt nhất để biết tính cách hoặc giá trị của một người là lắng nghe những gì họ nói khi không bị ép buộc. Lắng nghe nhận xét của họ về các vấn đề xã hội, tài chính hoặc kinh doanh và sau đó bạn có thể nói lên cá tính của họ.

Trong chương tiếp theo, tôi sẽ trình bày các bước cần làm để xác định người cát hoặc người mùn trước khi được chọn vào đội ngũ của bạn.

Để mở rộng hoạt động kinh doanh thì bạn phải có khả năng gieo trồng tầm nhìn của mình vào lòng người khác. Đó là một bước quan trọng. Một khi bạn có thể làm điều này một cách hữu hiệu thì sẽ dễ dàng chuyển sang yếu tố quyết định tiếp theo – khí trời.

Khí Trời

Tôn Vũ viết: *Khí trời là đêm hay ngày, nóng hay lạnh và sự thay đổi của bốn mùa.*

Là một doanh nhân thì bạn phải sáng suốt về các mùa. Một doanh nghiệp được xây dựng để phát triển và người ta sẽ được thu lợi từ nó là những người hiểu rõ các mùa. Nhiều công ty bị coi là tầm thường vì không thể hiểu rõ các mùa hoặc việc điều chỉnh các hoạt động của mình theo các mùa.

Bốn Mùa Trong Kinh Doanh

Giống như trái đất có bốn mùa, làm ăn cũng có bốn mùa: xuân, hạ, thu, đông. Peter Brodie, một thành viên của hội đồng Forbes, mô tả bốn mùa như vầy: "Vào mùa xuân, bạn xây dựng kế hoạch kinh doanh, tạo ra các dịch vụ và sản phẩm mới cũng như thiết kế các tài liệu tiếp thị mới. Vào mùa hè, mọi thứ đều sôi động. Bạn bận rộn với việc hỗ trợ khách hàng hiện tại và tiếp tục quảng bá dịch vụ của mình để thu hút danh sách khách hàng mới sao cho ngày càng tăng. Vào mùa thu, nhịp độ làm việc chậm lại. Bạn vẫn có một danh sách khách hàng cốt lõi, nhưng các dịch vụ và tài liệu quảng cáo trở nên mệt mỏi và căng thẳng. Và sau đó, vào mùa đông thì cái lạnh ập đến, không có sự phát triển hoặc khách hàng mới trong tầm nhìn. Bạn phụ thuộc vào những gì mình cất giữ để chuẩn bị cho thời điểm ảm đạm này. "[5]

Những gì bạn làm ở mỗi mùa kinh doanh sẽ quyết định mức độ thành công của mình. Bốn mùa đều quan trọng và chúng đều có công dụng - kể cả mùa thu và mùa đông.

Là một doanh nhân mới thì mùa đầu tiên bạn bước vào là mùa xuân. Tại đây, bạn đang sôi sục với những ý tưởng và đam mê. Bạn lập kế hoạch, soạn thảo chiến lược và thực hiện các mục tiêu này. Bạn sáng tạo. Bạn gầy dựng. Bạn phát sinh. Nếu hoạch định đúng mùa xuân thì bạn sẽ có một mùa hè sôi động.

Vào mùa hè thì bạn xem mọi thứ đã trồng kết hoa trái. Bạn củng cố công việc của mình với nhiều thăng tiến hơn, nhiều đầu tư hơn và nhiều đổi mới hơn. Nhưng giai đoạn này không kéo dài mãi vì mùa thu đã đến gần.

Vào mùa thu thì dường như thành công đang giảm dần. Có vẻ như bạn đang bị buộc chặt vào một chỗ. Không có sự nhiệt tình từ khách hàng. Kinh doanh chậm lại. Các chỉ số không còn cao như trước đây. Và ngay khi bạn đang cố gắng vượt qua mùa thu thì trời bắt đầu có tuyết. Mùa đông đến.

Mùa đông đến với sự tạm dừng. Một cái lạnh buốt. Một giai đoạn chán nản. Không có khách hàng mới. Không có đổi mới. Không phát triển. Không tăng số lượng. Và bạn không thể làm gì với nó.

Bạn phải hiểu các mùa để không chuyển năng lượng của mình vào các hoạt động sai lầm. Mùa xuân không phải là thời gian để nghỉ ngơi; đây là một thời kỳ để gieo trồng. Một mùa để thực hiện. Một mùa để hành động. Đó là mùa mà bạn tạo ra những kết nối phù hợp. Đây là mùa thu hút mọi người vào đội ngũ. Sáng tạo và thử nghiệm các sản phẩm mới. Cải thiện dịch vụ khách hàng. Đây không phải là thời gian để thư giãn. Thông thường thì mùa xuân thật thú vị - bạn đã kiệt sức vì tất cả công việc nhưng lại hồi hộp với những gì mình đang xây dựng.

Kết quả làm việc chăm chỉ của bạn trong mùa xuân sẽ được tiết lộ vào mùa hè. Xin lưu ý bạn, không phải mọi hạt giống được gieo đều sẽ nảy mầm và kết trái. Đây là lý do tại sao mùa hè là quan trọng. Đó là thời gian để đánh giá bản thân. Bạn đã làm gì đúng? Bạn đã làm gì sai? Làm thế nào để bạn cải thiện và mở rộng quy mô những gì mình đã làm đúng? Bạn sẽ sử dụng cách tiếp cận nào để sửa lỗi của mình? Mùa hè không chỉ là thời gian để tận hưởng những bong bóng thành công mà còn là thời gian để suy ngẫm về cách củng cố thành công này. Người ta dễ bị cuốn theo sự ấm áp của mùa hè mà không để ý khi mùa thu bắt đầu len lỏi.

Với thời tiết thông thường thì mùa thu đánh dấu sự chuyển giao từ mùa hè sang mùa đông. Thiên nhiên biết rằng sẽ quá đột ngột khi chuyển đổi giữa hai nhiệt độ cực đoan mà không có dấu hiệu báo trước, vì vậy mùa thu là mùa chuẩn bị cho chúng ta vào mùa đông. Tương tự như vậy, kinh doanh của mùa thu là để chuẩn bị cho bạn những gì phía trước của mùa đông. Một khi sự sụt giảm bắt đầu xảy ra, một khi bạn không còn nhìn thấy bong bóng nữa thì điều này có nghĩa là đã đến lúc mình cần chuẩn bị tinh thần và tài chính cho mùa đông. Đừng cho phép bản thân bị phát hiện là không biết về điều này.

Mùa đông có thể là một giai đoạn lạnh buốc và trầm cảm, nhưng đó là một thời gian để đánh giá. Đừng đánh mất tầm nhìn của mình bởi vì bạn cảm thấy mọi thứ không như mong muốn. Mùa đông là thời gian để động não và nghĩ ra những ý tưởng mới. Đây cũng là thời gian để thư giãn với đội ngũ của mình và đánh giá bước tiếp theo cần thực hiện. Những ý tưởng nảy sinh trong mùa đông là những ý tưởng mà bạn sẽ thực hiện trong mùa xuân.

Mỗi mùa đều quan trọng. Và trong thế giới kinh doanh thì mùa đông của một doanh nhân này có thể là mùa hè của một doanh nhân khác. Peter Brodie đã nói rất đúng khi ông chỉ ra rằng không có kẻ thắng hay người thua trong thế giới kinh doanh; chỉ có những mùa để tận hưởng.[6] Thế giới kinh doanh là sự hỗ tương tác dụng của các mùa riêng lẻ. Khoảng thời gian mà bạn đang chiến thắng và ghi thành công vang dội thì đôi khi đây cũng là thời kỳ doanh nhân khác đang bị thua lỗ liên tục. Không có cách nào diệt trừ thu đông và chỉ để lại xuân hạ. Brodie nói rằng "hầu hết các chuyên gia dịch vụ muốn làm cho những ngày ấm áp, bận rộn của mùa hè kéo dài mãi mãi. Nhưng quá nhiều nắng và nhiệt - làm việc quá nhiều - sẽ làm khô mọi thứ và tạo ra các vết nứt. Cả bạn và doanh nghiệp của mình đều cần những khoảng thời gian nghỉ ngơi. Bạn phải nhường chỗ cho mùa thu để phục hồi sau cơn điên cuồng của mùa hè ".

Những mùa này không có độ dài xác định. Nhưng là một doanh nhân thì mục tiêu của bạn là có mùa hè dài hơn và mùa đông ngắn hơn. "Thời hạn được xác định bởi chất lượng công việc mà bạn đầu tư vào doanh nghiệp trong suốt mùa xuân. Nếu dành thời gian để gieo trồng và nhân giống những hạt giống khỏe mạnh thì bạn sẽ có mùa hè dài và mùa đông ngắn ngủi ".[7]

Xu Hướng

Một khía cạnh khác của khí trời mà bạn phải phân biệt với tư cách là một doanh nhân là xu hướng. Đôi khi các mùa kinh doanh của bạn được xác định bởi xu hướng chung của thị trường. Giống như doanh nghiệp của bạn nhất định phát triển thì thị trường hoặc ngành cũng nhất định phát triển. Tôi phân loại các xu hướng kinh doanh thành năm loại: xu hướng tăng, xu hướng giảm, xu hướng ngang, xu hướng mốt và xu hướng gián đoạn. Mỗi thị trường hoặc ngành phản ánh một hoặc nhiều xu hướng này theo thời gian.

Xu Hướng Tăng

Đây là thời kỳ trên thị trường hoặc ngành mà giá trị của sản phẩm luôn tăng do nhu cầu cao về sản phẩm. Trong thời kỳ này thì các nhà cung cấp tạo ra doanh thu rất lớn. Xu hướng tăng trùng với mùa hè của nhiều doanh nhân.

Ví dụ, ngành giáo dục trực tuyến đã trải qua một thời kỳ bùng nổ trong thời kỳ nóng của đại dịch Vũ Hán ở Trung Quốc. Cơn đại dịch này gây nên sự chấp nhận lớn của giáo dục trực tuyến trong thời gian bị khóa cửa. Nhiều trường học và cá nhân đã phải áp dụng hoàn toàn việc học trực tuyến để theo kịp chương trình giảng dạy của họ. Ví dụ, khi nhà cầm quyền Trung Cộng hướng dẫn 250 triệu sinh viên toàn thời gian tiếp tục việc học thông qua cách học trực tuyến thì điều đó đã dẫn đến cái gọi là "phong trào trực tuyến" lớn nhất trong lịch sử giáo dục trực tuyến với khoảng 730.000 (tức là 81% từ mẫu giáo đến lớp 12) học sinh đã tham gia các lớp học trực tuyến thông qua trường học trực tuyến Tencent mẫu giáo-12 ở Vũ Hán.[8]

Diễn Đàn Kinh Tế Thế Giới (The World Economic Forum) tuyên bố rằng ngay cả trước khi xảy ra đại dịch cô-rô-na (coronavirus) thì giáo dục trực tuyến đã được áp dụng rộng rãi trên toàn thế giới. Đầu tư vào edtech toàn cầu đạt 18,66 tỷ đô la Mỹ vào năm 2019 và thị trường tổng thể cho giáo dục trực tuyến được dự báo sẽ đạt 350 tỷ đô la Mỹ vào năm 2025.[9]

Với những báo cáo như thế này thì các doanh nhân trong ngành có thể định vị chính xác để có một thị phần đáng kể trước khi xu hướng tăng dừng lại. Các ngành công nghiệp khác có xu hướng tăng do đại dịch cô-rô-na bao gồm lối sống lành mạnh, bền vững và sức khỏe, dịch vụ giao hàng hậu cần, việc làm cách ly và các ngành giải trí.[10]

Xu Hướng Giảm

Như bạn đã biết, điều này ngược lại với xu hướng tăng. Trong xu hướng giảm thì ngành công nghiệp bị sụt giảm giá trị ổn định. Do một số yếu tố chính trị hoặc kinh tế thì sự quan tâm của mọi người đối với một ngành có thể giảm dần. Xu hướng giảm trùng với mùa đông của nhiều doanh nhân.

Một ví dụ về ngành đã trải qua xu hướng giảm là ngành hàng không toàn cầu. Mặc dù ngành công nghiệp này chứng kiến sự gia tăng về lưu lượng hành khách và hàng hóa, nhưng nó đã liên tục giảm do giá nhiên liệu biến động và sự cạnh tranh trong 5 năm qua. Từ năm 2019 đến năm 2020, nó có mức tăng trưởng doanh thu âm -12,8%. Sự suy giảm này càng trở nên tồi tệ hơn với đại dịch cô-rô-na.[11] Richard Branson của hãng hàng không Virgin Atlantic đã phải nộp đơn xin bảo hộ phá sản 4 tháng sau khi ông lên nắm quyền điều hành, nợ 6,8 tỷ đô la Mỹ với hơn 12.000 chủ nợ.[12]

Xu hướng giảm không phải lúc nào cũng dẫn đến sự sụp đổ hoàn toàn của một ngành. Nó thường là một sự chậm lại tạm thời - một bước lùi - để ngành đó có thể tự phục hồi. Một số doanh nhân và nhà đầu tư coi xu hướng giảm là cơ hội hoàn hảo để đầu tư nhiều hơn. Ví dụ, khi nhiều nhà đầu tư cố gắng bảo vệ các khoản đầu tư của họ vì đại dịch (tôi viết về đại dịch vì nó đang sẽ là yếu tố quan trọng nhất ảnh hưởng đến mọi ngành công nghiệp trên toàn cầu), nhà đầu tư chứng khoán Oracle of Omaha, Warren Buffett đã đầu tư 6 tỷ đô la Mỹ vào năm công ty thương mại lớn nhất Nhật Bản.[13]

Xu Hướng Ngang

Đây là một thuật ngữ phổ biến trong các ngành tài chính như thị trường chứng khoán, ngoại hối và tiền điện tử (cryptocurrency). Nhưng nó có thể áp dụng cho các ngành hoặc lĩnh vực khác. Trong xu hướng ngang thì thị trường không tăng hoặc giảm. Cung ứng và nhu cầu về các sản phẩm trong ngành bằng nhau. Xu hướng ngang trước xu hướng tăng hoặc xu hướng giảm. Nó còn được gọi là hợp nhất bởi các nhà đầu tư giữ tài sản của họ vì không biết hướng thị trường sẽ diễn biến ra sao.[14]

Đủ nói rằng xu hướng ngang trước xu hướng tăng là trùng với mùa xuân của doanh nhân, trong khi xu hướng ngang trước xu hướng giảm là trùng với mùa thu.

Xu Hướng Mốt

Chúng ta có thể mô tả mốt như một xu hướng tồn tại trong thời gian ngắn. Mốt làm mưa làm gió trên thị trường hoặc ngành nghề, tạo ra tiếng vang và biến mất nhanh chóng sau khi xuất hiện. Hầu hết các lần thì mốt không xác thật. Ví dụ, giữa năm 2016 và 2017 thì ngành công nghiệp tiền điện tử gặp khó khăn với loại tiền giả có tên là OneCoin. Nó được mệnh danh là "Kẻ giết Bitcoin". Ruja Ignatova, người phụ nữ đứng sau dự án, tự gọi mình là nữ hoàng crypto và thuyết phục mọi người đầu tư vào dự án tiền điện tử của cô ấy sẽ sánh ngang với Bitcoin. Nhưng đó chỉ là một kế hoạch lừa đảo. Cái gọi là tài sản điện tử không có trên chuỗi thị trường - công nghệ hỗ trợ tài sản tiền điện tử. Tiến sĩ Ignatova đã kiếm được 4 tỷ đô la khi bán loại tiền điện tử giả này cho thế giới và sau đó biến mất không dấu vết.[15] Và mốt kết thúc.

Ở những thời điểm khác thì mốt có thể là xác thật nhưng lại thiếu sự bền bỉ để tồn tại và cạnh tranh lâu dài trên thị trường. Một ví dụ về mốt xác thật là Pokemon Go - một ứng dụng trò chơi đã tạo nên làn sóng vào năm 2016. Mặc dù có thông tin cho rằng ứng dụng trò chơi đã có một năm kỷ lục vào năm 2019, kiếm được khoảng 900 triệu đô la thông qua mua hàng trong ứng dụng,[16] tiếng vang năm 2016 của nó đã biến mất.

Rất khó để đoán được đâu là mốt thật và đâu là mốt giả. Một số sản phẩm đã được xếp vào hàng mốt và cuối cùng chúng trở thành sản phẩm chủ lực. Một ví dụ là Twitter. Từ năm 2009 đến năm 2010, nhiều người đã đặt câu hỏi liệu ứng dụng tiểu blog (microblogging) có tồn tại lâu dài không hay nó là một mốt khác.[17,18] Vào năm 2013, một blogger thậm chí còn mô tả ứng dụng này như một lực lượng mạng - "một thế lực. . . cho 140 ký tự (con chữ dùng để in) tầm thường vô nghĩa."[19] Nhưng những ký tự đó vẫn có thể được sử dụng để mô tả ứng dụng có vốn hóa thị trường hiện tại là hơn 37 tỷ đô la?

Sự đổi mới vĩ đại nhất từng được loài người biết đến cũng được xếp vào hàng mốt. Năm 1995, Clifford Stoll, một tác giả công nghệ và là nhà báo chuyên mục của Newsweek tuyên bố rằng mạng sẽ không bao giờ hoạt động và sẽ chết sau năm 1996.[20] Tôi không cần phải viết về kết quả của dự đoán đó. Mạng không bao giờ là mốt; đó là một xu hướng gián đoạn.

Xu Hướng Gián Đoạn

Từ điển Merriam-Webster định nghĩa gián đoạn là sự tan vỡ hoặc gián đoạn trong quá trình bình thường hoặc tiếp tục của một số hoạt động, quy trình, v.v..[21] Do đó, sự gián đoạn không chỉ là một xu hướng hoặc mốt; đó là một cách sống mới.

Trong bài bình luận sâu sắc của mình trên Forbes, Caroline Howard đã nói rằng sự gián đoạn ở cấp bứng rễ và thay đổi cách chúng ta suy nghĩ, cư xử, kinh doanh, học hỏi và làm việc hàng ngày. Trích dẫn Clayton Christensen, giáo sư Trường Kinh Doanh Harvard, Howard giải thích rằng sự gián đoạn "thay thế thị trường, ngành hoặc công nghệ hiện có và tạo ra thứ gì đó mới, hiệu quả hơn và đáng giá hơn. Nó đồng thời mang tính hủy diệt và sáng tạo."[22]

Mọi sự gián đoạn đều bắt đầu như một xu hướng mới và đôi khi, chúng bị gắn mác là mốt nhất thời. Trước đó, chúng ta đã thấy cách dự đoán rằng mạng sẽ không tồn tại, nhưng hơn hai thập kỷ sau thì nó đã trở thành điểm tựa cho mọi hoạt động của chúng ta. Mạng đã gián đoạn và thay thế các phương pháp làm việc hữu hiệu bằng điện tử. Một số người đã bỏ lỡ những cơ hội tài chính khổng lồ vì họ không thể phát hiện và tận dụng những sự gián đoạn. Vào năm 2010, một thanh niên đã cố gắng bán đấu giá 10.000 bitcoin với giá 50 đô la. Không ai biết liệu anh ta có thành công hay không hay liệu anh ta có suy nghĩ lại và giữ lại tài sản điện tử số hay không. Nếu chúng ta giả định rằng anh ấy đã bán hết số bitcoin của mình thì điều đó có nghĩa là anh ấy đã đấu giá cơ hội trở nên giàu có hơn khoảng 180 triệu đô la trong 10 năm sau đó. Ngành công nghiệp chuỗi dây xích và tiền điện tử đang phá vỡ và cách mạng hóa các hệ thống tài chính toàn cầu như chúng ta biết. Với tiền điện tử thì giờ đây mọi người có thể thực sự có tiền như một kho lưu trữ giá trị. Mặc dù ngành này đã tồn tại được 10-11 năm, nhưng nó vẫn là một ngành mới chớm nở khi so sánh với thị trường chứng khoán và Forex. Sở giao dịch chứng khoán New York (NYSE) có vốn hóa thị trường là 25 nghìn tỷ đô la vào tháng 4 năm 2020.[23] Forex có vốn hóa thị trường khoảng 5,1 nghìn tỷ đô la.[24] Tuy nhiên, thị trường tiền điện tử chỉ đạt hơn 758 tỷ đô la một chút vào năm 2020.[25] Các doanh nhân và nhà đầu tư thông minh đang đi trên chuyến tàu đột phá này trước khi nó trở nên bão hòa trong tương lai gần nhất.

Jeff Bezos là một người nhận ra sự gián đoạn và tận dụng nó. Anh ta quyết định quản lý lưới mạng (web) sau khi đọc, vào năm 1994, rằng lưới mạng đã tăng 2300 phần trăm trong một năm. Anh ta liền lập danh sách với 20 sản phẩm mà mình có thể bán trực tuyến và quyết định mua sách. Thông tin trên mạng khi đó chưa bằng 1% lượng thông tin phong phú như hiện nay. Tuy nhiên, Bezos tin tưởng vào tương lai của mạng. Anh đã rời công ty quỹ đầu cơ D. E. Shaw, nơi anh đã lên chức phó chủ tịch để thành lập công ty của mình: Amazon.[26] Niềm tin duy nhất vào mạng - một sự gián đoạn - đã khiến Jeff Bezos trở thành người giàu nhất thế giới hiện nay.

Khả năng với tư cách là một doanh nhân trong việc nhận ra và hiểu khí trời (các mùa và xu hướng) mà bạn đang ở có thể xác định mức độ điều hướng địa hình của mình. Nó giống như một cuộc hành trình vật lý. Con đường có thể gồ ghề hoặc bầu trời có thể có mây gập ghềnh, nhưng cuộc hành trình càng trở nên khó khăn và nguy hiểm hơn nếu khí trời không thuận lợi.

Địa Hình

Về mặt địa lý thì địa hình liên quan đến diện tích đất và các đặc điểm tự nhiên của nó. Nayturr.com định nghĩa địa hình là bề mặt ngang và dọc của trái đất. Bằng cách xác định các dạng địa hình khác nhau thì chúng ta có thể xác định được môi trường sống thích hợp nhất cho loài người. Trang mạng liệt kê 14 loại địa hình, cụ thể là: hẻm núi, sa mạc, rừng, đá băng, đồi, đầm lầy, núi, ốc đảo, đại dương, đồng trống, sông, đầm lầy, thảo nguyên và thung lũng.[27]

Giống như xác định địa hình có thể giúp chúng ta xác định môi trường sống phù hợp cho loài người thì xác định địa hình kinh doanh có thể giúp bạn xác định được vị trí và cách quảng bá cho doanh nghiệp của mình. Trong cuốn sách này, tôi sẽ sử dụng một số địa hình địa lý làm các câu chuyện ngụ ngôn cho các địa hình kinh doanh. Vì vậy, có ba loại địa hình trong kinh doanh: hẻm núi/thung lũng, sa mạc/ốc đảo và rừng.

Rừng

Rừng là một vùng đất hoàn toàn được bao phủ bởi thảm thực vật — cỏ và cây. Cây rừng là cây lâu năm, tồn tại lâu năm. Những cây mới sẽ phải trải qua quá trình phát triển cao như những cây cổ thụ. Và để làm được điều này thì những cây mới cần phải cạnh tranh tài nguyên với những cây cổ thụ lâu năm. Chúng cần kiên cường để tồn tại và phát triển như nó vốn có.

Điều này có ý nghĩa gì trong kinh doanh?

Trong kinh doanh thì rừng là địa hình phổ biến nhất. Đây là một địa hình nơi có nhiều doanh nghiệp, một địa hình cạnh tranh gay gắt. Một doanh nhân ở địa hình này sẽ phải cố gắng rất nhiều để có thể đứng cao trên những cây khác hoặc ít nhất là ngang hàng với chúng. Ngoại trừ việc kinh doanh của bạn có một khía cạnh sáng tạo thì việc ở trong địa hình này là không có lợi vì nó thường bị tan biến.

Sa mạc/Ốc đảo

Sa mạc là một vùng đất rộng lớn, thường nóng và khô, có ít hoặc không có thảm thực vật do các yếu tố như thiếu nước, đất xấu hoặc nhiễm độc muối. Thông thường thì không có nguồn nước trong sa mạc. Tuy nhiên, có những trường hợp có một khu vực biệt lập trong sa mạc được bao quanh bởi nguồn nước như suối, ao hoặc hồ nhỏ. Một khu vực như vậy được gọi là ốc đảo.

Doanh nghiệp của bạn có thể là một ốc đảo trên sa mạc. Bạn có thể dấn thân vào những lĩnh vực mà người khác thấy là khô khan và không thuận lợi. Sa mạc/ốc đảo thường là địa hình khắc nghiệt nhất, nhưng lợi nhuận rất lớn nếu cuối cùng được đền đáp. Đây là câu chuyện về Tesla và SpaceX của Elon Musk, đặc biệt là câu chuyện SpaceX. Rất nhiều người cho rằng thật nực cười khi mạo hiểm vào hỏa tiễn. Đối với họ thì hỏa tiễn là vật được bảo tồn độc quyền của các tổ chức chính phủ khổng lồ.[28] Tuy nhiên, chính tại nơi được cho là sa mạc này thì Musk quyết định biến nó trở thành một ốc đảo. Ngày nay, trong thời điểm viết sách này, anh ta là người giàu thứ hai trên thế giới.

Trở thành ốc đảo giữa sa mạc đòi hỏi bạn phải chấp nhận rủi ro có tính toán. Nó yêu cầu bạn chơi ở một sân chơi mà những người khác chưa từng chơi trước đây. Vì vậy, bạn cần phải tính toán chi phí trước khi mạo hiểm kinh doanh. Ý tưởng của Elon Musk gần như sụp đổ. SpaceX đã có ba lần phóng thất bại. Nếu lần phóng thứ tư không thành công thì đó sẽ là điều dành cho công ty. Tuy nhiên, Musk tin tưởng vào ý tưởng của mình và đang tài trợ cho nó từ tiền cá nhân của mình. Có thời điểm, anh ta phải bán chiếc xe của mình.[29]

Nếu tin vào tính hợp lệ vào tầm nhìn của mình thì bạn có thể đặt mục tiêu trở thành ốc đảo giữa sa mạc.

<u>Hẻm Núi/Thung Lũng</u>

Hẻm núi là một đường xoi vụm lớn trong lòng đất được tìm thấy giữa các bờ giốc hoặc vách đá *do xói mòn từ sông hoặc các điều kiện thời tiết khác.* Hẻm núi tương tự như một thung lũng - một khu vực thấp giữa các ngọn núi hoặc đồi có sông chảy qua. Theo định nghĩa địa lý thì các hẻm núi được hình thành do xói mòn. Điều này có nghĩa là chúng không tồn tại cho đến nay mà được tạo ra theo thời gian do các điều kiện khí quyển.

Điều này có ý nghĩa gì đối với một doanh nhân?

Một số doanh nghiệp hoặc ngành công nghiệp mọc lên hoặc mở rộng do sự thay đổi mạnh mẽ của môi trường kinh tế. Ví dụ, sau vụ 9/11, các chuyên gia và nhà nghiên cứu bắt đầu điều tra các phương pháp cải tiến công nghệ giám sát. Các công nghệ được xem xét bao gồm máy bay điều khiển trực tuyến, màn hình sinh học, giám sát video trực tuyến, súng hạng nhẹ, áo giáp siêu mỏng linh hoạt và thiết bị phá sóng tên lửa.[30]

Một ví dụ khác là sự bùng nổ của một số ngành công nghiệp do đại dịch cô-rô-na. Các ngành y tế trực tuyến, dược phẩm, giáo dục trực tuyến, thương mại điện tử, thanh toán trực tuyến và giao hàng đều ghi nhận sự tăng trưởng mạnh mẽ do đại dịch. Giống như xói mòn hoặc điều kiện thời tiết bất lợi tạo ra hẻm núi thì đại dịch tạo ra hẻm núi cho các doanh nghiệp.

Điều này cho chúng ta biết rằng các doanh nhân nên luôn tìm kiếm những mặt tích cực trong các nghịch cảnh. Điều này là một chỉ báo của thương số nghịch cảnh cao. Trong nghịch cảnh có rất nhiều cơ hội để kinh doanh. Những nghịch cảnh thường bộc lộ những vấn đề mới; những vấn đề này sẽ yêu cầu giải pháp. Và đó là nơi bạn đến với tư cách là một doanh nhân. Hãy tự hỏi bản thân: Làm thế nào tôi có thể cung cấp được giá trị giữa những thách thức này? Tôi có thể cung cấp bằng giải pháp nào? Làm thế nào tôi có thể là một hẻm núi?

Đại Tướng

Như đã đề cập trước đó, bạn là vua, bạn là người lãnh đạo. Bạn là thỏi nam châm thu hút mọi người đối diện với tầm nhìn của mình. Bạn là người chỉ huy. Đại tướng. Và do đó, bạn phải có nhiều phẩm chất. Bạn phải có chiến lược, đáng tin cậy, tử tế, can đảm và nghiêm khắc/cương nghị. Đội ngũ của bạn cũng nên sở hữu những phẩm chất này, nhưng họ chỉ có thể làm như vậy nếu bạn chỉ đường cho họ. Khi doanh nghiệp mở rộng thì bạn sẽ có các trưởng đội ngũ để giám sát các khía cạnh khác nhau của công ty. Họ chỉ có thể thực hiện chức năng lãnh đạo của mình nếu họ nhìn thấy và hành động như một vị tướng. Nhưng trước hết thì họ phải học và noi gương vị tổng tư lệnh: bạn.

Có Chiến Lược

Các doanh nhân phải hiểu khí trời và địa hình mới có thể đưa ra chiến lược. Không một vị tướng nào ra trận mà không có một kế hoạch tác chiến, một chiến lược. Ra trận mà không có chiến lược là tự sát. Mặc dù có những điều bạn vẫn phải học hỏi qua kinh nghiệm, nhưng một doanh nghiệp không có kế hoạch rõ ràng sẽ thất bại. Không có phỏng đoán trong kinh doanh. Mọi hành động được thực hiện phải là sản phẩm của suy nghĩ có mục đích và một kế hoạch được lập thành văn bản.

Các thành viên trong đội ngũ nên biết chiến lược của bạn và vai trò của họ. Chia tầm nhìn của bạn thành các mục tiêu ngắn hạn, trung hạn và dài hạn. Việc tích lũy và đạt được những mục tiêu này sẽ dẫn đến thành công chung cho tầm nhìn của bạn.

Có chiến lược phù hợp cho bạn không thể là điều sai lầm với một chiến lược.

Đáng Tin Cậy

Một yếu tố hạn chế các thương hiệu mới cạnh tranh thuận lợi với các thương hiệu đã có tên tuổi là lòng tin. Trong những năm qua, các thương hiệu lớn đã tạo ra giá trị và khiến khách hàng tin tưởng rằng họ sẽ luôn cung cấp. Vì lý do này, điện thoại Samsung hoặc iPhone hoặc PlayStation 5 mới có thể được bán hết trong vòng vài giờ đến vài ngày kể từ ngày phát hành. Mọi người đã sẵn sàng trở thành một trong những người mua đầu tiên vì họ có lòng tin khi công ty tung ra sản phẩm mới.

Trước khi mọi người có thể tin tưởng vào sản phẩm thì trước tiên bạn cần phải được sự tin cậy của khách hàng. Nhiều doanh nghiệp không tồn tại vì được bắt đầu và duy trì bằng cách cắt giảm. Họ cung cấp những sản phẩm kém chất lượng và luôn khẳng định rằng sản phẩm của họ là tốt nhất. Khách hàng mua sản phẩm, sử dụng và phát hiện ra rằng họ đã bị lừa. Vì ít ai có cơ hội thứ hai để tạo ấn tượng đầu tiên cho nên doanh nghiệp bắt đầu chết.

Niềm tin là một thuộc tính quan trọng cần thiết cho sự thành công của một doanh nghiệp. Neil Patel tuyên bố rằng lòng tin là nền tảng của các mối quan hệ kinh doanh bền chặt và các doanh nhân có mức độ tin cậy cao sẽ thành công hơn trong việc giữ chân nhân viên.[31] (Điều này một cách cơ bản nghĩa là có một đội ngũ phù hợp đáng tin cậy). Patel nói thêm rằng để xây dựng lòng tin thì trước tiên một doanh nhân phải coi đó là ưu tiên.

Tử Tế

Sản phẩm hoặc dịch vụ của bạn không được cung cấp cho máy móc mà cho con người. Vì vậy, bạn phải tử tế khi đối xử với mọi người — cả nhân viên lẫn khách hàng. Nhiều doanh nhân quá tập trung vào công việc kinh doanh đến mức đánh mất mọi cảm giác đồng cảm và tử tế. Ngôn ngữ duy nhất mà họ hiểu là tiền. Đây là một cách tiếp cận sai lầm trong kinh doanh. Đó là một trong những nhược điểm nguy hiểm có thể phá hủy một doanh nghiệp. Chúng ta sẽ thấy điều này sau.

Đừng đánh mất nhân tính của mình vì bạn là một doanh nhân. Điều hành một doanh nghiệp thực sự có thể khó khăn, nhưng bạn không được bỏ lỡ cơ hội rèn luyện và duy trì các mối quan hệ giữa con người với nhau. Nhận ra giá trị của con người và đảm bảo rằng bạn không làm giảm giá trị của họ.

Điều quan trọng cần lưu ý là tử tế không có nghĩa là biến doanh nghiệp của mình thành một tổ chức từ thiện. Làm hài lòng với tất cả mọi người là một nhược điểm nguy hiểm khác của doanh nghiệp. Bạn phải duy trì hình ảnh và giá trị doanh nghiệp mà không làm mất đi những phẩm chất làm nên con người của mình. Sử dụng toàn bộ quyết định của bạn để cân bằng.

Can Đảm

Khi bắt đầu kinh doanh thì bạn đã thể hiện lòng dũng cảm vô cùng. Đừng bao giờ đánh mất dũng khí này. Thế giới kinh doanh là một ổ sư tử đói sẵn sàng nuốt chứng mình ngay khi bạn bước chân vào đó. Con người cần phải can đảm để có thể vượt qua thử thách và trở nên mạnh mẽ. Nếu không có can đảm thì bạn sẽ không thể áp dụng các chiến lược mà mình đã vạch ra. Sự thiếu can đảm là một hội chứng có thể làm tê liệt một doanh nghiệp. Bốn dấu hiệu đi kèm với sự thiếu can đảm: nghi ngờ, sợ hãi, chán nản và bỏ cuộc. Những dấu hiệu này theo một thứ tự và leo thang như những câu hỏi. Một khi bạn không nắm bắt chúng từ sớm thì quá trình chuyển đổi từ nghi ngờ sang bỏ cuộc sẽ nhanh chóng.

- Nghi ngờ: Tôi có chắc chiến lược này sẽ hiệu quả không?

- Sợ hãi: Tôi có chắc sẽ không có gì sai nếu tôi áp dụng chiến lược này không?

- Chán nản: Tôi có chắc mình có thể cạnh tranh với những người chơi hàng đầu trong ngành không?

- Bỏ cuộc: Tôi có chắc đây là điều tôi nên làm không?

Là một doanh nhân thì thỉnh thoảng những câu hỏi này sẽ xuất hiện trong đầu, nhưng "không" không nên là câu trả lời của bạn. Luôn nói, "có". Hãy tích cực. Hãy để sự tích cực tiếp thêm can đảm cho bạn. Hãy để nó nhắc nhở bạn lý do tại sao mình đang có mặt trong cuộc hành trình ngay từ đầu. Hãy để nó nhắc nhở mình rằng bạn có thể giành chiến thắng.

Nghiêm Khắc/Cương Nghị

Tôn Vũ yêu cầu tướng phải nghiêm khắc, nhưng tôi nghĩ nên dùng từ "cương nghị" tốt hơn. Nghiêm khắc là một khúc gỗ - cứng nhắc, không thuyết phục, không sẵn sàng thích ứng với sự thay đổi và mất liên lạc với cảm xúc của mình. Mặt khác, cương nghị là kim loại - mạnh mẽ, ổn định, kiên quyết và dễ uốn nắng hay kéo dài ra được.

Là một doanh nhân thì phải cương nghị, nếu không bạn sẽ tự cho mình cái phép thừa nhận. Đội ngũ và khách hàng nên biết và hiểu vị trí của bạn với tư cách là ông/bà chủ, người quản lý tầm nhìn. Hãy cho họ biết rằng bạn sẵn sàng đón nhận những ý tưởng miễn là những ý tưởng này phù hợp với văn hóa và tầm nhìn của công ty. Đừng bao giờ đánh mất nhân tính của bạn, nhưng hãy vạch ra ranh giới giữa kinh doanh và niềm vui.

Đây là một trong những thách thức mà những người làm việc trực tuyến phải đối mặt. Những người này thường cảm thấy rằng làm việc trực tuyến có nghĩa là ăn bánh miễn phí của bạn. Nghĩa là, họ được trả lương hàng tháng cho một công việc trong khi họ sống như đang đi nghỉ mát. Một doanh nhân đối mặt với thách thức như vậy nên kiên quyết và cho người lao động biết rằng công việc *luôn* phải được duy trì.

Mọi người rất có thể coi thường mệnh lệnh của người lãnh đạo không cương nghị trong việc điều hành một tổ chức. Cương nghị là một cách thực sự để đạt được sự tôn trọng. Cho mọi người biết rằng bạn tôn trọng và đánh giá cao giá trị con người của họ nhưng không sẵn sàng hy sinh sự thành công của công ty trên bàn thờ do sự lỏng lẻo của họ.

Binh Luật

Tôn Vũ viết rằng binh luật đề cập đến việc tổ chức và quản lý binh sĩ cũng như công việc chi tiêu quân sự.

Tổ chức và quản lý là nhiệm vụ chính của một doanh nhân. Đây là lý do tại sao nhiều doanh nghiệp có chức danh "tổng giám đốc" hoặc "Giám đốc điều hành". Mặc dù công ty có các chuyên gia khác nhau để xử lý các khía cạnh kỹ thuật và tài chính, nhưng chủ nhân vẫn phải giám sát, tổ chức và quản lý họ.

Bạn không cần phải là chuyên gia kỹ thuật hay chuyên gia tài chính trước khi có thể giám sát các khía cạnh tài chính của công ty mình. Brian Chesky, người đồng sáng lập và tổng giám đốc của Airbnb, giám sát một công ty công nghệ, nhưng ông ta không có kiến thức nền tảng về công nghệ này. Ông đã sáng lập Airbnb bằng cách thuê những người có thể xử lý các khía cạnh công nghệ của công ty.

Không phải chuyên gia công nghệ không có nghĩa là ông ấy sẽ nhường quyền kiểm soát tổ chức và quản lý của công ty cho các chuyên gia công nghệ. Miễn là vấn đề của Airbnb, Brian Chesky (cùng với hai người đồng sáng lập khác) là bộ não đằng sau thành công của nó. Ông có tầm nhìn xa, biết mình muốn gì và tìm được những người có thể mang tầm nhìn đó vào cuộc sống. Ngay cả khi từ chức vụ tổng giám đốc thì tổng giám đốc mới cũng sẽ điều hành công ty theo khuôn mẫu mà Brian đã đưa ra.

Doanh nhân có nhiệm vụ giám sát mọi khía cạnh của công ty, cho dù họ có am hiểu về lĩnh vực đó hay không. Đây là lý do tại sao Tôn Vũ nói rằng trong binh luật, một vị tướng không chỉ quản lý binh sĩ, mà còn cả chi tiêu của quân đội. Tướng là người của chiến tranh và chiến lược và ông ta cũng có nhiệm vụ quản lý tài chính quân sự. Điều này không có nghĩa là ông ta sẽ đảm nhận công việc kế toán, nó chỉ có nghĩa là ông ấy có đặc quyền nêu rõ cách thức các khoản tiền sẽ được phân bổ.

Điều này cũng tương tự đối với doanh nhân. Xem bạn là một huấn luyện viên bóng đá. Không phải tất cả huấn luyện viên bóng đá đều biết chơi bóng đá. Sở trường của họ là quản lý đội bóng và chiến thuật. Bạn cũng giống như họ. Vì vậy, thành lập đội ngũ. Thuê kế toán, chuyên gia kỹ thuật, nhân viên tiếp thị, nhà thiết kế đồ họa, chuyên gia truyền thông xã hội, v.v. Nhưng hãy luôn nhớ rằng cách các chuyên gia khác nhau này thực hiện nhiệm vụ của họ phụ thuộc phần lớn vào chỉ thị của bạn.

Cam Kết Hành Động

Tôi khẳng định rằng:

Tôi tin vào tính hợp lệ vào tầm nhìn của mình.

Tôi tin rằng tôi có thể đáp ứng nhu cầu trên thế giới với nó.

Kết quả là tôi sẽ thu hút được những người phù hợp với mình.

Tôi sẽ thu hút những người sẽ gắn bó với tôi và phát triển cùng tôi.

Tôi sẽ điều hướng các mùa khắc nghiệt và địa hình khó khăn.

Tôi hiểu rằng các mùa khó khăn không kéo dài.

Vì vậy, tôi biết tôi sẽ tận hưởng những khoảnh khắc hạnh phúc của mùa hè.

Tôi có đôi mắt của đại bàng để phát hiện ra các xu hướng tăng và xu hướng gián đoạn.

Tôi đã sẵn sàng để tận dụng những xu hướng này và giành chiến thắng.

Tôi sẽ là vị tướng tài ba, đáng tin cậy, tử tế, can đảm và cương nghị.

Tôi loại bỏ sợ hãi, nghi ngờ, chán nản và bỏ cuộc.

Tôi đã sẵn sàng để khởi động tầm nhìn của mình.

Bởi vậy, tôi đây đang ở bảng vẽ.

Tấn Công

"Không có kế hoạch thì không tấn công. Không tấn công thì không có chiến thắng ".
- Curtis Armstrong.

Giai đoạn lập kế hoạch là giai đoạn quan trọng nhất trong quá trình khởi nghiệp, nhưng nếu bạn không khởi động thì kế hoạch của mình chỉ trở thành một giấc mơ ngủ yên được ghi chép lại. Từ điển định nghĩa tấn công là "để thiết lập công việc cho một nhiệm vụ hoặc một vấn đề". Giai đoạn tấn công là giai đoạn làm việc mà Tôn Vũ gọi đó là giai đoạn chiến đấu. Ở giai đoạn này thì bạn kiểm tra sức mạnh của tầm nhìn cũng như khả năng tồn tại cho các ý tưởng của mình.

Tôn Vũ nói rằng trong khi chiến đấu, tướng tuyển dụng binh lính của mình và cung cấp các khoản chi phí như lương thực, vũ khí, sửa chữa, v.v. Trong khi chiến đấu, bạn hít thở cuộc sống với mọi thứ mà bạn đã ghi trong kế hoạch của mình. Trong khi tấn công thì bạn sẽ thêm da thịt vào năm yếu tố quyết định - chính nghĩa, khí trời, địa hình, tướng lĩnh và binh luật - bạn đã xem xét trong bảng vẽ.

Tôi đã giải thích cách tấn công ba trong năm yếu tố quyết định là: Địa hình, Tướng lĩnh và Binh luật. Vì vậy, trong chương này, chúng ta sẽ tập trung vào hai yếu tố quyết định đầu tiên - chính nghĩa và khí trời.

Chính Nghĩa

Theo Tôn Vũ thì chính nghĩa là truyền cảm hứng cho người khác tin vào tầm nhìn của bạn và chung tay với mình để đưa nó thành hiện thực. Trong chương trước, chúng ta đã thấy rằng con người là đất và giống như các loại đất khác nhau trên địa cầu, có những loại đất khác nhau của con người. Bây giờ bạn đã biết các đặc điểm của người cát và người mùn thì bước tiếp theo là làm thế nào để tuyển chọn loại đất tốt nhất cho doanh nghiệp của mình.

Tôn Vũ lưu ý rằng một vị tướng biết dùng binh sẽ không phải tuyển binh hai lần. Trong kinh doanh thì việc tuyển dụng nhân viên liên tục là cần thiết để lấp đầy những khoảng trống và đáp ứng các nhu cầu của công ty. Tuy nhiên, để quản lý đội ngũ của mình một cách có hiệu quả thì bạn cần có những người sẽ gắn bó lâu dài với mình. Vậy làm thế nào để bạn chọn đội ngũ của mình với tư cách là một doanh nhân mới chớm nở?

Các bước cần tuân theo để chọn nhóm (cách phát hiện loại đất của con người)

- Không nên lao vào tuyển dụng ngay lập tức. Khi tuyển dụng thì ý này có nghĩa là tiến hành phỏng vấn và tuyển dụng nhân viên để bắt đầu nhiệm vụ của họ ngay lập tức. Tôi biết điều này khá mâu thuẫn vì nếu không tuyển dụng thì làm thế nào bạn có thể thu hút nhân viên để làm việc với mình? Câu trả lời nằm ở bước tiếp theo.

- Chọn một số người và trình bày tầm nhìn của bạn với họ. Những người này có thể là gia đình, bạn bè, đồng nghiệp, v.v. Tập hợp họ lại với nhau và chia sẻ những gì bạn có trong đầu với họ. Đừng gắn bất kỳ phần thưởng nào cho tầm nhìn của bạn. Đừng lôi kéo mọi người làm việc với bạn. Chỉ trình bày với họ lộ trình của bạn và cho phép họ lựa chọn.

Là một công ty khởi nghiệp thì bạn có cơ hội tương tác với mọi người và nói với họ về những gì mình có trong đầu. Hỏi xem họ có muốn lên thuyền không. Bạn sẽ cảm thấy bình yên khi biết rằng ai đó đang làm việc với mình vì họ tin vào những gì bạn làm chứ không phải vì họ mong đợi được trả công.

Đừng hiểu lầm tôi - cần trả công. Tiền là động lực. Nhưng nhiều người muốn được trả công mà không trao ra giá trị. Và cách duy nhất để cung cấp giá trị là hiểu được tầm nhìn của doanh nghiệp và điều chỉnh mọi hành động theo tầm nhìn này.

- Sau khi tập hợp những người này thì bạn hãy quan sát họ. Các đặc điểm cát hoặc mùn của các cá thể thường được bộc lộ theo thời gian. Vì vậy, bạn phải chú ý đến các việc nhỏ cũng như những việc lớn của các thành viên dự định. Bạn có thể biết được người cát hay người mùn thông qua những câu hỏi mà họ đặt ra. Những người cát thường đặt câu hỏi hoặc nói những điều như:

» Tôi sẽ được lợi gì từ việc này?

» Tại sao mất nhiều thời gian để thấy kết quả?

» Bạn có chắc chúng ta không lãng phí thời gian với tầm nhìn này không?

» Tôi không chắc mình có thể xử lý việc này; bạn sẽ phải trải qua điều này một mình.

» Hãy lấy những gì chúng ta có thể nhận được bây giờ. Chúng ta không biết ngày mai.

Điểm cuối cùng có vẻ hợp lý, nhưng nếu những người sáng lập các công ty ở thung lũng Silicon chỉ lấy những gì họ có thể nhận được khi bắt đầu kinh doanh thì bây giờ họ sẽ ở đâu?

Những người mùn thường suy nghĩ lâu dài và đặt câu hỏi hoặc nói những điều như:

» Điều này sẽ có lợi cho công ty trong dài hạn như thế nào?

» Hành động này có phù hợp với tầm nhìn của công ty không?

» Tôi biết là rất khó, nhưng chúng ta phải tiếp tục cố gắng.

» Chúng ta hãy đánh giá cao những chiến thắng nhỏ của ngày hôm nay bởi vì chúng chỉ ra những gì ngày mai sẽ mang lại cho chúng ta.

• Phát hiện những cá thể nhiều mùn không có nghĩa là họ sẽ là một phần của đội ngũ bạn. Có một phẩm chất quan trọng bạn phải tìm kiếm ở họ: niềm đam mê. Bạn có thể hỏi: "Nếu người mùn không đam mê, tại sao họ lại đặt câu hỏi hoặc đưa ra những tuyên bố như những điều đã nêu ở trên?" Thật vậy, những câu nói hoặc câu hỏi đó đánh dấu niềm đam mê, nhưng liệu những cá nhân có đam mê với công việc kinh doanh *của* bạn. Một người có thể có tất cả các đặc điểm của đất mùn, nhưng họ có thể không đam mê vào tầm nhìn của bạn. Các thành viên trong đội ngũ tiềm năng của bạn có đặc quyền lựa chọn hoặc xác định nơi họ sẽ thăng tiến cho cá nhân, sự nghiệp và tài chính của riêng họ.

Nếu ai kia cảm thấy rằng tầm nhìn hoặc công việc kinh doanh của bạn sẽ hạn chế sự phát triển của họ thì họ có thể không đam mê nó. Ví dụ, một người có khiếu thời trang có thể không cống hiến tốt cho công ty bất động sản của bạn. Đặt họ vào công ty của bạn và họ sẽ chỉ bị buộc phải làm việc. Không phải là họ không tin vào tầm nhìn của bạn hoặc khả năng tồn tại của tầm nhìn; họ chỉ quan tâm đến một tầm nhìn khác.

Steve Jobs hiểu niềm đam mê quan trọng như thế nào và điều này là yêu cầu cơ bản ông tìm khi tuyển dụng nhân viên. Ông tìm kiếm đam mê được thúc đẩy bởi kinh nghiệm của mình. Trong những ngày đầu của Apple thì Jobs đã thuê hai người quản lý tham gia vào hành trình gầy dựng công ty của mình. Đó là một nước đi sai lầm và Jobs đã phải sa thải họ. Ông gọi họ là ngốc, những người chỉ biết cách quản lý nhưng không biết làm bất cứ điều gì. Sau trải nghiệm đó thì Jobs đã tìm kiếm những người hiểu ý tưởng của mình và có niềm đam mê phù hợp với tầm nhìn của công ty. Ông ta nói rằng ông "muốn những người cực kỳ xuất sắc về những gì họ làm, nhưng không nhất thiết phải là những chuyên gia dày dạn kinh nghiệm, mà là những người có bàn tay khéo léo cùng niềm đam mê của họ, hiểu biết sớm nhất về tân kỹ thuật công nghệ và những gì họ có thể làm với công nghệ đó".[1]

Hầu hết niềm đam mê vượt qua trình độ. Một nhân viên đam mê sẽ cố gắng hấp thụ bất kỳ kỹ năng nào có thể khiến nó trở thành tài sản cho bản thân, cho bạn và cho công ty của mình. Do vậy, một người thợ khéo léo thiếu đam mê sẽ vô ích đối với bạn. Trên thực tế thì một người như vậy sẽ trở thành một món nợ - làm bạn chậm lại và kéo mình trở lại mức mà lẽ ra bạn đã vượt qua. Đó là lý do mà Jobs không quan tâm đến lý lịch nhân viên của mình; tất cả những gì ông muốn là những người giải quyết vấn đề với đầy sự đam mê. Ông tìm thấy điều này ở Debi Coleman, một phụ nữ 32 tuổi thiếu kinh nghiệm nhưng có bằng văn học Anh Ngữ. Jobs đã sử dụng cô để thay thế những người quản lý mà ông đã sa thải. Cô ta là xếp sản xuất của Apple và trong ba năm, cô ấy trở thành giám đốc tài chính của công ty.[2]

Một nhân viên đam mê không cần được quản lý. Người này biết phải làm gì cho công ty và chủ động hoàn thành các chỉ tiêu và mục tiêu của công ty. Đối với Jobs, không nên quản lý những nhân viên tuyệt vời. Ông giải thích rằng miễn là nhân viên đam mê, thông minh và năng động thì họ sẽ tự xoay sở được. Jobs không thuê những người mà ông ta sẽ phải dạy công việc cho họ, ông thuê những người mà ông có thể chia sẻ tầm nhìn của mình và họ sẽ làm việc hướng tới cùng một mục tiêu. Apple đã dùng một thử nghiệm hay để phát hiện những người như vậy: nhân viên của công ty sẽ cho người được phỏng vấn xem nguyên mẫu Macintosh. Nếu đôi mắt của người được phỏng vấn không sáng lên hoặc nếu họ không hào hứng thì họ không thuộc về Apple.[3]

• Khi phát hiện và tách biệt thành công các thành viên giữa cát và mùn, đồng thời tìm thấy những người đam mê với tầm nhìn của mình thì bấy giờ bạn có thể tiến hành hành trình kinh doanh của mình.

Sự cần thiết phải có một đội ngũ phù hợp không thể nói cho cùng. Bill Gates nói rằng khả năng xây dựng đội ngũ là một trong những siêu năng lực của mình. Xây dựng đội ngũ là kỹ năng Gates phát triển theo thời gian khi gầy dựng Microsoft. Ông nói rằng thường mất từ 5 đến 6 năm để tập hợp các *nhóm* kỹ sư, đồng thời hiểu được điều gì hiệu quả và điều gì không hiệu quả. Đối với Gates, đó là một trò chơi của sự kiên nhẫn. Kỹ năng mà ông ta phát triển hơn bốn mươi năm trước đã trở nên hữu ích trong thời gian này. Trong nhiệm vụ xóa bỏ các vấn nạn toàn cầu như suy dinh dưỡng và nghèo đói, cũng như các bệnh như sốt rét và si-đa, Gates và vợ, Melinda đã phải xây dựng và giám sát một đội ngũ gồm các nhà nghiên cứu, chiến lược gia và các đối tác khác. Hội Từ Thiện Gates có khoảng 1.500 nhân viên trên khắp thế giới.[4] Chính với những nhóm này, ông đã cứu sống 122 triệu trẻ em bằng cách đẩy nhanh việc tiêm vắc-xin cho trẻ em để ngăn ngừa các bệnh như phế cầu và rotavirus[5] (vi rút gây bệnh viêm ruột); chính với những nhóm này, ông đã giảm lần lượt các ca sốt rét và tỷ lệ tử vong là 40% và 60 %;[6] và chính với những nhóm này, ông đã đặt mục tiêu ngăn chặn hơn 11 triệu người chết, 3,9 triệu người khuyết tật và 264 triệu bệnh tật vào năm 2020.[7]

Đây không chỉ là có một đội ngũ mà phải là một đội ngũ phù hợp. Trong một bài báo đăng trên American Express, Donna Fenn chia sẻ hai câu chuyện khẳng định tầm quan trọng trong việc có đúng người trong nhóm của bạn.

Đầu tiên là câu chuyện của những người sáng lập công ty kem nổi tiếng CoolHaus. Người đồng sáng lập của CoolHaus, Freya Estreller và đối tác của cô, Natasha Case, tin rằng một nhà đầu tư thiên thần cụ thể rất phù hợp với công ty mới chớm nở của họ. Người đầu tư này trước đó đã đầu tư vào một công ty bánh quy và cũng là nhà thầu đóng gói của CoolHaus, vì vậy Estreller tin rằng làm việc với nhà đầu tư này sẽ mang tính chiến lược. Nhưng trái với những gì họ đã nghĩ, sự hợp tác đã không diễn ra như kế hoạch. Nhà đầu tư quan tâm đến hoạt động hàng ngày của công ty và không cho phép bất kỳ sai sót nào. Sự giám sát chặt chẽ như vậy đã gây ngột ngạt và không lành mạnh cho một công ty khởi nghiệp. May mắn thay cho CoolHaus, nhà đầu tư này đã đồng ý chuyển vốn chủ sở hữu của mình thành khoản nợ.

CoolHaus tiếp tục nhận được 1 triệu đô la tài trợ từ Bobby Margolis, cựu giám đốc điều hành của Cherokee Group. Margolis là một sự tương phản hoàn hảo với nhà đầu tư đầu tiên. Ông nhìn vào bức tranh lớn hơn và không quan tâm đến hoạt động hàng ngày của công ty. Tất cả những gì ông ta quan tâm là làm cho công ty phát triển thành một thương hiệu quốc tế. Chia sẻ những gì trải nghiệm với nhà đầu tư đầu tiên đã dạy cô, Estreller nói, "Chúng tôi đã nhầm lợi ích chung với tầm nhìn chung". Bà khuyên các doanh nhân nên "rõ ràng về giá trị, ngoài giá trị tiền bạc, mà nhà đầu tư của bạn thêm vào doanh nghiệp của mình". Trong năm 2014, công ty đạt được khoảng 6 triệu đô la doanh thu.[7] Forbes ghi nhận rằng năm 2018 thì họ có tổng doanh thu là 11 triệu đô la.[8] Điều này đã xảy ra bởi vì họ sửa chữa sai lầm của mình và làm việc với đúng người.

Câu chuyện thứ hai là của Deepti Sharma Kapur, chủ sở hữu của FoodtoEat, một dịch vụ đặt hàng trực tuyến, nơi khách hàng có quyền truy cập vào các nhà hàng, xe bán đồ ăn và người phục vụ ăn uống. Kapur, rất cần một đội ngũ để xây dựng cơ sở khách hàng của mình, đã mắc một sai lầm lớn: cô ấy thuê quá nhanh và trong quá trình này, đã thuê những nhân viên bán hàng không hiểu gì công ty cũng như tầm nhìn của công ty. Họ chỉ tìm kiếm việc làm. Tại một thời điểm, cô phải để một số người trong số họ đi. Kinh nghiệm dạy cô dựa vào tài liệu tham khảo từ những người trong ngành của mình. Kapur nói rằng câu hỏi đầu tiên cô ấy hỏi khi muốn tuyển dụng là "Bạn biết gì về ngành và công ty của chúng tôi?" Cách tiếp cận mới này đã giúp công ty của cô ấy phát triển. Tính đến năm 2014 khi Donna Fenn chia sẻ câu chuyện này thì công ty đang làm việc với hơn 900 nhà cung cấp thực phẩm và phục vụ các khách hàng doanh nghiệp như Tumblr. Năm 2013 thì công ty đạt doanh thu 500.000 đô la.[9]

Khí Trời

Giống như một nhà khí tượng học, doanh nhân phải có khả năng nghiên cứu khí trời kinh doanh và sử dụng nghiên cứu này để đưa ra các quyết định sáng suốt. Các nhà khí tượng học không phải là các nhà tâm linh học, vì vậy họ không thể nói chính xác thời tiết ngày mai, tuần tới, tháng tới, hoặc năm sau. Họ chỉ đưa ra những phỏng đoán có học thức, có thể đúng hoặc sai. Nhưng đúng, hầu hết các lần. Tương tự như vậy, bạn sẽ có thể nghiên cứu khí tượng và đưa ra các dự đoán có tính giáo dục về tương lai bằng cách sử dụng các sự kiện trong quá khứ và hiện tại. Vậy làm thế nào để bạn làm điều này? Câu trả lời rất đơn giản: nghiên cứu.

Mức độ kiến thức của bạn không thể vượt quá mức độ thông tin mình có. Bạn không thể dự đoán xu hướng kinh tế hoặc thị trường nếu kiến thức của mình về kinh tế hoặc thị trường còn nông cạn. Có ba dạng kiến thức để đưa ra các phỏng đoán hoặc dự báo có học thức về ngành hoặc thị trường. Đó là kiến thức định phẩm, kiến thức định lượng và kiến thức về mối quan hệ nhân quả.

Kiến Thức Định Phẩm

Đây là kiến thức chủ quan và là kiến thức thu được thông qua nghiên cứu thị trường và tương tác với các chuyên gia trong ngành. Ở đây, bạn đặt câu hỏi: *Tôi có thể thu được kiến thức gì từ các nghiên cứu, tương tác và kinh nghiệm của mình?* Nó phân tích các sự kiện hiện tại, mặc dù các chuyên gia được phỏng vấn có thể liên hệ những sự kiện hiện tại với những sự kiện trong quá khứ. Investopedia tuyên bố rằng nó giải quyết "những mối quan tâm vô hình, không chính xác thuộc về lĩnh vực xã hội và kinh nghiệm hơn là lĩnh vực toán học."[10] Ở đây, bạn sẽ dựa vào quan sát, hiểu biết sâu sắc và kinh nghiệm trong ngành. Có một số phương pháp thu nhận kiến thức định phẩm. Smallbusiness.chron.com đưa ra bốn phương pháp sau: Phương pháp Delphi, ban giám khảo về ý kiến điều hành, dự báo cấp cơ sở và nghiên cứu thị trường.[11]

- *Phương pháp Delphi*: Đây là một cách tiếp cận đồng thuận, nơi các chuyên gia tập hợp để đưa ra quan điểm của họ và cân nhắc về một sự kiện hoặc vấn đề. Việc triệu tập các chuyên gia trong một tình huống như vậy có thể trở thành một cuộc tranh giành cái tôi, một sự thể hiện sự kiêu ngạo được thúc đẩy bởi kiến thức và có thể, sự giàu có. Một chuyên gia có cá tính mạnh có thể muốn làm lu mờ ý kiến của những người khác. Để giải quyết vấn đề này, phương pháp Delphi yêu cầu các chuyên gia điền vào bảng câu hỏi và khảo sát một cách độc lập, thay vì gặp mặt trực tiếp. Nhóm phân tích xem xét các câu trả lời, thực hiện các thay đổi khi cần thiết đối với tài liệu đánh giá. Nhóm nghiên cứu lặp lại quá trình này cho đến khi có sự đồng thuận.

• *Ban giám khảo về ý kiến điều hành*: Ở đây, bạn dựa vào ý kiến của các quản lý cấp cao. Ví dụ: bạn có thể tập hợp các quản lý bộ phận hoặc thành viên ban cố vấn, trình bày với họ dữ liệu thống kê của công ty hoặc ngành, yêu cầu ý kiến của họ và đi đến thống nhất.[12]

• *Dự báo cấp cơ sở*: Với phương pháp này, bạn có được kiến thức từ những người gần gũi trực tiếp nhất với người dùng. Bạn hỏi họ về nhận thức và kỳ vọng của người tiêu dùng. Các phản hồi thu được sẽ giúp bạn đưa ra quyết định sáng suốt về sản phẩm hoặc dịch vụ của mình - và cách làm cho sản phẩm hoặc dịch vụ đó *phù hợp* với những người đã dùng sản phẩm.

• *Nghiên cứu thị trường*: Đây là cấp độ đi trước dự báo cấp cơ sở. Tại đây, bạn gặp trực tiếp với người dùng sản phẩm. Bạn có được dữ liệu chủ quan, định tính thông qua khảo sát người tiêu dùng, phỏng vấn hoặc bản danh sách, sau đó sử dụng những dữ liệu này để đưa ra "dự đoán chính xác về quy mô, phạm vi, thống kê nhân khẩu và thói quen mua hàng"[13] cho thị trường của mình.

Có một điểm quan trọng cần lưu ý về kiến thức định phẩm. Giống như cách bạn, một doanh nhân, cố gắng thu thập kiến thức về thị trường, cũng giống như cách thị trường thu thập thông tin hoặc kiến thức về bạn và công ty của bạn. Bạn muốn có kiến thức về thị trường hầu có thể tạo kiểu mẫu cho sản phẩm và dịch vụ của mình để đáp ứng thị trường, nhưng làm thế nào bạn biết thị trường sẽ sẵn sàng bảo trợ cho mình? Vì lý do này, bạn cần phải xác định vị trí của mình để khi thị trường thực hiện nghiên cứu riêng về mình thì bạn sẽ thấy mình xứng đáng.

Rất nhiều công ty không làm được điều này và sau đó tự hỏi tại sao họ ghi nhận doanh thu kém ngay cả khi họ đã làm bài tập. Khách hàng cũng làm bài tập của họ và một sai sót nhỏ có thể khiến khách hàng bị loại. Tim Smith chỉ ra rằng khách hàng đóng vai trò quan trọng đối với sự thành công của công ty hơn là ban quản lý và nhân viên vì khách hàng là nguồn doanh thu.[14]

Khách hàng là người trực tiếp tiếp nhận các hành động của công ty, dù là tốt hay xấu. Đây là lý do tại sao Smith khuyên rằng một nhà đầu tư muốn đầu tư vào một công ty nên thử làm khách hàng trước. Trong một ví dụ, Smith nói rằng nếu một nhà đầu tư đang cân nhắc đầu tư vào một hãng hàng không có hiệu suất tài chính xuất sắc, thì một nhà đầu tư như vậy nên thử trở thành khách hàng. Giả sử khi cố gắng sử dụng hãng hàng không, nhà đầu tư tìm thấy một trang mạng đầy lỗi, những người đại diện khách hàng cáu kỉnh, những khoản phí bổ sung nhỏ và những hành khách bực bội, thì rõ ràng là công ty không ưu tiên khách hàng của mình.[15]

Kiến thức định phẩm là chủ quan và có thể bị ô nhiễm bởi sự thiên vị. Nhưng một doanh nhân cho phép sự thiên vị hoặc cảm xúc nói lên ý thức kinh doanh và tính khách quan thì vẫn chưa trưởng thành. Hầu hết, kinh doanh là làm những gì tốt nhất chứ không phải những gì bạn *cảm* thấy là tốt nhất. Sự thiên lệch về nhận thức đã được chứng minh là một trong những lý do khiến các nhà lãnh đạo doanh nghiệp đưa ra những quyết định sai lầm. Norman Marks, một nhà lãnh đạo tư tưởng toàn cầu và kiểm toán viên nội bộ, tiết lộ rằng ông đã bị ảnh hưởng bởi sự thiên lệch nhận thức trong khi đưa ra các quyết định kinh doanh. Ông tin tưởng mọi người vì sự quyến rũ của họ thay vì thử thách kiến thức của họ về chủ đề này. Ông ta thuê những cá nhân có lý lịch và chứng chỉ hoàn hảo thay vì những người có lẽ sáng tạo và tò mò hơn. Ông tôn trọng những người có thẩm quyền đến mức ông phớt lờ sự thật rằng họ có thể khiếm diện về những cam kết của mình.[16]

Là một doanh nhân thì hãy nghiên cứu thị trường và đưa ra quyết định tùy theo điều kiện thị trường.

Kiến thức định lượng

Đây là kiến thức thu được thông qua dữ liệu thị trường lịch sử. Tại đây, bạn dự đoán tương lai của thị trường bằng cách sử dụng các xu hướng trong quá khứ. Bạn tự hỏi mình: Tôi có thể nhận được thông tin gì từ các xu hướng và kiểu mẫu trên thị trường? Bạn thu thập và phân tích dữ liệu có thể đo lường và xác minh được như doanh thu và thị phần để hiểu hoạt động và hiệu suất của một doanh nghiệp hoặc ngành.[17] Với kiến thức định lượng thì bạn không cần phải dựa vào bản năng hoặc kinh nghiệm của mình để đưa ra quyết định kinh doanh. Mọi thứ bạn cần đều nằm trong xu hướng và kiểu mẫu trên thị trường.

Có một sự thật cơ bản mà mọi doanh nhân nên biết: không có gì mới trên thế giới. Mọi thứ chúng ta thấy đều đã xảy ra trước đây. Vì vậy, khi bạn tham gia vào một ngành để bắt đầu kinh doanh thì điều quan trọng là bạn phải phân tích những gì đã xảy ra và định vị bản thân để có được một phần đáng kể trong ngành.

Một sai lầm mà nhiều doanh nhân thường mắc phải là tập trung quá nhiều vào mong muốn đổi mới đến mức quên rằng đổi mới không phải là tạo ra một cái gì đó *hoàn toàn* mới. Đổi mới cũng có nghĩa là cải thiện những gì hiện có. Ross Simmonds, một chiến lược gia điện tử và nhà tiếp thị, đã tuyên bố rằng sự đổi mới xảy ra từ sự bắt chước.[18] Đây là những gì bạn nên sử dụng khi phân tích dữ liệu thị trường. Mục tiêu của bạn phải là phát hiện ra các xu hướng và hình mẫu, đồng thời xây dựng doanh nghiệp của mình theo những xu hướng và hình mẫu này. Kiểm tra những gì đã tồn tại trước đó và sao chép một phiên bản cải tiến.

Instagram đã sao chép các tính năng đối thoại từ Snapchat. Sega đã lấy gợi ý từ Nintendo's Super Mario để tạo ra trò chơi Sonic The Hedgehog. Giao diện người dùng (user interface) của Xiaomi rất giống với của Apple. Các công ty này đã sử dụng trò chơi bắt chước để giành được một phần thị trường khá lớn. Mặc dù Facebook không công bố con số doanh thu của Instagram, nhưng người ta dự đoán rằng trong năm 2016, Instagram có doanh thu khoảng 2 tỷ đô la Mỹ, cao hơn nhiều so với 463,1 triệu đô la Mỹ của Snapchat. Với việc phát hành Sonic The Hedgehog, Sega chiếm 55% thị trường, soán ngôi Nintendo từng chiếm 90% ngành công nghiệp trò chơi điện tử của Mỹ vào năm 1990. Xiaomi có thể không hất căng Apple khỏi vị trí hàng đầu trên thị trường điện thoại thông minh, nhưng bằng cách bắt chước Apple, công ty đạt doanh thu khoảng 14,5 tỷ đô la Mỹ trong năm 2017.[19] Các công ty này có thể ghi nhận những đột phá vì họ đã làm việc với các xu hướng và khuôn mẫu trong quá khứ và định vị mình trên thị trường.

Có một điểm hợp lưu mà kiến thức định lượng và kiến thức định phẩm gặp nhau. Kiến thức định phẩm thu thập thông tin từ thị trường, tương tác với những người làm thương mại và trải nghiệm kinh doanh. Loại bỏ các lớp (layers) khỏi kiến thức định phẩm thì chúng ta sẽ phát hiện ra rằng đó là kiến thức hầu hết được hỗ trợ bởi các khía cạnh định lượng của thị trường. Thông tin hoặc kiến thức định phẩm chỉ đơn giản là triển vọng bề mặt hoặc dạng hoàn chỉnh của thông tin định lượng. Kimberlee Leonard nói hay hơn khi tuyên bố rằng dữ liệu định lượng cho chúng ta biết điều gì đang xảy ra, trong khi dữ liệu định phẩm tìm cách phát triển các lý do cơ bản cho dữ liệu.[20]

Một nghiên cứu điển hình đơn giản để hiểu sự hợp lưu này là những gì đang diễn ra trên thị trường chứng khoán hoặc tiền điện tử. Các chân nến làm sáng tỏ xu hướng và mô hình của thị trường trong một khung thời gian nhất định. Đây là dữ liệu định lượng. Các nhà phân tích kỹ thuật nghiên cứu những chân nến này và dự đoán điều gì đang diễn ra trên thị trường - mức giá nào thì tập trung cầu, mức giá nào thì tập trung cung và tâm lý thị trường là gì? Một nhà đầu tư nghiên cứu các biểu đồ này sẽ có thể xác định đúng thời điểm và giá cả để tham gia hoặc thoát khỏi thị trường.

Đối với bạn với tư cách là một doanh nhân thì dữ liệu nhận được từ phương pháp Delphi, ban giám khảo ý kiến điều hành, v.v. được tạo ra không chỉ từ kinh nghiệm và bản năng, mà còn từ dữ liệu định lượng. Sử dụng dữ liệu này để xác định vị trí của bạn trên thị trường. Đừng cho phép cảm xúc hoặc tình cảm của mình nói lên quyết định của bạn. Điều này không có nghĩa là không có chỗ cho bản năng trong kinh doanh. Có! Nhưng làm theo bản năng là tùy ý. Không có công thức nào để nói cách tận dụng bản năng của bạn. Nếu bản năng của bạn luôn dẫn mình đi đúng con đường thì hãy tin tưởng vào nó. Nhưng cũng tin tưởng vào những con số. Các con số không nói dối.

Kiến thức về mối quan hệ nhân quả

Bạn có được kiến thức này bằng cách kết hợp nhân và quả. Bạn dự đoán kết quả của một sự kiện dựa trên hoạt động của một sự kiện khác. Câu hỏi được đặt ra ở đây là: *Nếu điều đó xảy ra thì điều gì xảy sẽ ra với điều này?* Là một doanh nhân thì bạn không nên bình thường hóa các tình huống hoặc sự kiện nhất định, bởi vì ngay cả sự kiện nhỏ nhất cũng có thể ảnh hưởng đến doanh nghiệp của mình. Một biến số kinh tế vĩ mô cơ bản như GDP của một quốc gia có thể ảnh hưởng đến toàn bộ cơ sở dữ liệu sản phẩm.[21]

Có các biến số toán học và thống kê được sử dụng để nghiên cứu các mối quan hệ nhân quả. Đây không phải là một văn bản toán học hoặc thống kê, vì vậy tôi sẽ không làm phiền bạn với những thông tin như vậy. Tuy nhiên, tôi đưa ra một số biến số nhất định mà bạn cần chú ý với tư cách là một doanh nhân. Tôi chia các biến này thành hai nhóm: biến bên ngoài và biến bên trong.

Các biến bên ngoài là những yếu tố nằm ngoài tầm kiểm soát của bạn, có thể có tác động tích cực hoặc tiêu cực đến doanh nghiệp của mình. Có sáu biến trong nhóm này và thường được gọi là nhân tố hoặc biến PESTLE (politics & policies, economic, social, technological, legal, and environmental factors). Đó là chính trị và chính sách, kinh tế, xã hội, công nghệ, luật pháp và môi trường.

Các biến bên trong là những yếu tố nằm trong tầm kiểm soát của bạn; các yếu tố thuộc tổ chức của bạn. Chúng hoàn toàn là các yếu tố con người: bạn - doanh nhân và đội ngũ của bạn - nhân viên và nhà đầu tư. Chúng ta đã thảo luận về các biến bên trong ở chương một và chúng ta cũng sẽ thấy chúng trong các chương khác. Vì lý do này, chương này sẽ chỉ tập trung vào các biến bên ngoài.

• **Chính trị và chính sách.** Một doanh nhân không nên bỏ bê chính trị. Điều này không có nghĩa là bạn phải nhúng tay vào chính trị và điều hành chính quyền. Nhưng là một doanh nhân thì bạn nên biết các chính sách khai sinh về chính trị và điều hành chính quyền có thể tác động đến hoạt động kinh doanh của mình tốt hơn hoặc xấu hơn. Đây là lý do tại sao các ông trùm kinh doanh hàng đầu dự đoán các cuộc bầu cử ở quốc gia của họ và thậm chí các quốc gia khác — như Mỹ, Anh, Nga và Trung Quốc - kiểm soát nền kinh tế toàn cầu. Chúng ta đã thấy các trường hợp chính phủ áp đặt luật thuế hoặc thuế quan thương mại ảnh hưởng đến doanh nghiệp. Trên thực tế, chính các luật thuế của một số chính phủ nhất định đã làm phát sinh các cấu trúc bất hợp pháp như thuế ẩn (tax havens) và các cấu trúc hợp pháp như thuế nghịch đảo (tax inversion).

Các đổi mới hiện đại như công nghệ người máy và công nghệ chuỗi xích tập trung vào việc xây dựng các hệ thống phi tập trung mà chính phủ không thể quản lý. Điều này là do thời gian qua, chúng ta đã chứng kiến sự quản lý quá mức của chính phủ đã kìm hãm sự phát triển và đổi mới doanh nghiệp. Các doanh nghiệp đã rời khỏi một số quốc gia nhất định hoặc chuyển trụ sở đến các quốc gia khác vì luật pháp nghiêm ngặt. Năm 2014, Burger King rời Hoa Kỳ đến Canada. Với động thái đó, công ty đã tiết kiệm được khoảng 275 triệu đô la tiền thuế.[22]

Chính trị của đất nước và nơi doanh nghiệp của bạn đặt trụ sở nên quan tâm. Ví dụ, New Zealand đã được xếp hạng là nơi tốt nhất để kinh doanh theo báo cáo năm 2018 của Wall Street Journal.[23] Quốc gia này vẫn đứng số 1 vào năm 2019 theo Ngân Hàng Thế giới.[24] Đây là một quốc gia có nền kinh tế tự do và nền dân chủ ổn định. Chính phủ khuyến khích các doanh nghiệp đầu tư và tạo việc làm. Đất nước này ủng hộ đầu tư trực tiếp nước ngoài và khuyến khích các doanh nhân mở rộng sang New Zealand. Các doanh nghiệp sản xuất dễ dàng phát triển trong nước nhờ cơ sở hạ tầng mạnh mẽ, mạng lưới giao thông tốt, dịch vụ hậu cần và sản xuất năng lượng. Nước này cho phép các doanh nhân nước ngoài đăng ký các khoản vay và tài trợ. Đây cũng là một quốc gia đầy ắp các công ty tăng tốc khởi nghiệp, các nhà đầu tư mạo hiểm và các nhà đầu tư kinh doanh địa phương.[25]

Dựa trên các mối quan hệ nhân quả đơn giản, chúng ta có thể dễ dàng suy ra rằng một doanh nghiệp được thành lập ở New Zealand có mọi cơ hội để thành công. Kiến thức về các mối quan hệ nhân quả giữa bầu không khí chính trị và thế giới kinh doanh ở một quốc gia như vậy cho phép bạn đưa ra các quyết định đúng đắn cho doanh nghiệp của mình. Điều này không có nghĩa là một quốc gia như New Zealand không đặt ra thách thức cho các doanh nghiệp, đặc biệt là các công ty nước ngoài. Ví dụ, Thủ tướng New Zealand, Jacinda Arden đã có những tuyên bố chống lại việc nhập cư và đầu tư nước ngoài. Vào năm 2018, quốc hội đã thông qua luật ngăn cản người nước ngoài không cư trú mua tài sản tại quốc gia này.[26] Giả sử bạn mong muốn mở rộng hoạt động ở New Zealand mặc dù đó không phải là quốc gia xuất xứ hoặc nơi cư trú của bạn, sự đối nghịch đó từ lãnh đạo và luật được quốc hội thông qua đã gợi ý rằng việc mở rộng sang quốc gia đó có thể là không thể.

Điều này đưa tôi đến điểm tiếp theo: nghiên cứu các nhà lãnh đạo. Điều quan trọng là bạn phải nghiên cứu cuộc sống của các nhà lãnh đạo — nghiên cứu niềm tin, văn hóa và hệ tư tưởng của họ. Bằng cách này thì bạn sẽ biết điều gì sẽ xảy ra khi họ lên nắm quyền. Có những nhà lãnh đạo mà việc nắm quyền của họ sẽ quyết định liệu doanh nghiệp của bạn có phát triển hay không. Một nhà lãnh đạo hiểu rõ tinh thần kinh doanh rất có thể sẽ đưa ra luật có lợi cho doanh nghiệp. Tổng thống Indonesia, Joko Widodo là một ví dụ điển hình.

Widodo, tổng thống thứ bảy của Indonesia có nền tảng kinh doanh. Ông là tổng thống đầu tiên của Indonesia có nền tảng kinh doanh.

Trước khi nắm quyền lãnh đạo thì Joko Widodo sở hữu một công ty kinh doanh đồ nội thất nhỏ. Phó của ông, Jusuf Kalla cũng là một ông trùm kinh doanh (đã xây dựng đế chế kinh doanh Kalla từ tỉnh nhà của mình) trước khi dấn thân vào chính trường. Bộ đôi Joko-Kalla đã sử dụng kiến thức kinh doanh của họ để cắt đứt những dải băng đỏ khiến việc kinh doanh chậm lại. Bộ đôi này cũng cải thiện chỉ số dễ dàng kinh doanh Ngân Hàng Thế Giới của quốc gia từ vị trí thứ 104 lên vị trí thứ 73.[27]

Giờ đây, đã có những cuộc tranh luận nói rằng luật pháp trở nên thuận lợi cho các doanh nghiệp trong nhiệm kỳ của Widodo không phải vì chính phủ muốn có lợi cho các chủ doanh nghiệp mà vì các tác nhân chính trong các doanh nghiệp của chính phủ.[28] Mặc dù có thể xảy ra trường hợp này nhưng không loại trừ nguyên nhân mối quan hệ giữa sự lãnh đạo của Widodo và môi trường kinh doanh của Indonesia. Một doanh nhân có tầm nhìn xa, người đã nghiên cứu về cuộc đời của Widodo sẽ định vị công ty của họ để hưởng lợi từ các chính sách mới.

Có tầm nhìn xa. Hãy hiểu biết. Dự đoán các sự kiện có khả năng xảy ra với sự thay đổi quyền lực hoặc chính sách, sau đó thì bạn định vị bản thân để hưởng lợi từ nó — nếu đó là một thay đổi tích cực hoặc tránh nó — nếu nó là một thay đổi tiêu cực.

- **Yếu tố kinh tế**. Là một doanh nhân, chúng ta có thể chọn không bận tâm đến việc chính trị quốc gia và quốc tế tác động như thế nào đến hoạt động kinh doanh của mình, nhưng bạn phải quan tâm đến nền kinh tế. Nền kinh tế xoay quanh của cải, tiền bạc. Và thứ duy trì doanh nghiệp của bạn là tiền. Vì vậy, nếu nền kinh tế bị ảnh hưởng thì doanh nghiệp của bạn cũng sẽ bị ảnh hưởng. Đây là mối quan hệ nhân quả trực tiếp nhất trong tất cả các yếu tố. Một sự thay đổi nhỏ trong cán cân kinh tế có thể gây ra sự thay đổi lớn trong công việc kinh doanh của bạn.

BBC Anh Quốc lưu ý rằng môi trường kinh tế có thể tác động đến một doanh nghiệp theo bốn cách chính: thất nghiệp, thay đổi mức thu nhập của người tiêu dùng, lãi suất và thuế suất.[29] Vậy những biến phụ này ảnh hưởng đến doanh nghiệp của bạn như thế nào?

Đối với BBC Anh Quốc thì thất nghiệp không chỉ là tình trạng mọi người không có việc làm; đó là tình trạng nền kinh tế không sử dụng hết số lao động sẵn có.[30] Khi tác động của các hộ gia đình thu nhập thấp hơn thì sức mua sắm bị giảm đi và điều này ảnh hưởng trực tiếp đến doanh nghiệp. Bán thấp hơn và do đó, doanh thu thấp hơn. Doanh thu thấp hơn có nghĩa là công ty có thể không có khả năng trả lương. Không có khả năng trả lương sẽ dẫn đến sa thải công nhân. Và chu kỳ cứ tiếp tục.

Tuy nhiên, thất nghiệp cũng có thể trở nên có lợi cho một số doanh nghiệp nhất định. Do sức mua kém, người tiêu dùng tìm kiếm các lựa chọn thay thế rẻ hơn, thường là hàng hóa và dịch vụ kém chất lượng hơn. Chủ sở hữu của những lựa chọn thay thế này trải qua việc tăng doanh số bán hàng, do đó trực tiếp hưởng lợi từ thất nghiệp.[31] Là một doanh nhân thì bạn có thể quyết định kết quả thất nghiệp mà mình muốn tiếp tục. Thất nghiệp có ảnh hưởng tiêu cực đến công việc kinh doanh của bạn không hay có cách nào để sử dụng nó có lợi cho bạn? Amazon đã làm điều sau, như chúng ta sẽ thấy ở phần sau của chương này.

Thất nghiệp cũng có thể tác động đến mức thu nhập của người tiêu dùng. Người ta cho rằng ở một quốc gia mà tỷ lệ thất nghiệp đang ở mức đỉnh điểm thì người dân sẽ có thu nhập thấp hơn và sức mua giảm. Nhưng trong trường hợp nền kinh tế phát triển mạnh và người dân được hưởng thu nhập ổn định cao thì sẽ có xu hướng chi tiêu cao hơn.

Có điều mà tiền bạc tác động đến con người là khi bị nghèo túng thì bạn sống theo một quy tắc ưu tiên. Bạn biết rằng không thể đáp ứng được tất cả các nhu cầu của mình cùng một lúc. Vì vậy, khi ở cửa hàng tạp hóa hoặc cửa hàng quần áo thì bạn chỉ mua những gì cần thiết và hợp túi tiền. Nhưng điều này thay đổi ngay khi tiền đến. Có thể bạn đã trúng xổ số hoặc được tăng lương - ý chí và sức mua của bạn trở nên cao hơn. Thậm chí có xu hướng chi tiêu cho những thứ bạn không cần.

Vậy nên, nhà kinh doanh khôn ngoan có thể tận dụng xu hướng này. Khi có sự thịnh vượng về kinh tế thì suy nghĩ của bạn với tư cách là một doanh nhân nên được chuyển sang việc tạo ra các sản phẩm hoặc dịch vụ thu hút khách hàng. Sự thật là nhiều người có tiền nhưng họ không biết tiêu tiền của mình vào đâu và như thế nào. Bạn phải sáng tạo với sản phẩm và dịch vụ của mình. Cung cấp cho mọi người những gì họ cần theo cách mà họ chưa từng thấy trước đây - và tiền của họ sẽ trở thành của bạn.

Các biến số như lãi suất và thuế cũng rất quan trọng. Chúng ảnh hưởng đến tổng chi phí kinh doanh của bạn. Đây là lý do tại sao tin tức về các công ty khổng lồ trốn thuế không bao giờ cũ. Diễn ngôn về thuế doanh nghiệp là một bài toán phức tạp. Nó không chỉ là một bài thuyết minh về tài chính mà còn là một bài luận về đạo đức.

Một mặt thì các công ty nên trả thuế cho các quốc gia nơi họ có sự hiện diện. Các loại thuế này là vì lợi ích của công dân. Nhưng mặt khác thì có tình trạng chính phủ các nước không sử dụng các loại thuế này cho sự phát triển kinh tế xã hội của đất nước và người dân. Các công ty biết điều này, vì vậy họ tránh trả tiền. Nó trở thành một câu chuyện về cuộc chiến giữa hai con voi mà đám cỏ là thiệt hại thế chấp.

Trong đại dịch Vũ Hán, các công ty công nghệ khổng lồ như Facebook, Google và Microsoft đã tránh thuế ở các quốc gia đang phát triển với mức gần 3 tỷ đô la Mỹ. ActionAid, một tổ chức phi chính phủ quốc tế (NGO) cam kết hành động chống lại đói nghèo và bất công, đã chỉ ra rằng số tiền đó "có thể trả cho 729.010 y tá, 770.649 nữ hộ sinh hoặc 879.899 giáo viên tiểu học hàng năm ở 20 quốc gia trên khắp Châu Phi, Châu Á và Nam Mỹ".[32]

Mặc dù lãi suất và thuế tác động trực tiếp đến chi phí kinh doanh, nhưng bạn phải cân bằng giữa lựa chọn thông minh về mặt tài chính hoặc lựa chọn phi đạo đức. Tôi hiểu rằng khi nói đến những vấn đề này thì có rất nhiều vùng xám xịt. Để làm điều đúng đắn thì cần có sự tác động lẫn nhau giữa ý thức kinh doanh và các quy tắc đạo đức.

- **Yếu tố xã hội**. Môi trường xã hội của một địa điểm định hình hành vi của mọi người và những gì họ mua. Các biến số xã hội rất lớn. Chúng bao gồm từ lối sống và giáo dục đến tôn giáo và các tầng lớp xã hội. Đây là một khía cạnh khác theo phân tích PESTLE, nơi bạn cần phải cân bằng. Bạn là một doanh nhân. Bạn là con người - một thực thể xã hội chứ không phải là một người máy.

Bạn có niềm tin, giá trị, tình dục, nguyên tắc, tôn giáo, thói quen và mọi phẩm chất khác tạo nên con người của mình. Và doanh nghiệp của bạn đang phục vụ những người khác nhau với các đặc điểm xã hội đa dạng. Vì vậy, bạn nhất định phải trải qua những xung đột xã hội trong hành trình khởi nghiệp của mình. Sẽ không khôn ngoan nếu để những xung đột này ảnh hưởng đến công việc kinh doanh của bạn. Đây là một sai lầm bạn không bao giờ nên mắc phải.

Thương hiệu, sản phẩm và dịch vụ của bạn không được phân biệt đối xử hoặc rập khuôn các cá nhân hoặc cộng đồng bất kể khuynh hướng tôn giáo, tình dục, sắc tộc hoặc chủng tộc của mình. Bỏ khuynh hướng của bạn ra khỏi cửa và đón nhận nhân loại. Một số công ty nổi tiếng đã làm điều này sau cái chết của George Floyd và sau đó là sự phẫn nộ. PepsiCo đã loại bỏ thương hiệu bữa sáng 130 năm tuổi của mình, dì Jemima sau khi thừa nhận rằng hình ảnh người phụ nữ da đen bắt nguồn từ định kiến chủng tộc. Colgate tuyên bố rằng họ sẽ đổi thương hiệu kem đánh răng bán chạy nhất Trung Quốc, Darlie với tên ban đầu là Darkie, có nghĩa là "kem đánh răng dành cho người da đen". Dixie Beer đã nhờ công chúng giúp chọn một cái tên mới vì họ muốn thay đổi cái tên mang hàm ý nô lệ.[33]

Là một thương hiệu được xã hội biết đến có thể giúp ích rất nhiều cho doanh nghiệp của bạn. Là con người, chúng ta là những sinh vật xã hội. Đây là lý do tại sao các chủ đề xã hội là những vấn đề nhạy cảm. Chúng ảnh hưởng đến cảm xúc và cảm giác giá trị của chúng ta. Mọi người không muốn được kết hợp với những thương hiệu không coi trọng tình cảm và cảm giác giá trị của họ. Trong những năm gần đây, chúng ta đã thấy xã hội của mình biến thành những nơi có năng lượng cao và khát vọng tự do mạnh mẽ. Chúng ta không còn ở trong một thế giới nơi mọi người thu mình trong im lặng trước mệnh lệnh của các cá nhân cấp trên hoặc cơ quan công ty. Mọi người lên tiếng. Mạng xã hội đã biến một người bình thường trở thành nơi truyền thông, một tiếng nói lớn. Và việc nói ra cộng với văn hóa hủy bỏ mà chúng ta thấy hiện nay, có thể sẽ để lại vết lõm *vĩnh viễn* cho thương hiệu và công ty của bạn.

Nhiều doanh nhân và nhà quản lý doanh nghiệp bỏ qua tác động của các vấn đề xã hội đối với hoạt động kinh doanh của họ. Nhớ lại, chúng ta đang nói về mối quan hệ nhân quả. Là một doanh nhân thì bạn phải hiểu môi trường xã hội của thế giới. Trong thế giới hiện tại, bất cứ điều gì bạn nói hoặc làm đều có thể được sử dụng để chống lại mình trên tòa án truyền thông xã hội. Có bọn du côn trực tuyến đang chờ đợi để hành hình bạn tại chỗ mà không cần cho ai một xét sử công bằng. Michael Hogan viết rằng có "một loạt phán xét đang chờ được tung ra từ hành động khiêu khích nhỏ nhất". Ông ta còn đi xa hơn để tuyên bố rằng "mọi ngóc ngách của một tổ chức đều phải chịu sự giám sát. Những gì đã từng là tương đối đơn giản thì bây giờ là bất cứ điều gì, và các tổ chức sẽ bị hủy hoại nếu họ làm hoặc nếu họ không."[34] Điều này có thể phức tạp và mệt mỏi nhưng quan trọng là bạn phải ghi nhớ nó để thực hiện các hành động hầu không khiến doanh nghiệp của mình gặp rủi ro.

Các vấn đề xã hội thật khá quan trọng để bỏ qua bằng sự phẫn nộ và thậm chí có thể bắt đầu từ nhân viên của bạn. Jack Kelly, một người cộng sự cấp cao của Forbes, chỉ ra rằng trong quá khứ, nhân viên tuân theo mệnh lệnh của công ty mà không thắc mắc. Nhưng điều đó đã thay đổi. Ông viết rằng có một làn sóng nhân viên ủng hộ chủ nghĩa tích cực, những người cố ý tìm kiếm việc làm trong các công ty có chung niềm tin xã hội và đạo đức của họ. Nếu tình cờ làm việc trong một công ty sai lệch khỏi bất kỳ niềm tin cốt lõi nào của họ thì những nhân viên này sẽ phản đối ngay lập tức.[35] Đây là trường hợp của công ty hàng gia dụng và nội thất trực tuyến, Wayfair.

Vào năm 2019, công ty bán đồ nội thất phòng ngủ trị giá khoảng 200.000 đô la cho một nhà thầu chính phủ điều hành các trung tâm giam giữ những người nhập cư ở biên giới Mỹ - Mễ Tây Cơ. Hàng trăm nhân viên của Wayfair không hài lòng với quyết định này - họ không muốn công ty mình kiếm lợi từ trẻ em ở trong các trại tập trung. Họ tỏ thái độ không hài lòng với ban lãnh đạo và yêu cầu hủy bỏ việc bán hàng. Khi giám đốc điều hành từ chối tuân thủ các yêu cầu thì các công nhân đã tổ chức cuộc bãi công.[36]

Đây là một trường hợp phức tạp, bắt đầu một cuộc tranh luận từ hai phía. Những người đứng về phía ban quản lý lập luận rằng nếu những chiếc giường đó không được bán thì những đứa trẻ trong những trại tập trung sẽ phải ngủ trên sàn cứng và lạnh. Nhưng các nhân viên ủng hộ đã phản bác lại lập luận này bằng cách nói rằng nếu công ty quan tâm đến trẻ em thì họ sẽ tặng giường thay vì thu lợi từ nó.[37] Công ty cuối cùng đã quyên góp lợi nhuận thu được từ việc bán hàng cho Hội Hồng Thập Tự.[38]

Câu chuyện của Wayfair nhấn mạnh tác động của xung đột xã hội đối với một công ty đáng kể như thế nào. Jack Kelly đã đi trước để vẽ một bức tranh về các kết quả tiêu cực khác có thể diễn ra tùy thuộc vào cách công chúng phản ứng với cuộc biểu tình. Kelly tuyên bố rằng các cuộc biểu tình có thể đã phản tác dụng đối với các nhân viên (và công ty) theo một số cách. Một: Amazon là một trong những đối thủ cạnh tranh lớn nhất của Wayfair. Nếu người tiêu dùng quyết định ủng hộ nhân viên và kích hoạt văn hóa hủy bỏ thì họ sẽ tẩy chay các sản phẩm của Wayfair. Điều này có nghĩa là doanh số và doanh thu thấp hơn. Công ty sẽ phải sa thải nhân viên để cắt giảm chi phí. Hai: Nếu một nhân viên phản đối bị sa thải thì nhân viên đó có thể coi đây là một hình phạt cho việc tham gia vào các cuộc biểu tình. Nhân viên như vậy có thể khởi kiện công ty. Ba: Nhân viên không được thăng chức, tăng lương hoặc thưởng cũng có thể nhận ra rằng họ đang bị trừng phạt vì tham gia biểu tình, đặc biệt nếu nhân viên không tham gia biểu tình được thăng chức hoặc tăng lương hoặc được thưởng. Ba kịch bản này có thể lên đỉnh điểm đến môi trường làm việc độc hại.[39]

- **Yếu tố công nghệ**. Công việc kinh doanh đòi hỏi rất nhiều ở bạn - sản xuất, phân phối, tiếp thị, bán hàng, v.v. Vì vậy, cách khôn ngoan là bạn áp dụng các kỹ thuật cập nhật để điều hành doanh nghiệp của mình. Bất kể doanh nghiệp đòi hỏi gì thì bạn cần phải sử dụng các công nghệ để tạo điều kiện thuận lợi cho các quy trình kinh doanh.

Mặc dù chúng ta đang hướng tới kỷ nguyên phụ thuộc hoàn toàn vào máy móc nhưng công nghệ không làm giảm tầm quan trọng của nguồn nhân lực - chúng chỉ giúp cải thiện hoạt động kinh doanh và đảm bảo năng suất tuyệt đối.

Sự phát triển của công nghệ đã đóng một vai trò không nhỏ trong việc phát triển kinh doanh, đặc biệt là trong việc tự động hóa các quy trình. Các quy trình tự động ảnh hưởng trực tiếp đến việc tăng năng suất và phạm vi tiếp cận. Kweilin Ellingrud chỉ ra rằng tự động hóa có thể xử lý 45% các nhiệm vụ lặp đi lặp lại - và giúp người lao động có thời gian cho các nhiệm vụ có giá trị cao hơn như giải quyết vấn đề và tạo ra các ý tưởng mới.[40] Và đây là sự suôn sẻ của sản xuất, phân phối hàng hóa cũng như dịch vụ, mối quan hệ khách hàng lành mạnh và môi trường làm việc linh hoạt.

Hơn nữa, công nghệ giúp duy trì các mối quan hệ kinh doanh lành mạnh. Công nghệ mạng như Skype giúp bạn kết nối với nhân viên của mình. Và các nền tảng truyền thông xã hội như Facebook, Instagram và Twitter cho phép bạn tiếp cận trực tiếp với khách hàng của mình mà không cần gặp mặt trực tiếp. Điều này có nghĩa là bất cứ lúc nào bạn cũng có thể duy trì kết nối con người - một yếu tố quan trọng để bất kỳ doanh nghiệp nào phát triển.

Trong chương một, chúng ta đã thấy sự trình bày về mốt và sự gián đoạn. Trong thời đại này thì mọi mốt hay sự gián đoạn sẽ đến với tư cách là công nghệ mới. Vì vậy, hãy có tầm nhìn xa. Đủ hiểu biết để phát hiện sự gián đoạn khi chúng xuất hiện. Hãy nhớ rằng, những công ty tận dụng lợi thế của mạng trong những ngày đầu tiên là những người chiến thắng lớn ngày nay. Tôi biết bạn sẽ muốn nhắc tôi về bong bóng mạng những năm 2000. Nhưng hãy biết điều này: thị trường sụp đổ theo thời gian nhưng thị trường hoặc ngành có khả năng phục hồi là một thị trường mà bạn nên tham gia. Hơn hai thập kỷ sau sự cố, mạng đã ở đây.

- **Yếu tố pháp lý**. Mọi doanh nghiệp đều phải tuân theo pháp luật nơi họ hoạt động. Luật công ty của quốc gia nơi doanh nghiệp bạn đang hoạt động sẽ chi phối, ở mức độ lớn, các phương thức hoạt động của doanh nghiệp mình. Các yếu tố pháp lý có liên quan chặt chẽ đến sự biến đổi đầu tiên trong phân tích PESTLE: chính trị. Và chúng ta đã thấy chính trị và chính sách có thể ảnh hưởng tích cực hoặc tiêu cực đến một doanh nghiệp như thế nào. Tuy nhiên, chúng ta sẽ tập trung vào cách các yếu tố pháp lý có thể ảnh hưởng đến doanh nghiệp của bạn, không phụ thuộc vào chính trị.

Chuyên gia pháp lý, Samuel D. Brickley và Brian M. Gottesman, nói rằng bản chất của luật pháp là tạo ra các tiêu chuẩn, giải quyết tranh chấp, duy trì trật tự và bảo vệ quyền công dân.[41] Là một chủ doanh nghiệp thì bạn sẽ không thoải mái với mọi luật lệ. Tuy nhiên, bạn phải biết các luật này và mối quan hệ của chúng với doanh nghiệp của mình.

Các yếu tố pháp lý có thể ảnh hưởng đến hoạt động kinh doanh của bạn bao gồm luật thuế, luật tổ chức, luật tiêu dùng, quy định việc làm, chứng khoán và nhập cư, luật hợp đồng, luật sở hữu trí tuệ, v.v. Hãy cùng xem một số trong số đó.

Luật tổ chức

Đây có lẽ là yếu tố pháp lý nền tảng có sức mạnh đáng kể đối với các doanh nghiệp. Từ tên doanh nghiệp đến loại của thực thể được chọn trước khi đăng ký, luật này xác định phạm vi hoạt động của doanh nghiệp. Luật tổ chức cũng quản lý việc thành lập, hoạt động và chấm dứt một doanh nghiệp. Tình trạng pháp lý của một công ty (ví dụ: công ty trách nhiệm hữu hạn hoặc công ty hợp danh trách nhiệm hữu hạn) xác định các quy định về thuế, nhân viên và hải quan của công ty đó.

Luật việc làm

Chương một đã xem xét việc lựa chọn đội ngũ của bạn. Bên cạnh việc được hướng dẫn bởi các nguyên tắc cá nhân, cũng có khía cạnh pháp lý trong việc lựa chọn nhóm của bạn, đặc biệt là nhân viên của bạn. Luật việc làm tập trung vào phúc lợi của người lao động, bao gồm phương thức trả lương, đạo đức làm việc, v.v. Luật này cho phép người lao động có quyền báo cáo bất kỳ hình thức hành vi sai trái nào của người sử dụng lao động với cơ quan chức năng. Nói cách khác, luật này đảm bảo người sử dụng lao động và người lao động duy trì mối quan hệ lành mạnh mà không có bất kỳ hình thức phân biệt đối xử nào dựa trên giới tính, màu da, tôn giáo hoặc chủng tộc. Khi điều chỉnh điều này với các biến động xã hội và các trường hợp thực tế mà chúng ta đã thấy trước đó thì bạn sẽ hiểu tại sao nhân viên có thể đưa ra các quyết định quyết liệt, chẳng hạn như phản đối quản lý.

Luật người tiêu dùng

Luật người tiêu dùng được thiết kế để tạo điều kiện thuận lợi cho các mối quan hệ pháp lý giữa người tiêu dùng và chủ doanh nghiệp, đồng thời bảo vệ người tiêu dùng tránh các công ty lừa đảo. Bạn có thể tự hỏi điều này ảnh hưởng đến doanh nghiệp của mình như thế nào nếu tất cả quyền lợi nhắm vào khách hàng. Nó ảnh hưởng đến doanh nghiệp của mình vì những luật này đảm bảo rằng bạn không làm cho khách hàng khó chịu trong quá trình che chở và sau khi che chở khi họ sử dụng sản phẩm của bạn. Ví dụ, các chủ doanh nghiệp phải tiết lộ một lượng thông tin hợp lý về các chính sách, sản phẩm và dịch vụ của họ cho công chúng. Vì vậy, bất kể bạn làm gì, khách hàng có quyền biết chi tiết cơ bản về sản phẩm của mình.

Luật sở hữu trí tuệ

Luật này được thiết kế để bảo vệ các sản phẩm hoặc dịch vụ như sách, máy móc, âm nhạc, tranh vẽ hoặc phần mềm máy điện toán được tạo ra thông qua trí óc của con người, đảm bảo rằng không ai nhận được tín dụng đối với chúng mà không có sự cho phép của chủ sở hữu. Nó cung cấp cho một người hoặc doanh nghiệp quyền sở hữu duy nhất. Tuy nhiên, người khác có thể sử dụng tài sản nếu chủ sở hữu cho phép. Và quyền lợi của người đó cũng được pháp luật bảo vệ. Chương năm sẽ chỉ ra cách một số công ty hàng đầu đã sử dụng luật này như một "đội quân gián tiếp" để duy trì vị thế dẫn đầu trong ngành của họ.

Luật sản phẩm và dịch vụ

Các sản phẩm và dịch vụ mà bạn cung cấp với tư cách là một doanh nhân phải được kiểm tra và thử nghiệm để đảm bảo rằng chúng phù hợp với nhu cầu tiêu dùng của thị trường mục tiêu. Tiêu chuẩn của một sản phẩm hoặc dịch vụ được kiểm tra dựa trên các thành phần được sử dụng, quy trình sản xuất, môi trường, tình trạng chuyên môn của nhà sản xuất cũng như chất lượng. Tuy nhiên, luật sản phẩm khác nhau tùy thuộc vào địa điểm kinh doanh.

Luật Thuế

Cũng giống như luật tổ chức, sự phát triển của một doanh nghiệp phụ thuộc vào các quy định về thuế tại quốc gia hoặc tiểu bang đó. Một số tiểu bang thân thiện với thuế hơn những tiểu bang khác. Đó là lý do tại sao các doanh nghiệp ở một số bang lại phát triển mạnh mẽ hơn ở các bang khác. Các chủ doanh nghiệp nên tuân thủ và hiểu rõ các chính sách thuế ở một tiểu bang nhất định trước khi tung ra sản phẩm và dịch vụ. Như đã nói trước đó, thuế là một yếu tố quan trọng dẫn đến các hành vi như trốn lậu thuế hoặc nghịch thuế (đảo ngược thuế).

Luật chống độc quyền

Luật này đặc biệt dành cho các doanh nghiệp có đối tượng mục tiêu tương tự hoặc cấu trúc thị trường tương tự. Do các cạnh tranh và đối thủ không lành mạnh có thể nảy sinh giữa hai hoặc nhiều doanh nghiệp thì luật này đảm bảo cạnh tranh bình đẳng và lành mạnh bằng cách điều chỉnh các hoạt động kinh doanh, chẳng hạn như ấn định giá, gian lận thầu và độc quyền không công bằng. Nhưng nếu các đối thủ cạnh tranh hiểu rằng họ có thể hợp tác, có lẽ luật này đã không tồn tại.

Các ví dụ khác về các yếu tố pháp lý ảnh hưởng đến doanh nghiệp bao gồm luật sức khỏe và an toàn, luật xuất nhập khẩu và luật gian lận.

Mặc dù những luật này có vẻ rườm rà, nhưng chúng quyết định sự phát triển của bất kỳ doanh nghiệp nào trong một khu vực địa lý và hầu như không thể thương lượng.

- **Yếu tố môi trường.** Chúng xác định bản chất của sản phẩm hoặc dịch vụ và phản ứng của người tiêu dùng đối với nó. Ví dụ, không ai sẵn sàng mua một máy sưởi trong một môi trường đã quá nóng. Điều này có nghĩa là nếu bạn phải ghi nhận mức tăng trưởng hợp lý trong kinh doanh thì sản phẩm phải tùy thuộc vào ngành của bạn - phải phù hợp với điều kiện thời tiết của môi trường kinh doanh.

Mặc dù không có doanh nghiệp nào, nhỏ hoặc lớn, có thể kiểm soát các yếu tố này, nhưng các chiến lược tiếp thị có thể được phát triển xung quanh các yếu tố môi trường này để có bức tranh chính xác về xu hướng thị trường và cách doanh nghiệp của bạn có thể phát triển trong một khu vực cụ thể.

Có nhiều yếu tố môi trường khác nhau ảnh hưởng đến sự phát triển của doanh nghiệp, chẳng hạn như biến đổi khí hậu, chương trình nghị sự xanh, chính sách môi trường, ô nhiễm, tài nguyên thiên nhiên, đại dịch, tái chế, xử lý chất thải, v.v.

Chính sách môi trường

Yếu tố môi trường ảnh hưởng lớn đến doanh nghiệp là chính sách môi trường. Chính sách môi trường cam kết doanh nghiệp đối với các quy định của chính phủ và các cơ chế chính sách khác xoay quanh các vấn đề môi trường. Không có hoạt động kinh doanh nào tiến triển mà không tuân thủ các chính sách về môi trường vì luật pháp buộc các tổ chức phải thay đổi quy trình hoạt động để đáp ứng các tiêu chuẩn quy định.

Các chính sách về môi trường này cũng khác nhau tùy thuộc vào loại hình kinh doanh và các đặc điểm tự nhiên đặc biệt của môi trường đó. Ví dụ, các chính sách về môi trường cho một công ty sản xuất các mặt hàng thực phẩm khác với các chính sách hướng dẫn một công ty chăm sóc da. Nhưng những chính sách này đảm bảo có một môi trường thuận lợi cho tất cả mọi người cùng phát triển.

Biến đổi khí hậu

Một yếu tố môi trường khác quyết định sự thành công của doanh nghiệp là biến đổi khí hậu. Biến đổi khí hậu có thể là mối đe dọa đối với các doanh nghiệp nếu không được quan tâm đúng mức. Với vấn đề ngày càng gia tăng của sự hâm nóng toàn cầu và các điều kiện thời tiết khắc nghiệt trong những năm gần đây, rất khó để các tổ chức hoạt động bình đẳng trong mọi điều kiện thời tiết. Các doanh nghiệp dựa vào nông nghiệp phụ thuộc trực tiếp vào nguồn cung cấp nước đầy đủ để phát triển sẽ bị ảnh hưởng nếu khí hậu thay đổi dẫn đến giảm lượng mưa. Mặc dù việc xây dựng một hệ thống thủy lợi có thể là một lựa chọn trong những trường hợp như vậy, nhưng nó rất tốn kém và có thể chỉ hợp lý đối với các doanh nghiệp có quy mô lớn.

Là chủ doanh nghiệp, bạn phải có kiến thức cơ bản về doanh nghiệp của mình, hiểu rằng doanh nghiệp dễ bị thay đổi khí hậu và xác định các khu vực thuận lợi. Sản phẩm và dịch vụ của bạn có phù hợp với mọi loại thời tiết không? Điều thú vị là người tiêu dùng cũng nhận thức được yếu tố này và có nhiều khả năng ủng hộ các thương hiệu phù hợp với môi trường của họ, vì họ tìm kiếm cả sự hài lòng lẫn tiện lợi.

Chương trình nghị sự Xanh

Các hoạt động liên quan đến kinh doanh ảnh hưởng đến môi trường nhiều như môi trường ảnh hưởng đến sự tăng trưởng của doanh nghiệp. Mỗi chủ doanh nghiệp phải hiểu sự cần thiết phải có các chính sách thân thiện với môi trường để đạt được các mục tiêu kinh doanh mong muốn. Chương trình Nghị Sự Xanh là một ví dụ về chính sách môi trường thân thiện giúp các tổ chức quản lý hoạt động của mình để đảm bảo tác động tối thiểu đến môi trường địa phương và toàn cầu.

Để có trách nhiệm với môi trường thì bạn cần phát triển các kế hoạch hoạt động có lợi cho cả công ty và môi trường vật chất. Các kế hoạch này phải nêu bật phương thức sản xuất và vận hành, hệ thống quản lý chất thải và đạo đức làm việc chung.

Sự ô nhiễm

Ô nhiễm môi trường không phải là hiện tượng mới, nhưng lại là một trong những vấn đề nhức nhối mà nhân loại phải đối mặt. Cả hai khu vực phát triển và kém phát triển đều có một phần gánh nặng này. Ô nhiễm cũng là một trong những yếu tố môi trường chính ảnh hưởng đến chiến lược kinh doanh. Nó có thể gây ra một số sự kiện lớn về môi trường, dẫn đến sự gián đoạn của chuỗi cung ứng hoặc làm tăng tương đối chi phí nguyên liệu thô cho sản xuất. Chủ doanh nghiệp cần theo dõi các sự kiện đó và phát triển các kế hoạch tiếp theo để giải quyết chúng. Khả năng tiếp tục kinh doanh trong bất kỳ sự kiện nào đe dọa đến môi trường thực tế phụ thuộc vào việc bạn lập kế hoạch tốt như thế nào.

Ô nhiễm môi trường bao gồm ô nhiễm không khí, ô nhiễm nước, ô nhiễm đất, v.v. Ô nhiễm không khí đặc biệt nhất là các tổ chức thường xuyên thải ra các chất ô nhiễm, có hại cho sức khỏe con người và trái đất nói chung. Nếu doanh nghiệp tạo ra mối đe dọa cho trái đất thì bạn nên đánh giá lại các chính sách của mình. Bạn cũng nên xem xét các tác động sức khỏe tiềm ẩn của môi trường ô nhiễm đối với nhân viên của mình, vì chất lượng không khí kém là nguy cơ ảnh hưởng đến sức khỏe, tinh thần tổng thể và khả năng thực hiện nhiệm vụ của nhân viên một cách nghiêm trọng.

Không khí bị ô nhiễm cũng có thể ảnh hưởng đến công nhân tại văn phòng làm việc cũng như ngoài trời. Vì vậy, đừng bỏ qua các chất ô nhiễm trong nơi làm việc, vì cuối cùng chúng có thể dẫn đến việc mất nhân viên. Và khi điều này xảy ra thì bạn sẽ phải đối mặt với hậu quả của hành động do mình, có thể dẫn đến sự sụp đổ của doanh nghiệp. Cố gắng có ý thức để đảm bảo sự an toàn cho nhân viên của bạn bằng cách đảm bảo họ có không khí chất lượng không có độc tố trong nơi làm việc. Không ai muốn làm việc cho một doanh nghiệp ít quan tâm đến sức khỏe của người lao động.

Một mối đe dọa cho doanh nghiệp của bạn là một mối đe dọa cho nền kinh tế và ngược lại. Điều này giải thích rõ ràng về tác động tập thể đối với sức khỏe của nhân viên. Chất lượng không khí kém cũng có thể ảnh hưởng đến phạm vi tiếp cận và sự phát triển của doanh nghiệp mình. Các khu vực có mức ô nhiễm không khí trên mức trung bình thường được coi là những thành phố không mong muốn để sinh sống hoặc làm việc. Vì vậy, cơ hội để bạn thu hút nhân viên lành nghề và người tiêu dùng trực tiếp là tương đối thấp. Ngay cả khi có đủ sự thanh thản trong công ty để giữ chân, đào tạo và thăng chức nhân viên hiện tại thì tăng trưởng kinh doanh vẫn có thể bị cản trở.

Một cuộc khảo sát do Bain and Company và Phòng Thương Mại Hoa Kỳ tại Trung Quốc thực hiện cho thấy 52% doanh nghiệp do Hoa Kỳ làm chủ hoạt động tại Trung Quốc gặp khó khăn trong việc tuyển dụng nhân viên có trình độ kỹ năng cao. Và một trong những yếu tố góp phần lớn nhất vào sự thiếu hụt này là mức độ ô nhiễm không khí trong khu vực.[42]

Tác động tiêu cực của ô nhiễm không khí đối với hoạt động kinh doanh dường như quá lớn. Nhưng sự gia tăng nhận thức của cộng đồng có thể đảm bảo cải thiện hiệu suất vượt ra ngoài tình trạng hiện tại của mọi thứ. Bạn nên đầu tư vào điều kiện làm việc của nhân viên, duy trì đạo đức tốt của công ty, tạo cơ hội phát triển và cải thiện vị trí môi trường chung của công ty. Nhận thức của cộng đồng sẽ giúp bạn nâng cao hình ảnh và uy tín của công ty.

Lưu ý rằng tiến bộ công nghệ hiện đại cho phép các công ty, cá nhân và chính phủ phát hiện ảnh hưởng của ô nhiễm đối với sức khỏe và nền kinh tế. Và không sớm thì muộn, việc phát hiện sẽ cho phép truy tìm những tác động này trở lại nguồn gốc, tiết lộ các công ty đang tích cực cấu thành sự tàn phá môi trường. Bạn không muốn doanh nghiệp hoặc tổ chức của mình bị kết tội.

Tài nguyên thiên nhiên

Sự sẵn có của tài nguyên thiên nhiên là một yếu tố môi trường quan trọng vì hầu hết các doanh nghiệp đều lấy tài nguyên thiên nhiên làm nguyên liệu chính. Tài nguyên thiên nhiên ít hoặc không có có thể cản trở sản xuất và năng suất của một công ty. Trong khi tìm cách phát triển doanh nghiệp của mình thì bạn hãy xác định những nơi có nguyên liệu thô cần thiết để sản xuất.

Điều quan trọng cần lưu ý là đôi khi, vị trí của người tiêu dùng có thể khác với vị trí nguyên liệu thô. Vì vậy, bạn cần phải cân bằng - lập kế hoạch về cách bạn có thể tiếp cận nguồn nguyên liệu thô mà vẫn có thể tiếp cận được với người tiêu dùng trực tiếp của mình. Các kế hoạch này có thể tiết kiệm chi phí hoặc không. Nhưng giá trị của doanh nghiệp sẽ quyết định số tiền bạn sẵn sàng chi ra để có được kết quả mong muốn.

Ví dụ: nếu đối tượng mục tiêu của bạn ở Nigeria và nguyên liệu thô cần thiết cho sản xuất ở Nam Phi thì bạn có thể tìm kiếm quan hệ đối tác với các công ty cung cấp những nguyên liệu cần thiết đó. Bạn cũng có thể tìm các cách khác để sản xuất các nguyên liệu thô này để tiếp tục sản xuất.

Đại dịch

Ngay cả trước khi đại dịch cô-rô-na bùng phát, Diễn Đàn Kinh Tế Thế Giới (World Economic Forum) đã liên tục cảnh báo về những tác động tiêu cực của đại dịch đối với các doanh nghiệp thông qua ấn phẩm Bùng Phát Sẵn Sàng và Tác Động Kinh Doanh (Outbreak Readiness and Business Impact).[43] Đây giống như một điềm báo, một lời tiên tri, sẽ xảy ra vào năm 2020 với đại dịch Cô-vít 19 (Covid-19) ảnh hưởng đến cả nền kinh tế địa phương lẫn toàn cầu. Đại dịch cũng dẫn đến tỷ lệ tử vong cao và khiến nhiều doanh nghiệp phải đóng cửa. Nhiều tổ chức thiếu sự hiện diện trên mạng xã hội đã phải vật lộn để giữ liên lạc với khách hàng của họ. Những người khác không thể kích hoạt mạng vào công việc kinh doanh của họ đã ghi nhận doanh số bán hàng kém.

Từ đợt bùng phát Cô-vít 19, chúng ta có thể thấy rằng đại dịch không chỉ ảnh hưởng đến sức khỏe mà còn đe dọa nền kinh tế các quốc gia, làm gián đoạn hoạt động kinh doanh và hạn chế các hoạt động hàng ngày. Do đó, thế giới đang điều chỉnh từng bước một. Các doanh nghiệp đang đạt được mô hình bền vững và đa dạng hóa cách tiếp cận công chúng. Bạn cũng nên làm điều đó. Bạn nên trang bị cho mình bằng cách xây dựng một kết nối ảo mạnh mẽ với nhân viên của mình. Đảm bảo rằng họ đề cao đạo đức cơ bản làm việc tại nhà khi cần thiết, mua bảo hiểm y tế đáng kể cho tất cả mọi người và tổ chức các lớp học ảo để trang bị họ cho kỷ nguyên ảo. Lực lượng lao động của bạn cũng có thể bao gồm những người làm việc từ xa và lao động thể chất, đặc biệt nếu doanh nghiệp của bạn không giới hạn ở một vị trí thực tế.

Bạn cũng nên đầu tư vào tiếp thị kỹ thuật số, tiếp thị truyền thông xã hội và các phương pháp trực tuyến khác để giúp duy trì mối quan hệ với khách hàng của mình. Để an toàn hơn, hãy xây dựng khuôn khổ kinh doanh của bạn trở nên đáng gờm để nó có thể tồn tại lâu hơn bất cứ điều gì tồi tệ hơn đại dịch Cô-vít 19. Nói cách khác, hãy nỗ lực thiết lập các mục tiêu kinh doanh dài hạn.

Tái chế

Tái chế là một trong những yếu tố môi trường chính hỗ trợ cho môi trường kinh doanh Xanh hơn. Doanh nghiệp của bạn tính toán việc xử lý chất thải như thế nào? Bạn thường tái chế vật liệu phế thải như thế nào? Thay vì xả rác ra môi trường với các vật liệu phế thải như giấy, thủy tinh và nhựa thì bạn có tái chế chúng để sản xuất thêm không? Tái chế vật liệu phế thải cung cấp các giải pháp thay thế để bảo tồn các nguồn tài nguyên nguyên sinh và giữ cho môi trường an toàn. Nó cũng giúp bạn tiết kiệm được căng thẳng và chi phí mua nguyên liệu.

Mặc dù đã có xu hướng tích cực đối với việc tái chế phế liệu nhưng nhiều doanh nghiệp vẫn đổ chất thải vào các bãi chôn lấp. Điều này ảnh hưởng đến người tiêu dùng, người lao động và làm tăng chi phí làm sạch môi trường mà doanh nghiệp hoạt động. Để tạo ra sự cân bằng, bạn nên cân nhắc việc sản xuất ít chất thải hơn, tái chế và sử dụng chúng cho các sản phẩm sau này.

Tấn công cũng quan trọng như bảng vẽ. Hành động này cũng giống như một cầu thủ bóng đá đặt tất cả những gì anh ta đã luyện tập để tham gia vào thi đấu thực sự. Không bao giờ để bất kỳ viên đá nào chưa lật lên. Nhận kiến thức đúng. Dự liệu. Tấn công. Thắng lợi.

Cam Kết Hành Động

Tôi khẳng định rằng:

Tôi không sợ tấn công.

Tôi sẽ khởi động mọi kế hoạch mà tôi đã soạn thảo trên bảng vẽ.

Tôi sẽ không để lại hòn đá nào không bị lật ngược.

Tôi sẽ sử dụng mọi kiến thức định phẩm, kiến thức định lượng và kiến thức nhân quả cho lợi ích của mình.

Tôi sẽ không bị bất ngờ bởi bất kỳ biến chuyển bên ngoài nào.

Tôi không thể chờ đợi để giành chiến thắng.

Vì vậy, tôi sẽ tấn công ngay lập tức.

Chiến Lược

"Chiến lược là đặt bản thân bạn khác biệt với đối thủ cạnh tranh. Việc bạn làm tốt hơn không phải là vấn đề - vấn đề là bạn phải khác biệt với những gì mình làm. "

- Michael Porter

Chiến lược với tư cách là một doanh nhân không bắt đầu khi bạn ra chiến trường; nó bắt đầu vào thời điểm bạn hình thành tầm nhìn của mình. Nhiều doanh nhân mắc sai lầm khi phát triển một chiến lược - họ tìm cách trở nên tốt hơn đối thủ. Điều này không sai nhưng nó đang hạn chế bạn. Khi đặt mục tiêu trở nên tốt hơn thì tất cả những gì bạn đang cố gắng làm là cải thiện một ý tưởng đã có sẵn. Điều này có khả năng là sự cải thiện của chính bạn cũng có thể được cải thiện. Vì vậy, đừng đặt mục tiêu trở nên tốt hơn mà hãy nhắm mục tiêu vào khác biệt. Đây nên là chiến lược chính của bạn. Một công ty hướng đến sự khác biệt, đó chính là Apple.

Trong phần trình bày về các chiến lược tăng trưởng chung chung và cường độ lớn của Apple, Pauline Meyer lưu ý rằng chiến lược chung chung của công ty là khác biệt hóa rộng rãi. Đây là một chiến lược tập trung vào các đặc điểm chính giúp phân biệt công ty và các sản phẩm công nghệ thông minh (IT products) của công ty với các đối thủ cạnh tranh. Một số tính năng chính bao gồm thiết kế trang nhã và tính thân thiện với người dùng của sản phẩm, kết hợp với thương hiệu sang trọng.[1]

Ý thức đổi mới và sự khác biệt của Apple đã khiến họ trở thành cao thủ đang đứng đầu thị trường điện thoại thông minh ngày nay. Khi các công ty điện thoại khác như Blackberry chỉ tập trung vào việc cải thiện phần mềm của sản phẩm thì Apple đã trở thành công ty đầu tiên sản xuất điện thoại toàn màn hình mà không có bàn đánh chữ. Ngày nay, chúng ta khó có thể nhớ lại loại điện thoại có bàn đánh chữ trông như thế nào.

Elon Musk không đặt mục tiêu trở nên tốt hơn bằng cách cải thiện ô tô chạy xăng; anh ta cố gắng làm điều khác biệt. Và những chiếc xe Tesla đã ra đời. Xe Tesla đã cách mạng hóa thế giới xe điện. Trước khi Tesla ra đời thì xe điện không có sức hút trên thị trường. Chúng không đạt yêu cầu, xấu, nặng và mất nhiều thời gian để sạc bình điện. Nhưng Tesla đã đến với "thiết kế của một chiếc ô tô thể thao với sự an toàn của Toyota và có thể sạc trong vài phút thay vì hàng giờ, trước khi chạy hết bình."[2] Đối với Musk, anh ta không chỉ tạo ra ô tô mà đã tạo ra "máy tính xách tay trên bánh xe".[3]

Để phân biệt mình với đám đông chưa đủ, bạn còn phải duy trì sự khác biệt này. Trở nên khác biệt có thể đi kèm với những thách thức riêng. Ví dụ: sản phẩm của bạn có thể không phải là xu hướng chủ đạo như mong muốn. Nhưng không cần phải lo lắng miễn bạn biết mình đang cung cấp giá trị mà không ai khác đang cung cấp. iPhone không phổ biến như các thiết bị Android. Apple chỉ kiểm soát khoảng 13% thị trường điện thoại thông minh trên toàn cầu,[4] nhưng công ty thu về hàng tỷ đô la mỗi năm. Statista báo cáo rằng trong quý 4 năm 2020, công ty đã tạo ra doanh thu 26,44 tỷ đô la Mỹ từ việc bán iPhone.[5] Chiến lược và văn hóa công ty Apple cho chúng ta biết rằng tất cả những gì cần là cung cấp giá trị hàng đầu cho thế giới. Do đó, chúng ta sẽ thu hút loại khách hàng đánh giá cao giá trị này và sẵn sàng trả tiền cho nó.

Khi nói đến chiến lược, có năm điểm chính mà bạn và đội ngũ của mình cần biết để duy trì chiến thắng. Những điểm chính này, như Tôn Vũ đã nêu ra, là:

1. *Biết khi nào nên và khi nào không nên tác chiến.* Là một doanh nhân thì sẽ có lúc bạn cảm thấy muốn đi cùng với tiếng vang trong ngành. Có vẻ như sự cạnh tranh đang diễn ra. Nhưng đừng hoảng sợ. Đừng vội vàng trong việc đưa ra quyết định. Nghiên cứu thị trường và lựa chọn trận chiến của bạn một cách khôn ngoan. Nếu hoảng sợ, bạn có thể rơi vào bẫy của việc làm những gì người khác đang làm và khi điều này xảy ra, bạn sẽ mất đi sự độc đáo của mình. Bạn trở nên giống như mọi doanh nghiệp khác.

Trước khi iPhone tung ra thì Blackberry đã thống trị thị trường. Nhưng Apple không nhảy vào việc tạo ra một sản phẩm để cạnh tranh với Blackberry. Blackberry đã tồn tại trên thị trường toàn cầu hơn mười năm và trở nên phổ biến. Bây giờ, câu hỏi là: iPhone đã ở đâu trong suốt thời gian qua? Tôi thầm nghĩ Steve Jobs và phần còn lại của đội Apple đã bận rộn quan sát và nghiên cứu thị trường trong suốt thời gian đó. Họ có thể đã điều tra những sai sót của Blackberry bằng cách hỏi người dùng muốn gì ở một chiếc điện thoại. Họ đã nghĩ về sự đổi mới tốt nhất có thể vượt qua Blackberry và các điện thoại khác. Apple đã dành hơn mười năm để cho phép Blackberry thống trị thị trường. Công ty chưa bao giờ phát động một cuộc tấn công trong hơn mười năm. Họ chọn thời điểm chiến đấu và tấn công. Và khi họ làm được điều này thì đây là một chiến thắng hoàn mỹ được hỗ trợ bởi phương pháp tiếp cận thiếu sáng tạo của Blackberry đối với sự đổi mới.

2. *Biết cách sử dụng nhiều quân hơn.* Khi tầm nhìn và công ty được mở rộng thì bạn sẽ cần nhiều sự chung tay hơn trong đội ngũ của mình. Đừng bao giờ ngại thử những công việc mới (nhưng điều đó sẽ xảy ra sau khi bạn đã dạy cho họ tầm nhìn, giá trị và văn hóa của công ty). Ngoài ra, sử dụng nhiều quân hơn không chỉ có nghĩa là sử dụng nguồn nhân lực mà còn có nghĩa là sử dụng công nghệ mới. Trong thời đại công nghệ này thì hãy luôn cố gắng trở thành một trong những người đầu tiên áp dụng công nghệ mới vào doanh nghiệp hoặc ngành của bạn. Suy nghĩ vượt khuôn khổ. Thực tế, hãy nghĩ như thể không có khuôn khổ. Nghiên cứu các công nghệ mới nổi như trí tuệ nhân tạo, 5G, mạng đồ, máy tính không cần máy chủ, sinh trắc học, tăng cường thực tế ảo, chuỗi xích, người máy, xử lý ngôn ngữ tự nhiên và điện toán lượng tử để xem chúng có thể phù hợp như thế nào trong doanh nghiệp của bạn. Hãy là người tiên phong. Hãy để công nghệ là một phần quân đội của bạn.

3. *Có cùng mục tiêu và tinh thần trong mọi cấp bậc.* Một khi đội ngũ của mình phù hợp với tầm nhìn của bạn thì họ sẽ duy trì mục tiêu và tinh thần của công ty. Tôi tin rằng không có thành viên nào của Apple cảm thấy muốn nhảy tàu khi Blackberry đang thống trị thị trường điện thoại thông minh. Tôi tin rằng mọi thành viên trong nhóm Apple đều biết rằng mục tiêu của họ là trở nên khác biệt, do đó họ không bị rung động trước thành công của đối thủ cạnh tranh. Họ biết rằng đối thủ cạnh tranh thành công

không có nghĩa là họ thất bại. Tôi tin rằng mục tiêu và tinh thần của Steve Jobs vốn có trong đội. Họ hiểu các mùa và tận dụng mọi mùa để có lợi cho mình.

Nhiều chủ công ty lo lắng về việc bàn giao công việc vì biết một số thành viên trong nhóm có tư tưởng và mục tiêu khác với những gì nền tảng công ty được xây dựng. Nhưng điều này không nên như vậy. Khi xây dựng một doanh nghiệp thì hãy nghĩ đến sự lâu dài. Hãy để doanh nghiệp của bạn tồn tại lâu bền hơn mình. Đã hơn 9 năm Steve Jobs qua đời, nhưng Apple vẫn mạnh mẽ. Thế giới chưa bao giờ có lý do để nói rằng cái chết của Jobs đã ảnh hưởng đến hoạt động của công ty. Một số tổng giám đốc thậm chí còn nhường quyền kiểm soát cho một người khác khi còn sống. Những tổng giám đốc như vậy hiểu rằng người đứng đầu mới của công ty này sẽ duy trì mục tiêu và tinh thần mà họ đã đặt ra và xây dựng.

4. *Một đội quân chuẩn bị sẽ luôn đạt được chiến thắng trước một đội quân không chuẩn bị.* Hãy là người có chuẩn bị. Hãy là người định vị công ty của mình để tận dụng các xu hướng và mùa màng. Hãy là người có công ty tự phù hợp với các công nghệ mới nổi. Trong khi đối thủ đang thoải mái thì bạn hãy chuẩn bị tinh thần. Nhìn. Học. Lập kế. Lập chiến lược.

5. *Một vị tướng tài giỏi không bị vua kiềm chế sẽ chiến thắng.* Không bao giờ cho phép bất kỳ ai kìm hãm sự sáng tạo của bạn. Điều này không có nghĩa là bạn sẽ không nghe lời khuyên, nhưng hãy đủ thông minh để biết lời khuyên nào sẽ cản trở quá trình sáng tạo và lời khuyên nào sẽ được cắt tỉa để tạo ra những trái ngon hơn. Cũng như bạn không nên bị hạn chế và do đó bạn đừng hạn chế đội ngũ mình. Cho phép họ tự do ngôn luận trong giới hạn tầm nhìn của công ty. Dành chỗ cho những sai lầm và chuẩn bị sửa chữa chúng thường xuyên nhất có thể. Bạn sẽ khai thác tối đa tiềm năng vốn có trong đội ngũ nếu mình cho họ tự do thể hiện bản thân. Không ai muốn bị nhốt trong lồng, kể cả động vật. Đây là lý do tại sao ngay khi thấy chỗ hổng thì chúng thoát ra khỏi lồng. Chúng ta không được tạo nên để bị nhốt - tự do ngôn luận sinh ra những ý tưởng đột phá.

Bạn có thể có tất cả các nguồn nhân lực, tài chính và vật lực, nhưng nếu không có chiến lược - chiến lược đúng - thì tầm nhìn của mình sẽ không thể tiến xa. Cách tốt nhất để xây dựng một chiến lược hoàn hảo là nghiên cứu ba điều: (1) bản thân và công ty của bạn, (2) thị trường của bạn và (3) đối thủ cạnh tranh của bạn. Tôn Vũ đã phát biểu sâu sắc: "Biết ta biết địch trăm trận không nguy. Biết ta mà không biết địch thì một thắng một thua. Không biết ta cũng không biết địch thì không bao giờ thắng".

Cam kết hành động

Tôi khẳng định rằng:

Tôi không sợ bị loại vì tôi có chiến lược phù hợp để giành chiến thắng.

Tôi không chỉ là người giỏi nhất trong những gì tôi làm; Tôi sẽ khác biệt. Tôi sẽ độc nhất.

Tôi đổi mới.

Tôi biết khi nào phải chiến đấu.

Tôi lựa chọn các trận chiến của mình một cách cẩn thận.

Tôi đã chuẩn bị để sử dụng thêm quân đội - con người và máy móc.

Tôi có đủ năng lực để thu hút đội ngũ giỏi nhất.

Một đội ngũ hiểu rõ mục tiêu và tinh thần của công ty.

Một nhóm có thể duy trì mục tiêu và tinh thần này và thậm chí chuyển giao nó cho những người khác.

Tôi có một đội ngũ dự phòng, một đội quân chuẩn bị - một đội quân hành quân đến chiến thắng.

Tôi tài năng.

Tôi là một vị tướng khôn ngoan, một doanh nhân thông minh.

Tôi có chiến lược đúng đắn.

Bí Ẩn

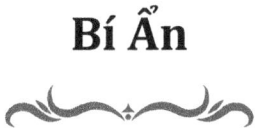

"Sự bí ẩn luôn hấp dẫn. Mọi người sẽ luôn theo sau vương miện".

- Bede Jarrett

Bằng cách khác biệt, bạn làm suy yếu đối thủ cạnh tranh một cách tinh vi. Bạn khiến họ phải vật lộn để theo kịp. Đây là cách bố trí quân đội của Tôn Vũ. Ông ta chiến thắng bằng cách làm cho phe đối lập khốn khổ. Ông viết, "Chúng ta sẽ cố thủ bởi vì chúng ta biết rằng mình đang ở một vị trí mà chiến thắng không chắc chắn; và chúng ta tấn công bởi vì chúng ta có quá đủ nguồn lực để giành chiến thắng ". Với một chiến lược như vậy thì rất khó cho đối phương dự đoán được động thái của bạn. Và không có gì khiến cho tâm hồn con người thất vọng như sự bất định.

Hãy là một huyền bí, một bí ẩn. Hãy để đối thủ cạnh tranh không thể đoán được bước đi kế tiếp của bạn. *Đắp lũy* và *quan sát*. Khi làm điều này thì bạn đã luôn chuẩn bị cho chiến thắng. Tôn Vũ diễn đạt như thế này: "Chiến công của những chiến binh vĩ đại không phải nổi tiếng về trí tuệ, cũng không phải là về sự dũng cảm. Chuẩn bị sẵn sàng cho mọi tình huống chiến thắng là điều đảm bảo cho một chiến thắng chắc chắn ". Tôn Vũ đi xa hơn để liệt kê bốn điều mà một vị tướng cần phải làm để chuẩn bị cho chiến thắng được đảm bảo. Chúng là phạm vi, đo lường, tính toán và cân nhắc.

- **Phạm vi**. Ở đây, tướng xác định địa hình của cả hai bên. Là một doanh nhân thì điều này có nghĩa là xác định không chỉ địa hình của bạn mà còn là của đối thủ cạnh tranh. Từ các dạng địa hình mà chúng ta đã xem xét trong chương một thì bạn sẽ phải đối mặt với sự cạnh tranh gay gắt trong rừng và rất có thể là trong hẻm núi. Có rất ít hoặc không có cạnh tranh trong sa mạc, vì ít ai muốn ở trong sa mạc. Vì vậy, hãy quan sát đối thủ cạnh tranh và biết họ đang làm gì để điều hướng địa hình của mình. Nếu đối thủ ở trong rừng thì hãy xác định xem chúng nằm trong số cây cao hay bụi thấp. Nếu chúng ở trong hẻm núi thì họ đang ở trên đèo hay đang ở trên đỉnh đồi? Xác định phạm vi của chúng - và xác định luôn cả phạm vi của bạn.

- **Đo lường.** Sau khi xác định phạm vi thì đo lường chung cả hai bên để xác định lượng tài nguyên cần sử dụng. Ví dụ, nếu bạn đang ở trong rừng và đối thủ là một cây cao, trong khi mình là một bụi thấp thì bạn sẽ cần thêm nguồn tài chính và nhân lực để nâng cao thân thế và nổi bật. Bạn cần các nguồn lực để đổi mới.

- **Tính toán.** Tôn Vũ nói tướng phải tính toán quân số hai bên. Là một doanh nhân thì đừng chỉ tính toán quân số mà hãy xác định chất lượng quân. Nhiều doanh nhân bị giao động bởi các con số. Họ nhìn thấy một công ty có nhiều nhân viên và tự động cảm thấy lo sợ, nhưng những nhân viên đó có thể là một lũ vô giá trị.

Tôi từng quan sát hai hiệu thuốc cộng đồng ở địa phương của tôi. Một bên chỉ bằng một nửa số nhân viên mà hiệu thuốc khác có, nhưng doanh thu của họ lại cao. Họ bổ sung lại các sản phẩm của mình gần như mỗi tuần. Bên còn lại với nhiều nhân viên nhưng hầu như không có bệnh nhân đến. Họ thường xuyên hết hàng. Tôi đi ngang qua hiệu thuốc và thấy vẻ chán nản khắc sâu trên khuôn mặt của các nhân viên.

Vì vậy, đây không phải là việc có một số lượng lớn người trong đội ngũ của bạn. Tuyển dụng nhân viên theo nhu cầu bạn cần cho công ty của mình. Hãy chú ý đến nhu cầu và hiệu quả khi thành lập đội ngũ. Nghe có vẻ khắc nghiệt, nhưng nếu có một điều mà đại dịch Cô-vít 19 đã dạy cho các công ty trên toàn cầu là các doanh nghiệp thường tuyển dụng nhân viên nhiều hơn những gì họ cần. Việc các công ty sa thải nhân sự với số lượng lớn cho thấy rằng đại dịch là một sự kiện quyết liệt cho thấy nhiều công ty đã sai lầm ở đâu. Đột nhiên, các công ty này nhận ra rằng họ có thể loại bỏ một số nhân viên để cắt giảm chi phí. Nếu các công ty này ban đầu tuyển dụng nhân viên dựa trên nhu cầu và hiệu quả thì sẽ không có chuyện nhân viên dư thừa? Amazon chưa bao giờ sa thải bất kỳ nhân viên nào trong thời gian xảy ra đại dịch. Trên thực tế, họ đã tiếp tục tuyển dụng - tuyển dụng thêm 36.400 người vào cuối tháng 6 năm 2020.[1] Riêng trong năm 2020, công ty đã tạo thêm 400.000 việc làm, nâng tổng số nhân viên trên toàn thế giới lên 1 triệu người.[2] Dựa trên tính toán của bạn, hãy coi trọng chất lượng hơn số lượng. Thà có mười bàn tay xuất sắc còn hơn một trăm bàn tay tầm thường.

- **Cân nhắc.** Sau khi xác định địa hình, tài nguyên và quân đội thì bước tiếp theo là cân nhắc chiến lược; điểm mạnh và điểm yếu của công ty mình và những đối thủ cạnh tranh. Nói một cách đơn giản thì cân là nơi bạn tiến hành và triển khai phân tích SWOT - Strengths (Điểm mạnh), Weaknesses (Điểm yếu), Opportunities (Cơ hội) and Threats (Đe dọa) của mình. Thế mạnh của bạn là gì? Điểm yếu của bạn là gì? Bạn có những cơ hội nào? Bạn phải đối mặt với những mối đe dọa nào? Phân tích bốn điểm này cung cấp cho bạn các manh mối về tình trạng cạnh tranh vì thế mạnh của bạn có thể là điểm yếu của đối thủ và trong khi cơ hội của bạn có thể là mối đe dọa cho họ.

Điều sẽ đưa bạn vượt lên trước đối thủ là một ẩn bí. Làm cho mọi người tự hỏi làm thế nào mà bạn làm được điều đó. Hãy luôn chuẩn bị. Luôn đi trước một bước. Xác định phạm vi địa hình của bạn. Đo lường các nguồn lực của bạn. Tính toán, đánh giá số lượng và chất lượng của binh lực. Cân nhắc điểm mạnh, điểm yếu, cơ hội và mối đe dọa của bạn và sử dụng chúng một cách hiệu quả.

Cam kết hành động

Tôi khẳng định rằng:

Tôi sẽ là một bí ẩn trong ngành của tôi.

Tôi sẽ luôn dám khác biệt.

Tôi sẽ luôn đi trước một bước.

Tôi hiểu rằng các bước nhỏ của tôi là hợp lệ.

Tôi biết rằng những bước đi của tôi sẽ cho tôi đôi cánh để bay.

Tôi sẽ nghiên cứu phạm vi của địa hình và đo lường các nguồn lực của mình.

Tôi sẽ xác định số lượng và chất lượng của quân mình tại mọi thời điểm.

Tôi sẽ cân điểm mạnh, điểm yếu, cơ hội và mối đe dọa của mình.

Tôi sẵn sàng sử dụng các quan sát của mình để có được chiến thắng.

Tôi biết mình sẽ thắng.

Bởi vì tôi là một bí ẩn.

Đội Ngũ Chiến Thắng

"Không ai trong chúng ta thông minh như tất cả chúng ta".

- Ken Blanchard

"Nếu mọi người cùng nhau tiến về phía trước thì thành công sẽ tự chăm sóc cho chính nó".

- Henry Ford

Trong suốt cuốn sách này, tôi đã nhấn mạnh tầm quan trọng của việc xây dựng một đội ngũ phù hợp. Tuyên bố của Ken Blanchard và Henry Ford nhấn mạnh thực tế rằng có giới hạn đối với sự thành công của một người nếu đội ngũ phù hợp không theo tầm nhìn. Phẩm chất nổi bật của làm việc theo đội ngũ là hiệu quả sẽ được nhận thấy cho dù thực hành bất kỳ nơi đâu — cho dù vì lý do tích cực hay tiêu cực. Ví dụ, Đơn vị 731 là một nhóm gồm 3.000 nhà nghiên cứu trong quân đội đế quốc Nhật Bản, những người đã thực hiện các thí nghiệm chết người ở đông bắc Trung Quốc từ năm 1937 đến năm 1945. Do trung tướng Ishii Shiro dẫn đầu, nhóm đã khám nghiệm các tù nhân mà không cần gây mê; tiêm các bệnh như giang mai, ung độc, lậu vào các đối tượng; đối tượng nữ bị hiếp dâm để thực hiện xét nghiệm thai nhi; sử dụng tù nhân làm mục tiêu cho lựu đạn; thiêu sống mọi người; và thả bọ chét mang bệnh dịch hạch ở các ngôi làng Trung Quốc để nghiên cứu tốc độ lây lan của dịch bệnh. Ba nghìn (3.000) đến hai trăm năm chục nghìn (250.000) sinh mạng đã chết trong một trại là kết quả của những thí nghiệm này.[1] Tội ác khủng khiếp như vậy được thực hiện bởi 3.000 người chỉ có thể thực hiện được thông qua tinh thần đồng đội. Nếu có sự phân chia trong nhóm thì có lẽ một số thành viên trong nhóm đã cố gắng (và có thể đã thành công) trong việc cứu một số lượng lớn sinh mạng trong việc thí nghiệm. Có thể một số thành viên trong nhóm đã tiết lộ điều này với cấp trên để có thể thực hiện các biện pháp thích hợp. Nhưng làm việc theo đội ngũ không bao giờ để xảy ra bất kỳ điều gì trong số này. Theo thỏa thuận, 3.000 nhân viên phạm tội chống lại loài người không bao giờ bị trừng phạt vì điều đó.[2] Điều đó cho chúng ta thấy tinh thần đồng đội mạnh mẽ như thế nào.

Tôn Vũ phân quân đội thành hai loại: quân trực tiếp và quân gián tiếp. Quân trực tiếp là những gì chúng ta đã nói đến trong cuốn sách này - nguồn nhân lực. Nhưng nỗ lực của đội quân trực tiếp có thể được khuếch đại rất nhiều bởi đội quân gián tiếp. Tôn Vũ khuyên các tướng lĩnh tận dụng các yếu tố tự nhiên của trời đất, sông ngòi và đại dương trong trận chiến. Các yếu tố tự nhiên là đội quân gián tiếp. Và theo Tôn Vũ, điều quan trọng phải sử dụng chúng vì hai lý do: (1) "Trong chiến đấu, việc tấn công trực diện vào kẻ thù là điều rất hiển nhiên; nhưng những gì mang lại chiến thắng là cuộc tấn công gián tiếp vào mạng sườn". (2) "Tướng thông hiểu dụng binh gián tiếp có nguồn chiến thuật [tài nguyên] vô hạn như trời đất, như sông biển, không bao giờ cạn kiệt".

Vậy, đội quân gián tiếp của doanh nhân là gì?

Đội quân gián tiếp của doanh nhân được phân thành hai loại: công nghệ/đổi mới và môi trường.

Công nghệ/đổi mới như một đội quân gián tiếp

Đối thủ cạnh tranh chắc chắn biết đội quân trực tiếp của bạn, nhưng họ sẽ mất rất nhiều nỗ lực để phát hiện ra đội quân gián tiếp của mình. Con người là hữu hình, là sinh vật xã hội. Họ tương tác và thông qua các mối tương tác của họ thì đối thủ cạnh tranh sẽ biết họ là một phần trong nhóm của bạn. Nhưng khi nói đến công nghệ hoặc đổi mới, đặc biệt là phần mềm thì đối thủ cạnh tranh sẽ ít có xu hướng biết công nghệ mình sử dụng nếu bạn không làm cho nó biết đến. Đây là bí mật thương mại. Ngay cả khi họ biết công nghệ đằng sau sản phẩm thì họ cũng sẽ phải lách luật sáng chế để phỏng theo sản phẩm của bạn. Công nghệ/đổi mới đã giúp các công ty như Google, KFC, Coca-Cola và New York Times dẫn đầu các công ty khác.

Thuật toán tìm kiếm của Google là bí mật hàng đầu trong suốt những năm qua. Thuật toán ngày càng phát triển, nhưng Google chỉ tiết lộ một số thay đổi của nó.[3] Điều này đã giúp công ty vượt lên trên các máy truy vấn dữ liệu của Bing và Yandex. Theo Chuck Price, vì thuật toán, Google đã vượt lên trên vai trò máy truy vấn dữ liệu các thương hiệu khác. Nó trở nên phổ biến, một ngoại động từ bắc cầu và là một nền tảng quảng cáo trực tuyến thống trị, chiếm 87% thị trường toàn cầu.[4]

Kentucky Fried Chicken (KFC) có một nguyên liệu bí mật mà chỉ đại tá Sanders mới biết. Nhưng trước khi chết, ông đã viết ra công thức. Bản sao gốc viết tay được cất giấu trong két sắt ở Kentucky và chỉ một số nhân viên - những người bị ràng buộc bởi thỏa thuận bảo mật - biết công thức.[5]

Tương tự, Coca-Cola có một nguyên liệu bí mật. Thông tin bí mật này quan trọng đối với thương hiệu nước ngọt đến nỗi họ đã gắn nhãn nguyên liệu này là bí mật kinh doanh thay vì cấp bằng sáng chế vì nhận được bằng sáng chế có nghĩa là tiết lộ nguyên liệu đó.[6]

Bí mật thương mại không chỉ đặc biệt đối với hàng tiêu dùng và công nghệ thông tin, nó còn áp dụng cho các lĩnh vực như sách. Thời báo New York, tờ báo có danh sách về các sách có ảnh hưởng nhất, đã không tiết lộ định nghĩa của mình về điều gì khiến một cuốn sách trở thành sách bán chạy nhất. Sách được bán ít bản hơn có thể lọt vào danh sách trong khi sách bán được nhiều hơn không lọt vào danh sách. Tờ báo từng giành được 130 giải Pulitzer đã từ chối chia sẻ bí mật này vì lo ngại rằng các nhà xuất bản sẽ sử dụng thông tin này để thao túng dữ liệu bán hàng nhằm có lợi cho họ.[7]

Các công ty này chứng minh tầm quan trọng của việc sử dụng công nghệ bí mật thương mại như một đội quân. Bốn công ty được liệt kê ở trên là những công ty tốt nhất trong các ngành tương ứng vì họ đã học cách sử dụng đội quân gián tiếp mà đối thủ không bao giờ có thể biết đến. Họ đã chứng minh lời nói của Tôn Vũ: *Trong tác chiến, việc tấn công trực diện vào kẻ thù là điều rất hiển nhiên; nhưng những gì mang lại chiến thắng là cuộc tấn công gián tiếp vào mạng sườn.* Mọi người đều biết đại tá Sanders là bộ não đằng sau KFC. Các đối thủ của KFC biết rằng mặc dù ông ta đã từ trần từ lâu, nhưng ông ấy vẫn đang đặt các đối thủ dưới bàn chân mình. Đó là định nghĩa của tấn công trực tiếp. Đây là điều hiển nhiên và có thể dễ dàng bào chữa. Hãy tưởng tượng rằng ông ấy không bao giờ tiết lộ nguyên liệu bí mật trước khi qua đời thì KFC sẽ mất chỗ đứng trên thị trường. Nhưng một bí mật thương mại, một cuộc tấn công gián tiếp, luôn đặt KFC lên trên đối thủ trong suốt những năm qua. Và điều này lại chứng minh lời của Tôn Vũ: *Một vị tướng quân hiểu cách dụng binh gián tiếp có nguồn chiến thuật [tài nguyên] vô hạn như trời đất, như sông biển và không bao giờ cạn kiệt.* Nguồn nhân lực là hữu hạn nhưng công nghệ là vô hạn. Đại tá Sanders đã mất từ lâu, nhưng công thức bí mật của ông đã duy trì hoạt động kinh doanh của mình trong 4 thập kỷ sau khi ông qua đời.

Đối thủ hiểu tầm quan trọng của đội quân gián tiếp của bạn và muốn làm mọi cách để họ có thể biết về nó. Vì vậy, bạn phải bảo vệ đội quân gián tiếp của mình bằng mọi giá. Đây là lý do tại sao bạn không nên bỏ bê đội quân trực tiếp của mình. Đội quân trực tiếp của mình có thể làm cho đội quân gián tiếp của bạn trở nên rõ ràng trước đối thủ của bạn. Điều này gần như đã xảy ra với Coca-Cola. Vào năm 2006, một nhân viên Coca-Cola cùng với hai đồng phạm đã đánh cắp công thức bí mật của công ty và cố gắng bán cho đối thủ cạnh tranh lớn nhất của nó, Pepsi. Là một thương hiệu có uy tín, công ty đối thủ đã cảnh báo cho các quan chức của Coca-Cola và thủ phạm đã bị bắt.[8]

Vì vậy, tôi xin nói lại: hãy suy nghĩ bên ngoài khung mẫu. Hãy nghĩ ra một công nghệ có thể phân biệt bạn với đối thủ. Công nghệ hoặc đổi mới này có thể được áp dụng cho đoạn đầu hoặc trong quy trình của bạn. Rất khó để sử dụng bí mật thương mại ở giai đoạn cuối vì ở cấp độ đó, sản phẩm hoặc dịch vụ đã sẵn sàng để phân phối cho người dùng. Sự đổi mới của KFC nằm ở đầu vào - sự pha trộn các nguyên liệu. Giống như Coca-Cola, New York Times và Google có sự đổi mới trong quy trình của họ - phương pháp chọn người bán chạy nhất và phương pháp tối ưu hóa kết quả tìm kiếm.

Môi trường như một đội quân gián tiếp

Trong chiến tranh quân sự, Tôn Vũ khuyến nghị rằng một đội quân sử dụng các yếu tố của tự nhiên để có lợi cho họ. Mặc dù bạn có thể không sử dụng các yếu tố tự nhiên có lợi cho kinh doanh của mình, nhưng bạn có thể sử dụng môi trường kinh tế hoặc chính trị xã hội.

• **Môi trường chính trị xã hội**. Hãy đủ thông minh và nhạy bén để sử dụng các vấn đề xã hội có lợi cho bạn. Những cuộc thảo luận về các vấn đề xã hội như phân biệt chủng tộc, nữ quyền, bạo lực gia đình và tình dục đã tăng rất nhiều so với trước đây. Một công ty thông minh sẽ tự định vị những vấn đề này để tự tiếp thị.

Đây là một chiến lược phải được áp dụng một cách triệt để - bởi vì nó sẽ trở nên vô cảm nếu lợi dụng những vấn đề nhạy cảm như vậy cho mục đích duy nhất là kiếm được lợi nhuận tài chính. Mọi người đủ thông minh để biết khi nào một công ty đang lợi dụng một tình huống nào đó để kiếm lợi nhuận. Một khi mọi người cảm thấy như vậy về doanh nghiệp của bạn thì chiến lược này sẽ phản tác dụng. Vì vậy, hãy thể hiện sự quan tâm *thực sự* đối với những vấn đề này. Đúng vậy, việc tăng cường sản phẩm và lợi nhuận nên là một phần trong mục tiêu của bạn, nhưng chúng chỉ nên là thứ yếu. Quan sát các vấn đề phù hợp với giá trị và văn hóa công ty của bạn và sau đó đưa ra giá trị cho xã hội.

Paul A. Argenti trong một bài báo của Harvard Business Review,[9] đã nêu ba câu hỏi mà một công ty phải đặt ra trước khi dùng tiếng nói của mình vào một vấn đề xã hội.

   o *Vấn đề có phù hợp với chiến lược của công ty không?*

Argenti sao lưu những gì tôi đã nói trước đó. Chiến lược của bạn là một phần trong sứ mệnh và tầm nhìn của mình, do đó vấn đề phải phù hợp với những gì bạn tin tưởng và làm.

   o *Bạn có thể ảnh hưởng đến vấn đề một cách có ý nghĩa không?*

Theo Argenti thì bạn cần có chuyên môn và nguồn lực để tạo ra sự khác biệt; bạn cần phải sẵn sàng để tiền ở nơi cửa miệng của mình. Việc bạn không thể làm được điều này sẽ khiến những nỗ lực của mình bị coi là "đạo đức giả hoặc là hành động 'rửa sạch'".

   o *Các cử tri có đồng ý với việc lên tiếng không?*

Bạn nên đảm bảo rằng các cử tri quan trọng đứng về phía mình, nếu không thì bạn có nguy cơ mất các công việc kinh doanh trong tương lai. Trong trường hợp các cử tri không đồng ý thì bạn phải thảo luận và phân tích cẩn thận tầm quan trọng tương đối của họ đối với công ty của mình.

Để cung cấp khuôn khổ hướng dẫn phản hồi của công ty đối với những câu hỏi này, Argenti đã đưa ra một ví dụ bằng cách sử dụng Starbucks. Vào năm 2018, một giám đốc cửa hàng của công ty ở Philadelphia đã gọi điện báo cảnh sát sau khi hai người đàn ông da đen bị từ chối dùng phòng vệ sinh và từ chối rời cửa hàng, dẫn đến việc họ bị bắt. Sau các cuộc phản đối và sự phẫn nộ trên mạng, Starbucks đã xin lỗi, ban hành chính sách phòng vệ sinh mới và đóng 8.000 cửa hàng để có một buổi đào tạo về chống kỳ thị. Theo Argenti, câu trả lời của Starbucks có cho cả ba câu hỏi trên.

Một, vấn đề liên quan đến chiến lược Starbucks. Trong sứ mệnh thì công ty tự mô tả mình là "một môi trường ở vị trí thứ ba, nơi mọi người đều được chào đón và chúng tôi có thể tập hợp lại, với tư cách là một cộng đồng, để chia sẻ những ly cà phê tuyệt vời và tăng cường kết nối con người". Do đó, tất cả khách hàng phải cảm thấy thoải mái không phân biệt chủng tộc. Hai, công ty có khả năng ảnh hưởng đến vấn đề. Khóa đào tạo chống kỳ thị, hướng dẫn 175.000 nhân viên pha cà phê, là một phương tiện để tác động và đảm bảo rằng những người da màu được đối xử tốt trong các cửa hàng bán lẻ. Ngoài ra, bằng cách đóng cửa 8.000 cửa hàng để phục vụ khóa đào tạo, công ty cà phê đã thể hiện cam kết của mình đối với vấn đề này. Ba, các khu vực cử tri quan trọng của Starbucks - khách hàng và các thành viên cộng đồng - đã tỏ ra phẫn nộ trước vụ việc và ủng hộ phản ứng của Starbucks.[10]

Mục tiêu chính của Starbucks là giải quyết vấn đề phân biệt chủng tộc trong các cửa hàng bán lẻ của mình. Tuy nhiên, đủ để nói rằng phản ứng của họ sẽ thu hút người da màu và thông qua đó thì họ sẽ nhận được nhiều sự bảo trợ hơn. Giải quyết một vấn đề nhạy cảm với cách tiếp cận như vậy sẽ phân biệt họ với các đối thủ cạnh tranh, đặc biệt nếu đối thủ của họ chưa bao giờ tỏ ra quan tâm đến bất kỳ vấn đề xã hội nào.

- **Môi trường kinh tế**. Một doanh nhân có thể sử dụng môi trường kinh tế khắc nghiệt để làm lợi cho họ. Người kinh doanh bảo vệ tiền của mình trong thời điểm kinh tế khó khăn là điều hợp lý, nhưng đó có phải luôn là quyết định thông minh? Môi trường kinh tế khắc nghiệt có thể là một đội quân gián tiếp cho sự phát triển và thành công của một công ty. Một ví dụ hoàn hảo về điều này là đại dịch cô-vít. Trong ngành công nghiệp tiền điện tử, một số người suy đoán rằng đỉnh điểm của đại dịch là thời điểm sai lầm để đầu tư vào tài sản kỹ thuật số, Bitcoin. Nhiều người đã bán tháo Bitcoin của họ, khiến giá Bitcoin giảm từ khoảng 10.312 đô la vào giữa tháng 2 xuống còn 4.970 đô la vào giữa tháng 3.[11] Và đến tháng 12 năm 2020, số Bitcoin tương tự mà mọi người mất niềm tin đã tăng lên hơn 23.000 đô la (và vẫn đang tăng tại thời điểm viết bài này). Những người đã bán hối hận vì hành động của mình, những người thì mua ăn mừng thắng lớn. Đó là lợi ích của việc sử dụng môi trường kinh tế như một đội quân gián tiếp.

Khi sử dụng quân gián tiếp thì hãy tinh tế. Sử dụng cái mà tôi gọi là "Động Thủ Bất Ngờ". Tôi sẽ trình bày chi tiết về chiến lược này trong chương 7.

Hãy để cho cuộc chiến hỗn loạn trong khi bạn bình tĩnh, mất trật tự trong khi bạn có tổ chức và yếu khi bạn mạnh. Tôn Vũ nói rằng "trật tự hay rối loạn là sản phẩm của cấp độ tổ chức. Sự hèn nhát hay can đảm là sản phẩm của cái thế. Mạnh hay yếu là sản phẩm của đội hình". Công ty của bạn sẽ có trật tự nếu trình độ tổ chức của mình xuất sắc, can đảm nếu bạn tận dụng lợi thế của nghịch cảnh kinh tế và mạnh mẽ nếu bạn tạo một đội quân ngoan cường. Một đội quân trực tiếp ngoan cường sẽ dễ dàng phát hiện và sử dụng một đội quân gián tiếp ngay cả khi bạn không thúc giục họ. Đây là lý do tại sao bạn cần chọn những tay thông minh, tài năng làm thành viên trong nhóm của mình. Theo lời của Tôn Vũ, hãy chọn những cấp dưới tài năng để có thể tạo ra lợi thế.

Cam kết hành động

Tôi khẳng định rằng:

Tôi có đội ngũ phù hợp.

Tôi có đội quân trực tiếp và gián tiếp, và họ sẽ luôn đặt công việc kinh doanh của tôi lên trước các đối thủ cạnh tranh.

Tôi sẽ tận dụng những tiến bộ của công nghệ.

Tôi đủ thông minh để có những đổi mới giúp mình vượt xa cuộc thi.

Tôi đủ thông minh để tận dụng lợi thế của môi trường chính trị xã hội, và gia tăng giá trị cho xã hội và công ty của mình.

Tôi sẽ không lo lắng về khí hậu kinh tế khắc nghiệt.

Tôi hiểu rằng luôn có những cơ hội trong mọi tình huống xấu.

Và tôi đã chuẩn bị để nắm bắt những cơ hội này.

Tôi sẽ xây dựng đội ngũ phù hợp.

Tôi sẽ có đội ngũ chiến thắng.

Đến Sớm

"Luôn tấn công. Ngay cả trong lúc phòng thủ cũng tấn công. Cánh tay tấn công sở hữu thế chủ động và do đó chỉ huy hành động. Tấn công khiến con người dũng cảm và phòng thủ làm con người nhút nhát".

- Steven Pressfield

"Đánh khi bàn ủi còn nóng" là một câu nói cổ, nhưng giá trị thông điệp chưa bao giờ mất đi. Khi nói đến thành lập một doanh nghiệp thì bạn không có thời gian để lãng phí. Một khi ý tưởng kinh doanh đến với bạn thì hãy bắt đầu ngay lập tức (sau khi bạn đã soạn thảo kế hoạch của mình). Là một doanh nhân thì không gì bổ ích hơn bằng bắt đầu sớm cuộc hành trình trong lĩnh vực mà bạn đã chọn. Tôn Vũ viết: "Nguyên tắc chung, quân nào đến địa điểm chiến trận trước, chờ địch thì chủ động và yên lòng. Quân nào đến vị trí chiến đấu muộn sẽ bị động và vất vả".

Thế giới không chờ đợi bất kỳ ai và trừ khi mình là một nhà tiên tri thì bạn không thể nói chắc chắn rằng môi trường kinh tế hoặc chính trị xã hội sẽ như thế nào trong tương lai và nó có thể tác động đến doanh nghiệp của bạn như thế nào. Tôi sẽ đưa ra bốn lý do quan trọng để thúc đẩy bạn hành động khi bàn ủi còn nóng.

Những lý do tại sao bạn cần khởi động ý tưởng kinh doanh của mình ngay lập tức

Bão hòa thị trường (Market saturation)

Như tôi đã trình bày trong chương đầu tiên, tâm trí con người là mảnh đất và ý tưởng có thể nảy mầm vào những tâm trí khác nhau cùng một lúc. Bạn càng trì hoãn việc ra mắt doanh nghiệp của mình thì thị trường càng trở nên đông đúc hoặc bão hòa và bạn sẽ nhận được ít thị trường hơn. Những người đến sớm trong một ngành có lợi thế là nắm bắt được một phần lớn thị trường trước khi ngành này bão hòa. Giả sử bạn có ý tưởng khởi chạy một ứng dụng mạng xã hội vào năm 2008, nhưng bạn đã trì hoãn ý tưởng này cho đến năm 2020. Bạn có nghĩ rằng mình sẽ có thể cạnh tranh thuận lợi trong một thị trường với các ứng dụng truyền thông xã hội nặng ký như Facebook, Twitter, Instagram, WhatsApp, LinkedIn, YouTube, Pinterest, Reddit, TikTok và một loạt các ứng dụng khác? Để có thể cạnh tranh thuận lợi thì bạn phải mang đến điều gì đó khác biệt, giống như TikTok đã làm.

TikTok ra mắt vào năm 2016 - tương ứng là 12 năm và mười năm sau Facebook và Twitter - nhưng vẫn chiếm một phần khá lớn trong ngành truyền thông xã hội vì những gì nó cung cấp cho người dùng. TikTok không chỉ cung cấp cho người dùng cơ hội tạo phim ngắn (YouTube đã cho cả thế giới điều đó); nó đã cho họ nhiều hơn. Về TikTok và điểm bán hàng độc đáo của nó, Gary Vaynerchuk đã viết: "TikTok cung cấp một khuôn khổ giúp mọi người tạo phim ngắn dễ dàng hơn - đặc biệt nếu họ không biết phải làm gì. TikTok giúp họ trở thành người sáng tạo nội dung dễ dàng hơn. TikTok: 1) cho phép mọi người tạo ra nội dung mà nếu không họ sẽ không thể tự làm dễ dàng và 2) cung cấp cho mọi người một khuôn khổ mà họ có thể chơi đùa hoặc sáng tạo trong đó. Ví dụ: ứng dụng TikTok cung cấp cho mọi người các công cụ như bộ lọc, kiểm soát tốc độ phim, truy cập âm thanh chuyên nghiệp và hơn thế nữa. Ngay cả khi không phải là người hát nhép giỏi nhất thì bạn vẫn có thể tạo ra điều gì đó thú vị trên TikTok bằng nền nhạc ".[1]

Vì vậy, trừ khi có thể cung cấp cho người dùng những gì họ chưa được cung cấp trước đây, nếu không, bạn có thể làm không tốt nếu trì hoãn việc ra mắt doanh nghiệp của mình. Đưa một cái gì đó mới vào ngành là một ý tưởng và nhớ rằng, bạn không phải là người duy nhất có ý tưởng đó. Các công ty tiềm năng và các cá nhân khác có thể có cùng ý tưởng. Cũng giống như bạn đang tìm hiểu và nghiên cứu về nhu cầu hiện tại của thị trường thì các công ty khác cũng đang làm như vậy. Họ đang thấy những gì bạn đang thấy, nghe những gì bạn đang nghe. Đây là lý do tại sao bạn không nên trì hoãn. Bạn không có độc quyền về một ý tưởng.

Sự tiến hóa của các xu hướng

Chương một đã đưa chúng ta qua các loại xu hướng khác nhau mà một doanh nghiệp có thể tự phù hợp. Nhưng điều quan trọng cần nhắc lại là không có xu hướng nào tồn tại mãi mãi. Ngay cả xu hướng gián đoạn cũng tiến hóa. Điều này mang lại cho bạn, một doanh nhân, một lý do khác để khiến bạn cần phải khởi động công việc kinh doanh của mình sớm.

Đôi khi, nếu không phải hầu hết, các ý tưởng kinh doanh đến với chúng ta từ những gì mình nhận thức được trong môi trường vật chất, xã hội, kinh tế hoặc chính trị xung quanh. Và nhận thức của chúng ta là sản phẩm của những diễn biến hoặc xu hướng hiện tại trong bất kỳ môi trường nào trong số này. Vì vậy, một ý tưởng kinh doanh có thể chỉ phù hợp với một xu hướng cụ thể. Một khi xu hướng đó không còn thì ý tưởng có thể mất đi sự phù hợp nếu nó không phát triển. Chúng ta sẽ xem một ý tưởng kinh doanh có thể mất đi sự phù hợp như thế nào ở phần sau của chương này.

Nghiên cứu địa hình và tung ra nhiều cuộc tấn công hơn

Bằng cách tham gia sớm vào một ngành thì bạn có cơ hội nghiên cứu địa hình trước khi nó trở nên đông đúc và lập kế hoạch mở rộng quy mô kinh doanh của mình. Việc phát hiện cơ hội ở nơi đông người sẽ khó hơn. Có rất nhiều tiếng ồn để làm bạn phải phân tâm. Trong một thị trường ít đông đúc hơn thì bạn có thể phát hiện ra những khoảng trống cần lấp đầy. Ngược lại, tầm nhìn xa và khả năng sáng tạo sẽ không phải là những mục tiêu tối quan trọng nếu bạn đang đến một không gian vốn đã đông đúc - một không gian mà đối thủ cạnh tranh đã lấp đầy những khoảng trống mà bạn định lấp đầy. Vì vậy, mối quan tâm chính của bạn sẽ là làm thế nào để giành được một phần của thị trường - những mảnh vụn văng khỏi bàn ăn.

Cùng hạt giống, khác loại đất

Tôi đã đề cập đến điều này trước đó. Bạn không có độc quyền đối với một ý tưởng trừ khi mình thực hiện nó. Chừng nào một ý tưởng vẫn còn nguội lạnh trong tâm trí thì bạn hãy mong đợi thấy nó được đưa vào cuộc sống bởi một người khác sẵn sàng và quyết chí hơn mình. Ý tưởng không phải là của bạn để lưu giữ. Cảm hứng có thể lắng đọng trong bất kỳ tâm trí màu mỡ nào. Vì vậy, khi nhận được một ý tưởng thì hãy luôn nhớ rằng ít nhất một trăm người khác cũng nhận được cùng một ý tưởng.

Mặc dù có những lý do quan trọng để bắt đầu kinh doanh sớm, nhưng nhiều ý tưởng kinh doanh đã không nở rộ vì chủ nhân của những ý tưởng này không sẵn sàng hành động. Và hai yếu tố gây ra sự không muốn này là sợ hãi và nghi ngờ.

- **Sợ hãi**. Chúng ta đã nghe không biết bao nhiêu lần rằng nỗi sợ hãi có nghĩa là bằng chứng giả xuất hiện có thật. Sau khi phác thảo một kế hoạch thì một số doanh nhân tiềm năng đã trở nên sợ hãi về tầm nhìn của họ. Họ trở nên sợ hãi về thị trường hoặc ngành công nghiệp, về sự cạnh tranh hiện có, về nhận thức của người khác. Họ cảm thấy rằng tầm nhìn quá lớn khiến họ không thể đạt được hoặc ý tưởng đó thật nực cười. Sau đó, chúng phát triển thành bàn chân lạnh và vẫn ở trong vùng thoải mái của nó.

Nỗi sợ hãi không chỉ giết chết các doanh nghiệp tương lai mà còn giết chết các doanh nghiệp hiện tại. Nỗi sợ hãi đã len lỏi trong tâm trí của các chủ doanh nghiệp vì những thất bại mà họ đã đối mặt trong quá khứ. Tôi đã từng nghe câu chuyện về một người kia đã đầu tư khoảng 10.000 đô la vào bitcoin. Sau đó, bitcoin giảm giá quá nhiều khiến người này mất trắng khoản đầu tư. Kể từ đó, anh ấy không bao giờ dám đầu tư vào tiền mã hóa mặc dù khả năng phục hồi của ngành đã được chứng minh qua thời gian.

Đối với bạn, để có một sự chậm lại với tư cách là một doanh nhân, thì điều đó chỉ có nghĩa là mình đang tiến tới. Và đó là lý do tại sao thử thách đang cố gắng kéo bạn trở lại. Thử thách, như chúng ta đều biết, là một phần của cuộc sống. Nhưng sau khi phục hồi trở lại thì đừng quên rằng bạn đang ở trong một cuộc hành trình với sứ mệnh cung cấp giá trị cho thế giới.

Nỗi sợ hãi thường dấy lên một báo động giả - nó cho bạn biết rằng mọi thứ sẽ luôn diễn ra không như ý. Nhưng sự thật là nếu có thể vượt qua nỗi sợ hãi và vượt lên phía trước thì bạn sẽ phát hiện ra rằng điều mình sợ thậm chí đôi khi không tồn tại. Vì vậy, hãy luôn can đảm để bạn không bỏ lỡ những phần thưởng trong tầm nhìn của mình.

- **Nghi ngờ**. Đối với các doanh nhân khác thì họ không sợ hãi mà nghi ngờ. Họ nghi ngờ những tiềm năng trong tầm nhìn của mình. Họ nghi ngờ khả năng mang tầm nhìn vào cuộc sống. Họ nghi ngờ những người khuyến khích họ và tin những lời nói dối của những người phản đối họ. Hầu hết mọi người đều rơi vào bẫy của sự nghi ngờ khi họ chỉ tập trung vào bức tranh lớn.

Tôi biết rằng nhiều diễn giả truyền động lực luôn khuyến khích mọi người nhìn vào bức tranh toàn cảnh. Đó là lời khuyên tốt. Nhưng có một điều họ thường bỏ qua là trước khi có thể thấy được bức tranh lớn thì bạn phải ghép những bức tranh nhỏ lại với nhau. Bức tranh lớn có thể gây choáng ngợp. Chỉ nhìn vào bức tranh lớn sẽ khiến bạn nghi ngờ khả năng đạt được nó. Tuy nhiên, đơn giản hóa tầm nhìn của mình thành các mục tiêu nhỏ và những mục tiêu nhỏ hơn này sẽ truyền cho bạn sự nhiệt tình mới. Nhìn thấy bản thân đạt được những mục tiêu nhỏ hơn này sẽ giúp bạn tự tin rằng mình có thể đạt được mục tiêu lớn.

Đừng đợi cho đến khi mọi thứ hoàn hảo trước khi bạn khởi động ý tưởng của mình. Tôn Vũ chỉ ra rằng "nếu chúng ta chờ đợi để tập hợp lực lượng với trang bị đầy đủ trước khi chiếm lợi thế thì chúng ta có nguy cơ đến quá muộn". Tuy nhiên, chúng ta cũng phải cân bằng. Đừng vì nỗ lực đến sớm mà bỏ qua sự chuẩn bị đầy đủ. Đảm bảo rằng mình có các nguồn lực cần thiết để bắt đầu; tài nguyên có thể đáp ứng khách hàng ngay cả khi mới bắt đầu; và tài nguyên bạn có thể mở rộng sau này. Nếu điều này không được thực hiện mà vội vàng từ bỏ các tài nguyên cần thiết vì muốn chiếm lợi thế thì bạn có nguy cơ mất các tài nguyên đã bị bỏ lại.

Đến sớm với số lượng vừa đủ mọi thứ bạn cần. Đừng trì hoãn bản thân vì bạn đang chờ đợi nhiều hơn. Chú ý đến lời nói của James Clear, người đã nhận xét đúng: "La Mã không được xây trong một ngày, nhưng họ đang đặt gạch mỗi giờ. Bạn không cần phải làm tất cả ngày hôm nay. Chỉ cần đặt một viên gạch. Đó là cách bạn xây dựng một đế chế".

Doanh nhân phải tránh sợ hãi và nghi ngờ - chúng là hai yếu tố chính làm trì hoãn thành công. Tôn Vũ tuyên bố rằng sự chậm trễ trong chiến đấu sẽ làm cho vũ khí bị rỉ sét và binh sĩ mất tinh thần. Điều này cũng áp dụng cho doanh nhân, nhưng thật không may, nhiều doanh nhân không xem xét tác động của việc trì hoãn đối với hoạt động kinh doanh của họ.

Đừng để vũ khí của bạn bị rỉ sét

Vũ khí biểu thị ý tưởng. Mọi ý tưởng đều có mốc thời gian. Và khi bạn chậm trễ trong việc thực hiện ý tưởng thì nó sẽ "rỉ sét". Rỉ sét có thể xảy ra theo hai cách: (1) Ý tưởng mất đi sự phù hợp. (2) Một người khác tiếp thu và thực hiện ý tưởng.

Làm thế nào một ý tưởng có thể mất đi sự phù hợp?

Trái đất luôn chuyển động và khi nó quay thì sự phát triển xảy ra. Mọi sự phát triển mới trên thế giới đều đòi hỏi sự đổi mới. Và mọi đổi mới đều bắt đầu từ một ý tưởng. Khi sự đổi mới không được khai sinh vào đúng thời điểm thì một sự phát triển mới khác xuất hiện và loại bỏ cái cũ bên cạnh sự đổi mới mà nó sẽ phát triển mạnh.

Ví dụ, hãy lấy những ngày của Walkman. Walkman là một máy nghe nhạc di động do Sony sản xuất vào cuối những năm 70. Những người yêu âm nhạc có thể dễ dàng bỏ một băng cét-sét (cassette) vào máy và nghe các bài hát khi họ đi qua các con phố. Bây giờ hãy tưởng tượng điều này: Nếu Sony trì hoãn việc sản xuất sản phẩm và quyết định trì hoãn nó từ ba đến bốn thập kỷ thì bạn có nghĩ rằng họ sẽ có thị trường cho sản phẩm của mình trong thời đại Apple Music, Audiomack và Airpods này không? Chắc chắn là không. Ý tưởng về một chiếc Walkman đã trở nên lỗi thời và cũ rít. Trong thời kỳ hoàng kim của Walkman (1979 - 2010), Sony đã bán được hơn 400 triệu chiếc máy nghe nhạc cầm tay Walkman với giá khoảng 150 đô la Mỹ một chiếc.[2] Bây giờ, nếu chúng ta bỏ qua lạm phát và các lực lượng thị trường khác thì có nghĩa là trong vòng 30 năm, công ty đã kiếm được hơn 60 tỷ đô la. Sony sẽ mất doanh thu này nếu họ trì hoãn ý tưởng của mình. Ngoài ra, nếu họ trì hoãn sự đổi mới của mình, thì có khả năng một công ty khác sản xuất thiết bị tương tự. Đây là cách thứ hai mà vũ khí có thể bị rỉ sét.

Cuộc sống ghét trống không. Nhiều thứ trong cuộc sống không thể thiếu hoặc không thể thay thế được. Bản chất của cuộc sống là luôn tự cân băng. Ý tưởng giống như hạt giống và tâm trí con người là đất. Vì vậy, thiên nhiên không chỉ ký thác một hạt giống - một ý tưởng - trong tâm trí của một người. Thiên nhiên phân tán hạt giống để nếu một loại đất cụ thể làm chậm quá trình nảy mầm của hạt giống thì sẽ có hai hoặc ba loại đất khác có lợi cho sự phát triển của hạt giống. Câu chuyện về Blackberry xuất hiện trong tâm trí.

Alexandra Appolonia, trong một bài báo cho Business Insider, lưu ý rằng có thời điểm, Blackberry chiếm 50% thị trường điện thoại thông minh ở Mỹ và 20% trên toàn cầu.[3] Nhưng công ty đã chết vì chậm thay đổi, trong khi một công ty khác, Apple, đã sẵn sàng thay đổi. Blackberry giữ nguyên thiết kế cũ của bàn đánh chữ QWERTY, trong khi Apple tung ra iPhone không có bàn đánh chữ. Vào thời điểm Blackberry muốn bắt đầu đổi mới thì đã quá muộn.[4] Việc kiểm soát một phần lớn thị trường điện thoại thông minh lẽ ra phải giúp Blackberry linh hoạt và dễ tiếp thu các ý tưởng, nhưng điều này không phải vậy. Những ý tưởng được cho là phát triển mạnh trên đất của vua điện thoại thông minh lúc bấy giờ, lại phát triển tốt hơn trên iPhone. Các công ty điện thoại khác hiện đang có tham vọng sản xuất điện thoại iPhone, trong khi Blackberry đã đi vào lịch sử.

Tôi tự hỏi điều gì đã lướt qua tâm trí các nhân viên của Blackberry khi họ chứng kiến sự suy giảm đều đặn của công ty. Có thể một số nhân viên đã gợi ý rằng công ty đi theo xu hướng, nhưng đề xuất của họ đã bị loại bỏ. Nhiều nhân viên sẽ mất đi sự sốt sắng khi họ chứng kiến sự đi xuống ổn định của công ty trở nên không phù hợp.

Đừng để binh sĩ của bạn mất tinh thần

Bạn không thể điều hành công ty bằng sức lực của riêng mình và luôn tự lái xe một mình; bạn cần ngọn lửa của và trong nhóm bạn. Đây là lý do tại sao bạn không bao giờ nên để họ mất nhiệt huyết. Giữ cho họ có động lực mọi lúc. Và một trong những cách thực tế nhất để làm điều này là thực hiện các ý tưởng ngay khi chúng được sinh ra. Mọi người đều muốn trở thành một phần của câu chuyện thành công. Băng cách thực hiện các ý tưởng và chiến thắng chúng thì bạn mang lại cho đội ngũ của mình cảm giác hoàn thiện. Bạn cho phép họ khám phá khả năng và kết quả của sự sáng tạo, bạn sẽ khiến họ khao khát giành được nhiều chiến thắng hơn. Và họ muốn lặp lại thành công của mình nhiều lần.

Nếu bạn cứ trì hoãn việc thực hiện ý tưởng thì chẳng bao lâu đội ngũ của mình sẽ mất niềm tin. Sợ hãi, nghi ngờ và lười biếng có thể nhận thấy được. Nhân viên của mình có thể cho biết liệu bạn có sợ hãi, nghi ngờ hay chỉ là lười biếng. Một khi họ nhận thấy bất kỳ điều gì trong số này thì họ sẽ gắn bó với bạn chỉ vì thù lao chứ không phải vì động lực làm việc.

Một đội ngũ sa sút là một điểm yếu và là mối đe dọa đối với công ty. Giống như Tôn Vũ đã nói, nếu kẻ địch phát hiện ra những điểm yếu này thì một cuộc tấn công sẽ không thể tránh khỏi. Các công ty đối thủ rất dễ kiếm được những nhân viên sa sút. Và những nhân viên như vậy sẽ không ngần ngại mà tiết lộ bí mật kinh doanh cho công ty mới của họ. Đây là một phương pháp mà thông qua đó thì một ý tưởng chưa được thực hiện sẽ được chuyển sang vùng đất tiếp theo.

Trong một bài báo trên LinkedIn, Victoria Ahl đã chia sẻ bốn câu chuyện về cách các công ty khác nhau khéo léo săn lùng nhân tài từ các công ty đối thủ. Hai trong số bốn câu chuyện này nổi bật đối với tôi. Đầu tiên là câu chuyện của MediConnect Global. Công ty mua một chiếc xe tải cũ và biến nó thành một trung tâm tuyển dụng di động. Họ đậu tại bãi đậu xe của đối thủ cạnh tranh và phát "truyền đơn" cho những người đi ngang qua trong giờ ăn trưa. Chiến lược này đã thành công. Điều gây ấn tượng đối với tôi là điều mà tổng giám đốc, Amy Rees Anderson, đã nói khi kể lại trải nghiệm với Forbes. Cô nói rằng kế hoạch này cuối cùng đã thành công ngoài sức tưởng tượng đối với công ty của cô. Việc này thu hút nhân viên hiện tại, họ quý doanh nghiệp và *tăng cảm giác tự hào về công ty*".[5] Khi một công nhân tìm kiếm niềm tự hào của công ty ở một công ty khác thì điều đó có nghĩa là công nhân này không còn hạnh phúc ở công ty hiện tại của họ. Một công nhân như vậy muốn một thử thách mới và những chiến thắng mới, điều mà công ty hiện tại không còn cung cấp nữa vì những lý do như không thể thực hiện được ý tưởng.

Một sự kiện tương tự đã xảy ra giữa Snapchat và Uber. Một vài năm trước, các nhân viên Uber tại văn phòng San Francisco của họ đã nhận thấy một bộ lọc Snapchat theo địa lý cụ thể. Bộ lọc có câu hỏi, "Địa điểm này khiến bạn phát điên?" và đồng thời cũng có hình ảnh những chiếc taxi bướng bỉnh ở cuối màn hình, cùng với một liên kết đến trang sự nghiệp của Snapchat.[6] Nếu một nhân viên Uber nhấp vào liên kết thì điều đó có nghĩa là công ty Uber đang thực sự khiến nhân viên mình phát điên.

Giữ cho đội ngũ của mình có động lực rất quan trọng. Nên hiểu rằng bạn có rất nhiều tài năng đang làm việc cho mình. Các công ty đối thủ biết thành công gắn liền rất nhiều với nhân viên, vì vậy họ mong muốn những gì bạn có. Nếu họ cảm nhận được sự mất động lực của bạn thì họ sẽ làm bất cứ điều gì để lấy cho mình những tài năng.

Khi cho phép đội ngũ của mình bị đối thủ săn trộm thì đối thủ đã sử dụng một trong nhiều chiến thuật của Tôn Vũ đối với bạn. Tôn Vũ nói rằng vì chiến tranh phải trả giá, cho nên một vị tướng khôn ngoan nên kiếm ăn và nuôi quân bằng nguồn lương thực của kẻ thù. Ông viết rằng "ăn một giạ thức ăn của kẻ thù sẽ giúp chúng ta tiết kiệm được sự nghiệt ngã khi phải mang theo hai mươi giạ". Đây là suy nghĩ của đối thủ cạnh tranh của bạn. Điều này sẽ giúp họ tiết kiệm cả thời gian lẫn nguồn lực tài chính để săn lùng nhân tài từ công ty của bạn, hơn là thực hiện một quy trình tuyển dụng để tìm kiếm những tài năng đó. Đừng cho phép mình bị chơi xỏ. Không cho phép một công ty khác tự củng cố bằng nguồn nhân lực của bạn. Vì vậy, hãy *luôn* động viên đội ngũ của bạn.

Một cách tốt để duy trì động lực cho đội ngũ của mình là nhắc lại lời Tôn Vũ với họ: "Tức giận phải là động lực để tiêu diệt kẻ thù và phần thưởng phải là động lực để đánh bại kẻ thù". Vậy, kẻ thù là gì? Thiếu thốn, căng thẳng tài chính và nghèo đói. Bạn không nên là người duy nhất bị thúc đẩy bởi mong muốn tự do tài chính. Mong muốn này phải có trong mọi thành viên trong nhóm của mình. Họ nên hiểu rằng thành công của công ty đưa họ đi trước một bước trong hành trình giải phóng tài chính.

Hãy để họ được thúc đẩy bởi sự tức giận và thất vọng khi thiếu; có nhu cầu và không có khả năng đáp ứng. Hãy để sự tức giận này thúc đẩy họ cung cấp giá trị cho cộng đồng của họ và thế giới nói chung. Hãy biết điều này: Có sự giàu sang trên thế giới này, nhưng nó chỉ có thể được tiếp cận bởi những người cung cấp giá trị. Đó là một hệ thống trao đổi: trao giá trị và nhận của cải.

Trong khi bị thúc đẩy bởi sự tức giận này thì họ cũng nên cân bằng và củng cố niềm đam mê của mình với kiến thức về phần thưởng cuối cùng mà họ sẽ nhận được. Ngoài phần thưởng tài chính thì hãy để cho họ nghĩ về cảm giác hoàn thành đi kèm với kiến thức rằng họ là một phần của quá trình sáng tạo mang lại giá trị to lớn cho thế giới.

Bạn đã làm việc chăm chỉ để khiến nhóm của mình tin vào tầm nhìn của mình, vì vậy hãy làm tất cả những gì cần thiết để duy trì ngọn lửa. Nếu không, bạn có thể đánh mất họ và khi làm vậy thì bạn có thể không bao giờ khiến họ tin vào mình nữa. Bạn không muốn điều này xảy ra.

Cam kết hành động

Tôi khẳng định rằng:

Tôi không chỉ là người nói mà còn là người làm.

Tôi không chỉ là một người mơ mộng mà còn là một người đam mê.

Tôi hiểu rằng thiên nhiên ghét trống rỗng, cho nên tôi không cho phép việc mình không thực hiện ý tưởng vì từ chối hành động.

Tôi ném đi sự sợ hãi.

Tôi ném đi sự nghi ngờ.

Tôi dũng cảm.

Tôi có niềm tin vào tầm nhìn của mình.

Tầm nhìn của tôi rất mạnh mẽ và tôi không thể chờ đợi để thức hiện nó với thế giới.

Đội ngũ của tôi sẽ không mất động lực vì tôi.

Họ sẽ luôn có động lực và tập trung vì họ nhìn vào tôi.

Tôi phát hiện ra các ý tưởng và thực hiện chúng một cách nhanh chóng.

Tôi là đàn chim đến sớm.

Động Thủ Bất Ngờ

"Những người khác thì rập theo khuôn; riêng chúng ta thì không thể đoán trước được".

- Mignon McLaughlin

Đừng để đối thủ biết mình không đồng nhất với suy nghĩ của họ. Dựa trên những ý tưởng của Tôn Vũ thì đây là những gì tôi gọi là "động thủ bất ngờ". Tôn Vũ nhận định rằng động thủ là nhiệm vụ khó khăn nhất trong chiến tranh. Theo ông, điều này liên quan đến việc biến một tình huống cong thành thắng và bất lợi thành lợi thế. Và bạn phải làm điều này mà kẻ thù không hề hay biết. Bạn phải tinh tế. Không thể đoán trước.

Khi có hỗn loạn thì hãy hành động như thể bạn cũng bị ảnh hưởng bởi sự hỗn loạn. Đây là ý của Tôn Vũ khi viết: "Trong hoàn cảnh hỗn loạn của trận chiến, quân ta có vẻ hỗn loạn, nhưng trên thực tế, chúng ta không hề hỗn loạn. Trong hoàn cảnh hỗn loạn, rối ren, việc phân bố quân của ta có vẻ mất trật tự, nhưng thực tế lại vô hình. Bằng cách này, hỗn loạn rõ ràng là mặt nạ cho có tổ chức thực sự, mặt nạ hèn nhất cho lòng dũng cảm và mặt nạ lực lượng yếu cho lực lượng mạnh mẽ".

Có một số điểm bạn cần lưu ý khi sử dụng động thủ bất ngờ. Những điểm được Tôn Vũ nêu ra bao gồm:

- **Chiến thắng thuộc về người thành thạo sự kết hợp giữa cong và thắng**. Hãy hiểu rằng trong kinh doanh thì những con đường sẽ không phải lúc nào cũng thắng. Các đường cong và vết lồi lõm nhất định hiện hữu. Điều hướng những đường cong này không nên biến bạn thành một khoảnh khắc mất mát và chán nản. Học cách sử dụng những đường cong này để làm lợi thế cho mình. Hãy để chúng là công cụ cho chiến thắng của bạn.

- **Trong trận chiến, tiếng nói của con người không đủ to để có thể nghe được, đó là lý do tại sao chúng ta sử dụng cồng chiêng và kèn trống. Tầm nhìn của chúng ta không đủ chính xác, đó là lý do tại sao chúng ta sử dụng biểu ngữ và cờ xí.** Trong kinh doanh cũng vậy; bạn không thể thu hút hết sự chú ý đến bản thân mình chỉ qua giọng nói của bạn. Đây là lý do tại sao bạn cần các kỹ năng tiếp thị hiệu quả để khuếch đại tiếng nói của mình. Tuy nhiên, trong trường hợp động thủ không thể đoán trước này thì bạn phải vượt ra ngoài tiếp thị thông thường. Trong thời buổi hỗn loạn thì bạn phải lấy khách hàng làm người thổi kèn cho mình. Và bạn sẽ cần phải làm điều này một cách tinh tế. Chúng ta có thể dẫn ra một ví dụ về đại dịch cô-rô-na. Đó là một khoảnh khắc hỗn loạn. Mọi người đều kiệt quệ về thể chất và tâm lý vì sợ hãi. Đây không phải là thời điểm tốt nhất để các công ty quảng cáo doanh nghiệp, đặc biệt là sử dụng vi-rút như một công cụ để quảng bá sản phẩm của mình. Một quán bar ở New Zealand đã bị sa thải vì làm điều này. Quảng cáo của họ cho thấy hình ảnh hai người đàn ông mặc quần áo nấu ăn và đeo khẩu trang, mỗi người cầm một chai bia Cô-rô-na (Corona). Trong ảnh có chú thích: "BẮT VÀI CHÚ CÔ-RÔ-NA TẠI NHÀ MÙA HÈ NÀY".[1] Đó là một chương trình khuyến mãi hấp dẫn. Thật không may, quán bar không thấy có gì sai với quảng cáo. Đây là một cách chơi chữ nhằm mục đích hài hước, nhưng đến không đúng lúc. Vào thời điểm chương trình được phát hành, hơn 360 người đã chết vì vi rút này ở châu Á và có gần 18.000 trường hợp trên toàn cầu.[3] Đây không phải là lúc để đùa. Nếu quán bar muốn đi trước các đối thủ cạnh tranh của họ trong một thời điểm hỗn loạn, tôi nghĩ rằng họ đã thất bại. Đó là một nỗ lực kém trong việc động thủ bất ngờ.

Tuy nhiên, có những công ty đã sử dụng cách động thủ bất ngờ một cách hiệu quả. Ví dụ, Coursera cung cấp các khóa học miễn phí cho các trường đại học trên toàn thế giới trong thời kỳ đại dịch,[4] Linke-dIn mở 16 khóa học miễn phí,[5] Dolce & Gabbana hợp tác với Đại Học Nhân Văn (Humanitas University) để tài trợ cho dự án nghiên cứu về vi-rút cô-rô-na và Giorgio Armani đã quyên góp 1,43 triệu đô la Mỹ cho bốn bệnh viện ở Rome và Milan, cũng như Cơ Quan Bảo Vệ Dân Sự (Civil Protection Agency).[6] Những hành động do các công ty này sử dụng chiêu động thủ bất ngờ một cách tốt nhất. Họ sử dụng sự đồng cảm như cồng chiêng và kèn trống để khuếch đại tiếng nói và lòng từ thiện của mình như những lá cờ và biểu ngữ để thể hiện tầm nhìn và giá trị[7] của họ. Những hành động này sẽ để lại dấu ấn khó phai mờ đối với những người thụ hưởng và những người hưởng lợi sẽ thích được liên kết với những thương hiệu này thậm chí vượt ra ngoài Cô-vít 19.

- **Lấy nhuệ khí của kẻ thù**. Luôn khiến đối thủ nghi ngờ về khả năng của chúng. Và cách duy nhất để làm điều này là nhờ mọi người đứng về phía bạn. Trong cuộc đua mang lại cho mọi người những gì họ muốn thì hãy cung cấp cho mọi người những gì họ *cần*. Một khi cung cấp cho mọi người những gì họ cần thì bạn sẽ khiến họ đứng về phía mình và lấy đi nhuệ khí của kẻ thù. Đây là trường hợp giữa Apple và Blackberry. Blackberry đã bận rộn trên đôi cánh của vị thế thượng lưu cùng với sự nổi tiếng và các giao dịch trị giá hàng triệu đô la nhưng thất bại trong việc đổi mới. Sau đó, Apple đến với những chiếc iPhone không có bàn đánh chữ, được cập nhật hàng năm. Các công ty điện thoại thông minh khác đã sao chép mô hình của iPhone và Blackberry không thể theo kịp. Tinh thần họ sa sút - hoàn toàn sa sút.

Tôn Vũ chỉ ra rằng, "Khi một đội quân mới đến hiện trường thì tinh thần của họ rất sắc bén và mạnh mẽ, nhưng sau một thời gian thì trở nên uể oải và lười biếng, và cuối cùng thì họ muốn trở về nhà". Một kịch bản tương tự cũng xảy ra trong kinh doanh. Đối với một số doanh nghiệp thì tinh thần của họ giảm dần. Họ cảm thấy thoải mái với tình trạng và thị trường hiện tại của họ. Họ buông lỏng văn hóa công ty của họ; họ ngừng hướng tới mục tiêu trở nên tốt hơn. Đây là quá trình hoàn tác của Blackberry mà iPhone đã tận dụng cơ hội để chiếm lấy thị trường điện thoại thông minh. Tôn Vũ khuyên tướng lãnh nên tấn công khi sĩ khí của kẻ thù xuống thấp. Mặc dù đây có thể là một chiến lược tốt cho chiến tranh, nhưng nó có thể không hoàn toàn lành mạnh trong kinh doanh. Hãy nhớ rằng, chúng ta đã nhấn mạnh rất nhiều vào thời gian. Bắt đầu sớm. Đừng đợi tinh thần của kẻ thù xuống thấp trước khi bạn tấn công. (Điều gì sẽ xảy ra nếu tinh thần của họ không xuống thấp?) Lấy đi tinh thần bằng cách đe dọa đối thủ cạnh tranh bằng sự đổi mới của bạn.

- **Không tiếp cận giao tranh với quân địch đang ở trên đồi cao.** Biết mức độ của mình. Chiến đấu ở cấp độ của mình. Trước khi cạnh tranh với một công ty khác trong ngành thì hãy đảm bảo rằng bạn ngang hàng với họ về tài chính, chất lượng nguồn nhân lực cũng như ý tưởng đổi mới. Bạn không thể là một người mới và quyết định cạnh tranh với những gã khổng lồ trong ngành. Bạn chỉ có thể khao khát trở thành người khổng lồ, sau đó trở thành người khổng lồ, trước khi cạnh tranh với những gã khổng lồ. Trong thế giới điện thoại thông minh, một số tên tuổi xuất hiện đầu tiên trước những tên khác. Apple và Samsung. Sau đó, những người khác. Hai công ty này vượt xa các công ty khác về thị trường, định giá công ty, chất lượng nguồn nhân lực và sự đổi mới. Các công ty điện thoại khác như Huawei, Ericsson và Nokia chủ yếu cạnh tranh với nhau.

Là một doanh nhân thì hãy biết liên minh của mình. Biết giải thi đấu của mình không có nghĩa là bạn sẽ không khao khát chơi ở một giải thi đấu lớn hơn. Tất cả những gì tôi đang nói là bạn không nên đốt cháy các nguồn lực để cạnh tranh với các công ty có nhiều nguồn lực hơn mình. Các công ty lớn hơn có các nguồn lực và bí quyết để tạo ra rất nhiều điểm tiếp xúc. Giả sử bạn là một công ty điện thoại mới thì bạn sẽ cạnh tranh như thế nào với hơn 20 điểm tiếp xúc của Apple - bao gồm cách đóng gói, trang mạng sạch sẽ, vị trí cửa hàng, thiết lập cá nhân, bộ phát triển phần mềm, bảng câu hỏi về mức độ hài lòng và số lượng nhân viên?[8] Sẽ là thực tế không thể đánh bại điều đó ở cấp độ đương thời của mình.

- **Đừng ép quá mạnh với một đội quân tuyệt vọng.** Đừng bao giờ là một công ty tuyệt vọng. Thị trường đủ rộng cho tất cả mọi người. Tất cả những gì bạn cần là sự kiên nhẫn. Sự tuyệt vọng sẽ dẫn đến những sai lầm có thể làm ảnh hưởng đến danh tiếng của công ty. Jeff Wiener có chia sẻ câu chuyện về cách một công ty vì tuyệt vọng mà tự đánh bại công ty của mình, đã sử dụng cách sao chép mọi thứ mà công ty của Jeff đã làm. Công ty đã sao chép các bài đăng blog vào các trang mạng chính của họ (bao gồm cả lỗi chính tả). Điều duy nhất họ thay đổi là tên công ty. Họ thậm chí còn để tên công ty của Jeff trong mô tả mê-ta (meta description) và từ khóa mê-ta (meta keywords) của họ.[9] Điều này cho ta thấy họ đã tuyệt vọng như thế nào.

Sự tuyệt vọng chỉ làm tổn thương chính mình nếu bạn cho phép nó thiêu cháy mình. Tôi đặt điều đó vì sự tuyệt vọng đã giúp một công ty như Nike. Trong một hành động tuyệt vọng để giành được lợi thế cạnh tranh trước Reebok, Nike đã ký hợp đồng với Michael Jordan[10] - một thỏa thuận đã cách mạng hóa công ty. Vào năm 2019, công ty kiếm được 3,14 tỷ đô la Mỹ từ thương hiệu Nike Air Jordan.[11] Nếu bạn tuyệt vọng thì hãy đưa ra quyết định lành mạnh.

Đừng liều lĩnh. Đừng chấp nhận rủi ro không cần thiết. Đừng làm việc quá sức với đội ngũ của mình chỉ vì bạn muốn họ gặp gỡ nhau. Bạn sẽ chỉ làm suy yếu tinh thần của họ nếu làm điều đó. Đừng là người tuyệt vọng. Hãy để đối thủ cạnh tranh là công ty tuyệt vọng, sau đó sử dụng sự tuyệt vọng của họ để làm lợi thế cho bạn. Trích lời Lior Arussy, Vivian Giang viết trong bài báo Forbes: "Mọi người thường làm rất nhiều điều ngu ngốc khi họ tuyệt vọng và nếu bạn có thể hiểu mức độ tự tin của họ thì bạn có thể khai thác điểm yếu của họ".[12] Vivian cũng khuyên rằng các doanh nhân nên tìm hiểu những gì khiến đối thủ trở nên tuyệt vọng và trở nên đặc biệt ở những gì đối thủ thiếu. "Ví dụ: nếu họ thiếu dịch vụ khách hàng, hãy mang đến trải nghiệm đích thực và được cá nhân hóa cho chính khách hàng của bạn. Nếu bạn là một công ty nhỏ hơn, hãy gửi cho khách hàng của bạn thiệp chúc mừng sinh nhật và những lá thư được cá nhân hóa", cô ấy viết.[13]

Doanh nhân thành công là người linh hoạt và có thể biến thách thức thành triển vọng tươi sáng. Đối thủ sẽ luôn háo hức muốn biết mình dấu gì trong tay áo. Đó là doanh nhân mà bạn nên trở thành. Khi thị trường hoặc các yếu tố không thể kiểm soát khác khiến mọi người phải ngạc nhiên thì hãy thở phào và nghĩ cách đối phó với thách thức. Hãy để động thủ của bạn được trơn tru và tinh tế.

Cam kết hành động
Tôi khẳng định rằng:

Tôi nhìn thấy cơ hội và tận dụng chúng.

Tôi sẽ sử dụng thử thách làm nguyên liệu cho thành công của mình.

Tôi là bậc thầy về đường cong và đường thẳng.

Vì vậy, tôi sẽ không bị bắt gặp là không biết.

Với sự đổi mới của mình, tôi sẽ lấy đi nhuệ khí của kẻ thù.

Tôi bình tĩnh.

Tôi thu thập.

Tôi không tuyệt vọng.

Tôi biết tuyệt vọng sẽ dẫn đến sai lầm.

Và tôi không cần phải mắc bất kỳ sai lầm nào trong khi tham gia vào các chiến dịch không thể đoán trước.

Dự Phòng

"Một điều khiến bạn có thể trở thành người lạc quan là có kế hoạch dự phòng cho trường hợp khi tất cả mọi thứ nơi địa ngục sổng chuồng".

- Randy Pausch

Bạn có thể thực hiện đúng mọi thứ trong công việc kinh doanh của mình - từ lập kế hoạch đến xây dựng đội ngũ để vượt lên trên đối thủ cạnh tranh - nhưng mọi thứ vẫn sẽ diễn ra không như ý muốn. Và đây có thể không phải lỗi của bạn hoặc nhóm của mình. Là con người, yếu tố duy nhất về thời gian mà chúng ta có toàn quyền kiểm soát là hiện tại. Chúng ta chỉ có thể dự đoán tương lai; chúng ta không thể kiểm soát tương lai.

Là một doanh nhân thông minh thì điều quan trọng là bạn phải chuẩn bị cho mình vào những trường hợp dự phòng này. Đừng mất cảnh giác. Hiểu rằng những sự kiện không lường trước được nhất định sẽ xảy ra. Điều này có nghĩa là bạn nên dự phòng chúng trong kế hoạch của mình. Hãy luôn tự hỏi bản thân: Nếu điều này xảy ra thì tôi sẽ làm gì? Điều này không có nghĩa bạn là một người bi quan. Ngược lại, điều này khiến mình trở thành người thực tế. Bạn hiểu rằng bản chất của cuộc sống thỉnh thoảng ném vào chúng ta những điều bất ngờ.

Khả năng vượt qua những thử thách bất ngờ nằm ở sự chuẩn bị. Xây dựng năng lực cho bạn. Có thương số nghịch cảnh cao (tôi sẽ thảo luận điều này sau trong chương này).

Tôn Vũ khuyên tướng lãnh nên chuẩn bị cho những thay đổi có thể xảy ra trên chiến trường. Ông ta không chỉ báo động cho tướng lãnh về những sự kiện có thể xảy ra mà còn dạy cho tướng lãnh phải làm gì. Và những bài học của ông ta cũng có thể áp dụng cho bạn với tư cách là một doanh nhân.

Năm bài học dự phòng từ Tôn Vũ

Bài học 1: *Nếu địa hình không thuận lợi thì không được đóng quân.*

Một trong những vấn đề bình thường cơ bản của con người là khả năng chống lại sự thay đổi. Mọi người sẽ không muốn nhận câu trả lời không và ngay cả khi câu trả lời là có thì có thể sẽ gây bất lợi. Đây không phải là câu chuyện của bạn với tư cách là một doanh nhân. Khi bạn phác thảo kế hoạch của mình trên bảng vẽ thì hãy nhớ rằng điều kiện kinh doanh thực tế có thể không thuận lợi cho bạn. Hãy đủ cởi mở để hiểu và *chấp nhận* điều này.

Nếu *địa hình* không thuận lợi thì đừng dồn lực của bạn. Địa hình trong bối cảnh này khác với các loại địa hình mà chúng ta đã thấy trong chương một. Địa hình trong bối cảnh này là yếu tố không thể thiếu của doanh nghiệp. Nhân tố đó là *bạn*.

Bạn là địa hình. Và đúng, bạn có thể gặp bất lợi trong công việc kinh doanh của mình. Điều này có thể tạo ra sự bối rối trong tâm trí của mình, nhưng hãy kiên trì ở đó. Tôi biết tôi đã nói với bạn rằng bạn là kho lưu trữ chính cho tầm nhìn của mình. Tuy nhiên, bạn nên hiểu rằng mọi thứ có thể không ổn với mình. Bạn có thể gây độc cho tầm nhìn của chính mình. Đừng quên bạn cũng là đất, giống như mọi người khác. Và không phải tất cả các loại đất đều hỗ trợ cho mọi hạt giống.

Cái hay của việc khởi nghiệp là nó bộc lộ những phẩm chất về mình mà bạn chưa từng biết là có tồn tại. Nó đưa bạn qua một quá trình trưởng thành. Vì vậy, bạn có thể đã soạn thảo các kế hoạch của mình và khi đến lúc hành động thì bạn phát hiện ra một số đặc điểm về bản thân có thể gây bất lợi cho tầm nhìn của mình. Một khi điều này xảy ra thì đừng đóng quân. Đừng bắt đầu kinh doanh.

Bạn sẽ khám phá ra những đặc điểm nào?

Bạn có thể ẩn chứa rất nhiều đặc điểm có thể là những con cáo nhỏ phá hoại cây nho. Trên thực tế, Daphne Blake liệt kê tới 100 đặc điểm trong số này. Nhưng theo Blake thì 100 đặc điểm này có thể được nhóm lại thành 8 đặc điểm chính.[1] Đối với mỗi đặc điểm, tôi sẽ liệt kê một số câu hỏi nhất định mà bạn nên sử dụng để đánh giá xem mình có sở hữu bất kỳ đặc điểm nào hay không.

- *Bạn không thuộc loại người kinh doanh*

  - Tôi có bị thúc đẩy bởi tiền không?

  - Tôi có bị thúc đẩy bởi sự nổi tiếng không?

  - Tôi bắt đầu kinh doanh để thoát khỏi một cái gì đó?

  - Tôi có né tránh những cuộc trò chuyện khó khăn không?

  - Tôi đã đốt hết những cây cầu của mình chưa?

  - Tôi có tự tin và kỷ luật không?

  - Tôi có biết điểm mạnh và điểm yếu của mình không?

  - Tôi có tầm nhìn xa cho tương lai không?

  - Tôi có thể chấp nhận và xử lý khả năng thất bại không?

  - Tôi có đam mê kinh doanh này không?

- *Bạn không ở đúng nơi trong cuộc sống của mình*

  - Tôi đang chăm sóc con nhỏ hoặc người thân già yếu?

  - Tôi có hệ thống hỗ trợ yếu không?

  - Tôi có các cam kết khác cần cam kết không?

  - Tôi có những thách thức về sức khỏe thể chất hoặc tinh thần sẽ ảnh hưởng đến công việc không?

  - Công việc kinh doanh của tôi có ảnh hưởng đến mối quan hệ tình cảm/lãng mạn của tôi không?

  - Tôi có thể bỏ ngủ để hoàn thành công việc không?

  - Tôi có thời gian rảnh trong lịch trình của mình không?

  - Tôi có cơ hội đi du lịch không?

  - Tôi có lối thoát nào tốt để xả căng thẳng không?

  - Tôi có sẵn sàng từ bỏ sở thích của mình không?

- *Bạn có vấn đề cá nhân*

  - Tôi có muốn hay yêu thích thói quen này?

  - Tôi có ghét kết nối mạng và thúc đẩy người khác không?

  - Tôi luôn muốn kiểm soát không?

  - Tôi có thiếu tập trung vào tổ chức không?

  - Tôi có đam mê hoàn hảo và ghét bị chỉ trích không?

  - Tôi có sáng tạo không?

  - Tôi có thể xử lý thất bại không?

  - Tôi có được bài học không?

  - Tôi có thể tự đánh giá không?

  - Tôi có thể hoàn thành các dự án không?

- *Tài chính của bạn đang bất ổn*

  - Tôi có điểm tín dụng thấp không?

  - Tôi có đang mắc nợ không?

  - Tôi có trách nhiệm tài chính lớn không?

  - Tôi có một mức lương ổn định để tồn tại không?

  - Tôi có hoàn toàn phụ thuộc vào vốn vay ngân hàng để bắt đầu kinh doanh không?

  - Tôi có ngân sách không?

  - Tôi có kế hoạch tài trợ nào khác ngoài đầu tư mạo hiểm hoặc các nhà đầu tư thiên thần không?

  - Tôi có hiểu rằng huy động vốn từ công chúng có thể không thành công không?

  - Tôi có chương trình bảo hiểm không?

  - Tôi có kế hoạch dự phòng không?

- **Bạn có một ý tưởng kinh doanh sai lầm**

225

- Tôi có say mê ý tưởng của mình đến mức không thể bỏ qua ngay cả khi không khả thi không?

- Tôi có sợ hãi khi nói cho người khác biết ý tưởng của mình vì họ sẽ tiết lộ điểm yếu của nó không?

- Tôi có bắt đầu kinh doanh này vì một người bạn hoặc người thân không?

- Ý tưởng của tôi không có sự đổi mới?

- Tôi thiếu nguồn lực để đưa tầm nhìn của mình vào cuộc sống?

- Tôi có hiểu làm thế nào để ý tưởng của tôi có thể sinh lời không?

- Tôi có đề xuất kinh doanh hấp dẫn không?

- Tôi đã thực hiện kiểm tra thị trường trước khi ra mắt để xác định nhu cầu đối với sản phẩm của mình chưa?

- Tôi có thể chịu được sự cạnh tranh trên thị trường không?

- Tôi có hiểu thị trường hoặc ngành mà tôi đang tham gia không?

• *Bạn không biết mình đang làm gì*

- Tôi có ghét dịch vụ khách hàng không?

- Tôi có ghét dữ liệu và phân tích chúng không?

- Tôi có thấy khó chịu khi sa thải nhân viên kém hiệu quả không?

- Tôi có gặp vấn đề gì khi mở rộng quy mô kinh doanh không?

- Tôi có định nghĩa sai về thành công không?

- Tôi có hiểu tinh thần kinh doanh hoạt động như thế nào không?

- Tôi có biết cách giao nhiệm vụ không?

- Tôi có biết cách tuyển dụng nhân viên không?

- Tôi có hiểu vòng quay tiền mặt không?

- Tôi có biết giá trị và định giá sản phẩm của mình không?

Hướng Dẫn Đánh Giá 1: *Đối với bạn là một doanh nhân thì câu trả lời của mình cho 5 câu hỏi đầu tiên phải là tiêu cực, trong khi 5 câu còn lại phải là tích cực. Nếu điểm dưới 60% thì bạn bị loại khỏi lĩnh vực kinh doanh.*

- *Bạn không biết cách bán hàng*

  - Tôi có biết cách thu hút khách hàng không?

  - Tôi có hiểu sự khác biệt giữa các đặc trưng và lợi ích không?

  - Tôi có thể đưa ra một đề xuất giá trị hấp dẫn không?

  - Tôi có lắng nghe khách hàng của mình không?

  - Tôi có thể thuyết phục tầm nhìn của mình cho người cố vấn, nhà đầu tư và các bên liên quan không?

  - Tôi có thể mời một đối tác hoặc đồng sáng lập tham gia không?

  - Tôi có thể thúc đẩy đội ngũ của mình không?

- *Bạn không thể xử lý rủi ro*

  - Tôi có thể xử lý sự không chắc chắn và bất ngờ không?

  - Tôi có biết cách quản lý và giảm thiểu rủi ro không?

  - Tôi có người cố vấn không?

  - Tôi có phương án xử lý các vụ kiện và báo chí tiêu cực không?

Hướng Dẫn Đánh Giá 2: *Đối với bạn là một doanh nhân thì câu trả lời của mình cho tất cả các câu hỏi trên phải tích cực. Nếu điểm dưới 60% thì bạn bị loại khỏi lĩnh vực kinh doanh.*

Cung cấp câu trả lời trung thực cho những câu hỏi này. Và một khi thấy mình không có tố chất làm doanh nhân, một khi thấy địa thế không thuận lợi thì không nên triển khai lực lượng. Rút lui. Làm đúng mọi thứ. Và sau đó thì hãy thử lại.

Bài học 2: *Chớ nán lại đất cằn cỗi.*

Những câu nói như "Không bao giờ bỏ cuộc" và "Người chiến thắng không bỏ cuộc. Những người bỏ cuộc không chiến thắng" đã khiến nhiều người vẫn ở lại trong những doanh nghiệp không có lợi nhuận. Quyết định rời bỏ một công việc kinh doanh thua lỗ *hoàn toàn* do bạn quyết định. Tôi nói điều này bởi vì có những doanh nghiệp phổ biến chưa tạo ra lợi nhuận mà họ vẫn đang kinh doanh. Các ví dụ bao gồm Snap Inc., Uber, Lyft, Airbnb, Dropbox, Soundcloud, You-Tube và nhiều doanh nghiệp khác.[2]

Câu hỏi thể hiện trong đầu bạn là: *Nếu các công ty này không có lãi và vẫn đang kinh doanh, tại sao tôi phải đóng cửa cửa hàng?* Nên biết điều này: Các công ty đó vẫn kinh doanh vì họ tạo ra doanh thu và cũng được các nhà đầu tư hậu thuẫn. Họ là những thương hiệu toàn cầu. Họ đang thêm giá trị cho khách hàng của họ. Vấn đề duy nhất là doanh nghiệp không mang lại bất kỳ lợi nhuận nào để họ được hưởng. Bây giờ, chúng ta không thể gọi những thương hiệu này là cằn cỗi. Họ chứng kiến sự tăng trưởng *nhất quán.*

- Doanh nghiệp của bạn có tăng trưởng ổn định không?

- Bạn có kiếm đủ doanh số để trang trải các hoạt động của công ty không?

- Doanh nghiệp có tự duy trì được mà không cần tiền cá nhân của bạn không?

- Bạn vẫn đủ sức khỏe và tinh thần bất chấp yêu cầu của công việc kinh doanh?

- Những nhân viên chủ chốt của bạn vẫn ở bên bạn chứ?

- Khách hàng (vẫn) có ấn tượng với sản phẩm của bạn không?

Câu trả lời trung thực của bạn cho những câu hỏi này sẽ cho biết liệu bạn có đang lãng phí thời gian trên một mảnh đất cằn cỗi hay không. Nếu bạn đưa ra câu trả lời phủ định hơn 60% cho những câu hỏi này thì bạn đang sống sót trên một mảnh đất cằn cỗi. Chuyển đi.

Bài học 3: *Nếu bị vây thì phải nghĩ thắng.*

Một trong những câu hỏi được đặt ra trong bài học 1 là: "Tôi có gặp khó khăn về sức khỏe thể chất hoặc tinh thần có ảnh hưởng đến công việc của tôi không?" Câu hỏi này rất quan trọng vì bạn cần phải tỉnh táo về thể chất lẫn tinh thần trong những thời điểm xảy ra các sự kiện quyết liệt bất ngờ. Một quyết định sai lầm được đưa ra trong giây phút hoảng loạn có thể hủy hoại toàn bộ hoạt động kinh doanh của bạn. Các sự kiện như kiện tụng, thiên tai và hỏa hoạn bùng phát có thể là một đòn giáng nặng nề vào bụng bạn. Chúng có thể khiến bạn mất không khí. Bạn thấy mọi thứ mình đã làm (gần như) bị phá hủy trong nháy mắt.

Những khoảnh khắc này thật khó khăn. Đôi khi những khoảnh khắc này sẽ quyết định sự sống hay cái chết của doanh nghiệp. Tôn Vũ khuyên rằng trong thời khắc sinh tử thì bạn phải chấp nhận rủi ro. Nhưng hãy cẩn thận để không đưa ra bất kỳ quyết định vội vàng nào - hãy chấp nhận rủi ro có tính toán.

Bạn phải duy trì sự điềm tĩnh và gan dạ cho bản thân của mình, nhóm của mình và khách hàng của mình. Trong bài báo Life Hack, Tanvir Zafar lưu ý rằng để vượt qua các cuộc khủng hoảng hiện hữu với tư cách là một doanh nhân thì bạn phải hiểu mục đích kinh doanh của mình ngay từ đầu. Chính sự hiểu biết này là niềm tin vào danh tính của bạn, sẽ giúp bạn chống chọi với những thử thách.[3] Zafar lặp lại lời của Christian T.Russell, chủ tịch của Dangerous Tactics: "Bạn phải biết mục đích điều hành công ty của mình ngay từ đầu! Tại sao doanh nghiệp của bạn tồn tại? Bạn phục vụ ai? Họ cần gì nhất ở bạn, ngay bây giờ? 99% chủ doanh nghiệp không dành thời gian cho việc xem xét nội tâm này. "[4]

Hãy là một phần của 1% chủ doanh nghiệp có thời gian dành cho việc xem xét nội tâm này. Thử thách không nên là dấu chấm hết cho công việc kinh doanh của bạn.

Bài học 4: *Có những đoạn đường bạn không nên băng qua.*

Có nhiều tuyến đường khác nhau để đến điểm đích, nhưng tùy thuộc vào vị trí của mình, bạn không bắt buộc phải đi qua hết mọi tuyến đường. Trong thời điểm thuận lợi, những lúc tâm trí không bị xáo trộn bởi những sự việc bất ngờ thì bạn sẽ dễ dàng biết và lựa chọn những lộ trình để đi theo. Tuy nhiên, khi lo lắng vì những sự kiện khiến bất ngờ thì bạn có thể đi sai đường.

Có hai con đường bạn không nên bước vào trong những lúc lo lắng và không chắc chắn. Đó là: Con đường của sự thiếu kiên nhẫn và con đường của sự không ủy quyền. Hai con đường này có vẻ hấp dẫn nhưng lại có thể gây bất lợi cho công việc kinh doanh của bạn.

Con đường của sự thiếu kiên nhẫn. Khi những sự kiện bất ngờ xảy ra thì thường chúng ta muốn thoát khỏi chúng càng sớm càng tốt. Và chúng ta có thể muốn đi tắt, ngay cả khi nó không phải là con đường phù hợp. Đây là lý do tại sao bạn cần có thương số nghịch cảnh cao. Thương số nghịch cảnh là đo lường khả năng chịu đựng thử thách mà không bị phá vỡ. Sự thiếu kiên nhẫn hoặc hấp tấp là động lực phụ đẩy bạn đến điểm phá vỡ. Nhưng nếu có thể chịu đựng thêm một chút nữa thì bạn sẽ có được giải pháp hợp lý và hoàn hảo cho thử thách. Hãy theo dõi quá trình. Bạn sẽ thấy ánh sáng ở cuối đường hầm.

Con đường của sự không ủy quyền. Trong những lúc nghịch cảnh thì chúng ta thường mất niềm tin vào mọi người, vào đội ngũ của mình. Chúng ta cảm thấy như mình đã không làm điều gì đó đúng và đó cũng là lý do tại sao mọi thứ trở nên sai lầm. Vì vậy, khi tìm kiếm giải pháp cho thách thức thì chúng ta thường muốn tự mình xử lý mọi thứ vì mình không muốn mọi thứ lại tiếp tục sai. Điều này có vẻ dễ hiểu, nhưng không lành mạnh. Trong thời điểm gặp thử thách thì đó là lúc bạn cần làm hai việc quan trọng: tìm kiếm sự giúp đỡ và phóng thích quyền kiểm soát. Đó là thời điểm bạn cần mọi sự giúp đỡ mà mình có thể nhận được. Đó là thời điểm mà bạn cần xem xét những góc nhìn khác. Đó là thời gian để giao nhiệm vụ. Bao quanh bạn với các nhà tư vấn, cố vấn và nhân viên đáng tin cậy, những người cam kết đảm bảo rằng mọi thứ sẽ trở lại bình thường.

Bài học 5: Đôi khi chúng ta không cần chiến đấu với kẻ thù.

Điều này có vẻ như là một mâu thuẫn, nhưng đây là lý tưởng. Kẻ thù ở đây là đối thủ của bạn. Và có những lúc bạn không cần chiến đấu với kẻ thù. Có những lúc bạn cần cộng tác với đối phương, bởi vì đối phương có thể có thứ bạn cần. Perrie Kapernaros lưu ý rằng hợp tác cạnh tranh là con đường "lành mạnh và khả thi" để thực hiện trong công việc kinh doanh của bạn.[5] Điều này chứng thực những gì tôi đã nói trước đó về việc một doanh nhân không đi theo con đường không ủy quyền. Bạn không thể làm tất cả một mình. Và đôi khi, những đồng minh tốt nhất của bạn cũng là đối thủ của mình. Chúng ta thấy, hoặc chúng ta đã thấy sự hợp tác cạnh tranh tuyệt vời giữa

Microsoft và Intel, Pfizer và Merck, Vimeo và YouTube,[6] thậm chí cả Samsung và Apple (Samsung cung cấp màn hình cho Apple) .[7]

Trước khi chiến đấu với kẻ thù thì hãy nghĩ đến sự hợp tác - bởi vì, theo Kapernaros, điều này có thể giúp bạn tăng lợi nhuận, nâng cao nhận thức về thương hiệu và thu hút thị trường mục tiêu của mình.

Đây là những sự kiện bất ngờ có thể xảy ra mà bạn có thể gặp phải trong chiến trường kinh doanh. Bên cạnh năm sự kiện này thì cũng có năm sai lầm hoặc hạn chế mà bạn cần phải tránh. Khi xử lý các sự kiện bất ngờ đủ tốt và đi trước để tránh những sai lầm này thì bạn đã đặt mình trên con đường trở thành một doanh nhân thành công và toàn diện.

Năm hạn chế nguy hiểm

"Liều lĩnh, tham lam, giận dữ, tự phụ và kẻ cơ hội là năm điều sai lầm phổ biến và thảm họa đối với việc tiến hành thành công trong cuộc chiến ". - Tôn Vũ.

Trong suốt cuốn sách này, tôi đã cung cấp cho bạn các chiến lược để thành công trong kinh doanh. Các chiến lược không phải là hoàn hảo. Tôi có làm bạn sốc với câu nói đó không? Tất nhiên, chúng không hoàn hảo bởi một yếu tố: bạn. Bạn là con người - một thực thể giàu cảm xúc. Và cảm xúc của mình có thể can thiệp vào các chiến lược này và phá hủy chúng. Một con người có tổng cộng 27 cảm xúc.[8] Vì vậy, không thể áp dụng những chiến lược này mà không bị cảm xúc can thiệp. Ví dụ, trong chương sáu, tôi đã nhấn mạnh nỗi sợ hãi, một cảm xúc của con người, có thể hạn chế bạn khởi động công việc kinh doanh đúng thời điểm. Ngoài nỗi sợ hãi, Tôn Vũ đã liệt kê năm cảm xúc hoặc đặc điểm nguy hiểm có thể ảnh hưởng nghiêm trọng đến công việc kinh doanh của bạn. Nhưng trước khi xem xét những cảm xúc hoặc đặc điểm này, chúng ta sẽ xem xét tổng quan về cảm xúc - chúng là gì và chúng khác với cảm giác như thế nào.

Cảm xúc là gì?

Nói một cách đơn giản, cảm xúc là phản ứng không tự nguyện đối với các kích thích bên ngoài hoặc bên trong. Cơ thể chúng ta xử lý thông tin qua cảm giác - thị giác, khứu giác, âm thanh, vị giác và xúc giác - nhận được từ môi trường bên ngoài. Ví dụ, bạn đang đi trên con đường một mình và nhìn thấy một con sư tử, bạn sẽ cảm thấy sợ hãi. Bạn sẽ run rẩy, tim đập nhanh hơn, khô miệng, tinh thần và thể xác báo hiệu cho bạn nên chạy trốn. Tất cả những điều này là cách cơ thể xử lý thông tin nhận được từ thị giác của bạn. Điều này có nghĩa là cảm xúc được thể hiện về mặt thể chất.

Cơ thể không chỉ sử dụng cảm xúc để xử lý thông tin từ môi trường bên ngoài của chúng ta mà còn sử dụng chúng để xử lý thông tin nhận được từ môi trường bên trong của chúng ta; tâm trí của chúng ta. Tâm trí của chúng ta, nơi chứa trí nhớ và suy nghĩ, có thể kích hoạt một cảm xúc. Ví dụ, nếu mất một người thân yêu thì bạn sẽ cảm thấy buồn bất cứ khi nào mình nhớ về người đó, thậm chí rất lâu sau khi họ qua đời. Đó là cơ thể sử dụng một cảm xúc - nỗi buồn - để xử lý thông tin bên trong, một ký ức. Hãy nhớ rằng, cảm xúc là không tự nguyện; chúng ta không kiểm soát được chúng. Không ai chọn sợ hãi khi nhìn thấy sư tử. Không ai chọn buồn khi nhớ về người thân đã khuất. Những cảm xúc này lấn át cơ thể con người bởi vì chúng là sản phẩm của quá trình sinh lý mà chúng ta không kiểm soát được. Và đây là nơi mà cảm xúc khác với cảm giác.

Nhiều người thường nhầm lẫn cảm xúc với cảm giác (và ngược lại), nhưng chúng khác nhau, mặc dù chúng có liên quan với nhau. Vậy, cảm giác là gì?

Cảm giác là phản ứng của chúng ta sau khi chúng ta đã xử lý và hiểu được cảm xúc. Chúng chỉ đơn giản là phản hồi mà chúng ta đưa ra sau một cảm xúc. Trong khi cảm xúc được thể hiện bằng thể chất thì cảm giác được thể hiện bằng tinh thần. Chúng đối hòa với các phản ứng thể chất mà chúng ta thể hiện do cảm xúc của mình. Ví dụ, nếu nhìn thấy một con sư tử trên một con phố vắng vẻ thì bạn có thể chọn không cảm thấy bị đe dọa (mặc dù sẽ cần rất nhiều can đảm để làm điều đó). Không giống như cảm xúc, nỗi sợ hãi, thứ mà bạn không thể kiểm soát, nhưng bạn có thể kiểm soát những gì mình cảm nhận. Thay vì cảm nhận bị đe dọa thì bạn có thể cố gắng ý thức để cảm thấy bình tĩnh. Điều tương tự cũng áp dụng khi bạn cảm thấy buồn vì nhớ một người thân yêu. Thay vì buồn bã thì bạn có thể chọn cảm giác hạnh phúc, giữ vững niềm tin rằng họ đang ở một nơi tốt hơn.

Cảm xúc và cảm giác thường được coi là giống nhau vì có sự chuyển đổi nhanh chóng từ cảm xúc sang cảm giác. Đường phân chia của hai cực quá mỏng nên khó bề nhận thấy được. Chúng ta thường không biết mình đã chuyển sang cảm giác từ cảm xúc khi nào.

Chúng ta phải hiểu hoạt động của cảm xúc và cảm giác bởi vì không có khả năng dung hòa một cảm xúc tiêu cực hoặc không phù hợp với cảm giác thích hợp có thể khiến chúng ta phải trả giá rất nhiều. Bây giờ, chúng ta hãy xem năm cảm xúc/đặc điểm/hành động có thể gây ra thảm họa cho doanh nghiệp của bạn.

❖ Liều lĩnh

"Liều lĩnh coi thường cái chết sẽ thực sự dẫn đến cái chết".
                                                        - Tôn Vũ

Khởi nghiệp là tất cả về rủi ro. Rủi ro này bắt nguồn từ việc không thể biết chính xác những gì tương lai nắm giữ. Chúng ta đi vào tinh thần kinh doanh với sự kết hợp của những dự đoán, lịch sử và hy vọng. Các động lực thị trường không phụ thuộc vào lệnh của chúng ta, do đó chúng ta định vị mình theo động lực thị trường với hy vọng rằng vị trí của chúng ta sẽ có lợi cho mình. Nếu có thể biết chính xác về tương lai thì chúng ta sẽ dễ dàng biết được điều gì nên làm hoặc không nên làm. Chính sự không chắc chắn này khiến việc kinh doanh gặp nhiều rủi ro.

Hiện có một số người giải thích rằng rủi ro là sự liều lĩnh. Bạn sẽ nghe họ nói những điều như, "Cuộc sống là tất cả về rủi ro". Đây là sự thật. Nhưng đối với doanh nghiệp thì hoàn toàn khác. Kinh doanh không phải tất cả về rủi ro, mà là *rủi ro có tính toán*. Cũng giống như Tôn Vũ đã nói, nếu bạn hiểu rủi ro là sự liều lĩnh và hoàn toàn coi thường tính mạng của doanh nghiệp thì doanh nghiệp của bạn chắc chắn sẽ đi đến hồi kết.

Có vô số sách và bài báo kể những câu chuyện động viên về những người hoặc mhững doanh nghiệp đã chấp nhận rủi ro và thành công. Nhưng hiếm có câu chuyện nào về những người chấp nhận rủi ro và thất bại. Những doanh nghiệp này đã đi vào quên lãng và không được nhớ đến vì họ đã nhầm liều lĩnh với rủi ro.

Lý do tại sao mọi người trở nên liều lĩnh là họ không thể kiểm soát một cảm xúc quan trọng: sự phấn khích. Vị tướng liều lĩnh với cuộc tấn công của mình có thể phấn khích về sức mạnh hoặc quân số, vũ khí, chiến lược của mình hoặc những điểm yếu được cho là của kẻ thù. Doanh nhân liều lĩnh này rất hào hứng với viễn cảnh thu được lợi nhuận khổng lồ, sức mạnh của nhóm anh ta, sự nhạy bén về tài chính hoặc những điểm yếu được cho là của đối thủ cạnh tranh. Sự phấn khích này làm mất đi quá trình suy nghĩ của anh ta. Anh ta không phân tích thị trường. Tất cả những gì anh ta nghĩ là hành động. Một doanh nhân như vậy đang hướng tới sự diệt vong. Anh ta sẽ cày xới hết tài nguyên của mình vào việc mạo hiểm và điều đó chỉ để anh ta lao vào một bức tường gạch. Đây là lý do tại sao bạn nên tránh liều lĩnh bằng mọi giá. Vậy, câu hỏi được đặt ra là làm thế nào để bạn nhận ra điều này? Làm thế nào để bạn biết mình đang hướng tới sự liều lĩnh thay vì (có tính toán) rủi ro? Để trả lời câu hỏi này, tôi xin mượn ý tưởng của Gwen Moran, một nhà văn và tác giả kinh doanh về tài chính.

Trong bài báo Doanh Nghiệp (Entrepreneur), Moran đã nêu ra bốn đặc điểm mà các doanh nhân - những người chấp nhận rủi ro - cần lưu ý. Đối với tôi, những đặc điểm này là tín hiệu cảnh báo khi bạn đang vượt qua lằn đạn mong manh giữa rủi ro và liều lĩnh.

- **Tìm kiếm cảm giác**. Một số người trở nên liều lĩnh bởi vì họ yêu thích sự tăng vọt chất kích thích (adrenaline) đi kèm với sự liều lĩnh. Họ là những doanh nhân liều lĩnh. Moran nói rằng những người tự nhiên khao khát cảm giác và tìm kiếm những cuộc phiêu lưu mạo hiểm như nhảy dù có thể chuyển đặc điểm này vào công việc kinh doanh của họ. Họ muốn phát triển mạnh ở nơi bầu không khí hỗn loạn hoặc nơi họ tham gia vào việc đưa ra quyết định mang tính đặt cược cao.[9] Nếu nhận ra mình là một người như vậy thì bạn nên làm giảm sự phấn khích này và suy nghĩ thấu đáo trước khi hành động. Vượt ra ngoài và lên trên cảm xúc. Mặc dù đang phấn khích và căng thẳng, bạn hãy chọn để cảm thấy bình tĩnh. Chọn để tính toán. Chọn để phân tích.

- **Không quan tâm đến hậu quả**. Những người không quan tâm đến hậu quả là những người mà Tôn Vũ đã chỉ đạo khi nói, "Liều lĩnh coi thường cái chết thực sự sẽ dẫn đến cái chết". Những doanh nhân này chỉ đơn giản là không quan tâm đến kết quả trong hành động của họ. Và tôi tự hỏi tại sao lại như vậy. Nếu bạn không bận tâm về tuổi thọ của doanh nghiệp mình thì tại sao lại bắt đầu kinh doanh ngay từ đầu? Một số người định nghĩa một cách sai lầm về sự thiếu kiên định này là sự dũng cảm. Thận trọng không phải là hèn nhát. Điều đó chỉ có nghĩa là bạn coi trọng doanh nghiệp và tài nguyên của mình nên không muốn gây nguy hiểm cho chúng. Khi nhận thấy rằng mình không lo lắng về kết quả cho rủi ro thì bạn nên biết rằng mình đang tiến đến sự liều lĩnh. Tuy nhiên, theo lời của Moran, "Điều đó không có nghĩa là mình bị tê liệt bởi nỗi sợ hãi, nhưng bạn nên hiểu điều gì có thể xảy ra nếu hậu quả của hành động hoặc quyết định của mình không như mong đợi và bạn không biết mình sẽ làm gì".[10]

- **Tính bốc đồng.** Khi bạn chuẩn bị mạo hiểm thì hãy tự hỏi bản thân: Tôi đã suy nghĩ thấu đáo điều này chưa hay tôi chỉ đang bốc đồng? Bạn có thể có câu trả lời cho câu hỏi này bằng cách phân tích các quyết định trước đây mà mình đã thực hiện. Có khuôn mẫu không? Bạn có không thực hiện nghiên cứu đầy đủ mỗi khi đưa ra quyết định? Bạn có hối hận về hành động của mình sau này không? Những câu hỏi này là cần thiết bởi vì, như Moran đã lưu ý, "Những người có vấn đề về ý chí và có xu hướng đưa ra quyết định nhanh chóng mà không thực hiện các nghiên cứu hoặc điều tra cần thiết thường dễ đưa ra quyết định liều lĩnh hơn những người có kỷ luật."[11] Trích dẫn Steven Mundahl, đồng tác giả của The Alchemy of Authentic Leadership đã nói thêm rằng những người như vậy là "kiểu người sẽ làm theo một kế hoạch trong một thời gian, nhưng sau đó sẽ vứt bỏ tất cả với một quyết định có vẻ tốt vào thời điểm đó."[12] Điều này cho bạn biết rằng một khoảnh khắc bốc đồng có thể làm hỏng mọi thứ mình đã làm trên bàn vẽ.

- **Sự từ chối.** Đây là một đặc điểm khác cần chú ý. Nhiều người liều lĩnh không chấp nhận thực tế của cuộc sống. Đôi khi, một người liều lĩnh biết mình đang liều lĩnh, nhưng cứ tin vào lời nói dối vì phần thưởng đã được báo trước. Theo lời của Moran, "Họ không muốn đối mặt với thực tế về những lựa chọn của mình. Thay vào đó, họ bỏ qua sự thất bại hoặc viện lý do tại sao một quyết định cụ thể không thành công. Họ cũng làm sáng tỏ khả năng thất bại hoặc hoàn toàn không quan tâm đến nó. Những người này gặp khó khăn khi đối mặt với thực tế của tình huống thì có nhiều khả năng đưa ra quyết định không có cơ sở vì lợi ích tốt nhất của công ty".[13]

Những tín hiệu này không chỉ ngăn liều lĩnh mà còn giúp bạn đặt ra những câu hỏi cần thiết để chấp nhận rủi ro có tính toán. Những câu hỏi như:

- Tại sao tôi muốn làm điều này?

- Điều này thực sự tốt cho công việc kinh doanh của tôi hay tôi chỉ đang tìm kiếm cảm giác hồi hộp?

- Kết quả có thể có của quyết định này là gì?

- Kinh doanh này có bền vững không?

- Kinh doanh này có một lộ trình vững chắc không?

- Tôi có lo lắng về hậu quả của hành động của mình không?

- Tôi có cảm thấy rằng kinh doanh này là tuyệt vời và tôi không cần phải suy nghĩ về nó không?

- Tôi đang đối mặt với thực tế hay đang che chắn bản thân khỏi nó?

- Tôi chỉ được thúc đẩy bởi lợi nhuận tiềm năng?

- Tôi có yêu tầm nhìn của mình đến mức không gây nguy hiểm cho nó không?

❖ **Tham lam**

"Tướng tham lam sẽ bị bắt." - Tôn Vũ

Sự tham lam cũng quyết liệt như sự liều lĩnh. Thực tế, lòng tham là một trong những nguyên nhân dẫn đến sự liều lĩnh. Đừng là một doanh nhân không biết khi nào nên dừng lại. Có sự khác biệt giữa sự khao khát nhiều hơn và tính tham lam. Khi khao khát nhiều hơn, có nghĩa là bạn muốn mở rộng quy mô kinh doanh của mình mà không đánh mất tầm nhìn và giá trị cốt lõi của bạn. Điều này có nghĩa là bạn muốn phát triển dựa trên những gì doanh nghiệp của mình cần chứ không phải những gì bạn muốn. Mặt khác, khi tham lam, bạn mong muốn *quá mức* trong sự mong muốn nhiều hơn - thậm chí nhiều hơn những gì doanh nghiệp của bạn cần.

Thông thường, lòng tham là sản phẩm của sự thiếu kiên nhẫn. Để tăng giá nhanh chóng thì một số doanh nhân tìm kiếm và bơm quá nhiều tiền vào công việc kinh doanh của họ và cuối cùng là bóp nghẹt nó. Bạn có thể tự hỏi làm thế nào điều này là có thể. Tôi nghe bạn hỏi: "Thẩm, tôi nghĩ tài trợ là thứ mà mọi doanh nghiệp cần để phát triển?" Đúng. Nhưng cũng có một câu nói phổ biến rằng quá nhiều cái gì đó đều không tốt. Anastasia Belyh đã giải thích ba cách mà quá nhiều tài trợ có thể gây bất lợi cho doanh nghiệp.

Đầu tiên, quá nhiều tài trợ, đặc biệt là với tư cách là một công ty khởi nghiệp, sẽ làm tăng giá trị công ty của bạn lên rất cao. Mặc dù điều này có vẻ như là một điều tốt, nhưng "việc thu thập các mức định giá cao ban đầu có thể dẫn đến những kỳ vọng nằm ngoài tầm với của một công ty chỉ mới bắt đầu hoạt động. Các công ty mới gia nhập thị trường có thể không có kiến thức về thị trường để đạt được các mục tiêu đi kèm với nguồn tài trợ giá trị cao",[14] Belyh viết.

Thứ hai, với sự thúc đẩy bởi mong muốn rót vốn vào doanh nghiệp thì bạn có thể không chọn lọc về loại nhà đầu tư mong muốn trong doanh nghiệp của mình. Điều này sẽ dẫn đến việc bạn có nhiều nhà đầu tư, do đó sẽ ảnh hưởng đến công việc kinh doanh của mình. Belyh đã chỉ ra một cách đúng đắn rằng rất nhiều nhà đầu tư rất khó quản lý, do đó, tốt hơn là có một vài nhà đầu tư hiểu doanh nghiệp của mình hơn là có nhiều nhà đầu tư có tư tưởng không phù hợp với ý tưởng của bạn. Belyh trích dẫn một ví dụ: "Giả sử một doanh nghiệp nhỏ có sáu mươi nhà đầu tư (một con số lớn đối với một doanh nghiệp nhỏ), điều này có nghĩa là khi đưa ra quyết định, chủ doanh nghiệp sẽ cần tính đến sáu mươi ý kiến và sáu mươi kỳ vọng".[15]

Thứ ba, ngoài việc có quá nhiều nhà đầu tư, việc có các nhà đầu tư chất lượng thấp cũng có thể gây bất lợi cho doanh nghiệp. Đừng vì ngân quỹ mà không quan tâm đến (những) loại người đầu tư vào doanh nghiệp của mình. Khi tất cả những gì mình quan tâm tới là ai có tiền thì bạn sẽ không quan tâm liệu họ có hiểu sứ mệnh, tầm nhìn, đề xuất bán hàng độc đáo và giá trị cốt lõi của công ty bạn hay không. Vì lý do này, Belyh khuyên rằng số lượng nhà đầu tư của bạn nên ít và được cung cấp thông tin đầy đủ vì điều này giúp giảm bớt thời gian giải thích những điều quan trọng cho các nhà đầu tư. Bà ta nói thêm rằng: "Khi bạn đang tìm kiếm và lọc các nhà đầu tư về chất lượng thì hãy chọn những người đã có kinh nghiệm đầu tư vào ngành tương ứng của mình. Họ có thể cung cấp thông tin hữu ích và giải thích một số hoạt động của ngành cho những người mới tham gia vào ngành".[16]

Phát triển doanh nghiệp của bạn dựa trên những gì cần thiết chứ không phải dựa trên lòng tham của mình. Tôn Vũ cho rằng tướng tham lam sẽ bị bắt. Khi tham lam thì bạn sẽ bị gài bẫy bởi cái nghèo mà mình đang cố gắng thoát ra. Và Kayla Matthews lưu ý rằng điều này có thể xảy ra theo 10 cách. Tôi sẽ nêu 8 trong số 10 cách này mà tôi cho là khá quan trọng không nên bỏ qua.[17]

1. **Bạn tìm cách kiếm tiền chứ không phải để cải thiện.** Điều này có nghĩa là bạn hy sinh phẩm chất trên bàn thờ ham muốn quá mức về sự giàu có. Bạn đã bỏ qua trải nghiệm khách hàng tuyệt

vời. Bạn chỉ quan tâm đến việc cắt giảm chi phí và thu được nhiều của cải hơn.

2. **Bạn đưa ra những quyết định nhân sự tồi.** Bạn có thể bỏ qua những sai sót của các thành viên trong nhóm miễn là họ đang kiếm tiền cho mình. Matthews tuyên bố rằng một nhà tuyển dụng có thể bỏ qua hành vi quấy rối tình dục do một trong những người quản lý gây ra vì anh ấy là nhân viên bán hàng hàng đầu của mình.

3. **Bạn không chi tiền để làm cho nhân viên của mình hạnh phúc.** Nếu là một doanh nhân tham lam thì bạn sẽ không chỉ không quan tâm đến khách hàng mà còn không quan tâm đến nhân viên của mình. Một doanh nghiệp ít quan tâm đến nhân viên của mình là một doanh nghiệp đã chết. Theo lời của Matthews: "Những nhân viên hạnh phúc sẽ làm cho công việc kinh doanh được tốt vì họ là cầu nối giữa bạn và khách hàng của bạn. Khi nhân viên không hài lòng thì họ sẽ không làm hết sức mình cho bạn và điều đó thực sự có thể dẫn đến sự sụt giảm doanh số bán hàng".

4. **Bạn từ bỏ kỳ nghỉ để làm việc.** Trong nỗ lực kiếm nhiều tiền hơn thì bạn có khả năng tự đốt cháy bản thân mình. Bạn chỉ quan tâm đến công việc, công việc và công việc. Bạn thậm chí có thể khiến nhóm của mình làm việc mà không có kỳ nghỉ - một hành động có thể để lại hậu quả có hại cho nhóm của mình. Tham lam sẽ nói dối bạn rằng mình không có thời gian nghỉ ngơi. Nó sẽ cho bạn biết rằng trong khi mình đang nghỉ ngơi thì đối thủ cạnh tranh đang di chuyển hàng dặm về phía trước của mình. Nhưng như tôi đã nói, tất cả đều là dối trá. Bạn sẽ cần phải nghỉ ngơi. Nếu không nghỉ ngơi thì bạn sẽ suy sụp. Và điều đó có thể sẽ kết thúc công việc kinh doanh của bạn.

5. **Bạn tiếp nhận nhiều khách hàng hơn mức mình có thể quản lý hiệu quả.** Bạn muốn tất cả tiền cho chính mình. Vì vậy, bạn tiếp tục nhận đơn đặt hàng ngay cả khi biết rằng mình đã bị nghẹt thở. Điều này sẽ dẫn đến việc bạn cung cấp một dịch vụ tồi tàn, đốt cháy bản thân và cuối cùng làm xấu hình ảnh doanh nghiệp của mình. Matthews nói hay hơn khi viết: "Nếu bạn kéo giãn nhân viên quá mỏng với khối lượng công việc thì khách hàng [của bạn] sẽ không hài lòng với công việc của bạn. Tệ hơn nữa, lời nói có thể tiết lộ cho các khách hàng tiềm năng khác

rằng bạn không đáp ứng được thời hạn hoặc không tạo ra được công việc tốt ".

6. **Bạn phung phí lòng tin của khách hàng.** Đây là tiếp theo điểm trước đó, khi tiếp tục chuyển giao sản phẩm tồi tàn hoặc không đáp ứng được kỳ vọng của khách hàng thì bạn sẽ đánh mất lòng tin của họ. Niềm tin là trụ cột nâng đỡ doanh nghiệp và một khi trụ cột này không còn thì công việc kinh doanh của bạn bắt đầu sụp đổ dần dần. Về vấn đề lòng tin, Matthews viết: "Khi rõ ràng rằng bạn chỉ quan tâm đến việc kiếm tiền thì bạn có nguy cơ mất ngay cả những khách hàng trung thành nhất. Họ muốn ai đó làm việc cho họ, người coi họ không chỉ là một ký hiệu đô la ".

7. **Bạn xa lánh nhân viên của mình.** Một người chủ tham lam sẽ giao việc quá sức cho nhóm của mình, bắt họ kiếm tiền cho mình, rồi trả cho họ một khoản thù lao không tương xứng với công sức của họ. Điều này có thể làm giảm tinh thần trong nhóm của bạn. Và khi điều này xảy ra thì họ sẽ không ngại bán mình cho đối thủ cạnh tranh của bạn.

8. **Bạn không cố vấn cho bất kỳ ai.** Nhiều người không biết điều này, nhưng sự cố vấn rất quan trọng đối với một doanh nghiệp. Ngoài tiền bạc thì sự cố vấn giúp mở rộng giá trị mà bạn thêm vào cho thế giới. Những người cố vấn trở thành những người lớn hơn bạn. Steve Jobs đã cố vấn cho Mark Zuckerberg. Warren Buffett đã cố vấn cho Bill Gates. Christian Dior đã cố vấn cho Yves Saint-Laurent.[18] Là một người cố vấn thành công thì bạn sẽ nhìn vào những gì mà những người cố vấn đã xây dựng và cảm thấy sự hoàn thiện mà tiền không thể mua được. Tuy nhiên, lòng tham có sức mạnh từ chối bạn điều này. Theo Matthews, nhiều doanh nhân nghĩ rằng không có phần thưởng tiền tệ cho việc cố vấn, vì vậy họ gạt nó sang một bên. Nhưng đối với Matthews, đó là một suy nghĩ ngu ngốc "bởi vì những người cố vấn tuyệt vời tạo ra những người lao động tuyệt vời có thể tiếp tục công việc kinh doanh của bạn trong nhiều năm tới - và cuối cùng giúp bạn có thêm tiền để khởi động".

Tránh tham lam. Kiên nhẫn. Xây dựng dần dần. Cung cấp cho doanh nghiệp của bạn chỉ với những gì nó cần. Và bạn chắc chắn sẽ thắng. Bạn sẽ thấy.

❖ Giận dữ

"Tướng giận dữ rất dễ bị kích động để có những hành vi hời hợt".
— Tôn Vũ

Là một doanh nhân, hầu như không thể không nổi giận trước những tình huống hoặc con người nhất định. Hãy nhớ rằng, tức giận là một cảm xúc và chúng ta không thể kiểm soát cảm xúc. Tại sao bạn lại tức giận với tư cách là một doanh nhân? Câu trả lời rất đơn giản: mọi thứ sẽ không phải lúc nào cũng theo ý bạn. Không phải lúc nào chúng cũng diễn ra như bạn đã lên kế hoạch. Tôi đã nói trước đó rằng khởi nghiệp là tất cả về lịch sử, dự đoán, hy vọng và sự kiên nhẫn. Đôi khi những dự đoán của bạn không đúng. Nổi giận và bực bội trong những lúc đó là điều bình thường, nhưng bạn phải chọn cách đáp lại cơn giận.

Là một doanh nhân thì có năm yếu tố mà bạn dễ nổi giận. Chúng là cuộc sống, thị trường/ngành của bạn, nhân viên/nhóm của bạn, sự cạnh tranh của bạn và chính bạn.

- **Cuộc sống.** Người ta thường nói rằng cuộc sống không cho bạn những gì bạn xứng đáng mà là những gì bạn đòi hỏi. Nhưng quá trình đòi hỏi thường mất nhiều thời gian. Quá trình thực hiện một yêu cầu về cuộc sống khá bực bội và mệt mỏi. Bạn bắt đầu mong rằng cuộc sống nhân hậu một chút. Bạn thắc mắc tại sao mọi thứ không diễn ra như kế hoạch trong khi mình đã làm mọi thứ ngay trên bảng vẽ. Bạn đã có đủ vốn. Bạn đã có được đội ngũ phù hợp. Bạn là người sáng tạo; bạn tự tin vào chất lượng sản phẩm của mình. Tuy nhiên, không phải lỗi của bạn, mọi thứ chỉ không diễn ra. Chính những lúc như thế này thì bạn có cảm giác muốn đấm vào tường hoặc đập bể bình hoa.

- **Thị trường/ngành của bạn.** Đôi khi, cuộc sống có thể không phải là thủ phạm. Ngành công nghiệp mà mình đang theo đuổi có cách chơi trò với tâm trí và điều này có thể khiến bạn tức giận. Các doanh nhân trong lĩnh vực tài chính trải nghiệm điều này rất nhiều. Một ngày thị trường tăng giá thì ngày hôm sau lại giảm giá khiến danh mục đầu tư của họ bị ảnh hưởng rất nhiều. Sau đó, họ bán bớt tài sản của mình để cắt lỗ và ngay lập tức khi họ làm vậy thì thị trường trở nên lạc quan. Đây chỉ là một ví dụ với các thị trường tài chính như ngành chứng khoán và tiền điện tử.

Mỗi ngành đều có những đặc thù có thể khiến các doanh nhân tức giận.

- **Nhân viên/nhóm của bạn.** Con người khó kiểm soát. Nhóm của bạn bao gồm những cá nhân khác nhau về nền tảng, hệ tư tưởng, kinh nghiệm, kỹ năng, mục tiêu khác nhau, v.v. Đây là một nhiệm vụ to lớn để hợp lý hóa những sự đa dạng này theo một hướng. Trong lúc nhiệm vụ của bạn là để làm điều này thì (các) thành viên trong nhóm của mình vẫn muốn đi chệch hướng khỏi mục tiêu. Điều này có thể gây khó chịu.

- **Đối thủ cạnh tranh của bạn.** Sự cạnh tranh luôn diễn ra khiến bạn lo lắng. Tất cả những gì họ làm là một thông điệp tinh tế thông báo rằng bạn đang có một cuộc chiến với họ. Một ví dụ dễ dàng xuất hiện trong tâm trí là cuộc chiến giữa Coca-Cola và Pepsi Cola, trong đó hai công ty luôn tranh giành nhau bằng các quảng cáo của họ. Ví dụ, có một quảng cáo Pepsi này, nơi một cậu bé mua hai lon Coke. Cậu bé chỉ bước lên hai lon Coke cho đủ cao và bấm vào nút để lấy lon Pepsi. Trong một quảng cáo khác, một người lái xe tải Coke lần đầu tiên nếm thử Pepsi và từ chối chia sẻ nước uống này với bất kỳ ai khác. Đây chỉ là một vài ví dụ mà cuộc chiến Cola đã trở nên lộn xộn. Coca-Cola không tha; họ đã tung ra những cú đánh công bằng, mặc dù chủ yếu là phản ứng với quảng cáo của Pepsi. Điểm mấu chốt là: Sự cạnh tranh có thể sẽ khiến bạn tức giận thông qua các hình thức khác nhau. Nó sẽ cố gắng gợi ra phản ứng tiêu cực từ bạn. Đừng nhượng bộ từ những trò hề của họ.

- **Bản thân bạn.** Có những lúc bạn cảm thấy tự tức giận với chính mình. Bạn tức giận vì những sai lầm đã mắc phải. Bạn tức giận khi thất bại trong một dự án kinh doanh. Bạn tức giận vì bỏ lỡ cơ hội kinh doanh. Bạn tức giận vì đã sử dụng nhân viên sai. Bạn tức giận vì mua nhầm thiết bị. Bạn tức giận vì không bắt đầu sớm. Đôi khi, sự tức giận của bạn sẽ biến thành nỗi buồn. Lúc khác, sự thất vọng. Và đôi khi, sự liều lĩnh bởi vì mình đang cố gắng đáp ứng những gì bạn nghĩ rằng mình đã mất.

Cho dù lý do bạn tức giận là gì thì đừng bao giờ để cơn giận kiểm soát mình. Hãy nhớ rằng, *tướng giận dữ sẽ bị kích động để thực hiện hành vi hời hợt.* Hành vi hời hợt ở đây có nghĩa là một hành động hoặc quyết định không có chiều sâu, không có nền tảng vững chắc. Một hành động chắc chắn sẽ sụp đổ và có thể khiến doanh nghiệp thất bại với nó. Vì vậy, hãy chọn cách phản ứng lại cơn giận một cách tích cực. Sử dụng sự tức giận như một nguyên liệu thô để xây dựng một doanh nghiệp vững chắc. Neil Patel, cựu cộng tác viên của Forbes, đã vạch ra những cách khác nhau để sử dụng sự tức giận như một nguyên liệu thô để xây dựng một doanh nghiệp vững chắc.[19] Tôi sẽ sử dụng các ý tưởng của Patel làm giải pháp để xử lý năm lĩnh vực trong cuộc sống và công việc kinh doanh có thể khiến bạn tức giận.

- *Bạn làm gì khi mình tức giận với cuộc sống?*

Neil gợi ý rằng bạn nên **kiên trì hơn**. Đây là những lời của ông ấy: "Tôi biết mình cảm thấy hụt hơi và thất bại trong nhiều trường hợp bởi vì mọi thứ đơn giản không theo ý tôi. Tuy nhiên, tôi nhận thấy rằng tức giận có lẽ là cảm xúc tốt nhất giúp tôi phục hồi và làm trở lại". Điều này có nghĩa là bạn nên chuyển sự tức giận của mình vào việc đòi hỏi những gì mình muốn trong cuộc sống. Nổi giận với tình trạng của mọi thứ và quyết tâm thay đổi chúng. Hãy để sự tức giận là động lực cho mình có một cuộc sống tốt hơn, một công việc kinh doanh tốt hơn.

- *Bạn làm gì khi tức giận với thị trường/ngành của mình?*

Vẫn kiên trì. Hãy nhớ rằng thị trường di chuyển theo xu hướng và chu kỳ. Điều gì đi lên chắc chắn sẽ đi xuống. Thị trường là một sóng quanh co của các đỉnh và đáy. Trong cơn tức giận thì hãy kiên trì, nhẫn nại. Bạn chắc chắn sẽ giành chiến thắng.

Ngoài việc kiên trì hơn thì hãy sử dụng sự tức giận của mình để **loại bỏ nỗi sợ hãi**. Bạn tức giận với thị trường vì sợ sẽ mất khoản đầu tư của mình. Nó là một chuỗi: sợ hãi sinh ra tức giận, tức giận sinh ra tuyệt vọng và tuyệt vọng sinh ra bất cẩn. Neil nói rằng sự tức giận giúp giảm bớt lo lắng của chúng ta. Nó giúp chúng ta hành động thay vì tập trung vào những giả thuyết. Theo ông ta thì điều đó được khoa học chứng minh. Trích dẫn Psychology Today, ông viết: Sự tức giận khiến nồng độ cortisol hoóc-môn căng thẳng giảm xuống, cho thấy sự tức giận giúp mọi người bình tĩnh và sẵn sàng giải quyết một vấn đề - chứ không phải chạy trốn nó.

- *Bạn làm gì khi tức giận với nhân viên/nhóm của mình?*

Sự tức giận có hiệu quả theo hai cách. Trước tiên, hãy sử dụng nó để **cải thiện giao tiếp** với nhóm. Đôi khi, chúng ta cần sự tức giận để thể hiện cảm giác thực sự của mình về một tình huống tồi tệ. Một số người tức giận nhưng cảm thấy khó thể hiện bản thân vì họ không muốn làm tổn thương người phạm tội. Nhưng điều này không nên như vậy. Neil chỉ ra rằng để cơn giận qua đi sẽ giúp bạn thể hiện cảm xúc của mình. Ông nói thêm rằng "Đôi khi sự tức giận giúp bạn nói thẳng thừng sự thật đã diễn ra thay vì nói quanh co vô ích".

Ngoài ra, sự tức giận có thể **hỗ trợ trong đàm phán**. Hãy nhớ rằng, chúng ta đang nói về nhân viên hoặc nhóm của bạn. Các thành viên trong nhóm của bạn bao gồm các nhà đầu tư, đối tác và những người hoặc tổ chức khác gắn liền với doanh nghiệp của mình theo cách này hay cách khác. Vì vậy, nếu bạn, theo Neil, thấy mình "nhận được đầu gậy ngắn, hơi bực mình đôi khi là tất cả những gì bạn cần đặt chân xuống và thương lượng như một ông chủ. Điều này đảm bảo rằng mình không phải là miếng thảm chùi chân của ai đó và cho bạn can đảm để làm bất cứ điều gì cần thiết để đáp ứng nhu cầu của mình".

- *Bạn làm gì khi tức giận với đối thủ cạnh tranh của mình?*

Câu trả lời rất đơn giản: Khi họ xuống thấp thì mình hãy lên cao. Hãy là người khiến họ tức giận bằng cách không phản ứng theo cách họ muốn bạn. Hãy thể hiện toàn bộ **con người** của bạn. Nổi giận là một phần của con người, nhưng sau khi nổi giận, hãy làm con người to lớn hơn. Đừng cố gắng kéo đối thủ xuống dù họ đang cố giở trò bẩn thỉu. Thế giới đang theo dõi và khách hàng biết ai đang cung cấp giá trị thực. Đừng để sự cạnh tranh khiến mình đưa ra những quyết định hời hợt mà cuối cùng sẽ chỉ làm tổn hại đến bạn và doanh nghiệp của mình.

- *Bạn làm gì khi tức giận với chính mình?*

Đây là nơi chứa đựng phần lớn công việc. Mọi thứ về doanh nghiệp có thể không tiếp tục và kết thúc với bạn, nhưng nó chắc chắn sẽ bắt đầu với bạn. Và sự khởi đầu của một dự án kinh doanh rất quan trọng cho sự bền vững và thành công của nó. Có năm điều bạn có thể làm khi tức giận với bản thân.

Đầu tiên, bạn có thể **đạt được siêu tập trung**. Tại thời điểm tức giận thì giết chết cảm xúc và sinh ra cảm giác. Giận dữ đi kèm với những suy nghĩ mông lung. Đó là một trong những phản ứng sinh lý mà nó tạo ra. Nhưng bạn có thể chống lại điều này bằng cảm giác của mình. Chọn sự điềm tĩnh. Neil viết rằng khi tức giận thì con người bị ám ảnh bởi nguồn gốc của sự bực tức từ mình. Nhưng khi chúng ta vượt qua được điều này thì mọi ám ảnh tan biến. Chúng ta trở nên "giống như một con ngựa với những màn che tiêu tan và đặt quyết tâm hoàn thành bất kỳ mục tiêu nào trong tầm tay". Sử dụng sự tức giận để đạt được mục đích rõ ràng và tập trung hơn vào mục tiêu của bạn.

Thứ hai, sử dụng sự tức giận của bạn để **tăng cường sự tự tin** của mình. Nhớ lại rằng sợ hãi sinh ra tức giận. Giống như sự tức giận có thể được sử dụng để chinh phục nỗi sợ hãi, điều này cũng có thể được sử dụng đồng thời để tăng cường sự tự tin. Trích lời Evans và Foster, Neil đã viết: "Nổi điên lên và việc adrenaline tự động tăng cao và làm giảm sự ức chế của bạn".

Sau đó, bạn có thể **khơi dậy niềm đam mê của mình**. Nỗi sợ hãi có thể làm mất đi lòng nhiệt thành đối với mục tiêu và một cách thực sự để đạt được niềm đam mê của bạn là thông qua sự tức giận. Sử dụng sự tức giận của bạn để mồi (lại) niềm đam mê của mình. Neil chỉ ra rằng "thật khó để chỉ thờ ơ với điều gì đó khi bạn đang nổi cơn thịnh nộ", nhưng việc sử dụng sự tức giận một cách thông minh sẽ giúp bạn tiếp cận một nhiệm vụ hoặc mục tiêu với sự say mê và nhiệt huyết, điều này cuối cùng sẽ dẫn đến kết quả tuyệt vời. Nó cũng cung cấp cho bạn sự đảm bảo rằng mình có thể chấp nhận bất kỳ thử thách nào và dẫn bạn đến điều thứ tư cần làm: **hành động**.

Hãy để cơn giận của mình là động lực thúc đẩy bạn. Lần này hãy để cơn tức giận của mình không khiến bạn đấm vào tường hoặc đập nát bình hoa. Thực hiện các bước táo bạo để đạt được những gì bạn muốn cho bản thân và doanh nghiệp của mình. Khi hành động, Neil có điều này để nói về bản thân: "Đối với cá nhân tôi, một chút tức giận nhẹ khiến tôi cảm thấy như mình đã sẵn sàng để đương đầu với thế giới. Nếu tôi chỉ mới đầu tư một nửa vào một dự án trước đó thì việc tức giận có thể là chất xúc tác để tôi thực sự hoàn thành nó".

Sau tất cả những điều trên, hãy để sự tức giận **cung cấp cho bản thân sự tự thấu hiểu**. Neil cho biết anh ta sử dụng sự tức giận như một phương tiện phản ánh cá nhân để soi sáng cho những khiếm khuyết của mình và nó đã giúp anh ta trưởng thành và tiến bộ. Giống như Neil, sử dụng sự tức giận để phân tích tình hình của bạn. Hiểu tại sao bạn lại tức giận ngay từ đầu. Có chuyện gì? Là lỗi từ bạn? Làm thế nào bạn có thể làm cho mọi thứ tốt hơn? Làm thế nào để bạn đảm bảo rằng không có sự cố nào lặp lại? Giận dữ là động lực tốt để quay lại bàn vẽ.

❖ **Tự phụ**

"Tướng tự phụ dễ bị xấu hổ". - Tôn Vũ

Lời trích dẫn của Tôn Vũ ở trên tóm tắt sự nguy hiểm của tính tự phụ. Siêu ngạo thái quá sẽ không trả nổi. Trong thời đại ngày nay, nhiều người nhầm lẫn giữa tự phụ và tự tin. Chúng không giống nhau. Tự phụ chỉ đơn giản là kiêu ngạo. Từ điển Merriam-Webster định nghĩa đây là một "ý kiến phóng đại về phẩm chất hoặc khả năng của bản thân".[20] Cùng một từ điển định nghĩa tự tin là "sự tự tin vào bản thân, năng lực và khả năng của mình."[21] Và từ "tự tin" có nghĩa là "cảm giác hoặc ý thức về quyền hạn của một người hoặc về sự phụ thuộc vào hoàn cảnh của một người".[22] Hãy lưu ý rằng những từ này có những ý nghĩa tương tự nhau, nhưng điều ngăn cách giữa tự phụ và tự tin là từ, "phóng đại ".

Tự tin vào khả năng và phẩm chất của mình là điều tốt. Đây là lý do tại sao chúng ta có cái tôi - cho chúng ta cảm giác giá trị mà mình được xứng đáng. Nhưng khi sự tự tin này trở nên phóng đại thì chúng ta đã vượt qua một ranh giới rất nguy hiểm. Đừng đánh giá quá cao giá trị của mình đến mức làm giảm giá trị của người khác. Có sự khác biệt giữa câu nói "Chúng tôi là trường học trực tuyến tốt nhất ở Châu Âu" và "Chúng tôi là trường học trực tuyến tốt nhất ở Châu Âu, không giống như trường ABC và học viện XYZ, những trường không có năng lực mà chúng tôi có". Ý kiến thứ nhất là bạn có ý kiến về khả năng và phẩm chất của mình (sự tự tin), trong khi ý kiến thứ hai phóng đại khả năng và phẩm chất đó bằng cách kéo khả năng và phẩm chất của người khác xuống (tự phụ).

Tôn Vũ đã chỉ ra một cách đúng đắn rằng tướng lãnh kiêu ngạo hoặc tự phụ (hoặc trong trường hợp này là doanh nhân) rất dễ bị xấu hổ. Đây là trường hợp của một trong những ví dụ yêu thích trong cuốn sách này - Blackberry. Thời Báo Kinh Tế cho biết một trong những lý do khiến Blackberry sa ngã là "sự kiêu ngạo về thể chế".[23] Sự kiêu ngạo về thể chế là "sự chắc chắn về tính đúng đắn nhưng không chính xác của một thực thể hoặc người có quyền lực nhân tạo trong phạm vi ảnh hưởng hẹp".[24] Mike Lazaridis và Jim Balsillie, tổng giám đốc của RIM, nhà sản xuất Blackberry, cảm thấy rằng sự đổi mới của Apple và Google không thể hạ gục Blackberry. "Balsillie và Lazaridis tin rằng còn quá sớm để chấp nhận một cách nghiêm túc ý tưởng đưa máy tính (computer) vào điện thoại. Nhưng Apple và Google đã vượt trội hơn họ nhờ ưu thế công nghệ đơn giản".[25] Nói một cách đơn giản: Apple và Google dễ dàng làm xấu mặt Black-berry.

❖ Làm hài lòng mọi người

"Tướng yêu dân quá dễ gặp hoạn nạn". - Tôn Vũ

Hãy biết điều này: Bạn không thể làm hài lòng tất cả mọi người, cho dù mình có cố gắng đến đâu. Đây là một trong những lý do chính khiến nhiều người thất bại trong kinh doanh. Một số doanh nhân muốn được gắn thẻ là "Người của mọi người", vì vậy họ đã cố gắng làm hài lòng tất cả mọi người - từ nhà đầu tư đến nhân viên cho đến khách hàng. Điều khó chịu khi trở thành một người làm hài lòng mọi người là hầu hết những người bạn đang cố gắng làm hài lòng không thực sự quan tâm đến bạn hoặc công việc kinh doanh của mình. Họ chỉ muốn bạn như một phương tiện để đáp ứng mong muốn của họ. Và một khi điều đó được chấp thuận, họ sẽ tiếp tục.

Làm mọi người làm hài lòng không bao giờ là phần thưởng. Giống như Tôn Vũ đã chỉ ra, nó chỉ khiến bạn gặp rắc rối. Bạn cuối cùng từ bỏ những gì tốt nhất cho doanh nghiệp của mình bởi vì bạn đang cân nhắc những gì tốt cho mọi người. Sản phẩm hoặc dịch vụ của bạn không thể làm hài lòng tất cả mọi người. Đây là lý do tại sao bạn có sự cạnh tranh. Cạnh tranh lành mạnh có lợi cho thị trường hoặc ngành bởi vì, bằng cách này hay cách khác, mỗi công ty đang đáp ứng các nhu cầu cụ thể của khách hàng trên thị trường. Bạn có thị trường mục tiêu của riêng mình; những người yêu thích và đánh giá cao sản phẩm của bạn. Đó là những người bạn nên quan tâm.

Ngoài ra, khi luôn cố gắng làm hài lòng mọi người thì bạn sẽ tự thiêu cháy mình. Tâm trí của bạn trở thành một khu chợ ồn ào với những suy nghĩ về việc làm thế nào để thỏa mãn hết nhu cầu của mọi người cùng một lúc. Điều này sẽ nói lên sức khỏe tinh thần và thể chất của bạn. Và sự thật là: bạn không thể theo kịp hành vi này. Do đó, điều tốt nhất nên làm là chấm dứt nó hoàn toàn. Các nhà đầu tư, nhân viên và khách hàng sẽ coi trọng mình hơn khi họ biết rằng bạn tử tế nhưng kiên định, đồng cảm nhưng không khoan nhượng, đặc biệt là khi liên quan đến doanh nghiệp của mình. Là một loài thông minh, con người có thể nhận biết khi nào bạn luôn sẵn sàng làm hài lòng họ và vì họ thích sự chú ý, họ sẽ chớp lấy cơ hội và lợi dụng bạn.

Vì vậy, đừng tự chuốc lấy rắc rối. Đừng hy sinh các giá trị cá nhân hoặc của công ty bạn trên bàn thờ vì muốn trở thành người tốt cho mọi người. Bạn không thể làm điều đó. Không ai có thể.

Hãy hành động ngay trong thời điểm không chắc chắn và cũng bằng mọi giá tránh năm nhược điểm. Những nhược điểm này rất nguy hiểm vì chúng trực tiếp liên quan đến bạn. Việc khắc phục những nhược điểm bắt nguồn từ các yếu tố khác như nhân viên, nhà đầu tư hoặc đối thủ cạnh tranh của bạn sẽ dễ dàng hơn, nhưng một nhược điểm từ bạn có thể phá hủy mọi thứ mình đã xây dựng trong nháy mắt. Bạn là nền tảng của tầm nhìn. Bạn phải tự bảo vệ mình. Doanh nghiệp của mình và mọi thứ gắn liền với nó, bạn cần hoạt động một cách tối ưu.

Cam kết hành động

Tôi khẳng định rằng:

Tôi sẽ dành chỗ cho những trường hợp dự phòng.

Tôi hiểu rằng chúng là một phần của cuộc sống.

Tôi hiểu rằng mình là một địa thế, vì vậy tôi luôn sẵn sàng là một địa thế thuận lợi để tôi có thể bố trí lực lượng của mình.

Tôi sẽ không ở lại một vùng đất cằn cỗi.

Tôi sẽ nghĩ thẳng vào mọi lúc.

Tôi sẽ không vượt qua những con đường thiếu kiên nhẫn và không ủy quyền.

Đối thủ cạnh tranh của tôi đôi khi có thể là cộng tác viên hoặc đối tác của tôi.

Tôi sẵn sàng làm việc với họ nếu điều đó là cần thiết.

Tôi sẽ không liều lĩnh với bản thân hoặc công ty của mình.

Tôi buông bỏ lòng tham.

Tôi trút giận.

Tôi sẽ không chọc thủng cái tôi của người khác để thổi phồng cái tôi của mình.

Tôi tự tin vào khả năng của mình.

Tôi cam kết đối xử tôn trọng với nhân viên và khách hàng của mình.

Tôi sẽ không phải là một người làm hài lòng mọi người.

Tôi hiểu giá trị của mình.

Tôi sẽ không phạm sai lầm vào những lúc bấp bênh và tuyệt vọng.

Tôi biết làm thế nào để xử lý các trường hợp dự phòng.

Khả Năng Phục Hồi

"Khả năng phục hồi là chấp nhận thực tế mới, ngay cả khi nó kém tốt hơn so với thực tế bạn đã có trước đây. Bạn có thể chiến đấu với nó, nhưng không thể làm gì khác ngoài việc hét lên về những gì mình đã mất, hoặc bạn có thể chấp nhận và cố gắng kết hợp với một điều gì đó tốt đẹp". - Elizabeth Edwards

Doanh nhân là mạch máu của thương mại và đây cũng là thế giới tàn khốc của kinh doanh. Lĩnh vực kinh doanh đang cạnh tranh khốc liệt trên toàn thế giới. Do đó, các chủ doanh nghiệp nên trang bị cho mình mọi thứ mang lại lý tưởng kinh doanh tích cực. Một trong những lý tưởng như vậy là khả năng phục hồi.

Thị trường nhất định phải trải qua thời kỳ suy thoái. Hãy nghĩ đến cuộc khủng hoảng tài chính châu Á năm 1997. Bong bóng dotcom năm 2000. Cuộc khủng hoảng kinh tế năm 2008. Và sự sụp đổ của cô-vít 19 năm 2020. Những doanh nghiệp chiến thắng trong dài hạn là những doanh nghiệp đủ kiên cường để chống chọi với các điều kiện thị trường khắc nghiệt. Là một doanh nhân thì bạn nên học cách đưa ra những hành động quyết định có thể thúc đẩy khả năng phục hồi của doanh nghiệp.

Khả năng phục hồi kinh doanh là khả năng tích cực của một công ty để thích ứng với các hậu quả thảm họa. Nó giống như thương số nghịch cảnh của các doanh nghiệp. Các yếu tố khác có liên quan đến khả năng phục hồi của doanh nghiệp bao gồm quản lý khủng hoảng, tính liên tục trong kinh doanh, đánh giá và quản lý rủi ro cũng như khả năng của một tổ chức để thích nghi, phát triển và tồn tại trong môi trường mới.

Các chiến lược phục hồi rất quan trọng đối với các doanh nghiệp bởi vì trừ khi chúng được áp dụng, hầu hết các doanh nghiệp sẽ không thể phát triển hoặc phục hồi sau những thay đổi hoặc gián đoạn bất ngờ trên thị trường. Sự tồn tại của doanh nghiệp và thành công kinh doanh cuối cùng gắn liền với khả năng phục hồi của doanh nghiệp. Theo Eleanor Murray, một thành viên cao cấp về thực hành quản lý tại Trường Kinh Doanh Saïd thuộc Đại Học Oxford, việc tạo ra khả năng phục hồi là một quá trình học hỏi lặp đi lặp lại.[1] Nó diễn ra liên tục. Đó là một đặc điểm cần được phát triển một cách có ý thức và liên tục.

Điều này có nghĩa là thay vì cố gắng quay trở lại vị trí của doanh nghiệp thì bạn trau dồi những cách thức mới để phát triển nó. Ví dụ, theo Murray, các doanh nghiệp học hỏi từ những gián đoạn trước đây và kết hợp quá trình học tập vào doanh nghiệp của mình khi họ tiến về phía trước.[2] Hầu hết các trường kinh doanh tập trung vào sự tăng trưởng tài chính của một doanh nghiệp, điều này không có gì đáng ngạc nhiên khi xem xét bằng hiệu quả tài chính, có lẽ là thước đo nổi tiếng nhất được sử dụng để đánh giá thành công của doanh nghiệp. Tuy nhiên, hậu quả là hầu hết các doanh nhân không chuẩn bị các chiến lược thích ứng đầy đủ cho tương lai.

Để dẫn đầu một phát triển thịnh vượng và hưng thịnh trong thời kỳ bất ổn là một trong những nhiệm vụ khó khăn nhất mà các doanh nhân phải đối mặt. Thế giới của chúng ta ngày nay rất năng động và không thể đoán trước. Hệ thống kinh doanh liên tục được kéo dài đến điểm đột phá. Đây là lý do tại sao cần phải tạo ra các cách tiếp cận và mô hình cơ bản mới cho doanh nghiệp. Và những cách tiếp cận này phải kết hợp sự phụ thuộc lẫn nhau, tư duy hệ thống và quan điểm mới.

Khả năng phục hồi phải phân tích những rủi ro không dễ nhìn thấy hoặc không chuẩn bị trước, và nó phải xem xét những thay đổi trong môi trường tức thời của doanh nghiệp và cách chúng có thể được sử dụng như một lợi thế cho doanh nghiệp. Nó đòi hỏi cấp độ mới để tư duy phản biện và khả năng tiến hành phân tích phù hợp bên dưới bề mặt của sự việc.

Tạp chí Kinh Doanh Harvard đã đưa ra sáu nguyên tắc mà các doanh nghiệp có thể phát triển khả năng phục hồi.

Một: Doanh nghiệp phải học nghệ thuật thích nghi. Thích nghi có nghĩa là học cách tồn tại bất chấp hoàn cảnh. Nó đòi hỏi một số mức độ đa dạng có thể đạt được thông qua thử nghiệm tự nhiên hoặc có kế hoạch. Các quy trình và cấu trúc thích ứng được thiết lập để các doanh nghiệp có thể học cách linh hoạt và đa dạng hóa.

Hai: Doanh nghiệp cần có những cách thức đa dạng để ứng phó với những gián đoạn hoặc mức độ căng thẳng mới trong môi trường kinh doanh. Ưu điểm của điều này là tất cả các hệ thống thúc đẩy hoạt động kinh doanh không bị thất bại hoặc sụp đổ. Sự đa dạng cũng liên quan đến việc thuê những người khác nhau từ các nguồn gốc khác nhau, những người có kỹ năng và khả năng nhận thức đặc biệt. Nó tạo ra những cách nghĩ mới và những phương pháp làm việc mới.

Ba: Dự phòng là một cấu trúc đàn hồi khác. Nó là một loại bảo vệ chống lại sự không chắc chắn. Nó được tạo ra bằng cách trùng lặp các yếu tố (ví dụ, có nhiều nhà máy sản xuất cùng một sản phẩm) hoặc bằng cách có các yếu tố khác nhau (cả nhân lực và phi nhân lực) cùng làm việc hướng tới cùng một mục tiêu.

Bốn: Một hệ thống mô-đu-la (modular system) cho phép một số khía cạnh của doanh nghiệp không thành công mà toàn bộ hệ thống không bị thất bại hoặc sụp đổ. Nếu doanh nghiệp có thể được chia thành các phần nhỏ hơn thì điều đó dễ hiểu hơn và có thể được điều chỉnh lại trong thời kỳ khủng hoảng.

Năm: Sự thận trọng là một chiến lược phục hồi khác. Nó hoạt động theo nguyên tắc thận trọng và tạo ra những kịch bản về các tình huống có thể xảy ra gây hậu quả đáng kinh ngạc đối với số phận của một doanh nghiệp. Kế hoạch dự phòng, đưa ra các kịch bản, giám sát các tín hiệu sớm và phân tích liên tục hệ thống kinh doanh là những cách để thiết lập sự thận trọng trong các mục tiêu về khả năng phục hồi của doanh nghiệp.

Sáu: Doanh nghiệp phải sắp xếp các mục tiêu và hoạt động của mình với các hệ thống rộng lớn hơn. Các tập đoàn kinh doanh được định vị trong một số yếu tố - từ chuỗi cung ứng đến hệ sinh thái kinh doanh, nền kinh tế, v.v. Vì vậy, để phát triển khả năng phục hồi, các doanh nghiệp cần xác định rõ mục đích đóng góp hiệu quả cho xã hội. Khi một liên doanh kinh doanh là một người bạn của xã hội thì không chắc nó sẽ có bất kỳ sự gián đoạn nào và ngay cả khi nó xảy ra, nó vẫn có thể dễ dàng trở lại vị trí hàng đầu. Ví dụ, Google, Apple, Amazon, Tesla và Netflix là những doanh nghiệp có sự đan xen tích cực vào xã hội.

Một cách quan trọng khác để xây dựng khả năng phục hồi kinh doanh là trộn lẫn danh mục kinh doanh. Điều này cũng liên quan đến việc chấp nhận rủi ro có giáo dục và tính toán. Nó liên quan đến khả năng phát hiện cơ hội từ xa. Có danh mục đầu tư đa dạng giúp một doanh nghiệp khỏi rơi vào thời kỳ nghịch cảnh. Ngoài ra, cộng tác và hợp tác là những cách thực sự giúp tăng khả năng phục hồi kinh doanh. Thông qua khả năng phục hồi tập thể thì các doanh nghiệp có thể có tài sản chung cung cấp bảo hiểm thông qua các khoản đầu tư. Họ cũng có thể tiếp cận các khả năng mới, kỹ năng mới và tính chuyên nghiệp. Các liên minh mạnh mẽ luôn được chứng minh là tài sản chính về lâu dài trong nhiều thời đại. Ghi nhớ sự hợp tác cạnh tranh.

Nhưng trước khi khả năng phục hồi có thể được xây dựng thành một doanh nghiệp thì một yếu tố quan trọng trước tiên là phải phát huy tác dụng — và đây là khả năng phục hồi của bạn.

Vai trò của lãnh đạo trong khả năng phục hồi

Một doanh nghiệp chỉ có thể phục hồi nếu bạn kiên cường. Bạn là sức mạnh của doanh nghiệp cả trong thời điểm tốt và thời điểm xấu. Để duy trì khả năng phục hồi của doanh nghiệp trong thời kỳ nghịch cảnh thì bạn cần học cách hành động, thích nghi và đi trước.

Bạn cần phải đứng đầu trò chơi của mình. Bạn cần được thông báo về mọi thứ có thể ảnh hưởng đến hoạt động kinh doanh của mình. Đây là lúc kiến thức định phẩm, kiến thức định lượng và kiến thức về mối quan hệ nhân quả phát huy tác dụng. Bạn cần đặt những câu hỏi chính như: Làm thế nào chúng ta có thể giải quyết những thách thức sắp tới? Những chiến lược nào sẽ được đưa ra cho sự tồn tại của doanh nghiệp? Làm thế nào chúng ta có thể biến thách thức thành lợi thế? Những câu hỏi này cần được phân tích kỹ lưỡng nếu bạn muốn đưa ra quyết định sáng suốt.

Bạn phải học cách suy nghĩ nhanh trên đôi chân của mình và hành động quả quyết đoán nếu muốn thích nghi nhanh với môi trường kinh doanh mới. Các chiến lược mới sẽ phải xuất hiện trong tất cả các lĩnh vực - từ xây dựng thương hiệu đến hiệu suất của nhân viên đến xây dựng đội ngũ.

Bạn cũng có trách nhiệm đa dạng hóa mạng lưới kinh doanh và tạo cơ hội cho các năng lực và kỹ năng khác phát triển. Thế giới đã bước sang kỷ nguyên của truyền thông kỹ thuật số, vì vậy những người có kỹ năng phù hợp trong lĩnh vực chuyên môn nên được đưa vào làm việc nếu doanh nghiệp của bạn vẫn chưa thành công trong lĩnh vực này.

Khả năng phục hồi của doanh nghiệp có thể được phát triển do ba lĩnh vực chính. Tôi gọi những lĩnh vực này là trụ cột của khả năng phục hồi. Đó là Tầm nhìn, Năng suất cũng như Tài sản và Nợ (phải trả).

Các trụ cột của khả năng phục hồi

1. **Tầm Nhìn**: Trụ cột số một của khả năng phục hồi kinh doanh là tầm nhìn. Mọi thứ khác được viết ở trên sẽ rất khó khả thi nếu chúng không được hình dung ngay từ đầu. Khả năng phục hồi của tầm nhìn chuyển thành khả năng phục hồi của doanh nghiệp nên khi bạn phát triển tầm nhìn của mình thì bạn phải đảm bảo rằng tầm nhìn đó đủ mạnh để chống lại những thách thức sắp tới. Hãy tự hỏi bản thân những câu hỏi sau:

   - Tôi có kiên cường không?

   - Tầm nhìn của tôi có phù hợp với sự kiên trì của mình không?

   - Tầm nhìn của tôi có thể phát triển trong mọi môi trường không?

   - Ước vọng của tôi là gì? Chúng có được trình bày tốt không?

   - Có động lực nhất quán nào để hoàn thành chúng không?

2. **Năng suất**: Một nhà lãnh đạo kiên cường sẽ xây dựng một đội ngũ kiên cường và họ sẽ cùng nhau xây dựng một doanh nghiệp kiên cường. Bạn cần xem xét lại năng suất và tinh thần làm việc nhóm của nhân viên trong từng thời điểm.

   - Các nhân viên có cùng mục tiêu và tầm nhìn không?

   - Họ có bao nhiêu ngọn lửa để cống hiến cho sự phát triển doanh nghiệp?

- Họ có sẵn sàng làm việc không mệt mỏi và không ngừng để xây dựng khả năng phục hồi kinh doanh trong bất trắc không?

3. **Tài sản và Nợ (phải trả)**: Khả năng có được những tài sản vô giá có thể nhìn thấy một doanh nghiệp thông qua bề dày và bề mỏng có lẽ là phần phức tạp nhất của trí tuệ kinh doanh.

   - Doanh nghiệp đa dạng như thế nào?

   - Doanh nghiệp có những loại tài sản hoặc mạng lưới nào cho một chiến lược bền vững?

Sự tồn tại của một doanh nghiệp chỉ phụ thuộc vào lượng công việc đã được đưa vào để làm cho nó có khả năng phục hồi theo thời gian. Cách duy nhất để doanh nghiệp của mình có thể phát triển và nở rộ là khi bạn nghĩ về nó theo nghĩa tương lai.

Cam kết hành động

Tôi khẳng định rằng:

Tôi là một doanh nhân kiên cường.

Tôi sẽ xây dựng doanh nghiệp của mình để trở nên bền bỉ.

Doanh nghiệp của tôi sẽ chống chọi được với mọi sóng gió trên thị trường.

Tôi mạnh mẽ.

Đội ngũ của tôi ngoan cường.

Chúng tôi đang làm việc hiệu quả.

Cùng nhau, chúng tôi sẽ xây dựng một công ty kiên cường.

Sử Dụng Gián Điệp

"Chỉ có thể vượt lên trên đối thủ khi bạn biết những điều họ không biết và làm những điều họ không làm". - Ma Trọng Thẩm

Gián điệp rất quan trọng trong trận chiến. Họ cung cấp thông tin tình báo cho tướng lãnh. Họ thông báo cho tướng lãnh về kế hoạch, vũ khí, chiến lược, điểm mạnh, điểm yếu của kẻ thù - mọi thứ. Gián điệp có giá trị đối với tướng sĩ nhưng lại bất lợi cho đối phương.

Trong kinh doanh, bạn cần phải sử dụng gián điệp. Có những thông tin hoặc quan điểm bạn không thể truy cập trừ khi mình có những người nhất định xung quanh cung cấp những thông tin này cho bạn. Mục tiêu của bạn là giành chiến thắng với tư cách là một doanh nhân và bạn cần tất cả các thông tin hữu thực có thể nhận được để luôn dẫn đầu trong trò chơi.

Hiện giờ, gián điệp trong kinh doanh không phải là mới. Trên thực tế thì gián điệp có nhiều tên gọi khác nhau - "gián điệp công ty", "gián điệp công nghiệp", "gián điệp kinh tế" hoặc "gián điệp theo dõi công ty". Các hoạt động do gián điệp hoặc gián điệp theo dõi của công ty bao gồm xâm phạm tài sản của đối thủ cạnh tranh, truy cập dữ liệu mà không có sự cho phép của đối thủ cạnh tranh, đóng giả là nhân viên của đối thủ cạnh tranh để tìm hiểu thông tin bí mật như bí mật thương mại, truy cập trái phép máy tính của đối thủ cạnh tranh, nghe lén đối thủ cạnh tranh hoặc thả vi-rút vào phần mềm trang mạng của đối thủ cạnh tranh.[1]

Trên là tất cả các hành động phạm tội được hỗ trợ bởi tuyệt vọng và ý định xấu. Tôi sẽ không bao giờ giới thiệu với bạn về những điều này. Tuy nhiên, Josh Fruhlinger lưu ý rằng có hình thức gián điệp cho công ty không phải là bất hợp pháp (ít nhất là theo các công ty thực hiện nó). Hình thức gián điệp này được gọi là "trí thông minh cạnh tranh". Nó liên quan đến việc thu thập và phân tích thông tin công khai nhưng có khả năng ảnh hưởng đến vận may của đối thủ cạnh tranh, chẳng hạn như sát nhập, mua lại, các quy định mới của chính phủ, v.v. Ví dụ: một công ty có thể nghiên cứu một giám đốc điều hành trong một công ty đối thủ để cố gắng hiểu động cơ và hành vi của giám đốc điều hành và sử dụng thông tin này để dự đoán hành động tiếp theo của công ty.[2] Điều này nghe có vẻ đơn giản, vô hại và hợp pháp, nhưng tôi sẽ không giới thiệu vì một lý do: bạn có thể không biết khi nào bạn vượt qua ranh giới giữa hợp pháp và bất hợp pháp.

Vì vậy, câu hỏi đặt ra là: Nếu tôi không khuyến nghị công ty do thám vì đây là bất hợp pháp và tôi cũng không khuyến nghị tình báo cạnh tranh vì điều này có thể trở thành bất hợp pháp, thì tôi khuyên bạn nên làm gì?

Tôi đã phát triển khái niệm theo dõi đối thủ cạnh tranh của bạn mà không thực sự theo dõi họ. Phương pháp của tôi sẽ cho phép bạn lấy thông tin về một công ty đối thủ mà không cần biết đến bí mật thương mại hoặc bất kỳ thông tin bí mật nào của họ. Nếu được sử dụng hiệu quả thì phương pháp của tôi cũng sẽ cung cấp cho bạn quyền truy cập vào thông tin mà đối thủ cạnh tranh của mình có thể không biết. Phương pháp này không có gì là phức tạp. Đây là một phương tiện đơn giản để thu thập thông tin tình báo mà bạn có thể đã nghĩ đến. Tôi đã gọi nó là "chiến lược gián điệp gián tiếp".

Trước khi đi sâu vào phương pháp này, tôi cần nêu một điểm cơ bản: Gián điệp hợp pháp hay gián điệp chân chính hoặc gián điệp chỉ nên cố gắng thu thập thông tin về các sản phẩm trên thị trường hoặc chính thị trường đó. Một khi người dò thám hoặc gián điệp vượt qua ranh giới thu được thông tin bí mật về cuộc tranh đua thì nó sẽ trở thành một vấn đề.

Chiến lược gián điệp gián tiếp sẽ biểu lộ hai cách để bạn có thể lấy thông tin về các sản phẩm trên thị trường hoặc chính thị trường đó. Thông tin thu được từ chiến lược này có thể giúp bạn vượt xa đối thủ.

Phương pháp đầu tiên là **trở thành khách hàng**. Tham gia thị trường và hòa nhập như một khách hàng. Bạn có thể làm điều này hoặc các thành viên trong nhóm có thể làm điều đó cho mình. Hòa đồng với các khách hàng và người trung gian khác trên thị trường. Bằng cách này, bạn sẽ nhận được thông tin không pha loãng về điểm mạnh và điểm yếu của không chỉ sản phẩm của đối thủ cạnh tranh mà còn cả sản phẩm của bạn.

Trước khi khách hàng khen ngợi hoặc khiếu nại với một công ty thì khách hàng đó rất có thể đã đưa ra ý kiến của họ cho hơn hai người dùng cuối. Khách hàng có thể không ghi nhận hết lời khen ngợi hoặc phàn nàn khi họ liên hệ với bộ phận chăm sóc khách hàng do bầu không khí hình thức xung quanh các cuộc trò chuyện như vậy. Khách hàng hoặc người dùng cuối bày tỏ lòng dạ của họ trên thị trường - trong số những người dùng cuối khác.

Vì vậy, hãy tham gia vào thị trường. Tích cực trên mạng xã hội. Lắng nghe những gì được nói về sản phẩm hoặc ngành của bạn. Thu hút sự lắng nghe trên mạng xã hội: theo dõi các kênh truyền thông xã hội để biết thương hiệu, đối thủ cạnh tranh, sản phẩm của bạn, v.v..[3] Tony Trần lưu ý rằng lắng nghe xã hội khác với theo dõi xã hội. Trong khi theo dõi xã hội thì bạn theo dõi các chỉ số như lượt đề cập thương hiệu, thẻ băm (relevant hashtags), đề cập đến đối thủ cạnh tranh và xu hướng ngành. Lắng nghe xã hội sâu sắc hơn nhiều - bạn theo dõi tâm trạng hoặc cảm xúc đẳng sau những số liệu này.[4] Và chính thông tin này có thể phân biệt bạn với các đối thủ cạnh tranh. Đây là lý do tại sao Warren Buffet được mệnh danh là nhà tiên tri của Omaha. Ông ta không chỉ sử dụng những con số để dự đoán biến động giá của cổ phiếu mà ông ấy còn hiểu được cảm xúc, tình cảm và tâm lý của thị trường.

Với lắng nghe xã hội thì bạn có thể nhận được thông tin về đối thủ cạnh tranh của mình mà không cần sử dụng gián điệp của công ty hoặc trí thông minh cạnh tranh. Tony Trần viết: "Lắng nghe trên mạng xã hội không chỉ là hiểu người ta nói gì về bạn. Bạn cũng muốn biết họ nói gì về đối thủ cạnh tranh của mình. Điều này cung cấp những hiểu biết quan trọng về nơi bạn phù hợp trên thị trường. Bạn cũng sẽ tìm hiểu đối thủ cạnh tranh của mình đang làm gì trong thời gian thực. Họ đang tung ra sản phẩm mới? Phát triển các chiến dịch tiếp thị mới? Đang bị báo chí chửi bới? Lắng nghe xã hội cho phép bạn tìm hiểu về những cơ hội cũng như mối đe dọa mới này khi chúng vừa xảy ra, vì vậy bạn có thể lập kế hoạch và phản ứng phù hợp".[5]

Vậy tại sao lại đi qua con đường tiêu cực khi có một con đường tích cực? Điều này có nghĩa là con đường gián điệp của công ty là một con đường khác mà bạn không nên đi theo, đặc biệt là trong những thời điểm khủng hoảng khi mình có thể buộc phải thực hiện những hành động *tuyệt vọng*.

Trong khi bạn tham gia thị trường với tư cách là khách hàng và tham gia lắng nghe xã hội thì bạn có thể tiến hành phương pháp thứ hai của chiến lược theo dõi gián tiếp.

Trở thành một phần của cộng đồng thượng hạng. Không phải mọi thông tin về ngành hoặc thị trường của mình đều có sẵn trên mạng xã hội hoặc trên Google. Bạn phải là một phần của cộng đồng thượng hạng và độc quyền để có quyền truy cập vào thông tin đó. Đây là bài học bạn có thể rút ra từ các nhà đầu tư hoặc nhà giao dịch trên các thị trường tài chính như thị trường chứng khoán, thị trường tiền điện tử, v.v. Các nhà đầu tư hoặc nhà giao dịch thượng hạng thường thuộc các cộng đồng nơi họ nhận được thông tin về công ty hoặc ngành trước khi thông tin đó được công khai. Đây là lý do tại sao họ mua tài sản với giá thấp và bán với giá cao khi thông tin đã được tung ra thị trường và làm tăng giá trị của tài sản. Đây là lý do tại sao họ cũng bán ra tài sản sớm khi nhận được tin tức về khả năng thị trường sụp đổ.

Là một doanh nhân, bạn không thể đánh giá thấp tầm quan trọng của việc thuộc một cộng đồng thượng hạng và độc quyền nếu bạn muốn đứng đầu chuỗi kinh doanh.

Bạn chỉ có thể vượt lên trước đối thủ khi bạn biết những điều họ không biết và làm những điều họ không làm. Một cách thực sự để làm điều này là do thám - một loại gián điệp khác.

Cam kết hành động

Tôi khẳng định rằng:

Tôi muốn chiến thắng mọi lúc.

Nhưng tôi sẽ không sử dụng bất kỳ con đường bất hợp pháp nào để giành chiến thắng.

Tôi sẽ chiến thắng bằng cách làm việc chăm chỉ.

Tôi sẽ giành chiến thắng bằng cách truy cập vào thông tin phù hợp.

Tôi sẽ chiến thắng bằng sự đồng cảm, bằng sự thấu hiểu nhu cầu của khách hàng.

Tôi sẽ chiến thắng bằng cách tham gia đúng cộng đồng.

Tôi sẽ giành chiến thắng bằng cách sử dụng các điệp viên phù hợp.

PHẦN KẾT LUẬN

Doanh nghiệp là một chiến trường khốc liệt. Trận chiến không bao giờ dừng lại. Bạn sẽ luôn phải đấu tranh liên tục với chính mình - cố gắng trở nên tốt hơn so với mình của ngày hôm qua. Bạn sẽ phải đối đầu liên tục với đội ngũ của mình - cố gắng khiến họ phù hợp với tầm nhìn. Bạn sẽ phải đối đầu liên tục với đối thủ cạnh tranh của mình - cố gắng vượt qua họ.

Chiến tranh không bao giờ dễ dàng. Nhưng một số đội quân và tướng lĩnh có thành tích không bao giờ thua trận. Tôn Vũ là một trong số đó. Và tôi phỏng theo các chiến lược của ông ta để bạn sử dụng trong công việc kinh doanh của mình. Tôi tin rằng những ý tưởng trong cuốn sách này là tất cả những gì bạn cần để có được chiến thắng liên tục với tư cách là một doanh nhân.

Bởi vì bạn đã đọc cuốn sách này, tôi biết bạn không sợ các cuộc chiến của doanh nhân. Tôi biết bạn có sự đảm bảo rằng mình đang trên con đường chiến thắng. Luôn đắm mình trong sự đảm bảo này. Tôi hy vọng sẽ sớm gặp bạn trên cao.

CHIẾN TRANH

25 Chiến Lược Chính Trị

LỜI GIỚI THIỆU

Ngoài việc là những nhà triết học và chiến lược chính trị nổi tiếng thì Niccolò Machiavelli, Tôn Vũ và Cung Bản Vũ Tàng có một điểm chung là họ hiểu ý tưởng chiến thắng và làm như vậy bằng mọi cách cần thiết.

Ba người này trong thời kỳ đỉnh cao của cuộc đời đã viết ba cuốn sách, mỗi cuốn sách trở nên đỉnh cao cho chiến lược quân sự từ xưa đến nay. Tuy nhiên, người ta không thể sai lầm hơn khi cho rằng các chiến lược của những quyển sách này chỉ được sử dụng hạn chế trong thời chiến tranh vì chúng được viết vào thời chiến Trung Cổ hoặc xa hơn.

Cuộc sống là một chiến trường. Mỗi ngày chúng lại mang đến cho bạn những đối thủ mới để thử thách. Nếu sống trên chiến trường thì mỗi chướng ngại vật ném vào bạn sẽ trở thành kẻ thù mà mình cần phải vượt qua. Để vượt qua kẻ thù của mình thì bạn sẽ cần một chiến lược chiến đấu cần thiết để đảm bảo giành chiến thắng bằng mọi giá. Về cơ bản, nếu chia nhỏ các chiến lược được viết trong mỗi cuốn sách thì bạn có thể chọn ra đủ các yếu điểm để tạo ra một chiến lược chiến thắng hiệu quả cho cuộc sống.

Tuy nhiên, bởi vì trong thế giới văn minh hiện tại có nền văn hóa mong muốn rằng chúng ta đối xử công bằng với mọi người, dân chủ trong cách tiếp cận các vấn đề, hợp tác với những người khác và quan trọng hơn là phù hợp với tiêu chuẩn. Thế nên cách tiếp cận của chúng ta đối với các cuộc chiến tranh này có thể bị hạn chế phần nào. Số ít những người bước ra khỏi nếp gấp để làm những gì họ thấy cần thiết luôn phải trả một cái giá đắt cho điều đó. Ví dụ, Machiavelli cho đến nay vẫn nổi tiếng là một người quanh co, xảo quyệt, không trung thực, lừa dối và vô lương tâm vì một số chiến lược mà ông đã khuyên trong cuốn sách của mình.

Thật tệ khi một tính từ được tạo ra chỉ để mô tả loại người của ông ta. Tuy nhiên, ông là người thuyết giảng về "thành quả biện minh cho phương tiện" trong cuốn sách của mình. Theo một cách nào đó, nếu mọi người trên khắp thế giới tìm thấy thứ gì đó để gây tiếng vang cho họ trong sách của ông ấy và sử dụng chúng để làm lợi thế cho họ trong các tình huống thực tế, thì có lẽ ông ấy không quá xa sự thật.

Vào khoảng thế kỷ thứ 5, chúng ta thường gọi là thời chiến quốc ở Trung Hoa, Tôn Vũ, người đời sau gọi là Tôn Tử, được nổi danh và quyền lực với tư cách là chủ tướng của đội quân chiến thắng nhiều cuộc chiến bằng những phương pháp thú vị. Sau đó, ông viết ra Binh Pháp để truyền lại sự khôn ngoan và kiến thức mà ông kinh nghiệm được từ nhiều trận chiến của mình. Các chiến lược được chia sẻ trong cuốn sách đã được sử dụng trong nhiều trận chiến nổi tiếng và các sự kiện định hình của lịch sử. Tương tự như vậy, Cung Bản Vũ Tàng viết Ngũ Luận như một tâm huyết gồm năm phần cho môn đệ và những người theo học của mình để dạy họ tóm tắt về các chiến lược để giành chiến thắng trong các cuộc đấu kiếm.

Nhìn bề ngoài, những cuốn sách này trông giống như một tài liệu "hướng dẫn" về võ thuật và lực lượng vũ trang, nhưng chúng còn hơn thế nữa. Bản chất những cuốn sách này, vẫn được hàng triệu người trên toàn thế giới nghiên cứu. Chúng đã cung cấp những lời khuyên về cách tạo lợi thế cạnh tranh trong cuộc sống. Bên dưới bề mặt, những cuốn sách này là những công cụ thiết thực để nâng cao thành công trong cạnh tranh.

Các giá trị như hợp tác, hòa hợp và đoàn kết đi đầu trong nền văn hóa tích cực được thấm nhuần trong chúng ta theo hai cách: công khai và tế nhị. Bạn đọc về những điều này trong những cuốn sách được cho là sẽ dạy cách tiến thân trong cuộc sống, xem chúng thể hiện sự đúng đắn về mặt chính trị đã thấm vào bất kỳ nơi chốn công cộng nào - cả về vật chất lẫn tinh thần như sự thật u ám bên ngoài mà mọi người giới thiệu với công chúng.

Tuy nhiên, có một điều mà những cuốn sách này hoặc văn hóa không chuẩn bị cho bạn - sự tàn khốc của cuộc chiến đang diễn ra trong thế giới thực. Điều này cũng có thể nói về chính trị. Trước Machiavelli, chính trị được quản lý chặt chẽ bởi đạo đức; ít nhất nếu không phải trên thực tế mà là trên lý thuyết. Có sự phân biệt rõ ràng giữa các chiến thuật được sử dụng bởi quân đội và những chiến thuật được sử dụng bởi các chính trị gia - một chiến thuật có hiệu lực cho sự tàn nhẫn, còn chiến thuật kia thì không.

Trên thực tế, lần theo dấu vết lịch sử cổ đại từ thời Aristotle, chính trị được xếp vào nhóm phụ của đạo đức học. Đạo đức được định nghĩa là các nguyên tắc luân lý được chi phối hành vi hoặc phẩm hạnh của một người. Chính trị được định nghĩa là các nguyên tắc đạo đức mà mọi người trong các cộng đồng có tổ chức hoặc các nhóm xã hội nắm giữ.

Machiavelli là một trong những người đầu tiên tách rời chính trị khỏi gông cùm của đạo đức với cuốn sách Vương Quyền (The Prince); cuốn sách mà sau đó đã tiếp tục xác định lại định nghĩa của từ này. Điều nổi bật nhất từ luận thuyết của Machiavelli về những người cai trị là cách nhìn thế giới từ khía cạnh 'đạo đức xuống cấp' - nó mở ra một góc nhìn khác cho các hành động. Bạn cũng sẽ nhận ra điều này khi đọc Binh Pháp (The Art of War) của Tôn Vũ và Ngũ Luận (The Five Spheres) của Cung Bản Vũ Tàng (mặc dù hai cuốn sau là các chiến lược quân sự hơn là chính trị).

Điều này đưa tôi trở lại mục đích của cuốn sách này. Cuộc chiến mà chúng ta phải chiến đấu trong cuộc sống hằng ngày này tồn tại trên nhiều mặt. Thế giới thậm chí còn trở nên tàn nhẫn và đáng sợ hơn, ngay cả trong kinh doanh, nghệ thuật và chính trị. Những kẻ giềm pha rõ ràng nhất mà chúng ta phải đối mặt là các đối thủ luôn chống đối của chúng ta. Mỗi ngày, chúng ta luôn bị thách thức bởi các đối thủ không ngần ngại làm bất cứ điều gì nếu điều đó có lợi hơn cho họ.

Thậm chí còn rắc rối và phức tạp hơn những trận chiến mà chúng ta phải chiến đấu với các đối thủ của mình là những trận chiến mà bạn sẽ phải chiến đấu với những người có vẻ như đang cùng phe với mình. Những người bề ngoài sẽ làm những việc trông như có lợi cho bạn, những người bề ngoài rất quyến rũ, dễ mến và thân thiện, nhưng đằng sau hậu trường lại đang âm mưu chống lại và phá hoại nỗ lực của bạn để phục vụ lợi ích bản thân và kế hoạch cho họ.

Đây là những kẻ khó phát hiện hơn những kẻ thù trực tiếp của bạn và là những kẻ có khả năng tạo ra sự hủy diệt cao nhất. Họ chơi trò trí óc tinh vi của sự hung hăng thụ động. Họ sử dụng mọi vũ khí bí mật trong kho vũ khí của mình để làm suy yếu bạn từ bên trong, bao gồm cả việc vấp phải tội lỗi, thao túng và đưa ra sự trợ giúp không bao giờ đến. Nhìn bề ngoài, có vẻ như bạn đã tìm thấy cộng sự đắt lực để hỗ trợ ước mơ của mình nhưng ngay bên dưới đó là, mỗi người vì chính họ - mỗi người xé rào để trở thành người tận hưởng thành quả của tất cả.

Trong khi nền văn hóa hiện đại khiến mình giả vờ hoặc phủ nhận thực tế này bằng cách quảng bá một bức tranh bình tĩnh hơn về sự dịu dàng thì thật là ngu ngốc nếu chúng ta mắc phải sai lầm tương tự. Con người là những sinh vật cơ bản bị chi phối bởi lợi ích cá nhân. Bất kỳ cuộc chơi nào của cộng đồng sẽ được tồn tại miễn là lợi ích cá nhân không bị đe dọa. Vì vậy, bạn thấy đấy, chúng ta không thể đủ khả năng để sống theo lý tưởng vị tha, công bằng, hợp tác và hòa bình mà xã hội sẽ cung cấp cho chúng ta.

Nếu không quan tâm đến tư lợi của mình trước, người khác sẽ tìm thấy cơ hội mà bạn đang bỏ lỡ và lợi dụng điều này để chống lại mình. Vấn đề ở đây là tấn công trước hoặc bị tấn công, ăn miếng hoặc bị trả miếng. Đã qua rồi cái thời xoay lưng lại với hy vọng rằng người hàng xóm sẽ mở rộng cho mình một số thiện chí không tái phạm tương tự. Nếu bạn hướng má còn lại của mình cho người nào đó tát vào thì bạn hãy yên tâm rằng họ sẽ lập lại điều đó.

Những gì chúng ta cần không phải là sự quyến rũ của hòa bình, của vị tha và của hợp tác mà con người sẽ không bao giờ đạt được. Đó chỉ là lời hô hào duy tâm vô nghĩa mà chẳng có tích sự gì. Tuy nhiên, chủ nghĩa hiện thực trắng trợn, nếu có phần đau đớn và sự thật không thể kiềm chế mà Tôn Vũ, Cung Bản Vũ Tàng và Niccolo Machiavalli đã rao giảng trong sách của họ bởi vì chúng cung cấp cái nhìn sâu sắc của kiến thức và chiến lược thực tế để đối phó với xung đột hàng ngày và các trận chiến mà chúng ta phải đối đầu.

Chiến lược là một cách sống. Đây là những nghệ thuật hành động đúng cách ngay cả khi đang chịu áp lực để chống lại những tình huống khó khăn nhất. Chiến lược được bao gồm việc phát triển các tư duy và các suy nghĩ có thể sửa đổi thành các nguyên tắc để phù hợp với các tình huống luôn thay đổi của cuộc sống và áp dụng kiến thức đó vào các tình huống thực tế.

Khi được xử lý đúng cách, người ta thậm chí có thể nói rằng xung đột là một công cụ tuyệt vời để giải quyết các vấn đề và dung hòa những khác biệt. Tùy từng trường hợp, mức độ thành công hay thất bại có được trong quá trình theo đuổi có thể liên quan đến mức độ bạn xử lý tốt những xung đột không thể tránh khỏi khi phải đối mặt. Đúng như dự đoán, nền văn hóa hiện tại chỉ chuẩn bị cho chúng ta những phản ứng của xung đột chứ không phải phản ứng một cách chủ quan. Khi đối mặt với những tình huống không thể xử lý, chúng ta thường xúc động mạnh hoặc cố gắng né tránh. Về lâu dài, tất cả những giải pháp này đều phản tác dụng vì chúng ta không thể kiểm soát được kết quả các sự kiện và thường thì chúng sẽ khiến mọi thứ trở nên tồi tệ hơn.

Chiến lược là về lập kế hoạch có kiểm soát. Bạn đã có ý tưởng về mục tiêu cuối cùng của mình. Tất cả những gì còn lại là những bước chiến thuật sẽ đưa bạn đến mục tiêu mong muốn đó. Các chiến binh chiến lược thì chủ động chứ không thụ động. Họ lên kế hoạch trước để hướng tới mục tiêu cuối cùng của mình, xác định đâu là trận chiến đáng đánh và đâu là trận chiến không thể tránh khỏi, và quan trọng hơn hết, biết cách kiểm soát và làm chủ cảm xúc của mình để nó không cản trở mục tiêu của họ.

Nếu họ phải chiến đấu vì mục tiêu của mình hoặc tự bảo vệ mình khỏi các mối đe dọa, họ làm như vậy một cách gián tiếp và với những động thái tinh vi khiến cho mưu đồ của họ khó bị lần ra. Bằng cách đó, họ duy trì vẻ bên ngoài hòa bình mà xã hội và chính trị nói chung, dường như yêu thích.

Ý tưởng về chiến đấu có kiểm soát trong bối cảnh chính trị xuất phát từ chiến tranh có tổ chức, chẳng hạn như những gì được mô tả trong Ngũ Luận và Binh Pháp, nơi nghệ thuật chiến lược được tạo ra và hoàn thiện. Trước đó, chiến tranh là một cỗ máy bạo lực tàn bạo, vô tri và không có hồi kết chiến lược. Con người thành lập các thị tộc và bộ lạc chiến đấu với nhau và trong chính họ bằng một loại bạo lực tàn bạo, mang tính nghi lễ để các cá nhân khẳng định quyền thống trị hoặc chủ nghĩa anh hùng của họ. Tuy nhiên, khi các thị tộc và bộ lạc này bắt đầu phát triển và phát triển nhiều hơn thành các phố thị và quốc gia, rõ ràng là chiến tranh đã phải trả giá đắt. Họ không còn đủ khả năng để chiến đấu một cách mù quáng vì điều đó dẫn đến tự hủy hoại bản thân, kiệt sức và mất mát - ngay cả đối với người chiến thắng. Nhu cầu về các cuộc chiến có kiểm soát và hợp lý đã nảy sinh và loài người đã thích nghi để tạo ra các bước đi chiến lược có chi phí thấp nhất.

Để đạt được hiệu quả đó, tôi đã tổng hợp hai mươi lăm (25) chiến lược cho những ai quan tâm đến chính trị nên có trong kho vũ khí của họ - tất cả đều được rút tỉa từ các chiến lược mà ba tác giả này đã trải nghiệm qua và dày công biên soạn. Xin lưu ý rằng ý tưởng trong cuốn sách này không phải để dạy hoặc hướng dẫn cách vượt qua đối thủ mà là để chia sẻ các chiến lược tinh hoa của những tác giả này trên thực tế đã tạo ra.

Giả sử có một hình ảnh lý tưởng mà bạn cần tạo cho mình. Trong trường hợp này thì bạn phải thể hiện mình là một chiến lược gia quản lý đội ngũ và tình huống khó khăn rất khéo léo và thông minh, thay vì một người bốc đồng chỉ đạt được những thứ mình muốn mà không lập kế hoạch cho những hậu quả có thể xảy ra.

PHẦN I
Chiến Lược Tấn công

Chương 1

Lên Kế Hoạch Thực Hiện Trận Chiến

"Chiến thuật chiến tranh nên tuân theo nguyên tắc dối trá."
– Tôn Vũ.

Khía cạnh quan trọng nhất của bất kỳ trận chiến nào mà bạn phải chiến đấu trong chiến tranh là lập ra một kế hoạch. Nếu không có một kế hoạch phù hợp thì mọi nguyện vọng có thể biến mất trong nháy mắt. Bạn chỉ có thể tiến xa với sự tài giỏi hoặc với bản lĩnh của mình. Và nếu thiếu kế hoạch hành động thích hợp để giành chiến thắng hoặc mang lại kết quả mong muốn thì bạn có thể sẽ thua một người kém năng lực hơn nhưng với một kế hoạch chu toàn hơn.

Điều tương tự cũng được áp dụng trong chính trị. Mỗi cuộc bầu cử, chúng ta nghe thấy nhiều lời phàn nàn và tranh luận về những người có khả năng nhưng thua những người kém hơn vì họ không chuẩn bị đúng cách cho cuộc đua. Thật dễ dàng để mất đi những gì quan trọng và đó là lúc một kế hoạch cụ thể được đưa ra để đóng vai trò như một hướng dẫn hầu đưa bạn trở lại đúng hướng khi mình bắt đầu mất tập trung.

Chìa khóa để luôn đi trước một bước trong cuộc chơi là sự chuẩn bị đầy đủ và chủ động. Trước khi có thể kiểm tra xem mình có thể dập lửa hay không thì trước tiên bạn phải đảm bảo rằng mình có khả năng chống cháy. Lập kế hoạch phù hợp cũng sẽ đảm bảo rằng bạn không lãng phí thời gian vào những việc không mang lại hoặc không đóng góp vào kết quả mong muốn.

Một kế hoạch chiến lược mang lại sự tập trung, rõ ràng và sắc bén như lưỡi dao cạo là việc đảm bảo hành động hữu hiệu và hiệu quả. Với kế hoạch chiến lược, mọi người đều biết mục tiêu cuối cùng là gì, vai trò của họ là gì, kết quả mong muốn của các vai trò khác nhau và điều gì nên làm khi gặp khó khăn. Bằng cách đó, tài nguyên, thời gian và hành động không bị lãng phí.

Đó là thâm ý của Tôn Vũ khi nói rằng đội thắng trước tiên lập nên một kế hoạch chiến thắng để đảm bảo sự chiến thắng của mình trước khi thực hiện bước đầu tiên và trong khi đội thua thì bắt đầu mạo hiểm vào cuộc trước khi lập ra một kế hoạch phù hợp với bất kỳ tình huống nào. Rõ ràng, bạn có thể biết đội nào sẽ giành chiến thắng giữa hai đội. Nếu tất cả các nguồn lực, sức lực, thời gian và đồng minh không được di chuyển theo cùng một hướng, tất cả sẽ đi theo vòng tròn, đuổi theo đuôi của chính mình và khiến mọi người trong quá trình này thất vọng.

"Trong khát vọng chiến thắng, có năm yếu tố chính quan trọng cần tuân thủ:

1. *Biết khi nào nên chiến đấu và khi nào không nếu điều đó có dẫn đến chiến thắng hay không.*

2. *Biết cách sử dụng nhiều quân hơn.*

3. *Có cùng mục tiêu và tinh thần trong mọi cấp bậc sẽ dẫn đến chiến thắng.*

4. *Một đội quân chuẩn bị sẵn sàng sẽ luôn đạt được chiến thắng trước kẻ thù không chuẩn bị.*

5. *Tướng tài không bị vua kiềm chế thì xung trận thắng lợi ". – Tôn Vũ.*

Để viết lại điều này về mặt chính trị, điều Tôn Vũ muốn nói về bản chất là:

1. *Chọn trận chiến của bạn tốt.* Biết khi nào nên chiến đấu và khi nào nên cắt giảm tổn thất và tập hợp lại. Nếu bạn đang đặt mục tiêu cho sự nghiệp chính trị thì chúng phải thực tế và có thể đạt được. Không ích gì khi mong được điều gì đó trong khi biết rằng mình không thể đạt được. Thay vào đó, hãy tập trung sự chú ý vào những mục tiêu có thể đạt được và đảm bảo cho mình chiến thắng.

2. *Biết khi nào cần thu hút thêm người vào nhóm của bạn.* Bạn có những hạn chế và điểm mù mà người khác có thể che đậy cho

mình. Học cách giao trách nhiệm cho những người phù hợp hoặc có chuyên môn.

3. *Truyền đạt rõ ràng mục đích và mục tiêu của mình cho mọi người trong nhóm để họ đều đồng nhất ý tưởng.* Đồng thời, phát triển hệ thống để điều phối tốt hơn cho tất cả các hoạt động nội bộ. Một đội thống nhất với cùng mục tiêu và tư duy sẽ được đảm bảo thành công.

4. *Sự chuẩn bị sẽ luôn đưa mình đi trước đối thủ và trò chơi chính trị một bước.* Khi đã dự phòng cho tất cả các bước định thực hiện và tạo ra các lựa chọn thay thế khi những bước đó không hiệu quả, bạn có thể dễ dàng điều chỉnh theo các tình huống mà không bị mất đà.

5. *Quản lý vi mô có thể làm đảo lộn sự cân bằng của mọi thứ.* Khi bạn đã tập hợp được các chuyên gia trong nhóm thì hãy cho họ tự do kiểm soát công việc được giao mà không cần quản lý nhỏ nhặt từng bước.

Trước khi lâm trận, đầu tiên bạn phải biết sức mạnh của mình để có thể so sánh chính xác bản thân và đồng đội của mình với đối thủ. Bằng cách này thì bạn có thể dễ dàng xác định xem liệu đây có đáng chiến đấu hay không trước khi bắt đầu. Năm điểm trên sẽ giúp bạn hiểu được điểm mạnh và điểm yếu của mình nằm ở đâu để lập ra kế hoạch đúng đắn cho chiến lược.

"Chiến tranh có năm yếu tố quyết định mà chúng ta phải lên kế hoạch. Chúng ta phải hiểu mối tương quan của chúng. Một là chính nghĩa. Hai là khí trời. Ba là địa hình. Bốn là vị tướng. Và năm là quân luật ". - Tôn Vũ.

Chính nghĩa, trong trường hợp này là nguyên nhân mà bạn đang đấu tranh với tư cách là một chính trị gia. Đây là sứ mạng mà mọi người có thể đứng sau và hỗ trợ hết mình cho bạn. Chính nghĩa là yếu tố hợp nhất khiến mọi người tập hợp quanh mình để trở thành người đại diện cho bạn.

Khí trời là mùa màng và thời gian. Nếu muốn hiểu theo nghĩa đen, điều này có nghĩa là bốn mùa (nóng hay lạnh), thời gian (đêm hay ngày). Nhưng nếu muốn mang tính ẩn dụ nhiều hơn thì đây có nghĩa là tình hình của mọi thứ trên mặt đất. Tính khí chung mà con người có là gì? Họ vui hay buồn? Họ nghĩ rằng đã đến lúc hay phải thay đổi? Họ cảm thấy thế nào đối với bạn? Ấm áp và tình cảm hay lạnh lùng và khinh bỉ, hờ hững và thờ ơ?

Giống như khí trời, nếu bạn muốn hiểu theo nghĩa đen về ý nghĩa của địa hình, thì đó có thể là địa hình của khu vực - mặt đất cao hay thấp, đường trơn hay gồ ghề, khoảng cách gần hay xa. Tuy nhiên, về mặt ẩn dụ thì đây có thể biểu thị con đường hướng tới mục tiêu của bạn. Cơ hội chiến thắng của bạn là gì? Bạn có những con đường suôn sẻ để hướng tới hay có nhiều khúc cua sẽ phải lèo lái? Bạn sẽ phải đi bao xa để đạt được mục tiêu? Bạn có đất cao để đứng vững hay là kẻ yếu thế?

Vị tướng, trong trường hợp này là chính bạn. Một nhà lãnh đạo tuyệt vời là một người biết làm gương và biết truyền cảm hứng cho người khác bằng hành động. Mọi người có thể tin tưởng vào bạn không? Khả năng lãnh đạo của bạn có truyền cảm hứng để mọi người cùng nỗ lực hết mình với bạn không? Bạn có tự tin vào ước mơ của mình không? Bạn có chiến lược, tập trung, nghiêm khắc, can đảm và quan trọng là tốt bụng không?

Cuối cùng, quân luật hàm chỉ việc tổng hợp và tổ chức các nguồn lực của bạn, bao gồm nhân lực về tinh thần và thể chất, kinh phí và tài chính, vũ khí và công cụ, vì đây chính là vũ khí của bạn. Về cơ bản, quân luật là tập hợp lại và quản lý mọi thứ bạn cần để đảm bảo chiến thắng cho mình.

Bất cứ ai nghiêm túc về chính trị phải biết tất cả năm điểm liệt kê ở trên và cách giải thích chúng. Nếu biết thì bạn sẽ chiến thắng, nhưng nếu không xem xét chúng thì bạn đang trên con đường dẫn đến thất bại.

Để có hiệu quả, Tôn Vũ nói rằng bạn phải so sánh bảy tình huống sau dựa vào các định nghĩa ở trên để xác định đội quân nào sẽ thua và đội quân nào sẽ thắng. Bây giờ, chúng ta lần lượt xác định xem quân ta có khả năng tham chiến hay không.

1. Bên nào có chính nghĩa hơn?

2. Bên nào tướng có kỹ năng và tài năng hơn?

3. Bên nào lợi thế hơn từ khí trời và địa hình?

4. Bên nào tuân theo quân lệnh hơn?

5. Bên nào có vũ khí tinh vi hơn trong kho vũ khí của họ?

6. Bên nào nhóm họp thường xuyên hơn để cải thiện kế hoạch của họ?

7. Bên nào có phương pháp khen thưởng và trừng phạt công bằng hơn để đảm bảo sự hợp tác và lòng trung thành của đồng đội mình?

Câu trả lời cho những câu hỏi trên sẽ cho bạn biết ai là người chuẩn bị tốt hơn để chiến thắng hay thất bại. Khi sử dụng câu trả lời cho những câu hỏi trên để lập kế hoạch đạt được lợi thế thì bạn cũng phải tận dụng các giải pháp nằm ngoài phạm vi hành động dự kiến. Những kế hoạch đặt ra phải được cải tiến để phản ảnh, nắm bắt tình hình sự việc một cách chắc chắn nhưng linh hoạt.

Tôn Vũ nhấn mạnh rằng chiến thuật phải luôn bất ngờ để đối thủ không kịp chuẩn bị phản công. Nếu bạn có sức mạnh để thách thức thì hãy giả vờ yếu đuối để họ trở nên kiêu ngạo và bất cẩn. Nếu bạn muốn tấn công thật gần, nơi đối thủ sẽ bị tổn hại nhất, thì hãy lừa chúng bằng cách hành động như thể mục tiêu của mình đang ở rất xa cho những gì chúng nghĩ là quan trọng. Nếu bạn muốn đến gần chúng thì hãy hành động như thể mình đang rút lui để chúng hạ thấp cảnh giác và mặc cho bạn rộng mở các cuộc tấn công. Khi kẻ thù vô tổ chức thì bạn hãy tìm các điểm yếu của chúng mà tấn công. Nếu chúng bảo vệ ở tất cả các tuyến đầu thì bạn hãy phòng bị. Nếu chúng quá mạnh để đối đầu thì hãy né tránh. Nếu đối thủ thất thường thì hãy quấy rối cho đến khi chúng mất bình tĩnh và mắc sai lầm do tính nóng nảy của chúng. Nếu trong binh trại của chúng được hợp nhất thì hãy chia ra để chinh phục. Nếu chúng đang nghỉ ngơi và tận hưởng yên bình thì hãy gây tình trạng bất ổn để khiến chúng bất an. Tấn công khi chúng không chuẩn bị và xuất hiện ở nơi chúng ít ngờ tới nhất.

Hãy để sự bất ngờ và gian trá là chìa khóa để tung đòn vào đối thủ. Chúng không bao giờ có thể dự đoán được động thái tiếp theo của bạn hoặc sẽ chuẩn bị để phản đòn. Hãy giống như một ảo thuật gia sử dụng sự khéo léo của bàn tay để định hướng sai đối tượng của mình - trong khi mắt chúng đang bị phân tâm theo dấu vết giả được đưa ra thì hãy để hành động của bạn gây thiệt hại trong doanh trại của họ.

Trên là những chiến lược cơ bản hướng tới việc lập ra một kế hoạch đảm bảo cho bạn chiến thắng trước đối thủ của mình. Trước khi thực hiện bất kỳ động thái nào thì điều đầu tiên là bạn phải lập ra một kế hoạch cụ thể đảm bảo cho mình một chiến thắng hoàn toàn. Một kế hoạch sơ sài đôi khi mang lại chiến thắng trong một vài trận chiến, nhưng với bức tranh lớn của toàn bộ cuộc chiến thì một kế hoạch như vậy chắc chắn sẽ thất bại về lâu dài. Mức độ chuẩn bị dựa trên phân tích ở trên sẽ giúp bạn dễ dàng xác định xem mình sẽ thắng hay thua một khi bắt đầu cuộc chiến.

Chương 2

Chiến Thắng Mà Không Cần Chiến Đấu

"Mục tiêu cuối cùng là khuất phục kẻ thù mà không cần chiến đấu". – Tôn Vũ.

Chương ba của quyển Binh Pháp, Tôn Vũ thấy rằng mục tiêu cuối cùng của chiến tranh là điều cần thiết để khuất phục kẻ thù mà không cần chiến đấu. Vào thời Tôn Vũ, các thành phố phát triển và trở nên giàu có không phải do tham gia vào thương mại mà là từ chiến tranh cùng sự khéo léo trong chiến lược. Những người lính tiến hành chiến tranh và tham gia các chiến dịch chiếm cứ các thành phố khác và cướp bóc. Các liên minh chính trị và quân sự được hình thành và bị loại bỏ khi có nhu cầu. Chiến tranh và ngoại giao là trụ cột mà hầu hết các thành phố đứng vững và được triển khai hoặc tranh giành để có thêm lãnh thổ, sự giàu có và tăng trưởng.

Tuy nhiên, nếu có một điều mà chúng ta học được từ lịch sử các cuộc chiến đã từng xảy ra thì chiến tranh không chỉ mang lại nhiều của cải và chiến lợi phẩm mà còn gây lãng phí và gánh nặng. Ví dụ, hai cuộc chiến tranh thế giới đã có một tác động tàn khốc đối với các quốc gia trên toàn thế giới, với hàng triệu cái chết có thể tránh khỏi và hậu quả để lại phần lớn châu Âu và châu Á bị tàn phá. Ngay cả những nước chiến thắng trong hai cuộc chiến này cũng không khỏi bị tổn thương, vì nhiều nước còn nghèo hơn và yếu hơn so với khi cuộc giao tranh mới bắt đầu. Chúng ta có thể thấy điều này diễn ra trong nhiều cuộc chiến khác đã diễn ra kể từ đó và thậm chí trước đó.

Chiến tranh là một công việc kinh doanh tốn kém. Mọi cuộc chiến phải trả cái giá rất cao về cuộc sống, tâm lý và xã hội, các doanh nghiệp, nền kinh tế và phố thị cũng như quốc gia. Tôn Vũ tin rằng khi đối đầu với kẻ thù thì chiến thắng mà không gây tổn hại cho đối phương thì tốt hơn là hủy hoại chúng, bởi vì mục tiêu cuối cùng của chiến tranh không phải là giành chiến thắng trong mọi trận chiến mà không tính đến số thương tử vong.

1. *Trong tác chiến, chính sách ưu việt là giữ nguyên vẹn tổ quốc; chiếm quốc gia của kẻ thù mà không bị tổn hại thì thích hợp hơn là phá vỡ nó. Giữ toàn bộ quân đội của chúng ta là chính sách tốt nhất. Bắt tất cả quân địch tốt hơn là giết chúng...*

Chắc chắn, tốt hơn nên chiến thắng một nhóm người đoàn kết với chính nghĩa của bạn hơn là một nhóm chia rẽ giữa bạn và đối thủ của mình. Không có lợi khi chiến thắng đối thủ mà phải đối phó với những kẻ thù địch hoặc vật lộn với những hành động được sử dụng. Đây là lý do tại sao bạn phải áp dụng bất kỳ phương pháp nào để đánh bại đối thủ và hãy đảm bảo rằng cuối cùng mình vẫn có được sự ủng hộ của mọi người.

2. *Bằng cách áp dụng nguyên tắc này, chúng ta có thể hiểu rằng chiến thắng một trăm lần trong một trăm trận chiến không phải là thành tựu cuối cùng. Thành tựu cuối cùng là khuất phục kẻ thù mà không cần chiến đấu.*

Thật mệt mỏi khi phải chiến đấu liên tục với đối thủ, đặc biệt là nếu chúng ta đang chiến đấu để giành chiến thắng. Bên cạnh việc đảm bảo rằng mọi người trong nhóm của mình đang làm việc hướng tới một sứ mệnh thống nhất thì bạn còn phải chú ý đến nhóm của đối thủ để chống lại mọi hành động của họ. Đây là một quá trình mệt mỏi, tiêu tốn thời gian và năng lực. Điều này có thể khiến nhóm của bạn mất tinh thần và ảnh hưởng đến mục tiêu dài hạn của mình. Tuy nhiên, ai cũng thích khi bạn sử dụng các phương pháp phá vỡ sự kháng cự của đối thủ mà không dùng đến gian kế hoặc trận chiến nếu không cần thiết.

3. *Do đó, hình thức chiến tranh cao nhất là có chiến lược rộng hơn kẻ thù, tiếp theo là phá vỡ đồng minh của kẻ thù và sau cùng là đánh bại kẻ thù trong trận chiến. Thấp nhất là bao vây thành trì của kẻ thù.*

Thậm chí quan trọng hơn việc chiến đấu với kẻ thù là tạo ra một chiến lược rộng hơn để ngăn cản kế hoạch của chúng. Hành động tốt nhất tiếp theo là xé lẻ để chinh phục bằng cách phá vỡ các đồng minh và nhóm của đối thủ. Sau đó, bạn có thể đối đầu với chúng trên chiến trường và yên tâm giành chiến thắng. Hiển nhiên, chiến lược tồi tệ nhất để làm theo là tấn công đối thủ vào thành trì của họ vì đây là lợi thế sân nhà của chúng và bất kỳ sai lầm nào từ phía bạn có thể khiến kế hoạch của mình bị diệt vong.

4. *Chiến tranh bao vây chỉ nên được tiến hành nếu không thể tránh khỏi. Thời gian bao vây rất tốn kém. Phải mất đến ba tháng trong việc chế tạo và chuẩn bị vũ khí để tấn công các bức tường thành. Phải mất thêm ba tháng nữa để xây dựng các ụ xây xung quanh tường thành của quân địch.*

Bạn chỉ nên tấn công đối thủ khi họ có lợi thế sân nhà nếu điều đó không thể tránh khỏi. Tấn công đối thủ từ một mặt trận được phòng thủ tốt sẽ tốn quá nhiều thời gian và nguồn lực trước khi chúng ta bắt đầu thấy được kết quả. Tại thời điểm này, trong khi bị phân tâm với việc cố gắng phá vỡ hàng phòng thủ của địch thì bạn đã để bản thân và đồng đội của mình phải hứng chịu các đợt phản công khác của địch.

5. *Nếu thiếu kiên nhẫn, tướng chỉ huy sẽ tung binh lính xung phong như bầy kiến vây quanh thành khiến quân ta tổn thất một phần ba trong khi vẫn chưa chiếm được thành. Đây là những tác động nguy hiểm của một cuộc bao vây.*

Kiểm soát cảm xúc của bạn. Trong chính trị, mọi quyết định hấp tấp làm thay đổi tiến trình lịch sử đều là kết quả của cảm xúc không thể kiểm soát này hay cảm xúc khác. Tức giận, thiếu kiên nhẫn, khó chịu, ham muốn, tham lam, thất vọng - tất cả đều là những cảm xúc nguy hiểm làm cơ sở cho hành động của mình vì chúng làm mờ đi khả năng phán đoán của bạn. Hãy nhớ rằng một chiến binh chiến lược là chủ động chứ không phải là thụ động. Hành động dựa trên cảm xúc của bạn gồm nhiều thứ nhưng đây không phải là chủ động. Quyết định nóng vội sẽ khiến bạn mất đi mọi lợi thế mà mình đã có được.

6. *Vì vậy, một nhà lãnh đạo khéo léo không cần phải sử dụng chiến trường để khuất phục kẻ thù. Anh ta chiếm được thành phố của kẻ thù mà không cần phải tác chiến.*

Như đã nói trước đây, một nhà lãnh đạo khéo léo biết cách lập chiến lược để giành chiến thắng trong cuộc chiến mà không cần phải chiến đấu. Vị Lãnh đạo khôn ngoan sẽ vạch ra chiến kế sâu xa và điều động đối thủ cho đến khi họ không còn chọn lựa và buộc phải khuất phục mà không chiến đấu hoặc chịu một thất bại nhục nhã.

7. *Chúng ta tiêu diệt quốc gia của kẻ thù mà không đặt quân đội của mình vào nguy cơ lớn. Tất cả là để bảo toàn lực lượng bằng cách tận dụng chiến lược. Vì vậy, quốc gia chúng ta không hao mòn và còn nguyên vẹn. Đó là một lợi ích lớn. Đây là chiến lược của nghệ thuật tấn công.*

Như đã nói trước đây, chiến lược là chìa khóa để chiến thắng mà không cần phải chiến đấu. Các trận chiến liên tục làm giảm tài nguyên có sẵn và do đó, làm giảm số lượng các cuộc chiến mà bạn có thể tham chiến với đối thủ. Tuy nhiên, nếu bạn sử dụng rất ít tài nguyên khi giao tranh với đối thủ bằng cách tránh giao tranh thì đội quân của bạn có thể đánh bại mọi đối thủ và chướng ngại vật mà họ ném vào với rất ít chi phí bổ sung.

8. *Khi triển khai quân mà ta phát hiện quân ta đông hơn địch gấp mười lần thì ta bao vây. Nhưng nếu chúng ta đông hơn gấp năm lần thì tấn công trực diện. Chúng ta chia quân nếu đông gấp đôi.*

Giữ chủ đề chiến thắng mà không cần phải chiến đấu, một khi bạn nhận thấy mình có chiến lược, đông binh và tài nguyên hơn đối thủ thì hãy buộc chúng phải nhận thất bại và kết thúc cuộc chiến. Tuy nhiên, nếu bạn có một đội quân mạnh nhưng vẫn còn một vài chỗ yếu cần khôi phục thì hãy tấn công trước khi đối thủ có cơ hội tập hợp lại. Nếu biết mình có đủ tài nguyên thì hãy phân nhỏ đối thủ để bạn có thể tấn công từ nhiều điểm cùng lúc.

9. *Tuy nhiên, nếu lực lượng ngang nhau thì ta lập kế hoạch đánh bại quân địch. Trong tình huống quân địch nhiều hơn ta thì điều tốt nhất nên làm là tránh các cuộc tấn công trực diện. Nếu địch đông quá thì ta rút lui hẳn. Vì vậy, một đội quân nhỏ nên kiên trì hơn là bị đánh bại.*

Tuy nhiên, nếu bạn và đối thủ ngang ngửa nhau thì mình có thể chiến đấu cho đến khi đội quân chuẩn bị tốt nhất chiến thắng. Nếu đội quân của mình ít hơn hoặc thiếu nhân lực thì bạn phải tránh các cuộc tấn công trực tiếp từ đối thủ. Cho nên, nếu bạn hoàn toàn kém hẳn thì hãy chịu lỗ và điều chỉnh lại chiến lược. Kẻ thất thế nên sống sót để chiến đấu vào một ngày khác với một kế hoạch tốt hơn, chứ đừng nên thể hiện sự dũng cảm và bị tiêu diệt hoàn toàn và tan vỡ.

Chương 3

Sử Dụng Mưu Mẹo

"Những gì cho phép một nhà lãnh đạo và một vị tướng tấn công một cách dứt khoát và thành công, nơi những người bình thường thất bại, là điều biết trước". – Tôn Vũ.

Khi đối mặt với một đối thủ đáng gờm, cách chắc chắn nhất để đảm bảo một chiến thắng quyết định là biết trước. Trong suốt quá trình lịch sử, các cuộc chiến tranh đã giành được chiến thắng dựa trên thông tin quan trọng mà các điệp viên thu thập được từ đối thủ. Hoạt động gián điệp chính trị bắt đầu trở nên phổ biến và lan rộng trong suốt thời trung cổ.

Thành Cát Tư Hãn đã sống và hít thở những lời dạy của Tôn Vũ trong Binh Pháp. Tư Hãn và các tướng lĩnh của ông đã bảo tồn những lời dạy trong Binh Pháp bằng cách thực hành và cải tiến tất cả các chiến lược mà Tôn Vũ mô tả, và định hình lại lịch sử của châu Á và châu Âu trong quá trình này.

Thành Cát Tư Hãn thống trị đế chế Mông Cổ cùng với Subutai, nhà chiến lược quân sự chính của ông, bằng cách sử dụng các mưu mẹo, bao gồm cả gián điệp và thám thính trước bất kỳ dấu hiệu xâm lược nào từ kẻ thù. Trước khi Mông Cổ xâm lược châu Âu vào thế kỷ 13, Subutai đã dành một thập kỷ để gửi các trinh sát và gián điệp để thu thập càng nhiều thông tin càng tốt từ lục địa này.

Các điệp viên được đào tạo bài bản để quan sát các chi tiết về kẻ thù có thể quan trọng trong việc chinh phục, bao gồm sức mạnh quân sự và khả năng phòng thủ của chúng. Các điệp viên này được thay đổi từ ba đến năm con ngựa để bao trùm khoảng cách xa và duy trì tốc độ, đảm bảo rằng tin tức tình báo quay trở lại căn cứ của họ nhanh hơn kẻ thù có thể tính toán hoặc tưởng tượng.

Sau đó, Tư Hãn và Subutai đưa ra đánh giá dựa trên thông tin thu thập được. Họ lập bản đồ về các con đường của người La Mã, thiết lập các tuyến đường thương mại và đưa ra những phỏng đoán có tính toán về khả năng chống lại các cuộc tấn công và chống lại sự đánh chiếm của mỗi đô thành. Khi thu thập đủ dữ liệu để tạo ra một chiến lược, họ tấn công.

Khả năng biết trước cho phép chúng ta dự đoán các hành vi có thể xảy ra của đối thủ. Chúng cho thấy điểm yếu, điểm mạnh và kế hoạch của đối phương để bạn có thể tạo ra chiến lược của riêng mình hầu chống lại kẻ thù. Trung tâm của mọi quyết định chiến lược là sự sáng suốt. Thông tin nhạt nhẽo, cứng nhắc đánh bại sự phỏng đoán khi lập kế hoạch. Liên quan đến việc sử dụng gián điệp để thu thập thông tin tình báo, Tôn Vũ có những điều sau đây để nói:

1. *Không thể tìm thấy sự biết trước bằng cách tham khảo ý kiến của đấng thiêng liêng hoặc bằng cách so sánh các tình huống tương tự và cũng không thể được tìm thấy bằng cách đo lường các chuyển động của trời đất.*

Nếu nhìn vào thực tế thì không có đấng thiêng liêng nào ban cho bạn biết trước về đối thủ và bạn cũng không thể đưa ra chiến lược chính xác khi chỉ sử dụng phỏng đoán và suy luận. Khi đưa ra các chiến lược chiến tranh thì bạn không thể chỉ dựa vào giác quan thứ sáu. Mạng sống nhân sinh đang treo trong kế hoạch và vô cùng quý giá để đặt cược vào một canh bạc đầy rủi ro.

Giữa cuộc cách mạng Hoa Kỳ vào năm 1776 tại trận Trenton, George Washington đã dẫn đầu một đội quân trong cuộc tấn công bất ngờ chống lại một nhóm lính đánh thuê người Đức đang chiến đấu cho người Anh. Sau khi trận chiến kết thúc và tập trung những người còn sống sót và chết, họ tìm thấy một lá thư chưa mở được viết bởi một người trung thành để cảnh báo về cuộc tấn công sắp tới trong túi của vị chỉ huy lính đánh thuê.

Ở đây bạn có thể thấy tầm quan trọng của việc biết trước. Nếu lá thư đó được đọc, những người lính đánh thuê đã chuẩn bị sẵn sàng để phản công hoặc tránh đòn tấn công hơn là lao vào trận trước. Đưa ra quyết định dựa trên thông tin sai lệch hoặc không có thông tin nào có thể gây ra những hậu quả tai hại.

2. *Sự biết trước chỉ có thể có được từ những người có kiến thức chính xác về tình hình của đối phương. Về mặt này, có năm loại*

gián điệp mà chúng ta có thể sử dụng: gián điệp địa phương, gián điệp nội bộ, gián điệp phản công, gián điệp cảm tử và gián điệp báo cáo. Nếu chúng ta sử dụng cả năm loại thì không ai có thể hiểu được kế hoạch của chúng ta. Đó là một tổ chức bất khả phạm và là kho báu lớn nhất của nhà lãnh đạo khôn ngoan.

Trong mỗi tổ chức chính trị thì có những độ mật khác nhau của những người được tiếp cận với các tầng thông tin khác nhau. Một thông tin có thể không tạo ra sự khác biệt đáng kể nhưng khi kết hợp thông tin từ tất cả các cấp độ thì đủ để tạo nên một bức tranh sinh động cho toàn bộ chiến lược.

Tuyển dụng điệp viên địa phương từ địa phương của đối thủ và cho phép họ cung cấp bạn thông tin về mức độ tín nhiệm của đối thủ với mọi người và các hành động công khai mà đối thủ thực hiện. Đây là những điệp viên dễ tìm nhất, đặc biệt nếu họ đã có sẵn búa rìu để nghiền nát đối thủ cho mình.

Thu hút các thành viên cao hơn trong nhóm chính trị của đối thủ và biến họ thành gián điệp nội bộ của mình để cung cấp cho bạn thông tin nội bộ quan trọng. Bạn có thể thuyết phục họ bằng phần thưởng tài chính hoặc thổi bùng ngọn lửa bất bình mà họ đã có để chống lại đối thủ.

Một điều khác phải tính đến là đối thủ cũng sẽ có gián điệp của họ trong nội bộ của mình giống như bạn có gián điệp của mình gài trong nội bộ của họ. Bạn có thể cho tin giả để sử dụng gián điệp của họ chống lại đối phương. Tìm ra các điệp viên này và sử dụng chúng như những con mồi. Tuy nhiên, hãy cẩn thận khi sử dụng những tác nhân kép này vì chúng không thể được tin tưởng hoàn toàn và sẽ qua mặt bạn ngay khi có nhu cầu.

Một hình thức gián điệp khác là sử dụng gián điệp cảm tử, được đặt tên một cách khéo léo vì chúng không thể thiếu. Bạn cố tình cung cấp cho họ thông tin sai lệch về đội của mình để cung cấp cho đối thủ. Điều này liên quan đến việc công khai làm những việc nhất định với mục đích lừa dối và cho phép gián điệp báo cáo những gì họ đã thấy cho đối thủ.

Các điệp viên báo cáo là những người tập trung vào việc đưa thông tin của đối phương cho chúng ta. Họ bí mật đi sâu vào trong trại đối phương và thu thập tất cả thông tin có thể tìm thấy để bạn có thể hạ gục đối thủ. Ví dụ, vào năm 1976, FBI đã cài đặc vụ Joe Piston làm điệp viên với bí danh Donnie Brasco để thâm nhập vào xã hội đen và thu thập thông tin mà họ sẽ không bao giờ có thể truy cập. Dự định hoạt động kéo dài 6 tháng nhưng trở thành vài năm và Joe đã có thể thu thập đủ bằng chứng để bỏ tù hơn 100 thành viên xã hội đen.

Nếu chơi đúng lá bài thì việc sử dụng gián điệp là một cách hiệu quả để đánh bại đối thủ và đảm bảo chiến thắng hoàn toàn.

3. *Vì vậy trong toàn quân, không ai thân với ta hơn gián điệp. Không ai được thưởng nhiều hơn gián điệp. Không có bí mật nào được bảo vệ chặt chẽ hơn mạng lưới gián điệp. Các gián điệp phải được sử dụng một cách khôn ngoan và được đối xử một cách tử tế và nhân đức. Chúng ta phải hết sức tinh tế để đảm bảo báo cáo chính xác từ gián điệp. Và tinh tế là chìa khóa.*

Mạng lưới gián điệp là nguồn tài nguyên tuyệt vời và bạn phải thật bí mật bảo vệ cẩn thận để không xâm phạm chúng. Cách đối xử với gián điệp của mình thì nên tử tế và nhân từ với họ nhưng phải thẳng thắn và không chấp nhận bất cứ điều gì thấp hơn những gì bạn cho là phù hợp từ họ. Hãy nhớ rằng gián điệp có thể hạ gục trại của mình một cách dễ dàng như họ sẽ làm cho kẻ thù của bạn. Những đức tính tương tự sẽ khiến họ trở thành tài sản hoàn hảo cho các kế hoạch và đồng thời cũng sẽ khiến họ trở thành vũ khí hoàn hảo chống lại các kế hoạch của mình.

Hãy vận dụng hết sức khéo léo và cẩn trọng khi chọn lọc thông tin tình báo mà các điệp viên thu thập được để đảm bảo họ không chuyển giao thông tin vô bổ, không đầy đủ hoặc sai lệch. Xác minh thông tin để đảm bảo mình có thông tin chính xác và gián điệp của mình không hoạt động chống lại bạn.

4. *Cho dù chúng ta muốn tiêu diệt một đội quân, tấn công một thành phố, hay ám sát ai đó thì điều quan trọng đầu tiên là xác định tên của tổng chỉ huy, những người thân tín, trợ lý, người gác cổng và vệ sĩ của hắn. Chúng ta phải ra lệnh cho điệp viên tìm ra những thông tin này.*

Trong cuộc nội chiến Hoa Kỳ, Elizabeth van Lew hoạt động như một điệp viên cho quân đội miền Bắc (Union Army). Cô trả tự do cho tất cả nô lệ của mình và sử dụng họ để xây dựng một mạng lưới gián điệp và cung cấp thông tin đăng sau các đường dây của quân đội miền Nam (Confederate Army). Không ai có thể ngờ một phụ nữ dường như không quan trọng lại điều hành một vòng gián điệp cấp cao. Thông tin tình báo mà cô thu thập được cho quân đội miền Bắc tốt đến mức mà sau này tướng Ulysses S. Grant cho rằng đây là những lý do chính khiến họ chiến thắng trong cuộc chiến.

Trong nhiệm vụ chính trị, đừng bỏ qua bất kỳ ai - ngay cả những người dường như không quan trọng - bởi vì họ có thể có vai trò để kết thúc sứ mạng của bạn. Thực tế, bạn nắm được nhiều tin quan trọng đạt được từ những người dường như không quan trọng. Những người này rất được thuyết phục để giúp đỡ, hoặc những người có thể không kiên quan gì đến mọi thứ đang diễn ra. Tuy nhiên, bạn hãy cẩn thận với các giao dịch của mình với họ vì chúng cũng có thể nhìn thấy hoặc nghe ngóng điều gì đó từ trại của bạn mà đi báo cáo ở nơi khác.

5. *Khi phát hiện ra gián điệp của kẻ thù đang theo dõi mình, chúng ta mua chuộc, chăm sóc tận tình và thả họ ra tự do. Bằng cách đó, chúng ta có thể sử dụng chúng làm phản gián. Thông qua các điệp viên này, chúng ta có thể tuyển dụng các điệp viên địa phương và gián điệp nội bộ. Thông qua chúng, các điệp viên cảm tử của chúng ta sẽ cung cấp các báo cáo sai lệch cho kẻ thù. Ngoài ra, thông qua chúng, các điệp viên báo cáo của chúng ta sẽ có thể hành động khi cần thiết.*

Nếu bạn may mắn bắt được một trong những gián điệp của kẻ thù thì đừng tiêu diệt mà hãy tìm cách chuyển đổi chúng về phe mình và biến chúng thành phản gián. Thông tin tình báo được thu thập bởi những kẻ phản gián có thể là công cụ để tạo ra một cỗ máy gián điệp được bôi trơn. Thông qua họ, bạn biết những gì mọi người sử dụng làm gián điệp nội bộ và địa phương và bạn có thể chuyển các báo cáo sai lệch từ các điệp viên cảm tử của mình và thu thập thông tin từ các gián điệp báo cáo của bạn.

Chương 4

Sử Dụng Tinh Thần Hư Vô

"Thông qua hư vô, con người tự nhiên đi vào con đường đúng đắn." – Cung Bản Vũ Tàng.

Hư vô là một nơi trống rỗng - một vùng đất trống cằn cỗi, nơi không có gì tồn tại - và như vậy, khiến hầu hết mọi người sợ hãi. Mọi người thích đối phó với những tình huống có thể đoán trước được. Họ muốn biết và có thể tính toán rủi ro cũng như phần thưởng của một cuộc phiêu lưu để họ có thể lập kế hoạch hiệu quả. Đi vào khoảng không giống như người mù chạy vào một đường hầm hoặc hang động. Người này không thể nhìn thấy phía trước để tiến lên hoặc phía sau để rút lui và hoàn toàn phụ thuộc vào bất cứ điều gì ở đầu bên kia. Hầu hết mọi người sẽ thấy rằng không thể chịu được.

Tuy nhiên, theo Tôn Vũ, đây là một chiến lược rất tốt cho các cuộc tấn công tấn công trong chiến tranh - dụ kẻ thù vào khoảng trống để chúng không thể biết các cuộc tấn công của bạn sẽ đến từ đâu. Ông ta nói:

Vì vậy, đối với những người giỏi chiến đấu thì kẻ thù sẽ không biết phải phòng thủ ở đâu. Ai giỏi phòng thủ thì địch sẽ không biết đâu mà đánh. Tinh tế thay! Tinh tế đến mức chúng ta có thể làm cho mình trở nên vô hình. Bí mật thay! Bí mật đến mức chúng ta có thể di chuyển mà không gây ra tiếng động. Đó là lý do tại sao chúng ta giữ số phận của kẻ thù trong lòng bàn tay của mình. Chúng ta tấn công, nhưng kẻ thù không thể ngăn cản vì chúng ta đánh vào nơi không có người. Chúng ta rút lui mà kẻ thù không thể đuổi theo sau vì chúng ta trốn thoát nhanh chóng.

Tinh thần của khoảng không cho phép bạn bí mật và tinh tế với các cuộc tấn công của mình trong khi đối thủ đang tranh luận để tìm ra những gì đang xảy ra và làm thế nào để bảo vệ chúng. Chúng không thể tấn công vì không có mục tiêu và việc rút lui là điều không cần bàn cãi bởi vì bạn đang ở đó, trong bóng tối, chọc phá tất cả các mặt yếu của chúng. Việc họ không có khả năng tấn công, phòng thủ hoặc rút lui sẽ gây ra một trong hai điều - khiến họ mệt mỏi hoặc khiến họ mắc phải lỗi lớn mà không có hy vọng phục hồi.

Khi nói về cách chiến binh có thể sử dụng khoảng trống hay hư vô để có lợi cho họ, Cung Bản Vũ Tàng đã đưa ra những lời khuyên như sau:

1. *Chương năm bàn về Tính Không. Trong chương này, tôi nói về sự trống rỗng - không có bắt đầu hay kết thúc, không có sâu hay cạn mà là hư vô. Điều này có nghĩa là một khi thấu hiểu các nguyên tắc của Đạo Chiến Binh thì bạn phải từ bỏ chúng.*

Tính Không là cuộn cuối cùng trong năm cuộn của quyển sách với tựa đề là Ngũ Luận. Trước đó, Cung Bản Vũ Tàng nói về việc sử dụng tất cả bốn yếu tố như cách của chiến binh để có lợi cho bạn – địa (đất), thủy (nước), hỏa (lửa) và phong (gió). Vì vậy, điều này có vẻ phản tác dụng khi cuộn cuối cùng trở thành khoảng trống khiến bạn quên mọi thứ đã học. Nhưng bốn cuộn đầu tiên mang lại cho chiến binh khả năng dự đoán gần như cứng nhắc có thể bị phản công bởi bất kỳ đối thủ nào, đặc biệt là một người thông thạo các kỹ năng giống như bạn.

2. *Là một chiến binh, bạn sẽ trở nên tự do và có được sức mạnh phi thường. Bạn sẽ hiểu đúng nhịp điệu cho bất kỳ thời điểm nào, tự phát tấn công và đánh trúng đối thủ của mình. Đây là Đạo của tính không. Thông qua sự trống rỗng, con người tự nhiên đi vào con đường đúng đắn.*

Một trong những lý do tại sao ông khuyên các chiến binh nên nắm lấy tinh thần của khoảng không là để họ có thể có lợi thế phi thường so với đối thủ của mình. Khoảng trống giúp bạn linh hoạt, tự do tấn công và chiến thắng đối thủ mà không sợ bị trả đòn.

Vào thế kỷ 19, thế giới kinh doanh bị rung chuyển bởi một cuộc chiến nhỏ giữa Jay Gould và Cornelius Vanderbilt được gọi là chiến tranh Erie. Tuy nhiên, những ông trùm kinh doanh này không có đối thủ trên mặt trận chiến tranh kinh doanh bởi vì Jay Gould đã sử dụng các chiến thuật khó nắm bắt để khiến Cornelius có tính khí thất thường đưa ra hết quyết định tồi tệ này đến quyết định tệ hại khác.

Jay Gould tạo ra sự hỗn loạn trên các thị trường mà ông có thể khai thác hầu đẩy đối thủ cạnh tranh của mình ra để giành quyền kiểm soát Công Ty Đường Sắt Erie (Erie Railway Company) đang quản lý công ty Đường Xe Lửa Erie (Erie Railroad). Ông thúc đẩy các mối quan hệ của mình trong cơ quan lập pháp tiểu bang New York để tạo ra các luật có thể ảnh hưởng tiêu cực đến hoạt động kinh doanh của Cornelius. Theo nhà sử học người Mỹ Gustavus Myers thì các thành viên của cơ quan lập pháp này đã nhận hối lộ từ cả hai bên - một bên ủng hộ dự luật và một bên phản đối nó. Cá nhân Jay Gould đã xuất hiện tại Albany với nửa triệu đô la ($ 500000.00) được chia nhanh chóng giữa các thành viên. Có một lần, ủy ban điều tra tiết lộ rằng một thượng nghị sĩ đã chấp nhận bảy mươi lăm nghìn đô la ($ 75000.00) từ Cornelius và một trăm nghìn đô la ($ 100000.00) từ Jay Gould để bỏ phiếu cho cùng một dự luật. Các thượng nghị sĩ này đã bỏ túi riêng cả hai số tiền và bỏ phiếu ủng hộ Jay Gould.

Cùng lúc Jay Gould cũng tung những bài báo nặc danh lên các tờ báo nhằm bôi nhọ Cornelius, nhưng thay vì ngoảnh mặt đi, đối thủ nóng nảy của ông đã cắn câu và trả lời. Trong quá trình này, Cornelius công khai lên báo nhiều hơn với tên của mình gắn liền với bài báo và tên của Jay Gould không bị tranh cãi. Jay Gould khiến Cornelius bị phân tâm như thế này với rất nhiều cuộc chiến vụn vặt như một màn khói để Cornelius không nhìn thấy những gì ông ta thực sự đang và muốn làm.

Năm 1866, Cornelius quyết định mua một phần chính của cổ phiếu Đường Xe Lửa Erie. Tuy nhiên, một trong những thành viên hội đồng quản trị của ông ta, Daniel Drew, đã âm mưu với Jay Gould và James Fisk để bán cổ phiếu giả mạo của Đường Xe Lửa Erie, do đó làm giảm giá cổ phiếu và giá trị của nó. Cuối cùng, Cornelius Vanderbilt đã mất hơn bảy triệu đô la cho kế hoạch này. Sau khi Jay Gould trả lại một phần lớn số tiền cho Cornelius dưới sự đe dọa kiện tụng, Cornelius đã phải chuyển quyền sở hữu cổ phiếu cho bộ ba lừa đảo này. Cuối cùng, Gould đã chiến thắng.

Chiến lược đằng sau việc sử dụng tinh thần hư vô là tâm lý. Khi bạn biết những gì hiện hữu thì điều này sẽ giúp bạn suy ra những gì không hiện hữu. Bí quyết là lấy đi ý tưởng về những gì tồn tại thì đối thủ sẽ hoàn toàn không biết gì về những ý tưởng không tồn tại. Một khi bạn làm đảo lộn các quan điểm chiến lược của đối thủ thì họ sẽ trở thành con mồi dễ dàng cho bạn và nhóm của bạn.

3. *Trên đời, nếu nhìn mọi thứ sai cách thì bạn sẽ không thể hiểu được những thứ như "sự trống rỗng". Chúng ta không nhìn thấy nó về mặt thực tế, nhưng nó tồn tại ở đó.*

Khi tìm hiểu về đối thủ mình thì bạn phải phủ nhận lợi thế tương tự của đối thủ bằng cách khiến bản thân mình trở nên khó đọc và vô hình nhất có thể. Vì đối thủ chỉ có thể ước lượng và phỏng đoán có học thức nên họ sẽ rất dễ bị lừa. Không thể đoán trước. Hãy ném cho đối thủ những mảnh vụn chẳng dẫn đến đâu và chúng sẽ không thể tự bảo vệ khỏi bàn tay của bạn hoặc phản công.

PHẦN II
Chiến Lược Phòng Thủ

Chương 5

Xây Dựng Một Sự Hiện Diện Đáng Gờm

"Bất kỳ ai củng cố thị trấn của mình tốt và quản lý tốt các mối quan tâm khác như đã nêu trước đây sẽ không bao giờ bị tấn công mà không cẩn thận trọng. Con người luôn ác cảm với những hoàn cảnh khó khăn và sẽ không dễ dàng gì đi tấn công một người cai quản một thị trấn được củng cố tốt và người dân không ghét anh ta". - Niccolò Machiavelli.

Một trong những cách tốt nhất để tự vệ trước đối thủ là không để họ tấn công bạn ngay từ đầu. Con người thường muốn tránh những tình huống khó khăn, vì vậy khi định cỡ đối thủ và họ thấy bạn mạnh mẽ thì họ sẽ suy nghĩ kỹ trước khi thực hiện hành động đầu tiên. Mặt khác, nếu họ nghĩ bạn yếu thì điều đó khiến họ mạnh dạn hơn để tấn công. Vận dụng theo khuynh hướng tự nhiên của họ đối với nỗi sợ hãi và lo lắng để ngăn chúng thử lửa với bạn.

Theo Machiavelli, sau đây là một số thủ thuật liên quan đến việc gầy dựng một sự hiện diện đáng gờm để ngăn kẻ thù tấn công bạn trước.

1. *Các thành phố của Đức hoàn toàn tự do; họ sở hữu rất ít vùng nông thôn xung quanh và chỉ tuân theo mệnh lệnh của nhà vua khi phù hợp. Họ không sợ điều này hoặc bất kỳ sức mạnh nào có thể xảy ra xung quanh mình bởi vì họ được củng cố theo cách mà mọi người đều nghĩ rằng việc giành lấy bằng cuộc tấn công trực tiếp sẽ rất tẻ nhạt và khó khăn.*

Bí quyết là xây dựng một sự hiện diện ghê gớm đến mức kẻ thù sẽ phải suy nghĩ kỹ trước khi chống lại bạn. Tạo danh tiếng mang lại nhiều quyền lực hơn những gì mình thực sự có để đối thủ nghĩ rằng vượt qua bạn sẽ là một nỗ lực tự sát. Tuy nhiên, củng cố danh tiếng và làm cho đáng tin hơn bằng một loạt các hành vi tàn nhẫn ngẫu nhiên. Làm cho ngẫu nhiên để đối thủ không thể gài chốt chính xác hành động có thể khiến bạn thất bại. Sự không chắc chắn này hoạt động như một mối đe dọa tinh vi hơn bất kỳ mối đe dọa công khai nào mà bạn có thể thực hiện. Trừ khi đối thủ hoàn toàn điên rồ hoặc là một kẻ chấp nhận rủi ro tuyệt đối thì họ sẽ không muốn bắt đầu điều gì đó khi không chắc chắn về cách bạn sẽ phản ứng.

2. *Đó là vì họ có công sự kiên cố, có đủ pháo đài và đủ cung cấp trong kho công cộng để ăn uống, chiến đấu suốt một năm trời. Bên cạnh đó, để người dân được sống mà không lãng phí tiền bạc, họ luôn tạo công ăn việc làm cho cộng đồng bằng các công trình xây dựng thành phố, từ đó người dân được ăn no, mặc ấm. Họ coi trọng việc huấn luyện quân sự và hơn thế nữa, họ ban hành nhiều luật để hỗ trợ cho điều đó.*

Có nhiều người như thế trong cuộc sống thì xã hội sẽ mạnh mẽ hơn, giàu có hơn, tháo vát hơn và tàn nhẫn hơn bất cứ thứ gì bạn cố gắng tạo dựng. Một số người trong số những người này không chỉ xảo quyệt mà còn vô lương tâm, và bất kỳ cuộc giao chiến nào với họ sẽ khiến bạn thua cuộc. Giống như những con cá mập đang lượn quanh con mồi - bất kỳ dấu hiệu nào của sự yếu ớt hoặc chùn bước đều là tín hiệu để chúng tấn công. Cách duy nhất để ngăn chặn chúng là biến bạn thành con mồi không ngon. Bạn làm điều này bằng cách tạo ra một danh tiếng đáng gờm cho bản thân như một người có thể đối đầu trực tiếp với cá mập và không thua.

Một trong những chìa khóa để tạo ra một sự hiện diện đáng gờm là tạo ra ảo tưởng về việc được chuẩn bị kỹ lưỡng với đủ nguồn lực theo ý mình để độc lập chống lại bất kỳ cuộc tấn công nào được phát động nhắm vào bạn.

Vào năm 1474, vua Louis XI, trước ngạc nhiên của các cận thần tham dự đã phát động một sự phẫn nộ chống lại Galeazzo Maria Sforza, công tước Mỹ Lan. Một phần sự ngạc nhiên là bởi vì nhà vua thường điềm tĩnh, thong thả và hay tính toán, nên cách nói năng nóng nảy này không phù hợp với tính cách của nhà vua. Mặc dù cha của công tước là một người bạn, ông tuyên bố không tin tưởng con trai, cáo buộc công tước âm mưu chống lại Pháp phá vỡ hiệp ước của hai nước và đe dọa hữu nghị. Trước sự kinh hãi của tất cả mọi người có mặt, ngay giữa bài phát biểu, đại sứ Mỹ Lan tại Pháp,

Cristoforo da Bollate, đã bước ra ngoài. Nhà vua dường như đã quên mất sự hiện diện của đại sứ tại triều đình.

Tuyên bố táo bạo và phi lý của ông có thể tạo ra một mớ hỗn độn ngoại giao để Pháp dọn dẹp, vì vậy ông đã mời đại sứ vào phòng riêng của mình. Trong khi đang thảo luận tưởng chừng như vô hại, nhà vua bắt đầu dò thám Bollate để tìm hiểu những gì đại sứ đã nghe và vị đại sứ này thú nhận đã nghe toàn bộ bài phát biểu và cố gắng thuyết phục nhà vua rằng công tước của Mỹ Lan sẽ không bao giờ làm bất kỳ điều gì trong số này nên đừng nghi ngờ anh ấy. Đến lượt mình, nhà vua nói với đại sứ rằng ông có lý do chính đáng để cảm thấy như vậy và sẽ đánh giá cao điều đó nếu đại sứ không nói điều này với Sforza. Để khiến Bollate quên đi toàn bộ trải nghiệm, họ đã cố gắng cung cấp cho ông ta những tiện nghi và trải nghiệm tốt nhất mà nước Pháp có.

Tất nhiên, đây là một mưu mẹo vì nhà vua đã cố tình bày ra để đưa ra một lời cảnh báo tế nhị cho công tước. Ông ta biết rằng Bollate sẽ không ngần ngại báo cáo tất cả những gì ông nói từng chữ một và ông ta cần ai đó chuyển những lời đe dọa của mình mà không làm mất đi mức độ nghiêm trọng của vấn đề.

Bạn thấy đấy, nếu nhà vua thách thức Sforza trực tiếp thì ông ấy sẽ nhiệt thành phủ nhận mọi cáo buộc và nhà vua sẽ không thể làm gì về điều đó. Điều tương tự sẽ xảy ra nếu ông ta thực hiện bằng cách tiếp cận ngoại giao với Bollate - họ sẽ khiến nhà vua và những nghi ngờ ngông cuồng của ông ta trở nên điên cuồng. Vì vậy, ông ta phải cảnh báo cho công tước về điều gì sẽ xảy ra nếu anh ta tiếp tục đi theo con đường đó. Điều này có tác dụng vì nỗi sợ hãi đã giữ chân công tước trong vài năm sau đó và khiến ông trở thành đồng minh dễ chịu nhất của Pháp.

Từ câu chuyện này, chúng ta có thể chọn ra một số điều mà nhà vua đã làm phù hợp với việc xây dựng công sự, như Machiavelli đã đề xuất.

1. Trở nên khó đoán: Nhà vua được biết đến là người trầm tĩnh và tự chủ và điều này có nghĩa là phản ứng của ông ta có thể đoán trước được. Là một người trầm tĩnh và tự chủ, mọi người mong đợi rằng ông ta sẽ thực hiện cách tiếp cận trực tiếp để hỏi về hành động của công tước thì họ có thể đã quản lý ông ta một cách hiệu

quả. Tuy nhiên, sự bộc phát vô lý của ông khiến Ludovico phải tạm dừng để cân nhắc lại xem mình có hiểu biết nhà vua không.

2. Tận dụng bản năng tự nhiên của con người để tránh rắc rối: vua Louis đã chọn gửi một thông điệp khiến Ludovico phải suy nghĩ, thay vì công khai, bằng cách này, ông có thể rút ra kết luận của riêng mình. Nỗi sợ hãi xuất phát từ một mối đe dọa công khai không mạnh mẽ bằng nỗi sợ hãi đến từ việc tự nói với mình rằng từ một mối đe dọa ngầm. Khi dụ dỗ đối thủ thì nghĩ rằng họ đã thấy một phiên bản độc ác hơn của bạn và trí tưởng tượng của họ sẽ trở nên điên cuồng với điều đó, đặc biệt là nếu bạn không cung cấp cho họ thông tin lạnh lùng khó giải quyết.

3. Xoay quanh mối đe dọa: Sforza đe dọa phá hoại hiệp ước của Mỹ Lan với Pháp và Louis trả đũa bằng cách đe dọa làm tổn thương Sforza bằng một thứ mà ông ta quý trọng. Động thái này đã mang lại một khía cạnh mới cho nhà vua và với một chút tàn nhẫn cho thấy rằng Louis không sợ công tước, Sfoza đã lùi lại.

Mục đích của việc xây dựng một sự hiện diện đáng gờm là để ngăn chặn đối thủ tấn công bạn. Tuy nhiên, hãy cẩn thận với cách sử dụng chiến lược này để nhờ vào đó mà bạn sẽ không chọc giận sai người. Điều này chỉ nên được sử dụng như một hành động phòng vệ chứ không phải là hành vi xúc phạm và chỉ khi thực sự cần thiết. Việc liên tục đưa ra những lời đe dọa có thể gây ra thách thức hoặc khiến kẻ thù bị đẩy đến giới hạn. Điều này sẽ phản tác dụng mọi thứ mà bạn đã khó nhọc tạo nên.

Chương 6

Chọn Tốt Các Trận Đánh

"Muốn nắm chắc tình hình thì phải nắm bắt và hiểu rõ điều kiện địa hình và tình hình địch". – Cung Bản Vũ Tàng.

Bạn không phải lúc nào cũng lao đầu vào mọi trận chiến do đối thủ mời gọi. Thật là mệt mỏi cho tinh thần và thể xác của những người phải chiến đấu, chưa kể đến việc rút cạn nguồn lực có thể được chi tiêu tốt hơn ở các nơi khác. Có nhiều giới hạn về nguồn năng vật lực mà bạn có thể xử lý cùng một lúc. Việc hạn chế về kỹ năng, kết nối và các nguồn lực sẵn có để đưa bạn đến mục tiêu. Một phần của việc trở thành một chiến lược gia giỏi là nhận ra đâu là hạn chế của mình và đâu là sức mạnh của đối thủ.

Bạn luôn có thể mong đợi rằng nó sẽ kết thúc tồi tệ đối với bất kỳ ai đánh giá quá cao giới hạn của bản thân hoặc đánh giá quá thấp sức mạnh của đối thủ. Sẽ rất nguy hiểm nếu cho phép một lời hứa hấp dẫn nào đó về một cuộc chinh phục được đánh giá cao lừa bạn vượt quá giới hạn của bản thân, hoặc nó sẽ khiến bạn kiệt sức, dễ bị tổn thương và yếu đuối. Chiến tranh chính trị rất tốn kém - ngay cả kẻ chiến thắng cũng phải gánh chịu một số chi phí ẩn. Bạn mất thời gian, sức lực, tài nguyên, thiện chí chính trị và thay vào đó là một kẻ thù không đội trời chung, kẻ có thể sẽ trả đũa.

Cung Bản Vũ Tàng hiểu rằng sẽ có lúc chúng ta phải di chuyển trong không gian chật hẹp và ông ấy có điều này để nói về việc lập kế hoạch cho hành trình của bạn:

1. *Trong suốt cuộc đời của một người, có rất nhiều trường hợp bạn phải "vượt ải". Khi chuẩn bị hành trình trên biển thì bạn cần phải biết vị trí của những nơi mình muốn đến, hiểu rõ sức chứa của thuyền và xem xét thời tiết cẩn thận.*

Ma Trọng Thẩm

Trước khi tham gia vào bất kỳ trận chiến nào thì trước tiên bạn phải cân nhắc các chi phí liên quan. Chọn trận chiến một cách cẩn thận. Đôi khi, cần thận trọng chờ đợi hoặc tấn công bằng các phương pháp khôn khéo hơn là tấn công trực diện. Nếu bạn cảm thấy mình còn quá nhiều thứ để thua khi đối đầu với đối thủ thì hãy từ bỏ hành động đó và tìm kiếm một hành động có hậu quả dễ chịu hơn. Nếu không thể tránh hoàn toàn trận chiến thì hãy đảm bảo rằng bạn chiến đấu theo điều kiện của chính mình chứ không phải của đối thủ. Bằng cách đó thì bạn đủ khả năng lựa chọn các phương pháp ít tốn kếm hơn.

Trong trường hợp này thì chiến lược của bạn phải là những chiến lược có thể kéo đối thủ của mình đến giới hạn của họ và đồng thời cho phép bạn linh hoạt sử dụng thế mạnh của mình. Làm cho chi phí chiến đấu cao đối với họ và rẻ cho chính mình, khám phá điểm yếu và chọc lỗ thủng vào họ. Với phương pháp này thì bạn sẽ tồn tại lâu hơn bất kỳ ai dù họ có ngoại hình ghê gớm đến mức nào.

2. *Muốn nắm chắc tình hình thì phải nắm và hiểu rõ điều kiện địa hình và tình hình của địch. Hiểu các điều kiện là nổi hay chìm, nông hay sâu, mạnh hay yếu. Bằng cách liên tục thực hành "dây đo" thì tình hình có thể được đánh giá ngay tại chỗ. Nhìn thấy và hành động vào đúng thời điểm thì bạn sẽ giành chiến thắng cho dù ở trước hay ở sau. Điều này cần phải được xem xét sâu sắc.*

Vào năm 1558, khi nữ hoàng Elizabeth I lên ngôi ở Anh và bà thừa kế một đất nước đã bị phá hủy. Bà bắt đầu xây dựng hòa bình và kiến thiết lại nền kinh tế vì hiểu rằng vương quốc Anh không thể cạnh tranh với các cường quốc khác trên thế giới như Pháp và Tây Ban Nha vào thời điểm đó - không chiến tranh và chắc chăn không nằm trong khối các cường quốc tài chính.

Tuy nhiên, Philip II, vua Tây Ban Nha đã có kế hoạch khác. Ông muốn khôi phục nước Anh thành một quốc gia công giáo để chống lại những người nổi dậy theo đạo tin lành và ông quyết tâm tiêu diệt chúng. Mục tiêu ngắn hạn của ông là ám sát Elizabeth và đưa người chị cùng cha khác mẹ theo đạo thiên chúa là Mary, nữ hoàng của Scots lên ngôi và nếu thất bại, ông ta lên kế hoạch tập hợp đủ quân đội để xâm lược nước Anh. Dù thế nào đi nữa, chiến tranh đang rình rập ở phía chân trời và nước Anh thì chưa sẵn sàng.

Các cố vấn của nữ hoàng Elizabeth đề nghị gửi một đội quân để giúp quân nổi dậy đẩy lùi người Tây Ban Nha, điều này sẽ khiến Philip chuyển hướng sự chú ý và nguồn lực của ông ta ở đó và khiến ông ấy mất tập trung khỏi nước Anh. Trong khi Elizabeth đồng ý gửi quân đội nhỏ để hỗ trợ quân nổi dậy thì bà không đồng ý bất cứ điều gì khác. Nếu định tranh chiến với Philip thì bà muốn làm điều đó theo cách riêng của mình, nghĩa là sau khi làm suy yếu đối thủ của bà.

Vì vậy, Elizabeth đã lựa chọn các trận chiến của mình một cách tốt đẹp, bất chấp các cố vấn và chọn duy trì hòa bình với Tây Ban Nha bằng mọi cách cần thiết. Động thái này giúp bà có đủ thời gian để thu thập các nguồn lực để bắt đầu thành lập hải quân Anh. Trong khi duy trì vẻ ngoài hòa bình giữa hai quốc gia, Elizabeth đã bí mật âm mưu tiêu diệt Tây Ban Nha bằng cách khai thác điểm yếu - tài chính của họ.

Elizabeth nghiên cứu tình hình, hiểu rõ điểm mạnh và giới hạn của đối thủ, cân nhắc cái giá phải trả khi chiến đấu và chọn một phương pháp có thể mang lại ít tổn thất nhất cho mình trong khi gây sát thương tối đa có thể cho đối thủ.

3. *Bạn nên nghĩ về cơ thể của mình như đối thủ. Cho dù bạn đang đối phó với một người đã rút lui vào một nơi được bảo vệ, hoặc một đối thủ rất lớn, hoặc một người thông thạo chiến lược thì bạn nên nghĩ về điểm yếu trong tâm trí của đối thủ. Nếu mình không nhận biết được dã tâm của kẻ thù thì bạn có thể nhầm kẻ yếu là người mạnh, kẻ không có kỹ năng là người có năng lực và đối thủ nhỏ là kẻ nguy hiểm. Kẻ thù có thể tận dụng sai lầm này. Vì vậy, hãy trở thành đối thủ! Bạn nên phân tích kỹ điều này.*

Một trong những yếu tố đóng góp lớn nhất vào sự giàu có của nền kinh tế Tây Ban Nha lúc bấy giờ là lợi nhuận kiếm được từ đế chế của mình ở châu Mỹ. Tuy nhiên, vì quá xa Tây Ban Nha nên họ phụ thuộc rất nhiều vào việc vận chuyển. Philip có một đội tàu lớn được duy trì bằng các khoản vay nặng lãi từ các ngân hàng Ý, sử dụng số vàng vận chuyển từ châu Mỹ về để làm tín dụng. Đó là một hệ thống tài chính hoạt động yếu kém. Nếu bất cứ điều gì xảy ra với những con tàu đó thì nền kinh tế Tây Ban Nha sẽ bị chìm theo đúng nghĩa đen của nó.

Elizabeth hiểu điều này và khai thác chúng bằng cách cho một trong những thuyền trưởng của bà, Sir Francis Drake, hoạt động như một tên cướp biển độc lập để cướp vàng quý giá của người Tây Ban Nha. Với mỗi chuyến hàng Philip bị cướp thì lãi suất cho vay tăng vọt. Các chủ ngân hàng Ý tăng lãi suất không phải vì Philip mất tàu mà vì sự đe dọa của Francis. Philip phát động quân đội chống lại Anh vào năm 1582, nhưng vì vấn đề tiền bạc của mình nên phải trì hoãn. Điều này khiến Elizabeth có thêm thời gian để chọc thủng cho quá trình này.

Thay vì điều chỉnh quân đội theo hạn chế tài chính của mình thì Philip quyết định vay thêm tiền để bơm vào. Ông ta đã bị lôi kéo bởi lời hứa về cuộc chinh phục nước Anh được đánh giá cao và bởi cuộc thập tự chinh thần thánh của mình. Mặt khác, Elizabeth sử dụng những nguồn lực ít ỏi hiện có để xây dựng một mạng lưới gián điệp dùng theo dõi mọi hành tung của Philip và báo cáo lại cho bà. Bằng cách đó, bà biết quân đội của Philip lớn đến mức nào và khi nào ông ta lên kế hoạch tấn công, và cũng nhờ đó mà bà không lãng phí tài nguyên để sử dụng tốt hơn ở một nơi khác - duy trì một đội quân chưa sẵn sàng chiến đấu.

Khi Philip phát động chiến dịch, ông đã gửi 128 tàu chở đầy binh sĩ lên đường đến Anh với một đường vòng dự kiến để đón một số binh sĩ đang chiến đấu với quân nổi dậy. Elizabeth được cảnh báo về kế hoạch của Philip thì bà liền gửi một hạm đội nhỏ để làm xáo trộn hành trình của binh sĩ Tây Ban Nha. Đầu tiên, Anh đánh chìm các tàu tiếp tế Tây Ban Nha và sau đó khi tàu cập cảng Calais để đón những người lính của mình, người Anh đã phóng hỏa hàng chục tàu Tây Ban Nha. Những tổn thất này chẳng những làm mất ổn định mà còn làm mất tinh thần của những người lính Tây Ban Nha nên họ hủy bỏ cuộc xâm lược. Trong nỗ lực để tránh các cuộc tấn công tiếp theo thì người Tây Ban Nha đi thuyền về phía bắc thay vì đi về phía nam và dự định đi vòng quanh Ireland và Scotland. Vùng biển và thời tiết khắc nghiệt đã giải quyết những gì mà tàu Anh không thể tiêu diệt được trong các cuộc tấn công của họ. Vào thời điểm quay trở lại Tây Ban Nha, Philip đã mất 44 chiến thuyền và những chiếc còn lại cũng không đủ khả năng ra biển. Phillip cũng mất 2/3 đội quân hùng mạnh của mình trong khi nước Anh thoát hiểm với thiệt hại tối thiểu.

Nữ hoàng Elizabeth đã kéo vua Philip đến giới hạn một cách thành công và đồng thời cũng tạo cho bà sự linh hoạt trong việc sử dụng thế mạnh của mình. Sau khi cân nhắc cái giá phải trả khi đối đầu với Philip thì Elizabeth đã chọn con đường ít tổn hại nhất - con đường ít hao tổn hoặc tác hại cho mình cũng như đất nước của bà. Cuối cùng thì chi phí chiến đấu với nước Anh trở nên quá cao đối với Tây Ban Nha và Philip đã ngừng cuộc thập tự chinh của mình. Đó là cách, ngay cả từ những hạn chế, nữ hoàng Elizabeth I đã tồn tại lâu hơn vua Philip trong trận chiến.

Chương 7

Phản Công

"Nếu bạn nghĩ rằng có một bế tắc thì hãy từ bỏ ý định của mình ngay lập tức và sử dụng một số chiến thuật có lợi khác để giành chiến thắng". – Cung Bản Vũ Tàng.

Trong trận chiến thì sai lầm mà rất nhiều người mắc phải là nghĩ rằng chỉ có hai cách để thực hành - tấn công hoặc phòng thủ. Các chiến binh không nhìn ra trận chiến là song phương. Vì thế, có nhiều động thái có thể được thực hiện giữa công và thủ mà không được phân loại chính xác như một phương pháp tấn công hoặc phòng thủ hoàn toàn. Một trong số đó là sử dụng phương pháp phản công.

Bất cứ ai thực hiện bước đi đầu tiên và bắt đầu một cuộc tấn công sẽ đặt bản thân mình vào nguy cơ rất lớn bởi vì họ đang đưa ra những quân bài của mình và nói với đối thủ những gì họ đã lên kế hoạch. Cách mà trận chiến diễn ra từ đó phụ thuộc nhiều vào cách mà đối thủ quyết định bước đi hoặc xoay nó. Thay vì để bản thân mình phụ thuộc vào chiến lược của đối thủ thì tại sao bạn không trở thành người chơi có tất cả các quân bài để quyết định trò chơi?

Chiến lược này đặc biệt quan trọng khi bạn và đối thủ gần như ngang ngửa nhau hoặc có kế hoạch sử dụng các phương pháp giống nhau để chống lại nhau. Nếu cứ tiếp tục đánh nhau như vậy thì trận chiến sẽ trở nên vô vọng một cách không cần thiết vì bạn đang ở thế bế tắc. Để nâng tỷ lệ cược cao cho bạn và giành chiến thắng vang dội, Cung Bản Vũ Tàng gợi ý điều này:

1. *Trong chiến lược với quy mô lớn, nếu cảm thấy bế tắc, tức là tinh thần "bốn tay", đừng cố tiến lên vì như vậy sẽ khiến bạn mất nhiều người của mình. Nhanh chóng hoạch định lại chiến lược*

và đạt được chiến thắng bằng cách sử dụng các chiến thuật mà kẻ thù không thể nghĩ ra. Điều này cực kỳ quan trọng.

Cho phép đối thủ thực hiện bước đi đầu tiên. Hãy để họ chỉ ra những quân bài mà họ định sử dụng để bạn linh hoạt hơn khi phản công. Cũng giống như bạn chơi ván bài xì phé có tiền cược cao, hãy bịp và dụ họ phạm sai lầm để khiến họ mất hết sức lực tấn công. Hãy để họ ngửi thấy mùi chiến thắng và cho phép sự háo hức của họ bùng phát trong khi bạn có vẻ yếu đuối hầu khiến họ mất thăng bằng rồi tự suy sụp.

2. *Tương tự, trong giao tranh tay đôi thì nếu bạn nghĩ rằng mình sẽ rơi vào thế " bốn tay", hãy thay đổi cách tiếp cận ngay lập tức. Điều quan trọng là bạn phải cải thiện cách đánh giá thái độ của đối phương. Sử dụng một chiến thuật hoàn toàn khác để giành chiến thắng. Bạn phải có khả năng đánh giá điều này.*

Làm nô lệ cho cảm xúc sẽ khiến ngay cả những chiến lược đáng tin cậy nhất cũng phải thất bại và đó là bởi vì cảm xúc thúc đẩy bạn đưa ra những quyết định hấp tấp có thể làm đảo lộn kết quả kế hoạch của chính mình. Bạn có thể sử dụng cảm xúc của đối thủ để chống lại họ và buộc họ phải đưa ra quyết định hấp tấp. Hãy kìm lại và chờ đợi thời điểm thích hợp để biến điểm yếu của bạn thành lợi thế cho mình.

Nếu đối thủ là một người hung hăng, nóng nảy thì hãy dụ họ mất bình tĩnh và hành động trong cơn tức giận. Nếu đối thủ thiếu kiên nhẫn thì hãy dùng sự háo hức để làm họ yếu đi. Nếu đối thủ tham lam thì hãy để cho lòng tham của họ làm mờ đi sự phán xét của họ. Nếu đối thủ quá tự tin thì hãy coi đó là điềm báo cho sự sa sút của họ. Cách tốt nhất để làm những điều này là nghiên cứu đối thủ và tìm hiểu các hành vi của họ.

Cung Bản Vũ Tàng không chỉ dạy. Ông đã đồng hành và sống với những lời dạy của mình. Một trong những lý do khiến ông thắng trong tất cả các cuộc đấu là vì ông ta không bao giờ lùi bước trước một cuộc chiến. Thay vào đó, ông tìm cách điều chỉnh chiến lược của mình cho từng đối thủ mà ông phải đối mặt. Ông dựa vào yếu tố bất ngờ để tung đòn phản công và hạ gục đối thủ khi họ mất cảnh giác.

Trong sự hỗn độn các cuộc chiến năm 1805, Napoléon rơi vào thế ràng buộc lớn nhất trong sự nghiệp quân sự của mình. Cả người Áo và người Nga đã hợp lực chống lại ông ta. Ở phía nam, quân đội Áo tấn công quân đội Pháp đang chiếm đóng miền Bắc nước Ý và ở phía đông, một đội quân Áo khác tấn công với sự hỗ trợ của quân đội Nga khá lớn. Kế hoạch này là để người Nga và người Áo hợp nhất ở phía đông và tiến về phía Pháp. Và người Đức, nhận thấy lực lượng của Napoléon bị kéo mỏng cũng đang cân nhắc việc tham gia liên minh Áo-Nga.

Napoléon thấy mình bị đóng hộp bởi mưu đồ của kẻ thù. Bất kỳ động thái nào dẫn đến cuộc chiến với bất kỳ phe nào của ông đều gây nguy hiểm lớn cho cá nhân, quân đội và nước Pháp nói chung. Có vẻ như cách duy nhất có thể là rút lui cùng với quân đội của mình. Ngay cả các tướng lĩnh cũng khuyên ông nên đi theo con đường đó.

Trong khi đó, các nhà lãnh đạo Áo và Nga vui mừng vì có được Napoléon ở ngay nơi họ muốn. Hoàng đế Áo đề nghị ngừng bắn, nhưng trên thực tế, đó là một mưu mẹo của người Áo nhằm câu giờ để bao vây toàn quân đội Pháp. Bất kỳ ai ở vị trí của Napoléon sẽ nhanh chóng lao vào thỏa thuận đó - bất kỳ ai ngoại trừ Napoléon vì ông ta là một đối thủ đáng gờm và biết cách chấp nhận rủi ro. Vì vậy, đây thực sự là một cú sốc đối với hoàng đế Áo và Nga hoàng khi Napoléon chấp nhận nghe theo các điều khoản của họ.

Lúc đầu thì họ nghi ngờ, nhưng Napoléon bắt đầu đưa ra những quyết định thất thường trong trận chiến khiến họ tưởng như ông trong cơn bối rối và lo sợ. Nga hoàng cử một sứ giả báo cáo sự kích động và quẫn trí rõ ràng của Napoléon. Anh chàng Nga hoàng trẻ tuổi thì cố gắng để có được một chiến thắng đầu tiên trước Napoléon cho nên không thể để cơ hội ngàn vàng này lãng phí. Do đó Nga hoàng đã phát động một cuộc tấn công.

Tuy nhiên, vì quyết định của Nga hoàng bị thúc đẩy bởi sự thiếu kiên nhẫn và quá khích nên anh ta đã vội vã cho quân tấn công ngay phòng tuyến của Napoléon. Động thái này khiến trung tâm Nga hoàng phải hứng chịu các đòn tấn công. Đến khi các tướng lãnh của Nga hoàng nhận ra sai lầm này thì đã quá muộn để quay lại. Thế trận xoay chuyển và Napoléon trở thành kẻ tấn công trước. Một số quân Pháp đã đến để tăng viện và họ tấn công quân Nga.

Vị trí tốt nhất để ngụy trang một cuộc công kích là sử dụng phòng thủ cơ động. Như tôi đã nói trước đây, chiến thuật chiến tranh không nhất thiết phải là một trong hai hoặc một lựa chọn. Không phải lúc nào mình cũng phải lựa chọn giữa chiến lược tấn công hay phòng thủ. Trên thực tế thì bạn có nguy cơ tự đánh đấm khi sử dụng phương pháp đó. Tấn công như một quy luật thông thường sẽ tạo ra nhiều kẻ thù hơn và làm tăng rủi ro khi đưa ra các quyết định tốn kém, trong khi đó, bạn sẽ bị dồn ép phòng thủ vào một vị trí mà đối thủ của mình có thể khai thác. Dù sao đi nữa thì hành động và phản ứng của bạn có thể đoán trước được - hãy nhớ rằng Cung Bản Vũ Tàng đã thắng tất cả các cuộc tranh tài bằng cách sử dụng yếu tố bất ngờ.

Khi có vẻ như mình đã bị dồn vào chân tường và không còn lối thoát thì đừng vội chấp nhận thất bại. Bạn có thể xoay chuyển hầu hết mọi tình huống nếu học cách hành động như Napoleon - giả yếu ớt để lừa đối thủ đưa ra quyết định hấp tấp do quá tự tin và sau đó khiến họ mất cảnh giác bằng cách tung ra cuộc phản công bất ngờ. Bằng cách này thì những gì dường như là yếu điểm sẽ trở thành sức mạnh.

Một người khác nổi tiếng với việc sử dụng phương pháp nhử mồi và xoay hướng là tổng thống Franklin Roosevelt. Ông có thói quen rút lui vào chính mình và đối thủ mình, do đó đối thủ tin rằng đó là sự yếu đuối nên nổi cơn thịnh nộ cố gắng làm hoen ố tên tuổi và tấn công phương pháp của ông ta. Mỗi lần như vậy thì ông đợi họ trút bỏ hết những điều tiêu cực mà họ muốn nói về mình, rồi ông chọn một thời điểm chiến lược để sử dụng chính lời nói của họ như một viên đạn bắn lại họ. Cách này luôn hữu dụng.

Vào ngày 23 tháng 9 năm 1944, tổng thống Franklin Roosevelt đã có bài phát biểu nổi tiếng về Fala của mình vì đối thủ đảng cộng hòa đã buộc tội ông sử dụng tiền đóng thuế của người dân để chăm sóc cho giống chó sục Scotland, Fala của mình. Ông ấy nói:

Các nhà lãnh đạo đảng Cộng hòa này không thỏa mãn với các cuộc tấn công vào tôi, vợ tôi, hoặc các con trai tôi, và bây giờ họ bao gồm cả con chó nhỏ của tôi, Fala. Không giống như bản thân tôi và gia đình tôi, những người không phản đối các cuộc tấn công này, Fala thì có. Fala, thuộc giống Scotland, đã rất tức giận khi biết rằng các nhà văn viễn tưởng của đảng cộng hòa đã dựng nên một câu chuyện nói rằng tôi đã bỏ Fala lại trên quần đảo Aleutian và gửi một tàu khu trục để tìm nó với chi phí là hai, ba, tám, hoặc hai mươi triệu đô la của người nộp thuế. Fala đã không còn là một con chó giống như trước. Mặc dù tôi đã quen với việc nghe những lời nói sai sự thật có hại về bản thân, nhưng tôi nghĩ rằng tôi có quyền phẫn nộ và phản đối những tuyên bố bôi nhọ về con chó của tôi.

Bài phát biểu được khán giả đón nhận nồng nhiệt trước sự xấu hổ muôn thuở của những người cộng hòa vì ông đã dùng lời nói của họ như một đòn phản công chống lại họ. Ông cho phép họ thực hiện hành động đầu tiên, vạch trần các chiến lược và điểm mù của họ. Ông dùng sự hung hăng và thiếu kiên nhẫn chống lại họ bằng cách bắt họ nói một cách hấp tấp. Cuối cùng, bài phát biểu đó đã trở thành công cụ giúp ông giành chiến thắng trong cuộc bầu cử vì nó được nhiều người quý mến.

Sự rút lui của bạn nên là một phương tiện để kết thúc chứ không phải là một sự kết thúc - chiến lược đầu tiên là chiến lược hướng tới chiến thắng trong khi chiến lược sau là đầu hàng chấp nhận thất bại. Rút lui với ý tưởng rằng đó chỉ là tạm thời và bạn sẽ quay đầu và chiến đấu lại.

Chương 8

Lùi Để Tiến

"Khi vào vùng đất hiểm trước thì chúng ta chiếm những nơi cao ráo và nắng ấm để dễ quan sát và chờ địch. Nếu kẻ địch đến đó trước thì chúng ta không nên đánh mà nên rút lui". - Tôn Vũ.

Có lúc bạn thấy mình đang ở một thế trận ngặt nghèo khiến chiến thắng đối thủ là điều không thể đạt được. Khi bạn đã cân nhắc những ưu và khuyết điểm của việc giao tranh thì dành một số không gian để tập hợp lại và nếu lựa chọn sau có vẻ là lựa chọn tốt hơn thì đừng xấu hổ khi rút lui. Tôn Tử nói tiếp:

1. *Đừng động thủ trừ khi nhìn thấy một lợi thế rõ ràng. Không dụng binh trừ khi có thứ gì đó để đạt được. Đừng đánh nếu không gặp nguy hiểm. Nhà vua không thể điều động quân đội vì tức giận cá nhân. Tướng không thể tham chiến vì phẫn nộ của mình. Chỉ điều động quân đội nếu có lợi cho đất nước, nếu không thì không được.*

Một lý do khác tại sao rút lui có thể là hành động tốt nhất để tuân theo là đôi khi bạn mất quan điểm về cuộc chiến khi đang ở trong trận chiến dày đặc. Cung Bản Vũ Tàng đã phán xét như vầy:

2. *Có hai cách để nhìn - nhận thức và nhìn. Nhận thức có nghĩa là tập trung mạnh mẽ vào tâm trí của đối thủ và địa hình của nơi chiến đấu. Điều này cũng liên quan đến việc quan sát tình hình của trận chiến và xem lợi thế thay đổi như thế nào. Đó là cách để giành chiến thắng.*

Ông ta tiếp tục:

3. *Trong chiến lược với quy mô nhỏ và lớn thì không có lý do gì để nhìn vào những thứ nhỏ nhặt. Như tôi đã đề cập trước đây, nếu tập*

trung chặt chẽ vào các chi tiết cụ thể thì bạn sẽ quên những điều lớn lao. Bạn sẽ đánh mất nhận thức của mình và chiến thắng sẽ lẩn tránh bạn.

Bạn có thể bị cuốn vào cảm giác hồi hộp của chiến thắng, sự trao đổi trí tuệ và những cú đánh liên tục đến mức quên mất lý do tại sao mình cần chiến thắng hoặc làm thế nào để giành chiến thắng. Nhận thức rất quan trọng trong trận chiến - một khi không nhìn thấy những thứ quan trọng thì bạn đã sẵn sàng để thua trận.

Khi nhận thấy rằng mình không nhìn thấy mọi thứ rõ ràng như mong muốn thì hãy lùi một bước để tập hợp lại và tách bản thân ra khỏi những ảnh hưởng có thể đang thu hẹp tầm nhìn của mình.

Rút lui khi đối mặt với những điều bất khả thi không phải là dấu hiệu của sự yếu đuối mà là một trong những sức mạnh. Tất cả chúng ta đều yêu thích một câu chuyện về người kém cỏi hay một người đã vượt lên chống lại mọi khó khăn để giành được chiến thắng hoàn toàn trước đối thủ mạnh hơn. Tuy nhiên, trong số những người kém cỏi đã làm nên điều đó thì đã có hàng ngàn người khác giống như họ đã thất bại trước khi có cơ hội tìm thấy vết hằn trên lưng của mình.

Nếu hoàn cảnh không cho mình có chỗ dựa vững chắc để đặt chân lên thì đừng mạo hiểm mọi thứ bạn có trong một canh bạc. Có câu nói phổ biến của Napoléon như sau:

4.   *Chiến lược liên quan đến việc sử dụng cả thời gian và không gian. Tôi ít quan tâm đến cái sau hơn cái trước. Bạn có thể khôi phục không gian nhưng không thể khôi phục thời gian đã mất.*

Không gian theo nghĩa này là địa bàn tác chiến. Không gian nơi bạn chiến đấu sẽ giúp mình có lợi thế hơn đối thủ - bạn có thể đối mặt với họ và tấn công bằng cả đòn đánh tầm xa và tầm gần. Mặt khác, thời gian là cơ hội để bạn có thể phản ứng nhanh chóng và dứt khoát trước các cuộc tấn công của đối thủ.

Xem lại câu nói của Napoléon, nếu mất không gian để chiến đấu vì không thể tìm thấy bất kỳ lợi thế nào cho mình thì bạn luôn có thể tìm một không gian khác phù hợp hơn với nhu cầu của mình để tái đấu. Tuy nhiên, nếu bỏ lỡ cơ hội phản ứng nhanh với một cuộc tấn công hoặc phát động một cuộc tấn công thì bạn có thể không bao giờ lấy lại được nữa.

Rút lui mang lại cho bạn sự sang trọng của việc hy sinh không gian cho thời gian. Điều này không có nghĩa là bạn đã hoàn toàn từ bỏ nhưng chọn không chiến đấu. Bạn đang câu giờ cho mình hầu tìm ra cơ hội hoàn hảo để hành động.

Nếu kẻ thù nhầm điều này là điểm yếu thì hãy để cho chúng nghĩ vậy. Nếu họ tiến lên thì hãy cho phép họ và né tránh mọi nỗ lực họ thực hiện để lôi kéo bạn. Hãy nhớ rằng, thời gian quý hơn không gian. Cho phép sự yếu kém nhận thức của mình nuôi sự kiêu ngạo của quân thù hoặc sự thờ ơ của bạn để nuôi sự hung hăng của họ. Không sớm thì muộn, đối phương sẽ mắc sai lầm, khiến bạn có cơ hội mở màn hoàn hảo để hành động.

Thời gian tiết lộ tất cả mọi thứ và cân bằng cán cân, đôi khi, thậm chí không cần sự tham gia vào nào từ bạn. Tóm tắt định luật Murphy là bất cứ điều gì có thể sai sẽ trở thành sai lầm. Hãy mua cho mình thời gian cho đến khi mọi thứ có thể sai thực sự trở thành sai lầm.

Người Việt Nam có một khái niệm gọi là vô vi, nó đóng vai trò quan trọng trong nhân sinh quan. Vô vi chỉ đơn giản có nghĩa là hành động (action) thông qua việc không hành động (non-action). Điều này mô tả việc biết thực chất của bất kỳ tình huống nào, chấp nhận nó và tiết kiệm năng lượng của mình. Nói cách khác, đây có nghĩa là kiểm soát tình hình của bạn bằng cách không cố gắng kiểm soát tình hình của mình.

Khi cố gắng quá sức để chống chọi với hoàn cảnh thì bạn có thể khiến mọi thứ trở nên tồi tệ hơn so với hiện tại. Đôi khi, cách hành động tốt nhất là hạ thấp mình và không làm gì cả như luật Murphy đã nêu - bất cứ điều gì có thể xảy ra cũng sẽ xảy ra.

Nếu tình huống yêu cầu mình rút lui, nhưng bạn chiến đấu chống lại nó bằng cách tiếp tục tiến về phía đối thủ thì bạn có thể nghĩ rằng mình đang có bước tiến, nhưng thực tế là mình đang tiến về phía diệt vong.

Khi Frederick đại đế lên ngôi vào năm 1740 thì ông chỉ có thể gọi là vua trong nước Phổ vì các lãnh thổ nằm rải rác khắp nơi và vương quốc chỉ là một phần của Phổ. Do đó, ông bắt đầu thâu tóm các phần còn lại của vương quốc để mình có thể được gọi là vua của Phổ.

Tuy nhiên, Frederick gặp một số vấn đề. Một số vùng lãnh thổ mà ông ta tìm cách đòi lại thuộc dưới quyền kiểm soát của Habsburg, do

Maria Theresia của Áo cai trị. Điều này dẫn đến một số cuộc chiến tranh và thù địch giữa Phổ và Áo. Sau cuộc chiến tranh Silesian đầu tiên, Frederick nghi ngờ rằng Maria Theresa sẽ mở một cuộc tấn công khác để giành lại thành phố cho nên ông đã liên minh với Pháp và xâm lược Bohemia. Đồng thời, người Saxon liên kết với Áo để đẩy lùi quân đội của Frederick. Tuy nhiên, quân đội của Frederick đã giành được nhiều chiến thắng đến nỗi Áo buộc phải ký hiệp ước giao Silesia cho Phổ và đảm bảo hòa bình.

Mặc dù hiệp ước đã được ký kết, Áo vẫn còn trong một số cuộc chiến tranh cho đến khi họ ký một hiệp ước khác vào năm 1748. Chưa đầy một năm sau khi ký hiệp ước, Maria Theresia quay lại liên minh với Pháp và Nga để đánh lại Phổ. Năm 1756, trong nỗ lực ngăn cản Anh tài trợ cho quân đội Nga đến biên giới của Phổ, Frederick liên minh với Anh.

Vì vậy, khi Chiến Tranh Bảy Năm bắt đầu giữa Anh và Pháp vào năm 1756, cả Phổ và Áo đã chuyển đổi đồng minh từ những đồng minh ban đầu mà họ thành lập trong các cuộc chiến tranh. Trong cuộc chiến dày đặc, Frederick nhận thấy quân đội của mình đang chiến đấu với một liên minh kẻ thù bao gồm quân Áo, Nga, Thụy Điển, La Mã và Pháp nhưng hỗ trợ duy nhất của ông là vương quốc Anh và các đồng minh của họ, Brunswick, Hesse và Hanover.

Tình hình của ông trở nên tồi tệ hơn vào năm 1761. Sau khi có được những gì họ muốn từ các thuộc địa Ấn Độ và Mỹ, Anh ngừng hỗ trợ tài chính cho Phổ và để Frederick rơi vào tình trạng khá ràng buộc. Frederick, người có phong cách chiến đấu thông thường là hung dữ, tấn công ồ ạt, đã phải chuyển sang sử dụng các phương pháp phòng thủ để bảo vệ bản thân. Chiến lược mới của ông liên quan đến các cuộc điều động giúp bản thân và quân đội của mình có đủ thời gian để lọt qua lưới mà kẻ thù đã giăng sẵn để chờ ông ta. Ông ta đã thực hiện điệu múa rút lui này trong nhiều năm, nhưng hầu như tình huống không xoay sở để tránh được thảm họa và ông chờ đợi khi có cơ hội để lật ngược thế cờ.

May mắn cho ông ta, luật Murphy đã xảy ra và người cai trị nước Nga, Czarina Elizabeth, qua đời, dẫn đến sự kế vị của cháu trai người Đức của bà, Peter III. Peter có cảm tình với người Phổ và hoàn toàn say mê Frederick đến mức rút Nga ra khỏi cuộc chiến, trả lại những vùng đất của Phổ mà Nga đã chiếm và dâng quân đội của mình cho Phổ để chống lại Áo.

Sự kiện này được biết đến một cách khéo léo với tên gọi là phép lạ thứ hai của ngôi nhà Brandenburg. Đúng vào thời điểm mà ông ta cần, cơ hội đã tới, dẫn đến thành công của ông ta trong cuộc chiến. Nếu lao đầu một cách dũng cảm giả tạo hoặc hoàn toàn đầu hàng thì ông ta sẽ mất nhiều hơn những gì mình đã có. Thay vào đó, ông chờ đợi và không làm cho tình hình của mình tồi tệ hơn bằng cách chiến đấu với nó.

Bằng cách rút lui khỏi đối thủ thì bạn sẽ không bị thua lỗ về lâu dài. Thay vào đó thì sự rút lui giúp bạn có thời gian để suy nghĩ lại các kế hoạch của mình và cân nhắc các tình huống thực tế cũng như sự xáo trộn do mọi thứ xung quanh. Thời gian là đồng minh lớn nhất của bạn - nó giải quyết mọi thứ vào đúng vị trí. Khi hy sinh không gian cho thời gian thì thời gian sẽ mua cho bạn sức mạnh để hành động.

PHẦN III
Cuộc Chiến Cá Nhân

Chương 9

Đạt Được Quyền Lực Thông Qua Tài Cán Hoặc Vận May

"Con người không cần thiên tài hay vận may để đạt được quyền lực dân sự mà là sự thông minh may mắn". - Niccolò Machiavelli.

Có hai cách để đạt được quyền lực - được sinh ra trong nó hoặc tạo ra nó. Giống như sự giàu có, dễ dàng cho những người sinh ra đã có quyền lực hơn tự tạo ra nó. Họ đã có quyền truy cập vào các công cụ phù hợp và biết tất cả những người phù hợp cũng như quy trình phù hợp để tuân theo.

Tuy nhiên, đối với những người bình thường không được sinh ra đã nắm quyền hoặc không được lớn lên gần gũi với nó thì đây là một sân chơi hoàn toàn khác. Cuộc hành trình từ thường dân trở thành tầng lớp lãnh đạo chính trị là một chặng đường dài với nhiều thách thức liên quan. Machiavelli, khi mô tả những cách mà một người bình thường có thể vươn tới và nắm giữ quyền lực có nói:

1. *Bây giờ rõ ràng là để một người bình thường vươn lên vị trí hoàng tử bằng khả năng hoặc may mắn của mình thì một trong hai điều này sẽ giúp giảm thiểu khó khăn ở một mức độ nào đó. Tuy nhiên, những ai ít phụ thuộc vào may mắn nhất sẽ trở nên mạnh mẽ hơn.*

Theo Machiavelli thì có hai cách mà một công dân bình thường có thể đạt được quyền lực chính trị - thông qua khả năng hoặc thông qua may mắn của họ. Một trong những điều này có thể giúp bạn dễ dàng hơn khi leo lên chính trị xã hội của mình.

Tuy nhiên, trong hai người phụ thuộc vào may mắn và khả năng thì người phụ thuộc vào cái sau sẽ luôn phát triển mạnh hơn người kia.

Lý do đủ dễ dàng để suy ra. May mắn thì nằm ngoài tầm kiểm soát của mình và bạn không thể tác động hoặc thao túng lên nó để luôn có lợi cho mình. Chỉ dựa vào may mắn cũng giống như xây lâu đài trên cát và hy vọng thời tiết vẫn đủ tốt để làm cho công trình kiến trúc của mình được đứng vững.

2. *Các vùng lãnh thổ mọc lên quá nhanh, giống như vạn vật trong tự nhiên sinh ra và phát triển nhanh chóng, không thể đặt nền móng và cơ sở thích hợp cố định cho cơn bão đầu tiên mà không bị phá hủy.*

Có rất nhiều thứ chúng ta có thể kiểm soát để giúp công trình tồn tại lâu hơn, chẳng hạn như loại vật liệu được sử dụng và nơi được xây dựng, nhưng bạn không thể kiểm soát thời tiết. Nếu chọn không đặt nền móng phù hợp, không theo đúng quy trình, hoặc sử dụng đúng vật liệu thì một ngày nào đó thời tiết sẽ chống lại và tất cả những công việc khó khăn của bạn sẽ chẳng còn gì - bị gió thổi bay đi mà không bao giờ lấy lại được.

Khi phụ thuộc vào may mắn để xây dựng sự nghiệp chính trị thì vấn đề không phải là "nếu" nó sẽ thành công mà là "khi nào" nó sẽ xảy ra. Nếu không chuẩn bị sẵn sàng để trôi nổi cùng với sự thay đổi của thủy triều thì bạn sẽ bị bỏ lại phía sau và chỉ còn lại những tàn tích của sự nghiệp để duy trì vào công cuộc của bạn.

3. *Những người trở thành hoàng tử từ thường dân nhờ vận may thì ít gặp khó khăn khi lên đến đỉnh cao nhưng lại đgặp khó khăn khi ở trên ngai vàng. Họ không gặp khó khăn trên con đường đi lên bởi vì họ bay, nhưng một khi đã lên đến đỉnh thì họ có rất nhiều. Điều này thường xảy ra với những người có được một vương quốc bằng cách mua hoặc bởi sự ưu ái của người khác ban cho. Điều tương tự cũng áp dụng cho những người cai trị, những người lên năm quyền bằng sự bại hoại của binh lính.*

Khi Machiavelli nói đến vận may thì điều này có nghĩa là may mắn, đặc ân, thiện chí, vận số, thời vận hoặc cơ hội. Vận may có rất nhiều lợi thế, đặc biệt là đối với những người khởi nghiệp mà không có kinh nghiệm. Vận may làm trơn tru đường đi và làm cho cuộc hành trình dễ dàng hơn. Bạn đi đến đỉnh nhanh hơn mà không có trở ngại nào cản đường. Tuy nhiên, một trong những nhược điểm là hầu như nó không giúp mình chuẩn bị cho công việc thực sự mà bạn sẽ phải đối mặt khi lên đỉnh. Đây là lý do tại sao thật khó để tìm một người lên đỉnh chỉ nhờ may mắn mà duy trì được vị thế bằng cách sử dụng cùng một phương tiện.

4. *Trừ khi, như đã nói, những người đột nhiên trở thành hoàng tử có khả năng tuyệt vời mà họ biết rằng mình phải sẵn sàng ngay lập tức để nắm giữ những may mắn đã ban cho. Họ phải tự hiểu rằng mình cần đặt một nền tảng vững chắc cho địa vị của mình, giống như những gì người khác trước đây đã làm.*

Một ví dụ về người vươn lên nắm quyền nhờ vận may là Cesare Borgia, con trai của giáo hoàng Alexander XI. Cesare ban đầu được chuẩn bị để có một sự nghiệp trong nhà thờ. Vào năm 15 tuổi thì trở thành giám mục của Pamplona và với việc cha mình được tôn phong lên giáo hoàng, anh ta trở thành hồng y năm 18 tuổi.

Anh trai của anh ta, Giovanni, là người ban đầu được chuẩn bị cho chức vụ chính trị, nhưng bị qua đời vào năm 1497, để lại vị trí chính trị cho Cesare. Năm 1498, Cesare từ chức hồng y để tham gia quân đội, và cùng ngày đó, vua Pháp, Louis XII, phong Cesare làm công tước Valentinois. Do đó, tham vọng chính trị của Cesare đã bắt đầu.

Cesare nhận được chức vụ đầu tiên từ thiện chí của nhà vua do mưu kế của cha mình liên minh với Pháp. Giáo hoàng Alexander, nhận thấy cơ hội để đẩy Cesare lên vị trí chính trị tốt hơn bằng cách thiết lập một quốc gia cho con mình ở miền bắc nước Ý nên đề xuất chức vụ quốc vương Romagnacho con mình và được ban cho. Tuy nhiên, nỗ lực nâng đỡ con trai của Alexander gặp nhiều thách thức.

Lãnh thổ duy nhất mà Alexander có thể trao cho con trai mình là những lãnh thổ thuộc quyền sở hữu của nhà thờ. Và nếu làm vậy, ông biết mình sẽ bị người dân Venice và những công tước Mỹ Lan phản đối. Tuy nhiên, đội quân duy nhất có thể giúp đỡ thì được điều khiển bởi những người không muốn nhà thờ có thêm quyền lực. Alexander quyết định cách hành động tốt nhất là phá vỡ tình hình của mọi thứ và trong khi các quyền lực cai trị nước Ý đang tranh giành nhau trong bối rối thì ông ta có thể thực hiện những gì mình muốn cho Cesare. Vì vậy, ông đã đưa vua Pháp, Louis, vào Ý để gây sự gián đoạn cho sự hỗn độn đang có. Khi Louis xâm lược Ý vào năm 1499 và Ludovico Sforza bị truất phế làm công tước Mỹ Lan thì Cesare đi cùng vua đến Mỹ lan.

Và đây là lúc mọi thứ bắt đầu trở nên khó khăn với Cesare. Vua Louis bổ nhiệm Cesare làm chỉ huy quân đội của giáo hoàng, bao gồm 300 kỵ binh lính đánh thuê người Ý và 4.000 bộ binh Thụy Sĩ do Louis gửi đến.

Cesare bắt đầu nghi ngờ quân đội không trung thành với mình và anh ta không thể làm gì được vì họ có sự hỗ trợ của nhà vua. Anh ta cũng sợ rằng những lính đánh thuê Orsini đang sử dụng sẽ phản bội mình. Anh ta cố gắng giành nhiều lãnh thổ hơn nhưng nhà vua ngăn không cho tấn công Tuscany. Tại thời điểm này, anh ta nhận ra rằng mình không thể tin tưởng bất kỳ ai trong số những người này cũng như quyết định chỉ dựa vào thiện chí và lực lượng vũ trang của những người khác cho kế hoạch của mình.

Cesare đưa ra những chính sách tốt giúp cải thiện đời sống của người dân ở những vùng mình cai trị. Do đó, kẻ thù khó có thể loại bỏ anh ta khỏi quyền lực, nhưng điều đó không ngăn họ âm mưu. Hiểu được hoàn cảnh của mình tồi tệ như thế nào vì tất cả những gì anh ta có được là do làm theo thiện chí của giáo hoàng. Cho nên Cesare quyết định làm bốn việc trước khi cha mình qua đời.

1. Anh ta phải giết tất cả gia đình của tất cả các lãnh chúa mà mình đánh bại để họ không thể quay lại tìm cách trả thù hoặc đòi lại các lãnh thổ do mình đã chiếm được.

2. Anh ta phải có được lòng trung thành của tất cả các thế lực ở Rome để họ ủng hộ mình chứ không phải giáo hoàng mới khi cha anh qua đời.

3. Anh ta phải nhận được sự hỗ trợ của Đại Học Hồng Y.

4. Anh ta sẽ có được nhiều quyền lực và sự ổn định để có thể đẩy lùi làn sóng tấn công đầu tiên khi cha mình qua đời.

Cesare đã vượt qua ba mục đầu tiên trong danh sách và đến mục thứ tư khi cố gắng xâm lược Tuscany thì cha anh đột ngột qua đời. Lúc Alexander qua đời, Romagna là thành phố duy nhất do Cesare nắm giữ được an toàn còn những nơi khác đều bất ổn.

Giáo hoàng mới, giáo hoàng Pius III, đã ủng hộ Cesare, và trong thời gian này có vẻ như mọi việc đều ổn. Thật không may, chỉ sau hai mươi sáu ngày ở ngôi vị giáo hoàng, Pius III qua đời. Người kế vị ông, giáo hoàng Julius II, là kẻ thù xưa của Cesare, đã dụ dỗ được Cesare cung cấp nguồn tài chánh cũng như tiếp tục ủng hộ cho tham vọng giáo hoàng của Julius. Sau khi giành chiến thắng thì Julius nhanh chóng nuốt những lời hứa của mình với Cesare. Và khi nhận ra sai lầm của mình thì Cesare cố gắng loại bỏ Julius khỏi ghế giáo hoàng, nhưng lần nào Cesare cũng thất bại. Mất đi thiện chí của điều duy nhất giữ tham vọng của mình với nhau, Cesare nhanh chóng bị hủy diệt.

5. *Như đã nói ở trên, bất kỳ hoàng tử nào không đặt nền móng của mình sau này có thể làm được điều đó với tài năng xuất chúng nhưng sẽ gặp rất nhiều rắc rối và nguy hiểm cho tòa nhà.*

Mặc dù Cesare có được quyền lực nhờ vận may, nhưng anh ta đã cố gắng thay đổi nền tảng sức mạnh bằng khả năng của mình. Trong quá trình này thì anh ta đã làm tổn thương rất nhiều người và họ đã trở thành kẻ thù của anh ta. Cũng trong quá trình chuyển đổi, vị trí của anh ta trở nên nguy hiểm hơn do điều này. Nhưng cái đinh cuối cùng đóng chặt quan tài là anh ta đã cạn kiệt vận may cho nên mọi thứ được xây dựng đều sụp đổ.

Khi bàn về những người lên nắm quyền bằng chính công lao và khả năng của họ, Machiavelli đã nói thế này:

6. *Khi xem xét hành động và cuộc sống của họ thì chúng ta có thể thấy rằng họ không nợ bất cứ điều gì đạt được nhờ may mắn ngoài cơ hội đã cho họ vật liệu để đúc thành bất kỳ hình dạng nào phù hợp nhất với họ. Nếu không có cơ hội đó thì khả năng của họ sẽ bị lãng phí và nếu không có những khả năng đó thì cơ hội sẽ trở nên vô ích.*

Ví dụ về một công dân bình thường đã vươn lên nắm quyền nhờ khả năng của chính mình là tổng thống Andrew Jackson của Hoa Kỳ. Sinh ra từ những người nhập cư tị nạn Ireland, Andrew Jackson đã sống cuộc đời thơ ấu trong cảnh nghèo đói và khó khăn. Những tình huống khác nhau đã dẫn đến cái chết của tất cả các thành viên trong gia đình; đến nỗi chỉ còn ông ta là người sống sót duy nhất. Sau một loạt những khởi đầu sai lầm, Andrew cuối cùng có được bước tiến trong cuộc sống bằng cách trở thành một luật sư giàu có thuộc tiểu bang Tennessee. Năm 1812, Andrew tham chiến trong cuộc chiến giữa Hoa Kỳ và Anh. Ông nổi tiếng khắp nước như một anh hùng chiến tranh nhờ sự lãnh đạo và hành vi của mình trong suốt cuộc chiến. Danh tiếng này đã mang lại cho Andrew một cơ hội để trở thành một trong những nhân vật chính trị có ảnh hưởng nhất trong lịch sử nước Mỹ và ông ta đã nắm bắt lấy nó.

Năm 1824, ông tranh cử với ba ứng cử viên khác cho chức vụ tổng thống và đây là một trong những cuộc đua tổng thống sít sao nhất trong lịch sử Hoa Kỳ vào thời đó. Tất cả những ứng cử viên đến từ các vùng khác nhau của Mỹ. Tuy nhiên, trong số họ, Andrew là người duy nhất không thuộc giới thượng lưu - một người lao động bình dân ở phía bên kia trường đua đã nỗ lực vươn lên để trở thành người giàu có và có tầm ảnh hưởng. Andrew đã giành được đa số phiếu phổ thông nhưng vì không có người chiến thắng đa số trong cử tri đoàn, nên hạ viện phải quyết định người chiến thắng trong cuộc bầu cử. John Quincy Adams là một trong những ứng cử viên được kỳ vọng vào ghế tổng thống, đã sử dụng ảnh hưởng chính trị của mình để thuyết phục Clay tuyên bố cho mình vào chiếc ghế tổng thống.

Tuy nhiên, Andrew đã không bỏ cuộc và tranh cử trong các cuộc bầu cử tiếp theo, nơi ông đã đánh bại người đương nhiệm, Adams, để trở thành tổng thống thứ bảy của Hoa Kỳ. Công lao Andrew Jackson với tư cách là một anh hùng quân đội đã giúp ông ta trở thành tổng thống. Những thành tích của ông trong chiến tranh đã khơi dậy niềm tự hào trong cử tri nên họ đã ưu ái gọi ông là Old Hickory và là anh hùng của New Orleans. Ngoài những thành tích của mình, ông ta vẫn còn trong tâm trí người dân như một nhà lãnh đạo vươn lên từ con số không - một công dân bình thường.

7. *Những người, giống như những người này, trở thành hoàng tử từ những hành động dũng cảm giành được lãnh thổ một cách khó khăn thì họ giữ nó một cách dễ dàng. Những khó khăn phải đối mặt trong việc đạt được địa vị một phần xuất phát từ các quy tắc và phương pháp mới mà họ buộc phải thực thi để thành lập chính phủ của họ và đảm bảo nó. Cần phải nhớ rằng không có gì khó giải quyết và nguy hiểm hơn là cuộc phiêu lưu tạo ra một chế độ mới. Điều này là do người sáng lập sẽ gặp những kẻ thù đã được hưởng nhiều đặc quyền dưới chế độ cũ, và những người ủng hộ hờ hững, trong những người được hưởng luật mới sẽ không tích cực bảo vệ những người cộng tác mới.*

Điều này phù hợp với câu chuyện của Andrew với bức thư cuối cùng bởi vì, trong suốt tám năm làm việc tại tòa bạch ốc, ông tuyên bố đại diện cho lợi ích của những người Mỹ da trắng trong giới bình dân, đặc biệt là những người từ miền Nam và miền Tây của Hoa Kỳ để chống lại với tầng lớp giàu có và quyền lực của đất nước. Những lời tuyên bố của ông không làm cho mình thân mật với các quyền lực bởi vì chúng làm suy yếu tất cả các đặc quyền mà họ được hưởng trước khi ông nhậm chức. Điều này sau đó đã dẫn ông vào một loạt các cuộc đấu đá chính trị gay gắt để duy trì quyền lực của mình.

Chương 10

Sự Hiện Diện

"Chỉ cần hoàng tử cư trú ở đó thì sẽ rất khó để người khác soán ngôi." - Niccolò Machiavelli.

Sai lầm lớn nhất có thể mắc phải là mộng tưởng rằng sau khi chiến thắng thì cuộc chiến kết thúc. Chính trị là một cuộc chiến liên tục với những trận chiến khác nhau diễn ra hàng ngày. Trước khi giành được quyền lực thì cuộc chiến là với đối thủ của mình nhưng một khi có được vị trí quyền lực thì cuộc chiến sẽ là chống lại bất cứ ai tìm cách lấy đi quyền lực đó.

Một trong những tổ chức khó tiếp quản nhất là một tổ chức có luật pháp, có chương trình nghị sự, có phong tục tập quán hoặc ngôn ngữ khác với những gì bạn đã quen. Việc khó làm là giữ tất cả mọi người ngồi lại với nhau để đảm bảo tất cả thành viên đều có mục tiêu chung. Machiavelli tin rằng cách để làm điều này là duy trì sự hiện diện.

1. *Quản lý các vùng lãnh thổ có được ở những quốc gia có sự khác biệt về ngôn ngữ, tập quán hoặc luật pháp là một việc khó khăn. Chúng đòi hỏi một chút may mắn và nhiều nỗ lực. Một cách để giải quyết vấn đề này là hoàng tử quyết định sống trong lãnh thổ để đảm bảo vị trí của mình. Trong lúc ở đó thì ông ta có thể phát hiện ra các vấn đề ngay lập tức và khắc phục chúng tại chỗ. Nếu không sống trong lãnh thổ thì ông ta có thể dễ dàng bỏ qua các vấn đề cho đến khi chúng trở nên quá nghiêm trọng để khắc phục.*

Như Machiavelli đã nêu, hiện diện ở một khu vực mới mà bạn đang quản lý cho phép vị trí của mình được bảo mật vì bạn có thể dễ dàng phát hiện ra các vấn đề trước khi chúng leo thang và thực hiện các biện pháp để hạn chế chúng. Việc này cho phép bạn tự do kiểm soát, điều chỉnh hoặc kìm nén kịp thời bất kỳ tình huống nào xảy ra vào lúc cần thiết.

Thiết lập sự hiện diện của bạn. Đặc biệt là với tư cách của một chính trị gia, bạn sẽ phải đối mặt với sự phản đối từ các tổ chức tư vấn cũng như đối thủ chính trị hoặc sự quan liêu từ các ủy ban. Cơ quan chính phủ sẽ bảo vệ việc hành chánh khỏi bị người ta đá xung quanh, thúc đẩy các chương trình nghị sự khác nhau hoặc những người có mục tiêu và lòng trung thành khác với quyền lợi của bạn.

Khi nhận thấy những tình huống này không phù hợp với mục tiêu thì hãy vỗ nhẹ ngay từ đầu để ngăn chúng nổi lên khắp nơi. Sự hiện diện của bạn không được bất thường hoặc khi có khi không. Hãy thường xuyên để mọi người cảm nhận được sự hiện diện của bạn.

2. *Một lợi ích khác của việc hoàng tử cư trú trên lãnh thổ giành được là ngăn chặn các quan chức lạm dụng thần dân mới của mình và việc tiếp cận dễ dàng để khiến người dân hài lòng. Hoàng tử cần cung cấp cho thần dân nhiều lý do để yêu mình trong khi vẫn duy trì sự sợ hãi của họ. Bất kỳ ngoại bang nào muốn tấn công vào lãnh thổ này cũng phải hết sức lo sợ. Chỉ cần hoàn tử cư trú ở đó thì kẻ khác sẽ rất khó soán ngôi.*

Một lý do nữa tại sao chúng ta nên cho mọi người cảm thấy sự hiện diện của mình là để hạn chế những hành động thái quá của nhân viên hoặc nội các chống lại những người nhân danh bạn. Sẽ không có kết quả tốt đẹp nếu các thành viên trong nhóm của mình đi quấy rối, ngược đãi, lạm dụng hoặc làm tổn thương những người mà bạn cho là nhân danh mình lãnh đạo. Một trong những cách có thể nắm giữ quyền lực là đảm bảo trong tâm trí mọi người hễ theo bạn thì có lợi ích tốt nhất cho họ. Miễn là mọi người yêu quý bạn và miễn là sự hiện diện của mình phục vụ tốt cho họ thì sẽ khó có ai khác cố gắng giành lấy quyền lực từ bạn.

Tuy nhiên, có thể hiểu được rằng với rất nhiều trách nhiệm, cả trong nước và quốc tế thì bạn có thể không có mặt trực tiếp ở mọi nơi mình cần. Vì bạn không thể ở nhiều nơi cùng một lúc, nên có mặt trong bối cảnh ngày nay có nghĩa là mình vẫn được cập nhật về các diễn biến hàng ngày, những nhiệm vụ chính trị cũng như thu hút cộng đồng. Mọi nhà lãnh đạo chính trị đều phải có mặt khi cần thiết và sẵn sàng chỉ cho những người khác cách làm theo. Không làm được điều này sẽ khuyến khích các hành vi có thể gây ra sự diệt vong cho khát vọng chính trị của mình.

Một số chính trị gia triển vọng nhất đã bị ảnh hưởng sự nghiệp vì trong khi tham dự một trận đấu bóng dài thì họ quên không để mắt đến trái bóng. Điều này rất dễ bị cuốn trôi cho tương lai. Bạn có ước mơ thay đổi thế giới và dự định bắt đầu với chức vụ quản lý. Vậy thì ưu tiên của bạn phải là quản lý hiệu quả hiện tại trong khi lập kế hoạch cho tương lai. Bạn không nên hy sinh ở đây và bây giờ cho tương lai. Nếu không quản lý tốt hiện tại thì những tầm nhìn hay ước mơ về việc thay đổi thế giới sẽ không bao giờ nhìn thấy ánh bình minh.

3. *Ai làm cho người khác trở nên quyền lực thì bị hủy hoại vì quyền lực này là do sự khôn khéo hoặc vũ lực kết thành; hai thuộc tính này không thể tin tưởng bởi những người đã được nâng lên vị trí của quyền lực.*

Trong cuốn sách Quân Quyền của Machiavelli, vua Louis XII đã mắc một số sai lầm khiến ông phải trả giá – đánh mất vương quốc Mỹ Lan. Một trong những sai lầm là không sinh sống tại nơi sau khi đã chinh phục được. Louis XII mắc một sai lầm nghiêm trọng khác khi đưa thế lực ngoại bang cai trị Mỹ Lan thay vì bảo vệ quốc gia mới giành được của mình khỏi ảnh hưởng của các thế lực ngoại bang. Nhiều công dân đã không hài lòng với ông và liên minh với giáo hoàng. Sự căm ghét mà họ cảm thấy đối với người cai trị hiện tại là cảm thấy rằng ông không có lợi ích tốt nhất cho họ. Điều này đã khiến họ tập hợp lại sau giáo hoàng Alexander VI.

Thay vì đảm bảo vị trí của mình thì sự vắng mặt của ông đã cho phép giáo hoàng Alexander VI phát triển quyền lực hơn cho đến khi vua Louis XII trở nên xa lánh với thần dân của mình và quyền lực của ông trong số họ bị suy yếu, điều này khiến giáo hoàng Alexander dễ dàng lật đổ quyền lực khỏi ông. Vì không sống ở Ý nên ông ta không thể nhanh chóng nhìn thấy những vấn đề này lúc bắt đầu cho mãi đến khi chúng trở nên quá nghiêm trọng để ông ấy xử lý. Cuối cùng thì ông ta mất tất cả các lãnh thổ của mình.

Một ví dụ thời nay về một chính trị gia cho phép sự vắng mặt đã khiến sự nghiệp và cử tri của mình trở nên xấu đi là tổng thống của Nigeria, Muhammadu Buhari. Vào tháng 5 năm 2017, các báo cáo cho biết ông ta đã rời Nigeria đến vương quốc Anh không rõ vì lý do y tế và trong 90 ngày, không ai trong nước có thể biết chắc chắn ông ta đang ở đâu hoặc bệnh gì, và họ cũng không thể chắc chắn khi nào ông ta sẽ trở về hoặc ai đang nắm quyền cai trị đất nước. Trong lúc đó, ông ta đã trở về nước vào tháng 3 sau gần hai tháng công tác tại London.

Sự vắng mặt liên tục của ông đã gây ra sự phẫn nộ trong các thành viên cộng đồng Nigeria, cả trực tuyến lẫn ngoại tuyến. Nhiều người Nigeria lo lắng về mức độ hiệu quả của tổng thống và người ta đã đưa ra các quyết định quan trọng nhạy cảm về thời gian khi ông vắng mặt vì đất nước đang trải qua một số bất ổn kinh tế và khó khăn do sự chậm trễ trong việc đưa ra các quyết định chính sách quan trọng.

Do đó, đất nước chia thành hai phe, một nhóm kêu gọi tổng thống quay trở lại nhiệm vụ hoặc từ chức và nhóm kia bảo vệ quyền được chăm sóc y tế ở nước ngoài nếu ông muốn. Mọi người đã đi xa đến mức đổ ra đường để chứng minh sự vắng mặt của tổng thống. Cuối cùng thì ông ta cũng quay trở lại, nhưng thiệt hại đã xảy ra. Ông đã đánh mất niềm tin và sự tín nhiệm của phần lớn cử tri.

Duy trì hiện diện hoặc để cho sự hiện diện của mình được cảm nhận là một cách tuyệt vời để xây dựng lòng tin giữa những người bạn dẫn dắt cũng như ngăn ngừa sự nhầm lẫn và chia rẽ giữa họ.

Chương 11

Sự Hợp Tác: Tốt Hơn Là Được Sợ Hãi Hay Được Yêu Thương?

"Sẽ an toàn hơn nếu chọn sợ hãi trên yêu mến". - Niccolò Machiavelli.

Một điều về chính trị là những người bạn lãnh đạo đóng vai trò quan trọng như người lãnh đạo của mình. Không có họ thì vị trí của bạn thực tế là vô dụng. Ước mơ của mọi chính trị gia là có được sự ủng hộ và hợp tác của người dân, cho dù họ có cùng ý thức hệ hay không. Bạn có thể giành được sự hợp tác của họ thông qua tình yêu thương mà họ dành cho mình hoặc buộc họ phải sợ bạn.

Về chủ đề được yêu mến hay sợ hãi bởi những người mình dẫn dắt, Machiavelli đưa ra một số điểm thú vị mà bạn nên đề cập đến.

1. *Đi xuống những phẩm chất khác được đề cập ở trên, tôi nói rằng mọi hoàng tử nên mong đợi bản thân mình được nhìn nhận là người nhân từ và không tàn nhẫn. Tuy nhiên, hoàng tử phải cẩn thận không để tâm trí của mình bị lạm dụng.*

Sự nổi tiếng là một yếu tố chính trong sự thành công của một chính trị gia hoặc một đảng phái chính trị. Mọi chính trị gia đều muốn được lòng dân. Họ muốn mọi người thấy họ là người ôn hòa, chu đáo, hào phóng, ân cần, quan tâm, nhân ái và thân thiện. Họ muốn mỗi câu chuyện tin tức sẽ thể hiện khía cạnh con người hơn của họ, cho thấy họ quan tâm đến mọi người, giúp đỡ cộng đồng của họ, phục vụ vì hạnh phúc của nhân dân và nồng nhiệt với các tổ chức từ thiện địa phương.

THAY ĐỔI CÁCH SỐNG

Mối quan hệ với công chúng rất quan trọng và đó là điều Machiavelli nhấn mạnh trong câu trích dẫn, *"mọi hoàng tử nên mong đợi bản thân được nhìn nhận là người nhân từ và không tàn nhẫn"*. Loại tiếng tăm này rất quan trọng. Tuy nhiên, bạn phải cẩn thận đừng quá lạm dụng nó, nếu không, mọi người sẽ không ngần ngại dùng lòng tốt của bạn để đập lại mình.

2. *"Được yêu mến tốt hơn là sợ hãi hay sợ hãi tốt hơn được yêu mến?"* Tôi sẽ nói ngay lập tức rằng một hoàng tử nên phấn đấu vì cả hai, nhưng vì rất khó để kết hợp cả hai đức tính trong một người, nên nếu phải chọn một thì sẽ an toàn hơn nếu chọn vì sợ hơn là được yêu mến.

Machiavelli nhấn mạnh rằng liên quan đến việc đối xử tử tế hay tàn nhẫn với thần dân thì một chính trị gia tốt nhất nên cố gắng đạt được sự cân bằng của cả tình yêu lẫn nỗi sợ hãi. Tuy nhiên, con người gần như không thể vừa sợ vừa yêu cùng một lúc. Nên nếu phải lựa chọn giữa hai cảm xúc thì ông ta tin rằng một chính trị gia tốt hơn là chọn được sự sợ hãi của người dân hơn là tình yêu của họ. Và chúng ta sẽ tìm hiểu lý do của ông ấy cho điều này trong giây lát.

Các chính trị gia luôn phải đưa ra những lựa chọn khó khăn mà các cử tri của họ không muốn thực hiện. Đây là một phần trách nhiệm của người lãnh đạo. Các chính sách của bạn không thể làm hài lòng cho tất cả mọi người. Vì vậy, nếu phải lựa chọn khó khăn giữa việc hy sinh một người vì lợi ích lớn hơn của đất nước hoặc cứu một người để gây tổn hại cho quốc gia thì bạn nên hiểu khóa học nào trong số này sẽ ít gây đau đớn hơn về lâu dài.

Một ví dụ về điều này là so sánh phản ứng của Jacinda Ardern, thủ tướng New Zealand và Jair Bolsonaro, tổng thống Brazil, đối với đại dịch Vũ Hán (COVID-19). Trong nửa đầu năm 2020, khi căn bệnh này vẫn còn đang được điều tra và chưa có nhiều thông tin thì tổ chức y tế quốc tế WHO đã khuyến nghị việc đóng cửa như một phần của biện pháp để giảm sự lây lan do căn bệnh này và đồng thời kéo dài thêm thời gian cho đến khi tìm được cách trị liệu.

Khuyến nghị này vấp phải rất nhiều phản ứng từ những nhà lãnh đạo của các quốc gia trên toàn cầu vì họ lo lắng về các tác động có thể xảy ra đối với nền kinh tế và hầu hết các doanh nghiệp sẽ bị ảnh hưởng bởi lệnh cấm, cũng như tác động xã hội và tâm lý của dân chúng. Một số chính trị gia cảm thấy rằng nguy cơ mắc nhiễm không đáng để khiến cả quốc gia bị bắt buộc phải cách ly và một số khác cảm thấy rằng nếu kết quả ít lây nhiễm và tử vong hơn thì việc khóa cửa rất đáng để khám phá. Trong khi tranh luận đang diễn ra thì thời gian quý báu bị lãng phí và các nhà lãnh đạo thế giới cần phải hành động nhanh chóng để hạn chế sự lây lan của dịch bệnh và giảm mức báo động theo khuyến nghị của WHO. Đây là một quyết định khó thực hiện, vì một trong hai phương án sẽ khiến một số người sẽ tức giận với mọi người. Một số nhà lãnh đạo, như Jacinda, đã chủ động áp đặt lệnh cấm máy bay và cấm các chuyến bay ra vào New Zealand. Sau khi cảm hóa người dân của mình về điều đó thì bà ta đã có được sự hợp tác của dân chúng và đưa cả đất nước vào tình trạng giới nghiêm trong khi chính quyền làm việc với các nhà khoa học để tìm ra một giải pháp khả thi hơn. Kết quả là New Zealand có tỷ lệ nhiễm trùng và tử vong thấp nhất trên toàn thế giới.

Mặt khác, Jair Bolsonaro từ chối đặt đất nước mình vào tình trạng đóng cửa vì ông không nghĩ rằng căn bệnh này đủ gây tổn thất để khiến nền kinh tế của đất nước rơi vào tình trạng trì trệ. Kết quả là Brazil có tỷ lệ nhiễm trùng và tử vong cao thứ hai trên thế giới. Điều trớ trêu là cuộc tự sát kinh tế mà ông cố gắng tránh ngay từ đầu vẫn xảy ra vì nền kinh tế Brazillian giảm 5,8% vào năm 2020, và Ngân Hàng Thế Giới dự đoán một cuộc suy thoái nữa cho đất nước này. Tại thời điểm này, ngay cả những người ủng hộ khi ông quyết định không đặt đất nước vào tình trạng đóng cửa vì những tác động tiêu cực về kinh tế cũng đã thay đổi lập trường của họ.

Hai nhà lãnh đạo trong cùng một hoàn cảnh với hai lựa chọn phải đưa ra thì một người chọn đưa ra lời kêu gọi khó khăn có thể gây khó chịu tạm thời nhưng ít gây đau đớn cho người dân về lâu dài trong khi người kia thì không và kết quả khác biệt rõ rệt.

3. *Lý do cho điều này là mọi người nói chung thì vô ơn, hay thay đổi, giả dối, hèn nhát và tham lam. Chừng nào còn thành công thì họ sẽ ở lại với bạn, sẵn sàng hiến dâng máu thịt, tài sản, tính mạng và con cái của họ lúc hoạn nạn còn ở xa. Tuy nhiên, ngay khi có nhu cầu thì họ sẽ quay lưng lại với bạn.*

Bản chất con người là hay thay đổi và sẽ chấp nhận bất cứ điều gì miễn là nó phục vụ cho mục đích cá nhân của họ. Machiavelli cảnh báo rằng những người tỏ ra ủng hộ vì sự ưu ái mà họ muốn giành được từ bạn sẽ không ngần ngại quay lưng lại nếu thủy triều chống lại bạn hoặc những ưu ái mà họ từng được hưởng không còn nữa.

4. *Vì vậy, hoàng tử, miễn là ông ta giữ cho dân tộc của mình đoàn kết và trung thành thì không nên bận tâm về mang tiếng tàn ác. Chỉ với một vài nghĩa cử thì hoàng tử sẽ cho thấy mình là người nhân từ hơn những người mà thông qua quá nhiều lòng thương xót, để cho bạo loạn dẫn đến giết chóc và cướp bóc phát sinh. Những vụ việc như vậy có khả năng làm tổn thương một lượng lớn dân số, trong khi các vụ hành quyết có thể dập tắt vì chúng chỉ ảnh hưởng đến một vài cá nhân.*

Theo Machiavelli, miễn là bất kỳ chính sách nào sắp được áp dụng đều đảm bảo rằng người dân sẽ hài lòng, hạnh phúc và bình yên thì bạn không cần phải bận tâm đến việc mang tiếng là độc ác. Hầu hết các nhà lãnh đạo thể hiện quá nhiều lòng trắc ẩn và sự cân nhắc đến mức làm tê liệt bất kỳ lời kêu gọi khó khăn nào mà họ phải đưa ra. Với nỗ lực không mất thiện cảm hoặc làm thất vọng người dân thì họ sẽ làm mọi thứ trở nên tồi tệ hơn bằng cách gây ra nhiều vấn đề cũng như rối loạn và náo động hơn.

Một khi người dân được nếm trải lòng nhân từ thì luôn mong muốn nhiều hơn từ những người lãnh đạo của mình, nhưng vì ghét kỷ luật nên chỉ một lần nếm trải nó thì họ sẽ duy trì hòa bình và lập lại trật tự. Machiavelli chỉ ra rằng mặc dù sự tàn nhẫn có thể là cần thiết, nhưng bạn không nên lạm dụng nó. Chỉ cần nghiêm khắc sử dụng sự tàn nhẫn trong một vài cá nhân sâu bọ làm vật tế thần và những người còn lại sẽ xếp hàng để tránh bị trừng phạt.

Cũng giống như yêu, việc lạm dụng sự tàn nhẫn khá dễ dàng và điều đó làm mất đi toàn bộ mục đích. Chọn vật tế thần để gánh chịu sự tàn ác của bạn thay vì trừng phạt toàn bộ người dân là một cách tiết kiệm và hiệu quả để truyền tải thông điệp của mình.

Những người chọn cách từ bi thái quá trong nỗ lực để được yêu thương thường không mạnh mẽ và thiếu quyết đoán. Một khi bước xuống con đường đó thì bạn khó có thể quay lại. Một khi đã tạo được cho mình danh tiếng là người tử tế thì điều đó khiến bạn thích thú và nhiều người sẽ mong đợi mình cư xử theo cách đó nhiều hơn. Và lúc bạn không làm vậy thì mọi người sẽ thấy bạn là người xấu tính, thờ ơ và thậm chí là độc tài.

Tuy nhiên, khi người mang tiếng là tàn nhẫn và làm điều gì đó nhân ái, dù ít đi chăng nữa thì người ta đánh giá cao điều đó hơn. Thà có tiếng xấu và thỉnh thoảng làm điều tốt hơn là mang tiếng tốt và thỉnh thoảng làm điều gì đó xấu. Cái trước được coi là một sự cải tiến trong khi cái sau được coi là một khuyết điểm.

Quá nhiều lòng trắc ẩn có thể dẫn đến sự thái quá. Quá nhiều sự tàn nhẫn sẽ dẫn đến sự thù hận. Cho nên, tốt nhất là sử dụng cả hai một cách tiết kiệm.

5. *Trong tất cả các hoàng tử thì không thể có hoàng tử nào mới lên ngôi mà tránh được tai tiếng tàn ác. Điều này là do các lãnh thổ mới có đầy dẫy những mối nguy hiểm cần được kiểm tra. Tuy nhiên, hoàng tử phải chậm tin hoặc hành động và không nên tỏ ra sợ hãi. Hoàng tử phải hành động một cách bình tĩnh với sự quan tâm cùng cảm thông đối với mọi người của mình sao cho sự tự tin thái quá không khiến mình bất cẩn và quá thận trọng không khiến mình nghi ngờ cũng như không thể dung thứ.*

Machiavelli nói thêm rằng tất cả mọi người sẽ khó tránh khỏi việc mang tiếng là độc ác thì một nhà lãnh đạo mới được bầu là người đứng đầu danh sách. Thông thường thì khi mọi người bầu ra các nhà lãnh đạo mới và làm như vậy vì họ mong đợi sẽ thấy sự thay đổi. Không bao giờ dễ dàng để thay đổi mọi thứ vì không giống như những gì đã được tin tưởng, mọi người không thích sự thay đổi và họ sẽ chống lại nó. Bạn sẽ rất khó khăn trong công việc của mình, đặc biệt là những người mới đến sẽ phải đấu tranh khó khăn để tạo dựng vị thế và danh tiếng trong chức phận của họ. Do đó, vì không thể tránh khỏi tai tiếng là người tàn nhẫn nên bạn cũng có thể không cần phải cố gắng.

Mặt khác, Machiavelli cũng không thúc đẩy sự tàn ác không cần thiết và cực độ tàn nhẫn đối với người dân. Trên thực tế, ông chỉ trích các nhà lãnh đạo quá tàn nhẫn và lạm dụng quyền lực vì điều đó khiến họ bị ngược đãi và lạm dụng. Như đã đề cập trước đây, sự tàn ác quá nhiều sẽ không dẫn đến sự phục tùng, hợp tác, hỗ trợ hoặc trung thành - chỉ có sự thù hận. Nếu bạn định sử dụng sự tàn nhẫn thì hãy để hành động này được chính đáng và những lợi ích phải xứng đáng với sự tàn nhẫn.

6. *Bất kỳ hoàng tử nào hoàn toàn tin tưởng vào những lời hứa và bỏ qua các biện pháp phòng ngừa sẽ bị phá hủy hoàn toàn. Tình yêu này là do những thứ họ cố gắng đạt được chứ không phải bởi tình cảm chân thành hay cao thượng. Điều này có thể kiếm được nhưng thường không an toàn và không thể dựa vào trong*

lúc cần thiết. Con người ít sợ xúc phạm tới người mình yêu hơn là người họ sợ hãi. Tình yêu này được thực hành bởi một chuỗi nghĩa vụ mà, do bản tính hay thay đổi của con người, có thể phá vỡ bất cứ lúc nào không có lợi cho họ. Mặt khác, nỗi sợ bị trừng phạt nghiêm khắc không bao giờ thất bại.

Cảm tình là một động lực mạnh mẽ thì sợ hãi cũng vậy. Trong khi tình cảm tạo ra cảm giác về nghĩa vụ hoặc bổn phận thì nỗi sợ hãi lại sinh ra sự phục tùng và kỷ luật. Nỗi sợ hãi về sự trừng phạt, tù đày, sự kỳ thị của xã hội và quả báo là động cơ thúc đẩy mọi người tuân thủ pháp luật. Nếu mọi người không sợ hậu quả của việc thả lỏng luật pháp thì người ta sẽ hành động thiếu kỷ luật và kiểm soát.

Mọi thị thành và cư dân cần có một sự sợ hãi hợp lý để trật tự được tồn tại. Hy vọng rằng mọi người sẽ cư xử tốt vì họ yêu bạn hoặc vì đó là nghĩa vụ công dân của họ là vô ích vì không ai trong số này đủ kiên quyết để buộc phải tuân theo.

7. *Tuy nhiên, hoàng tử nên khơi dậy nỗi sợ hãi ở mọi người theo cách mà dù không chiếm được tình cảm thì mình vẫn không bị ghét bỏ.*

Mặc dù có một cái giá phải trả cho việc bước ra khỏi ranh giới, nhưng điều này phải nằm trong giới hạn hợp lý. Nếu bạn đặt chúng quá cao thì nó sẽ khuyến khích sự phản kháng, nổi loạn và bất tuân công khai. Nếu bạn đặt chúng quá thấp thì cái giá phải trả không đáng để khuyến khích sự vâng lời và trở nên vô ích. Vậy nên, giá phải đủ cao để khuyến khích sự vâng lời mà không bị lạm dụng và ngược đãi.

8. *Triều đại của hoàng tử sẽ trường tồn mà không bị ghét bỏ và điều này sẽ được tiếp tục miễn là ông ta không ăn cắp tài sản của thần dân hoặc phụ nữ của họ. Khi cần thiết để lấy đi mạng sống của một ai đó thì ông ta phải làm điều này dựa trên sự biện minh thích hợp và một lý do rõ ràng. Trên hết, ông ta phải không chiếm đoạt tài sản của người khác bởi vì, trong khi mọi người có thể nhanh chóng quên đi cái chết của cha mình thì việc quên mất tài sản lại khó hơn.*

Machiavelli liệt kê một số giới hạn của sự tàn ác; ông nói rằng khi ra đòn trừng phạt, đừng lấy tài sản, công việc, địa vị hoặc danh dự của người khác cho bản thân mình. Không tấn công nhân viên hoặc thành viên gia đình của họ. Có thể hiểu được nếu bạn phải vấy bẩn trong khi hoàn thành nhiệm vụ của mình - đó là điều làm nên sự khác biệt của một nhà lãnh đạo. Tuy nhiên, nếu bạn cần phải hành động thì đừng đùa cợt với nó.

Theo Machiavelli, mọi người có xu hướng quên đi cái chết của cha mẹ nhanh hơn là khi mất tài sản của họ. Ở thời hiện đại, chúng ta có thể gọi tài sản là danh tiếng, danh dự và bất kỳ thứ gì khác mà người ta coi nó quý giá hơn gia đình. Nếu bạn giả mạo bất kỳ điều nào trong số này thì nạn nhân sẽ không bao giờ quên hoặc tha thứ và đây là loại kẻ thù tồi tệ nhất mà chúng ta sẽ có.

9. *Trở lại câu hỏi sợ hãi hay yêu thương, tôi rút ra một kết luận rằng, bởi vì con người yêu mến theo ý mình và sợ hãi theo ý muốn của hoàng tử. Một hoàng tử khôn ngoan sẽ làm tốt việc gây dựng chính mình trên nó - dưới sự kiểm soát của mình và không nằm trong sự kiểm soát của người khác. Tuy nhiên, như đã nói, hoàng tử phải cố gắng để không thu hút sự thù hận.*

Machiavelli kết luận bằng cách nói rằng mặc dù mọi người có thể ngưỡng mộ hoặc yêu thích những nhà lãnh đạo tài giỏi, nhưng họ vẫn tuân theo và tôn trọng những người mạnh mẽ, những người đưa ra tất cả các quyết định khó khăn. Mọi người yêu tùy theo quyết định của họ nhưng sẽ sợ vì hành vi của bạn. Bạn không thể kiểm soát cảm xúc của người khác, nhưng bạn chắc chắn có thể kiểm soát hành vi của mình. Tốt nhất là một chính trị gia thì nên căn cứ quyền lực vào những việc nằm trong tầm kiểm soát của mình.

Chương 12

Thực Hiện Lời Hứa: Tốt Hơn Là Hào Phóng Hay Keo Kiệt?

"Không có gì biến mất nhanh chóng bằng sự hào phóng bởi vì ngay cả khi đang thực hiện thì bạn cũng nhanh chóng mất đi sức mạnh để làm điều này." - Niccolò Machiavelli.

Cùng với những hành vi mà một chính trị gia cần phải nổi tiếng thì có một câu hỏi đặt ra là liệu họ nên hào phóng hay keo kiệt. Bạn có nên quyên góp từ thiện hay không? Bạn có nên yêu cầu tín dụng hoặc sự công nhận khi làm hay không? Bạn mang theo máy ảnh hay bỏ chúng lại? Machiavelli trả lời những câu hỏi này trong cuốn sách của mình.

1. *Trong hai đức tính trên thì hào phóng là tốt hơn cả. Tuy nhiên, sự hào phóng phải được thực hiện theo cách mang lại danh tiếng cho mình vì nếu không thì điều đó sẽ hại bạn. Nếu một người thực sự hào phóng và không được biết đến vì nghĩa cử đó thì một người như vậy sẽ không thể tránh khỏi những lời chỉ trích ngược lại.*

Machiavelli nói rằng hào phóng tốt hơn là keo kiệt; tuy nhiên, nhân từ vì lợi ích mà không được biết đến là một sự lãng phí tiền bạc và gây hại nhiều hơn là có lợi cho sự nghiệp chính trị. Nếu là một nhà tài trợ giấu tên lớn và không ai nhận biết được sự hào phóng này thì bạn sẽ sống cuộc đời của mình với danh tiếng là một kẻ keo kiệt trong trường hợp ngược lại.

Nếu phải làm một việc tốt thì đừng để ẩn danh và phải có mục đích đằng sau nó. Hãy chắc chắn rằng bạn có được một tấm ảnh, ít nhất, về sự hào phóng của mình. Tuy nhiên, hãy cẩn thận với những phương pháp bạn chọn để thể hiện lòng nhân từ của mình.

Barack Obama là một trong những chính trị gia có sức hút nhất trong lịch sử thế giới gần đây. Một phần sự quyến rũ là tính cách hào phóng của ông ta. Trong khi ông là tổng thống Hoa Kỳ, một số hành động hào phóng đáng nhớ nhất của ông đối với tổ chức từ thiện bao gồm khoản quyên góp 50.000 đô la mà ông biếu cho tổ chức từ thiện CARE và giải Nobel của mình, đã cung cấp cho mười tổ chức từ thiện khác nhau tổng cộng đến 1,4 triệu đô la để chia sẻ.

Các tổ chức từ thiện khác nhận được sự hào phóng của Obama bao gồm Quỹ Đại Học United Negro, Quỹ Lãnh Đạo Và Giáo Dục Appalachian, Quỹ Học Bổng Tây Ban Nha, Africare, Quỹ Cao Đẳng Mỹ Da Đỏ, Viện Trung Á nhằm thúc đẩy giáo dục trẻ em gái ở Afghanistan và Pakistan và Quỹ Posse giúp các trường trung học phi truyền thống đào tạo cho các em vào đại học.

Nếu xem xét kỹ tất cả các tổ chức từ thiện này thì chúng có một chủ đề chung - giúp đỡ các cộng đồng bị tước quyền hoạt động ở cả Hoa Kỳ và trên thế giới nói chung. Chủ đề này phục vụ mục đích khiến tất cả các cộng đồng này quý mến ông ta hơn nữa. Điều này đáp ứng ba trong số các yêu cầu mà Machiavelli đã đưa ra - hãy để nó có mục đích, để nó được biết đến và cẩn thận trong việc lựa chọn chúng.

2. *Vì vậy, bất cứ ai muốn duy trì danh tiếng hào phóng đều phải tỏ ra khác lạ trong việc thể hiện lòng hào hiệp của mình. Một hoàng tử làm điều này sẽ sử dụng hết tài sản cho những hành vi như vậy và cuối cùng thì sẽ buộc phải gánh nặng quá mức cho người dân bằng cách đánh thuế và làm mọi thứ có thể để kiếm nhiều tiền hơn. Điều này sẽ sớm khiến mọi người ghét ông ta và khi ông ta trở nên nghèo khó thì ông ta sẽ trở nên vô giá trị đối với mọi người.*

Tuy nhiên, Machiavelli chỉ ra rằng quá hào phóng sẽ hủy hoại bạn vì con người là vô độ và luôn muốn nhiều hơn nữa. Bạn không thể đáp ứng hết tất cả các nhu cầu mà họ trút lên đầu bạn. Tuy nhiên, nếu bạn là kiểu người muốn duy trì danh tiếng hào phóng bằng mọi giá thì bạn phải cống hiến nhiều hơn để duy trì mức độ hài lòng về những việc làm tốt của mình đã từng mang lại cho họ.

Mặt hạn chế là bạn sẽ sớm cạn kiệt quỹ cá nhân và công quỹ khi sống theo cách này. Để bù đắp cho sự sụt giảm này thì hầu hết các chính trị gia sẽ đánh thuế người dân nặng hơn để kiếm nhiều tiền hơn hầu đáp ứng nhu cầu của họ. Cũng như chương trước, ai cũng muốn tận hưởng những điều tốt đẹp mà không cần phải trả tiền cho chúng. Vì vậy, bạn sẽ sớm phát hiện ra rằng họ sẽ rất bực bội vì bạn đã đi theo con đường này.

3. *Bạn là hoàng tử hoặc đang trên đường trở thành hoàng tử. Trong trường hợp đầu tiên, sự hào phóng là nguy hiểm, nhưng nó cần thiết được biết đến trong trường hợp thứ hai.*

Trong các chiến dịch tranh cử thì mọi người luôn mong đợi các chính trị gia đưa ra một số lời hứa để thuyết phục các cử tri bỏ phiếu cho họ. Điều này cũng dễ hiểu vì các chiến dịch là những cuộc chiến dùng để giành lấy một chỗ ngồi trên bàn chính trị. Có tiếng hào phóng là một cách để khiến mọi người quan tâm đến bạn. Các chính trị gia sẽ đưa ra lời hứa như cắt giảm thuế, xây dựng cơ sở mới, cung cấp các dịch vụ tốt hơn, cấp ưu đãi, v.v.

4. *Ngoài ra, nếu ai đó trả lời, "Nhiều người đã trở thành hoàng tử và đã làm những việc lớn với quân đội mà vẫn rất hào phóng," tôi sẽ nói, "Hoàng tử sử dụng tiền của chính mình hoặc của thần dân của mình, hoặc của người khác".*

Tuy nhiên, khi nhậm chức thì họ sẽ khó đáp ứng được những lời hứa đó bởi vì họ nhanh chóng phát hiện ra rằng công quỹ là hữu hạn, nhưng nhu cầu thì không. Hầu hết các chính trị gia không đủ khả năng để thực hiện tốt những lời hứa mà mình đã đưa ra, đặc biệt là nếu họ cũng muốn giữ lời hứa cắt giảm thuế, vì nguồn tiền duy nhất hiện có là tiền cá nhân hoặc thuế từ các cơ quan cử tri.

5. *Với lòng rộng lượng này đã làm mất lòng nhiều người mà kẻ hưởng lợi thì ít, hoàng tử sẽ bị ảnh hưởng bởi mọi rắc rối và gặp rủi ro mỗi khi có dấu hiệu nguy hiểm. Một khi hoàng tử nhận ra điều này và muốn tránh vấn đề này thì hoàng tử sẽ bị chỉ trích là keo kiệt.*

Khi hết quà hoặc việc tốt để tặng người nghèo thì họ sẽ quay lưng lại với bạn. Một, bởi vì bạn sống lâu hơn quyền lợi của họ và không còn giá trị đối với họ nữa. Hai, bởi vì hành động nhân từ của bạn sẽ chỉ mang lại lợi ích cho một số ít vì chúng thường nhắm vào những bộ phận nhỏ của cộng đồng hoặc các nhóm lợi có ích đặc biệt.

Tuy nhiên, việc phá vỡ những lời hứa lớn lao mà bạn đã hứa, chẳng hạn như tăng thuế để tài trợ cho những hành động nhân từ nhỏ nhặt của bạn thì sẽ khiến nhiều người khác bị xúc phạm. Những người không được hưởng lợi từ chúng sẽ giận dữ với bạn vì đã sử dụng tiền của người đóng thuế để tài trợ cho những thứ mà họ cho là phù phiếm. Ví dụ, nếu bạn xây một sân bóng đá mới thì xã hội khoa học có thể coi đó là một sự lãng phí kinh phí mà lẽ ra là phải dùng cho công việc nghiên cứu. Nếu bạn xây dựng một công viên mới thì xã hội văn học có thể coi đó là một sự sỉ nhục vì họ cần thêm thư viện. Nếu bạn đi lại một con đường xấu thì những người trên các đường phố xung quanh có thể phàn nàn về việc không được xem xét. Nếu bạn tạo một quỹ học bổng cho những người bị thiệt thòi về nhân khẩu học thì những người khác có thể phàn nàn về việc bạn bỏ bê họ.

Bạn thấy đấy, đây là những việc làm tốt, nhưng một khi bạn bắt đầu hỗ trợ chúng cho một nhóm người thì những nhóm khác cũng sẽ mong đợi bạn làm điều tương tự vì nhu cầu của họ. Nhưng chỉ có thật nhiều tiền mới có thể đáp ứng được tất cả những nhu cầu này. Khi nhận ra cái hố mà mình đã tự đào và cố gắng tìm chỗ đứng an toàn bằng cách cắt giảm chi phí thì mọi người sẽ gọi bạn là kẻ keo kiệt và danh tiếng khó kiếm được của mình sẽ trở thành đống đổ nát.

6. *Nếu khôn ngoan thì ông ta không nên sợ bị gắn mác là kẻ keo kiệt. Cùng với thời gian thì hoàng tử sẽ được đánh giá cao hơn về hào phóng bởi vì nó sẽ trở nên rõ ràng rằng nếu nền kinh tế dồi dào, rằng ông ta có thể tự vệ trước mọi cuộc tấn công và có thể thực hiện các dự án của mình mà không phải trao gánh nặng cho thần dân. Vì vậy, đây sẽ là trường hợp mà hoàng tử thực hiện được lòng rộng lượng đối với nhiều thần dân và hà tiện đối với số ít những người mà hoàng tử không cho.*

Machiavelli tin rằng một chính trị gia thông minh không nên bận tâm về việc đưa ra những lời hứa hào phóng. Nếu điều đó khiến mình mang tiếng là keo kiệt thì hãy cứ như vậy. Tuy nhiên, nếu bạn có thể quản lý để giữ cho nền kinh tế đủ ổn định cho mọi người được hưởng lợi từ nó và đồng thời bạn có thể thực hiện các dự án mà không đặt gánh nặng lên cử tri của mình thì mọi người sẽ đánh giá cao bạn hơn đúng lúc. Đó là bởi vì phần lớn cộng đồng của bạn sẽ được hưởng phần thưởng, giống như các nhóm thiểu số đã được chọn.

Năm 1988, khi George H.W. Bush phát biểu chấp nhận đề cử tổng thống của mình tại đại hội đảng cộng hòa thì ông hứa với cử tri:

"Tôi là người sẽ không tăng thuế. Mặt khác, đối thủ của tôi tuyên bố rằng anh ta sẽ nâng chúng lên như một phương án thứ ba hoặc cuối cùng. Tuy nhiên, khi một chính trị gia nói như vậy thì biết rằng đó là phương sách duy nhất mà anh ta có.

Đối thủ của tôi sẽ không loại trừ việc tăng thuế, nhưng tôi sẽ làm. Ngay cả khi quốc hội thúc đẩy tôi tăng thuế, tôi sẽ không làm. Khi họ khăng khăng, tôi sẽ nói với họ, "Hãy đọc đôi môi tôi, không có thuế mới".

Như Machiavelli dự đoán, khi Bush trở thành tổng thống, ông khó giữ lời hứa. Vào ngày 26 tháng 6 năm 1990, ông ta thừa nhận rằng ông ta sẽ cần thực hiện một số biện pháp để cải thiện nền kinh tế đang bị đình trệ của Hoa Kỳ, bao gồm cả việc tăng thu nhập từ thuế. Các tiêu đề của tờ báo trở nên rầm rộ vào sáng hôm sau. Một người rất thú vị từ New York Post nói, "Đọc Đôi Môi Tôi, Tôi Đã Nói Dối!"

Không phải lỗi của Bush khi ông phải tăng thuế. Ông và nhóm của mình đã làm việc chăm chỉ để cắt giảm chi tiêu ngoài tầm kiểm soát để tạo ra nhiều thu thập hơn, nhưng cuối cùng, điều duy nhất ông có thể làm là từ bỏ lời hứa của mình và tăng thuế. Ông đã không thực hiện được một điều mà ông đã hứa với mọi cử tri là ông sẽ làm và điều đó làm ảnh hưởng đến cơ hội của ông trong lần tái tranh cử vào năm 1992 khi cả hai đối thủ chính là Pat Buchanan và Bill Clinton, liên tục nhắc nhở đến các cử tri về lời hứa mà ông đã không giữ được.

George Bush không phải là tổng thống Hoa Kỳ duy nhất đưa ra những lời hứa tranh cử trong thời điểm nóng mà không giữ được. Trong suốt lịch sử nước Mỹ, bạn thấy những lời hứa thất bại đó nằm rải rác.

1. Woodrow Wilson, vào năm 1916, tái tranh cử với khẩu hiệu, "Ông đã giữ chúng ta khỏi chiến tranh". Chỉ chưa đầy 30 ngày trong chính quyền mới của mình thì ông đã yêu cầu một phiên họp chung của quốc hội tuyên chiến chống lại Đức, sử dụng sự thất hứa của Đức ngăn chặn chiến tranh U-boat không hạn chế và dùng nỗ lực kêu gọi của Mexico thành lập một liên minh chống lại Hoa Kỳ làm lý do của mình. Hai ngày sau, quốc hội chấp thuận yêu cầu của ông.

2. Herbert Hoover vào năm 1928 hứa hẹn cho mọi người sự thịnh vượng, bao gồm "một con gà trong mỗi nồi" và "một chiếc xe hơi cho mỗi sân sau". Chưa đầy tám tháng cầm quyền thì thị trường chứng khoán sụp đổ và đưa đất nước vào một cuộc suy thoái kinh tế được gọi là đại suy thoái.

3. Franklin D. Roosevelt vào năm 1932 đã chỉ trích đối thủ của mình, Hoover, về việc chi tiêu thâm hụt và hứa sẽ đưa quốc gia hoạt động trở lại. Trong lúc các chính sách chi tiêu mới của Roosevelt đã đưa quốc gia trở lại hoạt động thì nó cũng làm tăng thâm hụt chi tiêu nhiều hơn. Trong cuộc đấu thầu chưa từng có cho nhiệm kỳ thứ ba vào năm 1940, ông cũng hứa với cử tri, "Những cậu bé của các bạn sẽ không bị đưa vào bất kỳ cuộc chiến tranh nước ngoài nào". Khi Trân Châu Cảng bị ném bom vào năm 1941 thì Roosevelt yêu cầu quốc hội tuyên chiến với Nhật Bản, cử các cậu bé tham gia một cuộc chiến tranh nước ngoài khác bất chấp lời hứa của mình.

4. Lyndon B. Johnson trở thành tổng thống năm 1963 sau khi John F. Kennedy bị ám sát. Trong khi tái tranh cử vào năm 1964, ông đã vẽ đối thủ của mình như một con chó săn chiến tranh và hứa sẽ không "gửi những cậu bé Mỹ cách xa nhà 9 hoặc 10 nghìn dặm để làm những gì mà người châu Á nên yêu cầu các cậu bé của họ phải làm cho họ". Ông ta đã không giữ lời hứa khi gửi quân tham chiến đến Việt Nam và khiến cuộc chiến leo thang với sự can thiệp của ông ta. Ông ta buộc phải rút khỏi cuộc đua tổng thống năm 1968 sau khi bị dư luận chống lại mình.

5. Richard Nixon năm 1968 hứa sẽ chấm dứt chiến tranh và tìm cách thực hiện "hòa bình trong danh dự" tại Việt Nam. Các trợ lý đã đi xa khi nói với các phóng viên rằng ông có một kế hoạch bí mật để kết thúc chiến tranh. Tuy nhiên, trong sáu tháng đầu cầm quyền của ông thì thương vong do chiến đấu của Hoa Kỳ đã tăng lên. Ông đã không thể kết thúc chiến tranh và nó vẫn tiếp tục kéo dài, ngay cả sau khi Nixon tái đắc cử vào năm 1972. Những người lính Mỹ cuối cùng đã không rời Việt Nam cho đến năm 1975 sau khi Nixon rời nhiệm sở.

6. Trong chiến dịch tranh cử năm 1976, Jimmy Carter hứa sẽ giải quyết cuộc khủng hoảng năng lượng, bãi bỏ quy định ngành dầu khí, tăng thuế khí đốt, và thậm chí theo đuổi các nguồn

năng lượng thay thế bằng cách lắp đặt các tấm năng lượng mặt trời trong Nhà Trắng. Tuy nhiên, sau khi nhậm chức thì ông không thể tìm thấy bất kỳ ai để hỗ trợ hoặc tài trợ cho bất kỳ sáng kiến nào của mình và cuộc khủng hoảng năng lượng ngày càng trở nên tồi tệ dưới sự quản lý của ông.

7. Năm 1980, Ronald Reagan hứa sẽ thông qua một sửa đổi hiến pháp cho phép cầu nguyện tự nguyện trong các trường công lập. Mặc dù ông đã đề xuất sửa đổi, nhưng nó đã chết trước quốc hội. Những nỗ lực tiếp theo để hồi sinh nó vào năm 1999 và 2006 cũng đạt kết quả tương tự.

8. Năm 1992, một trong những lời hứa trong chiến dịch tranh cử của Bill Clinton là chỉnh lý hoàn toàn hệ thống chăm sóc sức khỏe và cung cấp dịch vụ chăm sóc sức khỏe toàn dân cho mọi người Mỹ. Trong nhiệm kỳ đầu tiên thì cải cách chăm sóc sức khỏe là một ưu tiên của chính quyền, nhưng ông đã vấp phải sự phản đối từ phe cộng hòa. Ông giao Hillary Clinton phụ trách lực lượng thi hành, nhưng không nhận được sự ủng hộ và đề xuất này đã chết tại quốc hội, mặc dù đảng dân chủ có tỷ lệ thành viên ở cả hai viện lớn hơn.

9. Năm 2000, George W. Bush hứa sẽ tư nhận hóa an sinh xã hội, giảm chi tiêu của chính phủ, và "thay sắc" trong Nhà Trắng. Ông ta cũng hứa sẽ ngăn chặn việc gửi quân đi khắp nơi trên thế giới khi nói, "nếu chúng ta không ngừng gửi quân đội của mình đi khắp thế giới trong các nhiệm vụ xây dựng đất nước thì chúng ta sẽ vấp phải những vấn đề nghiêm trọng và tôi sẽ ngăn chặn điều đó". Tuy nhiên, dưới sự điều hành của ông thì chi tiêu của chính phủ tăng vọt, một phần là do các cuộc chiến mới mà lính Mỹ đang chiến đấu ở Afghanistan và Iraq sau vụ tấn công ngày 11 tháng 9.

10. Năm 2008, Barack Obama hứa sẽ làm việc để "khép lại sự chia rẽ đảng phái ở Washington". Tuy nhiên, vì một số lý do, vào thời điểm ông rời chức vụ vào năm 2017 thì sự chia rẽ đảng phái ở Washington đã rộng hơn so với khi ông nhậm chức vào năm 2009.

11. Năm 2016, Donald Trump đưa ra một số lời hứa trong chiến dịch tranh cử của mình, bao gồm lời hứa sẽ bắt Hillary Clinton vào tù và "xây một bức tường" dọc biên giới Mexico với Mex-

ico sẽ trả tiền chi phí cho công việc này. Ông ta đã không hoàn tất những điều này trong 4 năm làm tổng thống.

Tất cả các tổng thống này đều đã khiến chính quyền của họ tan nát do không đáp ứng được những lời hứa mà họ đã đưa ra khi vận động tranh cử. Nếu họ không đạt được chúng hoặc đã thành công trong việc đạt được chúng thì thời gian tại vị của họ sẽ không để lại dấu hằn. Nếu bạn đang tìm kiếm một danh sách những lời hứa của chiến dịch không được thực hiện thì đây là một nơi tốt để bắt đầu.

Chương 13

Đầu Tư Vào Quan Hệ Công Chúng

"Do đó, hoàng tử cần có tất cả những phẩm chất tốt đẹp như tôi đã mô tả, nhưng cũng cần thiết để hoàng tử giả vờ có chúng". - Niccolò Machiavelli.

Là một chính trị gia thì không gì có thể quan trọng hơn đối với sự nghiệp của mình ngoài danh tiếng của bạn. Machiavelli thậm chí còn tự nói như vầy:

1. *Không gì làm cho hoàng tử nổi tiếng hơn những thành tựu to lớn và những cử chỉ mẫu mực của mình.*

Mặc dù những thành tựu to lớn và những nghĩa cử gương mẫu đó có thể là về xây dựng và đóng góp cho cộng đồng, nhưng chúng cũng góp phần xây dựng danh dự, uy tín, danh tiếng và vinh quang cho bạn.

Đó là lý do tại sao trong các cuộc bầu cử, các ứng cử viên cố gắng giành được nhiều tín nhiệm hơn với cử tri bằng cách kết thân với các chính trị gia đã nghỉ hưu hoặc được dân được yêu thích. Đó cũng là lúc mà các ký giả quay cóp thêu dệt nên một chiến dịch bôi nhọ tồi tệ nhất trên các phương tiện truyền thông để hủy hoại danh tiếng của đối thủ. Nếu bạn nghiêm túc với sự nghiệp chính trị của mình thì điều quan trọng là phải đầu tư để có được một số quan hệ tốt cho bản thân và nhóm của bạn.

2. *Một hoàng tử, trên tất cả, nên cố gắng trong mọi hành động để được nổi tiếng là vĩ đại và đáng chú ý.*

Khi cử tri chọn người mà họ cảm thấy phù hợp nhất để lãnh đạo thì họ sẽ xem xét cả cá tánh cũng như khả năng lãnh đạo của chính trị gia đó. Làm tốt việc có một hình ảnh mà công chúng có thể liên kết với ứng cử viên - điều gì đó khiến bạn trở nên đáng nhớ hơn.

Mỗi khi bước vào mắt công chúng thì họ sẽ chú ý đến phong thái thích hợp, bài diễn văn cũng như cách biểu lộ câu chuyện của bạn. Mọi con mắt, máy ảnh và máy ghi âm sẽ hướng về bạn để mổ xẻ từng chi tiết cho đến khi chúng tìm ra thứ gì đó để xé xác bạn.

Cuộc bầu cử tổng thống giữa Hillary Clinton và Donald Trump là một ví dụ điển hình về việc các ký giả quay cóp đưa câu chuyện của bạn ra ngoài tầm kiểm soát của mình để có thể làm hỏng cơ hội chính trị của bạn. Rõ ràng Hillary Clinton đã bị tổn hại rất nhiều về danh tiếng do một số yếu tố lặp đi lặp lại, bao gồm cả tranh cãi về email. Đội đối phương đã vồ lấy điểm yếu đó và tiếp tục giằng co cho đến khi nó để lại những thiệt hại không thể khắc phục được trong quan hệ công chúng của Hillary.

Mặc dù nhiều người coi Hillary là một ứng cử viên rất có năng lực, nhưng danh tiếng vẫn treo trên đầu như một tấm vải liệm và cản trở khả năng đảm bảo vị trí của bà. Họ nghi ngờ tính cách của bà ta và đó là sự suy sụp của bà. Bà ta đã làm cho nó trở nên tồi tệ hơn khi né tránh câu trả lời trong các câu hỏi về email, dữ liệu trên máy tính, tổ chức từ thiện cùng các lĩnh vực khác. Bà đã không thể tạo được niềm tin về danh tiếng của mình trong lòng cử tri.

Cảm kích của công chúng, sự tôn thờ của con người và sự ủng hộ của cử tri rất hay thay đổi. Danh tiếng của một chính trị gia là một trong những thứ mong manh nhất trên trái đất, và chỉ một sai lầm đơn giản, một nhận xét không được bảo vệ, một câu trả lời táo tợn cho một câu hỏi hoặc thậm chí im lặng khi đáng lẽ phải nói điều gì đó có thể lật đổ tất cả công trình làm việc cực nhọc của bạn.

3. *Tôi nói rằng tất cả loài người, khi đề cập đến, đặc biệt là các hoàng tử do địa vị cao thì nên lưu ý vì những giá trị cụ thể khiến họ bị chê trách hoặc được khen ngợi. Đây là lý do tại sao mọi người được biết đến là hào phóng hoặc keo kiệt, hào phóng hoặc tham lam, tàn nhẫn hoặc nhân ái, không trung thành hoặc trung thành, mềm mỏng và hèn nhát hoặc táo bạo và dũng cảm, thân thiện hoặc kiêu hãnh, đa dâm hoặc thuần khiết, chân thành hoặc xảo quyệt, dễ dãi hoặc nghiêm túc, tôn giáo hoặc không tin tưởng, và tiếp tục như vậy.*

Câu nói này của Machiavelli phù hợp với thông điệp trong chương trước - con người có được danh tiếng, dù tốt hay xấu, vì một đặc điểm cá tánh cụ thể. Điều này đặc biệt rõ ràng ở những nhân vật phổ biến như chính trị gia. Cách mà những người bình thường có thể nhận ra họ là thông qua những chiến công kỳ lạ, đáng chú ý thay vì cách cư xử chung chung.

Mặc dù trong sâu thẳm, chúng ta biết rằng con người có nhiều mặt (nghĩa là họ có thể tốt hay xấu, hào phóng hay keo kiệt, tin tưởng hay nghi ngờ), nhưng chúng ta vẫn muốn tạo ra nhận thức về họ thông qua các khái quát hóa. Nếu một chính trị gia được đưa tin là đã làm một hoặc hai hành động đáng chú ý thì họ sẽ có danh tiếng là người tốt.

4. *Tôi biết rằng một số người sẽ thú nhận rằng việc một hoàng tử có tất cả những đức tính tốt trên đây trong người là điều đáng mừng.*

Việc một chính trị gia đóng dấu tên của họ vào một điều gì đó có ý nghĩa rất tốt vì đó là di sản sẽ được ghi nhớ trong lịch sử. Các thế hệ sẽ luôn nhớ đến một chính trị gia có bất kỳ tính cách tốt nào nêu trên dưới góc độ tích cực.

5. *Nhưng bản chất con người không cho phép chúng ta có tất cả những phẩm chất hoàn hảo đó. Vì vậy, hoàng tử cần phải cẩn thận đủ để tránh những lời trách móc của những kẻ xấu làm cho mình mất địa vị.*

Trên thực tế thì không phải lúc nào chúng ta cũng thể hiện được tất cả những phẩm chất tích cực này. Thật vậy, Machiavelli, với chủ nghĩa thực dụng thông thường của mình, lưu ý rằng việc chọn chỉ hiển thị những nhân vật tích cực là một cách sống lý tưởng khi ông nói:

6. *Bất cứ ai phớt lờ thực tế hiển nhiên để tưởng tượng về những gì đáng lẽ phải xảy ra sẽ sớm gây sự hủy diệt của chính mình hơn là được sự bảo vệ.*

Cách mà con người phải sống trong thực tế hoàn toàn khác với hình ảnh lý tưởng mà người ta có thể có trong đầu. Không có người hoàn toàn tốt, vì vậy nếu bạn cứ mong mọi người tốt với mình vì bạn tốt với họ thì Machiavelli có điều này để nói:

7. *Một người chọn hành động hoàn toàn đạo đức sẽ sớm bị tiêu diệt trong số rất nhiều người vô đạo đức trên thế giới.*

Chính trị là một ngành kinh doanh hung dữ. Mọi người đều xem chừng đến cách chuyển hướng bạn. Bạn có quá nhiều lòng tốt sẽ chẳng mang lại gì ngoài sự hủy hoại cho chính mình. Thế giới chính trị chứa đầy những kẻ xảo quyệt, những người sẽ lợi dụng đạo đức của bạn.

Cũng giống như lựa chọn giữa hào phóng và keo kiệt, bạn có thể phải chọn giữa hiển thị nhiều nhân vật tốt thì mang lại lời khen ngợi cho mình và những nhân vật xấu có thể khiến bạn bị chỉ trích.

8. *Vì vậy, một hoàng tử muốn tồn tại phải biết làm điều ác hay không tùy theo nhu cầu của mình. Cho nên, chúng ta hãy tạm gác những tưởng tượng liên quan đến hoàng tử và thảo luận về thực tế.*

Tuy nhiên, nếu muốn tồn tại với tư cách là một chính trị gia thì bạn phải học cách chuyển đổi giữa điều tốt và điều xấu theo nhu cầu của mình. Đó chỉ có thể là điều duy nhất có thể cứu vãn sự nghiệp của bạn và cho cộng đồng mình một cơ hội tốt hơn.

Nếu điều cần thiết đối với bạn để trở nên vô đạo đức thì hãy làm điều đó. Nếu làm những việc mà người khác cho là sai sẽ mang lại kết quả tích cực về lâu dài thì đừng ngại làm điều đó. Theo Machiavelli, không có luật nào mong đợi một chính trị gia luôn hành động tốt - đây cũng không phải là một kỳ vọng thực tế. Trước tiên thì bạn phải cân nhắc hoàn cảnh của mình và hành động theo cách tốt nhất có lợi cho mục tiêu của bạn.

Nhưng sau đó, nếu phải hành động xấu, mặc dù biết rằng mình sẽ bị đánh giá nghiêm khắc vì điều đó thì bạn làm thế nào để duy trì danh tiếng tốt, điều mà Machiavelli cũng thừa nhận là quan trọng đối với chính trị, với người dân? Ông ta trả lời câu hỏi đó bằng câu trích dẫn tiếp theo này:

9. *Do đó, hoàng tử cần có tất cả những đức tính tốt như tôi đã mô tả, nhưng cũng cần thiết cho mình để giả vờ có chúng. Tôi dám khẳng định điều này, để có những phẩm chất này và luôn thể hiện chúng là điều nguy hiểm. Tuy nhiên, sẽ rất hữu ích cho một hoàng tử khi có những phẩm chất đó - tỏ ra nhân từ, trung thành, hào phóng, sùng đạo, thẳng thắn nhưng đủ linh hoạt để thể hiện ngược lại những phẩm chất này khi cần thiết.*

Vì cách người khác nhìn nhận mình là quan trọng đối với sự nghiệp chính trị của bạn, đặc biệt nếu cuộc hành trình của mình chỉ mới bắt đầu thì bạn có thể dùng ba tất lưỡi cho những ý tưởng tốt.

Machiavelli khuyên rằng mặc dù mình không có bất kỳ phẩm chất tích cực nào như ông đã mô tả thì bạn nên giả vờ như có chúng. Hỗ trợ một nguyên nhân xứng đáng nếu bạn phải; để tên của bạn gắn liền với những điều tích cực trên tin tức, phương tiện truyền thông và trên chót lưỡi của mọi người.

Một ví dụ hiện đại về một chính trị gia đầu tư vào chiến lược quan hệ công chúng tốt nhất là John Bel Edwards, thống đốc tái đắc cử của Louisiana. Vào năm 2019, ngay trước cuộc chạy đua giành quyền thống đốc bang Louisiana, thống đốc đương nhiệm đã tung ra một loạt các chiêu trò quan hệ công chúng khiến ông luôn xuất hiện trên các tiêu đề và tăng số điểm tích cực miễn phí với giới truyền thông.

Tại Louisiana, tất cả các ứng cử viên quan tâm đến ghế giám đốc đều tranh cử chức vụ này. Vì vậy, các đối thủ của Edwards bao gồm sự kết hợp của tám ứng cử viên gồm đảng dân chủ, đảng cộng hòa và bên thứ ba. Các cuộc thăm dò trước bầu cử đã đặt Edwards, cựu đại diện Hoa Kỳ Ralph Abraham từ đảng cộng hòa và giám đốc điều hành công nghiệp Eddie Rispone, cũng thuộc đảng cộng hòa, là những người có khả năng chiến thắng.

Chiến dịch và chiến lược quan hệ công chúng của Edwards bao gồm việc sử dụng vị trí đương nhiệm để thu hút sự chú ý của giới truyền thông đồng thời phủ nhận hoặc làm giảm chất lượng phủ sóng của đối thủ. Với cương vị thống đốc đương nhiệm của bang, Edwards nắm giữ chiếc ghế quyền lực cao nhất, vì vậy mỗi lần ông phát biểu, tất cả các phương tiện truyền thông của Louisiana đều phải lắng nghe. Không ai trong số các đối thủ khác có lợi thế để chỉ huy các phương tiện truyền thông như ông ta có thể.

Hiểu được điều này và tìm cách sử dụng điều này để làm lợi thế tốt nhất cho mình, Edwards đã lên kế hoạch cho một loạt các hành động khiến ông ta luôn được tin tưởng vì đã làm được những điều đáng khen ngợi.

Ông tổ chức họp báo tại cơ sở đào tạo New Orleans Saints để công bố kế hoạch tân trang chiếc Mercedes Benz Superdome với giá 450 triệu đô la Mỹ. Ở một quốc gia có nền văn hóa bóng đá (football) lớn, đây là một sự phát triển vượt bậc. Ông cũng hứa sẽ giúp NFL nhượng quyền thương mại duy nhất ở Louisiana gia hạn hợp đồng thuê thêm 30 năm.

Ngoài việc là một động thái chiến lược sẽ cải thiện giá trị xã hội và văn hóa của bang, việc gia hạn hợp đồng nhượng quyền thương mại New Orleans Saints dự kiến sẽ có tác động kinh tế 1,3 tỷ đô la Mỹ vào năm 2019. Do đó, đảm bảo rằng tính liên tục nhượng quyền thương mại phản ánh tích cực trên cả cương vị là thống đốc bang, về hiệu suất công việc, về cương vị là một ứng cử viên tranh cử, về phương diện phục vụ cộng đồng và bang. Ông ta cũng tổ chức một số buổi chụp ảnh với huấn luyện viên trưởng của Saints, Sean Payton, và cựu hậu vệ cánh, Drew Brees. Với tư cách là một cựu hậu vệ trung học, ông ta chạy qua các cuộc tập luyện thể thao, thậm chí đôi khi cạnh tranh với Drew để được truyền thông Louisiana yêu thích. Người dân Louisiana yêu bóng đá và ông đã định vị thành công với hai trong số những nhân vật bóng đá có ảnh hưởng nhất như một phần trong chiến dịch quan hệ công chúng của mình.

Những động thái quan hệ công chúng này phục vụ hai mục đích cho chiến dịch Edwards. Một, nó đóng vai trò như một phần thông tin hữu cơ chi phối một số chu kỳ tin tức và giúp ông ta hiển thị với các cử tri. Hai, nó triệt tiêu các sự kiện báo chí tương tự từ các đối thủ cạnh tranh lớn và các đối thủ khác, vì họ không nhận được nhiều thông tin báo chí quan trọng.

Tuy nhiên, động thái lớn nhất và rõ ràng nhất khiến giới truyền thông xôn xao về ông trong nhiều ngày và làm chao đảo dư luận ủng hộ là ông viết một lá thư cho tổng thống Trump để yêu cầu một tuyên bố về thảm họa lớn, điều này sẽ kích hoạt quỹ liên bang để giúp đối phó với trận lũ lụt chưa từng có của sông Mississippi.

Bằng cách viết bức thư đó, Edwards không chỉ tạo ra một hành động đáng tin cậy của một thống đốc điều hành công việc kinh doanh của bang và hoàn thành các nhiệm vụ của chức vụ mà còn chứng minh sự sẵn sàng và khả năng làm việc với chính quyền Trump. Edwards là một thống đốc đương nhiệm của đảng dân chủ trong một chính phủ bảo thủ sâu sắc, điều này đã đặt ông ở hai đầu đối lập của chuỗi ý thức hệ với các bên liên quan chính trong bang. Mặc dù hầu hết ý thức hệ của họ khác nhau, nhưng bằng cách viết bức thư công khai đó cho tổng thống đảng cộng hòa thay vì sử dụng các phương pháp khác - như một cuộc điện thoại riêng - ông đã thu hút được rất nhiều sự chú ý của giới truyền thông.

Bằng cách sử dụng các chiến thuật quản lý khủng hoảng có sách vở và quản lý tin tức, Edwards đã tạo và quản lý mối quan hệ với các cử tri đảng cộng hòa và đảm bảo mình có được phiếu bầu của họ. Bằng cách thể hiện rằng ông sẵn sàng làm việc với lưỡng đảng để hoàn thành trách nhiệm, ông đã cho các cử tri thấy mình là một trong những ứng cử viên đủ điều kiện nhất để trở thành thống đốc.

Ví dụ về Edwards là một ví dụ cho thấy rằng việc gắn tên mình với những hành động tích cực, cho dù là trong tin tức hay truyền miệng, là một chiến lược có thể được sử dụng để quản lý tin tức và quảng cáo quan hệ công chúng hiệu quả. Ông cũng cho thấy rằng sự hiện diện tin tức được duy trì một cách hiệu quả có thể thu hút thành công ý kiến của công chúng đối với mình và mục tiêu của mình với tư cách là một chính trị gia.

Không quan trọng nếu thực sự ủng hộ những nguyên nhân này hay bạn coi chúng như một hướng dẫn để làm sạch hình ảnh hoặc biện minh cho hành động của mình. Điều duy nhất quan trọng là nhận thức của công chúng về bản thân bạn. Bạn không cần phải giỏi; chỉ hành động như bạn đang có.

Lấy ví dụ như Ferdinand của Aragon, vua Tây Ban Nha, Machiavelli giải thích cách người ta có thể che đậy những hành động xấu dưới lớp áo choàng của sự tôn trọng và chấp nhận.

10. *Ngoài ra, ông ta [Ferdinand] luôn dùng tôn giáo để biện minh cho những âm mưu lớn hơn. Ông đã áp dụng những chính sách tàn ác để đẩy mọi người ra khỏi vương quốc Moors. Chúng tôi không thể tìm thấy một ví dụ đáng ngưỡng mộ hoặc hiếm hoi hơn thế. Cũng lấy cớ đó, ông ta xâm lược châu Phi, tiến hành chiến tranh ở Ý và cuối cùng tấn công Pháp.*

Vì vậy, những thành tựu và kế hoạch của ông luôn vĩ đại và khiến thần dân của ông phải ngưỡng mộ và quan tâm đến kết quả. Ông ta tiếp tục từ cuộc chiến này sang cuộc chiến khác, khiến các thần dân của ông không còn đủ thời gian để nghĩ đến việc chống lại ông.

Ferdinand đã phát triển vương quốc bằng cách chinh phục các đối thủ hồi giáo và mở rộng đế chế của mình; trong khi hành động vì lợi ích thì ông ta có thể che giấu hành vi của mình để người dân tôn trọng bằng cách giả vờ với người khác rằng ông ta làm điều đó vì lợi ích cho tôn giáo. Vì vậy, mọi người ủng hộ sự tàn ác ngoan đạo của ông như một tội ác cần thiết để mang lại nhiều vinh quang cho nhà thờ.

Mặc dù Donald Trump có thể đã thúc đẩy sự phản ứng chia rẽ đối với lời hứa xây dựng bức tường giữa Hoa Kỳ và Mexico vào năm 2016, nhưng điều này đã thu hút được rất nhiều người ủng hộ. Mặt khác, đối thủ dân chủ của ông, Hillary Clinton, trong cùng một chiến dịch đã đưa ra lời hứa về cải cách nhập cư. Tuy nhiên, thay vì đe dọa đưa người nhập cư trở lại thì bà hứa sẽ cung cấp cho các gia đình nhập cư tuân thủ luật pháp và chăm chỉ làm việc như một con đường để trở thành công dân. Gói nhập cư được đề xuất của bà ta sẽ tự do hóa nhập cư trong tương lai.

Khi những người giềm pha Donald Trump từ chối ý tưởng nhập cư của ông, cho răng việc xây dựng một bức tường và trục xuất hàng loạt người nhập cư là phi đạo đức, mang cảm hứng chủng tộc và không phải là người Mỹ thì ông ta đã quyết định giảm nhẹ lập trường và tập hợp lại để không bị mất những người ủng hộ.

Ông tuyên bố rằng Mexico đã gửi những công dân tồi tệ nhất của họ cho Hoa Kỳ và cáo buộc những người nhập cư là những kẻ tội phạm, những kẻ hiếp dâm và buôn bán ma túy. Trong một bài phát biểu trên truyền hình, ông tuyên bố rằng mọi người Mỹ đều bị ảnh hưởng xấu bởi tình trạng nhập cư bất hợp pháp không kiểm soát và không còn chỗ giam giữ. Do đó, để ngăn chặn sự gia nhập vào Mỹ thì bức tường sẽ giải quyết mọi vấn đề.

Bằng cách xoay vòng tường thuật các phương tiện truyền thông để có vẻ như ông đặt người Mỹ lên hàng đầu và tuyên bố răng các chính sách của ông sẽ khôi phục nước Mỹ trở lại vinh quang như trước đây, ông thu hút được rất nhiều sự ủng hộ cho lập trường chống nhập cư của mình.

Ông tiếp tục bình luận rằng một số người Mỹ đã bị giết bởi những người nhập cư bất hợp pháp. Ông cũng tuyên bố rằng những người lao động nhập cư đã làm giảm lương và khiến tỷ lệ thất nghiệp ở Mỹ lên mức cao, khiến công dân Hoa Kỳ khó kiếm được mức lương của tầng lớp trung lưu. Ông hứa sẽ tạo ra một thời gian gián đoạn, nơi các công nhân nhập cư sẽ không kiếm được việc làm cho đến khi các nhân viên đã tuyển dụng tất cả những người Mỹ gốc bản địa sẵn có và những người nhập cư hợp pháp trước kia.

Ông công bố Hillary là một ứng cử viên quan tâm đến việc bảo vệ các gia đình nhập cư lậu hơn là làm những gì đúng để bảo vệ người Mỹ trước tiên. Ông đổ lỗi cho đối thủ của mình và Barack Obama, về bạo lực do những người nhập cư bất hợp pháp gây ra chống lại người Mỹ vì họ ủng hộ việc quá hạn thị thực, các thành phố trú ẩn, ân xá và thả tội phạm nguy hiểm. Ông cũng tuyên bố rằng lời hứa của Hillary về việc ân xá, Obamacare, an sinh xã hội và y tế cho những người nhập cư bất hợp pháp sẽ phá vỡ ngân sách liên bang.

Trong các cuộc phỏng vấn trên phương tiện truyền thông của mình, ông hứa sẽ đặt người Mỹ lên hàng đầu và bảo vệ họ. Ông nói với các cử tri và tất cả những người khác, những người có lợi ích đặc biệt đối với kết quả của cuộc bầu cử rằng cuộc tranh luận về việc nhập cư vào Hoa Kỳ chỉ có một mục đích - phục vụ hạnh phúc của người dân Mỹ - và mọi thứ khác chỉ là thứ yếu hạng hai.

Vào thời điểm hoàn thành việc xoay vòng tường thuật trên các phương tiện truyền thông để nêu rõ lý do của mình là tốt thì ông ta đã thuyết phục được những người da trắng trung bình (dân số đông nhất ở Hoa Kỳ) rằng hầu hết các vấn đề của nước Mỹ là do người nhập cư bất hợp pháp. Ông ta đã niêm phong thỏa thuận bằng một chiếc nơ được bọc độc đáo bằng cách hứa rằng Hoa Kỳ sẽ không chịu chi phí xây dựng bức tường bởi vì ông ta sẽ bắt Mexico trả tiền cho nó. Mặc dù các ý kiến vẫn còn chia rẽ về lập trường nhập cư của mình, nhưng ông ta đã che đậy nó và việc này có đủ khả năng để thuyết phục một phần lớn dân số ủng hộ ông ta. Điều đó, cùng với danh tiếng lung lay của Hillary, đã ký kết thỏa thuận cho ông trong cuộc bầu cử năm 2016 và đảm bảo chiến thắng của ông.

Chương 14

Vừa Là Người Vừa Là Thú

"Nếu một hoàng tử bị buộc phải cư xử như một con thú thì anh ta nên chọn cáo và sư tử". - Niccolò Machiavelli.

Quan hệ con người đòi hỏi bạn phải có cá tính phức tạp. Có những lúc bạn sẽ cần phải dân sự và có những lúc bạn phải hành động theo bản năng có cơ sở hơn. Theo Machiavelli, có thời gian và địa điểm cho cả hai cá tánh.

1. *Có hai cách để giành chiến thắng - bằng pháp quyền hoặc bằng vũ lực. Phương pháp đầu tiên phù hợp với con người, trong khi phương pháp thứ hai phù hợp với động vật.*

Hành động một cách dân sự liên quan đến việc tuân theo luật pháp và sử dụng luật pháp để giải quyết những khác biệt của bạn. Điều này liên quan đến suy nghĩ hợp lý và thảo luận bình tĩnh - một phương pháp giúp con người khác biệt với động vật. Tuy nhiên, không phải lúc nào luật pháp cũng có lợi cho chúng ta hoặc có lợi cho công việc của chúng ta. Machiavelli tin rằng trong trường hợp này thì có một cách khác để hành động - bằng vũ lực, đó là trật tự của thiên nhiên dành riêng cho động vật.

2. *Tuy nhiên, vì phương pháp đầu tiên hầu như không bao giờ hiệu quả, nên phương pháp thứ hai phải được sử dụng. Do đó, điều cần thiết đối với một hoàng tử là phải biết cách sử dụng cả con thú và con người.*

Trong những tình huống mà sự lịch sự sẽ không giải quyết được vấn đề có lợi cho bạn thì Machiavelli đề xuất cần phải cư xử một cách bạo lực hơn cho chắc chắn để sự sợ hãi cũng như đe dọa người dân làm mọi việc theo cách của mình. Hành động nhân ái là điều tốt và hợp lý, đặc biệt là với tư cách là một chính trị gia đối với các cử tri, nhưng đôi khi lòng nhân ái chưa đủ và bạn có thể cần đến những biện pháp cứng rắn hơn để đảm bảo vị trí của mình. Những biện pháp cứng rắn này có thể yêu cầu bạn phải hành động khác và phải dùng đến thú tính để phô trương vũ lực.

3. *Vì vậy, điều thiết yếu đối với hoàng tử là phải biết sử dụng cả hai bản tính, vì bản tính này mà không có bản tính kia thì hầu như không bao giờ đủ. Nếu một hoàng tử bị buộc phải cư xử như một con thú thì anh ta nên chọn cáo và sư tử.*

Do đó, điều quan trọng là bạn phải biết cách chuyển đổi giữa con người và con thú, và quan trọng hơn là khi nào nên làm như vậy. Nếu cần bản năng của loài động vật để hướng dẫn mình thì Machiavelli gợi ý là bạn nên chọn sư tử và cáo như những bản năng thú tính điển hình để bắt chước.

Sư tử được biết đến với sự quả quyết, mạnh mẽ và dũng cảm. Tuy nhiên, nó không tinh ranh hay ranh mãnh và có thể không biết cách thoát ra khỏi cạm bẫy. Mặt khác, cáo rất tinh ranh và có thể tự mình thoát ra khỏi bất kỳ tình huống ngặt nghèo nào, nhưng nó không đủ mạnh cho một thử thách trực tiếp.

Cáo không chỉ đủ khôn ngoan để thoát khỏi cạm bẫy mà còn đủ thông minh để phát hiện chúng sớm, vì vậy nó không mắc bẫy. Cáo sẽ nhìn thấu sự lừa dối và đánh hơi được âm mưu từ xa.

Sư tử không chỉ đủ dũng cảm và mạnh mẽ để đối mặt với những thử thách trực diện; nó cũng đủ lớn và đáng sợ để xua đuổi những kẻ săn mồi khác. Bạn sẽ cần cả hai tính này để tồn tại trong môi trường hỗn loạn bẩn thỉu của chính trị.

4. *Như sư tử không thể tự bảo vệ mình khỏi cạm bẫy và cáo không thể tự vệ trước sói. Do đó cần phải trở thành một con cáo để đánh hơi bẫy và một con sư tử để chống lại bầy sói. Những người chỉ dựa vào con sư tử thì không hiểu họ đang làm gì.*

Machiavelli gợi ý rằng để tồn tại trong môi trường hoang dã của chính trị thì bạn không thể là người này mà không phải là người kia. Bạn sẽ cần cả sự tinh ranh của một con cáo và sức mạnh của một con sư tử - cả sự lừa dối và vũ lực kết hợp. Trường hợp lừa dối không thành công thì vũ lực sẽ phát huy tác dụng và ngược lại.

Thật sai lầm nếu chỉ dựa vào sức mạnh vũ lực của sư tử vì không giống như cáo, nó không khôn ngoan và sáng suốt. Những gì con cáo thiếu là sự dũng cảm và sức mạnh thì được bù đắp lại bằng sự khôn ngoan, dễ dàng phát hiện ra cạm bẫy, lừa dối và trốn tránh chúng. Điều này đặc biệt quan trọng trong các vấn đề ngoại giao, vì vậy bạn không phạm phải bất kỳ sai sót nào có thể gây ra hậu quả lớn hơn.

Riêng sức mạnh sẽ không mang lại tất cả kết quả mong muốn. Sẽ có lúc bạn cần những phương pháp tinh tế hơn để hoàn thành công việc. Điều này giống như đứa trẻ giận dữ, luôn luôn sỉ nhục bất cứ ai xúc phạm mình trong sân trường - bất kể hành động của mình được biện minh như thế nào; em sẽ chỉ bị coi là một kẻ bắt nạt. Một số khéo léo tinh tế nên được áp dụng để hạ gục kẻ thù của bạn.

Giảm bớt sức mạnh bằng sự khôn khéo, trau dồi cả hai hành vi và sử dụng một trong hai hành vi đó khi tình huống bắt buộc. Một thủ lĩnh học được cách khai thác điểm mạnh của cả hai đặc điểm này sẽ trở thành một đối thủ đáng gờm, vì điểm yếu của mỗi con quái vật có thể được quản lý bằng điểm mạnh của con quái vật kia.

Có một chủ đề chung trong tất cả các lời khuyên của Machiavelli - không có đạo đức nào được chấp nhận hoặc không được chấp nhận, miễn đó là tình huống phù hợp để thể hiện hành vi đó. Là một nhà lãnh đạo thì bạn sẽ phải cư xử theo những cách mà tình huống của mình quy định. Nếu tình huống yêu cầu phải mạnh dạn thì hãy mạnh dạn. Nếu đòi hỏi phải thận trọng và đề phòng thì hãy đủ thận trọng để áp dụng sự cảnh giác và thận trọng. Nếu phải tàn nhẫn thì hãy đảm bảo rằng sự tàn ác được bảo hành. Đạo đức phải luôn linh hoạt và sẵn sàng thay đổi theo tình huống.

Hầu hết mọi người đều tin vào những nguyên tắc cứng nhắc, bất kể họ đang ở trong hoàn cảnh nào. Nhưng Machiavelli tin rằng sự cứng nhắc cố chấp trong một tình huống đòi hỏi sự linh hoạt sẽ chỉ làm hại bạn. Đừng cố gắng làm điều gì đó có thể dẫn đến kết quả tiêu cực cho kế hoạch của mình, mặc dù bạn đã hứa sẽ mang lại hiệu quả đó.

5. *Do đó, một hoàng tử khôn ngoan không nên giữ chữ tín khi một lời hứa như vậy có thể bị quay lưng lại với ông ta hoặc khi những lý do đằng sau một lời hứa đó không còn tồn tại. Nếu con người hoàn toàn tốt thì sẽ không cần quy tắc này, nhưng vì họ*

xấu xa và không giữ lời hứa với mình thì bạn cũng không bị ràng buộc phải giữ lời hứa của mình với họ.

Về cơ bản, Machiavelli đang nói rằng nếu lời hứa phục vụ cho mục đích của mình thì bạn có thể nói dối. Như bạn đã thấy từ các ví dụ trước đây về lời hứa của các chiến dịch, hầu hết chúng đều là lời nói dối hoàn toàn hoặc là sự ngụy tạo của sự thật. Chúng chỉ phục vụ một mục đích - người dân muốn nghe, vì vậy các chính trị gia đưa ra lời hứa dù họ có thể làm được hay không. Những lời hứa thường xoay quanh việc giảm thuế hoặc giảm chi tiêu của chính phủ vì đó là những gì hầu hết cử tri muốn nghe. Đó là điều giúp họ được phiếu. Không nơi nào trong lịch sử có người thắng cử bằng cách hứa tăng thuế.

Tuy nhiên, Machiavelli không nói rằng các chính trị gia nên luôn đưa ra những lời hứa mà họ không thể giữ. Ý của ông ta là nếu sau khi hứa và tiền đề để thực hiện lời hứa không còn tồn tại hoặc đó có thể là việc đang hoàn tác thì bạn không nên cảm thấy tội lỗi khi vi phạm lời nói của mình.

Nếu thực hiện một lời hứa mà bạn hoàn toàn có ý định giữ nhưng sau đó lại từ chối điều đó với lý do chính đáng thì đây không phải là lời nói dối. Đây là một kỹ thuật hợp lệ để tồn tại trong chính trị.

Machiavelli nhấn mạnh rằng nếu tình huống khiến mình phải thận trọng khi bẻ lời thì bạn có thể bỏ qua việc làm đó. Ông biện minh cho điều này bằng cách nói rằng nếu mọi người thực sự luôn tốt và giữ lời hứa thì sẽ không cần đến quy tắc này. Tuy nhiên, thực tế là hầu hết mọi người sẽ không giữ lời hứa bởi vì họ sẽ theo đuổi lợi ích ích kỷ của họ trước trong khi bạn phải quan tâm đến lợi ích tốt nhất của mình và của những người bạn dẫn dắt.

6. *Tuy nhiên, một hoàng tử phải biết khôn ngoan để che giấu hành vi này và phải là một diễn viên giỏi. Con người rất đơn giản và do đó, chỉ quan tâm đến những nhu cầu thiết yếu hiện tại, đến nỗi bất cứ ai tìm cách lừa dối sẽ luôn tìm thấy một người sẽ cho phép mình bị lừa.*

Tuy nhiên, mọi người sẽ không quá vui mừng khi phát hiện ra rằng họ đã bị phỉnh dụ hoặc lừa gạt. Kiểu thao túng thông minh đó có thể không được coi là thế mạnh, vì vậy hãy cẩn thận với cách bạn thể hiện sự khéo léo của mình. Trong một thế giới khó có thể tin tưởng bất cứ ai thì bạn không thể tự cho mình mang tiếng là kẻ ranh mãnh. Vì vậy, nếu có thể, hãy che giấu ý định thực sự của mình.

Hãy làm mọi cách để duy trì quyền lực, bảo vệ những người mình lãnh đạo và đảm bảo rằng những kế hoạch bạn đặt ra cho họ sẽ thành hiện thực. Hãy vừa tinh ranh vừa táo bạo.

Một ví dụ về một chính trị gia tài giỏi đến mức ông ta thực tế đã vặn vẹo đối thủ để giành được phiếu bầu là Lyndon B. Johnson. Một trong những chiến công đáng chú ý nhất của ông là giành được chiến thắng bằng cách xoay tay một cuộc bỏ phiếu quan trọng mà ông đã giành được từ thượng nghị sĩ Everett Dirksen.

Năm 1963, Lyndon Johnson trở thành tổng thống Hoa Kỳ sau khi John F. Kennedy bị ám sát và kế thừa dự luật dân quyền từ người tiền nhiệm. Kennedy cố gắng đưa dự luật được ký thành luật nhưng không thể vượt qua các chính trị gia miền Nam theo đảng phái và theo chủ nghĩa tách biệt, những người đa số trong quốc hội.

Tuy nhiên, vì Johnson đã từng là cầu thủ trong đội, ông ta biết cách tốt nhất để đối đầu với người miền Nam và đánh bại họ trong trận đấu. Khi còn là một thượng nghị sĩ của Texas, Johnson từng là một phần của khối chống dân quyền miền Nam. Nhưng rất nhanh sau đó nhiều năm, vào năm 1964, ông đã ở đó, ra tranh cử lại ở một quốc gia mong đợi dự luật dân quyền. Nhưng Johnson biết cách đánh bại người miền Nam trong trận đấu của họ vì ông ấy đã từng làm trước đó. Là một thượng nghị sĩ cấp thấp từ Texas, ông là một phần của khối chống dân quyền. Nhưng vào năm 1964, ông đang cố gắng đắc cử tổng thống của một quốc gia đang mong đợi việc ban hành dự luật dân quyền.

Dự luật về quyền công dân là đối tượng của cuộc điều tra dài nhất trong lịch sử thượng viện Hoa Kỳ, được thiết kế để trì hoãn hoặc chặn thượng viện phê duyệt nó. Nó mất toàn bộ 57 ngày.

Hồi đó, theo luật pháp, dự luật cần 67 phiếu bầu để thắng một dự luật. Như đã đề cập, tất cả các tiểu bang miền Nam đều do đảng dân chủ phản đối dân quyền đại diện, nên dù họ thuộc cùng một đảng, Johnson vẫn phải hy vọng từ những bang đó. Tất cả hy vọng nằm ở việc có được 33 thượng nghị sĩ đảng cộng hòa bỏ phiếu. Để làm được điều đó, ông biết mình phải kết thân với Dirksen, chủ tịch phe thiểu số của thượng viện và phải thu phục cho bằng được Dirksen.

Dirksen hứa với người tiền nhiệm của Johnson sẽ cho phép bỏ phiếu sàn về dự luật, nhưng khi dự luật được đưa đến thượng viện, ông đã đình trệ. Dirksen yêu cầu Johnson thay đổi một số điều để làm suy yếu các bộ phận việc làm công bằng và điều kiện công cộng, nhưng Johnson từ chối thỏa hiệp.

Vì thế, Johnson quay sang thượng nghị sĩ Hubert Humphrey của Minnesota, lãnh đạo sàn của dự luật và nói với ông rằng tất cả đều biết rằng dự luật sẽ không được thông qua cho đến khi được Dirksen ủng hộ. Vì vậy, Johnson nói với Humphrey rằng họ sẽ làm mọi cách để có được Dirksen về phía mình.

Một phần trong kế hoạch xảo quyệt của Johnson đã đưa Dirksen lên tàu là Humphrey tiếp tục gặp gỡ báo chí và ca ngợi tinh thần chính trị của Dirksen. Humphrey nói:

"Ông ấy [Dirksen] là một người nghĩ về đất nước trước khi nghĩ về đảng của mình. Tôi chân thành tin rằng khi thượng nghị sĩ Dirksen thấy mình ở trong một tình huống mà sự quyết định, sự lãnh đạo và sự ảnh hưởng của ông ta được yêu cầu để chúng ta có được số phiếu cần thiết hầu thông qua dự luật này, bằng không, ông ấy sẽ không được tìm thấy muốn".

Tại đây, Humphrey đã đưa Dirksen vào một vị trí kẹt. Nếu không thể khiến thượng viện ký vào dự luật thì Humphrey đã tạo ra một mục tiêu để thu thập tất cả các lỗi. Để hoàn tất thỏa thuận, Johnson nhắc nhở Dirksen rằng ông không chỉ lãnh đạo đảng Lincoln mà còn đại diện cho bang quê hương của Lincoln. Khi sự việc tiếp tục diễn ra thì một số giáo sĩ đã tập trung vào điện Capitol, cố gắng vận động các thượng nghị sĩ bỏ phiếu cho các quyền dân sự, cho đến cuối cùng, sau áp lực từ mọi phía, Dirksen đã nhượng bộ.

Johnson cho phép Dirksen thực hiện một số sửa đổi vô hại đối với dự luật để làm cho nó giống như ông ta đã đóng góp vào việc tạo ra nó. Dirksen sau đó đã nói với các phóng viên rằng cuối cùng ông ta nhận ra rằng đã đến lúc và ông ta không thể cản trở một ý tưởng mà thời gian đã chín mùi.

Dirksen đồng ý rằng đã đến lúc kêu gọi sao chép để kết thúc quá trình dự luật. Ông gọi thượng nghị sĩ Richard của Georgia và nói rằng họ đã đi đủ xa; đã đến lúc phải kết thúc. Tiếp theo, ông ta gọi điện cho Johnson và hứa sẽ làm tất cả những gì có thể để ký dự luật và hoàn tất toàn thỏa thuận.

Đề nghị về việc sao chép đã được thông qua và số phiếu ủng hộ là 71-29 cho việc ký vào dự luật. Hai mươi bảy (27) trong số những người ủng hộ là đảng cộng hòa đã ném trọng lượng của họ vào vì Dirksen. Đạo luật dân quyền có thể chỉ mới hoàn thành công việc do Abraham Lincoln bắt đầu, nhưng nó không thể thông qua thượng viện nếu nó không có sự ủng hộ của một thượng nghị sĩ từ Lincoln và điều đó không thể xảy ra nếu không có sự điều động tinh tế từ Johnson. Trong một cuộc gọi với Dirksen, Johnson nói:

"Bạn xứng đáng với 'Quê hương của Lincoln', người đến từ Illinois sẽ thông qua dự luật và tôi đảm bảo rằng bạn sẽ nhận được sự quan tâm và tín nhiệm thích đáng".

Chương 15

Xây Dựng Liên Minh Chính Trị

"Một hoàng tử được tôn trọng khi ông ta là một người bạn thực sự hoặc một kẻ thù tuyệt đối". - Niccolò Machiavelli.

Những người bạn chọn liên minh cho mình cũng quan trọng không kém kẻ thù của bạn. Bất kỳ chính trị gia nào có lập trường vững chắc về bạn bè và kẻ thù đều được tôn trọng. Ngay cả khi thua thì người ta sẽ nhận ra được sự nỗ lực của họ. Machiavelli chống lại sự trung lập và thiếu quyết đoán khi phải chọn người để liên kết. Ông ta nói:

1. *Trong cả hai trường hợp thì sẽ luôn có lợi cho hoàng tử khi hỗ trợ cho một trong hai số họ để chủ động gây chiến. Nếu hoàng tử không công khai thì ông ta sẽ trở thành con mồi cho kẻ chinh phục. Khi đó thì kẻ thua cuộc sẽ hài lòng và thỏa dạ. Còn về phần hoàng tử thì không có lý do gì để yêu cầu sự giúp đỡ và cũng không có bất cứ điều gì để bảo vệ hay che chở cho ông ta.*

Khi đến lúc phải chọn đồng minh để chiến đấu thì Machiavelli khuyên bạn nên giữ vững lập trường. Lo lắng về việc mất mặt vì bạn đã chọn sai đồng minh sẽ chỉ gây bất lợi cho chính mình bởi cả bên kẻ chiến thắng cũng như kẻ thua cuộc đều không tôn trọng bạn, vì bạn đã trì hoãn hoặc giữ thái độ trung lập.

2. *Vì kẻ thắng sẽ không muốn những người mình nghi ngờ sẽ giúp đỡ trong lúc khó khăn và kẻ thua cuộc sẽ không sẵn lòng bảo vệ mình bởi hoàng tử không sẵn lòng đem quân đến chia sẻ số phận cùng họ.*

Đó là bởi vì bất cứ ai chiến thắng sẽ không sẵn sàng gắn kết với một người bong tróc, người có thể bán đứng họ trong những thời điểm khó khăn và kẻ thua cuộc sẽ không sẵn sàng để bị trêu đùa bởi vì bạn sẽ không ngần ngại phó mặc cho số phận của riêng họ.

Tất nhiên, nếu mình đang ở một vị trí có ảnh hưởng thì mọi người sẽ vận động bạn ủng hộ hoặc trung lập trong các tình huống quan trọng. Để xử lý tình huống này, Machiavelli nói:

3. *Vì vậy, luôn xảy ra rằng những người không phải là bạn của mình sẽ yêu cầu bạn trung lập, trong khi bạn bè của mình sẽ cầu xin bạn cầm vũ khí của mình bên cạnh họ. Các hoàng tử nhu nhược, để tránh nguy hiểm hiện tại thì thường đi trung lập và thường bị đánh bại. Nhưng khi hoàng tử dũng cảm tuyên bố ủng hộ một bên và nếu phe của hoàng tử chiến thắng, mặc dù kẻ chinh phục có thể mạnh mẽ vì được hoàng tử giúp đỡ thì kẻ chinh phục vẫn sẽ mang ơn hoàng tử và một tình bạn được thiết lập.*

Bạn không có gì để mất khi chọn đứng về phía ai đó hoặc thậm chí ủng hộ họ. Nếu nỗ lực thành công thì nó sẽ mãi mãi nằm trong các sổ nợ của mình và bạn có thể sử dụng nó sau này cho các sáng kiến khác.

4. *Những chiến thắng, nói cho cùng thì không bao giờ rõ ràng đến mức người chiến thắng không thể hiện sự quan tâm nào đó, đặc biệt là công lý. Nhưng nếu một người mà hoàng tử ủng hộ bị đánh bại thì hoàng tử sẽ được họ bảo vệ và khi có thể, anh ta có thể trợ giúp hoàng tử, và cả hai trở thành bạn đồng hành trên một vận may có thể sẽ đến lần nữa.*

Tuy nhiên, luôn tốt hơn là ở bên phe chiến thắng hơn là ở bên phe thua cuộc. Điều này là do những người chiến thắng được chọn cách đối xử với những người thua cuộc.

5. *Khi hai cường quốc láng giềng xảy ra chiến tranh, nhưng hoàng tử không cảm thấy bị đe dọa bởi ai chiến thắng thì việc hoàng tử ủng hộ một bên lại càng quan trọng hơn. Bằng cách đó thì hoàng tử giúp phá hoại một bên bằng cách giúp đỡ bên kia. Với sự giúp đỡ và can thiệp cần thiết thì người chiến thắng sẽ luôn mắc nợ hoàng tử.*

Machiavelli nói rằng các liên minh quyền lực được tạo ra bằng cách lôi kéo tư lợi của một chính trị gia có ảnh hưởng và quyền lực hơn. Nhưng khi chọn ai để ở bên thì hãy cẩn thận với sự lựa chọn của mình. Cho dù họ thắng hay thua thì những người có nhiều quyền lực hơn có thể đè bẹp bạn và liên minh với họ có thể không phải lúc nào cũng mang lại lợi ích tốt nhất cho mình.

6.   *Tuy nhiên, ở đây cần lưu ý rằng hoàng tử không bao giờ được liên minh với kẻ mạnh hơn mình để chống lại kẻ khác trừ khi thực sự cần thiết. Như đã nói trước đây, nếu anh ta thắng thì hoàng tử sẽ trở thành tù nhân của anh ta. Một hoàng tử phải tránh, hết sức có thể, ở trong tình trạng mắc nợ bất cứ ai.*

Machiavelli nói thêm rằng liên minh với những người có quyền lực hơn bạn chỉ nên được tham gia khi thực sự cần thiết. Vì dù thắng hay thua thì bạn sẽ là người mắc nợ họ và đó không bao giờ là một vị trí tốt để mặc cả.

Chương 16

Hãy Cảnh Giác Những Người Ủng Hộ Vì Lợi Ích Cá Nhân Của Họ

"Hoàng tử phải luôn lắng nghe lời khuyên, nhưng chỉ khi mình muốn chứ không phải khi người khác muốn".
- Niccolò Machiavelli.

Một trong những điều bạn phải đề phòng là những kẻ tâng bốc và những kẻ su thời bạc nghĩa, chỉ vây quanh mình vì lợi ích cá nhân của họ. Bạn biết họ - những người luôn sẵn sàng khen ngợi, luôn có những lời lẽ ngọt ngào xoa dịu để khiến bạn cảm thấy dễ chịu. Trong khi bạn đắm chìm trong sự tôn thờ của họ thì đây là lúc họ đang tìm cách để đánh lừa và tiêu diệt bạn. Machiavelli có một số lời lựa chọn để nói về chúng:

1. *Tôi không muốn bỏ qua một vấn đề quan trọng vì đó là một mối nguy hiểm khó để phòng đối với các hoàng tử, trừ khi họ rất cẩn thận và sáng suốt. Đây là những kẻ tâng bốc mà triều đình nào cũng bị lấp đầy.*

Bạn nhìn thấy họ nhóm thành từng đám, tụ tập trong hội trường chính phủ và tìm kiếm những nai tơ để làm quen. Họ làm điều này không phải vì quan tâm đến bạn hoặc thực sự tin vào những gì họ nói mà để xem họ có thể khai thác được bao nhiêu lợi ích cá nhân bằng cách bám sâu vào bạn.

2. *Bởi vì con người quá quấn quýt với công việc của mình hoặc bị lừa dối bên trong, nên rất khó để bảo vệ mình khỏi mối nguy hiểm này. Nếu họ muốn bảo vệ mình thì họ có nguy cơ bị coi thường.*

Sự thật đáng buồn là điều này xảy ra thường xuyên hơn không. Mọi người trở thành nạn nhân của sự lừa dối bởi vì họ quá quấn quýt nhiều chuyện trong đầu của chính họ. Họ không thích bị nói rằng họ đã phạm sai lầm, vì vậy họ thà tin vào những lời nói dối mà họ gọi là không thể sai lầm. Sự thật tổn thương nhưng lời nói dối phá hủy!

3. *Cách duy nhất để bảo vệ bản thân khỏi những lời xu nịnh là để mọi người hiểu rằng việc cho hoàng tử biết sự thật không phải là điều xúc phạm.*

Nếu không làm cho những người xung quanh hiểu rằng họ có thể nói sự thật, mặc dù mình có thể không thích điều đó thì bạn sẽ khiến bản thân dễ bị tổn thương và dễ dãi trước những lời xu nịnh, dối trá và lừa dối.

4. *Tuy nhiên, khi tất cả mọi người đều cảm thấy tự do nói ra sự thật thì sự tôn trọng của hoàng tử sẽ mất dần đi. Vì vậy, một hoàng tử khôn ngoan nên nắm giữ phương pháp thứ ba bằng cách chọn những người khôn ngoan trong nước và chỉ cho họ quyền tự do nói sự thật. Ngay cả khi đó thì họ chỉ có thể nói sự thật của những điều mà hoàng tử yêu cầu chứ không thể nói bất cứ điều gì khác. Hoàng tử nên hỏi về mọi thứ và nghe họ trình bày, sau đó thì tự mình kết luận.*

Tuy nhiên, Machiavelli cảnh báo rằng việc cho phép bất kỳ ai và mọi người nói chuyện với bạn một cách thẳng thừng, tự do và quen thuộc sẽ gây ra sự thiếu tôn trọng. Khi bạn hạn chế số người có thể nói chuyện với mình một cách thoải mái thì điều này sẽ làm giảm nguy cơ quen thuộc quá mức. Ngoài ra, sự hạn chế cũng làm giảm cơ hội chống lại mình để theo đuổi lợi ích bản thân của họ.

Chọn một người đáng tin cậy trong số cố vấn và khuyến khích người này trung thực và cởi mở với mình, nhưng chỉ theo yêu cầu của bạn. Và nếu bạn yêu cầu họ nói thật với mình về điều gì đó thì hãy lắng nghe nhưng hãy tự đưa ra kết luận sau đó. Nếu các đề xuất của họ không phù hợp với kế hoạch của mình thì bạn đừng ngần ngại loại bỏ chúng. Nhưng nếu bạn tìm thấy sự khôn ngoan trong lời nói của họ thì hãy nắm lấy nó.

5. *Với những ủy viên hội đồng này, cả cá nhân lẫn tập thể, hoàng tử phải cư xử theo cách mà mỗi người trong số họ nên biết rằng nếu càng tự do phát biểu thì họ càng được ưu tiên hơn. Bên ngoài nhóm này thì hoàng tử không cần phải nghe bất cứ ai mà*

theo đuổi những gì đã ổn định và kiên định với quyết định của mình. Bất kỳ hoàng tử nào làm theo cách khác sẽ bị vùi dập sự nghiệp bởi những lời xu nịnh hoặc thường xuyên thay đổi ý kiến vì những ý kiến khác nhau và bị chê cười.

Có một câu nói phổ biến rằng, "xu nịnh chẳng đưa bạn đến đâu", nhưng theo Machiavelli, điều đó không đúng vì thực tế thì xu nịnh sẽ đưa mọi người đến một nơi nào đó. Khi nói đến việc leo lên nấc thang xã hội thì sự tâng bốc sẽ khiến người ta ở khắp mọi nơi - kể cả những lời khen ngợi tốt đẹp của bạn - và giành được sự ủng hộ của họ. Đây là một công cụ quan trọng để thăng tiến cá nhân vì mọi người hiểu rằng bạn sẽ cần tất cả sự giúp đỡ và hỗ trợ mà mình có thể nhận được, đặc biệt là một người mới.

Năm 1869, tổng thống Ulysses Grant từ một anh hùng chiến tranh trở thành tổng thống. Từ thời điểm ông tiếp tục nắm quyền cho đến ngày cuối cùng tại vị thì chính quyền của ông đã bị tấn công từ những cơ hội gia và những người ủng hộ - những người sẵn sàng lợi dụng sự ngây thơ của ông khi đề cập đến các vấn đề chính trị.

Mở màng cho tai ương của ông bắt đầu khi các nhà tài chính cố gắng tìm cách làm lũng đoạn thị trường vàng, dẫn đến cuộc khủng hoảng vàng năm 1869. Sau đó vào năm 1872 thì người ta phát hiện ra rằng một số cổ đông của Liên Minh Đường Sắt Thái Bình Dương đã hối lộ các nhà lập pháp để giành được hợp đồng cho các tuyến đường sắt mới. Một trong những nhà lập pháp liên quan đến vụ bê bối là Schuyler Colfax, phó chủ tịch của Grant. Vì đó là năm tái đắc cử nên ông bỏ tấm vé tổng thống sau đó.

Ngay cả với tất cả những vụ bê bối này thì Grant vẫn thắng trong cuộc tái tranh cử vì ông được tôn kính như một anh hùng nội chiến được yêu mến. Vì vậy, mọi người đã bỏ qua nhiều vụ bê bối tham nhũng xảy ra trong chính quyền của ông. Họ đổ lỗi cho sự tham nhũng là do những người bạn không trung thành của Grant, những người mà ông ta đã bổ nhiệm liên bang.

Tuy nhiên, ông ta đã không học được bài học của mình trong việc chọn 'bạn đời' và lời khuyên tốt hơn.

Ông đã bổ nhiệm một người bạn cũ khác, tướng John McDonald, làm người giám sát các hoạt động chi thu nội bộ của Bộ Tài Chính. McDonald nhận công việc như một phương tiện thúc đẩy các nỗ lực của đảng cộng hòa để bầu lại tổng thống. Tuy nhiên, sự hiện diện của McDonald ở đó có hại nhiều hơn là có lợi cho sự nghiệp chính trị của Grant.

McDonald đã tạo ra các liên đoàn rượu whisky ở các vùng khác nhau trên toàn quốc để bòn rút tiền từ thuế liên bang, 70 xu/gallon đối với việc bán rượu. Ông ta làm điều này bằng cách báo cáo thấp doanh số bán rượu, thao túng số liệu và chuyển số tiền cho đảng cộng hòa. Sau khi Grant tái đắc cử vào năm 1872 thì các liên đoàn rượu whisky đã trở thành một hoạt động tội phạm toàn diện mà nhiều quan chức chính phủ và các nhà sản xuất rượu whisky thu lợi. Tất cả những điều đó Grant không hề hay biết.

Khi bộ trưởng ngân khố mới, Benjamin Bristow, được chọn vào giữa năm 1874 thì ông phát hiện ra rằng hơn 4 triệu đô la đã bị thiếu của doanh thu thuế trong hai năm mà McDonald đứng đầu. Ông ta phát hiện ra các tin nhắn điện tín được mã hóa và bằng chứng làm sáng tỏ chứng minh sự tham nhũng đã lên tới thư ký riêng của Grant là tướng Orville Babcock.

Khi Bristow đưa tất cả bằng chứng tích lũy của mình cho tổng thống thì Grant từ chối tin rằng những người rất thân thiết, những người ông ta tin tưởng đã có thể có khả năng thực hiện những hành vi bất chính như vậy. Tổng thống đã sát cánh chiến đấu với Babcock trong nội chiến và thực sự tin rằng ông biết mọi thứ về người bạn thân nhất của mình. Xác định rằng câu chuyện còn nhiều nghi vấn và ai đó đang giở trò xấu với toàn bộ tình huống thì ông ta khuyến khích Bristow tiếp tục đào bới và thu thập thêm bằng chứng. Theo cách nói của ông, "nếu có thể tránh được thì đừng để kẻ tội lỗi nào trốn thoát".

Để chứng minh rằng không có xung đột lợi ích, ông đã chỉ định công tố viên đặc biệt đầu tiên ở Hoa Kỳ, thượng nghị sĩ John B. Henderson, một đảng viên cộng hòa từ Illinois và một cựu chiến binh nội chiến khác. Ông đã tập hợp một bồi thẩm đoàn lớn ở Saint Louis để bắt đầu truy tố và kết tội một số lớn những người liên quan đến vụ lừa đảo. Trong số những người bị đưa vào tù có McDonald.

Tuy nhiên, ngay thời điểm công tố viên bắt đầu tập trung vào Babcock cũng như các thành viên khác trong gia đình anh ta thì Grant đã phản đối. Các đảng viên đảng cộng hòa khác cũng tham gia phản đối khi cho rằng có một âm mưu để thắng được tổng thống thông qua những người thân yêu và bạn bè của ông.

Vào giữa tháng 12 năm 1875, Henderson cuối cùng cũng có thể truy tố Babcock với tội danh lừa đảo chống lại chính phủ Mỹ. Trong bài phát biểu trước tòa, ông cũng ám chỉ sự can thiệp và cản trở từ tổng thống. Trong cơn tức giận, Grant ra lệnh cho bộ trưởng tư pháp sa thải Henderson trên cơ sở Henderson nghi ngờ tổng thống mà không có bất kỳ lý do gì.

Điều này được chứng minh là một sai lầm lớn từ phía tổng thống trong việc sa thải Henderson nên đã gây ra phản đối kịch liệt của công chúng, đặc biệt là trong giới dân chủ. Người dân xuống đường biểu tình. Một tờ báo chế nhạo Grant bằng chính những lời lẽ của ông khi nói rằng, "Không để kẻ tội lỗi nào trốn thoát trừ khi người ấy sống trong cung điện". Khi được phỏng vấn, Henderson nói với New York Herald rằng ông ta nghĩ sự điên cuồng và khao khát trả thù của Grant khi nghe tin ông kết tội bạn mình đã khiến Grant sa thải mình.

Mọi thứ có vẻ như không tốt cho tổng thống, nhưng thay vì lùi lại một bước để xử lý các vấn đề một cách ngoại giao hơn thì ông lại nhúng tay vào và đổ lỗi cho mọi người về sự lộn xộn, tất cả mọi người ngoại trừ những người rõ ràng có trách nhiệm về nó. Ông cáo buộc báo chí đã thành kiến và làm dấy lên tranh cãi. Ông ta cố gắng bịt miệng báo chí bằng cách yêu cầu bộ trưởng tư pháp đưa họ ra trước một bồi thẩm đoàn để chứng minh các tuyên bố của họ. Grant đang thực thi một sứ mạng - một sứ mạng tự hủy diệt. Thậm chí, có lúc ông ta còn cố gắng ngăn các công tố viên miễn trừ cho các nhân chứng quan trọng đối với lời khai của họ.

Grant đã đạt đến trạng thái cuồng loạn và hoang tưởng toàn diện. Ông phàn nàn với bất cứ ai lắng nghe rằng công tố đang nhắm vào mình và đưa ông ra xét xử. Trong khi đó, ông kiên quyết bảo vệ bạn mình, Babcock, nhấn mạnh rằng anh ta vô tội. Tại một cuộc họp nội các, ông ta tuyên bố rằng mình sẽ đến Saint Louis để làm chứng tại phiên tòa xét xử Babcock. Điều này đã khiến tất cả những người có mặt ở đó phải sửng sốt. Nhưng sau đó, các thành viên nội các của cả hai đảng đã đồng ý rằng thay vào đó tổng thống nên được thẩm vấn tại Nhà Trắng. Vào tháng 2 năm 1876, Ulysses Grant trở thành tổng thống đầu tiên và duy nhất của Hoa Kỳ từng làm chứng tại một phiên tòa hình sự.

Sự tham gia của tổng thống vào vụ án đã khiến thu hút sự chú ý giật gân, thậm chí có thể so sánh với phiên tòa của O.J. Simpson. Các phóng viên đã đến phòng xử án Saint Louis từ khắp nơi trên đất nước để chờ nghe phán quyết cuối cùng về vấn đề này.

Babcock cuối cùng đã được trắng án ở mức độ lớn bởi bồi thẩm đoàn do lời khai của tổng thống. Tuy nhiên, ông buộc phải từ chức trong Nhà Trắng. Trong số tất cả các mục tiêu chính bị điều tra vì có dính líu đến vụ gian lận thì Babcock là người duy nhất bỏ trốn. Các công tố viên đã thu hồi hơn 3 triệu đô la từ số tiền bị đánh cắp và đưa hơn một trăm người vào tù.

Đối với vai trò của ông ta trong kết quả bản án, nhiều tờ báo dân chủ kêu gọi Grant bị truy tố vì cản trở công lý, nhưng ông ta chưa bao giờ bị trừng phạt vì điều đó.

Thế giới chính trị rất đầy rẫy những kẻ trùng lặp đang tìm mọi cách để thu lợi từ bạn. Giống như câu chuyện của Grant, ngay cả những người bạn nghĩ rằng mình có thể tin tưởng cả đời cũng sẽ không ngần ngại sử dụng mình vì lợi ích cá nhân của họ nếu có cơ hội. Vấn đề là họ sẽ kéo bạn đến chỗ diệt vong thường xuyên hơn.

Grant là một anh hùng chiến tranh, nhưng không phải là một thẩm phán xuất sắc về cá tính con người. Ông ta không được trang bị để phát hiện ra những kẻ tâng bốc và người lợi dụng mình là ai và điều này đã khiến ông ta trở thành nạn nhân dễ dàng cho những kẻ vô lương tâm lợi dụng.

6. *Ngoài ra, khi biết rằng bất cứ ai, về bất cứ vấn đề gì, đã không nói cho hoàng tử biết sự thật thì nên để cho sự tức giận của mình được cảm nhận.*

Sai lầm lớn nhất mà Grant đã mắc phải là không đứng sang một bên để cho phép cố vấn thân cận nhất của mình bị trừng phạt vì đã nói dối và lừa ông ta. Thay vào đó, ông ta chọn đứng sau và hành vi này có thể hiểu là phần thưởng dành cho hành vi xấu của bạn ông ta.

Khi đã chọn được một số ít người được phép cố vấn cho mình thì hãy cảnh báo họ để tránh xu nịnh hoặc truyền tin vì bạn sẽ không khoan nhượng. Nếu không thì bạn sẽ thấy mình phải thay đổi kế hoạch liên tục để phù hợp với những ý tưởng bất chợt khác nhau từ tất cả các cố vấn.

Thậm chí tệ hơn là một nhà lãnh đạo bối rối thì sự xu nịnh sẽ khiến bạn đưa ra những lựa chọn sai lầm. Khi đã quen với việc nghĩ rằng mọi quyết định của mình là công bằng và sáng suốt thì điều đó có thể khiến bạn trở nên chuyên quyền và quá tự tin. Bạn ngừng đặt câu hỏi vì nghĩ rằng mọi thứ vẫn diễn ra bình thường trong lúc mọi người cười nhạo vì sự ngu ngốc của mình nhưng vẫn trấn an trước mặt mình rằng quyết định của bạn là khôn ngoan.

Machiavelli đã đưa ra một ví dụ về một người cai trị, Maximilian, người hầu như không bao giờ làm được gì vì những ý kiến khác nhau của các cận thần của mình. Ông nói:

7. *Hoàng đế là một người bí mật - ông ấy không truyền đạt kế hoạch của mình cho bất kỳ ai và cũng không chấp nhận ý kiến của bất kỳ ai. Tuy nhiên, khi đưa vào thực hành thì kế hoạch mới được tiết lộ và biết đến. Vấn đề được tranh luận bởi những cố vấn xung quanh hoàng đế; khi họ phản đối thì ông ta ngưng ngay lập tức. Vì vậy, những việc ông ta làm hôm nay sẽ được hoàn thành vào ngày hôm sau mà không ai hiểu ông ta muốn làm gì và không ai có thể tin tưởng vào quyết định của ông ta.*

Một trong những mặt trái của những kẻ nghe lời xu nịnh là tính thiếu quyết đoán. Maximilian là một người luôn giữ kín kế hoạch và chỉ tiết lộ khi thực hiện. Nếu ông ta là người tuân theo các quyết định của mình thì điều này không có quá nhiều vấn đề. Tuy nhiên, Maximilian cảm thấy khó thực hiện được quyết định của mình và không tìm kiếm lời khuyên của cố vấn trước khi đưa ra kế hoạch.

Mỗi khi ông đưa ra một kế hoạch để thực hiện thì các cận thần sẽ tranh luận ủng hộ hay chống lại tùy thuộc vào mức độ họ có thể hưởng lợi từ nó như thế nào, và vào cuối ngày, không ai sẽ đồng ý về một quyết định. Các cố vấn tạo ra một mớ hỗn độn đến nỗi bất kỳ kế hoạch nào mà ông ta bắt đầu thì đều phải phá bỏ mà không ai có thể hiểu được những gì ông ta hy vọng đạt được với những kế hoạch đã nói.

8. *Vì vậy, hoàng tử phải luôn lắng nghe lời khuyên, nhưng chỉ khi mình muốn chứ không phải khi người khác muốn. Hoàng tử phải nói rõ rằng mình không muốn lời khuyên trừ khi được hỏi. Tuy nhiên, hoàng tử phải liên tục đặt câu hỏi và sau đó là một người lắng nghe kiên nhẫn về những gì mình hỏi.*

Để tránh việc qua lại không cần thiết sẽ làm đình trệ dự án thì bạn hãy luôn lắng nghe lời khuyên. Tuy nhiên, bạn chỉ nên lắng nghe những lời khuyên mà mình yêu cầu từ những người tin tưởng và không khuyến khích những lời khuyên không được yêu cầu. Và khi nhận được lời khuyên mà mình yêu cầu thì hãy kiên nhẫn lắng nghe và đặt câu hỏi.

9. *Có thể có một số người nghĩ rằng một hoàng tử có thể trở nên khôn ngoan không phải vì năng lực của bản thân mà bởi vì ông ta có những cố vấn tốt xung quanh mình. Tin tưởng như vậy rõ ràng là sai lầm, vì một hoàng tử không khôn ngoan sẽ không bao giờ có được lời khuyên tốt, trừ khi tình cờ, ông ta hoàn toàn giao toàn quyền kiểm soát cho một cận thần tài giỏi và thông minh. Thật vậy, trong trường hợp này, hoàng tử có thể được lời khuyên tốt, nhưng sẽ không lâu đâu, vì một người lỗi lạc như vậy sẽ phế truất hoàng tử trong một thời gian ngắn.*

Khi tạo dựng nên một nhóm chọn lọc với những người mà mình sẽ nghe lời khuyên thì đừng mắc sai lầm khi nghĩ rằng mọi điều khôn ngoan bạn làm đều là kết quả của hội đồng mà mình đã nhận được. Lời khuyên khôn ngoan vô ích trong tay kẻ ngu muội không thể nhận ra sự tinh túy trong đó.

Vì vậy, trong khi các cố vấn phải trung thực, có năng lực và có tài năng thì bạn cũng đóng một vai trò quyết định tối quan trọng trong lời khuyên cho sự thành bại. Nếu cố vấn trung thực và có năng lực thì hãy thưởng cho họ vì những nỗ lực này. Tuy nhiên, hãy cẩn thận không trao quá nhiều quyền lực của mình cho họ, nếu không thì bạn có thể không lấy lại được. Khi một cuộc tranh giành quyền lực xảy ra thì bạn sẽ mất đòn bẩy của mình.

10. *Nếu một hoàng tử thiếu kinh nghiệm nhận lời khuyên từ nhiều người thì ông ta luôn nhận những lời khuyên khác nhau và sẽ không biết phải xử lý như thế nào. Mỗi cố vấn sẽ suy nghĩ về lợi ích của riêng mình và hoàng tử sẽ không biết cách kiểm soát hoặc quan sát chúng. Điều này là hiển nhiên vì mọi người luôn muốn lừa dối hoàng tử trừ khi họ bị ràng buộc bởi một điều cần thiết phải trung thực.*

Giống như Grant, những người mới tham gia vào thế giới chính trị rất dễ rơi vào bẫy khi thưởng cho bạn bè, đồng minh và những người ủng hộ những vị trí có thẩm quyền khi còn tại chức. Giống như tình huống của Grant thì điều này sẽ chỉ là thảm họa. Machiavelli cảnh báo rằng có quá nhiều cố vấn và không biết ai là người tâm đắc nhất thì sẽ khiến bạn khó kiểm soát họ.

Quá nhiều người sẽ chiến đấu để giành được sự tin tưởng và nhận được sự ân cần tốt vì lợi ích cá nhân của họ và khi làm như vậy thì họ sẽ trở thành những kẻ xu nịnh và người dùng hơn là những cố vấn và những người ủng hộ.

11.   *Do đó, những lời khuyên tốt, từ bất cứ nơi nào đến là do kết quả của sự khôn ngoan từ hoàng tử chứ không phải sự khôn ngoan của hoàng tử đến từ những lời khuyên tốt.*

Kết luận, Machiavelli nói rằng chất lượng nhận thức cố vấn dù có hay không và lời khuyên nhận được là tốt hay xấu phụ thuộc rất nhiều vào kỹ năng và sự khôn ngoan của bạn với tư cách là một nhà lãnh đạo. Lời khuyên không quyết định chất lượng của người lãnh đạo, nhưng chính sự khôn ngoan của người lãnh đạo mới quyết định lời khuyên tốt hay xấu.

Chương 17

Tránh Bị Thù Ghét

"Một hoàng tử sẽ bị khinh bỉ nếu bị coi là hay thay đổi, nhu nhược, thiếu quyết đoán, xấu xa hoặc thấp kém". - Niccolò Machiavelli.

Điều đầu tiên mà bạn cần phải để tâm là mình không thể làm hài lòng với tất cả mọi người. Một số người sẽ không hài lòng với bất kể những gì bạn làm gì. Do đó, nếu không thể khiến tất cả mọi người thích bạn thì điều tốt nhất là phản ứng mà mình nhận được từ họ không phải là sự thù hận hoàn toàn. Machiavelli nói:

1. *Bởi vì tôi đã nói về những đặc điểm quan trọng mà một hoàng tử phải thể hiện. Nên bây giờ tôi muốn thảo luận ngắn gọn dưới chủ đề chung về những điều mà một hoàng tử nên suy nghĩ để tránh những điều sẽ khiến mình bị ghét bỏ hoặc bị khinh thường. Nếu hoàng tử đã tận dụng hết khả năng của mình thì không cần phải lo sợ bất kỳ mối nguy hiểm nào từ những lời chỉ trích khác.*

Nếu cư xử theo tất cả các cách mà một nhà lãnh đạo nên làm và cố gắng phát huy hết khả năng của mình để đảm bảo thành công trong mọi quyết định đưa ra thì bạn không cần phải bận tâm về những lời chỉ trích. Vị trí của bạn sẽ vẫn được đảm bảo - trừ khi bạn bị bắt làm điều gì đó khiến mình bị khinh thường và ghét bỏ.

2. *Như tôi đã nói, điều khiến người dân phẫn nộ nhất là hành vi bóc lột tài sản và phụ nữ của đối tượng. Hoàng tử phải kiêng làm cả hai điều này. Khi cả tài sản và danh dự đều không bị đe dọa thì đa số sẽ sống hạnh phúc. Sau đó, hoàng tử chỉ phải đối mặt với tham vọng của một số ít mà mình có thể dễ dàng kiểm soát bằng nhiều cách.*

Khi thảo luận về những cách khác nhau mà một nhà lãnh đạo phải hành động để có được sự hợp tác từ người dân thì Machiavelli đã đề cập rằng miễn là không làm xáo trộn tài sản, quan tâm đến những người thân yêu và danh dự của họ thì hầu hết mọi người sẽ không có vấn đề gì với bạn. Ông liệt kê đó là một ranh giới xúc giác không được phép vượt qua trong bất kỳ hoàn cảnh nào.

Hãy cẩn thận để không bị bắt quả tang chuyển hướng tài chánh của công dân vì lợi ích cá nhân mình. Một cách để khiến mọi người ghét là tự cho mình những lợi ích cao, tăng lương hoặc nhiều đặc quyền hơn những người bình thường, đặc biệt là nếu bạn đang nỗ lực để họ được hưởng ít hơn. Ví dụ, cắt giảm chi phí trong ngân sách, trì hoãn việc tăng lương và phúc lợi, v.v. Bạn không nên bị bắt gặp khi sống xa hoa trong lúc người dân sống trong tình trạng tương đối chật chội và lo lắng về việc tăng thuế, lạm phát và thu nhập cố định. Đó là một ngón tay cái hướng lên mũi đối với những người vốn đã coi các chính trị gia là có nhiều đặc quyền hơn và đã cảnh giác và ghen tị với những lợi ích mà họ được hưởng.

Từ năm 2013 đến năm 2014, Ukraine đã trải qua một loạt các cuộc biểu tình bạo lực dẫn đến việc lật đổ tổng thống Viktor Yanukovych khi đó. Khi Viktor giành chiến thắng trong cuộc bầu cử năm 2010 thì ông là đấng cứu thế của người dân vì họ đã bị vỡ mộng bởi chính phủ Orange trước chính quyền của ông. Ông ta đã chèo lái làn sóng này để nhanh chóng được công dân yêu thích và sẽ vẫn là tổng thống của nhân dân nếu ông ta làm mọi thứ có thể để tránh bị khinh khi và thù hận.

Sai lầm đầu tiên của Viktor đến trong vài tuần sau khi đắc cử. Khi ông chọn các thành viên trong nội các, thay vì chọn các thành viên từ cả hai đảng đối lập để tạo ghế thì ông chỉ lấp đầy các ghế bằng những người từ đảng của mình. Điều này đã gửi một tín hiệu rõ ràng cho tất cả những người liên quan rằng chính phủ của ông sẽ không phải là một trong những hòa giải dân tộc. Điều này đã đánh bại mục đích bầu chọn ông và làm thất vọng những người đã chuyển từ nhóm Orange để bỏ phiếu cho mình vì ông đã lấy quyền lực và công việc từ những người đã được hưởng lợi từ nó.

Nếu Viktor kết thúc sai lầm của mình ở đó thì có thể sẽ được bỏ qua vì sự quản lý thành công của ông ta. Vào tháng 4 năm 2010, ông đã phạm một sai lầm khác khi ký hiệp ước Kharviv với Nga cho phép gia hạn hợp đồng thuê các cơ sở hải quân của Nga ở Crimea từ năm

2017 đến năm 2042 với tùy chọn gia hạn thêm 5 năm để đổi lấy một hợp đồng giảm giá trong nhiều năm về việc cung cấp khí đốt tự nhiên của Nga cho Ukraine. Thỏa thuận bị nhiều người chỉ trích là xấu, không có lợi cho Ukraine và cho phép Nga giành quyền kiểm soát Crimea.

Sau đó, ông đã làm phức tạp thêm vấn đề bằng cách ký một bản hiến pháp mơ hồ rằng sẽ nhượng lại tất cả quyền lực cho chính mình vào tháng 10. Trong vòng 7 - 8 tháng, Viktor đã từ một quan chức được bầu cử dân chủ trở thành một nhà độc tài. Hành động này dấy lên báo động xoay quanh những người có tư tưởng dân chủ hơn. Nếu ông ta có tầm nhìn xa thì sẽ thấy những cạm bẫy liên quan đến việc trở thành người chịu trách nhiệm duy nhất trong việc cai trị đất nước.

Rơm rạ cuối cùng khiến lạc đà gãy lưng là khi ông không thỏa thuận ký hiệp định liên minh châu Âu-Ukraine để cho phép Ukraine gia nhập khối châu Âu và tận hưởng thương mại tự do, thay vào đó ông lựa chọn duy trì các mối đối tác và quan hệ kinh tế với Nga.

Viktor đã tự tung tự tác vì đề xuất thỏa thuận và liên tục trấn an công dân mình rằng hiệp ước này tốt như được ký kết từ quan điểm của ông ta. Ông nâng cao hy vọng của người dân khi cho họ coi đó như một cơ hội cho cả cải cách kinh tế và lựa chọn văn minh. Một danh hiệu phù hợp vì cuối cùng họ đã rời đi để gia nhập phần còn lại của nền văn minh để tiến bộ. Vì vậy, khi ông thực hiện lại lời hứa của mình thì đó là một sự thất vọng lớn đối với người dân Ukraine.

Người Ukraine thất vọng vì họ cảm thấy Viktor đã đánh cắp cơ hội của họ và xuống đường biểu tình phản đối phong trào Euromaidan.

Vào ngày 24 tháng 11 năm 2013, cảnh sát và những người biểu tình bắt đầu xung đột. Sau một vài ngày biểu tình thì sinh viên các trường đại học cũng tham gia biểu tình hàng loạt. Ngay cả khi tuyết rơi và thời tiết dưới 0^0, người Ukraine vẫn không nản lòng - họ phải đuổi Viktor ra khỏi chức vụ.

Vào sáng sớm ngày 30 tháng 11, các lực lượng chính phủ tăng cường bạo lực chống lại đoàn biểu tình, khiến số lượng người biểu tình tăng vọt từ 50.000-200.000 trong những tuần trước đó lên đến 400.000-800.000 vào ngày 1 tháng 12. Các cuộc biểu tình trở nên bạo lực trước sự đàn áp của chính phủ và sự tàn bạo của cảnh sát khiến nhiều người thiệt mạng và bị thương.

Sự việc này đã diễn ra hơn một tháng. Một số tòa nhà thống đốc miền tây Ukraine và các hội đồng khu vực đã bị những người biểu tình Euromaidan chiếm đóng. Ở một số thành phố khác, những người biểu tình cũng cố gắng chiếm các tòa nhà chính quyền địa phương của họ nhưng bị các nhóm ủng hộ chính phủ và cảnh sát cưỡng chế.

Viktor cố gắng cứu vãn tình hình bằng cách có một cuộc họp với các nhà lãnh đạo đối lập quan trọng để thay đổi hiến pháp và khôi phục một số người được chọn vào quốc hội. Ông cũng đồng ý tổ chức một cuộc bầu cử sớm vào tháng 12. Nhưng mọi người đã đi quá xa trong sự tức giận và thù hận của họ. Vào ngày 21 tháng 2, một dự luật luận tội đã được đưa ra quốc hội.

Khi Viktor nghe nói những người biểu tình đã chiếm thủ đô thì ông chạy trốn đến miền đông Ukraine. Trong lúc Viktor vắng mặt thì quốc hội đã bỏ phiếu 328-0 ủng hộ bản luận tội và ấn định một cuộc bầu cử mới vào tháng năm.

Điều duy nhất Viktor quan tâm là làm giàu cho túi tiền của mình từ tiền đóng thuế. Ông ta và gia đình trốn đến Nga vào tháng hai và đã để lại dấu vết tài liệu cho thấy hành vi trộm cắp của mình đã diễn ra sâu xa như thế nào. Vào thời điểm cuộc điều tra kết thúc thì người ta phát hiện ra rằng Viktor và đồng bọn đã đánh cắp hơn 40 tỷ đô la tài sản của đất nước. Ba năm sau vụ việc thương tâm thì Viktor bị kết tội phản quốc và bị kết án 13 năm tù vắng mặt.

Nếu Viktor tránh bị ghét thì ông ta có thể dễ dàng giữ được mọi thứ - sự ủng hộ của mọi người và vị trí của mình.

3. *Một hoàng tử bị khinh miệt nếu bị coi là hay thay đổi, nhu nhược, thiếu quyết đoán, xấu xa hoặc thấp kém. Tất cả những cá tính này phải được tránh bởi hoàng tử. Trong hành động của mình thì hoàng tử nên cố gắng thể hiện sự vĩ đại, can trường, dũng cảm và uy nghiêm. Trong các giao dịch cá nhân với thần dân của mình thì hãy để hoàng tử thể hiện rằng mệnh lệnh của mình là tuyệt đối. Hoàng tử phải duy trì danh tiếng của mình theo cách mà không ai có thể hy vọng lừa dối hoặc thao túng mình.*

Nếu cử tri coi bạn là người yếu đuối, hay thay đổi, thiếu quyết đoán, xấu xa hoặc thấp kém thì bạn sẽ mất hết uy tín. Như đã nói trước đây thì ngoại hình vẫn quan trọng ngay cả khi bạn không có cá tính. Một khi sự khinh bỉ bắt đầu xuất hiện thì nó hoạt động giống như ung thư, phát triển và lan rộng cho đến khi tiêu thụ hết mọi thứ trên đường đi và rất khó kiểm soát. Điều này có thể bắt đầu bằng những lời thì thầm từ truyền miệng, một bài đăng tức giận trên mạng xã hội và nó sẽ lan truyền như cháy rừng đối với những người vốn nhạy cảm.

Bạn sẽ trở thành hèn hạ với tư cách là một nhà lãnh đạo nếu mình trở thành đối tượng cho những trò đùa trên các phương tiện truyền thông hoặc những người chống đối. Đây là một chiến lược hợp lệ để hủy hoại danh tiếng đối thủ bởi vì không ai thích hoặc tôn trọng một nhà lãnh đạo là đối tượng của sự chế giễu cho công chúng. Tuy nhiên, với tư cách là người tiếp nhận loại hành vi này thì nó sẽ làm tổn hại đến cơ hội của bạn.

4. *Vì lý do này thì một hoàng tử chỉ có hai điều phải sợ - một cuộc tấn công từ bên trong do thần dân của mình và một từ các thế lực ngoại bang. Để chống lại kẻ thứ hai thì hoàng tử phải được bảo vệ bằng cách trang bị vũ khí tốt và nguồn thực phẩm dồi dào. Nếu có vũ khí tốt thì hoàng tử sẽ luôn có đồng minh tốt. Mọi thứ bên trong sẽ yên tĩnh nếu những thứ bên ngoài được yên tĩnh, miễn là không bị quấy rầy bởi sự nổi loạn. Ngay cả khi bị xáo trộn bên ngoài thì hoàng tử học cách chuẩn bị và hành động như tôi đã nói trước đó, miễn là không tuyệt vọng thì hoàng tử sẽ có thể chống lại bất kỳ cuộc tấn công nào.*

Tuy nhiên, đối với thần dân của mình, nếu có sự xáo trộn từ bên ngoài thì hoàng tử cũng phải lo lắng rằng thần dân của mình đang có đang âm mưu phản loạn. Hoàng tử có thể dễ dàng bảo vệ mình khỏi điều này bằng cách tránh bị hận thù và khinh thường, và duy trì mối quan hệ tốt với thần dân của mình. Đây là điều quan trọng mà hoàng tử có thể đạt được như tôi đã thảo luận ở trên.

Khi nói đến các mối đe dọa đối với chức vụ thì các nhà lãnh đạo chỉ có hai điều phải lo sợ - cuộc nổi loạn nội bộ từ những người theo dõi họ và cuộc tấn công từ đối thủ của họ. Trong số hai điều này thì sự nổi loạn từ những người theo dõi bạn là mối đe dọa lớn và nguy hiểm nhất và câu chuyện của Viktor đủ để làm bằng chứng. Họ nhìn ra khuyết điểm, biết điểm yếu, biết chính xác đâu là yết hầu để tấn công vào nơi gây tổn thương nặng nhất.

Ngay cả khi bị tấn công bởi các thế lực bên ngoài, miễn là không bị người dân ghét thì bạn sẽ có thể nhanh chóng dập tắt với một đội quân hiệu quả và đủ nguồn lực. Tuy nhiên, nếu dân chúng nổi loạn và từ bỏ thì sẽ khó kiểm soát hơn vì bạn có nhiệm vụ ở đó để phục vụ cho họ. Bạn không thể lãnh đạo nếu không có sự hợp tác của họ.

Machiavelli không nói là bạn cần được mọi người yêu quý để giữ vững vị trí của mình nhưng hãy cố gắng hết sức để tránh kích hoạt cơn giận dữ hoặc sự thù hận của công dân mình. Sự thờ ơ lịch sự và sự tôn trọng miễn cưỡng là các ví dụ về những cảm xúc có thể kích hoạt mà không cần phải là thù hận hay tình yêu. Ngay cả một nhà lãnh đạo phải sử dụng sự tàn ác cũng có thể thoát khỏi nỗi sợ hãi miễn là ông ta không lạm dụng nó và khiến bị người dân khinh bỉ.

Chương 18

Tự Mãn Là Điềm Báo Trước Cho Sự Diệt Vong

"Một hoàng tử không nên có bất kỳ mục tiêu hay suy nghĩ nào khác, cũng như không chọn bất kỳ điều gì khác cho sự nghiên cứu của mình, bất cứ điều gì ngoài chiến tranh và các quy tắc cùng qui luật của nó." - Niccolò Machiavelli.

Chính trị là một cuộc chiến không bao giờ kết thúc được che đậy trong lễ nghi. Học các chiến lược để đối đầu với đối thủ và giành chiến thắng chưa đủ mà còn phải chuẩn bị sẵn sàng cho chiến tranh từ mọi góc độ. Bạn có thể không phải là người mang vũ khí vào chiến trường, nhưng bạn sẽ liên tục chiến đấu với những trận chiến tinh thần - trong cộng đồng của bạn, trên ghế hội đồng, đôi khi, ngay cả với chính bạn, lý tưởng và điểm yếu của mình. Vấn đề là mất tập trung trong khoảnh khắc sẽ khiến mình mở cửa và không phòng thủ trước các cuộc tấn công.

Luôn trụ vững và luôn đi trước một bước trong trò chơi chính trị, Machiavelli có những điều sau đây để nói:

1. *Một hoàng tử không nên có bất kỳ mục tiêu hay suy nghĩ nào khác, cũng như không được chọn bất cứ thứ gì khác cho việc nghiên cứu của mình, bất cứ điều gì ngoài chiến tranh và các quy tắc cùng qui luật của nó. Đây là nghệ thuật duy nhất thuộc về người cai trị và nó cũng cho phép những người không phải bẩm sinh hoàng tử dùng để không những chỉ bảo vệ địa vị của mình mà còn giúp những công dân bình thường vươn lên thành hoàng tử.*

Không có thời gian để nhàn rỗi. Ngay cả khi không tham chiến thì bạn cũng nên nghiên cứu và học hỏi mọi thứ có thể để cải thiện bản thân. Nghiên cứu về các chiến thuật tốt hơn cho trận chiến, tìm hiểu các quy tắc tham gia vào chính phái. Kiến thức thực sự là sức mạnh. Nếu bạn đã giữ chức vụ thì kiến thức có thể giúp đảm bảo vị trí của mình và duy trì quyền lực lâu hơn, và nếu muốn ứng cử thì kiến thức có thể giúp bạn leo lên thang một cách vững chắc trong các cấp bậc.

Bất kỳ chính trị gia nào bỏ lỡ cơ hội học hỏi các quy tắc và áp dụng vào việc tự cải thiện đều có nguy cơ bị đánh mất danh tiếng, địa vị, hoặc thậm chí nhiều hơn thế.

2. *Thường thì các hoàng tử nghĩ về hòa bình nhiều hơn chiến tranh sẽ mất nước. Lý do tại sao mất nước là vì họ đã bỏ bê môn nghệ thuật này. Mặt khác, lý do cho họ mở rộng bờ cõi là từ sự thành thạo của môn nghệ thuật này.*

Khi trở nên tự mãn và thư giãn vì nghĩ rằng mình đã có được vị trí mong muốn thì một người khác khao khát và chuẩn bị hơn sẽ giật lấy chỗ ngồi ngay từ phía dưới chân bạn. Bạn đối thoại với hiến pháp như thế nào? Bạn có biết luật pháp thủ tục của mình không? Bạn đã nghiên cứu những người có thể là mối đe dọa đối với mình chưa? Bạn có biết đủ về những điều này để khiến đối thủ mất cảnh giác hoặc chệch hướng và phản công khi họ cố gắng bắt bạn mất cảnh giác? Bạn có một sứ mệnh hoặc tuyên bố cho một tầm nhìn? Bạn có những kế hoạch chiến lược nào để hướng tới chúng? Bạn có quy tắc ứng xử cho bản thân và nhóm của mình không? Làm thế nào để bạn sàng lọc các thủ tục có liên quan và không liên quan? Bạn đã có tấm an toàn và bảo hộ chưa? Bạn đã xây dựng các quy tắc cơ bản của mình để phản ảnh luật pháp chưa? Điều kín miệng ở đây chỉ là phần nổi của tảng băng chìm. Có rất nhiều thứ khác mà bạn cần phải tự giải quyết.

Vì vậy, bạn thấy đó, không có lý do gì trở nên nhàn rỗi và tự mãn với tư cách là một chính trị gia. Mọi hành động thực hiện nên có chủ đích để đưa bạn đến gần hơn với mục tiêu cuối cùng của mình. Mỗi lần ảnh của bạn xuất hiện trên báo hoặc trên truyền hình thì cần phải có một động cơ đằng sau nó. Mỗi bài phát biểu của bạn nên có một mục tiêu dự định. Bạn không thể nói chuyện hoặc hành động bất cẩn.

3. *Trong số rất nhiều tệ nạn trong việc không trang bị sẽ mang lại là khiến mình bị khinh thường. Đây là một trong những mối nguy hiểm mà hoàng tử phải đề phòng cho bản thân.*

Chúng ta đã nói về những cạm bẫy của việc bị khinh thường và một trong những cách bị khinh thường là không trang bị vũ khí và không chuẩn bị cho mọi tình huống. Một chính trị gia nên sẵn sàng suy nghĩ trên đôi chân của họ và cách duy nhất để làm điều đó là trang bị cho mình có đủ đạn dược từ trước.

4. *Có một sự khác biệt lớn giữa vũ trang và không vũ trang. Sẽ là không hợp lý nếu mong đợi một người được trang bị vũ khí sẵn sàng nhường nhịn một người không có vũ khí hoặc người không có vũ khí cảm thấy an toàn khi ở giữa những người hầu có vũ khí. Điều này là do trong khi một người coi thường người kia thì người kia sẽ nghi ngờ này. Do đó, khiến họ khó có thể làm việc cùng nhau.*

Nguyên tắc chung là người chuẩn bị kỹ càng nhất và hiểu luật chơi nhất sẽ kiểm soát sân chơi và kết quả của trò chơi. Sẽ là không hợp lý nếu mong đợi người nắm giữ tất cả các lá bài phải nhường cho người kia. Bạn có những công cụ nào xung quanh mình có thể sử dụng để tước vũ khí của đối thủ? Làm thế nào để bạn luôn đi trước đối thủ một bước?

Kiến thức là một trong những vũ khí giúp phân biệt một chính trị gia thành công với một chính trị gia thất bại. Càng có nhiều kiến thức về các quy tắc áp dụng vào trò chơi mà mình đang chơi thì bạn càng thu thập được nhiều đạn dược để chiến đấu với các đối thủ trên sân.

Nếu vào sân mà không có sự chuẩn bị và hiểu biết đầy đủ về những quy tắc trò chơi thì đối thủ sẽ phát hiện ra vết hằn trên áo giáp của mình và nếu họ biết bạn không biết điều gì thì họ có thể sử dụng nó để lợi dụng sự thiếu hiểu biết của mình bằng cách ghi điểm khiến bạn bị chê cười.

Năm 2010, Christine O'Donnell, ứng cử viên đảng cộng hòa cho thượng viện Hoa Kỳ tại bang Delaware đang tranh luận với đối thủ đảng dân chủ của bà, Chris Coons, trước các giáo sư luật và sinh viên tại trường luật đại học Widener. Christine chỉ trích quan điểm của Chris rằng thuyết tạo hóa không nên được giảng dạy trong các trường công lập vì điều này vi phạm trực tiếp tu chính án thứ nhất bằng cách quảng bá học thuyết tôn giáo.

Lập luận của Chris là thuyết tạo hóa có thể được dạy trong các trường tư thục và giáo xứ nhưng nhấn mạnh rằng học thuyết tôn giáo không có chỗ trong các trường công lập. Bà ta mắng Chris vì không biết gì về hiến pháp và thách ông ta chỉ cho bà nơi trong hiến pháp mà nhà thờ và nhà nước được phân tách. Chris, rõ ràng là ứng cử viên được chuẩn bị kỹ lưỡng hơn trong số hai người, đã trả lời rằng tu chính án thứ nhất đã ngăn quốc hội đưa ra luật tôn trọng việc thành lập tôn giáo hoặc cấm thực hiện quyền tự do của tôn giáo.

Người điều hành, nhận thấy điều này đang hướng đến đâu nên cố gắng chuyển vấn đề nhưng Christine cố gắng tiếp tục quay trở lại chủ đề và hỏi Chris một cách hoài nghi, "bạn đang nói với tôi rằng sự tách biệt giữa nhà thờ và nhà nước nằm trong tu chính án thứ nhất?", một lỗi lầm đầu tiên khiến khán giả phải há hốc mồm vì choáng váng trước khi họ phá lên cười. Thật nực cười khi một ứng cử viên tìm cách trở thành một nhà lập pháp trong khi không biết hiến pháp!

Điều này làm mọingười bắt đầu đặt ra câu hỏi về việc liệu bà ta có phù hợp với vai trò mà bà ấy đang cạnh tranh hay không. Các cử tri chắc chắn đã đồng ý rằng bà ấy không phù hợp vì bà ta đã thua cuộc bầu cử trước Chris với tỷ lệ 57% - 40%. Cuộc bầu cử năm 2010 là nỗ lực thứ ba của bà trong 5 năm cho chiếc ghế thượng nghị sĩ ở Delaware.

Từ cuộc trao đổi này, chúng ta có thể thấy rằng giao tiếp cũng có thể là một vũ khí. Bạn cần biết làm thế nào và khi nào để nói cũng như những điều nên nói và không nên nói. Bạn cũng cần biết cách sắp xếp lập luận để truyền tải thông điệp của mình và chuyển hướng trò chơi, cũng như khi nào nên làm chệch hướng câu hỏi, im lặng hoặc khi nào nên tắt bàn luận.

5. *Do đó, một hoàng tử không hiểu về nghệ thuật chiến tranh, trong số những nhược điểm đã đề cập khác thì không thể được các binh sĩ của mình tôn trọng, cũng như không thể dựa vào họ. Vì vậy, một hoàng tử không bao giờ được để nghệ thuật chiến tranh rời khỏi tâm trí và ngay cả trong thời bình thì cũng phải luyện tập nhiều hơn khi trong chiến tranh. Hoàng tử có thể làm điều này theo hai cách, bằng hành động hoặc bằng nghiên cứu.*

Nếu Christine, khi nhận thấy rằng đối thủ có ưu thế hơn hoặc nhận ra sự khôn ngoan trong việc cho phép người điều hành chuyển chủ đề thì bà ta sẽ thoát khỏi cuộc tranh luận một cách tương đối dễ dàng. Mặt khác, Chris Coons cho thấy sự chuẩn bị quan trọng như thế nào. Ông ta có thể khiến đối thủ trông giống như một kẻ ngốc tuyệt vời mà không cần cố gắng hết sức.

Trông giống như một kẻ ngốc trước mặt đối thủ không tệ bằng mất sự tôn trọng trước mặt nhân viên của mình. Một khi nhận ra bạn dễ bị lừa như thế nào thì họ lợi dụng sự thiếu hiểu biết này để đẩy những thứ sẽ khiến kế hoạch của họ vượt xa bạn.

Machiavelli khuyên bạn nên tìm hiểu tất cả các chính sách, luật lệ, quy định và thủ tục có liên quan và biết lúc áp dụng chúng để bạn biết cách thức và thời điểm tác chiến.

6. *Ngoài ra, nên luyện tập như khi lâm trận để cơ thể có sức chịu đựng và tìm hiểu bản chất của địa hình tự nhiên. Hoàng tử phải hiểu rõ địa hình vùng núi, thung lũng, đồng bằng và hiểu bản chất của sông ngòi và đầm lầy. Hoàng tử phải tìm hiểu về tất cả các địa hình này để phân tích và lập kế hoạch cẩn thận. Kiến thức này có thể hữu ích theo hai cách. Đầu tiên, hoàng tử học cách biết về đất nước của mình để có thể bảo vệ nó tốt hơn. Sau đó, với kiến thức và khả năng quan sát địa hình đất nước của mình thì hoàng tử có thể dễ dàng hiểu được bất kỳ khía cạnh nào cần nghiên cứu thêm.*

Vì vậy, bạn đang học chăm chỉ như thế nào? Trang mạng ngày nay có rất nhiều tài liệu có thể giúp bạn chuẩn bị. Bạn cũng có thể sử dụng nó như một trường luyện tập trước khi sự kiện chính bắt đầu. Coi qua các blog và các trang mạng xã hội để biết các đồng nghiệp của bạn đang nói về điều gì? Bạn có biết gì về chủ đề này không? Bạn có thể chia sẻ suy nghĩ của mình về chủ đề này với đủ thông tin để hỗ trợ cho lập luận của mình không? Nếu ai đó thách thức thì bạn có thể lật lại và đưa họ lên ghế điện?

Christine không phải là người duy nhất tranh cử mà không biết về hiến pháp vì có rất nhiều người đã đến nơi tranh luận mà không chuẩn bị trước và không biết về chương trình nghị sự và chiến lược chính trị của riêng họ chứ chưa nói đến các chính sách và luật lệ. Bởi vì không thực hiện trách nhiệm giải trình nên họ đi chệch hướng và gây ra những chuyển động trái ngược với những ý kiến đã có cũng như vấp phải những câu hỏi liên quan trong các cuộc tranh luận.

Sự thiếu chuẩn bị này là một dấu hiệu đỏ thật lớn cho thấy ứng viên vô trách nhiệm, kém hiệu quả và không phù hợp cho một vị trí như thế nào. Những cử tri hiểu rằng nếu chiến thắng thì họ sẽ đưa hội đồng vào một cuộc rượt đuổi vui vẻ không dẫn đến đâu và lãng phí thời gian cũng như nguồn lực.

7. *Nhưng để rèn luyện trí não thì hoàng tử nên đọc lịch sử và nghiên cứu hành động của những người nổi tiếng, xem họ ứng xử như thế nào trong chiến tranh, tìm ra nguyên nhân chiến thắng hay thất bại để tránh điều sau và làm điều trước. Trên tất cả, hoàng tử nên làm theo những gì những người nổi tiếng này, những người được tìm thấy đã nổi tiếng và được ca ngợi để noi gương, đã làm trong quá khứ và ghi nhớ những thành tựu và hành động của họ.*

Bạn không bao giờ có thể được cung cấp đủ thông tin về một chủ đề. Sau khi cập nhật xong các thông tin hiện tại thì Machiavelli khuyên bạn nên quay lại lịch sử để đọc và nghiên cứu hành động của những người đã đi trên con đường này trước bạn và xem họ đã cư xử như thế nào, mức độ ảnh hưởng của hành vi đối với chiến thắng hoặc bị bại để mình có thể tạo lại cái trước và tránh cái sau.

Đọc lịch sử địa phương của bạn. Kiểm tra các sự kiện chính trị trong quá khứ. Làm thế nào để bản tin đưa tin về những sự cố này? Đặc biệt chú ý đến những điều đó vì nó sẽ cung cấp cảm giác cho quá trình hành động của bạn.

Một chính trị gia có tầm nhìn xa sẽ có thể dự đoán đối thủ của họ đang đi đâu bằng cách quan sát hành động của đối phương và các báo cáo từ các bài báo. Bằng cách này, khi đối phương hành động thì bạn không phải cố gắng bắt kịp mà đã sẵn sàng trả đòn cho chúng.

Một hoàng tử khôn ngoan nên tuân theo một số quy tắc như vậy. Ông ta không bao giờ được nhàn rỗi trong thời bình mà phải nâng cao kiến thức của mình để luôn sẵn sàng ứng phó khi đối mặt với nghịch cảnh hầu khi thời vận thay đổi và vận rủi ập đến thì ông ta luôn chuẩn bị sẵn sàng để chống lại chúng.

Chương 19

Làm Thế Nào Để Không Bị Mất Tước Vị

"Sẽ là một sự khinh miệt lớn đối với những người mới sinh ra đã là hoàng tử để mất nước vì sự thiếu khôn ngoan của họ".
- Niccolò Machiavelli.

Nếu đây là lần đầu tiên nắm quyền thì rất có thể bạn sẽ bị giới truyền thông và công chúng theo dõi sát sao so với một người đương nhiệm. Với một người đương nhiệm thì họ đoán biết những gì sẽ xảy ra - khuyết điểm của họ, điểm mạnh của họ, những điều kỳ quặc của họ. Nhưng những người mới thì trước tiên phải chứng minh bản thân và vì vậy nên họ trở thành một bí ẩn cần được quan sát.

1. *Những hành động của một hoàng tử mới được quan sát thường xuyên hơn những hành động của một hoàng tử cha truyền con nối.*

Ngoài ác cảm tự nhiên sẵn có đối với những thay đổi mới là mọi người cần được đảm bảo rằng bạn sẽ làm đúng với họ. Họ muốn biết rằng họ đã lựa chọn đúng khi bầu bạn và một khi bạn trấn an được họ về điều đó thì bạn sẽ nhận được sự ủng hộ và trung thành của họ, thậm chí còn nhanh hơn những gì mà những người đương nhiệm trước đây được hưởng.

2. *Khi hoàng tử mới được coi là có năng lực thì ông ta thu hút nhiều người hơn và họ trung thành hơn các hoàng tử tiền nhiệm. Điều này là do mọi người người thường bị thu hút bởi hiện tại hơn quá khứ và khi họ tìm thấy điều tốt đẹp ở hiện tại thì họ sẽ tận hưởng nó và không tìm kiếm nhiều hơn nữa. Họ cũng sẽ mạnh mẽ bảo vệ hoàng tử nếu ông ta không làm hại họ trong những vấn đề khác.*

Machiavelli nhấn mạnh rằng nếu bạn không làm náo động, thông qua quá nhiều luật hạn chế, tăng thuế hoặc chà đạp quyền lợi của họ thì hầu hết mọi người sẽ bằng lòng và với sự bằng lòng những gì bạn đang làm hiện tại sẽ khiến họ không muốn tìm kiếm sự thoải mái của 'những ngày xưa thân ái'.

Vì vậy, một điều có thể làm để không mất tước vị là đảm bảo càng nhiều người càng tốt nhận thức được năng lực và khả năng quản lý của bạn tốt như thế nào. Không hổ thẹn quảng bá bản thân như một nhân vật mẫu mực có quản trị tốt. Hãy đối mặt với họ. Hãy để tên của bạn xuất hiện bên cạnh nhiều việc làm tốt trên tin tức, mạng xã hội và thậm chí là blog.

3. *Vì vậy, sẽ là một vinh quang lớn cho hoàng tử khi đã thành lập một vương quốc mới và làm cho đất nước giàu mạnh với luật pháp tốt, quân đội tốt, đồng minh tốt và lãnh đạo tốt. Tương tự như vậy, sẽ là một sự khinh bỉ lớn đối với những người được sinh ra làm hoàng tử để mất nước vì sự thiếu trí tuệ của họ.*

Những người đương nhiệm có một số lợi thế so với các chính trị gia mới và thật đáng xấu hổ khi những lợi thế này không đủ để đảm bảo cho chiến thắng. Đó là một vết nhơ đối với danh tiếng mà người dân sẽ không thể xóa bỏ nếu họ quyết định ứng cử vào một chức vụ khác. Đối với công chúng thì đây là bằng chứng phong phú cho thấy họ không thể thu hút mọi người ủng hộ chiến dịch mặc dù họ đã có những bước khởi đầu như thế nào.

4. *Vì vậy, các hoàng tử không nên đổ lỗi cho số phận vì đã đánh mất quyền lực sau nhiều năm chiếm hữu mà hãy cho rằng chính sự lười biếng của mình. Trong thời bình thì họ không bao giờ nghĩ rằng thời thế có thể thay đổi (đó là một điểm yếu chung của con người là trong thời bình thì không ai nghĩ rằng họ phải chuẩn bị cho một cơn bão). Khi hỗn loạn ập đến thì họ chỉ nghĩ đến việc bỏ chạy thay vì tự bảo vệ mình. Họ hy vọng rằng các đối tượng, những người chán ghét thái độ của những kẻ chinh phục, sẽ gọi họ trở lại. Điều này, khi những thứ khác thất bại thì có thể tốt, nhưng thật tệ nếu bỏ qua tất cả các yếu tố khác để chọn giải pháp này.*

Machiavelli nói rằng bất kỳ người đương nhiệm nào mất ghế đều làm như vậy vì do sự kém cỏi của chính họ chứ không phải do kém gặp may mắn. Họ trở nên tự mãn, lười biếng, bận bịu và không thay đổi theo bánh xe thời đại. Họ không chuẩn bị bản thân đủ cho những thách thức tương lai,vì thế, tước vị của họ sẽ nhanh chóng biến mất để thay chỗ cho một người khác có chuẩn bị chu đáo hơn.

Làm Thế Nào Để Nắm Giữ Quyền Lực Hiện Có

"Trừ khi bị ảnh hưởng bởi những điều bất thường hoặc quá mức thì tất cả những gì hoàng tử cần phải làm là duy trì bản thân trong trạng thái này." - Niccolò Machiavelli.

Quyền lực của người đương nhiệm là công cụ hữu hiệu cho phép một chính trị gia đang giữ chức vụ tái đắc cử. Giống như câu trích dẫn ở trên ngụ ý, một người đương nhiệm không cần phải làm bất cứ điều gì phi thường để tồn tại - không cần hành động dũng cảm, không cần cải cách nhiệt thành và không cần lập trường có nguyên tắc - chỉ đơn giản là quán tính từ cử tri.

Miễn là không ảnh hưởng tiêu cực đến người dân thì mọi người cảm thấy thoải mái khi không thực hiện bất kỳ thay đổi nào trong một hệ thống đang phần nào có lợi cho họ. Đó là lý do tại sao mọi người sẽ tiếp tục bỏ phiếu cho những người đương nhiệm nhiều năm sau đó, ngay cả khi cử tri đã quên lý do họ chọn ông ngay từ đầu hoặc ông đã trở nên không hiệu quả trong nhiệm kỳ.

1. *Việc duy trì chế độ quân chủ cha truyền con nối sẽ dễ dàng hơn, đặc biệt là khi người dân đã quen sống với gia đình hoàng tử hơn là những người mới. Điều này là do hầu hết mọi người thích sự ổn định của các phong tục mà họ đã quen hơn các chính sách mới của một gia đình cầm quyền mới. Tất cả những gì hoàng tử cần làm là giữ gìn phong tục của người tiền nhiệm và cẩn thận giải quyết các xung đột khi chúng phát sinh.*

Machiavelli tin rằng việc kiểm soát quyền lực mà bạn đã nắm giữ sẽ dễ dàng hơn. Miễn là không đưa ra quá nhiều thay đổi và bám sát hiện trạng thì bạn sẽ hòa hợp với cử tri. Bạn không cần phải tạo ra những ý tưởng sáng tạo vì chúng có thể thành công hoặc thất bại. Chỉ cần tiếp tục công việc như bạn đã từng làm.

Ông bảo rằng không nên chèo lái con thuyền bằng cách cố gắng đổi mới vì ý tưởng của bạn có thể thành công hoặc thất bại và điều này có thể có nhiều rủi ro.

2. Trừ khi bị ảnh hưởng bởi những điều bất thường hoặc quá mức, tất cả những gì hoàng tử cần phải làm là duy trì bản thân trong trạng thái này. Bằng cách này, nếu bị mất ngai vàng thì hoàng tử sẽ dễ dàng lấy lại khi kẻ soán ngôi gặp bất hạnh.

Machiavelli nói rằng cách thận trọng để những người đương nhiệm hành động là chỉ cư xử theo những cách sẽ duy trì vị trí của mình. Đó là, giữ nguyên danh tiếng và không làm dư luận giật mình quá nhiều. Nếu không có bất kỳ sự kiện bất thường nào thì một người đương nhiệm sẽ không bị thua trong các cuộc bầu cử và có thể dễ dàng tiếp tục nắm quyền, ngay cả khi khả năng của họ chỉ ở mức trung bình hoặc tầm thường.

Machiavelli cũng nói thêm rằng ngay cả khi một người đương nhiệm mất ghế thì họ vẫn có cơ hội rất tốt để được bầu lại nếu người kế nhiệm của họ mắc đủ sai lầm để làm mất lòng tin các cử tri. Trường hợp "một ác quỷ bạn biết tốt hơn một thiên thần bạn không biết".

PHẦN IV
Tác Chiến Cùng Đồng Đội

Chương 21

Khả Năng Lãnh Đạo

"Tướng là trụ cột của quốc gia. Trụ vững thì quốc gia mạnh. Trụ lỏng thì quốc gia yếu". - Tôn Vũ.

Là một nhà lãnh đạo thì bạn là trụ cột trong đội ngũ chính trị của mình. Nếu bạn yếu thì các quyết định và mệnh lệnh của mình cũng sẽ như vậy. Đây là lý do tại sao điều quan trọng là bạn phải chú ý đến đối thủ của mình hơn là đội ngũ của họ. Bất kể đội ngũ có năng lực như thế nào thì người lãnh đạo vẫn phải đóng dấu phê duyệt cuối cùng trước khi họ làm bất cứ điều gì. Vì vậy, nếu đối thủ của bạn yếu thì hãy mong đợi rằng mọi thứ đến từ đội ngũ của hắn cũng sẽ như vậy. Nếu họ được biết là người chơi bẩn thì mọi thứ xuất ra từ đội ngũ của họ cũng sẽ như vậy.

1. *Có ba thách thức mà một nhà lãnh đạo có thể mang lại vận rủi cho quân đội của mình:*

   a. *Thứ nhất là nếu chưa biết rõ quân ta có thể tiến mà cứ tiến hoặc chưa chắc lùi mà bảo lùi. Đó gọi là trói quân.*

   b. *Thách thức thứ hai là nếu không biết tình hình nội bộ của quân đội ta rõ ràng mà can thiệp vào việc quản lý sẽ khiến tướng sĩ lúng túng.*

   c. *Thứ ba, nếu nguyên tắc thích ứng quân sự trong hoàn cảnh không rõ ràng mà can thiệp vào trách nhiệm của các cấp chỉ huy thì các tướng lĩnh sẽ nảy sinh nghi ngờ trong đầu.*

Tất cả ba điều này ám chỉ một điều - đó là chuỗi mệnh lệnh từ người lãnh đạo đến người thực hành đã bị phá vỡ. Lãnh đạo mà không có chuỗi mệnh lệnh phù hợp sẽ mang lại bất hạnh cho chính mình và những người theo mình.

Khi Chiến tranh thế giới thứ nhất bắt đầu vào tháng 8 năm 1914, Anh và Pháp rơi vào thế bế tắc với quân Đức ở mặt trận phía Tây, trong khi người Đức đang đánh bại người Nga, đồng minh của Anh và Pháp, ở phía Đông. Vì vậy, Anh đã xây dựng một chiến lược mới để tấn công Gallipoli, một bán đảo trên eo biển Dardanelles mở ra Constantinople, Thổ Nhĩ Kỳ. Thổ Nhĩ Kỳ là đồng minh của Đức và nếu Anh và Pháp có thể chiếm được Gallipoli thì sẽ dễ dàng chiếm được Constantinople và Thổ Nhĩ Kỳ sẽ phải rút lui khỏi trận chiến. Với các căn cứ hình thành ở Thổ Nhĩ Kỳ và vùng Balkan, Anh và Pháp cũng có thể tấn công Đức từ phía Đông Nam và làm suy yếu trọng tâm của nước này ở mặt trận phía Tây.

Anh và Pháp đã lập ra một kế hoạch tuyệt vời, nhưng mọi thứ phụ thuộc vào chiến thắng tại Gallipoli. Kế hoạch được thông qua và Ian Hamilton được gọi đến để lãnh đạo chỉ huy. Winston Churchill và Hamilton tin rằng kế hoạch này là hoàn hảo và họ có đủ quân để chinh phục quân đội Thổ Nhĩ Kỳ một cách dễ dàng. Lệnh duy nhất mà Churchill còn lại là chiếm Constantinople và ông ta để Hamilton hoạch định chi tiết.

Kế hoạch của Hamilton là tấn công tại ba điểm - cực tây nam của bán đảo Gallipoli, phía bắc và các bãi biển. Ngay từ thời điểm quân đội đổ bộ thì mọi thứ sai sót có thể xảy ra đều đã xảy ra. Bản đồ họ nhận được không chính xác và họ đã đưa quân đến sai địa điểm. Bãi biển quá hẹp để quân đội có thể đi qua và quân Thổ Nhĩ Kỳ đã chống trả một cách bất ngờ. Sau ngày đầu tiên đổ bộ thì một tỷ lệ lớn quân đội không thể tham gia chiến đấu vì họ không thể vượt qua bãi biển mà không bị quân Thổ ghim chặt. Gallipoli, lẽ ra là một chiến thắng dễ dàng thì lại trở thành một cơn ác mộng.

Khi có vẻ như kế hoạch đã thất bại thì Churchill thuyết phục chính phủ gửi thêm quân. Hamilton tạo ra một kế hoạch mới, nơi ông ta sẽ đổ bộ binh lính xuống là vịnh Suvla - một mục tiêu dễ tấn công với một bến cảng lớn và ít phòng thủ. Tấn công từ đầu này sẽ buộc Thổ Nhĩ Kỳ phải chia cắt và phá vỡ thế bế tắc. Hamilton đặt người Anh cao cấp nhất hiện có là trung tướng Sir Frederick Stopford để chỉ huy chiến dịch Suvla, và dưới quyền Stopford là thiếu tướng Frederick Hammersley sẽ lãnh đạo một sư đoàn. Hai người này không phải là lựa chọn đầu tiên của Hamilton, nhưng không còn lựa chọn khác.

Phong cách lãnh đạo của Hamilton là nói với các sĩ quan của mình những gì ông hy vọng đạt được trong trận chiến và để họ tìm ra cách thực hiện nó. Stopford đã thực hiện một số thay đổi đối với kế hoạch tiến quân và Hamilton đã đồng ý. Tuy nhiên, lần này ông ta đưa ra một yêu cầu là một khi quân Thổ Nhĩ Kỳ nghe tin về cuộc tấn công Suvla thì họ sẽ lao vào chiến đấu. Ông muốn quân đội của mình tiến đến một dãy đồi gọi là Tekke Tepe trước quân Thổ Nhĩ Kỳ để họ có thể kiềm chế quân Thổ.

Kế hoạch hết sức đơn giản, nhưng để không làm mất lòng Stopford khi can thiệp vào nhiệm vụ, ông ta giữ nó càng mơ hồ càng tốt và tệ hơn, không quy định khung thời gian. Tuy nhiên, mệnh lệnh của ông mơ hồ đến mức Stopford đã hiểu sai hoàn toàn. Thay vì ra lệnh cho người của mình đến ngọn đồi càng sớm càng tốt thì Stopford bảo họ đến đó nếu có thể.

Khi quân đội đổ bộ lên bờ thì sự thay đổi của Stopford trong kế hoạch đổ bộ đã làm mọi thứ xáo trộn. Họ không biết vị trí cần đến cũng như mục tiêu của mình, và Stopford vẫn ở trên thuyền để kiểm soát chiến trường, vì vậy họ không thể đến gặp ông ta đúng thời gian để xác nhận. Họ lãng phí cả ngày để chuyển tiếp tin nhắn qua lại bằng thuyền để vạch ra mớ kế hoạch rối ren.

Hamilton bắt đầu nghi ngờ mọi việc diễn ra không theo kế hoạch nên sáng hôm sau, ông đi điều tra. Khi đến đó thì ông nhận ra rằng không một ai làm đúng việc trong kế hoạch mà họ đã bàn thảo trước để tấn công. trước khi họ có thể tập hợp lại với nhau để sửa chữa sai lầm thì quân Thổ Nhĩ Kỳ đã chiếm được ngọn đồi Tekke Tepe và họ đã đánh mất lợi thế của mình.

Kế hoạch của Hamilton thật tuyệt vời và có thể đã thành công nhưng ông ta đã quên một chi tiết quan trọng - chuỗi mệnh lệnh. Một ban lãnh đạo với một chuỗi mệnh lệnh bị hỏng sẽ khiến mọi người bối rối và trong lúc bối rối, đối thủ có thể tìm cơ hội để quấy rối, như Tôn Vũ nói dưới đây.

2. *Nếu quân nghi ngờ và hoang mang thì các nước chư hầu sẽ thừa cơ hội sang quấy rối. Đây được gọi là quân tự loạn và nó dẫn dắt những người khác đến chiến thắng.*

Quân của Hamilton đã bỏ đi cơ hội chiến thắng duy nhất có được vì họ bối rối và chạy vòng tròn và điều này khiến đối thủ có đủ thời gian để tập hợp lại và tấn công. Công việc của một nhà lãnh đạo là đảm bảo đồng đội luôn rõ ràng về mục tiêu, sứ mệnh và tầm nhìn, nếu không, mọi thứ sẽ rơi vào tình trạng hỗn loạn mà đối thủ có thể khai thác.

Cho dù vị trí có lợi thế nào hay chiến lược được sắp xếp hợp lý đến đâu nhưng nếu đồng đội của mình không rõ ràng được từ cùng một trang thì bạn sẽ mất lợi thế đó - giống như Hamilton đã làm.

Chương 22

Chọn Đồng Đội

"Ấn tượng đầu tiên mà người ta có được về hoàng tử là khi họ quan sát những cận thần xung quanh của hoàng tử". - Niccolò Machiavelli.

Ấn tượng đầu tiên mà bất cứ ai có thể có về mình là đồng đội của bạn. Trước khi công chúng gặp bạn để tìm hiểu thì họ đã có tương tác với các thành viên trong đồng đội của mình. Trong khi mình là thân thể thì các thành viên trong nhóm là những cái vòi mà qua đó bạn có thể tiếp giao rộng hơn. Về cách chọn lựa nhóm đại diện cho mình thì Machiavelli có những điều sau đây để nói:

1. *Việc lựa chọn viên chức thân cận rất quan trọng đối với hoàng tử. Họ có tốt hay không đều phụ thuộc vào sự phân biệt của hoàng tử. Ấn tượng đầu tiên mà người ta có được về hoàng tử là quan sát những người xung quanh. Nếu họ có khả năng và trung thành thì hoàng tử được coi là khôn ngoan vì đã biết cách nhận ra khả năng của từng cá nhân và giữ họ trung thành. Nhưng khi ngược lại thì mọi người sẽ chỉ trích hoàng tử một cách thoải mái vì lỗi nghiêm trọng đã mắc là việc chọn sai người.*

Cũng giống như loại lời khuyên mà bạn nhận được là sự mở rộng sự khôn ngoan của mình với tư cách là một nhà lãnh đạo. Loại người mà bạn chọn để trở thành một phần của nhóm sẽ hình thành danh tiếng của mình với tư cách là một nhà lãnh đạo. Họ là biểu hiện trực tiếp cũng như biểu lộ thể chất về các giá trị và ý thức đánh giá của bạn. Tất cả mọi thứ họ làm là phản ánh trực tiếp của mình, vì vậy bạn phải rất cẩn thận khi chọn họ.

Nếu đội ngũ có năng lực và trung thành thì điều đó làm tăng thêm uy tín cho danh tiếng của mình nhưng nếu ngược lại thì đó là một vết nhơ lớn cho danh dự của mình, và bạn sẽ bị chỉ trích vì phạm sai lầm trong phán xét.

Khi chọn các ủy viên hội đồng và các nhân viên khác làm việc cận kề với mình thì bạn phải hết sức thận trọng để đảm bảo rằng mình đã lựa chọn đúng. Đảm bảo rằng những người đại diện cho mình với tư cách là đại biểu trong một số hội đồng đều có nhiệm vụ ngang nhau và có thể truyền tải thông điệp chính xác của bạn mà không đi chệch hướng sang chương trình nghị sự của họ. Tốt hơn nữa, hãy đảm bảo rằng ngay cả khi bạn không có mặt hoặc không giám sát thì họ vẫn có thể quản lý hiệu quả các quyết định và mong muốn của mình.

Do đó, hiểu rằng nhóm của mình nên được tạo thành từ những người khôn ngoan, có năng lực và thông minh, những người có thể thực hiện công việc mà không cần sự quản lý vi mô từ bạn. Việc thiếu quản lý vi mô sẽ giúp họ hoàn thành công việc của mình tốt hơn và khuyến khích lòng trung thành vì bạn đã trao cho họ vị trí quyền lực, danh dự và sự tôn trọng.

2. *Tâm trí con người có ba loại. Loại đầu tiên tự hiểu sự việc, loại thứ hai phải nghe giải thích mới hiểu và loại thứ ba không tự hiểu cũng không hiểu khi được giải thích. Loại đầu tiên là tốt nhất, thứ hai là tốt và thứ ba là vô dụng.*

Có ba loại người - những người thông minh bẩm sinh, những người hiểu rằng người khác có thể thông minh hơn và biết lắng nghe để học hỏi và những người quá ngu ngốc để nhận ra rằng họ không thông minh hoặc những người không thể lắng nghe để hiểu khi người thông minh hơn họ cố gắng giải thích.

Như đã nói, nhóm người đầu tiên là tốt nhất vì họ làm việc theo bản năng mà không cần quản lý vi mô. Nhóm người thứ hai không sao vì họ sẵn sàng học hỏi và theo thời gian sẽ có thể tự đứng vững. Nhưng nhóm người thứ ba thì hoàn toàn vô dụng đối với bạn. Nếu bạn không thể thu hút được nhóm đầu tiên tham gia thì hãy chọn nhóm thứ hai. Nhưng bằng mọi cách hãy tránh nhóm người thứ ba.

Tuy nhiên, theo cách Machiavelli điển hình, có những lưu ý:

3. *Hoàng tử có khả năng phán đoán để biết điều tốt và điều xấu khi được nói và làm, mặc dù bản thân có thể không có sáng kiến*

nhưng có thể nhận ra điều tốt và điều chưa tốt ở nhân viên mình. Ông khen cái hay và sửa cái dở. Vì vậy, họ không thể hy vọng lừa dối mà giữ thành thật với ông ta.

Lưu ý đầu tiên là hãy đảm bảo rằng bạn có thể nhận ra cả người tốt và người xấu trong đồng đội để mình có thể khen ngợi điều tốt và lên án điều xấu. Bằng cách đó thì bạn có thể biết rằng họ không phải là những kẻ lừa bịp, kẻ tâng bốc hay kẻ ngu ngốc.

Sau đó, làm thế nào bạn có thể phân biệt được sự khác biệt giữa một nhân viên chân chính hay một nhân viên nịnh bợ? Machiavelli liệt kê cảnh báo thứ hai của mình:

4. *Khi hoàng tử nhìn thấy một nhân viên nghĩ nhiều về lợi ích của hắn hơn là lợi ích của hoàng tử và tìm kiếm lợi nhuận cho riêng mình trong mọi việc thì người như vậy không bao giờ là một người hầu tốt. Hoàng tử đừng bao giờ tin người này, bởi vì nếu hắn là người có trách nhiệm thì không bao giờ nghĩ đến bản thân mà luôn là của hoàng tử và không bao giờ để ý đến những vấn đề mà hoàng tử không quan tâm.*

Với tư cách là một chính trị gia thì hãy chú ý đến những nhân viên phục vụ bản thân của họ hơn là quan tâm đến lợi ích của bạn. Bạn không thể tin tưởng họ để tâm đến lợi ích tốt nhất của đồng đội vì bất kỳ ai được bạn giao phó quản lý công việc thì không nên bận tâm về việc theo đuổi những nguyên nhân không phù hợp với mục tiêu của bạn.

Sáng sớm ngày 17 tháng 6 năm 1972, một trong những vụ bê bối lớn nhất làm rúng động chính trường Mỹ khi một số tên trộm bị bắt trong lúc đột nhập vào văn phòng của ủy ban quốc gia đảng dân chủ nằm trong khu Watergate ở Washington, DC. Tuy nhiên, những kẻ này không phải là những tên trộm bình thường vì chúng là một phần của nhóm tái tranh cử cho Richard Nixon và đã bị bắt quả tang khi chúng đánh cắp tài liệu và nghe lén điện thoại.

Trước vụ Watergate, chính trường Mỹ đã bị chia rẽ sâu sắc về việc Hoa Kỳ tham chiến vào Việt Nam. Vì vậy, để tổng thống Richard M. Nixon có cơ hội tái đắc cử tốt hơn, họ cần một chiến lược tranh cử tích cực hơn. Các thành viên trong nhóm vận động của Nixon với danh gọi Ủy Ban Bầu Cử Lại Tổng Thống, đã quyết định hoạt động gián điệp bất hợp pháp là công cụ cần thiết. Vì vậy, họ đã đột nhập vào trụ sở Ủy Ban Quốc Gia Dân chủ ở Watergate để cài máy nghe lén và lấy cắp bản sao của các tài liệu mật.

Các điện thoại nghe lén được cài đặt không hoạt động bình thường, vì vậy vào buổi sáng định mệnh đó thì một nhóm 5 tên trộm đã quay trở lại tòa nhà để sửa máy nghe lén. Khi họ đang chuẩn bị đột nhập vào văn phòng thì một nhân viên bảo vệ đang thi hành nhiệm vụ nhận thấy ai đó đã dán vào nhiều ổ khóa cửa của tòa nhà. Nhân viên bảo vệ này đã ngay lập tức báo động và gọi cảnh sát và cảnh sát đã đến đúng lúc để tóm gọn những tên trộm bằng máy nghe lén mới.

Lúc đầu, khi thủ phạm bị bắt thì không ai thấy ra mối liên hệ giữa họ và đồng đội của Nixon, nhưng trong quá trình khám xét sơ bộ, các cảnh sát mật vụ đã tìm thấy bản sao số điện thoại của ủy ban tái tranh cử Nixon trong số đồ đạc của họ, điều đó bắt đầu dấy lên nghi ngờ. Vì vậy, một cuộc điều tra đã được khởi động để tìm hiểu sâu về vấn đề này.

Nhìn thấy hậu quả từ vụ việc có thể ảnh hưởng đến sự nghiệp của mình như thế nào, Nixon đã có một bài phát biểu vào tháng 8, nơi ông thề rằng không có nhân viên nào của mình tham gia vào vụ đột nhập. Bởi vì Nixon được yêu mến và nổi tiếng nên nhiều cử tri đã tin lời thề của ông.

Tuy nhiên, các cuộc điều tra đã chứng minh rằng Nixon không hoàn toàn trung thực về sự dính líu của mình trong vụ việc. Ví dụ, một vài ngày sau khi đột nhập, ông ta đã sắp xếp để trả cho kẻ trộm hàng trăm nghìn đô la tiền giấu kín.

Phát hiện ra rằng mình đã bị bắt, Nixon cố gắng chôn giấu những bằng chứng đã được phát hiện. Vì vậy, ông ta và các trợ lý của mình đã lên kế hoạch khiến CIA làm thất bại tiến trình của FBI trong vụ án. Để che đậy tội gián điệp, Nixon đã phạm một tội còn lớn hơn - lạm dụng quyền lực với tư cách là tổng thống để cố tình cản trở công lý.

Bảy đồng phạm trong vụ gián điệp đã bị tóm gọn và bị truy tố về các tội danh liên quan đến vụ bê bối Watergate. Các trợ lý của Nixon kêu gọi 5 người trong số họ nhận tội và tránh xét xử, trong khi 2 người còn lại bị kết án tù vào tháng 1/1973.

Vụ việc bắt đầu thu hút sự chú ý của nhiều người (bao gồm Bob Woodward và Carl Bernstein, hai phóng viên của tờ Washington

Post, John J. Sirica, thẩm phán phiên tòa, và một số thành viên thuộc ủy ban điều tra thượng viện), những người đã bắt đầu nghi ngờ rằng có một cái gì đó lớn hơn đang diễn ra.

Cùng khoảng thời gian mà một số kẻ chủ mưu bắt đầu toát mồ hôi dưới sức nóng của việc che đậy, Woodward và Bernstein nhận được một tin ẩn danh chứa thông tin quan trọng từ một người tố giác có tên là "Deep Throat".

Cuối cùng, họ đã vượt qua và gặp được một số phụ tá của Nixon, bao gồm cả cố vấn nhà trắng John Dean, người đã làm chứng về sự tham gia của họ trong vụ việc và vai trò của tổng thống trong việc này. Họ thậm chí còn làm chứng rằng Nixon đã bí mật ghi âm tất cả các cuộc họp trong phòng bầu dục và nếu các công tố viên có thể lấy được những đoạn băng đó thì họ sẽ có đủ bằng chứng về tội lỗi của tổng thống.

Nixon đã cố gắng bảo vệ các đoạn băng với các luật sư của mình, lập luận rằng đặc quyền hành pháp cho phép ông giữ bí mật nội dung trong các cuốn băng. Tuy nhiên, ủy ban thượng viện, thẩm phán Sirica và một công tố viên độc lập tên là Archibald Cox đều quyết tâm nhúng tay vào việc này.

Vào ngày 20 tháng 10 năm 1973, khi Cox không ngừng yêu cầu phát hành cuốn băng thì Nixon đã sa thải ông ta, khiến một số quan chức của bộ tư pháp tự nguyện từ chức để phản đối. Chuỗi sự kiện này được gọi là Thảm Sát Đêm Thứ Bảy. Cuối cùng, Nixon đã nhượng bộ và giao nộp một số cuốn băng.

Đến đầu năm 1974, mọi nỗ lực cản trở về cuộc điều tra và sự che đậy bắt đầu sáng tỏ. Vào ngày 1 tháng 3, bồi thẩm đoàn (do một công tố viên đặc biệt mới bổ nhiệm) đã truy tố bảy cựu trợ lý của Nixon về một số tội danh liên quan đến vụ bê bối. Không biết liệu họ có thể kết tội một tổng thống đang tại chức hay không nên bồi thẩm đoàn đã chỉ định Nixon là "đồng phạm không bị kết án".

Tòa án tối cao ra lệnh cho Nixon nộp tất cả các đoạn băng và trong khi ông đang kéo thời gian thì ủy ban tư pháp hạ viện đã bỏ phiếu đồng ý về việc luận tội vì ông đã lạm dụng quyền lực, che đậy tội phạm, cản trở công lý và một số vi phạm hiến pháp khác.

Cuối cùng thì Nixon cũng phóng thích đoạn băng vào ngày 5 tháng 8, đoạn băng đã cung cấp đủ bằng chứng không thể chối cãi về sự dính líu của ông trong vụ bê bối Watergate. Với những lời luận tội đang rình rập, Nixon quyết định từ chức trong sự ô nhục vào ngày 8 tháng 8.

Khi phó tổng thống tuyên thệ nhậm chức tổng thống sáu tuần sau đó thì ông đã ân xá Nixon tất cả những tội danh khi còn tại chức. Tuy nhiên, các trợ lý của ông không may mắn như vậy vì họ bị kết án về những tội danh nghiêm trọng và bị tống vào nhà tù liên bang.

John Mitchell, tổng chưởng lý của Nixon, ngồi tù 19 tháng cho vai diễn mà ông ta đóng. Điều tương tự cũng được áp dụng cho tham mưu trưởng, H.R. Haldeman. John Ehrlichman đã phải ngồi tù 18 tháng vì cố gắng che đậy vụ đột nhập và chủ mưu của kế hoạch. G. Gordon Liddy, một cựu đặc vụ FBI phải ngồi tù 4 năm rưỡi.

Mặc dù Nixon không bao giờ công khai thừa nhận bất kỳ hành động phạm tội nào nhưng ông thừa nhận việc sử dụng khả năng phán đoán kém. Rõ ràng là vấn đề của Nixon bắt đầu khi ông chọn sai nhóm người để làm việc trong nhóm vận động của mình.

Chương 23

Tổ Chức Đồng Đội

"Chưa bao giờ có một vị hoàng tử mới tước vũ khí của thần dân. Ngược lại, bất cứ khi nào hoàng tử thấy họ không có vũ khí thì ông luôn trang bị cho họ. Vì khi họ được trang bị vũ khí thì những cánh tay đó sẽ trở thành của hoàng tử". - Niccolò Machiavelli.

Một trong những điều đầu tiên bạn nên làm khi bước vào một tổ chức là tập hợp nhóm của mình. Tìm những người có năng lực đã hỗ trợ bạn trong chiến dịch và thưởng họ bằng cách giao một vị trí trong nhóm của mình. Bởi vì họ chỉ được hưởng phần thưởng của họ khi bạn còn tại vị, họ sẽ trở thành người bảo vệ trung thành nhất của bạn trong cộng đồng. Machiavelli giải thích điều này tốt hơn dưới đây:

1. *Vì khi họ được trang bị vũ khí thì những cánh tay đó trở thành của bạn; những người từng không tin tưởng trở nên trung thành và những người trung thành vẫn như cũ; từ các đối tượng, họ trở thành những người trung thành. Mặc dù không phải ai cũng có thể được trang bị vũ khí, nhưng khi những người mà bạn vũ trang được hưởng lợi thì những người khác bạn có thể được xử lý tự do hơn.*

Trong trường hợp này thì vũ khí không phải là vũ khí quân dụng mà là sức mạnh, đặc quyền, quyền hạn, chức vụ và địa vị mà bạn thưởng cho nhân viên của mình. Trao cho một vài người quyền đại diện cho mình ở mọi nơi là một cách để hỗ trợ họ.

Những người mà mình vũ trang sẽ đánh giá cao về điều đó và mang ơn bạn. Ngay cả những người không được hưởng lợi từ việc giành được vị trí cũng sẽ hiểu tầm quan trọng của sự lựa chọn của bạn. Ông ta nói thêm:

2. *Mặc dù các phương pháp xử trí khác nhau, họ hoàn toàn hiểu. Những người được trang bị vũ khí trở thành người ủng hộ bạn và những người không được trang bị vũ khí thì chấp nhận rằng những người có trách nhiệm nguy hiểm hơn sẽ có phần thưởng cao nhất và họ sẽ miễn tội cho bạn.*

Mặc dù các phương pháp xử trí khác nhau, họ hiểu và hy vọng rằng khi họ tiếp tục hỗ trợ thì bạn cũng sẽ thưởng cho họ những chức vụ.

3. *Ngược lại, khi bị tước vũ khí, hoàng tử đã xúc phạm họ bằng cách thể hiện rằng mình không tin tưởng họ, vì hèn nhát hoặc vì lòng trung thành. Cả hai định kiến này đều tạo ra sự thù hận đối với hoàng tử và vì họ không thể không có vũ khí nên họ phải quay sang những tên lính đánh thuê vô giá trị, như tôi đã thảo luận.*

Tuy nhiên, phải lưu ý rằng một khi giao chức vụ cho họ thì bạn không thể lấy lại, nếu không sẽ khiến họ bị mất mặt và điều đó sẽ khiến họ thành kẻ thù, và họ không còn là những người ủng hộ bạn như trước đây - loại đối thủ tệ nhất có thể.

4. *Nhưng khi hoàng tử chiếm đóng một vương quốc mới và thêm nó vào vương quốc cũ của mình thì ông ta cần phải tước vũ khí của những người mới chinh phục, ngoại trừ những người đã giúp hoàng tử đánh chiếm lãnh thổ. Những người này, cùng với thời gian và cơ hội sẽ trở nên yếu đuối và hèn nhát. Các vấn đề này cần được quản lý theo cách mà những người được trang bị vũ khí chỉ là binh lính của hoàng tử, những người được nuôi dưỡng trong vương quốc cũ.*

Vì vậy, nếu có thể, hãy đặt người của mình vào những chức vụ, đặc biệt là những vị trí nhạy cảm, nơi họ có thể theo dõi và bênh vực bạn nếu cần. Hãy để ý đến các ủy ban, hội đồng quản trị, thậm chí là các vị trí nhân viên mà bạn nghĩ rằng có người bên trong sẽ có phúc lợi cho mình. Tuy nhiên, điều này không có nghĩa là bạn phải lấp đầy hoàn toàn vị trí cho những người ủng hộ mình và bỏ bê những người khác. Nhưng bạn có thể từ từ tránh xa và làm suy yếu ảnh hưởng của họ theo thời gian để chỉ những người ủng hộ mạnh nhất của mình mới có quyền lực.

Chương 24

Khen Thưởng Và Kỷ Luật

"Để giữ cho những người hầu của mình trung thực thì hoàng tử phải khen thưởng, tôn vinh, làm giàu, tử tế, chia sẻ vinh quang của mình và quan tâm đến họ". - Niccolò Machiavelli.

Chương này, chúng ta sẽ xem lại câu chuyện của Ulysses Grant trong chương mười sáu. Machiavelli nhấn mạnh rằng cách đúng đắn để giữ cho nhân viên của mình trung thực là khen thưởng, tôn vinh, làm giàu cho họ, tử tế, quan tâm đến họ và chia sẻ vinh quang của bạn với họ.

Ulysse Grant đã làm tất cả những điều đó với những người bạn của ông từ nội chiến khi giao cho họ những công việc phù hợp trong chính phủ như một phần thưởng cho sự kết hợp của họ với ông ta, chăm sóc và làm giàu cho họ. Tuy nhiên, điều đó vẫn không đủ để khiến họ trung thực và không bị đổ lỗi.

Vậy lời khuyên của Machiavelli không có giá trị? Không, bởi vì ông ta có điều khoản bổ sung:

1. *Đồng thời, hoàng tử phải cho họ thấy rằng họ không thể đứng một mình.*

Theo Machiavelli, trong việc làm giàu và phục vụ cho nhân viên của mình thì đừng mắc sai lầm khi cho phép họ nghĩ rằng họ có đủ quyền lực để tự hoạt động. Đây rõ ràng là nơi Grant bắt đầu làm sai.

Ông đã trao quyền hạn quá rộng rãi và không gian quá to lớn cho họ, cùng với đôi cánh, ông đã cho phép chúng tự do sinh trưởng, chúng bay thẳng vào mặt trời và kéo ông ta theo.

Việc giao nhiệm vụ là rất tốt vì điều này chứng minh cho nhân viên thấy rằng bạn tin tưởng và tôn trọng họ. Tuy nhiên, hãy nhớ rằng phong chức cho nhân viên có nghĩa là bạn đã ban cho họ quyền lực đi kèm. Thời điểm bạn cho họ đủ sức mạnh để khiến họ say như điều đó thì họ có thể quay lại và sử dụng sức mạnh đó để chống lại mình.

2. *Đồng thời, hoàng tử phải cho họ thấy rằng họ không thể đứng một mình. Cho nên, hoàng tử phải làm sao để họ nhận được nhiều quyền lực mà không làm cho họ tham muốn nhiều hơn, nhận nhiều của cải mà không làm cho họ tham muốn nhiều hơn cũng như nhiều trách nhiệm khiến họ sợ thay đổi.*

Quyền lực là điều đáng lo ngại. Một khi ai đó nếm thử, đặc biệt là thứ mà họ không bao giờ tưởng tượng được rằng mình có thể đạt được và với loại sức mạnh đó thì nó sẽ trở thành một loại ma túy mà họ không thể thiếu. Họ sẽ tiếp tục muốn nhiều hơn nữa. Vì vậy, để tránh những hãm hại kiểu đó cho mình, Machiavelli khuyên rằng bạn nên cho nhân viên thấy rằng nếu không có mình thì họ sẽ chẳng là gì cả. Hãy làm cho họ hiểu rằng phần thưởng liên tục của họ được đến từ sự lâu bền địa vị nắm quyền của bạn.

Mọi thứ mà Babcock có được và làm được vì sự gần gũi của mình với tổng thống, nhưng ông ta không hiểu điều đó. Nếu hiểu được thì ông ta đã nhận ra hành động của mình gây nguy hiểm trực tiếp đến vị trí của Grant và do đó, gián tiếp tới ông.

3. *Một khi mối quan hệ giữa hoàng tử và những người hầu được giữ ở mức đó thì họ có thể tin tưởng lẫn nhau. Nếu không, sự kết thúc luôn mang tính hủy diệt do cái này hoặc cái khác.*

Machiavelli nhấn mạnh rằng một khi bạn cảm nhận điểm này trong nhân viên của mình thì bạn đã khiến họ mắc nợ mình thì lúc đó bạn mới có thể tin tưởng họ bằng trái tim của mình và ngược lại. Nếu không, họ sẽ hạ gục bạn khi họ rơi vào vòng xoáy tự diệt.

Chương 25

Quản Lý Tài Nguyên

"Tốt hơn hoàng tử để thua với quân đội của mình hơn là giành chiến thắng trong trận chiến với những người lính phụ trợ, vì hoàng tử không thể coi bất kỳ chiến thắng nào giành được cùng họ là có thật". - Niccolò Machiavelli.

Khi Machiavelli thảo luận về chủ đề này trong cuốn sách của mình thì ông nói về những người lính trong khía cạnh chiến tranh, nhưng trong bối cảnh chính trị, những người lính của bạn là nguồn lực giúp mình chiến đấu và chiến thắng đối thủ - tài chính, nhân lực, phương tiện truyền thông, chiến dịch, thiện chí, v.v. Khi có vẻ như chỉ riêng tài nguyên của bạn không thể giúp mình giành chiến thắng trong trận chiến trước đối thủ thì sự cám dỗ để kêu gọi quân tiếp viện từ những chủ nhân khác mà bạn coi là đồng minh luôn ở đó. Tuy nhiên, Machiavelli khẳng định rõ ràng rằng theo cách đó thì có mối nguy hiểm tiềm ẩn.

1. *Các đội quân mà hoàng tử sử dụng để bảo vệ quốc gia hoặc là của riêng mình hoặc là lính đánh thuê hoặc là lính phụ trợ hoặc là lính hỗn hợp.*

Có bốn cách mà bạn có thể sử dụng các nguồn lực sẵn có để có được một vị trí chính trị. Bạn có thể sử dụng nguồn lực của riêng mình, mượn từ một số người khác trong trò chơi (lính đánh thuê), sử dụng đồng minh chính trị lớn nhất của bạn để làm hệ thống hỗ trợ (lính phụ trợ) hoặc duy trì một hệ thống kết hợp tất cả chúng lại với nhau. Tuy nhiên, ngoài việc sử dụng các nguồn lực và khả năng của riêng bạn thì phần còn lại có những hạn chế mà Machiavelli đã rất vui lòng chỉ ra.

2. *Lính đánh thuê và lực lượng phụ trợ thì vô dụng và nguy hiểm. Nếu hoàng tử nắm giữ một quốc gia mà dựa vào những đội quân này thì sẽ không ổn định và không an toàn vì họ chia rẽ, đầy tham vọng, vô kỷ luật, không trung thành, can đảm trước mặt bạn bè và hèn nhát trước quân thù. Họ không sợ Chúa và không trung thực với mọi người.*

Như ông ta đã nói, sẽ là một điều nguy hiểm nếu để bản thân mình phụ thuộc vào người khác khi nói đến các nguồn lực vì bạn không thể dựa vào họ để luôn đạt kết quả của mình. Nếu đạt được kết quả tốt nhất thì điều đó cũng làm cho vị trí của bạn không ổn định và bấp bênh. Nhưng nếu kết quả tệ nhất thì điều đó sẽ khiến bạn có thể để cho đối thủ xé xác mình hoàn toàn.

Nếu bạn phải nhờ đến sự giúp đỡ từ bên ngoài thì khó có thể giữ họ thống nhất với mục đích của mình để chống lại đối thủ. Đó là bởi vì mọi người có xu hướng ích kỷ và phục vụ bản thân. Họ sẽ luôn đặt lợi ích của họ lên hàng đầu và nếu điều đó xảy ra mà mục tiêu của bạn không phù hợp với mục tiêu của họ thì họ hoàn toàn không e ngại mà ném bạn vào gầm xe buýt.

3. *Sự hủy diệt chỉ bị hoãn lại chừng nào cuộc tấn công bị hoãn lại vì trong hòa bình chúng sẽ cướp bóc bạn và lúc chiến tranh thì kẻ thù của bạn sẽ làm vậy. Trên thực tế, họ không có hứng thú hay lý do tranh đấu nào khác ngoài một khoản tiền trợ cấp nhỏ không đủ để khiến họ mất mạng vì mục đích của bạn. Họ sẵn sàng trở thành binh lính của bạn khi bạn đang hòa bình, nhưng nếu chiến tranh xảy ra thì họ sẽ biến mất hoặc chạy trốn khỏi kẻ thù.*

Lính đánh thuê chỉ có trong trò chơi miễn là họ kiếm được lợi nhuận từ nó. Lòng trung thành của họ dành cho người trả giá cao nhất, do đó, nói cho cùng, sự hỗ trợ rất mỏng manh, dễ xì hơi và có thể thay đổi khi ai đó có lời đề nghị tốt hơn. Họ không cùng huyết thống trong cuộc chiến chính trị, vì vậy họ không có gì để mất nếu bạn thua hoặc được lợi nếu bạn thắng, miễn là bạn đền bù cho họ vì đã giúp bạn.

Chúng là một trong những liên kết yếu nhất mà bạn có thể có - trong chiến tranh, đối thủ có thể khai thác chúng để phá vỡ kế hoạch của mình và nếu bạn đang bình yên thì họ có thể là những kẻ lợi dụng bạn để tư lợi. Khi mọi thứ có vẻ suôn sẻ thì họ sẽ ở lại bên cạnh bạn để hỗ trợ, nhưng ngay khi dấu hiệu rắc rối đầu tiên xuất hiện thì họ sẽ không ngần ngại gì mà không nhảy tàu và để bạn chết chìm trong đống hỗn độn dầu sôi lửa bỏng. Chúng không đáng tin cậy chút nào.

4. *Tôi muốn chứng minh thêm sự nguy hiểm của những loại lính này. Các đội trưởng lính đánh thuê hoặc là những người có năng lực hoặc không. Nếu có thì người ta không thể tin tưởng họ bởi vì họ luôn khao khát sự vĩ đại của cá nhân mình, bằng cách áp bức bạn, chủ nhân của họ, hoặc những người khác chống lại ý muốn của bạn. Nhưng nếu đội trưởng không đủ năng lực thì bạn sẽ bị tiêu diệt theo cách thông thường.*

Có hai cách mà chủ nhân các nguồn lực bạn muốn vay có thể hủy hoại mình – có năng lực và thiếu năng lực. Nếu có năng lực thì họ có thể nhận ra những cơ hội mà bạn đang bỏ lỡ hoặc lòng tham của họ có thể cản trở bạn và họ sẽ tìm cách tước quyền sở hữu của bạn để thế chỗ. Tuy nhiên, nếu họ không đủ năng lực thì sự hủy hoại của bạn sẽ đến từ những con đường thông thường.

Francesco Sforza từng là lính đánh thuê của Filippo Maria Visconti, công tước thành Mỹ Lan, đã chiến đấu cho ông ta và chiến đấu chống lại ông ta trong khoảng thời gian 20 năm. Vào thời gian đó, Francesco bắt đầu để mắt đến ngôi vương của Mỹ Lan, vì vậy ông đã hứa hôn với con gái và là đứa con duy nhất của Filippo, với hy vọng một ngày nào đó sẽ kế thừa vương quốc. Tuy nhiên, mối quan hệ của anh với bố vợ rất kịch liệt.

Vào năm 1434, Cosimo de Medici đã đưa ra một phần thưởng lớn, bao gồm một ghế ở Florence để chiến đấu chống lại Mỹ Lan. Chiến đấu cho liên quân Florentine-Venetian chống lại Mỹ Lan, Francesco đã thắng Verona năm 1438 và đánh bại Mỹ Lan ở Anghiari năm 1440. Năm tiếp theo, ông kết hôn với vị hôn thê của mình trong một thời gian đình chiến không dễ dàng. Tuy nhiên, thỏa thuận đình chiến không kéo dài và ông đã sớm chống lại cha vợ mình vào năm 1443.

Năm 1447, công tước của Milan lâm bệnh nặng trong khi bị quân đội Venice đe dọa tấn công, vì vậy ông đã cử người con rể hám lợi của mình đến giúp đỡ. Trước khi Francesco đến Mỹ Lan, công tước qua đời và ông phát hiện ra rằng thay vì sẵn sàng trao công quốc cho ông thì cha vợ của mình đã trao nó cho Alfonso của Aragon, vua của Naples.

Người Mỹ Lan đã lợi dụng sự lộn xộn để nổi dậy và tuyên bố mình là một nước cộng hòa với Francesco là tướng lĩnh của họ. Điều này đã gây ra một cuộc đấu tranh ba mũi nhọn giữa Venice, Francesco và nước cộng hòa của người Mỹ Lan. Năm 1449, Mỹ Lan đứng sau Francesco để tạo ra một hiệp ước hòa bình với Venice, và để đáp lại, ông đã bao vây thành phố và khiến vương quốc này đầu hàng. Do đó, vào năm 1450, Francesco Sforza trở thành công tước của Mỹ Lan sau khi làm lính đánh thuê trong nhiều năm cho cha vợ mình.

5. *Tôi sẽ gặp chút khó khăn khi chứng minh điều này, vì sự hủy hoại của Ý là do không có gì khác ngoài việc dựa vào những người lính đánh thuê giúp đỡ trong nhiều năm. Mặc dù họ đã từng lập một số chiến công trong quá khứ và tỏ ra dũng cảm với nhau, nhưng khi các quốc gia kẻ thù kéo đến thì họ đã cho chúng ta thấy sự thật về họ.*

Khi vua của Naples, Ferdinard I xúc phạm giáo hoàng Innocent VIII bằng cách không trả các lệ phí phong kiến của mình cho giáo hoàng, ông bị vạ tuyệt thông và cấm cai trị Naples, và giáo hoàng đã trao vương quốc Naples cho Charles VIII, cháu trai của vua Pháp, Charles VII. Điều này đã châm ngòi cho Pháp đến Ý.

Ngay trước khi giáo hoàng qua đời, ông đã làm hòa với Ferdinard và thu hồi lệnh cấm. Tuy nhiên, lời đề nghị dành cho Charles VIII vẫn là một vấn đề gây tranh cãi ở Ý. Cũng có một tuyên bố thứ ba đối với ngai vàng của Naples bởi Rene II, công tước của Lorraine. Người dân Naples đã dâng vương miện cho Rene, nhưng Charles VIII đã ngăn chặn việc đó, nói rằng ông có nhiều quyền hơn đối với ngai vàng vì mẹ ông gần gũi hơn Rene trong hàng kế vị. Năm 1494, Ferdinand qua đời và được kế vị bởi con trai của ông, Alfonso II.

Cùng năm đó, Ludovico Sforza, người từng quản lý công quốc Mỹ Lan, quyết định tuyên bố ghế đó là của mình sau khi cho thấy mối quan hệ yếu kém của ngôi báu. Tuy nhiên, Alfonso II đã thách thức Ludovico về điều đó vì ông ta cũng có yêu sách với ngai vàng. Trong nỗ lực đưa Alfonso ra khỏi con đường của mình, Ludovico khuyến khích Charles VIII thực hiện lời đề nghị của Innocent và tuyên bố ngai vàng của Naples là của mình.

Charles VIII đã tập hợp một đội quân gồm 25.000 binh sĩ, 8.000 trong số họ là lính đánh thuê Thụy Sĩ tràn qua Ý để giành lấy vị trí của mình. Do đó, cuộc chiến tranh Ý đầu tiên bắt đầu và nó mở ra một loạt các cuộc chiến tranh tiếp theo từ các nước châu Âu khác đang tìm cách giành quyền kiểm soát các tiểu quốc Ý bị chia cắt.

Tuy nhiên, Ludovico thấy Charles chiếm nhanh Ý và nhận ra sai lầm của mình trong việc đánh giá sức mạnh của Pháp đã trở nên hoảng hốt. Charles cũng có yêu sách với Mỹ Lan và ông ấy sợ rằng mình sẽ không hài lòng với việc chỉ chinh phục Napoli. Vì vậy, ông đã thành lập liên đoàn Venice cùng với hoàng đế Maximilian I, giáo hoàng và vua Ferdinand II của Aragon để đuổi Charles ra khỏi Ý và ông đã thành công.

Tuy nhiên, chiến tranh đã để lại những thiệt hại về sau. Các tiểu quốc Ý đã suy yếu và khiến họ bị tổn thương trước những tham vọng xung đột của cả Pháp và Tây Ban Nha. Người kế vị của Charles, Louis XII, nhận thấy rằng ông có một số yêu sách đối với cả Mỹ Lan và Naples, bắt đầu âm mưu xâm lược các thành phố. Người Venice, có trí nhớ ngắn và không học hỏi được từ những sai lầm trong quá khứ đã mời Louis XII giúp họ đánh chiếm Lombardy với tiền đề là ông sẽ trao cho họ một nửa vương quốc. Vua Louis xâm lược Lombardy, chiếm Mỹ Lan và nhanh chóng để mắt tới Napoli.

Về việc sử dụng các đội quân phụ trợ, Machiavelli có điều sau đây để nói:

6. *Những người lính này có thể giúp ích và tốt cho chủ nhân của họ, nhưng đây là một bất lợi cho người yêu cầu nó. Bởi vì nếu họ thua thì hoàng tử sẽ bị hủy hoại và nếu họ thắng thì hoàng tử sẽ trở thành tù nhân của họ.*

Trong tay các đồng minh chính trị của mình thì những nguồn lực này có thể mang lại kết quả xuất sắc nhưng việc chấp nhận sự giúp đỡ và nguồn lực từ họ sẽ khiến bạn gặp bất lợi lớn. Nếu họ thua thì bạn cũng thua, nhưng nếu họ thắng thì điều đó sẽ đặt bạn dưới sự kiểm soát của đồng minh. Họ có thể muốn sử dụng sự giúp đỡ như những đặc ân, một trong số đó có thể quá đắt đối với bạn.

7. *Vì vậy, hãy để những kẻ không có tham vọng chinh phục sử dụng quân phụ trợ, vì chúng nguy hiểm hơn nhiều so với lính đánh thuê. Đối với họ thì sự tàn phá của bạn đã được định trước bởi vì họ đoàn kết và tuân theo chỉ huy của họ. Nhưng với những người lính đánh thuê, khi thắng trận thì họ cần nhiều thời gian và cơ hội tốt hơn để tổn hại bạn. Chúng hợp nhất, được bạn tìm thấy và được trả tiền. Người chỉ huy của họ là một bên thứ ba do bạn*

dựng nên, điều đó khiến anh ta không thể ngay lập tức có thực quyền làm tổn thương bạn.

Trường hợp lính bổ trợ trở nên nguy hiểm hơn để sử dụng so với lính đánh thuê vì họ đã có một hệ thống hoạt động và trả lời cho một người không phải là bạn. Khi sử dụng hệ thống tài nguyên mà đồng minh của bạn đã thiết lập thì họ sẽ quyết định xem ai là người họ có thể dự phòng để tham gia vào nhóm của bạn, kiểm soát số tiền bạn nhận được, v.v. - mọi người đều ở trong túi của họ. Họ có thể quyết định phá hoại và sẽ thành công vì bạn không có đủ nguồn lực để chống lại họ.

Tuy nhiên, khi sử dụng một số nguồn lực thì sẽ mất khá nhiều thời gian để tìm một lý do chính đáng để phá hoại trước khi họ có thể hành động và điều này khiến bạn có đủ thời gian để thực hiện các kế hoạch. Dù bằng cách nào thì rõ ràng là sử dụng bất kỳ phương pháp nào trong số này cũng khá nguy hiểm.

8. *Vì vậy, một hoàng tử khôn ngoan sẽ luôn tránh những loại binh lính này và sử dụng quân đội của riêng mình. Tốt hơn là để thua với quân đội của mình hơn là giành chiến thắng với lính phụ trợ hoặc lính đánh thuê, vì hoàn tử không thể coi bất kỳ chiến thắng nào giành được với họ là có thật.*

Do đó, bạn nên xây dựng hệ thống của riêng mình và quản lý hiệu quả các nguồn lực của mình. Được như vậy thì bạn sẽ không phải kêu gọi sự giúp đỡ từ những người khác, những người sẽ không ngần ngại kéo bạn xuống khi có nhu cầu.

LỜI KẾT

Có xứng đáng trong việc chuyển đổi các chiến lược trong Binh Pháp, Vương Quyền và Ngũ Luận thành các chiến lược cho chiến tranh chính trị không? Chắc chắn rồi! Thoạt nhìn, bạn có thể không rút ra được mối liên hệ giữa chúng, nhưng chắc chắn bạn có thể thấy rằng bản chất cốt lõi của những chiến lược này đã được thực hành trong giới chính trị từ xa xưa.

Có một chủ đề chung đằng sau những chiến lược này và đó chính là tính linh hoạt. Nếu bạn nhớ lại, từ phần giới thiệu, tôi đã đề cập rằng xã hội đang cố gắng thúc đẩy chúng ta hành động theo cấu trúc định sẵn để duy trì một số hình thức trật tự dân sự và công bằng. Nhưng thực tế hoàn toàn khác. Cuộc sống thật hỗn loạn và chỉ những người có khả năng thích ứng với hoàn cảnh hỗn loạn mới phát triển mạnh mẽ.

Thế giới không tìm kiếm thêm những người 'tốt'. Chúng ta sẽ được hưởng lợi nhiều hơn nếu có những người có năng lực, những người không ngại làm tất cả những gì cần thiết để mang lại kết quả mong muốn để chúng ta có thể thừa hưởng. Trong suốt chiều dài lịch sử, có những câu chuyện về những người tốt và trong cách đối xử công bằng của họ thì họ chỉ khiến mọi thứ trở nên tồi tệ hơn những gì nên làm.

Trong trận chiến, nếu muốn giao trọng trách tính mạng của mình thì bạn sẽ chọn một vị tướng có năng lực hay một vị tướng tốt? Vấn đề của những tướng tốt là họ luôn nghĩ rằng mọi người trên thế giới đều tốt. Họ thường không suy đoán những điều ác lớn mà con người có thể làm được.

Mặt khác, những người lãnh đạo có năng lực sẽ cân nhắc tất cả những điều này và lựa chọn các phương tiện linh hoạt để đối phó với từng tình huống tùy theo thành quả mà họ mong đợi. Thế giới sẽ được hưởng lợi nhiều hơn từ những người lãnh đạo có năng lực và tôi hy vọng rằng với cuốn sách này thì chúng ta có thể bắt đầu hướng tới việc tạo ra các phong trào hữu ích cho nhân loại.

AN VI
Nghệ Thuật Sống Tốt Hơn

LỜI GIỚI THIỆU

Lòng ham muốn con người vô hạn đến mức khi tạo ra một mục tiêu và đạt được thì chúng ta liền tìm kiếm nhiều hơn, nhiều hơn nữa trong tiền bạc, nhiều hơn nữa trong ảnh hưởng, nhiều hơn nữa trong sắc đẹp, nhiều hơn nữa trong quyền lực và danh sách cứ vậy tiếp tục diễn ra. Không có gì ngạc nhiên khi sự bất hòa và mất cân bằng mà chúng ta phải trải qua với tư cách là một cá nhân trước tiên, rồi với tư cách là một con người đối với xã hội, sau đó là quốc gia và cuối cùng là thế giới nói chung. Khi lục sâu vào trái tim và phê bình gốc rễ của bạo lực và bất công được thấy xung quanh thì tất cả đều chỉ về một điểm - lòng ham muốn. Tại sao chúng ta lại tìm kiếm lợi ích nhiều hơn với kinh phí của những người khác? Tại sao an bình của thế giới lại bị đe dọa? Con người có được tạo ra cho bạo lực, đói kém, chiến tranh, xung đột và giết chóc không? Thiên tai có phải là tự nhiên không? Tại sao lại phẫu thuật thẩm mỹ, nữ quyền, phân biệt chủng tộc, chuyển giới, v.v., dường như là kiểu mẫu của thời đại? Những câu hỏi này và nhiều câu hỏi khác đã làm nặng trái tim của nhiều người trong chúng ta.

Trong quá trình tìm kiếm hạnh phúc, tự do, giàu sang và phong phú thì chúng ta quên rằng những thứ mình tìm kiếm không chinh phục được sự an bình, sự hài hòa và sự cân bằng bên trong chúng ta. Các từ như hài hòa, cân bằng và an bình, nếu được để ý thì nó được lặp đi lặp lại. An bình là trạng thái yên ổn, tự do từ mọi ý tưởng và cảm xúc khiến chúng ta không bị áp bức hoặc bồn chồn. Mặt khác, hài hòa là khả năng hợp nhất với chính mình, hòa hợp với cá tính của riêng mình, cả thiện lẫn ác và chấp nhận nhân cách của cá nhân mình. Cuối cùng thì cân bằng là một trạng thái thăng bằng hoặc ổn định. Những từ được ẩn dấu này tạo nên nền tảng của Đạo hay nói đơn giản hơn là Con Đường.

Trái đất, như chúng ta được biết ngày nay thì không giống như thế này ở nhiều thế kỷ trước. Trái đất ngày xưa là một nơi có phong cảnh, đẹp như tranh vẽ, dễ chịu và cân bằng để sống. Nguồn năng lượng tuôn ra từ các điểm chính của trái đất và vũ trụ mang lại an lành và dồi dào cho con người và các cư dân của trái đất. Cái gì đã thay đổi? Trái đất hay con người? Câu trả lời khá rõ ràng. Chúng ta đã thay đổi hiện trạng tự nhiên của thiên nhiên và điều này làm ảnh hưởng đến sự cân bằng của địa cầu, gây ra sự hỗn loạn và làm gián đoạn dòng chảy của năng lượng; do đó, chúng ta trải qua các thiên tai (động đất, núi lửa phun, bão, v.v.) và thảm họa nhân tạo (trái đất nóng lên, sa mạc hóa, tràn dầu, v.v.).

Đạo là một lối sống ưu tiên tự nhiên. Sự hợp nhất và cân bằng của chúng ta với thiên nhiên sẽ soi sáng tinh thần của mình để thấy được vẻ đẹp và bản chất thực sự của cuộc sống. Trong cuốn sách này, "Cuộc Sống Tự Tại", chúng ta sẽ thấy một cách thiết thực để giúp mình đạt được sự hài hòa cần thiết cho sự phong phú của cuộc hành trình trên thế gian này.

Như câu nói nổi tiếng, "Nơi nào không có luật lệ thì nơi đó không có trật tự". Luật pháp, nguyên tắc, quy tắc ứng xử, đạo đức và hình phạt được đưa ra để quản lý xã hội một cách hiệu quả và đưa mọi thứ vào nề nếp. Là con người thì chúng ta có những đặc điểm riêng để phân biệt giữa cá nhân mình với những cá nhân cư dân khác trên trái đất, chẳng hạn như các thành phần có tư duy phức tạp cao hơn, có kỹ năng giải quyết vấn đề, có ý lực và có khả năng biểu đạt tự nhiên. Vì vậy, cuốn "Sách Đạo Đức" của Lão Tử, nói về Đạo và Đức đã chi phối nền văn hóa của chúng ta cũng như được tin tưởng như một hệ thống đạo đức chứa đựng trong các bài thơ. Cuốn sách này, Cuộc Sống Tự Tại, được khai khẩn như một cẩm nang để giúp quý bạn suy ngẫm và sống trọn vẹn với tiềm năng của mình.

Cuốn sách được chia thành ba phần: phần 1 - cơ thể của con người, phần 2 - tinh thần của con người, và phần 3 - sự hòa hợp giữa cơ thể và tinh thần của con người. Cơ thể (thể xác) là lý do khiến chúng ta tồn tại trên trái đất. Không có cơ thể thì không có hoạt động và không có sự sống; trên thực tế thì tất cả những gì chúng ta hy vọng đạt được sẽ chỉ là bóng tối. Một trích dẫn khác nói, "sức khỏe là của cải". Thành thật mà nói thì nó thực sự là như vậy. Chúng ta biết những cá nhân hoặc thậm chí những cá nhân có nhiều tiềm năng chưa được khai thác như động lực, ý chí, đam mê, ý tưởng, kỹ năng giải quyết vấn đề. Đó là chúng ta mới đề cập đến một số ít bị giới hạn về các yếu tố như tuổi tác, môi trường, chế độ ăn uống và dinh dưỡng, và thể chất hoàn hảo . Khi cơ thể suy nhược thì chúng ta trở thành chướng ngại cho chính mình và cả những người xung quanh. Do đó, chúng ta cần có động lực để sống lành mạnh và vệ sinh hơn. Chăm sóc cơ thể là những gì bạn nợ bản thân mình để đạt được đỉnh cao. Bạn phải chịu trách nhiệm về những gì mình ăn uống và bạn cũng phải gánh chịu hậu quả của những nguyên tắc lối sống không lành mạnh mà mình đang sống. Bạn cảm nhận cơ thể của mình như thế nào? Cơ thể bạn đáng giá bao nhiêu? Đầu tư vào cơ thể vì đây là nơi chứa đựng mọi thứ và điều này sẽ giúp bạn trở thành Vua và thậm chí biến bạn thành một với chính mình.

Thành phần tinh thần của chúng ta cũng rất quan trọng trong hành trình tìm kiếm sự vĩ đại và phong phú. Trạng thái bên trong và ý thức của chúng ta sẽ được thảo luận nhiều trong sách này. Mọi sai lầm và bạo lực xảy ra trên thế giới ngày nay đều được sinh ra từ bên trong. Tình trạng tinh thần của bạn là gì? Bạn đã học cách phân luồng năng lượng của tự nhiên một cách hiệu quả chưa? Tại sao tinh thần của chúng ta là cần thiết? Ngoài sự vô độ của trái tim (tinh thần) sinh ra những rắc rối cho cuộc sống. Rất nhiều người không chú ý đến những điều gì hoặc con người thực sự của chúng ta bên trong. Bạn có thể tự nhận thức bản thân thông qua thiền, yoga hoặc các phương pháp thực hành lành mạnh khác được trình bày trong cuốn sách.

Con người gồm cơ thể và tinh thần; cả hai thành phần đều cần thiết để hòa hợp với chính chúng. Sự hài hòa với các thành phần cơ thể sẽ cung cấp sự cân bằng vượt qua môi trường, xã hội và thế giới của chúng ta nói chung. Mỗi chương của cuốn sách này đều nhằm mục đích thúc đẩy chúng ta đến với cách sống lành mạnh và tự nhiên hơn vì sự an lành của chúng ta và an bình của thế giới.

Lược qua từng trang và từng phần trong quyển sách này sẽ khai thông tâm hiểu biết và làm tinh thần tinh thông để có một cuộc sống đúng cách. Đừng bao giờ quên trở thành động lực số một của bạn. Bạn là sự thay đổi mà thế giới cần đến. Điều này đã, đang và sẽ luôn bắt đầu với bạn. Hãy *là* Đạo và tìm kiếm Con đường theo cách của tự nhiên.

PHẦN I
Cơ Thể

Nguồn gốc và tín ngưỡng

Trong cuốn sách Thiết Kế Vi Diệu (The Grand Design), nhà vật lý học Stephen Hawking tuyên bố rằng các định luật vật lý không thừa nhận khả năng vũ trụ được tạo ra bởi thượng đế. Nếu suy ngẫm về sự phát triển của tri thức từ thời kỳ phục hưng cho đến ngày nay thì chúng ta có thể khẳng định rằng nhân loại đang tháo chạy, dựa vào khoa học, toàn bộ niềm tin của tôn giáo về thế giới và tự nhiên, được xây dựng hoặc trau chuốt cho đến thời điểm lịch sử đó. Những nhà khoa học nổi tiếng hiện đại như Copernicus, Galileo, Kepler, Newton và gần chúng ta hơn, toàn bộ thế hệ các nhà vật lý vào đầu thế kỷ 20, không làm gì khác hơn là chứng minh rằng vũ trụ được hình thành từ chính nó mà không cần nhờ đến các tác động bên ngoài nào. Những gì Hawking làm là xác nhận lại luồng suy nghĩ này.

Tôn giáo đã đáp trả lại những tiến bộ trong hiểu biết về tự nhiên này bằng bạo lực như thiêu sống (Giordano Bruno) hoặc đe dọa làm như vậy (Galileo), bất cứ ai dám không đồng ý với định đề đức tin và những niềm tin giáo điều của tôn giáo đó. Không có gì nguy hiểm bằng sự chắc chắn của việc sở hữu chân lý tuyệt đối. Niềm tin này đã là nguồn gốc của những xung đột tôn giáo hoặc chính trị bi thảm của con người. Ngược lại, khoa học không mang tính giáo điều, nó đề xuất tính mở và tính tạm thời của tri thức.

Thực tế này kết hợp tốt hơn với tính linh hoạt hiện có trong các quá trình tự nhiên và xã hội mà con người phát triển. Vấn đề dường như không giống như thần thoại và tôn giáo đưa ra tầm nhìn tổng thể và đưa ra câu trả lời cho tất cả các câu hỏi, khoa học để lại một khoảng không chắc chắn vì các câu trả lời thường là từng phần về sự khả thi để đánh giá lại. Với sự hiện đại, chúng ta bước vào một thế giới của những niềm tin đúng, có thể kiểm chứng và có thể sửa đổi, và chúng ta bỏ lại đằng sau một thế giới của những niềm tin sai lầm nhưng mạch lạc và toàn diện.

Trong mọi trường hợp, vật lý học, bất chấp những tiến bộ của nó trong kiến thức về vũ trụ và cấu tạo của vật chất, không khớp với con người. Cú đánh mạnh mẽ nhất không phải đến từ khoa học này, mà là từ sinh học, từ lý thuyết của Darwin về cách các loài đã tiến hóa để nhường chỗ cho sự đa dạng tuyệt vời được thể hiện trước mắt chúng ta.

Do đó, lý thuyết của Darwin trở thành công trình vĩ đại nhất của tư tưởng nhân loại khi chỉ ra cơ chế mà tất cả sự sống trên hành tinh đã thay đổi, đã phát triển theo dòng thời gian, con cháu được biến đổi như thế nào từ những thay đổi tích lũy theo thời gian làm phát sinh một số loài thành những loài khác, tạo ra một biến thể có thứ tự. Darwin, đã phá bỏ một ý tưởng cố định trong tâm trí loài người đã được củng cố bởi tư tưởng tôn giáo, tính bất biến của các loài. Loài người nghĩ các loài là cố định, không thay đổi, rằng họ đã được tạo ra một lần và mãi mãi bởi một đấng sáng tạo. Darwin đề xuất sự thay đổi, cơ chế của chọn lọc tự nhiên giải thích một cách đơn giản, làm thế nào một số loài có thể phát sinh ra những loài khác. Đó là, tất cả chúng ta đều có liên quan. Thật tuyệt vời!

Thuyết Darwin hoàn toàn đúng đắn và được chấp nhận như một thực tế ngày nay trong các cộng đồng khoa học. Có những cuộc thảo luận và tranh luận nhưng bên trong lý thuyết chứ không phải bên ngoài nó. Đó là một lý thuyết chắc chắn nhưng mở, không giáo điều. Tất cả những tiến bộ kể từ khi cuốn sách của Darwin được xuất bản đã xác nhận sự thật của quá trình tiến hóa. Cổ sinh vật học và hồ sơ hóa thạch, sinh học phân tử và cấu trúc bộ gen (genome structure), hình thái học so sánh, đã cung cấp bằng chứng thực nghiệm về quá trình tiến hóa.

Tất nhiên, những ý tưởng tôn giáo là một phần di sản văn hóa của chúng ta và là những ý tưởng vững chắc trong tâm trí của loài người, ý tưởng này đã thấm nhuần những gì chúng ta cho là văn hóa. Tôn giáo và thần thoại đã giúp chúng ta chịu đựng những nỗi thống khổ do ý thức con người tạo ra. Nhưng những ý tưởng tôn giáo chỉ là một khả năng cấu trúc nhận thức của chúng ta. Thuyết tiến hóa đối đầu trực diện với sức mạnh của những niềm tin cổ xưa này. Nhưng từ năm 1543, năm xuất bản cuốn sách Copernicus, mặt trời ngừng quay quanh trái đất. Và kể từ năm 1859, năm xuất bản cuốn sách của Darwin, nguồn gốc và sự đa dạng của các loài, bao gồm cả con người, không còn một đấng sáng tạo nào. Thật không dễ dàng để nhìn thấy và chấp nhận rằng không có thượng đế, rằng chúng ta chỉ đơn giản là một loài nữa, giống như bất kỳ loài nào khác.

Chúng ta không nên sợ hãi khi nhìn thấy chính mình trong gương. Quan niệm mù quáng và thờ ơ này chứa đựng những cách quan niệm mới về cuộc sống của chúng ta. Nếu chúng ta có thể nhận mình là một loài, do đó chúng ta có quan hệ di truyền với các loài xa và gần trong hệ phát sinh loài, rằng chúng ta đến từ thế giới tự nhiên, dù muốn hay không, chúng ta cũng tạo ra một thể thống nhất với thế giới đó. Một nền đạo đức mới dựa trên sự tôn trọng tự nhiên, rất cần thiết khi đối mặt với sự săn mồi được thực hiện bởi các xã hội hiện tại.

Mặt khác, ý tưởng về sự vắng mặt của một đấng sáng tạo, một người cha che chở, một đấng bề trên mà chúng ta có thể gặp phải trong những khoảnh khắc lo lắng và đau khổ, tạo ra sự đau khổ về tâm lý và thể xác. Nghĩ như vậy dẫn đến cảm giác cô đơn vô hạn. Nhưng đó chính xác là khía cạnh con người của thuyết tiến hóa. Chúng ta không phụ thuộc vào bất kỳ ai, ngoại trừ chính mình. Quá trình của nhân loại sẽ là trách nhiệm duy nhất của nhân loại. Chúng ta là sản phẩm do chính mình quyết định. Giống như bất kỳ loài nào, chúng ta sống bên lề, luôn ở bên cạnh cuộc đời, nhưng sự tuyệt chủng hay sự tồn tại sẽ là kết quả của những hành động do chính chúng ta.

Nhận thức về sự cô đơn, về con người thực sự của mình sẽ giúp chúng ta nhận ra giá trị của các mối quan hệ giữa con người với nhau. Có lẽ chúng ta đơn độc với tư cách là một loài, nhưng không phải là cá thể, vì chúng ta tin tưởng những người khác như những người bạn đồng hành và hỗ trợ. Như vậy là đủ cho chúng ta.

• Quan điểm tiến hóa của khoa học

Lĩnh vực tiến hóa của con người tạo thành một lĩnh vực nghiên cứu đa ngành, cổ sinh học (Paleoanthropology), gây nhiều tranh cãi và luôn trong tình trạng sôi sục và thay đổi. Trên thực tế, thế giới liên quan đến nguồn gốc của chúng ta đã bộc lộ sự phức tạp đáng kể và tạo ra các cuộc tranh luận sôi nổi ngay từ thời điểm thuyết tiến hóa được cộng đồng khoa học chấp nhận.

Người Vượn

Người Vượn, Australopithecus afarensis, là một hóa thạch linh trưởng hai chân có cả đặc điểm giống vượn và giống người, được tìm thấy trong trầm tích Pliocen và hạ Pleistocen (khoảng 4 triệu đến 1 triệu năm tuổi) ở châu Phi.

Chủ đề này dễ có nhiều bất đồng bởi vì đây là một khía cạnh của tư tưởng sinh học với xu hướng chủ quan được thừa nhận ngày nay trong thực tế của tất cả các công trình khoa học. Nhưng ngoài ra, việc giải thích nguồn gốc loài người đã bị quá tải với sự thiên lệch giới tính đáng kể. Khi nói về "giới tính" thì chúng ta không chỉ đề cập đến sự khác biệt về mặt sinh học giữa giới tính này với giới tính khác của loài người mà còn đề cập đến những khác biệt xã hội và văn hóa do con người dựa trên giới tính của họ.

Cần lưu ý rằng cổ sinh học là một ngành khoa học mới được tạo ra gần đây (đầu thế kỷ 20) và, thực tế cho đến những năm 1970 thì đại đa số các học giả dành riêng cho chủ đề này là nam giới. Tình trạng này đã khiến cho việc giải thích lịch sử tiến hóa của chúng ta bị phân cực bởi một khuynh hướng trọng tâm đáng chú ý, đó là sự đồng nhất của nam tính với con người nói chung. Trong bối cảnh này, và mặc dù có sự khác biệt lớn trong các mô hình giải thích được đề xuất trong những năm qua, vẫn có một mẫu số chung: cho nữ giới đóng một vai trò rất nhỏ trong một quá trình quan trọng như vậy.

Loài Linh Trưởng (Homo Sapiens)

Tôi tạm dịch thuật ngữ Homo Sapiens là loài linh trưởng mà con người hiện đại thuộc về; con người coi như một loài.

Cho đến chỉ một vài thập kỷ trước, các học giả xem phụ nữ chỉ đơn giản là những người tham gia thụ động vào quá trình thay đổi của sự tiến hóa, và tự giới hạn mình trong việc xếp nữ giới vào vai trò sinh nở, cho con bú và chăm sóc con cái của họ. Ngược lại, đàn ông được mô tả là người chịu trách nhiệm cho nhiều đổi mới được xác định cho chúng ta là con người, chẳng hạn như sự xuất hiện của dáng đi hai chân, mở rộng bộ não, chế tạo công cụ, giao tiếp hợp tác hoặc biểu tượng.

Do đó, không có gì đáng ngạc nhiên khi nghiên cứu liên quan đến sự tiến hóa của loài người đã và đang làm, xóa bỏ thành kiến phân biệt giới tính truyền thống đã tràn ngập trong thế giới học thuật và các mô hình mà điều này tạo ra trong nhiều thế kỷ. Trên thực tế, các nghiên cứu về tiến hóa không chuyển hóa trong chân không, mà chìm đắm trong cùng dòng chảy với lịch sử văn hóa của phương Tây. Và cũng trên thực tế, tất cả chúng ta đều mang theo một "hành trang": giới tính của chúng ta quan trọng, cũng giống như giáo viên của chúng ta là ai, chúng ta học ở đâu, khi chúng ta học, tôn giáo của chúng ta là gì, di sản văn hóa của chúng ta, v.v. Như nhà sinh vật học người Mỹ Ruth Hubbard đã lưu ý, trong số những người khác: " Không có những điều như vậy: một ngành khoa học khách quan thì vô giá trị."

Do đó, có thể nói rằng khuynh hướng hướng nam giới đã đè nặng các nghiên cứu về sự tiến hóa của con người đã xuất hiện kể từ khi Darwin đặt loài người vào khuôn khổ tiến hóa.

Cha đẻ của thuyết tiến hóa được công nhận và ngưỡng mộ, theo truyền thống có từ thời cổ đại, đã thừa nhận không chút e ngại, ít nhất là công khai, tính ưu việt của đàn ông so với phụ nữ như một đặc tính không thể chối cãi của tự nhiên. Chúng ta cảm thấy thú vị khi nêu bật chủ nghĩa phân biệt giới tính sâu sắc đã thấm nhuần tư tưởng của Darwin, một trong những tư tưởng có ảnh hưởng lớn nhất trong lịch sử sinh học.

Lý thuyết của Darwin khiến phụ nữ rơi vào hố sâu của sự tiến hóa

Cuộc cách mạng Darwin, đã làm thay đổi quá nhiều thứ và cuốn đi rất nhiều định kiến ra khỏi khoa học tự nhiên, không thay đổi được quan điểm tồn tại trong nhiều thế kỷ về sự thấp kém "tự nhiên" của phụ nữ đối với nam giới. Sự thay đổi đáng chú ý duy nhất trong vấn đề này là sự khác biệt về thứ bậc giữa các giới tính của con người, trước đây được quy cho thần thánh hoặc các vị thần, nay được quy cho khoa học.

Mặc dù nhiều người đã đổ lỗi cho nhà tự nhiên học người Anh về việc đánh giá thấp giới tính nữ về mặt tiến hóa, nhiều chuyên gia ngày nay khẳng định rằng chủ yếu là một số tín đồ nổi tiếng của ông - "những người theo thuyết Darwin hơn Darwin" - người đã bảo vệ sự gạt ra bên lề một cách dứt khoát nhất.

Tuy nhiên, Nguồn Gốc Con Người (The Origin of Man), cuốn sách mà Darwin dành nhiều không gian hơn cho phụ nữ, là sự phản ánh rõ ràng nỗ lực của tác giả trong việc biến định kiến cổ xưa này thành "chân lý khoa học": phụ nữ "về bản chất" là thấp kém hơn nam giới. Nhà khoa học khẳng định rằng nhiều khả năng điển hình của giới tính nữ (trực giác, nhận thức nhanh và có lẽ cả khả năng bắt chước) "là đặc điểm thích hợp và đặc trưng của các chủng tộc thấp kém và do đó tương ứng với trạng thái văn hóa trong quá khứ và thấp hơn."

Ngược lại với những đặc điểm nữ tính này, bà Hubbard nhấn mạnh rằng "người đàn ông phát triển những khả năng tinh thần vượt trội, chẳng hạn như quan sát, lý trí, phát minh hoặc trí tưởng tượng", cuối cùng, khiến anh ta vượt trội hơn phụ nữ trong mọi lĩnh vực. Darwin kết luận: "về thể xác và tinh thần thì đàn ông mạnh mẽ hơn đàn bà."

Để giải thích quyền tối cao của nam giới, người Anh nổi tiếng, và hầu hết vô số tín đồ của ông ta, đã sử dụng các chức năng khác nhau mà hai giới tính của loài người thực hiện. Vì chức năng tự nhiên của đàn ông là hỗ trợ và bảo vệ phụ nữ, và những người trẻ tuổi của họ. Cho nên họ phải chiến đấu để sinh tồn trong những hoạt động nguy hiểm đòi hỏi trí thông minh tuyệt vời. Nghĩa vụ chăm sóc và cung cấp này là động cơ khiến họ phát triển lòng dũng cảm, tính hiếu chiến và nghị lực tuyệt vời.

Mặt khác, thiên nhiên ít đặt ra yêu cầu hơn đối với phụ nữ vì việc hoạt động duy nhất của họ là sinh sản và nuôi dưỡng, vai trò của họ hoàn toàn là về thể chất. Họ hầu như không chiến đấu và cung cấp thức ăn chỉ là thứ yếu, họ không phải giải quyết các tình huống mới hoặc đối mặt với rủi ro và thử thách. Việc sinh sản và chăm sóc con cái chỉ cần những phẩm chất thụ động và thuần dưỡng của người mẹ.

Được ủng hộ bởi lý luận này, Darwin cho rằng giá trị của một người phụ nữ nằm ở cơ quan sinh sản của cô ấy. Và, vì sự phát triển của một đứa trẻ trong bụng mẹ, cũng như việc sinh nở hay sản xuất sữa đều không phụ thuộc vào khả năng suy nghĩ của phụ nữ, nên họ không yêu cầu bộ não và trí óc phải phát triển ở tốc độ tương đương với nam giới.

Hoạt động của nam giới

Lý luận của Darwin còn cho rằng đàn ông nói chung đã có được khả năng suy nghĩ trước; vì đặc điểm này rất quan trọng để tồn tại, sau đó nó được truyền sang phụ nữ, điều này cho phép họ cùng tiến hóa. Nói cách khác, nhờ thực sự là trẻ em gái và trẻ em trai kế thừa các nhân phẩm theo cách tương đương, sự tiến hóa diễn ra đồng đều cho cả hai giới. Theo nghĩa này, nhà tự nhiên học phản ánh: "nếu không có quy luật bình đẳng trong việc truyền thừa tài sản thì sự khác biệt về thể chất và trí tuệ ngăn cách giữa đàn ông với phụ nữ sẽ còn lớn hơn".

Chỉ khi đề cập đến sự sinh sản thì trong Chương IV của quyển Nguồn Gốc Con Người, Darwin đã quy cho phụ nữ một vai trò tiến hóa quan trọng. Theo nhà khoa học thì ở hầu hết các loài, các thành viên của một giới, thường là con đực, cạnh tranh với nhau để được giao phối với giới tính kia. Tuy nhiên, ông cũng cho rằng những dự đoán của phụ nữ về việc chấp nhận một người bạn đời có ảnh hưởng: những con đực được chọn đạt được thành công sinh sản cao hơn so với những con đực không được chọn.

Về vấn đề này, ông viết: «Trong quan hệ tán tỉnh, trong hai giới, nam là thành viên tích cực nhất. Mặt khác, nữ giới, với rất ít trường hợp ngoại lệ, ít thiếu kiên nhẫn hơn nam giới. Cô ấy [mặc dù] nhút nhát và thụ động, nói chung thực hiện một số lựa chọn và chấp nhận một nam giới thích mình hơn những kẻ khác.

Rõ ràng cốt lõi của luận điểm Darwin chứa đựng một mâu thuẫn: giới tính nữ thực hiện sự lựa chọn tình dục nhưng đồng thời thái độ của họ là một trong những sự thụ động lớn. Đây là một nghịch lý hầu như không được thảo luận khi cuốn sách ra mắt. Ngược lại, nó đã bị bỏ qua. Trên thực tế, các nỗ lực tập trung vào việc nhấn mạnh vai trò cấp dưới mà nhà khoa học vĩ đại đã đặt phụ nữ.

Cuối cùng, thật thú vị khi nhấn mạnh rằng Nguồn Gốc Con Người (1871) đã tạo ra một loạt các cuộc thảo luận và trả lời bất tận giữa cộng đồng khoa học và xã hội nói chung, cả vào thời điểm nó được xuất bản và sau đó.

Tuy nhiên, liên quan đến hoàn cảnh của phụ nữ, cứu cánh trong những thập kỷ qua, hầu như không có cuộc tranh cãi nào gây được tiếng vang lớn với công chúng, mà thay vào đó là sự chấp nhận của đa số các luận điểm của Darwin. Trên thực tế, không nên làm chúng ta quá ngạc nhiên vì những luận án này hầu như không thay đổi quan niệm chủ đạo và không ai cảm thấy, ít nhất là công khai, xúc phạm hoặc ngạc nhiên trước nội dung phân biệt giới tính trong tác phẩm của một tác giả nổi tiếng như vậy.

Ngày nay, mặc dù ít phổ biến hơn nhiều so với trước đây, chủ nghĩa nam giới vẫn còn tồn tại. Và đây không phải là một bất thường ngoài lệ. Như nhà tiểu luận người Mỹ Adrienne Rich đã chỉ ra rất rõ: "Tính khách quan là tên gọi trong xã hội phụ hệ đối với tính chủ quan của nam giới."

• **Quan điểm tôn giáo**

Quan điểm tôn giáo về nguồn gốc của con người là niềm tin về sự sáng tạo thần thánh chịu trách nhiệm về sự sống và vũ trụ, trái ngược với sự đồng thuận khoa học ủng hộ các phương tiện tiến hóa tự nhiên.

Kể từ khi các hiện tượng tiến hóa được mô tả trong thiên văn, địa chất và sinh học, các nhà sáng tạo (những người tin vào tôn giáo có nguồn gốc từ con người) đã duy trì tranh cãi về vấn đề này, bởi vì giải thích khoa học về những hiện tượng này không tương thích với cách giải thích của họ trong các văn bản tôn giáo. Cuộc tranh luận đặt ra các vấn đề chính trị quan trọng, đặc biệt là các vấn đề giáo dục, nghiên cứu khoa học, tự do quan điểm và tín ngưỡng.

Các trào lưu sáng tạo cho thấy sự đa dạng lớn, từ những người ủng hộ chủ nghĩa cố định bằng cách phát triển lý thuyết về bản chất hữu thần (Chủ nghĩa sáng tạo Jeune-Terre và Vieille-Terre) đến những người có quan điểm loạn thần hơn, những người ủng hộ lý thuyết biến hình (giả thuyết về thiết kế thông minh và chỉ đạo giả định).

Thuyết Sáng Tạo Trái Đất Non (Creationism Young-Earth) đọc Kinh Thánh hoặc Kinh Koran như những cuốn sách khoa học và lịch sử, truyền tải niềm tin rằng câu chuyện về sự sáng tạo của vũ trụ, như được cung cấp bởi các văn bản tôn giáo, đưa ra mô tả chính xác về nguồn gốc của vũ trụ này theo nghĩa đen. Việc giải thích các văn bản như Cựu Ước dựa trên sự tin chắc rằng những văn bản này được "Chúa ra lệnh" là chân lý tuyệt đối, dứt khoát và không thể chối cãi (trường hợp của một số nhà thờ Cơ Đốc Giáo, chiếm đa số trong Kinh Thánh của Hoa Kỳ). Dòng suy nghĩ này thì nói chung có liên quan đến việc bác bỏ bất kỳ ý tưởng nào về sự tiến hóa sinh học và địa chất.

Hầu hết các truyền thống tôn giáo độc thần (Do Thái giáo, Cơ đốc giáo và Hồi giáo) đều mặc nhiên công nhận việc tạo ra thế giới bởi một vị thần tối cao. Đa số các Giáo hội Cơ đốc hiện nay từ chối cách đọc theo chủ nghĩa chính thống, vốn ủng hộ cách đọc theo kiểu thông diễn học.

Đối với người Công giáo, việc Thiên Chúa tạo dựng vũ trụ tự nó không đối lập với sự tiến hóa: sự sáng tạo trên hết là mối quan hệ giữa các tạo vật và một Đấng Sáng tạo, nguyên lý đầu tiên của chúng.

Tuy nhiên, thuyết sáng tạo không chỉ giới hạn trong các trào lưu giải thích các văn bản tôn giáo theo nghĩa đen, mà còn bao gồm thuyết sáng tạo Trái Đất Già (Old-Earth Creationist) thừa nhận rằng vũ trụ đã tồn tại hơn 6000 năm; những người ủng hộ thiết kế thông minh, những trào lưu thừa nhận các khía cạnh của thuyết tiến hóa nhưng loại trừ con người khỏi nó; sự tiến hóa hữu thần thừa nhận rằng sự tiến hóa của các loài diễn ra nhưng nó được hướng dẫn hoặc ảnh hưởng bởi các thần thánh hoặc một Đấng sáng tạo, người sinh ra vũ trụ, sinh vật và các cơ chế cho phép chúng tiến hóa sau đó.

Theo thuyết sáng tạo, mọi thứ đều bắt đầu từ Thượng đế. Lập trường của thuyết sáng tạo gợi ra một số tình huống khó xử về triết học: Thế giới đã ra đời như thế nào? Thậm chí có thể tạo ra thứ gì đó từ con số không?

Có một nguyên tắc huyền học rằng "không có gì xuất phát từ số không". Nếu vũ trụ, bao gồm mọi thứ tồn tại, đều có nguồn gốc thì nó sẽ phát sinh từ số không, làm mất tác dụng của nguyên lý đã nói ở trên. Để khắc phục mâu thuẫn này thì cần phải chấp nhận rằng vũ trụ luôn tồn tại. Đối với thuyết sáng tạo thì sự tồn tại đó là do Thượng đế ban tặng, Đấng vĩnh hằng và luôn tồn tại.

Như đã nói ở trên, thuyết sáng tạo thường được cho là đối lập với thuyết tiến hóa do Charles Darwin đề xuất. Nhà khoa học này giải thích rằng các loài, kể cả con người, đều có nguồn gốc từ những loài khác. Do đó, điều này sẽ cho rằng Thượng đế không tạo ra con người từ số không. Mặt khác, đối với các nhà sáng tạo thì mỗi loài là thành quả của một hành động sáng tạo thần thánh.

Một số các nhà sáng tạo Cơ đốc đảm bảo rằng hành tinh của chúng ta còn trẻ, trẻ đến mức không đạt 10.000 năm tuổi; cụ thể hơn, họ thường chỉ ra rằng nó được tạo ra bởi thần Yahweh cách đây 6000 năm, như được mô tả trong lịch Ussher-Lightfoot. Nói cách khác, hệ tư tưởng này không tính đến các lý thuyết dựa trên cơ sở khoa học về sự xuất hiện của vũ trụ và trái đất.

Nhiều nhà thờ Cơ đốc ở Bắc Mỹ ủng hộ tầm nhìn Trái Đất Non: Theo thống kê, đây là lý thuyết được khoảng 47% người Bắc Mỹ tôn trọng và khoảng 10% các trường đại học Cơ đốc dạy nó trong các lớp học của họ. Một số tổ chức Cơ đốc giáo, chẳng hạn như Viện Nghiên Cứu Sáng Tạo và Hiệp Hội Nghiên Cứu Sáng Tạo, cũng tin vào hệ tư tưởng này.

Để tìm tuổi của hành tinh chúng ta nói trên, không vượt quá sáu nghìn năm, những người theo nhánh thuyết sáng tạo này dựa vào các suy luận và tính toán dựa trên tuổi của các nhân vật trong Kinh Thánh, như đã đề cập trong Cựu Ước và các sách khác. Thuyết sáng tạo Trái Đất Non được chia thành ba quan điểm:

- Những người bác bỏ lý thuyết về sự tiến hóa của các loài, cũng như bất kỳ dấu hiệu nào về sự tiến hóa của hành tinh trái đất theo các nghiên cứu địa chất. Đây là hình thức tư tưởng phổ biến nhất;

- Những người với khả nghi thì ám chỉ lý thuyết có khả năng cho tất cả sinh vật có sự sống, ngoại trừ con người đã tiến hóa;

- Cái gọi là "sự tiến hóa nhanh chóng", theo đó thì thần Yahweh đã tiến hành việc sáng tạo trong vài ngày, vì vậy mà sự tiến hóa đã diễn ra nhưng nó chỉ diễn ra trong một tuần.

Cuối cùng, trong lĩnh vực văn học thì chủ nghĩa sáng tạo là tên gọi của một trào lưu thơ xuất hiện vào đầu thế kỷ XX, mặc nhiên công nhận quyền tự chủ tuyệt đối của thể thơ. Theo trào lưu này thì bài thơ không phản ánh vẻ bề ngoài của thiên nhiên mà là theo luận lý học và xung lực nội tại của nó.

Sự hợp nhất giữa cơ thể và tinh thần

Cuộc sống là một ma trận - nhà tư tưởng Hy Lạp cổ đại Plato, đã nói rõ ý tưởng này trong câu chuyện ngụ ngôn về hang động: Có những người bị xích trong một hang động và chỉ nhìn thấy những bức ảnh của thế giới thực - như những cái bóng mà ngọn lửa từ bên ngoài hắt vào hang động. Những gì được cảm nhận bằng giác quan chỉ là một bản sao thiếu sót của một thế giới hoàn hảo tồn tại độc lập với không gian và thời gian. Quả cầu là hình tròn, chân lý này luôn được áp dụng, và bất kể tất cả các vật thể có vẻ tròn đều có vết lõm và góc cạnh dưới kính hiển vi.

Do đó, thực tế được chia thành hai phần (thuyết nhị nguyên): thành một "thế giới ý tưởng" vĩnh viễn phi vật chất và một "thế giới giác quan" dễ hư hỏng về mặt vật chất. Trong khi cái thứ hai có thể đánh lừa chúng ta như trong câu chuyện ngụ ngôn về cái hang thì kiến thức không sai lầm nằm trong thế giới của những ý tưởng, nơi mà ý tưởng về một khối cầu hay về cái "đẹp tự nó" tồn tại một cách khách quan. Chúng ta chỉ đến đó từ hang động thông qua suy nghĩ của mình - bởi vì tinh thần của chúng ta sống trong một linh hồn bất tử, tạm thời bị mắc kẹt trong thể xác, nhưng thực sự đến từ thế giới ý tưởng. Nếu chúng ta sử dụng suy luận của mình thì linh hồn có thể ghi nhớ các ý tưởng và do đó cũng nhận ra điều gì là tốt và công bình.

Thông qua thể thao, chúng ta học cách kiểm soát cơ thể của mình với những ham muốn của nó và do đó cũng rèn luyện tinh thần của chúng ta. Nhưng cơ thể cũng đóng một vai trò trung tâm trong lý tưởng giáo dục của Plato.

Theo Aristotle, không có tư duy nếu không có cơ thể

Aristotle muốn lật ngược triết lý của người thầy Plato trên đôi chân của nó. Đối với Aristotle, bản chất của sự vật không nằm ở ý tưởng, mà nằm ở bản thân sự vật. Nếu không có bóng đá và tất cả các vật thể hình tròn thì chúng ta sẽ không nghĩ ra ý tưởng làm tròn mọi thứ. Vì vậy, ý tưởng phản ánh những gì các giác quan cảm nhận được.

Với điều này, Aristotle phục hồi nhận thức giác quan - và giới thiệu một tinh thần bất tử qua cửa sau. Đối với Aristotle và Plato thì đây là một nguyên lý phổ quát thổi sự sống vào cơ thể, nhưng bản thân tinh thần là phi vật chất. Một phần của tinh thần, "tinh thần tích hoạt", thậm chí còn bất tử - nếu chỉ như một loại nguyên tắc vũ trụ thoát khỏi mọi cá thể sau khi con người chết. Bởi vì ở đây Aristotle lại là người theo chủ nghĩa duy vật - và chủ nghĩa kinh nghiệm: những suy nghĩ chỉ chứa đầy nội dung thông qua nhận thức.

Bạn có thể suy nghĩ mà không cần cơ thể, Descartes tin vậy

Người Pháp, René Descartes, là một người hoài nghi khét tiếng. Bởi vì không chỉ các giác quan đánh lừa chúng ta, mà còn cả trí tuệ của chúng ta, chẳng hạn như khi chúng ta mơ, Descartes đã đặt câu hỏi về mọi thứ. Điều còn lại là sự nghi ngờ - và suy nghĩ: "Tôi nghĩ, do đó tôi *là*". Vì vậy, tư duy cũng có thể thực hiện được nếu không có cơ thể, bởi vì thế giới phân chia thành hai hiện tượng độc lập: tinh thần là thế giới bên trong phi vật chất của tư duy tự do (res cogitans) cũng như thể chất (res Extensa) là tinh khiết mà vật chất tuân theo quy luật tự nhiên.

Tuy nhiên, trái ngược với niềm tin cổ xưa thì tinh thần không cần niềm tin suốt đời. Nhận thức và chuyển động là máy móc - mà theo đó (không hợp lý) thì động vật trở thành "máy móc". Nhưng con người là một đôi sinh có thể xác và tinh thần bất tử. Mục đích là để cho sự kiểm soát trí óc hợp lý đối với cơ thể yếu ớt. Nhưng làm thế nào để tinh thần và cơ thể thực sự tương tác? Vì Descartes đã tự hỏi mình câu hỏi này nên ông được coi là cha đẻ của "vấn đề thể xác-tinh thần" - vấn đề mà ông chỉ có thể giải quyết một cách không thỏa đáng. Để chứng minh sự ảnh hưởng lẫn nhau của cơ thể và tinh thần, ông tuyên bố rằng tinh thần nằm ở giữa não trong tuyến tùng (pineal gland).

Đối với Marx, quan hệ tài sản và quyền lực định hình cho lý tưởng của con người

Đối với nhà phê bình nổi tiếng về chủ nghĩa tư bản Karl Marx thì tư duy phụ thuộc vào nền kinh tế. "Không phải ý thức của con người quyết định bản thể của họ mà là chính bản thể xã hội quyết định ý thức của họ". Theo "chủ nghĩa duy vật biện chứng" thì thực tại (being) và ý thức (consciousness) nằm trong một kiểu tương tác. Nhưng suy cho cùng thì niềm tin xã hội và cá nhân phụ thuộc trên hết vào các điều kiện kinh tế, lịch sử và xã hội.

Do đó, các mối quan hệ về quyền sở hữu và quyền lực đã định hình đáng kể lý tưởng về cái đẹp cũng như những ý tưởng về công lý hoặc tự do của con người. Bởi vì trong chủ nghĩa tư bản thì điều này thường nhằm mục đích duy trì các cơ cấu quyền lực thay vì hạnh phúc của người dân, Marx cũng nói về "ý thức sai lầm". Nhưng thế giới không được xác định: một sự thay đổi các điều kiện có thể xảy ra.

Có sự đồng ý rằng cơ thể có ảnh hưởng đến tinh thần

Vào năm 1979, nhà sinh lý học thần kinh người Mỹ Benjamin Libet làm một cuộc thí nghiệm về cảm giác. Đối tượng có thể giơ tay vào thời điểm tự do lựa chọn. Phép đo hoạt động của não bộ cho thấy xung thần kinh vô thức di chuyển đã có trước quyết định có ý thức.

Lý trí và ý thức của con người về mặt vật chất có khả năng giảm thiểu các hoạt động thần kinh không? Điều này sẽ làm giảm ý chí tự do của chúng ta và cũng như luật pháp dựa trên câu hỏi về tội lỗi là vô lý.

Các nhà khoa học khác thận trọng hơn vì thí nghiệm có một điểm yếu: các đối tượng thử nghiệm đã biết phải thực hiện hành động nào và một quyết định chủ động không còn cần thiết nữa.

Trong một thí nghiệm khác gần đây, nhà nghiên cứu John-Dylan Haynes đã chỉ ra rằng ý thức của con người có thể ảnh hưởng đến các quyết định vô thức. Trong mọi trường hợp thì cuộc tranh luận vẫn tiếp tục cho đến ngày nay, đặc biệt là các triết gia không đồng ý với các nhà thần kinh học.

Họ nghi ngờ rằng các quyết định phức tạp hợp lý có thể được giải thích theo cách đơn giản là giơ cánh tay của một người. Những gì các nhà nghiên cứu não bộ nhắc nhở trong mọi trường hợp là ảnh hưởng của cơ thể đến tinh thần của chúng ta.

Cơ thể bị trừng phạt và cắt tỉa bởi quyền năng, Foucault nói

Nhà triết học người Pháp, Michel Foucault, coi cơ thể được xác định bởi các cấu trúc quyền lực xã hội - và được kỷ luật bởi những người nắm quyền. Giáo hội rao giảng sự tiết chế và thành thật, và biến tính dục của con người trở thành chủ đề của các cuộc thảo luận và luật pháp tôn giáo.

Vào thời Trung cổ và dưới chế độ chuyên chế thì những lời thú tội được trích xuất dưới sự tra tấn và tra tấn thể xác là một hình phạt phổ biến. Phá hủy cơ thể của tội phạm cũng là một hình thức kỷ luật phổ biến. Trong thế kỷ 18 và 19 thì sự tàn bạo rõ ràng ngày càng phai nhạt so với kỷ luật và theo Foucault thì cơ thể ngày nay được bảo vệ một cách tinh vi hơn trong các cơ sở công cộng, trong nhà tù, mà còn trong trường học, trại trẻ mồ côi, bệnh xá và trong quân đội.

Theo cách này thì cấu trúc quyền lực được nội bộ hóa bởi cá nhân. Mục đích là, như nó đã có, sự phục tùng của họ và sự gia tăng tính hữu ích về kinh tế. "Cơ thể con người bước vào một cỗ máy quyền lực thâm nhập, mổ xẻ và lắp ráp lại nó. Bằng cách này thì kỷ luật tạo ra những cơ thể biết khuất phục và được huấn luyện, những cơ thể ngoan ngoãn và thụ động". Đối với Foucault thì cơ thể là bề mặt của sức mạnh được nội tiếp.

Spivak coi cơ thể phụ nữ như bị bóc lột trong chủ nghĩa tư bản

Đối với Gayatri Spivak, người đồng sáng lập lý thuyết hậu thuộc địa, người coi cán cân quyền lực hiện tại là sự tiếp nối của các cấu trúc cai trị thuộc địa và nỗ lực vượt qua chúng thì cơ thể phụ nữ trong các quốc gia ở phía nam toàn cầu là bối cảnh của chế độ gia trưởng tối cao và là những người chịu bất bình đẳng toàn cầu.

Các tập đoàn xuyên quốc gia nhận ra lợi nhuận của họ đứng sau người lao động ở các nước có mức lương thấp. Trong bối cảnh của chủ nghĩa tư bản không được kiểm chế thì phụ nữ trở thành đối tượng bị bóc lột mà không có khả năng tham gia chính trị hoặc tự đại diện - bởi vì, nếu có thì những người khác đang nói về họ.

Theo Spivak thì đây cũng được hiểu là sự chỉ trích truyền thống bá quyền trong nhiều bài diễn thuyết được cho là giải phóng của giới trí thức phương Tây.

Butler tin rằng cơ thể và tinh thần là đối tượng của các chuẩn mực văn hóa

Theo nhà triết học đương đại Judith Butler, thực thể cũng được định hình bởi cách chúng ta nói về một điều gì đó. Như ngay khi nữ hộ sinh nói: "Đây là một bé trai" thì nhiều người được cho là đã làm theo các quy tắc điển hình của nam giới. Ngay từ những năm 1970, các nhà nữ quyền đã đưa ra sự phân biệt giữa giới tính sinh học (sex) và giới tính xã hội (gender) được xuất phát từ phân tâm học và xã hội học để chỉ ra sự áp bức phụ nữ và thực tế là vai trò giới tính được xây dựng về mặt xã hội.

Butler, là một nhà nữ quyền, bác bỏ thuyết nhị nguyên liên quan đến Descartes giữa bản chất được cho là không thể thay đổi (sex) và văn hóa (gender) - cuối cùng là giữa cơ thể và tinh thần. Điều này duy trì sự tách biệt giữa "đàn ông" và "đàn bà", và các mối quan hệ quyền lực liên quan.

Kết thúc cuộc tranh luận về sự tương tác giữa cơ thể và tinh thần

Đây luôn là vấn đề khiến loài người tranh cãi suốt thời gian qua. Đó là: Cơ thể kiểm soát tinh thần hay tinh thần kiểm soát cơ thể? Các triết gia tham gia tranh luận đều có ý kiến riêng và điều này có thể tạm chia thành hai quan điểm: duy vật và duy tâm.

Tinh thần và cơ thể không phải là hai khía cạnh không tương thích. Cả tinh thần và cơ thể đều là một phần của cuộc sống và cả hai đều là những biểu hiện của cuộc đời. Chúng ta nên hiểu mối quan hệ của chúng trên cơ sở nhìn nhận cuộc sống một cách tổng thể.

Dự đoán trước hành động của bản thân là vai trò quan trọng nhất của tinh thần. Biết được điều này thì chúng ta có thể nhận ra: tinh thần điều khiển cơ thể như thế nào – tinh thần định hướng hành động tiếp theo cho cơ thể.

Nếu chúng ta không có chỉ thị để làm việc chăm chỉ mà chỉ nhận được một số tín hiệu lưu động rải rác thì cũng vô ích. Vì tinh thần có thể xác định hướng hành động nên nó chiếm một vị trí quan trọng trong cuộc sống. Đồng thời, tinh thần cũng chịu những tác động của cơ thể. Cơ thể là người thực thi hành động, còn tâm trí chỉ có thể thực hiện những quyền năng chỉ huy trong phạm vi khả năng của cơ thể. Ví dụ, nếu tinh thần muốn cơ thể chạy đến mặt trăng trên bầu trời thì điều đó là vô nghĩa, trừ khi tinh thần có thể vượt qua những giới hạn của cơ thể con người.

Con ngựa và người cưỡi ngựa là một ẩn dụ sinh động. Người cưỡi ngựa có thể hướng con ngựa đi, nhưng người cưỡi ngựa không thể xác định chi tiết một cách chính xác. Con ngựa không thể bị ép buộc. Nó chỉ có thể được hướng dẫn. Cuối cùng thì hành động sẽ được quyết định bởi con ngựa.

Khả năng nhìn thấy trước tương lai của nhân loại chắc chắn sẽ phát triển trong dài hạn và nhân loại sẽ phải làm việc chăm chỉ cho các mục tiêu do chính mình đặt ra để củng cố vị trí quan trọng của nhân loại trong môi trường.

Bằng cách nghiên cứu ý nghĩa ẩn chứa trong các cách diễn đạt khác nhau của cá nhân thì hãy tìm cách thích hợp để hiểu đối tượng và so sánh mục tiêu của chính mình với mục tiêu của người khác.

Trong hầu hết các trường hợp thì tinh thần ảnh hưởng đến cơ thể. Khi một người nghĩ về điều gì đó trong đầu thì người đó sẽ làm việc chăm chỉ và cuối cùng đưa ra yêu cầu cho cơ thể.

Thành phần cơ thể

Đ ược trời phú cho cử chỉ và lời nói, cơ thể con người được phân biệt với động vật bởi một loạt các đặc điểm về thể chất: đi bằng hai chân, tự do bàn tay và năng lực sọ não.

Cho dù sự khác biệt được nổi bật hay lu mờ tùy thuộc vào loài động vật được so sánh với thì mỗi loài vẫn là một cá thể, và như vậy, đòi hỏi một cách tiếp cận cụ thể. Bất động (inert) hay còn sống (alive), tất cả các cơ thể khác đều xuất hiện như những vật thể được đặt trong không gian, có những phần phụ, ở một phần bên ngoài và một khoảng cách có lợi cho sự phản xạ nhận thức.

Cơ thể con người, được cấu tạo bằng xương bằng thịt, chắc chắn có thể được phân tích như một thực thể tự thân, nhưng phương thức túm lấy này bỏ qua tính đặc biệt và đặc tính không thể so sánh của nó với các cơ quan khác. Để thực sự hiểu con người và nắm bắt thứ gì đó không phải là hài cốt của người đó thì chúng ta phải thay đổi người và đi từ ngôi thứ ba đến ngôi thứ nhất.

Vậy thì, những thành phần cấu tạo nên cơ thể là gì?

Bộ não: nơi chứa đựng những ham muốn và cảm xúc

Bộ não được tạo thành từ ba phần chính: tân vỏ não (neocortex - một phần của vỏ não liên quan đến thị giác và thính giác ở động vật có vú, được coi là phần mới được phát triển gần đây nhất của vỏ não), hệ thần kinh (limbic system - một hệ thống phức tạp của các dây thần kinh và mạng lưới trong não, liên quan đến một số khu vực gần rìa của vỏ não liên quan đến bản năng và tâm trạng. Nó kiểm soát các cảm xúc cơ bản như sợ hãi, vui vẻ, tức giận và các động lực như đói, tình dục, thống trị, chăm sóc con cái) và hệ não chính (reptilian system - phần não của con người tương ứng với não của động vật có xương sống trước khi động vật có vú tiến hóa và có liên quan đến các hành vi tự bảo tồn). Phần sau đại diện cho não chính, chịu trách nhiệm về bản năng (sinh tồn, trốn chạy…). Hệ thống thần kinh là trung tâm của cảm xúc và trí nhớ. Tân vỏ não đại diện cho trung tâm của các chức năng nhận thức cao hơn vì vậy được nhận các mối quan tâm đến như chiến lược, không gian và lý luận dài hạn, nhận thức, suy nghĩ có ý thức hoặc thậm chí là ngôn ngữ. Phần sau nữa của tân vỏ não hay "não mới" thì được phát triển từ hệ thần kinh trong lịch trình tiến hóa của não con người, có thể giải thích vai trò quan trọng của cảm xúc đối với hoạt động của não và đặc biệt là suy nghĩ.

Cho đến một vài năm trước thì vị trí của cảm xúc trong não được giới khoa học xác định là vị trí dành riêng cho hệ thống thần kinh. Điều này được thiết lập rằng cảm xúc chạy một mạch di truyền có hệ thống duy nhất. Nhưng những tiến bộ trong nghiên cứu đã giúp con người có thể phát hiện ra rằng các vùng não gây ra cảm xúc là rất nhiều. Như nhà tâm lý học thần kinh Aroa Gomez Marin nói với chúng ta: "Chúng tôi biết rằng những cảm xúc khác nhau không phải là kết quả của việc kích hoạt một cấu trúc não đơn lẻ: mà chúng là kết quả của việc kích hoạt một mạch các kết nối xác định cho phép giao tiếp giữa các khu vực khác nhau của não".

Các lý thuyết khác đồng ý về điểm này: các khu vực bị ảnh hưởng bởi cảm xúc trong não của con người rất nhiều. Họ lập luận thêm rằng sẽ không có các mạch được thiết lập về mặt di truyền trong não của chúng ta. Ngược lại, các mạch chịu trách nhiệm cho sự xuất hiện của cảm xúc sẽ là kết quả duy nhất của quá trình học hỏi: thông qua kinh nghiệm của chúng ta.

Về mặt hoạt động, có một mạch cảm xúc quan trọng cần biết để hiểu được sức mạnh của cảm xúc trong não của chúng ta. Joseph Le-Doux, nhà thần kinh học người Mỹ, là người đầu tiên chỉ ra vai trò trung tâm của hạch hạnh nhân trong mạch cảm xúc của não chúng ta. Tạng (organ) nhỏ này giải thích con người có thể hành động theo một cảm xúc ngay cả trước khi hệ thống suy nghĩ của người đó có thể đưa ra quyết định. "Về mặt giải phẫu học thì hệ thống chi phối cảm xúc này có thể hoạt động độc lập với tân vỏ não. Một số phản ứng và ký ức cảm xúc nhất định có thể được hình thành mà không cần sự can thiệp dù là nhỏ nhất của ý thức, hoặc của nhận thức", Joseph LeDoux mô tả.

Khi não bộ nhận được các tín hiệu cảm giác thì hai con đường được thực hiện song song bởi thông tin nhận được. Lấy ví dụ về phản ứng cảm xúc của nỗi sợ hãi theo sau một tín hiệu thị giác: đó là sự xuất hiện của một con nhện đen lông lá lớn (tarantula) trong tầm nhìn của chúng ta (bạn có cảm thấy rùng mình qua cánh tay và lưng khi nghĩ đến điều này không?). Hãy quay lại cách bộ não của chúng ta hoạt động:

Tín hiệu thị giác rời khỏi võng mạc (retina) trong quá trình nhìn của nhện đen này để đi đến đồi thị (thalamus).

Sau đó, đồi thị chịu trách nhiệm truyền thông tin, theo ngôn ngữ của não chúng ta, đến vỏ não (cortex) thị giác.

Vỏ não cuối cùng chịu trách nhiệm phân tích tín hiệu nhận được để tìm ra phản ứng cần thiết.

Nếu giải pháp thích hợp có tính chất cảm xúc thì tín hiệu sẽ lại được truyền từ tân vỏ não đến hạch hạnh nhân, nằm trong hệ thần kinh và do đó là trung tâm của các kiểm soát cảm xúc.

Nhưng song song với con đường này thì một phần tín hiệu được gửi bởi một khớp thần kinh duy nhất, bởi đồi thị trực tiếp đến hạch hạnh nhân, và do đó có thể tạo ra phản ứng cảm xúc rất nhanh chóng. Tuy nhiên, theo dõi nhanh này vẫn còn sơ khai và tách rời khỏi bất kỳ phân tích nhận thức nào. Do đó, nó được hoàn thành hậu kỳ theo con đường do tân vỏ não thực hiện, có thể thiết lập một kế hoạch hành động đầy đủ và công phu hơn.

Do đó, cảm xúc có thể được kích hoạt mà không cần đến sự can thiệp nhỏ nhất của suy nghĩ và chiếm được ưu thế trước lý trí trong một thời gian nhất định, trước khi hệ thống nhận thức có thể phân tích thông tin một cách hợp lý. Nếu hoạt động này đã cứu sống nhiều người trong lịch sử loài người thì nó cũng có thể là nguồn gốc của phản ứng không phù hợp trong cuộc sống hàng ngày của chúng ta.

Không nên bỏ qua vai trò của hạch hạnh nhân trong trí nhớ cảm xúc. Phiên bản kích hoạt (modus operandi) này là một hướng dẫn cần thiết trong các lựa chọn của chúng ta. Thật vậy, Antonio Damasio đã nghiên cứu vai trò của hạch hạnh nhân trong việc đưa ra quyết định. Damasio nghiên cứu những lựa chọn cá nhân hay nghề nghiệp, dù nhỏ hay rất quan trọng. Các nghiên cứu của ông đã chỉ ra rằng cảm xúc và tình cảm là điều cần thiết khi đưa ra các quyết định lý trí. Chúng là những lời cảnh báo để dẫn dắt sự lựa chọn của chúng ta đi đúng hướng, là nơi lý trí có thể được sử dụng tốt nhất nhờ vào ký ức tình cảm được lưu giữ trong suốt cuộc đời của chúng ta.

Do đó, có hai dạng trí thông minh cư trú trong tinh thần, bộ não của chúng ta: trí tuệ thông minh và trí cảm xúc thông minh. Trí tuệ thông minh từ lâu đã được coi là trí thông minh duy nhất, nhưng như Antonio Damasio nói: sau mô hình của trí tuệ thông minh thì mục tiêu mới là liên kết lý trí và cảm xúc để quyết định tốt hơn!

Dòng máu: mối liên kết gia đình

Mối liên kết tự nhiên của cha mẹ với con cái và mối quan hệ này luôn được coi là "máu mủ". Điều này có giá trị tâm lý về mối quan hệ nhận dạng của các cách tồn tại, sự xác nhận của mối quan hệ đó được tìm kiếm ở sự tương đồng về thể chất và đặc tính. Mối liên kết tự nhiên mà ngày nay con người đã biết cấu tạo bởi di truyền, là nền tảng của mối quan hệ được cho là đã được xác định ngay từ đầu, theo đúng nghĩa của nó.

Trong thực tế, mối quan hệ đặc biệt giữa cha mẹ và con cái và giữa anh chị em được xây dựng, dù tốt hay xấu, thông qua các mối quan hệ của họ không bao giờ tách rời khỏi môi trường bên ngoài gia đình.

Sự khác biệt trong mối quan hệ của cha mẹ với con nuôi so với quan hệ với con đẻ có thể chỉ đáng kể đối với sự đầu tư lẫn nhau phức tạp hơn, điều này có thể xảy ra, chắc chắn không phải vì những lý do sinh học không liên quan. Mối quan hệ huyết thống là một niềm tin được công nhận tương đối ủng hộ nhu cầu phòng vệ và sai lầm trong việc tách giá trị của các mối quan hệ gia đình khỏi chất lượng tình ái hoặc tình cảm thực tế của họ.

Mối liên hệ huyết thống duy nhất có ý nghĩa quan hệ tương ứng với việc con người chào đón thế giới lần đầu tiên khi tiếp xúc gần gũi với cơ thể mẹ, sau khi trú ngụ trong đó. Máu của cơ thể này đã nuôi sống con cái của họ. Nhờ trải nghiệm tâm lý phổ biến đặc biệt này mà người mẹ đã đầu tư một cách đặc biệt ngay khi chúng ta được sinh ra (và chờ đợi điều này xảy ra). Một sự công nhận đặc biệt mà chúng ta đáp lại theo một cách đặc biệt không kém.

Mối liên hệ huyết thống với người mẹ mà luật Do Thái gắn liền với quyền công dân, sẽ dẫn đến việc chúng ta sáp nhập vào một vũ trụ mẫu tử khép kín với sự khác biệt và giải trí cho một mối quan hệ "ăn nên làm ra" với thế giới, nếu điều này không được xúi giục từ luật ham muốn, quy luật về sự khác biệt bình đẳng của các chủ thể ham muốn. Sự bình đẳng của khác biệt đòi hỏi sự hiện diện có cấu trúc của mối quan hệ luyến ái giữa cha mẹ, điều này chỉ định chức năng phân phối lại một cách bình đẳng các dòng ham muốn trong gia đình cho người cha: người không sinh ra từ trong lòng của người mẹ và không có mối quan hệ huyết thống với bà ấy.

Trách nhiệm của cha mẹ đối với con cái khiến họ bị đổ lỗi nhiều hơn nếu họ làm hại chúng. Việc này không thay đổi bất cứ điều gì do thực tế là họ đã nhận nuôi thay vì sinh ra chúng. Họ cam kết chăm sóc chúng thật tốt vì chúng là những người mà số phận phụ thuộc rất nhiều vào sự cống hiến của họ. Vì sự chăm sóc này mà họ có thể được gọi là lợi ích thì sẽ không mang lại kết quả bởi vì đó là một phần đặc quyền tự nhiên của họ, điều này không thực sự ràng buộc họ, nhưng vì họ có khả năng yêu thương trong khi tôn trọng tính đặc biệt của đối tượng được yêu thương. Ở cấp độ này, mỗi đứa trẻ được nhận làm con nuôi: chúng không bị cha mẹ coi như người mở rộng của riêng mình, nhưng được công nhận và chấp nhận sự khác biệt và được yêu thương khi chăm sóc.

Quy luật huyết thống mâu thuẫn với nguyên tắc tình anh em phổ quát vốn bỏ qua các mối liên kết tự nhiên và dựa trên sự trao đổi bình đẳng giữa các quan điểm khác nhau của chúng ta về vấn đề chung của con người. Điều này vi phạm nền tảng của công lý và là một luật bất công.

Tứ chi: công cụ để sáng tạo

"Bàn tay là chính người đàn ông". - Anaxagoras

Anaxagoras khẳng định rằng con người thông minh nhất trong các loài động vật nhờ có đôi tay; vì vậy hợp lý khi nói rằng con người có được đôi tay bởi vì họ là người thông minh nhất.

Trên thực tế, bàn tay là một công cụ, và tính tự nhiên, như một người thông minh sẽ làm, luôn quy mỗi thứ cho những người có thể sử dụng chúng; vì việc tặng ống sáo cho một người đã là nghệ nhân thổi sáo sẽ hữu ích hơn là gán nghệ thuật thổi sáo cho người sở hữu ống sáo.

Thiên nhiên quy cái thấp hơn cho cái cao hơn và quan trọng hơn, không phải cái cao quý nhất và cái lớn hơn cho cái thấp hơn. Vì vậy, nếu đây là cách tốt nhất và thiên nhiên trong lĩnh vực khả năng nhận ra cách tốt nhất, thì con người không phải là người thông minh nhất nhờ vào đôi tay của mình, mà là người có đôi tay nhờ là loài thông minh nhất trong các loài động vật.

Nói một cách đơn giản, người thông minh nhất phải là người biết cách sử dụng số lượng công cụ lớn nhất một cách đúng đắn; bây giờ bàn tay dường như không phải là một mà là một số nhạc cụ: theo một nghĩa nào đó, nó là một công cụ phụ trách các nhạc cụ khác.

Vì vậy, đối với người thổi sáo tinh nghệ, là người có thể thông thạo vô số kỹ thuật lớn nhất mà thiên nhiên đã ban tặng, với bàn tay của mình, nhạc cụ có khả năng sử dụng nhiều nhất các nhạc cụ khác.

Đối với những ai bảo rằng con người không được cấu tạo tốt hơn các loài động vật khác (thực tế họ nói rằng con người không có bảo vệ cho đôi chân của mình, con người khỏa thân và không có vũ khí chiến đấu), lời nói này không chính xác. Các loài động vật khác chỉ có một phương tiện phòng vệ và chúng không được phép thay thế nó bằng một phương tiện khác.

Mặt khác, con người được cấp nhiều phương tiện phòng thủ, và con người có thể thay đổi chúng, sử dụng vũ khí mình muốn và khi mình muốn. Trên thực tế, bàn tay có thể trở thành móng vuốt, móng guốc, sừng, hoặc thậm chí là giáo, kiếm và bất kỳ vũ khí hoặc công cụ nào khác: tất cả điều này có thể được là vì mọi thứ bàn tay đều có thể nắm và giữ.

Hình dạng của bàn tay cũng được thiết kế bởi thiên nhiên theo ý nghĩa này. Nó có thể được khớp nối và chia thành nhiều phần, bởi vì khả năng gắn kết cũng tiềm ẩn trong sự phân chia, trong khi phần thứ nhất không tiềm ẩn trong phần thứ hai. Và nó có thể sử dụng nó như một cơ quan đơn lẻ, hai hoặc nhiều cơ quan.

Aristotle đã nói điều này trong cuốn sách của mình, Các Bộ Phận của Động Vật (The Parts of Animals):

"Không phải vì có đôi tay mà con người là loài thông minh nhất trong số chúng sinh, nhưng con người là loài thông minh nhất trong số chúng sinh vì có đôi tay. Thật vậy, loài thông minh nhất là loài có khả năng sử dụng thành thạo nhiều công cụ nhất: bàn tay thực sự dường như không phải là một công cụ, mà là nhiều công cụ. Có thể nói, bởi vì đây là một công cụ thay thế vị trí của những công cụ khác.

Do đó, đây là khả năng có được số lượng lớn nhất các kỹ thuật mà thiên nhiên đã ban tặng cho đến nay công cụ hữu ích nhất, bàn tay.

Ngoài ra, những người nói rằng con người không được cấu tạo tốt và con người ít được chia sẻ nhất với các loài động vật (bởi vì họ nói rằng con người không có giày, con người khỏa thân và không có vũ khí để chiến đấu) là sai. Bởi vì các loài động vật khác thì mỗi con chỉ có một phương tiện phòng vệ và chúng không thể thay nó cho cái gì khác, nhưng chúng bị bắt buộc, có thể nói, phải mang giày khi ngủ và làm bất cứ điều gì khác, và không bao giờ bỏ áo giáp có trên thân thể hoặc thay đổi vũ khí được chia sẻ. Trái lại, con người có nhiều phương tiện phòng thủ, và họ luôn tự do thay đổi chúng và thậm chí có vũ khí mình muốn khi mình muốn. Vì bàn tay trở thành móng vuốt, móng guốc, sừng hoặc thương hoặc kiếm hoặc bất kỳ vũ khí hoặc công cụ nào khác. Con người có thể là tất cả những điều đó, bởi vì họ có thể nắm lấy mọi thứ và nắm giữ mọi thứ".

Trí thông minh là khoa phát minh ra các phương tiện để đạt được mục đích. Đủ để nói rằng cách tiếp cận của con người luôn là sản xuất các công cụ. Do đó, việc phát minh, chế tạo, sử dụng các công cụ là tất cả các yếu tố của cách tiếp cận đầu tiên dành riêng cho trí thông minh. Đối với Aristotle, thiên nhiên là khôn ngoan: sẽ là ngu ngốc khi giao một công cụ cho một người không có trí thông minh để sử dụng nó. Đối với con người, bởi vì họ là sinh vật thông minh nhất trong tự nhiên nên thiên nhiên đã ban tặng một cơ quan mà họ có thể sử dụng: bàn tay, không phải như một công cụ, mà là vô số công cụ.

Nhân học hiện đại chứng minh Aristotle và thuyết cuối cùng của ông đã sai. Nhưng hình ảnh bàn tay, công cụ của những công cụ vẫn đẹp đẽ và mạnh mẽ.

Lưỡi: phương tiện truyền bá ý tưởng

Lưỡi là một trong những thành viên thiết yếu của cơ thể con người. Chính vì sự tồn tại của lưỡi mà con người có thể nếm được mùi vị của nhiều loại thức ăn khác nhau và biết được đâu là chua, đâu là ngọt, đâu là đắng và đâu là cay. Vì vậy, đối với lưỡi, vai trò quan trọng nhất là có thể cảm nhận được mùi vị. Tất nhiên, lưỡi của con người chúng ta còn có những chức năng khác, có thể biểu hiện cụ thể ở khía cạnh sau; nói.

Vai trò phụ tá của nói

Tất cả chúng ta chẳng những biết rằng con người không thể nói nếu không có dây thanh quản, mà còn có một cơ quan quan trọng khác là lưỡi. Lưỡi là một cơ quan có nhiệm vụ nặng nề giúp phát âm. Không có lưỡi thì con người không thể nói hoặc phát âm được.

Con người có nhu cầu quan trọng để quan hệ. Những mối quan hệ này trong bối cảnh xã hội có thể thực hiện được nhờ vào giao tiếp, nghĩa là tham gia vào các mối quan hệ với người khác và trao đổi quan điểm, vì chúng ta luân phiên là những người phát và những người nhận.

Khi đó, giao tiếp là thể hiện hoặc biểu lộ cho người khác những suy nghĩ, mong muốn và cách diễn giải của chúng ta về sự vật và thế giới. Tuy nhiên, tất cả những điều này không thể thực hiện được nếu không có ngôn ngữ, vì nhờ ngôn ngữ mà các mối quan hệ giao tiếp được thiết lập.

Vậy bây giờ, ngôn ngữ là gì? Vâng, theo nghĩa rộng và thậm chí là ẩn dụ, người ta thường nói đến "ngôn ngữ" của hoa, sao, đồi, v.v. Các loài động vật sống trong một cộng đồng cũng có các thủ tục giao tiếp rất tinh vi, như trong trường hợp của ong và kiến. Tuy nhiên, tất cả điều này không phải là ngôn ngữ theo nghĩa chặt chẽ.

Ngôn ngữ trở thành một hoạt động độc đáo và duy nhất của con người, cho phép chúng ta giao tiếp và liên hệ với đồng loại thông qua việc diễn đạt và hiểu các thông điệp. Nói cách khác, ngôn ngữ là khả năng mà mọi người có thể giao tiếp với người khác bằng miệng, chữ viết hoặc các dấu hiệu khác.

Như có thể hiểu, khái niệm ngôn ngữ này có ý nghĩa rộng hơn việc tạo ra âm thanh khớp nối để tạo nên từ ngữ và cụm từ.

a. Có ngôn ngữ thông qua các ký hiệu như biển báo giao thông, biển báo quân sự, v.v.

b. Có ngôn ngữ của cơ thể như bắt chước và điệu bộ.

c. Có ngôn ngữ được thể hiện thông qua các mã ngôn từ, là phương tiện giao tiếp quan trọng nhất của con người, được gọi là ngôn ngữ miệng hay lời nói.

Đây là hình thức ngôn ngữ thứ hai được đề cập trong cuốn sách này. Và đây trở thành một hành động cá nhân trong đó người nói phát ra một thông điệp bằng cách sử dụng các dấu hiệu và quy tắc mà con người cần tại một thời điểm nhất định.

Vì vậy, ngôn ngữ là phẩm chất rất quan trọng của con người và nhờ đó mà chúng ta giao tiếp, biết được quá khứ của mình, có thể phân tích, diễn giải và hiểu được hiện tại và do đó, tự dự đoán tương lai với tư cách cá nhân và xã hội.

Tại sao nói lại quan trọng?

Để làm nổi bật tầm quan trọng của lời nói, trước hết cần lưu ý rằng con người sống đắm chìm trong đại dương lời nói xác thực, trong một thế giới hoặc một thực tế xã hội cạnh tranh gay gắt, nơi mà từ ngữ, đặc biệt là được diễn đạt bằng lời nói, là yếu tố quyết định tạo nên nhịp cầu, mối thắt buộc, vũ khí, phương tiện hoặc công cụ quan trọng của sự đoàn kết hoặc mất đoàn kết; hiểu đúng hay hiểu sai; thành công, sự công nhận hay sự thờ ơ; thất bại, thất vọng hoặc bị gạt ra bên lề giữa con người. Nói cách khác, lời nói trở thành một quá trình quan trọng cho phép giao tiếp với những người khác, tăng cơ hội để sống tốt hơn trong một xã hội như hiện nay.

Như vậy, tất cả con người cần có ngôn ngữ lời nói để thể hiện nhu cầu, suy nghĩ, tình cảm và cảm xúc của mình; chúng ta thậm chí cần nó để giải quyết những điều cơ bản nhất trong cuộc sống của mình như đói, khát, nơi ở, công việc. Chúng ta cũng cần nó để thu nhận kiến thức, để trừu tượng hóa và phóng chiếu bản thân một cách tượng trưng và thực sự trong thời gian và không gian, cũng như để giao tiếp và thích ứng với môi trường.

Chúng ta có thể làm tất cả những điều này nhờ vào ngôn ngữ lời nói; nhưng khi có những khiếm khuyết trong phẩm chất này thì một loạt các vấn đề được tạo ra có thể hạn chế và làm chúng ta thiệt thòi về mặt xã hội.

Tuy nhiên, điều quan trọng phải hiểu rằng lưỡi là một khía cạnh công cụ thiết yếu cho cuộc sống của mối quan hệ. Nếu không có nó thì con người là một sinh thể bị cắt xén về mặt xã hội, không có khả năng phóng chiếu bản thân một cách tượng trưng. Đây cũng được coi là một khía cạnh cơ bản cho sự phát triển của trí thông minh và cho tất cả các hoạt động nhận thức liên quan đến cuộc sống. Tuy nhiên, thật tốt khi chỉ ra rằng phẩm chất này không đề cập đến một thực tế hoàn toàn "máy móc", cũng không liên quan đến một thứ gì đó có được hoặc được ban cho một cách tự nhiên, chẳng hạn như tập đi, mà nó là một cái gì đó phức tạp hơn nhiều, và đằng sau tất cả những điều này là thực tế của cảm giác và suy nghĩ tốt, có nhân cách và là một con người.

Trẻ em và sức mạnh của ngôn ngữ

Kể từ khi được sinh ra thì đứa trẻ sống trong một bối cảnh ngôn ngữ tuyệt vời, nơi mọi người, đài phát thanh, truyền hình và hàng nghìn lẻ một hình thức tương quan khác thiết lập cầu nối bằng lời nói với nó; nghĩa là đứa trẻ khi sinh ra từ "tắm nước ối" trong bụng mẹ sang "tắm ngôn ngữ" của môi trường xã hội, trở thành yếu tố điều kiện để tiếp thu và phát triển ngôn ngữ.

Môi trường xã hội này với những biểu hiện của ngôn ngữ, không chỉ bao quanh đứa trẻ mà còn làm cho đứa trẻ tiếp nhận và đồng hóa một cách trực tiếp, vì đứa trẻ được nói với nhau từ ngày đầu tiên được sinh ra cùng với những biểu hiện của tình cảm: những cái ôm, những nụ hôn, những cái vuốt ve và những lời dịu dàng gần như được ca hát.

Ảnh hưởng này của môi trường xã hội học làm cho đứa trẻ, thoạt đầu, liên kết lời nói với các tình huống tiếp xúc với con người và cảm giác hạnh phúc, tạo thành một động cơ mạnh mẽ cho việc tiếp thu ngôn ngữ. Sau đó, khi tiến bộ thì đứa trẻ nhận thức được giá trị công cụ của nó đối với các yêu cầu và yêu cầu liên quan đến nhu cầu của đứa trẻ.

Đứa trẻ, vào khoảng tháng thứ tám được sinh ra, phát hiện ra rằng một số loại giọng nói nhất định có thể thu hút người lớn xung quanh mình (chức năng gọi), chúng bắt đầu bùng nổ. Trong điều này, chúng ta có thể thấy sự khởi đầu của một mối quan hệ giao tiếp bằng giọng nói mà sau này trở thành cốt lõi của tất cả các hoạt động bằng lời nói.

Trong năm thứ hai của cuộc đời, đứa trẻ khám phá ra sức mạnh của ngôn từ, đặc biệt là "tên". Bé nhận ra rằng chỉ cần gọi tên đồ vật hoặc hành động, người lớn sẽ tuân theo bé, bằng cách đưa đồ vật lại gần mình hoặc bằng cách thực hiện các hành động. Ngoài ra, bé cũng có được các câu trả lời bằng lời nói về chủ đề mà đứa trẻ đề xuất, điều này giúp làm phong phú và tạo điều kiện cho sự phát triển ngôn ngữ của nó. Sau này, đứa trẻ sẽ sử dụng phẩm chất này như một phương tiện để "kiểm soát" và "chỉ đạo" hành động của người khác và sau này là của chính mình.

Do đó, ở các giai đoạn khác nhau của quá trình thâu được có những động lực khác nhau để tiếp tục. Tuy nhiên, cội nguồn sâu xa của những động cơ này phải được bắt nguồn từ các mối quan hệ tình cảm trong gia đình, vì nếu không có ngôn ngữ hỗ trợ này thì đứa bé sẽ không phát huy được hết tiềm năng hoặc bị suy nhược. Do đó, môi trường gia đình gắn bó và các cơ hội mà cha mẹ cung cấp cho trẻ để thực hành ngôn ngữ là những điều kiện cơ bản để hình thành, phát triển hoặc tồn tại phẩm chất này.

Vì vậy, nhờ có lưỡi, đứa trẻ vượt qua được ở đây và bây giờ; đứa trẻ có thể rút ra kiến thức từ kinh nghiệm để giải quyết các vấn đề hiện tại và lập kế hoạch cho tương lai.

Lưỡi cũng cho phép đứa trẻ tương tác đầy đủ hơn với những người khác và chia sẻ thế giới của cá nhân về những tưởng tượng, niềm tin, hy vọng và sự hối tiếc.

Bằng cách này, loài người đã sử dụng lưỡi để tạo ra những nền văn minh khổng lồ và phức tạp, và họ tiếp tục sử dụng nó để thúc đẩy tiến bộ khoa học và công nghệ. Không nghi ngờ gì nữa, ngôn ngữ, lời nói, là một trong những công cụ có tầm quan trọng và sức mạnh to lớn.

Ngôn ngữ và sự điều chỉnh tâm lý của trẻ

Khi việc tiếp thu lời nói được thực hiện trong một môi trường an ninh, tình yêu và sự hiểu biết; khi việc học tập này diễn ra trong một môi trường gia đình không có căng thẳng, với cha mẹ trưởng thành và hạnh phúc, thì mọi trở ngại đều đơn giản và dễ dàng vượt qua bởi đứa trẻ, đạt đến các giai đoạn phát triển khác nhau trong một giai đoạn dự kiến có thể khác nhau, nhưng với một sự tốt nghiệp nhất định trong sự thâu nhận.

Vì vậy, những đứa trẻ đến từ những ngôi nhà quân bình, trong đó cha mẹ cung cấp cho chúng tình yêu thương, sự an toàn, sự kích thích và sự hiểu biết, nói chung là những đứa trẻ hạnh phúc thì sẽ thể hiện bản thân một cách bình thường, tự tin về bản thân và có khả năng quan hệ rộng rãi với những người khác và những đứa trẻ khác. Điều này cũng có nghĩa là đứa trẻ có những khả năng tốt nhất để phát triển hài hòa và toàn diện, thích nghi đầy đủ với môi trường xã hội học của chính mình.

Thay vào đó, hãy tưởng tượng nguồn gốc của những trẻ em hoặc thanh niên cảm thấy khuyết tật hoặc bị ảnh hưởng đến phẩm chất nhân tính thì rất có thể những em này đến từ những ngôi nhà thiếu thốn hoặc nghèo nàn, nơi mà cha mẹ không quan tâm hoặc lo lắng về việc kích thích và giúp chúng tiếp thu giọng nói, đôi khi hoặc hầu hết thời gian, nguyên nhân của khiếm khuyết hoặc rối loạn giọng nói, và những nguyên nhân này, do không thể hiện bản thân một cách bình thường, là mục tiêu của sự châm biếm, từ chối, của "sự thương hại" hoặc " lòng trắc ẩn ", trải qua những căng thẳng và thất vọng ảnh hưởng tiêu cực đến sự phát triển nhân cách của bé và sự điều chỉnh xã hội.

Vì vậy, sự phát triển đầy đủ về ngôn ngữ ở trẻ em sẽ tạo điều kiện cho sự phát triển hài hòa về nhân cách của các em, tạo thành một công cụ hoặc phương tiện có giá trị để học tập và hòa nhập xã hội. Tuy nhiên, khi có khiếm khuyết, đứa trẻ có xu hướng biểu hiện những sai lệch về phát triển, tạo ra những phản ứng nhất định về hành vi - tinh thần như nhút nhát, cảm giác tự ti, cô lập và thất vọng, nói tóm lại là dẫn đến bất hạnh.

Điều gì xảy ra khi có khuyết tật ở lưỡi?

Câu hỏi này khiến chúng ta tự vấn bản thân một cách cực đoan, điều gì sẽ xảy ra nếu mình không thể nói chuyện với người bạn đời, con cái hoặc người khác? Điều gì sẽ xảy ra nếu họ buộc tội bạn là khủng bố và bạn không thể nói rằng điều đó không đúng sự thật? Và nếu bạn bị ốm, điều gì sẽ xảy ra nếu bạn không thể nói ra nỗi đau hay cảm giác của mình?

Tất cả những câu hỏi này khiến chúng ta nhận thức được tầm quan trọng và thiết yếu của lưỡi đối với cuộc sống của con người. Với nó, chúng ta có thể giao tiếp, thông báo cho bản thân, đọc và hiểu, làm việc và học hỏi mọi thứ liên quan đến cuộc sống của mình. Tuy nhiên, khi có những khiếm khuyết hoặc rối loạn về phẩm chất này thì sẽ có những cản trở và hạn chế nghiêm trọng trong quá trình phát triển và điều chỉnh tâm lý của người bị ảnh hưởng đối với môi trường xã hội của họ.

Ví dụ, đây là trường hợp của những người nói lắp (cà lăm), những người mà khiếm khuyết không chỉ gây trở ngại cho lời nói mà còn ảnh hưởng đến cuộc sống của họ, vì nó ngăn cản họ tuân theo nguyện vọng giáo dục và hướng nghiệp cũng như sự phát triển của họ và sự tương hỗ xã hội.

Để hiểu rõ hơn và đánh giá hậu quả của việc khiếm khuyết về giọng nói, hãy cùng xem trường hợp một thanh niên 23 tuổi đến tư vấn tâm lý do mắc tật nói lắp.

Anh ấy nói như sau:

"(Trong một nhà hàng ...) ... Tôi muốn một ly cà phê và một chiếc bánh ngon được bày trên quầy, nhưng tôi lại yêu cầu một tách trà và một cái bánh mì ... bởi vì tôi biết rằng nếu tôi cố nói những điều đó. Từ ngữ sẽ nói lắp rất nhiều và tôi không muốn người phụ nữ bán hàng cảm thấy có lỗi với tôi ... Tôi ghét chỉ ăn bánh mì...

Từ khi còn nhỏ, tôi đã tự cô lập mình với các bạn cùng trường vì sợ họ sẽ giễu cợt mình ... Tôi không có bạn bè nào chơi với tôi ..., tôi chưa bao giờ có bạn gái vì khiếm khuyết của mình".

Trong câu chuyện này, chúng ta có thể nhận ra rằng khiếm khuyết không chỉ là trở ngại trong lời nói mà còn là hạn chế nghiêm trọng đối với sự phát triển trong cuộc sống của anh ta, vì điều này khiến anh ta không thể tự do bày tỏ những gì mình muốn, gây ra sự thất vọng và cô lập xã hội.

Tình huống đau lòng này hiếm người bình thường nào hiểu được. Các hoạt động hàng ngày như trả lời điện thoại, hỏi hoặc trả lời, nói chuyện với bất kỳ người nào khác, v.v., khiến đối tượng mắc khuyết điểm này trở thành nguồn gốc của mối quan tâm sâu sắc, bồn chồn và căng thẳng, thậm chí trở thành "cơn ác mộng" thực sự. Đối với họ, mọi việc diễn ra tốt đẹp miễn là họ không nói, nhưng cũng đủ để họ biết rằng mình phải nói để rồi mọi thứ đổ vỡ, căng thẳng và bề nổi "hoảng sợ" đã chặn đứng mọi khía cạnh trong tính cách của họ. Tôi không biết bạn có biết câu chuyện về người đấu bò tên là Belmonte, vốn là một người nói cà lăm, anh ta thích đối mặt với con bò xấu nhất trong số các con bò đực – một con quỷ hung dữ nhất.

Theo những tài liệu tham khảo này, chúng ta vẫn có thể nghi ngờ tầm quan trọng của việc nói tốt? Không hẳn! Nói hay và có giọng tốt là phẩm chất tốt nhất mà một người có thể có trong một thế giới giống như thế giới chúng ta đang sống. Điều này cho phép chúng ta giao tiếp, cảm thấy năng động và hữu ích với bạn bè của mình; nghĩa là, con người hơn nhiều, vì bạn có thể suy nghĩ, nói những gì mình cảm thấy và suy nghĩ, hiểu cũng như giúp đỡ người khác bằng cách sử dụng ngôn ngữ.

Các chức năng của lưỡi và ngôn ngữ lời nói

Ngôn ngữ thực hiện một số chức năng quan trọng trong đời sống của con người:

a) Chức năng giao tiếp: Chức năng chủ yếu của ngôn ngữ là giao tiếp. Con người có nhu cầu quan trọng để liên hệ và điều này có thể thực hiện được nhờ vào ngôn ngữ.

b) Trong quá trình giao tiếp này, lời nói là công cụ quyết định của giao tiếp và tương tác xã hội.

c) Chức năng nhận thức: Ngôn ngữ còn có chức năng nhận thức; nghĩa là, nó là một công cụ mạnh mẽ để học tập và trừu tượng. Nhờ ngôn ngữ, chúng ta có thể phóng chiếu bản thân từ cụ thể đến trừu tượng, từ gần đến xa.

Với vị trí của phẩm chất này thì con người có thể xây dựng các khái niệm và khái niệm trừu tượng cơ bản đầu tiên của mình, nhờ đó mà con người sẽ hiểu và thống trị môi trường của mình.

Tuy nhiên, khi có khiếm khuyết về lưỡi thì người liên quan sẽ gặp khó khăn trong việc tóm tắt và như vậy, nó trở thành một khuyết tật đối với hoạt động tích cực và các hoạt động nhận thức khác.

a) Chức năng công cụ để thoả mãn những nhu cầu tức thời: Ngôn ngữ lời nói cho phép thoả mãn những nhu cầu tức thời như đói, khát, chỗ ở và là phương tiện hữu hiệu nhất để yêu cầu giúp đỡ, hỗ trợ trong những tình huống rủi ro, nguy hiểm. Nếu không có phẩm chất này, chúng ta sẽ suy đồi.

b) Chức năng cá nhân: Con người thông qua ngôn ngữ lời nói có thể bày tỏ ý kiến, tình cảm, động cơ, quan điểm và nguyện vọng của cá nhân, chia sẻ tình cảm, lý tưởng và tưởng tượng với người khác.

c) Chức năng cung cấp thông tin: Lưỡi cho phép chúng ta thu thập thông tin về những gì đang xảy ra xung quanh và thế giới mà chúng ta đang sống, góp phần đưa ra giải pháp cho các vấn đề, dự đoán và thích ứng với những thay đổi. Bằng cách này, lưỡi cho phép chúng ta sống thỏa mãn hơn.

d) Chức năng thích ứng: Ngôn ngữ lời nói hoặc lời nói cho phép cá nhân thích ứng một cách đầy đủ và thành thạo với môi trường xã hội. Có nghĩa là, nó tạo điều kiện thuận lợi cho việc điều chỉnh và tự nhận thức của con người, điều này chuyển về mặt tâm lý thành cảm giác hạnh phúc hoặc khó chịu. Sự khó chịu xảy ra chính xác là do khiếm khuyết về giọng nói, tạo thành hạn chế trong cuộc sống, cũng như xảy ra với những người bị ảnh hưởng bởi tật nói lắp.

e) Chức năng điều chỉnh hành vi: Ngôn ngữ có chức năng quan trọng là điều chỉnh hành vi của cá nhân thông qua ngôn ngữ bên trong và còn có chức năng "điều khiển" hành vi của người khác thông qua ngôn ngữ bên ngoài. Điều này cho phép đứa trẻ, giống như người lớn, thiết lập và duy trì các mối quan hệ xã hội.

Trong số những chức năng khác, đây là những chức năng quan trọng nhất của ngôn ngữ lưỡi và lời nói, được đặc trưng bởi nó là một công cụ giao tiếp và suy nghĩ có giá trị.

Chất đối kháng

Trong y học, khi chúng ta đề cập đến mọi thứ như bệnh tật thì các thuật ngữ chiến tranh bị loại bỏ: chúng ta nói về việc "chiến đấu" với vấn đề, "chiến đấu" chống lại bệnh lý, sử dụng "vật lý trị liệu" trong một "trận chiến" mệt mỏi vì sức khỏe. Sau đó thì y học trở thành chiến lược "chinh phục" là điều tốt đẹp nhất và không thể bàn cãi vì đó là sức khỏe.

Một phép ẩn dụ gây hiểu lầm

Tuy nhiên, trong viễn cảnh chiến tranh này thì cơ thể không còn được coi là một phần của bệnh nhân mà trở thành chiến trường, nơi bác sĩ và bệnh tật va chạm, trong khi đối tượng quan tâm trở thành một khán giả bất lực chỉ có thể chứng kiến xung đột nào là quyết định cho số phận của mình.

Để hiểu nhận thức này ra đời như thế nào thì sự phản ánh của Norman Doidge, bác sĩ tâm thần từng đoạt giải thưởng văn học quan trọng cho cuốn sách bán chạy nhất "Bộ não vô hạn (The infinite brain)" của ông, minh họa tầm nhìn này một phần là kết quả của những khám phá của thế kỷ 20, dẫn đến vị trí trung tâm tuyệt đối của bộ não trong việc thực hiện nhiều chức năng.

Việc khám phá ra khả năng kiểm soát cơ thể của ông đã dẫn đến niềm tin rằng mọi thứ xảy ra trong não bộ, đến mức coi nó gần như là một thực thể theo đúng nghĩa của nó đối với cơ thể. Do đó, cơ thể sẽ không hơn gì một phần phụ đơn thuần của bộ não, một cơ quan thực hiện đơn giản của nó và cấu trúc mà nó được lưu trữ.

Mối quan hệ 1-1 (một-đối-một)

Quan niệm như vậy về cơ thể con người đang hạn chế và không cho phép chúng ta hiểu được mối quan hệ sâu sắc phân biệt mối liên hệ giữa não và phần còn lại của cơ thể: có một sự liên lạc liên tục và 1-1, được đảm bảo bởi mạng lưới dày đặc của các tế bào thần kinh hiện diện trong toàn bộ sinh vật. Điều này đảm bảo rằng sự trao đổi thông tin giữa bên trong và bên ngoài là liên tục, và cơ thể và tinh thần có thể ảnh hưởng lẫn nhau. Những khám phá trong những năm gần đây, chính xác là liên quan đến các mạng lưới thần kinh phân bố trong cơ thể, đã dẫn đến việc xác định các mạng lưới dày đặc và có tổ chức đến mức chúng có thể được định nghĩa là "các bộ não".

Về vấn đề này thì ruột là bộ não thứ hai của chúng ta nhạy cảm với cảm xúc của trái tim và bộ não thứ ba của chúng ta là với một trường điện từ mạnh mẽ. Theo cách này, nhận thức về cơ thể con người như một tác nhân đơn thuần sẽ mất đi độ dày của nó: sự đan xen với hệ thần kinh dày đặc đến mức không có ý nghĩa gì nếu cố gắng tách chúng ra.

Lùi một bước để tiến về phía trước

Có nhiều người tin rằng cơ thể là liều thuốc quan trọng nhất. Trên thực tế, người ta tin rằng cơ thể có những khả năng trị liệu riêng và với tư cách là một bệnh nhân và bác sĩ thì hành động theo bản chất tự nhiên, là để khơi gợi chúng, do đó đảm bảo chữa bệnh. Nhận thức của những người này về y học là tổng thể và lấy con người làm trung tâm.

Diễn giải của Medicus, bộ phim truyền tải một nhận thức khác của bác sĩ so với ngày nay, nguyên tắc là người ta không nên quan tâm đến bệnh tật mà hãy quan tâm đến người có bệnh. Đây là chìa khóa để hy vọng có kết quả tốt nhất.

Đây là thông điệp cũng được truyền tải bởi những kiệt tác nổi tiếng hơn như Patch Adams:

"Nếu bạn chữa bệnh, dù thắng hay thua, và nếu bạn chữa cho một người, tôi đảm bảo với bạn rằng trong trường hợp đó thì bạn sẽ chiến thắng với bất cứ kết quả nào mà liệu pháp đó có" và *"Vấn đề là để trở thành bác sĩ thì chúng ta phải đối xử với bệnh nhân như con bệnh. Chúng ta phải lặn sâu vào con người để điều hướng biển nhân loại".*

Vì vậy, nếu chăm sóc bệnh nhân một cách toàn diện thì chúng ta hiểu chi thể của người đó - cơ thể - là một phần liên đới không thể bỏ qua: đó là một cỗ máy rất tinh vi, hoạt động không ngừng để đảm bảo mỗi chúng ta ở mức tốt nhất có thể.

Chính từ kiến thức về phản ứng của nó đối với các điều kiện khác nhau (kiến thức vẫn còn rất xa trong tổng thể của nó) một cách tiếp cận tối ưu đối với căn bệnh có thể được tạo ra: khi chúng ta nói về cơ thể con người thì chúng ta đang đối phó với các quy luật của nó thường không tương ứng với điều đó một cách hợp lý - người ta có thể suy nghĩ bằng trực giác.

Hơn nữa, những khám phá khoa học gần đây đang giúp chúng ta hiểu được tiềm năng đáng kinh ngạc của cơ thể con người, trước hết là khả năng dẻo dai thần kinh, hay khả năng mà bộ não sở hữu để sửa đổi cấu trúc và chức năng của chính nó để đáp ứng với hoạt động tinh thần và kinh nghiệm. Và có lẽ khía cạnh đặc biệt nhất của những nỗ lực của thần kinh học là làm thế nào mà ngày càng nhiều bác sĩ (và tiến sĩ Norman Doidge trở lại làm sáng tỏ về vấn đề này), để tận dụng tối đa tiềm năng của tính dẻo dai thần kinh, đang tìm kiếm một cuộc hôn nhân giữa khoa học thần kinh phương Tây và thực hành y học phương Đông - tri thức luôn đặt trọng tâm là hoạt động chung của năng lượng và tinh thần trong việc chữa bệnh.

Tại thời điểm đó, người ta tự hỏi liệu nhìn lại có thực sự là quay trở lại hay đôi khi điều cần thiết là quay đầu lại và nhận thức về những truyền thống trong quá khứ để hy vọng có những tiến bộ tốt hơn. Một điều chắc chắn vẫn là: con người và cơ thể mà chúng ta sinh sống, vẫn là điểm tựa của mọi loại thuốc hướng đến hạnh phúc và sức khỏe của chính con người. Trong trường hợp này, cơ thể trở thành một đồng minh. Đồng minh, bởi vì đó là công cụ đầu tiên mà mỗi chúng ta có để làm quen với nhau: giáo dục bản thân lắng nghe cơ thể của mình có thể trở thành một khía cạnh quan trọng trong quá trình chăm sóc sức khỏe hàng ngày.

Lắng nghe cơ thể thực sự có ý nghĩa gì? Đây là một con đường của tri thức, và giống như mọi con đường, nó thể hiện một cách từ từ nhất định. Điều quan trọng là phải hiểu nhau trong cuộc sống hàng ngày, học cách giải mã những cảm giác đơn giản nhất và sau đó hiểu những gì đang xảy ra. Học cách biết khi nào no là chìa khóa để tránh ăn quá nhiều và tránh bị đau dạ dày không cần thiết và - về lâu dài - tăng cân.

Học cách cảm nhận khi khát cho phép bạn uống thường xuyên hơn và luôn đủ nước. Biết khi nào cơ thể mệt mỏi có thể trở thành công cụ để bạn đi ngủ sớm hơn vào buổi tối hơn là lạm dụng cà phê. Những điều tưởng chừng như những chuyện vặt vãnh có thể trở thành một sự trợ giúp hữu ích trong cuộc sống hàng ngày và trong việc giải quyết những vấn đề thứ yếu do hành vi không phù hợp thường áp đặt lên chúng ta. Những kết quả lớn có thể đạt được trong những bước nhỏ. Và kiến thức về cơ thể của chính mình cũng có thể rất quan trọng trong việc kiểm soát bệnh tật, vì không ai có thể biết các thủ thuật để cải thiện sức khỏe của mình như những người có liên quan. Đây là ý nghĩa của việc coi cơ thể của bạn như một đồng minh: từ sự tôn trọng đối với nó chuyển sang sự tôn trọng đối với con người của mình.

Vi trùng và bệnh tật

Vi rút, vi khuẩn, mầm bệnh, vi trùng... có xu hướng hỗn hợp nhanh chóng. Bàn tay của chúng ta mang đến 80% các bệnh nhiễm trùng. Cơ thể chúng ta không có một, mà có ba loại kẻ thù. Bệnh do vi rút (viruses - một tác nhân gây nhiễm thường bao gồm phân tử axit nucleic trong lớp áo protein, quá nhỏ để có thể nhìn thấy bằng ánh sáng kính hiển vi và có thể nhân lên trong các tế bào sống của vật chủ), vi khuẩn (bacteria - Vi khuẩn, còn được gọi là vi trùng, là những sinh vật cực nhỏ không thể nhìn thấy bằng mắt thường. Vi khuẩn ở khắp mọi nơi, cả bên trong và bên ngoài cơ thể bạn. Vi khuẩn có thể sống trong nhiều môi trường khác nhau, từ nước nóng đến nước đá. Một số vi khuẩn có lợi cho bạn, trong khi những vi khuẩn khác có thể khiến bạn bị bệnh) và bướu xùi (fungi - bất kỳ nhóm sinh vật sản sinh bào tử nào ăn chất hữu cơ, bao gồm nấm mốc, nấm men, nấm và cóc) gây ra. Kẻ thù gồm những loài kiếm ăn và sinh sản khác nhau.

Vi trùng có mặt ở khắp mọi nơi trong môi trường của chúng ta. Vi trùng là nguyên nhân của hầu hết các bệnh tật và nhiễm trùng. Chúng không thể nhìn thấy bằng mắt thường. Vi rút và vi khuẩn tự bám vào các bề mặt và phụ thuộc vào chuyển động bên ngoài để thực hiện các chuyển động của chúng. Bướu xùi có thể bay hơi và "bắt" trong không khí. Tuổi thọ của vi trùng phụ thuộc vào bản chất của chúng, nhưng cũng phụ thuộc vào môi trường mà chúng được tìm thấy.

Một sự cọ sát, một cái bắt tay, một cái đụng chạm, là đủ để di chuyển vi trùng từ nơi này sang nơi khác và từ cơ thể này sang cơ thể khác.

Giống như tất cả các sinh vật sống, vi trùng cần một môi trường thuận lợi cho sự tồn tại của chúng. Vì vậy, ưu tiên hàng đầu của chúng là tìm cách bám vào các bề mặt để tìm thức ăn và các điều kiện phù hợp với chúng (độ ẩm, nhiệt độ, v.v.).

Mang mầm bệnh trên người không nhất thiết khiến bạn bị bệnh. Chúng ta rất có thể có vi khuẩn trên bàn tay của mình mà chúng không tạo ra nhiễm trùng trong cơ thể. Nhưng, chúng ta vẫn có thể truyền chúng cho những người xung quanh bằng cách tiếp xúc trực tiếp hoặc gián tiếp. Nhiễm trùng có thể bắt đầu ở một người mặc dù nó không bắt đầu ở người đã truyền vi trùng cho họ.

Ba loại vi trùng

Vi khuẩn là vi sinh vật. Điều này có nghĩa là chúng là những sinh vật sống được tạo thành từ một hoặc nhiều tế bào. Ví dụ, một số bệnh nhiễm trùng tai, viêm hạch và tiêu chảy do vi khuẩn.

Bướu xùi cũng là vi sinh vật, được tạo thành từ một đến một số tế bào. Cách nhân giống của nó rất đặc biệt. Chúng phóng thích bào tử vào môi trường (không khí, nước, bề mặt). Những bào tử này có thể tự sinh sản (sinh sản vô tính), hoặc chúng có thể cần tiếp xúc với một bào tử tương tự để trở thành một loại bướu xùi mới (sinh sản hữu tính). Ngứa da đầu, bàn chân hoặc niêm mạc có thể do bướu xùi.

Một loại vi trùng thứ ba là nguyên nhân của nhiều bệnh. Đây là những vi rút. Viêm mũi họng, cúm và hầu hết các bệnh viêm hạch đều do vi rút gây ra. Những thực thể này không phải là vi sinh vật, chúng không được tạo thành từ các tế bào. Không có cơ chế sản sinh năng lượng riêng như tế bào vi khuẩn, chúng phụ thuộc vào bên ngoài. Do đó, vi rút chỉ có thể sống và sinh sản bên trong tế bào của sinh vật (con người, động vật, thực vật hoặc vi sinh vật). Chúng không ngừng cố gắng xâm nhập vào các tế bào để kiếm thức ăn và nhân lên.

Điều gì xảy ra khi cơ thể tự tấn công?

Mệt mỏi, khó ngồi dậy, chân tay sưng tấy và chảy máu, đây là một số triệu chứng rất đa dạng có thể báo hiệu việc mắc các bệnh tự miễn dịch khác nhau, khi hệ thống phòng thủ của cơ thể trở thành kẻ tấn công chúng. Do tính đặc hiệu thấp của các triệu chứng, việc chẩn đoán gặp nhiều khó khăn và có thể bị trì hoãn: một lý do thuyết phục để đi khám khi nghi ngờ nhỏ nhất. Đối với những bệnh này, chẩn đoán sớm rất quan trọng để tránh những thiệt hại không thể khắc phục được, ngay cả ở những người trẻ tuổi.

Các bệnh tự miễn dịch là những rối loạn bao gồm việc tạo ra hệ thống phòng thủ (hoặc khả năng miễn dịch) chống lại chính chúng ta (do đó có tiền tố "tự động"), để hệ thống miễn dịch của chúng ta ngừng hoạt động như một hệ thống phòng thủ thuần túy - và vô hại đối với cơ thể con người và trở thành kẻ thù của bạn. Điều này có nghĩa là, thay vì tạo ra các biện pháp phòng thủ chống lại các vi sinh vật gây bệnh xâm nhập cơ thể thì chúng tạo ra các kháng thể chống lại các tế bào của chính cơ thể chúng ta và làm hỏng chúng.

Danh sách các bệnh tự miễn rất phong phú; hơn 100 đã được xác định. Chúng bao gồm các bệnh đã biết như đau cơ xơ hóa (fibromyalgia), đa xơ cứng (multiple sclerosis), bệnh dạ dày (celiac: không hấp thụ chất gluten) hoặc bệnh Crohn. Nhưng cũng có những bệnh khác, có lẽ ít người được biết đến hơn, chẳng hạn như bệnh thiếu máu ác tính (pernicious anemia), viêm khớp dạng thấp (rheumatoid arthritis), bệnh Behçet, hội chứng kháng phospholipid, hội chứng Sjögren, bệnh xơ cứng bì, bệnh bạch biến, các loại viêm mạch khác nhau, bệnh viêm cơ hoặc bệnh nhược cơ. Một số bệnh ảnh hưởng đến một cơ quan đơn lẻ, chẳng hạn như bệnh đái tháo đường loại 1 (diabetes mellitus type 1) hoặc bệnh đái tháo đường vị thành niên (juvenile diabetes), trong khi những bệnh khác ảnh hưởng đến một số cơ quan trong số họ (đa cơ quan hoặc hệ thống), chẳng hạn như hệ thống bệnh lở da ban đỏ.

Con người

Bạn cũng có chúng, giống như những người khác. Thật là phiền toái khi biến họ thành nhân vật chính, nhưng trong mục này, chúng ta đề cập đến: kẻ thù của bạn là ai và phải làm gì với họ?

Hãy xem liệu khoảng thời gian thú vị nhỏ mà chúng ta sẽ dành để nghĩ xem ai phản đối lợi ích của bạn, có ích lợi gì không và bạn có hạnh phúc không. Bởi vì đó chỉ là hình bóng của kẻ thù. Sự khó chịu bắt đầu...

'Kẻ chống đối' bạn là người chống lại sở thích của mình, vì nó xung đột với sở thích của chúng hoặc vì cá nhân chúng có điều gì đó chống lại bạn. Chúng ghét bạn.

Kẻ thù muốn bạn xấu, ngược lại với mình, người cảm thấy tốt khi mình khỏe.

Có thể không phải tất cả chúng ta đều có bạn bè. Nhưng kẻ thù, có! Trong số những người mà chúng ta luôn có.

Tại sao lại nói điều này?

Bởi vì, để làm bạn với ai đó, bạn cần phải xây dựng mối quan hệ (từ sự tôn trọng và tin tưởng), chia sẻ quyền lợi hay sở thích... Tóm lại, hãy bắt tay vào thực hiện. Tình bạn đẹp lắm, nhưng đã là tình thì phải nâng niu, gìn giữ. Nếu bạn không chăm sóc nó thì mình có thể bị mất nó.

Việc này dễ dàng hơn với kẻ thù. Bạn không phải làm bất cứ điều gì để có chúng.

Đôi khi một người mang nó theo bên mình và có thể gây tử vong nếu không cho họ ăn hoặc uống. Ví dụ, anh ấy phát hiện ra rằng bạn đến từ một đội bóng đá không phải cùng đội với hắn và hắn đã có ác ý với bạn.

Lần khác, trong cuộc chiến vì lợi ích riêng của hắn, hắn thấy bạn ở giữa ... Và hắn đưa bạn lên trước hoặc đè bẹp khi hắn thấy phù hợp vì bạn cũng có một cái gì đó mình muốn. Hoặc hắn coi bạn như một mối đe dọa có thể ngăn cách bạn với mục tiêu của hắn.

Một mối đe dọa thực sự. Hoặc một mối đe dọa chỉ ở trong đầu bạn.

Khả năng là rất nhiều. Nhưng bạn cũng không cần nỗ lực. Một ngày bạn thức dậy và bạn thấy sự tàn phá mà hắn đã gây ra cho bạn, một điều rất thú vị. Và có thể sau đó bạn phát hiện ra rằng hắn là kẻ thù của bạn. Nhưng sau đó, có những cơ hội nào khác mà bạn không có kẻ thù lớn hơn mình?

Bản thân

Trong nhiều trải nghiệm của mình, chúng ta đã cảm thấy bị lạm dụng và bị sỉ nhục và nghĩ rằng mình đã vượt qua điều đó khi nó không đơn giản như vậy.

Theo thời gian, sự lạm dụng này biến mất, nhưng chúng ta bắt đầu thực hiện nó chống lại chính mình mà không thực sự nhận thức được nó.

Đây là lúc chúng ta cần nhận ra con người thật của mình. Những người có lòng tự trọng thấp, đầy bất an, thất vọng, sợ hãi, tội lỗi...

Nếu cảm thấy rất khó để đánh giá cao bản thân, chấp nhận bản thân và nhận ra rằng mình có khả năng đạt được mọi thứ mà người khác đã và đang đạt được thì bạn chắc chắn đang trở thành kẻ thù của chính mình.

Bạn có thể chọn trở thành kẻ thù của mình hoặc không

Kẻ thù tồi tệ nhất của mình không phải là người khác mà là suy nghĩ của bạn. Làm thế nào mà nó có thể? Làm sao chúng ta có thể trở thành kẻ thù của chính mình?

Tất cả những lời chỉ trích mà bạn có thể nhận được, những sự sỉ nhục, những ý kiến, những đánh giá mà bạn phải tự mình đưa ra... Tất cả những điều này, bạn có thể chấp nhận chúng hay không.

Quyền quyết định này nằm trong bạn. Bạn có nghĩ rằng mình xứng đáng, thực sự ư? Bạn có đồng ý với những gì người khác đang nói không?

Đảm nhận một việc gì đó chỉ để được người khác chấp nhận chỉ làm tăng nhiên liệu cho lòng tự trọng và kẻ thù từ bên trong.

Rõ ràng là bị bao vây bởi những ý kiến đa dạng khiến bạn nghi ngờ con người thật của mình. Vì vậy, cần phải tạo khoảng cách với những người này để có thể phản ánh con người thật của bạn. Một khi biết điều đó thì bạn có thể đối mặt với những ý kiến và đánh giá một cách tự tin hơn rất nhiều.

Làm thế nào để ngừng trở thành kẻ thù của chính bạn?

- Chấp nhận bản thân và chắc chắn về con người thật của bạn.

- Đặt câu hỏi về bất kỳ thông điệp tiêu cực nào đến với bạn.

- Học cách mắc lỗi.

Đừng cố gắng làm hài lòng tất cả mọi người.

Thật khó để ngừng trở thành kẻ thù của chính mình, nhưng điều này nằm trong tầm tay. Bạn cần phải tự tin vào con người của mình và không để người khác sai khiến hành vi của bạn.

Bạn phải bắt đầu nhìn nhận sai lầm không phải là gánh nặng hay sự xấu hổ mà là kinh nghiệm có thể học được và sau đó hoàn thành tốt hơn.

Mọi người đều sai, nhưng bạn cảm thấy nhục nhã. Biết rằng không có việc học nào mà không có lỗi. Chúng ta học được nhiều điều từ những sai lầm hơn chúng ta nghĩ.

Bạn là ai?

Đây là một câu hỏi rất đơn giản, nhưng rất khó để trả lời. Bạn có biết mình thực sự là ai? Nếu vậy, tại sao những lời chỉ trích của người khác lại ảnh hưởng đến bạn nhiều như vậy?

Bạn cần học cách không so sánh mình với người khác, tự tin vào bản thân và không bị cuốn theo những gì người khác nói. Bạn là độc nhất (vô nhị), phi thường và không thể thay thế, có khuyết điểm nhưng cũng có phẩm chất.

Hãy có lòng tin, tin tưởng vào bản thân và không cho phép mình trở nên người khác muốn bạn trở thành như thế nào. Là chính mình thì sẽ giúp bạn đạt được hạnh phúc, điều mà tất cả chúng ta đều mơ ước.

Những quyết định của bạn là những quyết định sẽ đánh dấu cuộc đời bạn kể từ hôm nay. Ai sẽ quyết định cuộc đời bạn? Bạn hay những người khác?

Hãy ích kỷ một chút với bản thân và tránh xa những gì người ta nói. Cuộc sống của bạn là của bạn, một mình bạn quyết định cách sống nó.

Hãy nghĩ rằng sự tự tin mà bạn có vào bản thân sẽ cho phép bạn tiến lên phía trước, để kiểm tra, thử nghiệm. Nếu bạn không tin tưởng vào bản thân thì sự bất an sẽ nảy sinh.

Hãy tự hỏi bản thân xem bạn đang hướng đến đâu trong cuộc sống của mình. Muốn trở nên hoàn hảo đến mức không thể làm được nữa? Hoàn hảo không có nghĩa là câu trả lời đúng.

Hãy cứ tự nhiên, cố gắng hoàn thiện bản thân, mắc sai lầm, học hỏi và sống theo cách mình muốn. Hãy phóng thích bản thân khỏi mọi thứ 'được' cho là của bạn, thứ ngăn cản và làm bạn tê liệt. Hãy thoát khỏi tất cả những điều này và cứ tiếp tục. Đừng bao giờ cho phép mình trở thành kẻ thù của chính mình.

Được chứ. Bây giờ bạn biết điều này và bạn rõ ràng đã chuẩn bị để không trở thành kẻ thù của chính mình. Tuy nhiên, có thể có một vấn đề. Ai đó, hoặc mọi người có thể ghét bạn nhiều hơn.

Tha nhân

"Con người là một con sói đối với người kia", nhà triết học Thomas Hobbes khẳng định khi ghi nhớ xu hướng của con người là chiến đấu chống lại người này hoặc chống lại người kia.

Tất nhiên, ánh mắt như sói của người ngồi đối diện với mình trong khu lên máy bay của sân bay cắn xé. "Cút đi, bầy cừu," người đó dường như nói bằng ngôn ngữ không lời của mình. Có lẽ người này đang có một ngày tồi tệ hoặc hắn ta là một trong những kẻ độc hại hung hãn mang theo khẩu súng tiểu liên thù địch đã được nạp đạn, điều chắc chắn là người được đề cập này đã quyết định rằng sự thất vọng của hắn vì sự chậm trễ chuyến bay là lỗi do người hàng xóm của hắn. Người này không thích tất cả mọi người!

Có phải đã từng xảy ra rằng, đôi khi, bạn thức dậy sai cách và mọi thứ đều khiến mình phiền lòng? Bạn đã bao giờ cho rằng người khác thật hời hợt và ngu ngốc chưa? Bạn đã từng cảm thấy mình là một kẻ lập dị vì ghét loài người chưa? Bạn có muốn "dừng thế giới để cho phép bạn đi xuống"? Nếu bạn đã trả lời có cho bất kỳ câu hỏi nào trong số này, đừng lo lắng, lời giải thích rất có thể là bạn đang là nạn nhân của căng thẳng, mệt mỏi hoặc cảm giác không được thấu hiểu.

"Sụp đổ thật tồi tệ hay thật tuyệt vời" là một thái độ nhằm điều chỉnh sự gần gũi mà chúng ta sẵn sàng cho phép đối với những người khác. Đây là một thứ gì đó trực quan, một cảm giác dựa trên các chi tiết từng phút như quần áo họ mặc, cách họ nói hoặc chịu đựng bởi những định kiến nghiêm trọng như giới tính, màu da hoặc tín ngưỡng của họ. Bộ não cảnh báo từ sâu bên trong hệ chi thể: hạch hạnh nhân (amygdala) được kích hoạt vì ai đó cho nó cảm giác tồi tệ.

Thành kiến theo chủ nghĩa tiêu cực

Sự thù ghét loài người này được củng cố nhờ sức mạnh của miệng lưỡi. Có những cách để bị cuốn vào những suy nghĩ tiêu cực khiến chúng ta tiếp cận người khác theo cách thiếu xây dựng.

Nhờ cái gọi là thành kiến tiêu cực, những biểu hiện tiêu cực thu hút sự chú ý của tinh thần và tạo ra phản ứng cảm xúc tức thì trong khi những biểu hiện tích cực không dễ dàng có được điều đó. Một câu nói đơn giản "được rồi" không tạo ra nhiều sự nhiệt tình bằng khi nói "nó sai" đánh chúng ta ngay lập tức.

Christine Liebrecht, từ Đại học Tilburg, và nhóm của cô đã xuất bản nghiên cứu của họ về khoảng cách ngôn ngữ này trong 'Tổng quan về Ngôn ngữ và Tâm lý Xã hội'. Trong nghiên cứu, các đối tượng trao đổi ý kiến về một nhà hàng. Những người nghĩ rằng thức ăn ngon sẽ cân nhắc ít hơn những người chỉ trích vì nó dở. Chắc chắn phát hiện không làm bạn ngạc nhiên, chỉ cần đọc bình luận của những người khác trên bất kỳ mạng xã hội nào, nói chung, những từ tiêu cực tạo ấn tượng lớn hơn những từ tích cực.

Những nhận xét thù địch này nhằm vào nhân loại nhanh chóng buộc chúng ta phải có lý do và biện minh cho sự từ chối của những người mà chúng ta không muốn bỏ qua trong bất kỳ hoàn cảnh nào.

Khi cho rằng vấn đề đến từ người khác thì chúng ta sẽ không thích mọi thứ họ làm. Đối với những tính cách phụ thuộc nhiều thì sự tiêu cực tạm thời đối với người khác là cách duy nhất để cho phép bản thân có thời gian và không gian: trong khi cơn giận kéo dài, họ có thể tránh xa.

Hiệu ứng gương soi

Vấn đề nảy sinh khi việc đánh giá đồng nghiệp của chúng ta là những người không xứng đáng kéo dài quá lâu và trở thành một thói quen. Trong những tình huống này thì việc bạn không thích người khác có thể che giấu nỗi sợ bị từ chối và, như một cơ chế đền bù, trước đây bạn đã từ chối chính mình.

Sigmund Freud gọi hành vi này là "biểu hiện của cơ chế phòng vệ của sự phóng chiếu": Chúng ta tránh cảm giác khó chịu về cảm xúc trong chính mình và đặt vào người khác (bạn tự phóng chiếu bản thân mình).

Cảm xúc của chính chúng ta được coi là thứ thuộc về người kia. Tóm lại, ghét ai đó có nghĩa là ghét trong hình ảnh của họ một thứ gì đó mà bản thân chúng ta có (những cảm xúc tích cực cũng được thể hiện như khi yêu).

Jacques Lacan là một nhà phân tâm học người Pháp nói về giai đoạn phản chiếu, một giai đoạn xảy ra ở trẻ em từ sáu đến mười tám tháng. Những đứa trẻ này, lần đầu tiên được nhìn thấy mình trong gương, cảm thấy rất vui. Đây là thời điểm hình thành bản ngã của chủ thể.

Điều Lacan nhấn mạnh là việc nhận ra hình ảnh phản chiếu của chính mình xảy ra với sự trợ giúp của và liên quan đến hình ảnh tương tự khác. Kể từ thời điểm đó, chúng ta hiểu nhau thông qua các mối quan hệ với những người khác và do đó trở thành tấm gương của chúng ta (và chúng ta phản chiếu đồng loại của mình). Vì vậy, khi gặp một người mà chúng ta thực sự không thích thì chúng ta phải tự hỏi bản thân rằng người đó có liên quan gì đến mình, điều gì khiến mình khó chịu và tại sao, trước khi cho rằng thế giới đang chống lại mình.

Ghen tị và phẫn nộ

Đôi khi chính sự ghen tị và phẫn nộ không chữa lành và tồn tại dai dẳng trong hiện tại khiến con người lười biếng, hời hợt, vô cảm, thiếu hiểu biết hoặc bất cẩn và khi đánh giá người khác theo cách như vậy thì chúng ta có thể rảnh tay để trút bỏ những rung cảm xấu xa của mình.

Mặt khác, chúng ta không thể cho phép mình làm như người đó hoặc, chúng ta chỉ đơn giản là muốn những gì người kia có và điều đó gây ra sự tức giận và thất vọng. Thay vì thừa nhận sự đố kỵ không lành mạnh và biến nó thành một sự đánh giá cao hoặc một cảm xúc chủ động thì chúng ta có xu hướng tạo ra cảm giác tiêu cực mà chúng ta tin rằng đã khiến mình cảm thấy tồi tệ.

Khi bạn không ưa tất cả mọi người thì hãy nghĩ đến những khía cạnh này vì có lẽ bạn đang đặt những bóng ma và nỗi sợ hãi của chính mình vào người khác khi đối mặt với cuộc sống, hoặc có lẽ, bạn hy vọng rằng ai đó sẽ giải cứu bạn và chăm sóc bạn như khi bạn còn nhỏ.

Con người cần những người khác và đúng là đôi khi vượt quá trạng thái của mình, chúng ta có thể gặp phải những tính cách khó gần, ích kỷ hoặc tự ái, nhưng điều quan trọng trong những trường hợp này là chúng ta có thể quản lý cảm xúc của mình mà không cần phải phán xét.

Chết: điểm đích của cơ thể

Cái chết là quá chính xác; tất cả các lý do nằm ở phía này. Bí ẩn đối với bản năng của chúng ta, nó được vẽ ra, trước sự phản chiếu của chúng ta, trong suốt, không có uy danh và không có sự thu hút sai lầm của những điều chưa biết". - EM Cioran, Breviary of Rot.

Mỗi ngày trôi qua, con người càng trở nên phức tạp hơn trên thế gian này, thế giới và con người luôn phân hóa và rối ren. Cấu tạo sinh học của con người và sự biến đổi của môi trường đã dẫn đến sự phát triển và những biến đổi về sinh lý và thần kinh với mức độ phức tạp khôn lường. Sự phức tạp như vậy tạo nên một mạng lưới trên tất cả các lĩnh vực và lĩnh vực của con người mà từ đó không có gì có thể thoát ra được.

Dưới tình trạng biến đổi này, cái chết đã trở nên phức tạp hơn, nó không còn là một sự kiện đơn giản, như tổ tiên người Neanderthal của chúng ta nghĩ, giờ đây nó là một cái gì đó đã gắn liền với chính ý thức và cấu tạo bản thể sinh học của con người. Có một sự công nhận về tỷ lệ tử vong và sự siêu việt, dưới bất kỳ hình thức nào. Đó là, cuộc sống của con người, kể từ thời điểm mà người đó trở nên ý thức - nguyên tội (original sin), đã xoay quanh cái chết, thậm chí đến mức khẳng định, như Heidegger nói với chúng ta, rằng hiện hữu là-vì-cái-chết.

Theo nghĩa này, chúng ta có thể nói cùng với Camus rằng tất cả các vấn đề cơ bản và nghiêm trọng của triết học và nhân học đều đề cập đến cái chết. Mọi nỗ lực triết học (và nhân học) nhằm tìm kiếm ý nghĩa của cuộc sống và con người lại rơi vào suy tư về cái chết.

Phần viết sau đây sẽ cố gắng cung cấp một số hiểu biết về các biến đổi khác nhau của cái chết đã xảy ra cho đến ngày nay. Cái chết tiếp tục là một hiện tượng cấu thành thực tại của chúng ta, mặc dù cái chết được coi là tầm thường và được coi là dấu chấm hết đơn giản của một cuộc đời, giống như suy sụp hoặc bệnh tật, giống như xã hội tiêu dùng của chúng ta. Tuy nhiên, hậu quả của việc "sống", chết và giải thích nó theo luận lý học của chủ nghĩa tiêu dùng và chủ nghĩa thương mại bá quyền là tự hủy hoại bản thân, tàn ác và trong nhiều trường hợp, không thể đảo ngược.

Cái chết đã được rút gọn thành một sự thật khoa học, một sự thật tích cực đơn giản có thể quan sát và thử nghiệm. Những biểu hiện của cái chết là bản chất đối với các chuyển động chủ quan của xã hội, thời kỳ hậu công nghiệp của chúng ta tỏa ra và mang lại những dấu hiệu và ý nghĩa cụ thể cho cái chết. Cái chết trở thành đại diện cho bộ máy không hoạt động, bị hư hỏng, trở thành giới hạn và thất bại của quá trình sản xuất và tái sản xuất của con người, của các hệ thống xã hội và của bộ máy kinh tế vĩ đại.

Giới hạn nhân học cuối cùng của sự tồn tại cho con người

"Nếu tôi tự sát, nó sẽ không phải là để hủy hoại bản thân mà là để xây dựng lại chính mình." - A. Artaud, Van Gogh: xã hội tự sát (the suicide by society).

Trong suốt lịch sử, cái chết hiện diện theo cách này hay cách khác trong suy nghĩ của con người, hoặc như một sự kiện (xã hội, tôn giáo, chính trị, v.v.), như một ghi chép trong ký ức, như một sự trừu tượng hoặc như một triết học hoặc phản ảnh khoa học.

Trong nhân chủng học, những cách nghĩ khác nhau về cái chết này hội tụ, cùng với các khoa học khác nhau về con người. Theo nghĩa này, cái chết, là một hiện tượng đa chiều vốn có của con người, được nghiên cứu dưới góc độ nhân học. Có nghĩa là, mọi hiện tượng đều được nghiên cứu từ đơn vị cơ bản của nó và con người là đơn vị cơ bản này. Để hiểu mình là gì thì chúng ta phải nghiên cứu cái chết, và để hiểu cái chết thì chúng ta phải nghiên cứu con người. Vì vậy, cái chết xuất hiện với chúng ta như một "chủ tượng-đối tượng" của nghiên cứu, là căn bệnh mà nhân loại đã truy tìm sự tồn tại của nó.

Nhân học tự nhận là ngành khoa học xuất sắc nhất và có tham vọng nhất, nó muốn bao quát con người từ mọi góc độ của con người, nhìn con người từ vô số nguyên liệu thô; nhưng giống như bất kỳ dự án đầy tham vọng nào, nó đã thất bại. Tri thức, khoa học, nhân chủng học, không thể vượt ra ngoài cuộc sống, các giác quan, ngôn ngữ, thế giới của chúng ta, và chỉ thông qua sự kết hợp của các yếu tố này thì chúng ta mới có thể hình thành nên bất kỳ hệ thống tư tưởng hoặc đại diện nào. Cái chết được trình bày giới hạn mà từ đó chúng ta không thể trốn thoát. Chúng ta không thể biết, càng không thể giải thích được điều gì có sau khi chết. Câu hỏi về tổ tiên, kinh thánh, về thời tiền sử, vẫn tiếp tục và sẽ tiếp tục dội về trong đầu chúng ta, bay lộn xộn như một cánh bướm trong trí não của chúng ta. Có lẽ đó sẽ là cái chết ích kỷ không muốn tiết lộ bí mật của cuộc sống cho chúng ta, hoặc cuộc sống phức tạp không muốn chúng ta biết những bí mật của cái chết. Tuy nhiên, cái chết khắc ghi sự sống, nhưng cũng tràn ngập nó, mở rộng nhanh chóng theo thời gian. Cái chết được mã hóa trong con người, một phần của thành phần nguyên thủy duy trì, tạo cơ sở và hình thành sự sống. Chu kỳ cơ bản vô tận mà từ đó tất cả các chu kỳ bắt đầu.

Cái chết là đại án; nó là sự kết thúc tổng thể. Trong cái chết, ý thức của con người kết thúc, tan biến vào cái không xác định. Cái chết, một phần, là siêu hình, nhưng nó cũng là một sự kiện, ngẫu nhiên, tiêu điểm, tai nạn, cái chết là Hegelian (liên quan đến hoặc đặc điểm của nhà triết học Đức Hegel hoặc các ý tưởng của ông), nhưng nó cũng là Nietzschean (liên quan đến hoặc đặc điểm của nhà triết học người Đức Friedrich Wilhelm Nietzsche hoặc những ý tưởng của ông); nó đồng thời là biện chứng và vĩnh viễn trở lại. Đó là điểm không của thế giới của chúng ta, đó là khoảnh khắc mà chúng ta không thể nắm bắt, như Ernst Bloch đã nói. Cái chết là chân trời vô tận luôn thoát khỏi chúng ta trong mọi khoảnh khắc, sự hỗn loạn và trật tự tổng hợp, một mảnh trật tự bị pha loãng trong lịch sử, trong cuộc sống, trong con người chúng ta.

Morin cho rằng cái chết được trình bày với chúng ta như là sinh học, nhưng cũng là văn hóa, nó là dữ liệu thực nghiệm, nhưng cũng mang tính biểu tượng, nó là đặc điểm của con người nhất. Chúng ta là những sinh vật sống duy nhất trên trái đất phản ánh về cái chết, và không chỉ cái chết, mà còn là sự hữu ích của cuộc sống với chính nó.

Mặc dù điều này quan trọng hơn - cái chết của chính chúng ta là bước tiếp theo dẫn mình đến một sự trưởng thành mới, biết rằng chúng ta đang chết và những người khác cũng sắp chết. Không có loài vật nào có khả năng tự làm cho cái chết của mình có ý thức, nó chỉ chết, không có cái chết đối với động vật, nhưng bản năng đó, giống như chúng ta, được thiết lập về mặt di truyền sinh học: bản năng sinh tồn. Con vật không biết rằng nó đang chết dần chết mòn, rằng mỗi ngày trôi qua chắc chắn sẽ đến gần, rằng bất cứ lúc nào nó cũng có thể đột nhập vào cuộc sống của chúng, trớ trêu thay? Hay cuộc sống cũng có thể đột nhập vào cái chết?

Sự sống bùng lên trong cái chết mọi lúc, trong sự quay trở lại vĩnh viễn không ngừng của khoảnh khắc và hành động sáng tạo không thể lặp lại; do đó, một số chết để những người khác có thể sống. Trong thời cổ đại, người chết là những người có sự sống, những người thầy, người cố vấn và hướng dẫn người sống. Sống hay chết, con người đều phải phục vụ và sẽ phục vụ cho cuộc sống.

"Con người không chỉ tuân theo quy luật thần thoại về sự chết đi sống lại để tìm thấy sự bất tử của chính mình, mà còn cố gắng sử dụng một cách kỳ diệu lực lượng sinh ra sự sống tạo nên cái chết cho các mục đích quan trọng của riêng mình". - Morin 1999: 121

Cái chết mang lại cho chúng ta sự sống, làm cho chúng ta ý thức về sự hữu hạn của mình, về trạng thái phù du và tạm thời của chúng ta, duy trì và phân định sự tồn tại, cái chết phân biệt chúng ta, nếu không có nó, chúng ta không là gì cả hoặc không là ai cả. Đặc điểm chính *là* con người: phẩm giá của chúng ta. Theo nghĩa này thì tất cả tính chủ quan đều bị cái chết vượt qua, cũng như mọi giới hạn khách quan hoạt động thể hiện của con người.

Kể từ khi con người chú ý đến hiện tượng này thì những huyền thoại vĩ đại xuất hiện, những truyền thuyết hùng vĩ đã mang lại sức sống cho lịch sử thời tiền cổ (hominid). Cái chết là sự sao chép, là hình ảnh của cái khác. Người chết, trong các xã hội tiền sử, sở hữu thức ăn, vũ khí, quần áo, mong muốn, suy nghĩ, động cơ; người chết gấp đôi người sống và ngược lại. Chết là tái sinh, một chu kỳ vô tận, như trong các tôn giáo (Cơ đốc giáo và Phật giáo), mặc dù mỗi tôn giáo giải thích cái chết-tái sinh khác nhau, thậm chí theo một cách trái ngược nhau.

Rõ ràng là chúng ta không biết về cái chết, chúng ta chỉ biết về thái độ của mình đối với nó. Chúng ta chỉ biết về những nỗi đau, những nỗi thống khổ, những quá trình, những chu kỳ, những giai đoạn, không phải về bản thân cái chết, mà là cái chết; cái chết tuyệt đối, cái chết đột ngột, cái chết rõ ràng, nó khác gì nhau, chúng ta không biết gì cả. Cho nên, đau đớn là tình trạng bệnh lý, tâm lý, xã hội học của những người đang trong giai đoạn cuối của bệnh tật hoặc chấn

451

thương nặng vì đây là thời điểm tồn tại cuối cùng. Chúng ta biết điều gì sẽ xảy ra ngay trước khi nó xuất hiện trong ý thức và biến mất mọi thứ. Chúng ta chỉ biết dữ liệu sinh học tồn tại trong cơ thể vật chất.

Theo cách này thì chúng ta phải nhìn nhận cái chết trong tình trạng trần trụi hoàn toàn của nó, không bị ô nhiễm khỏi chúng ta, không bị lộ ra ngoài; chúng ta phải loại bỏ "cá tánh" đó, hay đúng hơn, ngừng quan niệm nó như một con người (bị che kín). Một chiếc mặt nạ được xây dựng bởi xã hội và siêu nhân. Chúng ta phải ngừng nhìn nó bên ngoài chúng ta và nhìn nó bên trong, không phải như bóng ma hoặc nhị ngã (double), tinh thần hay linh hồn phản ánh bản thể của chúng ta, mà là một thực tại, như một yếu tố cấu thành chúng ta và thế giới của chúng ta.

Mặt nạ này phát sinh từ việc không thể làm cho trải nghiệm về cái chết của chính mình có ý thức, do đó, ý thức sẽ phải chấp nhận sự đại diện cho cái chết được đưa ra bởi xã hội mà chủ thể được đưa vào. Theo nghĩa này thì chúng ta chỉ biết cái chết của mình nhờ vào cái chết của người khác vì cái chết hủy diệt các phương tiện và giác quan mà con người có để xác minh sự tồn tại của mình. Đối với ý thức thì cái chết là giới hạn nhân học cuối cùng của sự tồn tại.

Nhà thơ Đức vĩ đại Rainer Maria Rilke nhấn mạnh những lợi thế của việc chiếm đoạt cái chết, trở nên quen thuộc với nó, không có nghĩa là trở nên bị ám ảnh bởi nó. Trên thực tế thì cái chết vô danh mà xã hội tiêu dùng nuôi dưỡng, chỉ dẫn đến cuộc sống vô danh, phi nhân hóa, mất nhân tính. Thật là lạ khi không bao giờ nghĩ đến cái chết, sống như thể nó không tồn tại, hoặc chỉ nghĩ về nó dưới góc độ bảo hiểm nhân thọ, mà thực chất là bảo hiểm tử kỳ. Một số tìm cách che giấu nỗi sợ hãi trong sự vui vẻ, bay nhảy và trốn chạy một cách vô ích.

Theo Rilke, nếu chúng ta sợ chết là do chúng ta chưa biết cách nuôi dưỡng cái chết mà mỗi chúng ta mang trong mình. Nhân hóa cái chết là hiểu và sống đúng ý nghĩa của nó. Câu hỏi về ý nghĩa của cái chết nảy sinh khẩn cấp và không thể tránh khỏi. Bằng cách coi cái chết là cuối cùng và kết thúc của cuộc sống thì điều này sẽ mang lại cho nó ý nghĩa và mục đích cuối cùng của cái chết.

Mỗi con người đều phải đảm nhận một nhiệm vụ lớn lao là gánh vác cuộc đời mình và học cách sống. Cái chết thúc giục chúng ta sống trong sự tồn tại đích thực hơn: chấp nhận sự hữu hạn của mình, đánh giá cao tình trạng tiến bộ của chúng ta, tương đối hóa việc tích lũy vật phẩm và các chức năng xã hội, loại bỏ tính ích kỷ và ham muốn lợi nhuận, không lãng phí thời gian, nhưng để tận hưởng sự nghiêm túc của cuộc sống - hiện tại thời điểm và nhiệm vụ. Chúng ta tìm cách khám phá bộ mặt của cái chết và khám phá những gì nó dạy chúng ta bằng sự im lặng và lặng thinh của nó. Lễ kỷ niệm Ngày xá tội vong nhân (Day of dead) giúp chúng ta tưởng nhớ, khắc khoải nỗi nhớ về những người thân yêu của mình.

Nhiều nhà tư tưởng cổ đại và hiện đại chỉ ra rằng triết học, tình yêu của sự khôn ngoan, có các chức năng chính là học hoặc dạy cách chết. Sâu xa hơn, học cách chết là học cách sống, ngụ ý mang lại cho cuộc sống một mục đích, một phương hướng và một ý nghĩa, vượt ra khỏi bản năng tự bảo tồn và nuôi dưỡng bản năng tự hoàn thiện.

Con người không giới hạn hoạt động của mình trong việc thỏa mãn các nhu cầu sinh tồn cơ bản, mà là tìm cách mang lại giá trị và ý nghĩa cho cuộc sống và cái chết của mình. Ngay cả trong những khoảnh khắc mà cuộc sống dường như mất đi ý nghĩa của nó, trong thời kỳ khủng hoảng và suy tàn, lo lắng, bồn chồn và đau khổ xuất hiện như những nhân chứng nghịch lý rằng việc tìm kiếm ý nghĩa, giá trị và nhu cầu về một sự kết thúc và trật tự, chúng không bao giờ biến mất khỏi tâm trí và trái tim con người.

Trên thực tế thì cái chết là một sự kiện đặt ra những câu hỏi chính đáng về sự tồn tại và công việc của con người. Cái chết không chỉ là một dấu hỏi lớn bao trùm tất cả sự sống, mà còn là một thực tế đặt ra nhiều ẩn số.

Rõ ràng, thật tiện lợi khi xem xét khuôn khổ của thân phận con người, ơn gọi lưu động của nó, vì cái chết đang đến gần. Nhưng chết là gì? Đây là một cái gì đó cụ thể, hay đúng hơn là một thành phần của cuộc sống? Khuôn mặt của cái chết bí ẩn, nhưng cũng đa nghĩa: cái chết là một cái gì đó xa và gần, bạn và thù, tự nhiên và không tự nhiên, và nó thực hiện một chức năng quan trọng đối với con người và đối với xã hội.

Chúng ta phải ghi nhớ tình trạng sinh tử của mình, với tư cách là những người lữ hành, khi đi qua thế giới này, những sinh vật hành hương luôn nhìn thấy cái chết ở phía chân trời, điều này giúp chúng ta bước đi một cách khôn ngoan trên trái đất.

Nhà thơ Tây Ban Nha Jorge Manrique sử dụng phép ẩn dụ về dòng sông: "cuộc sống của chúng ta là những dòng sông/đổ ra biển/đang chết dần". Những con sông dành cho Pascal, những con đường dành cho người đi bộ. Bản chất của sông là không ngưng trệ, luôn chảy, luôn chạy, thác ghềnh, êm đềm ở dòng nước ngược, mà luôn luôn, liên tục, không ngừng, tiến lên.

Có thể nghỉ ngơi được không, như văn bia La Mã gợi ý: Dừng lại, kẻ lữ hành! Dừng lại trong không gian, không phải trong thời gian, điều kiện hành trình luôn dẫn dắt chúng ta tiến về phía trước. Dù thế nào đi nữa, con người không có hộ khẩu thường trú ở đây, cũng như ở trần gian này, "ở là phải lên đường": không nằm im, luôn tiến về phía trước, luôn chú ý và cảnh giác đối với các biển báo trên đường và những rủi ro mà nó ngụ ý.

Đối với người hành hương thì sẽ thật vô lý nếu con đường dẫn đến vô định, nếu nó dẫn đến sự hủy diệt. Mục tiêu cuối cùng của con đường sẽ không như những gì mong đợi thì nó sẽ là vô nghĩa. Điều quan trọng là phải tìm kiếm một kết thúc, ngoài ra nó không đáng để kéo dài cuộc hành trình. Hãy cởi mở với sự mới lạ và cảm giác vô hình. Tuy nhiên, mục tiêu là soi sáng toàn bộ con đường: hy vọng tỏa sáng trong niềm tin của hư vô.

Đạo và cơ thể

Đạo sanh ra một

Một sanh ra hai

Hai sanh ra ba

Ba sanh ra vũ trụ

Vạn vật mang khí âm, giữ khí dương

Kết lại, chúng hài hòa

Con người ghét những đứa trẻ mồ côi, góa bụa và những kẻ vô
dụng

Nhưng nhà vua tự coi mình như vậy

Do đó, suy nghĩ của vua tăng lên nhưng cũng giảm

Và sau đó suy nghĩ của vua giảm đi nhưng cũng tăng lên

Những lời mà những người khác và tôi quảng bá là

"Kẻ bạo ngược thì có cái chết bạo tàn!"

Đó là điểm chính tôi đề nghị.

Chương 42 – Sách Đạo Đức

Chúng ta thấy các con số một, hai và ba lặp lại trong bài thơ trên, dễ khiến mọi người liên tưởng. Tuy nhiên, trong bài thơ này, một, hai và ba không ở trong một ngữ cảnh số. Theo Đạo - một ngụ ý vũ trụ, hai là âm và dương và ba là trời. Trái đất và các cư dân của nó (con người) sinh sôi vạn vật, bao gồm âm và dương, tạo ra sự hài hòa. Thế giới của chúng ta tràn đầy sự hài hòa là thành quả của âm và dương.

Vì một được công nhận là vũ trụ, cho nên nó được hợp lý để tạo ra mối tương quan này. Đầu tiên, với một câu hỏi, Đạo có liên quan gì đến cơ thể? Đạo không được thực hành mà không có mục đích và đây là lý do tại sao sự tồn tại của Đạo (hay bạn muốn đặt cho nó một tên gọi gì cũng được) sẽ không còn có thể thực hiện được nếu cơ thể vắng mặt.

Nếu không có cơ thể thì sự hài hòa, cân bằng, âm và dương, và các nguyên tắc cơ bản khác, được thảo luận trong các chương tiếp theo sẽ không thể đạt được. Đạo sẽ tìm cách tái tạo lại cho cơ thể thành năng lượng sớm nhất được cảm nhận và tận hưởng khi tạo ra (dòng chảy tự do), để cơ thể không còn là phương tiện để kết thúc mà là chính nó. Cơ thể trở thành vũ trụ (Một).

Câu thứ bốn của bài thơ trong chương 42 của Sách Đạo Đức nói, "Ba sinh ra Vũ trụ". Bạn có thấy kết nối không? Ba là trái đất và cư dân của nó (Bạn). Nó có nghĩa là Bạn sinh ra vũ trụ. Điều này có ý nghĩa vì chỉ vũ trụ mới có thể sinh ra vũ trụ. Có một thực tế là Đạo tập trung vào cơ thể; do đó, nó cần được đối xử với ưu tiên tối đa để hài hòa thế giới. Cơ thể là cơ quan vận chuyển cảm xúc, suy nghĩ, hành động, đại diện và biểu hiện của một thực hành, tôn giáo, hệ tư tưởng, trường phái tư tưởng.

Theo Đạo, cơ thể bị đánh giá thấp khi được coi là thùng chứa hay vật chứa các thành phần khác hoặc thành phần tinh thần-vật chất (xác thịt). Đạo được tôn kính như một phương tiện để đi vào bất tử mà bạn phải hiểu chức năng tối đa. Biểu tượng của cơ thể không chỉ mang các thực hành, ý nghĩa và quan sát khác nhau lại với nhau mà quan trọng nhất, nó mang lại những biểu hiện đầy đủ cho những quan điểm này. Thông qua các ý nghĩa đa dạng thì cơ thể được phát huy hết tiềm năng của nó và được phát huy tối đa nhờ việc thực hành, khai thác và tu luyện theo Đạo.

Thiên nhiên yên tĩnh
Gió mạnh không thổi nguyên buổi sáng
Mưa lớn không rơi nguyên cả ngày
Tại sao? Trời và đất!
Nếu trời đất không làm được việc đó
Sao con người lại làm được?
Người theo Đạo
Trở thành một với Đạo
Người theo Đức
Trở thành một với Đức
Người mất Đạo và Đức

Trở thành một với mất

Khi ta cùng một với Đạo

Đạo chào đón ta

Khi ta cùng với Đức

Đức luôn ở đó

Khi ta cùng một với mất

Mất cũng theo ta

Người thất tín

Không được tin.

Chương 23 – Sách Đạo Đức

Thiên nhiên là nền tảng của Đạo và Đạo thuyết giảng trở về cội nguồn, có nghĩa là những điều khác biệt, đặc biệt là trở về cơ thể ban đầu - năng lượng cảm xúc và sức khỏe tốt. Chúng ta mất đi cơ thể ngàn vàng ban đầu của mình khi chúng ta lớn lên và tiến hóa do căng thẳng, chấn thương, trầm cảm, thói quen ăn uống không tốt và những thứ tương tự. Đạo là khi một hệ thống đảo ngược sự suy thoái của cơ thể để trôi chảy với tự nhiên và hoạt động từ trạng thái ban đầu của nó một cách tự do.

Nguồn gốc của cơ thể con người; khoa học hay tôn giáo?

Quan điểm của tôn giáo về nguồn gốc con người với niềm tin rằng sự sáng tạo của thần linh chịu trách nhiệm về sự sống và vũ trụ, trái ngược với sự đồng thuận khoa học ủng hộ phương tiện tiến hóa tự nhiên.

Kể từ khi các hiện tượng tiến hóa được mô tả trong thiên văn học, địa chất và sinh học, các nhà sáng tạo (những người tin vào phần tôn giáo có nguồn gốc loài người) đã duy trì tranh cãi về vấn đề này, bởi vì giải thích khoa học về những hiện tượng này không tương thích với cách giải thích của họ trong các văn bản tôn giáo. Cuộc tranh luận nêu lên các vấn đề chính trị quan trọng, đặc biệt là các vấn đề giáo dục, nghiên cứu khoa học, tự do quan điểm và tín ngưỡng.

Các trào lưu sáng tạo cho thấy sự đa dạng lớn, từ những người ủng hộ chủ nghĩa cố định bằng cách phát triển lý thuyết về bản chất hữu thần (Chủ nghĩa sáng tạo Jeune-Terre và Vieille-Terre) cho đến những người có quan điểm lạc thần hơn, những người ủng hộ lý thuyết biến hình (giả thuyết về thiết kế thông minh và được hướng biến thể).

Chủ nghĩa sáng tạo Trái Đất Non (Young-Earth) của vũ trụ đọc kinh thánh hoặc kinh Koran như những cuốn sách khoa học và lịch sử, truyền tải niềm tin rằng câu chuyện về sự sáng tạo của vũ trụ, như được cung cấp bởi các văn bản tôn giáo, đưa ra mô tả chính xác về nguồn gốc của vũ trụ này. Sự giải thích theo nghĩa đen của các văn bản như Sáng thế ký dựa trên sự tin chắc rằng những văn bản này được "Chúa ra lệnh" là chân lý tuyệt đối, dứt khoát và không thể chối cãi (trường hợp của một số nhà thờ Tin lành, chiếm đa số trong kinh thánh vành đai của Hoa Kỳ). Tư duy này thường liên quan đến việc bác bỏ bất kỳ ý tưởng nào về sự tiến hóa sinh học và địa chất.

Hầu hết các truyền thống tôn giáo độc thần (Do Thái giáo, Cơ đốc giáo và Hồi giáo) đều mặc nhiên công nhận việc tạo ra thế giới bởi một vị thần tối cao. Đa số các Giáo hội Cơ đốc hiện nay từ chối cách đọc theo chủ nghĩa chính thống, vốn ủng hộ cách đọc theo kiểu thông diễn học.

Đối với người Công giáo thì việc Thiên Chúa tạo dựng vũ trụ tự nó không đối lập với sự tiến hóa: sự sáng tạo trên hết là mối quan hệ giữa các tạo vật và một Đấng Sáng Tạo, nguyên lý cơ bản đầu tiên của kinh thánh.

Tuy nhiên, thuyết sáng tạo không chỉ giới hạn trong các trào lưu giải thích các văn bản tôn giáo theo nghĩa đen, mà còn bao gồm thuyết sáng tạo Cựu Trái đất thừa nhận rằng vũ trụ đã tồn tại hơn 6000 năm; những người ủng hộ thiết kế thông minh, những trào lưu thừa nhận các khía cạnh của thuyết tiến hóa nhưng loại trừ một Người khỏi nó; sự tiến hóa hữu thần thừa nhận rằng sự tiến hóa của các loài diễn ra nhưng nó được hướng dẫn hoặc ảnh hưởng bởi các thần thánh hoặc một Đấng sáng tạo, người sinh ra vũ trụ, sinh vật và các cơ chế cho phép chúng tiến hóa sau đó.

Theo thuyết sáng tạo, mọi thứ đều bắt đầu từ Chúa. Lập trường của thuyết sáng tạo gợi ra một số tình huống khó xử về triết học như thế giới đã ra đời như thế nào? Làm thế nào để một thứ có thể được tạo ra từ con số không?

Có một nguyên tắc siêu hình nói rằng, "không có gì xuất phát từ số không". Do đó, nếu vũ trụ, bao gồm tất cả mọi thứ tồn tại, đều có nguồn gốc, và những thứ phát sinh từ số không sẽ làm mất tác dụng của nguyên lý đã nói ở trên. Vậy nên, để khắc phục mâu thuẫn này thì họ cần chấp nhận rằng vũ trụ luôn tồn tại. Đối với thuyết sáng tạo, điều này có nghĩa là sự tồn tại là do Thượng đế ban tặng, đấng vĩnh cửu và luôn tồn tại.

Như đã nói trước đó, thuyết sáng tạo thường được cho là đối lập với thuyết tiến hóa của Charles Darwin. Nhà khoa học này giải thích rằng tất cả các loài, kể cả con người, đều có nguồn gốc từ các loài khác. Do đó, điều này sẽ giả định rằng con người không được tạo ra từ hư vô. Mặt khác, các nhà sáng tạo tin rằng mỗi loài là thành quả của một hành động sáng tạo thần thánh.

Quan điểm của Đạo gia về cơ thể

Cơ thể con người được định nghĩa dựa trên ba thuật ngữ:

Một, cơ thể 'ti' nghĩa là vóc dáng; Hai, hình thể 'xing' có nghĩa là hình thành hoặc hiện hữu; và ba là người 'shen' ngụ ý toàn bộ con người; vật chất và phi vật chất. Cơ thể là một thuật ngữ phức tạp trong Đạo giáo do các bối cảnh khác nhau của nó:

· Cơ thể và trạng thái: chúng là hai vũ trụ vi mô (microcosms) thu nhỏ liên quan đến nhau và vũ trụ vĩ mô to lớn (macrocosm). Khái niệm vũ trụ vi mô – vĩ mô nói rằng con người là mô hình thu nhỏ (vũ trụ nhỏ hơn) tương ứng đáng kể với mô hình to lớn (vũ trụ lớn).

Nước lớn dường như nằm ở vùng đất thấp
Đó là nơi tụ họp của muôn loài
Là mẹ của vạn vật
Giống cái chiếm ưu thế hơn giống đực nhờ sự tĩnh lặng
Lấy sự tĩnh lặng như một nơi thấp
Vì vậy, nếu nước lớn khiêm hạ với nước nhỏ
Thì sẽ chinh phục được nước nhỏ
Nước nhỏ mà khiêm hạ với nước lớn
Thì sẽ được nước lớn bảo hộ
Vì vậy hoặc ở dưới để lấy được
Hoặc ở dưới để được bảo bọc
Nước lớn muốn chứa nhiều người
Nước nhỏ cần nhiều người chứa

459

Mỗi bên đạt điều mình muốn
Vậy nước lớn nên học khiêm hạ.

Chương 61 – Sách Đạo Đức

· Cơ thể và vũ trụ: - điều này dựa trên hình thức siêu nhiên của Lão Tử được gọi là Lão Già, chức năng tối cao của Đạo, bao gồm cả đức hạnh của nó. Trong kinh thư, sự biến đổi của Lão Tử và Khai thiên (Opening of Heaven), con người, Lão Tử, được nhìn thấy khi tạo ra vũ trụ và tái xuất hiện trong suốt cuộc đời dưới nhiều hình thức cơ thể khác nhau. Vũ trụ được lấy làm cơ thể của ông ta.

· Cơ thể là nơi trú ngụ của các vị thần, thiên thể và linh hồn: Trong cuốn Laozi zhongjing, mô tả về các vị thần sống trong các bộ phận cơ thể khác nhau được giải thích là đấng tối cao trong các hình thức (Taoiyi). Các vị thần này thực hiện chức năng cân bằng các phủ tạng: gan, thận, phổi, lá lách và tim. Ngoài ra, chúng còn là nơi trú ngụ của những thế lực vô hình. Cồng chiêng Heshang mô tả linh hồn 'hun' là Dương, linh hồn 'po' là âm, bản thể là jing, tinh thần là 'shen', cùng bạn cư ngụ trong ngũ tạng.

Năm màu sắc khiến mắt ta mù lòa
Năm âm thanh khiến tai ta vo ve
Năm hương vị khiến lưỡi ta mất vị giác
Ngựa săn khiến dân tình phát điên
Của cải quý hiếm khiến con người suy thoái
Hiền nhân chỉ cầu cho cái bụng được no
Và không có gì ngoạn mục
Do đó, hãy bỏ cái này và lấy cái kia.

Chương 12 – Sách Đạo Đức

· Cơ thể là núi và cảnh quan: Ngũ hành - hành tinh, núi thiêng và phủ tạng có liên quan đến wudi zhenfu (năm vị hoàng đế) trong Wushang biyao (Sách Bí mật tối cao).

Giữ chắc thể xác và linh hồn làm một
Có thể giữ chúng khỏi lìa xa chăng?
Chú ý hít thở để được mềm mại
Có thể trở thành trẻ sơ sinh chăng?

Thanh tẩy tâm linh
Có thể hết vết bẩn chăng?
Yêu dân và trị nước
Có thể không có tài chăng?
Cửa trời đóng mở
Có thể làm con mái chăng?
Thông suốt mọi việc
Có thể không làm gì chăng?
Chúng ta sinh ra và lớn lên
Được dạy dỗ mà không chiếm hữu
Được tạo ra mà không kể công ơn
Được hướng dẫn mà không phán xét
Đó là gốc của Đạo.

Chương 10 – Sách Đạo Đức

· Cơ thể liên quan đến Nội giả kim (Internal Alchemy): Các yếu tố cấu thành chính của trạng thái bên trong (hơi thở, bản thể, tinh thần, shen). Trọng tâm không phải là hình dạng cơ thể mà là các trục quay (điểm then chốt) nơi năng lượng được truyền từ năm điểm để đạt được sự cân bằng.

Quan điểm của Đạo gia về giới tính

Cân bằng nam - nữ, hay còn gọi là âm dương, được hình thành vào thế kỷ thứ 6 bởi Lão Tử, một học giả Đạo giáo trong Sách Đạo Đức. Tác phẩm cổ điển của ông là bước đệm để tôn trọng phụ nữ bởi vì một số triết lý và hệ tư tưởng cho phép phụ nữ bị phân biệt đối xử, bị bỏ qua hoặc bị chinh phục.

Cho đến chỉ một vài thập kỷ trước, các học giả coi phụ nữ đơn giản là những người tham gia thụ động vào quá trình thay đổi tiến hóa và tự giới hạn mình trong việc xếp họ vào vai trò sinh nở, cho con bú và chăm sóc con cái của họ. Ngược lại, nam giới được mô tả là chịu trách nhiệm cho nhiều đổi mới xác định chúng ta là con người, ví dụ, sự xuất hiện của dáng đi hai chân, mở rộng não, chế tạo công cụ, giao tiếp hợp tác hoặc biểu tượng.

Vì vậy, không có gì đáng ngạc nhiên khi nghiên cứu liên quan đến sự tiến hóa của chúng ta đã và vẫn đang làm, loại bỏ thành kiến phân biệt giới tính thông thường đã tràn ngập trong thế giới học thuật và các mô hình mà nó tạo ra trong nhiều thế kỷ.

Tuy nhiên, trong Đạo giáo, phụ nữ được coi trọng và có cơ hội thể hiện bản thân bằng cách độc lập. Trong lịch sử của Đạo giáo, Wu Chengzhen là nữ thạc sĩ đầu tiên tán thưởng Yi Ching, tác phẩm kinh điển của Trung Quốc về bình đẳng giới. Sự tuyệt vời của sự cân bằng, bình đẳng của âm và dương (nước và lửa, tốt và xấu, nam và nữ, v.v.) được xây dựng, mà sau đó trong lịch sử Trung Quốc, điều tốt nhất xảy ra theo lời của cô ấy. Theo Sách Đạo Đức, cơ thể phụ nữ có liên quan đến quyền năng của Đạo, được minh họa như một cánh cổng thần thánh mang sự sống, một thung lũng và một nguồn năng lượng.

> *Biết con đực, giữ con cái,*
> *Tạo suối cho thiên hạ.*
> *Tạo suối cho thiên hạ,*
> *Đức không rời*
> *Trở lại tuổi thơ.*
> *Biết sáng, giữ tối,*
> *Làm gương cho thiên hạ.*
> *Làm gương cho thiên hạ,*
> *Đức không lìa,*
> *Trở về vô hạn,*
> *Biết vinh, giữ nhục,*
> *Làm hang cho thiên hạ.*
> *Làm hang cho thiên hạ,*
> *Đức vẹn đầy,*
> *Trở về mộc mạc,*
> *Mộc mạc thì không phân chia*
> *Thánh nhân dùng nó để khiến trăm quan*
> *Bởi vậy phép lớn không bị cắt xén.*
>
> *Chương 28 – Sách Đạo Đức*

Âm (nữ) được kết luận là tương đương với dương về cả sức mạnh và tầm quan trọng. Chúng ta phải chấp nhận âm để hiểu dương. Chúng cũng ăn phụ thuộc lẫn nhau và liên quan đến sinh sản, và chỉ ở điều này, tính duy nhất của nguyên tố mới đạt được. Mỗi cá nhân đều có nét nam tính và nữ tính. Đạo khuyến khích sự hiểu biết và tu luyện của âm ở mức độ của dương.

Sự hợp nhất của cơ thể và tinh thần con người

Đây luôn là vấn đề khiến loài người tranh cãi suốt thời gian qua. Đó là: Cơ thể kiểm soát tinh thần hay tinh thần kiểm soát cơ thể? Các triết gia tham gia tranh luận đều có ý kiến riêng, có thể đại khái chia thành hai quan điểm: duy vật và duy tâm (biểu tượng cho duy vật nằm trong khối cộng sản và duy tâm thì thường nằm trong khối tự do).

Tinh thần và cơ thể không phải là hai khía cạnh không tương thích. Cả tinh thần và cơ thể đều là một phần của cuộc sống chúng ta và cả hai đều là những biểu hiện của cuộc sống. Chúng ta nên hiểu mối quan hệ của chúng trên cơ sở nhìn nhận cuộc sống một cách tổng thể.

Dự đoán trước hành động của bản thân là vai trò quan trọng nhất của tinh thần. Biết được điều này, chúng ta có thể nhận ra: tinh thần điều khiển cơ thể như thế nào – tinh thần định hướng hành động tiếp theo cho cơ thể.

Nếu chúng ta không có phương hướng để làm việc chăm chỉ mà chỉ nhận được một số tín hiệu chuyển động rải rác thì cũng vô ích. Vì tinh thần có thể xác định hướng hành động của chúng ta, nó chiếm một vị trí quan trọng trong cuộc sống. Đồng thời, tinh thần cũng chịu tác động của cơ thể vì cơ thể là người thực hiện hành động, còn tinh thần chỉ có thể thực hiện những quyền năng chỉ huy trong phạm vi khả năng của cơ thể. Ví dụ, nếu tâm trí muốn cơ thể chạy lên mặt trăng trên bầu trời thì điều đó là vô nghĩa, trừ khi con người có thể vượt qua những giới hạn của cơ thể con người.

Con ngựa và người cưỡi ngựa là một ví dụ điển hình. Người cưỡi ngựa có thể hướng con ngựa đi, nhưng người này không thể xác định chi tiết một cách chính xác. Việc này không thể bị ép buộc. Điều này chỉ có thể được hướng dẫn. Cuối cùng, việc này sẽ được quyết định bởi con ngựa.

Khả năng nhìn thấy trước tương lai của nhân loại chắc chắn sẽ phát triển trong dài hạn và nhân loại sẽ làm việc chăm chỉ cho các mục tiêu do chính mình đặt ra để củng cố vị trí quan trọng của mình trong môi trường.

Bằng cách nghiên cứu ý nghĩa ẩn chứa trong các cách diễn đạt khác nhau của cá nhân thì hãy tìm cách thích hợp để hiểu đối tượng và so sánh mục tiêu của người này với mục tiêu của người khác.

Trong hầu hết các trường hợp thì tinh thần ảnh hưởng đến cơ thể. Khi một người nghĩ về điều gì đó trong đầu thì họ sẽ làm việc chăm chỉ và cuối cùng, đưa ra phản hồi cho cơ thể.

Mọi thứ đều có nguồn gốc
Khởi đầu của mọi thứ là mẹ của tất cả
Bằng cách giữ mẹ, người ta biết con
Biết con, người ta giữ mẹ
Vì vậy, ta không gặp nguy hiểm cả đời
Kín miệng, giữ hơi
Cuộc sống đầy đủ
Hở miệng, luôn bận
Cuộc sống vô phương cứu
Thấy ẩn là sáng
Giữ sức thì mạnh
Dùng Đức để trở về với Đạo
Đừng để cơ thể gặp rắc rối
Như thế thì được Đạo vĩnh hằng.
Chương 52 – Sách Đạo Đức

Quan điểm của Đạo gia về cái chết

Con người không sợ chết
Tại sao lại dùng cái chết để hù dọa?
Nếu chết khiến mọi người luôn sợ hãi
Và nếu mọi tên tội phạm bị bắt và bị giết
Vậy còn lại ai?
Việc giết người được thực hiện bởi đao phủ
Thay thế người đó
Như thay thợ đẽo gỗ
Hiếm khi không bị đứt tay

Chương 74 – Sách Đạo Đức

Đạo giải thích cách mọi thứ được thực hiện một cách tự nhiên; cách thực vật phát triển, cách chúng ta thở, cách nước chảy, v.v ... Sự biến đổi xảy ra nhất quán ở cả con người và tự nhiên; do đó, khi các cá nhân có cái nhìn sâu sắc về cách hành xử tự nhiên của mọi thứ thì họ sẽ thấy dễ dàng chấp nhận nỗi đau, nỗi buồn, sự đau buồn hoặc niềm vui và không bị ảnh hưởng bởi nó. Với sự hiểu biết thì cảm xúc dâng trào có thể được dịu bớt. Ví dụ, một gia đình đang chuẩn bị cho chuyến đi chơi vào buổi tối thì một trận mưa lớn như trút nước bắt đầu. Những đứa trẻ tự nhiên sẽ không vui và có thể sẽ khóc vì không thể ra ngoài trong khi cha mẹ hiểu chuyện cũng không giận mà hãy xem đó là nguyên nhân tự nhiên. Nhà triết học cổ đại Trang Tử đã ngừng than khóc khi vợ ông qua đời vì nhận ra rằng đó là một phần của sự thay đổi. Cũng như các mùa đến và đi, cái chết là như vậy; mùa xuân, mùa hè, mùa thu và mùa đông. Do đó, thương tiếc là đi ngược lại quy luật tự nhiên và hành động thiếu nhận thức. Trong chu kỳ thay đổi thì sự sống và cái chết được gắn vào đó. Chúng ta sống để chết và chết để sống. Đây là cách của tự nhiên; thực vật phát triển, động vật tiêu thụ chúng (các loài động vật ăn cỏ), động vật khác tiêu thụ chúng (các loài động vật ăn thịt), con người giết chúng, và chúng ta cũng chết và được đưa vào trái đất, nơi vi sinh vật kiếm ăn, làm cho đất màu mỡ. Con người không thể tự ràng buộc mình khỏi phân loại cuộc sống và sự tồn tại của mình là lý do tại sao đau buồn được trải nghiệm; người chết và người sống giống nhau. Cái chết là không thể tránh khỏi và con người phải chết, nhưng bản chất của chết là vĩnh viễn.

Lý thuyết của Trang Tử phù hợp với Đạo Đức Kinh (Sách Đạo Đức). Con người tồn tại với tư cách là thành viên của thiên nhiên, có giá trị với các bộ phận khác 'của và bên trong' thiên nhiên. Chỉ trong tự do thì con người mới hiểu được Đạo. Được tự do khỏi:

- Hệ tư tưởng và thiên vị trí tuệ của con người.

- Cảm xúc dâng trào (cái nhìn sâu sắc về cuộc sống hiện tại).

- Rào cản là do xuất hiện tự nhiên.

Khi coi cái chết là sự biến đổi chứ không phải biến mất thì chúng ta sẽ đánh giá cao cuộc sống hơn và coi cái chết là một động lực.

Khái niệm về cái chết

Tất cả chúng ta vẫn là một phần của Đạo. Chúng ta sống như một thành phần của Đạo và chết như một thành phần của Đạo.

- Dựa trên thuyết âm dương, sự chuyển hóa từ hiện hữu (tồn tại) thành không hiện hữu (không tồn tại) là chết; chuyển từ dương sang âm. Thiên nhiên không nhìn thấy sự biến đổi của sự sống và cái chết. Thay vào đó thì thiên nhiên cần đạt được sự hài hòa để cân bằng. Cái chết nên được coi là giống nhau.

- Chúng ta được dạy để chấp nhận tất cả mọi thứ là điều cần thiết, cho dù tốt hay xấu. Cái chết là một phần của năng lượng vĩnh cửu. Sự sống và cái chết bổ sung cho Đạo.

Khái niệm về thế giới bên kia

> *Con người mới sinh ra thì mềm dẻo*
> *Khi chết thì cứng ngắc*
> *Cây cối mới sinh ra thì mềm dịu*
> *Khi chết thì cứng khô*
> *Vậy cứng mạnh là cái chết*
> *Mềm yếu là sự sống*
> *Mạnh bạo thì chết*
> *Cây cứng ắt bị chặt*
> *Nên cứng mạnh thì đặt ở dưới*
> *Mềm yếu thì đặt ở trên.*

> *Chương 76 – Sách Đạo Đức*

- Cuộc sống sau khi chết không gì khác; giống như khi bạn ở trên trái đất. Chúng là Một.

- Bất cứ điều gì bạn tin vào trước khi chết là những gì sẽ được kết hợp. Bạn có tin vào Chúa hay các vị thần không? Bạn sẽ là một phần của họ trong thế giới bên kia của mình.

Thông thường, những ký ức về những người đã khuất của chúng ta vẫn tồn tại và một số người có thể thêm điều đó vào nghi lễ của họ để cầu khẩn và bày tỏ lòng kính trọng đối với tổ tiên và ký ức của họ, chẳng hạn như lễ hội thanh minh.

Sống thọ hơn

Vai trò của cơ thể đối với sự giác ngộ tinh thần, tuổi thọ, sự cân bằng và hài hòa là không thể thiếu. Không có lối thoát nếu không có cơ thể. Bạn hiểu điều này càng sớm và thực hiện các hành động cần thiết trong việc giữ gìn và duy trì cơ thể (xác thịt) của mình theo cách tự nhiên thì bạn càng đạt được hiệu quả tốt hơn.

> *Khéo trồng thì khó nhổ*
> *Khéo nắm chặt thì khó tuột*
> *Đức sẽ được tôn vinh từ thế hệ này qua thế hệ khác*
> *Sửa Đức ở mình, Đức sẽ nên thực*
> *Sửa Đức trong nhà, Đức sẽ có dư*
> *Sửa Đức trong làng, Đức sẽ phát triển thêm*
> *Sửa Đức trong nước, Đức sẽ dồi dào*
> *Sửa Đức trong thiên hạ, Đức sẽ ở mọi nơi*
> *Cho nên, do thân mình mà xét thân người*
> *Do nhà mình mà xét nhà người*
> *Do làng mình mà xét làng người*
> *Do nước mình mà xét nước người*
> *Do thiên hạ mình mà xét thiên hạ người*
> *Làm sao ta biết được thiên hạ? Nhờ bởi thế!*
>
> *Chương 54 – Sách Đạo Đức*

Đạo giáo không xem cơ thể khác với tinh thần vì tin rằng hành động của chúng ta tạo ra tác động tinh thần.

- Sự trong sạch - Cơ thể được giữ trong tình trạng trong sạch nhằm mục đích duy trì sức khỏe tinh thần. Sự tinh khiết đạt được bằng cách tránh lựa chọn các loại dinh dưỡng cụ thể và hoạt động thể chất. Các thuộc tính nên tránh là không trung thực, vô đạo đức, kiêu ngạo, v.v.

- Thiền - Đây là một thực hành bắt buộc và cần thiết để đạt được sự tĩnh lặng, chánh niệm và tăng cường sức khỏe tinh thần.

- Thở - Tham gia vào các thực hành hơi thở khác nhau như khí công sẽ giúp chúng ta nhận được năng lượng (khí).

- Dòng chảy của năng lượng - Khí có thể được tạo ra, đạt được và khai thác đầy đủ bằng các bài tập, chế độ dinh dưỡng và thiền định phù hợp.

- Võ thuật - Các bài tập nguyên bản như Thái Cực Quyền được khuyến khích.

- Chế độ ăn uống - Không phải tất cả các loại cây trồng và nguồn thịt đều được phép tiêu thụ.

Cải thiện cử chỉ cơ thể và tiêu hóa thức ăn

Đạo sĩ thường xuyên đứng

Nhiều thế kỷ trước, bên trong núi Trung Quốc, các nhà sư Đạo giáo đạt được cuộc sống khỏe mạnh thông qua tư thế và duy trì cột sống, một chế độ ăn uống lành mạnh và cân bằng, thói quen thể dục cùng với khả năng võ thuật. Thể hiện sự cân bằng và năng lượng cùng với những tính năng này được gọi là độ bền (tensegrity).

Độ bền

Thuật ngữ này được Buckminster Fuller đặt ra khi làm việc trên Mái vòm Trắc địa (Geodesic Dome) của ông vào những năm 1940. Mái vòm này hoạt động bằng cách kết hợp và duy trì sự cân bằng giữa sức căng và độ nén của các thành phần, ngược lại với một công trình xếp chồng các thành phần của nó lên nhau dẫn đến toàn bộ trọng lượng được mang ở đáy.

Điều này có thể áp dụng cho cách chúng ta làm cho cơ thể hoạt động. Đó là ở cả hai cách hoặc đổ phần lớn trọng lượng của một người lên một số khớp hoặc cho phép phân bổ đều trọng lượng trên tất cả các bộ phận. Sự lựa chọn là của bạn.

Cơ thể của bạn là một phương tiện giãn hồi (co giãn) duy trì cột sống cho hoạt động của các hệ thống cơ thể khác.

Giãn hồi và sự ra đời

Khi một đứa trẻ được sinh ra, các cơ vẫn đang được phát triển. Hãy nghĩ lại khi bạn đặt ngón tay của mình vào bàn tay một em bé và sự phản hồi; siết chặt bàn tay của đứa bé quanh ngón tay bạn với một lực tinh tế do chuyển động của cơ và mô mềm (lực kéo), truyền vào các xương lóng (sức nén) dẫn đến sự siết chặt bàn tay của em bé.

Đương nhiên, hệ thống cơ và xương hoạt động hiệu quả hơn khi trẻ lớn lên. Sự giãn hồi của di chuyển lên, xuống, ngang, dọc đến tất cả các bộ phận và cơ thể trở nên mạnh mẽ hơn để đi bộ, chạy, nhảy mang vác đồ vật và hoàn thành các hoạt động đòi hỏi nhiều hơn. Động tác đẩy và kéo này là cách để cơ thể được mát xa. Thông qua sự vận động này, các cơ quan nội tạng như gan, cơ quan tiêu hóa… đều được vận động. Khi chúng ta coi giãn hồi là cơ sở của vận động thì hệ thống cơ thể, đặc biệt là tiêu hóa và bài tiết sẽ hoạt động tối đa.

Tại sao chúng ta không trải nghiệm sự giãn hồi?

Đáng buồn thay, nhiều người trong chúng ta không duy trì được tình trạng giãn hồi này và trong một thời gian ngắn, cơ thể chuyển sang chất chồng lên nhau. Do đó, các chi dưới và lưng chịu trách nhiệm gánh một phần trọng lượng chính của cơ thể và giữ cho phần thân không bị nghiêng (hông). Ban đầu, lưng dưới và vùng xương chậu hoạt động mạnh. Sau một thời gian, vùng từ rốn, qua phần giữa của cơ thể, đến tủy sống và sàn hông bị kiệt sức và (đồng nghĩa với việc bó chặt) dẫn đến đại tràng không thể vận động và ảnh hưởng đến bài tiết. Sự suy yếu của đại tràng là do các chi dưới, bụng và xương chậu bị hoạt động quá tải. Khi thử thách với bề mặt bài tiết thì chắc chắn sự hấp thụ sẽ bị ảnh hưởng.

Lối thoát là gì?

Giải pháp của chúng ta nằm ở việc trở lại hoạt động như trẻ nhỏ. Tận dụng nguyên tắc sinh hoạt của thiên nhiên đã ban phước cho cơ thể của chúng ta; giãn hồi. Năng lượng từ chi dưới (chân) đến bụng phải được khai thác và phát triển. Luyện tập theo một khối là phương pháp dễ hiểu và chỉnh sửa sự giãn hồi được sáng lập bởi John Bracy.

Để tăng cường cơ bắp thì điều chỉnh cơ thể của bạn ngay ngắn và tăng cường hệ tiêu hóa của mình, hãy làm theo thói quen đứng của Đạo sĩ trong 5 phút!

1. Mua một tấm gỗ dày dày khoảng 6 inches (gỗ cao hơn mặt đất để đứng bằng cả hai chân).

2. Đứng trên tấm gỗ - Đảm bảo bàn chân của bạn thẳng (kiểm tra xem ngón chân thứ hai của bạn có thẳng không) và thư giãn vai.

3. Nhanh chóng kiểm tra sự thẳng hàng của cơ thể bằng cách đảm bảo tai của bạn ở trên vai, vai ở trên hông và hông ở trên mắt cá chân. Đầu gối của bạn nên hơi cong. Ngăn gót chân của bạn chịu trọng lượng.

4. Quai hàm nên được thả lỏng bằng cách để các răng chạm vào nhau và không nghiến chặt chúng. Đầu lưỡi của bạn nên đặt trên vòm miệng của bạn.

5. Xác định một điểm để thắp sáng một ngọn nến trên tường hoặc khoảng trống cách bạn khoảng 6 feet và tập trung vào điểm đó.

Bạn nên đứng trong khoảng thời gian 5-10 phút mỗi ngày để bắt đầu cho đến khi có thể tăng lên. Việc này có vẻ như bạn không làm gì cả. Nhưng trên thực tế thì bạn đang làm việc chăm chỉ vì các cơ không hoạt động đang được sử dụng.

Chân run là hiện tượng phổ biến trong quá trình và sau khi tập luyện. Đau nhức cơ cũng là bình thường. Các cơ cốt lõi biến tính của bạn đang được luyện tập. Những người lướt sóng (surfers) dường như tránh biến tính vì cơ của họ bị đẩy để cưỡi sóng.

Tập luyện này là một hoạt động giúp cá nhân đạt được sự cân bằng và ngăn ngừa khả năng cơ thể bị căng thẳng dẫn đến mất sức căng. Chân đang được tăng cường sức mạnh cùng với cơ bụng và xương chậu. Ngoài việc tăng cường sự cân bằng và loại bỏ căng thẳng cơ thể thì nó còn thúc đẩy sự thống nhất trong các hệ thống cơ thể.

Trong việc lo cho kẻ khác và thờ trời
Không gì bằng kiềm chế
Kiềm chế bắt đầu bằng từ bỏ ý mình

Điều này thuộc về Đức có được từ kinh nghiệm
Nếu trữ nhiều Đức thì không có gì không hoàn tác được
Nếu không có gì không hoàn tác được thì không bị hạn chế
Nếu không bị hạn chế thì là người trị được nước
Nắm được cái gốc của trị nước thì được lâu dài
Đó gọi là rễ sâu, gốc bền
Đó là Đạo để sống lâu và nhìn xuyên suốt.

Chương 59 – Sách Đạo Đức

Mục đích của Đạo giáo là thúc đẩy hạnh phúc và tuổi thọ của con người. Chế độ ăn uống đóng một vai trò quan trọng trong sứ mệnh này. Tổ tiên của Đạo giáo đã tán thành và xem xét kỹ lưỡng chế độ ăn uống của mình. Mặc dù chế độ ăn uống khác nhau giữa các thế hệ, một bữa ăn gồm ngũ cốc, rau, thịt và trái cây là không đổi trong khi nước và trà là đồ uống. Trụ cột của nền văn hóa Trung Quốc là Đạo giáo. Theo từ tiếng Trung cho thực phẩm, Yin Shi (đồ uống/ thực phẩm) thì chúng bổ sung cho nhau. Các dòng nổi bật chính là:

Dòng Đạo Zheng Yi: được phép ăn bất cứ thứ gì trừ một số ít.

Dòng Đạo Quan Zhen: quy tắc dinh dưỡng nghiêm ngặt (không thịt và rượu).

Ăn

1. Lựa chọn thành phần

Một bữa ăn cơ bản nên bao gồm khoảng 70% ngũ cốc, 30% là hỗn hợp rau, trái cây và thịt. Ngũ cốc chứa năng lượng dương mà các đạo sĩ tin rằng có thể cung cấp chất dinh dưỡng và tăng cường sinh lực.

Dòng Đạo Quan Zhen cấm tỏi, hẹ, rau mùi ... vì nó ảnh hưởng đến dòng chảy của năng lượng và sự hòa hợp.

Dòng Đạo Zhen Yi cho phép tất cả mọi thứ không hạn chế nhưng khuyên thực phẩm nên được nấu chín chứ không phải sống. Các thành phần phải chín mà không có chất phụ gia nhân tạo.

2. Rau hơn thịt

Thay vì ăn thịt với số lượng ít thì rau được ưu tiên hơn. Các loại thịt được khuyến khích tiêu thụ là tươi và chất lượng. Những con vật này bị cấm đối với tất cả những ai theo Đạo giáo:

- Trâu - là loài vật cần cù và vị tha, ăn cỏ và tiết sữa. Vì vậy, chúng được tôn trọng và xem như là vật linh thiêng.

- Cá đối (Mullet) - loài cá này là vật hiến tế, thể hiện tình yêu thương và sự kính trọng thực sự đối với mẹ của nó.

- Chim hạc (Crane) - chung thủy với một đối tác trong suốt cuộc đời của chúng.

- Các loài đào xới (Dig) - trung thành và giúp đỡ rất nhiều cho con người.

3. Một chút hương vị và bữa ăn cân bằng

Sự hài hòa giữa cơ thể và tinh thần có thể đạt được khi chú ý đến chế độ ăn uống. Năm hương vị quan trọng từ nguyên tố trái đất có liên quan đến chế độ ăn uống trong Đạo:

- Chua thừa làm tổn thương tì tạng, vị chua cho mộc

- Ngọt thừa thì hại thận, vị ngọt cho thổ.

- Đắng làm tổn thương phổi, vị đắng cho hỏa.

- Gia vị thừa làm tổn thương gan, gia vị cho kim

- Muối thừa làm tổn thương tim, mặn cho thủy (nước)

Cân bằng trong Đạo cho tất cả các khía cạnh của cuộc sống. Không nên để một hương vị làm lu mờ một hương vị khác trong bữa ăn. Tất cả các vị phải theo tỷ lệ phù hợp để được hài hòa.

Thực phẩm như ngũ cốc nguyên hạt, rau (hấp hoặc chiên) và một tỷ lệ nhỏ thịt là chế độ ăn lý tưởng cho các đạo sĩ. Nên tránh các loại cá như cá hồi có thành phần âm cao trong khi các loại khác được ăn mỗi tuần một lần, tim đỏ và xanh bị cấm và các món ăn được tiêu thụ ở dạng vừa phải.

Phải ăn gì?

Để tận hưởng tuổi thọ, ăn uống một cách khôn ngoan là điều không thể bàn cãi. Đảm bảo tiêu thụ các loại thực phẩm tự nhiên để tăng cường sự cân bằng và hoạt động của cơ thể hầu đạt được kết quả tối ưu. Thực phẩm lành mạnh nên được tiêu thụ để bảo vệ cơ thể của chúng ta.

Thực phẩm lành mạnh là gì?

Đây gồm những động vật, khoáng chất và thực vật được tiêu thụ hoặc sử dụng bên ngoài cơ thể để cản trở và chữa lành bệnh bằng cách khôi phục dòng năng lượng và tạo ra các chất dinh dưỡng có chất lượng để tái tạo cơ thể (tế bào và mô).

Không tuân theo sự cung cấp của tự nhiên gây ra đột biến; sức khỏe bất thường ở con người. Các mầm bệnh được phân loại thành Không khí, Nước và Máu. Việc này giúp hiểu nguyên nhân của vấn đề và giải quyết chúng ngay lập tức.

4. Thuốc lý tưởng là thức ăn

Tác dụng của thức ăn đối với trí óc và vóc dáng của chúng ta là rất lớn. Rất nhiều người trong chúng ta ăn ba lần mỗi ngày, chúng ta lựa chọn thực phẩm sai và cuối cùng tiêu thụ độc tố. Sau một thời gian dài, độc tố sẽ tích tụ và gây nên những thách thức cho sức khỏe. Những người bênh vực Đạo giáo biết cách sử dụng các bữa ăn và thảo mộc trong việc cân bằng và cung cấp chất dinh dưỡng cho cơ thể và tinh thần đến mức cơ thể của họ trở nên nhẹ nhàng và ý thức được mở rộng. Các đạo sĩ chữa bệnh bằng thức ăn hàng ngày, chẳng hạn, bệnh thiếu dương được chữa bằng canh thịt cừu, bạch chỉ và gừng; chữa bệnh bướu cổ đặc hữu bằng rượu thuốc rong biển, trong khi chữa bệnh quáng gà bằng gan heo.

5. Đừng lấp đầy bụng

Việc này ngụ ý hai điều: ăn cho đến khi hài lòng khoảng 80%. Đừng làm đầy bụng của bạn. Ngoài ra, tránh hoặc ăn ít thịt và thức ăn nhiều dầu mỡ. Tai Ping Jing nói rằng ăn đủ là điều quan trọng. Ngày nay, hầu hết chúng ta đều chú ý đến năng lượng nhận được từ thức ăn mà không quan tâm đến năng lượng của cơ thể cần để phân hóa bữa ăn. Khi thức ăn phức tạp thì sẽ cần nhiều năng lượng hơn để phân hóa. Việc nạp thức ăn vào dạ dày sẽ giúp dạ dày hoạt động tích cực. Điều này sẽ làm giảm tuổi thọ và một chiếc bụng đầy ắp sẽ cản trở dòng chảy của năng lượng. Ăn ít hơn khiến trái tim mở và làm ngược lại thì có nguy cơ mắc bệnh.

Hướng dẫn về các bữa ăn chính trong ngày

Chúng ta nên ăn uống dựa trên sự chuyển dịch năng lượng từ âm-dương hàng ngày, tức là ăn sáng hợp lý và đầy đủ nhưng ít hơn khi qua giờ ăn trưa. Bữa tối thậm chí nên ít hơn bữa trưa vì khi dương khí của cơ thể giảm, quá trình tiêu hóa cũng diễn ra theo.

Uống khi khát và ăn khi đói. Bạn là những gì mình ăn, tiêu hóa hoặc không thể tiêu hóa. Khi có thức ăn đầy trong hệ thống và bạn ăn thêm thì điều này vô ích. Cơ thể không thể sử dụng vì nó bị chặn. Thức ăn này được đào thải ra ngoài hoặc tồn tại dưới dạng các chất độc hại trong cơ thể. Uống nước khi không khát sẽ khiến cho thận làm việc nhiều hơn và có thể không được tống ra ngoài. Còn nữa, ăn những bữa ăn khuya là không tốt, hãy ăn một bữa ăn nhẹ lành mạnh và không làm no bụng. Sẽ dễ dàng hơn để có một giấc ngủ ngon với cơ thể được nghỉ ngơi.

6. Chú ý đến cơ thể của bạn

Bạn nên chú ý đến cơ thể mình hơn là cảm quan hay lời khuyên về dinh dưỡng. Lão Tử khuyến khích chúng ta biết cơ thể mình cần gì cả về bản chất bên trong và bên ngoài. Thực tế điều này trông hấp dẫn, mùi vị tuyệt vời hoặc được bác sĩ khuyên không có nghĩa là nó tốt cho bạn. Điều gì tốt cho ngỗng cái có thể không tốt cho ngỗng đực.

Cách điều trị cơ thể để hỗ trợ tiêu hóa:

- Để tâm trạng vui vẻ khi ăn: mở một số nhạc điệu hay khi ăn để tốt cho tỳ tạng và quá trình tiêu hóa. Đặt tinh thần vào việc nhai, ít nói hoặc không nói gì cả.

- Khi được phục vụ một bữa ăn có nhiệt độ khác nhau thì hãy bắt đầu với món ăn nóng, tiếp theo là món ăn ấm và cuối cùng là món ăn nguội.

- Sau mỗi bữa ăn, hãy nhớ súc miệng hoặc đánh răng.

  o Súc miệng bằng trà giúp loại bỏ vi khuẩn và làm hơi thở thơm mát.

  o Nên rửa miệng bằng nước ấm sau bữa ăn nóng.

  o Rửa miệng bằng nước lạnh cho bữa ăn nguội.

- Xoa bóp bụng để loại bỏ năng lượng xấu từ thức ăn tiêu thụ là phổ biến trong các Đạo sĩ. Tiêu hóa được hỗ trợ bởi mát-xa và đi bộ. Tuy nhiên, các hoạt động thể chất nghiêm trọng không được phép sau bữa ăn.

Uống

Một phần chính của cơ thể con người được hình thành bởi nước. Uống nước thiên nhiên và lành mạnh là điều quan trọng đối với sức khỏe. Thay vào đó, nước không chỉ nằm ở thể tích hay các thành phần khoáng chất, mà là số lượng sự sống chứa trong nó. Đạo sĩ tin vào nước thiên nhiên vì nó dễ được nước hấp thụ. Thật không may, chúng ta khó tìm được nước thiên nhiên, do đó, nước máy hoặc nước đóng chai được tiêu thụ nhiều hơn ngoại trừ công dân của Thụy Sĩ và Na Uy. Nước từ các nguồn tự nhiên như: sông, suối, núi, hồ, nếu có thể (nó có nhiều sức sống và tinh chất hơn so với nước đóng chai).

Uống khoảng 8 cốc nước mỗi ngày không phải là điều mà các Đạo sĩ tin tưởng. Hãy tìm đúng lượng cơ thể bạn cần và biến đó thành tiêu chuẩn cho mình. Mức tiêu thụ trung bình của các loại trà được ưu tiên hơn là nước thiên nhiên. Tại sao? Nước trà thanh lọc tinh thần và là một liều thuốc giải độc chính xác cho cơ thể. Một chút rượu được cho phép trong một số tổ tiên Đạo giáo; rượu hỗ trợ dòng chảy của năng lượng, hấp thụ thảo dược, nuôi dưỡng da và lưu thông máu. Ngược lại, tiêu thụ một lượng lớn rượu sẽ phá hủy thận và gan vì chúng có chức năng giải độc.

Kiêng cử của Bigu/Pigu

Kinh thánh Thần nông (The Shen Nong Bible) cũng là một kinh điển của Đạo giáo nói rằng những người ăn ngũ cốc có đầy đủ trí tuệ, do đó, khí (qi) sẽ khiến họ sống mãi mãi.

Bi: không (ăn), gu: ngũ cốc được dịch là không với ngũ cốc. Các đạo sĩ tin rằng việc tiêu thụ ngũ cốc sẽ cản trở họ giác ngộ. Đây là một quá trình tắt dương và bật âm của cơ thể. Bộ não hoạt động duy nhất ở trạng thái đó, năng lượng thể chất và tinh thần được khai thác tốt, giảm căng thẳng, có cảm giác giác ngộ và kết nối nhiều hơn. Bigu có hai dạng:

- Kiêng ăn và tiêu thụ khí (Chuyên gia khí công)
- Dùng hỗn hợp thảo dược mà không ăn ngũ cốc

476

Bigu là một phương tiện giải độc rất được các đạo sĩ coi trọng.

Một lưu ý cuối cùng, duy trì chế độ ăn kiêng là mục tiêu cá nhân và công việc kinh doanh. Không có thức ăn nào là xấu hay tốt. Đúng như lời khuyên của các đạo sĩ, hãy biết bản thân và tạo ra tiêu chuẩn mà bạn sẽ tuân theo. Không có hai người nào giống nhau (sáng suất có hai người hoàn toàn giống nhau là một trên 64 tỉ, hiện nay thế giới chỉ có 7 tỉ người) và Đạo cũng dạy rằng chúng ta chấp nhận bản thân là điều tốt. Đừng nản lòng nếu một người đã theo kịp những thay đổi trong chế độ ăn uống của họ hoặc mang lại kết quả. Đi với tốc độ của bạn vì khả năng miễn dịch và mức độ trao đổi chất của cơ thể khác với những người khác; một số nhanh, một số khác chậm. Những mẫu thói quen tóm tắt này nên nằm trên đầu các ngón tay của bạn:

1. Có thái độ tự nhiên và hòa nhập với thiên nhiên

2. Ăn các bữa ăn hợp lý và cân bằng năng lượng

3. Tập trung vào ngôn ngữ của cơ thể mình

4. Giữ vóc dáng, tập thể dục thường xuyên

5. Có một cái nhìn tích cực

6. Tham gia vào hoạt động tâm linh

7. Thực hành!

Không thể đạt được một cơ thể khỏe mạnh và một sức khỏe toàn diện nếu chúng ta không làm việc một cách có ý thức và không có thời điểm nào tốt hơn để bắt đầu là ngay bây giờ. Miễn là hòa mình với thiên nhiên thì bạn vẫn tốt trên Con đường (Đạo).

PHẦN II
Tinh Thần

Tinh thần là gì?

Danh từ tinh thần bắt nguồn từ tiếng Latin 'Spiritus' (có nguồn gốc từ spirare, "hà hơi") có nghĩa là "hơi thở, không khí." Nó cũng có thể có nghĩa là "truyền cảm hứng" (lat. Inspirare) và "hết hạn" (lat. Expirare). "Spirit," hoặc Spiritus, cũng được dịch là tinh thần quan trọng, linh hồn hoặc sức mạnh sáng tạo của một người trong tiếng Hy Lạp (Greek) và chữ 'ruach' trong tiếng Do Thái.

Danh từ "tinh thần" có thể được đặt cho bất cứ thứ gì rất tinh tế và rất năng động, vì vậy chúng ta tìm thấy nó trong các biểu hiện của hóa học cũ như rượu mạnh (chất cồn) hoặc tinh thể muối (hydrochloric acid).

Tinh thần cũng có thể đề cập đến nguyên tắc sống hoặc linh hồn cá nhân. Chúng ta không còn gặp việc sử dụng nghĩa này ngoại trừ Leibniz đã dùng trong các bài diễn văn thần học hoặc thậm chí thần bí.

"Linh hồn hay tinh thần hợp lý" là "hình ảnh của thần tính, hoặc của chính người sáng tạo thiên nhiên; để các tinh- linh có thể nhập vào giao tế với Thượng đế".

Trong ngôn ngữ triết học đương đại, "tinh thần" có thể đối lập với các quan niệm khác nhau:

- Đối lập với vật chất, có sự phân biệt giữa tư tưởng và đối tượng của tư tưởng, vật chất; với các phép loại suy của chủ quan và khách quan hoặc tính duy nhất và đa số trong các mối quan hệ nhất định.

- Đối lập với tự nhiên, ví dụ như trong sự phân biệt tự do và cần thiết;

- Đối lập với xác thịt và bản năng của cuộc sống động vật, chúng ta tìm thấy ở đây một ý nghĩa gần với ý nghĩa của nguyên do: "Xác thịt ham muốn trái với tinh thần và tinh thần mong muốn trái với xác thịt".

Tinh thần trong các tôn giáo

- ### Tinh thần trong Cơ đốc giáo

Trong thư đầu tiên gửi cho người Tê-sa-lô-ni-ca, thánh Phao-lô thành Tarsus cầu nguyện rằng "toàn bộ bản chất con người, tinh thần, linh hồn và thể xác" của chúng ta sẽ được gìn giữ vô tội khi Chúa đến (1Th 5:23).

Giáo hội Công giáo dạy rằng sự phân biệt giữa linh hồn và tinh thần không đưa tính hai mặt vào linh hồn. Vào thế kỷ thứ 9, trong Hội nghị Constantinople lần thứ tư vào năm 869, đã có cuộc tranh cãi về mối quan hệ giữa linh hồn và thể xác. Giáo luật thứ 11 của hội nghị này khẳng định tính độc nhất của linh hồn.

Vào thế kỷ thế kỷ thứ 9 thì sự phân biệt được chính thức hóa giữa linh hồn và tinh thần. Theo truyền thống, tinh thần được liên kết với suy nghĩ và linh hồn thì với cảm giác, trước đây người ta coi con người có thể có nhiều bản chất (thể xác, linh hồn và tinh thần). Cơ đốc giáo khẳng định ngược lại, sự hợp nhất của con người (một thể xác và linh hồn) bằng cách phủ nhận sự tồn tại của tinh thần, vì nó đồng nhất với linh hồn:

"Sự thống nhất giữa linh hồn và thể xác sâu sắc đến mức người ta phải coi linh hồn như hình thức của thể xác; nghĩa là chính nhờ có tinh thần linh hồn mà cơ thể cấu tạo nên vật chất là con người và cơ thể sống; trong con người, tâm trí và vật chất không phải là hai bản tính hợp nhất, mà là sự kết hợp của chúng tạo thành một bản tính duy nhất".

Do đó, Giáo hội Công giáo La Mã đã tìm cách đào sâu ý nghĩa của các thuật ngữ, điều này không phải là không gây tranh cãi giữa Giáo hội La Mã và các Giáo hội phương Đông. Trong giáo lý của Giáo hội Công giáo, khái niệm linh hồn gắn liền với một cá nhân (sự hợp nhất giữa con người và linh hồn), trong khi tinh thần cũng được xem xét từ góc độ của một đoàn thể:

"Di sản thiêng liêng của đức tin (depositum fidei), chứa đựng trong Thánh truyền (Holy Tradition) và trong Sách thánh (Sacred Scripture), đã được các tông đồ giao phó cho toàn thể Giáo hội. Nhờ gắn bó với Người, toàn thể dân thánh liên kết với các vị chủ chăn của họ vẫn trung thành tuyệt đối với sự dạy dỗ của các tông đồ và sự hiệp thông huynh đệ, với việc bẻ bánh và cầu nguyện, nhờ đó, trong việc duy trì, thực hành và xưng tội của đức tin được ổn định giữa các mục sư và các tín hữu, một tinh thần hợp nhất độc nhất vô nhị".

Điều này đặc biệt được tiết lộ ở phần giới thiệu trong thông điệp:

"Đức tin và lý lẻ giống như hai đôi cánh cho phép tinh thần con người vươn lên khi chiêm nghiệm chân lý. Chính Thiên Chúa đã đặt trong lòng con người niềm khao khát được biết sự thật và cuối cùng, được biết chính Ngài để khi biết Ngài và yêu mến Ngài thì con người có thể đạt được sự thật trọn vẹn về mình".

Danh từ "tinh thần", với chữ thường (do đó là của con người), xuất hiện rất thường xuyên trong thông điệp này, trong khi từ "linh hồn" chỉ xuất hiện năm lần.

Chữ Tinh Thần được viết bằng chữ in hoa, hoặc xuất hiện trong các tên gọi Tinh thần của chân lý, Tinh thần của nhận nuôi ... (luôn viết hoa) chỉ Đức Thánh Linh.

- **Tinh thần trong kinh Kabbalah**

Tinh thần trong kinh Kabbalah là truyền thống thần bí của người Do Thái về giải thích Kinh thánh, lần đầu tiên được truyền miệng và sử dụng các phương pháp bí truyền (bao gồm cả mật mã). Nó đạt đến đỉnh cao của ảnh hưởng vào thời Trung cổ sau đó và vẫn còn quan trọng trong chủ nghĩa Hasid (một phong trào Do Thái thần bí có ảnh hưởng được thành lập ở Ba Lan vào thế kỷ 18 để phản ứng lại chủ nghĩa hàn lâm cứng nhắc của Do Thái giáo. Phong trào suy giảm mạnh vào thế kỷ 19, nhưng các cộng đồng theo chủ nghĩa chính thống đã phát triển từ đó và chủ nghĩa Hasid vẫn là một động lực trong đời sống của người Do Thái, đặc biệt là ở Israel và New York).

Chủ nghĩa thần bí Do Thái, từ thế kỷ 11, tin rằng con người, ngoài thể xác còn có nhiều linh hồn. Các nhà tân Platon Do Thái Abraham ibn Ezra (khoảng năm 1150) và Abraham bar Hiyya Hanassi phân biệt ba phần: sức sống (nêfesh), hơi thở (ru'ah), và nước thánh (neshamah); những người kabbal thêm cuộc sống thiêng liêng (hayyah), và sự hợp nhất (yehidah). Năm tên của linh hồn, theo thứ tự tăng dần: nêfesh ("sức sống", "cơ thể đôi"), ru'ah ("hơi thở", "cá tánh"), neshamah ("nước thánh: the divine perfume", "Linh hồn cao hơn"," tia sáng thánh: divine spark","tinh thần linh hồn"), hayyah ("Cuộc sống thiêng liêng", tương đương với từ Phật giáo) và yehidah ("sự kết hợp", "sự hợp nhất", nguyên tắc không thể phân chia của cá nhân). Nếu gom lại với nhau trong một từ viết tắt tên viết tắt của mỗi thuật ngữ này thì chúng ta sẽ có được từ naran-hai, ("Lửa sống"). Đây là học thuyết của người Kabbal, Isaac Louria, vào khoảng năm 1570, tại Safed.

- **Tinh thần trong Phật giáo**

Đạo Phật phủ nhận sự tồn tại của linh hồn (coi như một ảo ảnh) và nhấn mạnh sự phụ thuộc lẫn nhau giữa thể xác và tâm trí sâu xa. Ở đó, cá nhân được coi là một hợp thể uẩn, trong đó đầu tiên là cơ thể, kèm theo bốn khái niệm khác có thể được liên kết với khái niệm tinh thần: cảm giác, tri giác, hành động hình thành và ý thức.

Những uẩn này là những tiến trình vô thường và phụ thuộc lẫn nhau, không phải là những vật thể bất biến. Tâm trí được liên kết với cơ thể và trở nên thực sự độc lập với nó chỉ trong các trạng thái thăng hoa của thiền định, đó là trạng thái thiền định (dhyāna) theo quan điểm của niết bàn (nirvāna).

Tâm trí được coi, không phải như một "bóng ma trong cỗ máy" của cơ thể, mà là giác quan thứ sáu (manas) ngoài năm giác quan thường được nhận biết. Chủ trương Phật giáo không theo thuyết duy linh hay duy vật: tâm trí không phải là một thực thể vĩnh cửu, nhưng nó cũng không phải là một biểu hiện của vật chất. Bộ não chỉ là một loại "trạm cuối" vận hành giao diện giữa tâm trí (phi vật chất) và thế giới của năm giác quan (vật chất). Kinh nghiệm về các trạng thái ý thức bị thay đổi, thường gặp ở những người hành thiền cấp cao, dường như xác nhận quan điểm này.

Ajahn Brahm giải thích:

"Giác quan thứ sáu, tâm trí, độc lập với năm giác quan khác. Đặc biệt, nó không phụ thuộc vào não bộ. Nếu có một ca cấy ghép não giữa bạn và tôi, bạn lấy não của tôi và tôi lấy não của bạn thì tôi sẽ vẫn là Ajahn Brahm và bạn sẽ vẫn là bạn".

Đức Đạt Lai Lạt Ma bày tỏ quan điểm tương tự:

"Mức cao nhất [của ý thức] thoát khỏi sự hỗ trợ về vật chất. Ý thức không phụ thuộc vào các tiểu bộ phận (particle) vật chất".

Hoạt động cơ bản của tâm trí và sự điều hòa của nó trong saṃsāra (chu kỳ của cái chết và sự tái sinh mà cuộc sống trong thế giới vật chất bị ràng buộc) được mô tả bằng chuỗi nhân quả của sự đồng sản xuất có điều kiện. Một số trường học, như trường phái Cittamātra, dạy một khía cạnh vô thức của tâm trí, Ālayavijñāna (tiếng Phạn: "nơi chứa ý thức" khái niệm chính của Vijnanavada "Ý thức khẳng định" hoặc trường phái Yogachara của Phật giáo Đại thừa. ... Nhị nguyên đó chỉ bị chinh phục bởi giác ngộ (bồ đề); biến một người thành phật).

- **Tinh thần trong triết học**

Triết học cổ điển phương Tây

Vào thế kỷ 17, Descartes tách cơ thể khỏi tâm trí (ông xác định linh hồn) theo thuyết nhị nguyên: cơ thể là một vật chất nối dài và là máy móc (do đó có lý thuyết về động vật-máy móc) trong khi linh hồn là thể chất tư duy (thinking substance). Khi thụ động thì trí óc là trí tuệ; như một tài sản, nó là ý chí. Sự thống nhất giữa cơ thể và tâm trí vẫn còn là một vấn đề hóc búa và Descartes coi tuyến tùng (pineal gland) là nơi giao tiếp giữa hai.

Đơn giản hơn, Descartes chia nhỏ tâm trí thành ba thành phần: suy nghĩ, trí tưởng tượng và trí nhớ.

Ngược lại, những người ủng hộ chủ nghĩa duy vật triết học từ chối sự tồn tại của một nguyên lý phi vật chất và tâm trí được quan niệm là biểu hiện của các hiện tượng sinh lý do các quy luật vật lý chi phối: "não tiết ra tư tưởng như gan tiết mật" (Pierre-Jean-Georges Cabanis , 1802).

Triết học tinh thần đương đại

Sự khái quát hóa mô hình nhất nguyên tự nhiên trong khoa học tâm trí ngày nay được gọi là khoa học nhận thức (cognitive sciences), thường dẫn đến việc đặt giữa bộ não và tâm trí cùng một loại mối quan hệ như giữa vật chất ("Hardware: Phần cứng") và phần mềm ("Software: Phần mềm") trong công nghệ thông tin (IT) ngày nay.

Luận điểm được gọi là phép ẩn dụ não-máy tính (computer) này cũng biết những kẻ thù của nó, những người từ chối nhìn trong tâm trí chỉ một biểu thức sinh học thần kinh, phản đối sự lạc quan của những người dành cho họ, lĩnh vực của "điều này vẫn còn được giải thích trong hoạt động của tâm trí" đã kết thúc và đang thu hẹp dần từ năm này sang năm khác.

Triết học duy linh

Chủ nghĩa duy linh được định nghĩa là một triết học tâm linh và dành một vị trí thiết yếu cho khái niệm tâm trí. Đối với học thuyết này thì tinh thần là nguyên lý thông minh của vũ trụ và bản chất thực sự của nó vẫn chưa được khám phá.

Theo ý nghĩa của học thuyết duy linh thì tinh thần là những sinh vật thông minh của tạo hóa, sinh sống trong vũ trụ bên ngoài thế giới vật chất và tạo thành thế giới vô hình. Họ không phải là sinh vật của một tạo vật cụ thể, mà là linh hồn của những người đã sống trên trái đất hoặc trong các lĩnh vực khác cũng như những người đã rời bỏ vỏ bọc cơ thể của họ.

- **Tinh thần trong khoa học**

Theo ngữ nguyên học (etymology) thì tâm lý học là khoa học về tâm trí. Nhưng đối mặt với ý nghĩa tôn giáo và thần bí của từ này, diễn ngôn khoa học đã ưu tiên sử dụng các thuật ngữ trung lập hơn, chẳng hạn như các thuật ngữ thuộc các lĩnh vực hoặc quá trình tâm thần hoặc thậm chí là tâm lý (đặc biệt là trong các cách tiếp cận lấy cảm hứng từ phân tâm học) hoặc nhận thức. Trong khoa học nhận thức đương đại, thuật ngữ nhận thức không chỉ đề cập đến các khía cạnh của kiến thức và trí thông minh (của suy nghĩ) mà còn để chỉ tất cả các quá trình tâm lý hoạt động trong tâm trí con người (và không phải con người), bao gồm nhận thức, động cơ, quyết định hoặc cảm xúc...

Thật vậy, điều này được tìm thấy vào năm 1983 được sử dụng trong bản dịch cuốn sách của triết gia Jerry Fodor, Tính mô-đun của Tâm trí (The Modularity of Mind) trong các diễn đạt sau đây:

Triết học về tâm trí, nhánh của triết học đương đại tập trung vào các vấn đề của các khái niệm về tâm trí, trạng thái tinh thần, ý thức, v.v.

Lý thuyết về tâm trí là khoa tâm lý này ở một số lượng rất nhỏ các loài động vật, hoặc, theo một số nhà nghiên cứu thì cụ thể là con người cho phép một cá nhân hiểu được các trạng thái tinh thần (niềm tin và ý định) của một cá nhân khác.

"Xã hội của Tâm trí" (Society of the Mind) là tiêu đề một cuốn sách của Marvin Minsky, trong đó ông đề xuất phân tích nhận thức của con người như một hiện tượng tổng thể, nổi lên từ sự tương tác của một số lượng lớn các tác nhân không thông minh.

Nhà sinh thái học Gregory Bateson đã phát triển khái niệm sinh thái của tâm trí trong cuốn sách Sinh thái của Tâm trí (Ecology of the Mind) và có thể được so sánh với khái niệm sinh thái ý thức của nhà tâm lý học thần kinh Gerald Edelman.

Vai trò của tinh thần trong thế giới (vật chất)

Thuật ngữ tinh thần có thể được áp dụng, theo cách hiểu cổ nhất, cho các sinh vật sống nói chung (thực vật và động vật) như là nguyên tắc cấu thành của nó. Theo một số cách giải thích, chẳng hạn như của Aristotle, linh hồn sẽ kết hợp nguyên tắc quan trọng hoặc bản chất bên trong của mỗi sinh vật này, nhờ đó chúng có một danh tính nhất định, không thể giải thích được từ thực tại vật chất do các bộ phận của nó.

Thuật ngữ này cũng được sử dụng theo một nghĩa cụ thể hơn nếu nó đề cập đến con người; trong trường hợp thứ hai này, theo nhiều truyền thống tôn giáo và triết học, linh hồn sẽ là thành phần tinh thần của con người.

Trong quá trình lịch sử, khái niệm tinh thần trải qua nhiều nỗ lực giải thích khác nhau: từ thuyết nhị nguyên của chủ nghĩa duy tâm triết học và thuyết duy tâm đến cách giải thích theo chủ nghĩa hiện sinh về một tổng thể với hai khía cạnh cụ thể là: vật chất và phi vật chất.

Theo truyền thống Kitô giáo, tinh thần là một trong những khía cạnh của con người thống nhất với tư cách là một cá thể và "phóng" cá nhân con người vào những hoạt động vượt ra ngoài vật chất. Nhờ có linh hồn mà con người có được những bản năng, tình cảm, cảm xúc, suy nghĩ và quyết định tự do, và có thể trở về với chính mình (tự ý thức).

Mặc dù không thường xuyên xảy ra, nhưng thuật ngữ "linh hồn" cũng có thể được dùng để chỉ bất kỳ con người nào nói chung, bỏ qua ý nghĩa tôn giáo hoặc triết học, như trong cách diễn đạt "thậm chí không có một linh hồn nào" hoặc "thành phố của 40.000 linh hồn".

Linh hồn trong triết học phương Tây

Triết học Hy Lạp

Plato coi tinh thần là chiều kích quan trọng nhất của con người. Đôi khi anh ấy nói về cô ấy như thể cô ấy bị giam cầm trong một cơ thể, mặc dù ý tưởng này được mượn từ Orphism (một tôn giáo thần bí của Hy Lạp cổ đại, có nguồn gốc từ thế kỷ thứ 7 hoặc thứ 6 trước Công nguyên và dựa trên những bài thơ (nay đã thất lạc) của Orpheus, nhấn mạnh sự cần thiết của các cá nhân để loại bỏ phần xấu xa trong bản chất của họ bằng nghi lễ và thanh lọc đạo đức trong suốt một loạt luân hồi).

Theo Timaeus, linh hồn được cấu tạo bởi sự đồng nhất và đa dạng, một chất mà đấng tạo hóa sử dụng để tạo ra linh hồn vũ trụ và các ngôi sao khác; hơn nữa, các vị thần thấp hơn đã tạo ra hai linh hồn phàm trần: tinh thần đam mê, nằm trong lồng ngực và tinh thần thích thú, nằm trong bụng. Trên cả hai sẽ là linh hồn lý trí, sẽ tìm thấy vị trí của nó trong đầu.

Một điều gì đó tương tự được kể lại trong Phaedrus, nơi thần thoại về những con ngựa có cánh được phơi bày: người đánh xe là tinh thần lý trí, con ngựa trắng tượng trưng cho phần đam mê và màu đen là phần ham muốn (luôn nổi loạn). Nhiệm vụ của người đánh xe là giữ cho ngựa đen cùng phi nước đại với ngựa trắng. Trong Phaedo, tinh thần được xem như một chất tìm cách tách mình ra khỏi những giới hạn và xung đột nảy sinh từ sự kết hợp của nó với thể xác để có thể sống trọn vẹn sau khoảnh khắc chết; cuộc đối thoại này đưa ra nhiều lý lẽ khác nhau nhằm chứng minh sự bất tử của tinh thần.

Aristotle đã định nghĩa Psyche là "một dạng cụ thể của một cơ thể tự nhiên có khả năng tồn tại sự sống, (Anima, 412 a20)". Ông ta cũng hiểu nó là "bản chất của một loại cơ thể như vậy" (412b10). Hình thức hoặc bản chất là thứ tạo nên một thực thể giống như nó. Do đó, chúng ta hiểu rằng linh hồn là thứ xác định một cơ thể tự nhiên. Ví dụ, nếu tai là động vật thì tinh thần của nó sẽ lắng nghe và vấn đề của nó là cơ quan của chính tai. Tai không có chức năng nghe sẽ là tai chỉ dùng để nói. Trong trường hợp này, tinh thần cấu hình vật chất trong một cơ thể tự nhiên có tổ chức.

Do đó, một đơn vị cơ bản (bao gồm vật chất và hình thức) được hình thành. Tinh thần và thể xác không thể tách rời trong sinh vật sống.

Tinh thần cũng được định nghĩa là "cơ quan đầu tiên của một cơ thể tự nhiên có khả năng có sự sống" (412a26). Điều này chỉ ra rằng tinh thần là hòa nhập hoặc hành động đầu tiên của cơ thể sống, và linh hồn và thể xác được thống nhất đồng thời với nhau. Nhưng vì tinh thần là hành động, nên có thể nói rằng nó được ưu tiên hơn thể xác. Đầu tiên nó không phải là thời gian, mà là tầm quan trọng. Đó là hành động đầu tiên mà từ đó các khả năng và quyền lực của sinh vật phát sinh.

Cuối cùng, Aristotle chỉ ra rằng có thể có những hoạt động của linh hồn mà không phụ thuộc vào bất kỳ ai.

Tầm nhìn nhị nguyên xuất hiện từ chủ nghĩa Platon đã bóp méo thực tại và hậu quả là coi thường các thực tại vật chất, cơ thể con người và tình dục, cùng những thứ khác. Tinh thần được hình dung như một cái gì đó độc lập, là một phần của thần thánh và của điều tốt đẹp, giống như một tờ giấy trắng bị mắc kẹt trong một phong bì vật chất nghèo nàn mà từ đó nó khẩn cấp để giải phóng bản thân.

Tuy nhiên, thuyết nhất nguyên của Aristotle cho phép chúng ta hiểu con người như một đơn vị cấu tạo nên thể xác và linh hồn, mang lại giá trị cho cơ thể bằng cách không hiểu nó là nhà tù của linh hồn (như Plato đã làm), mà là một phần thiết yếu của con người như *là*.

Thomas Aquinas

Với Thomas Aquinas, sự phản ảnh nhân học (giải thích con người là gì) có một bước ngoặt thực tế hơn. Dựa trên Aristotle nhiều hơn Plato, Thomas Aquinas nói về các nguyên tắc, không còn về những thực tại đối lập nữa. Đối với Aristotle, tất cả mọi sinh vật trong thế giới vật chất đều có vật chất (là vật chất thuần túy không thể xác định) và một dạng thực thể (là nguyên tắc xác định).

Hai thực tại này không thể tách rời, vì vậy chúng không có sự tồn tại độc lập. Đây là hai "khía cạnh" của cùng một thực tế. Thomas Aquinas mô tả con người một mặt là vật chất (thể xác) chứ không phải vật chất mặt khác (tinh thần). Con người đắm chìm trong vật chất và tuân theo các quy luật cơ bản của không gian và thời gian. Đồng thời, nó cho thấy nó hoàn toàn không phải là vật chất, có thể vượt ra ngoài không gian và thời gian với lý do của nó: hoạch định tương lai hoặc bố trí sắp xếp trên một không gian hiện có trong cuộc sống hàng ngày của nó.

THAY ĐỔI CÁCH SỐNG

Ví dụ: Tôi có thể chuẩn bị một chương trình làm việc cho ngày mai và lên ý tưởng phòng ăn của ngôi nhà sẽ như thế nào mà không cần phải có mặt trong phòng ăn đó.

Tinh thần và cơ thể trở thành đồng nguyên tắc trong việc giải thích con người là như thế nào. Con người là hoàn toàn về thể xác nhưng có một cái gì đó của riêng mình cho phép họ vượt ra ngoài thể xác: linh hồn thiêng liêng của họ. Tuy nhiên, ngay từ đầu linh hồn đã tồn tại bản thể, trong khi cơ thể tồn tại như một thể thống nhất với linh hồn.

Tư tưởng phương Tây sau này

Tư tưởng phương Tây rơi vào thuyết nhị nguyên giữa cơ thể và tinh thần:

Descartes định nghĩa linh hồn là một thứ suy nghĩ trái ngược với một thứ "bao quát" (res Cogitans so với res Amplia).

a. Baruch Spinoza nói về linh hồn như một thuộc tính và phương thức của bản chất thần thánh.

b. Leibniz gọi nó là một đơn nguyên tự đóng cửa.

c. Theodor Lessing, như khát vọng vô hạn.

d. Kant mô tả nó là sự bất khả thi của việc học cái tuyệt đối.

e. Fichte, làm thế nào để biết và hành động.

f. Hegel nói rằng linh hồn là sự tự phát triển của ý tưởng.

g. Friedrich Schelling định nghĩa nó như một sức mạnh thần bí.

h. Nietzsche, phát minh và thực thể tưởng tượng của những người bình thường, giúp củng cố niềm tin về sự tồn tại của một vị thần hay cụ thể hơn là "Thượng đế".

i. Freud, như sự khác biệt giữa "tôi" và "siêu tôi".

j. Jaspers định nghĩa nó là "tồn tại".

k. Ernst Bloch, như hiện thực ban đầu của tương lai.

Theo truyền thống Judeo-Cơ đốc giáo

Theo truyền thống tôn giáo Judeo-Cơ đốc giáo, tinh thần là chất lượng xác định chính của chuyển động trong vật chất sống, làm cho không chuyển động (bất động) để chuyển động, không phụ thuộc vào sự dịch chuyển của người khác.

Theo các ghi chép trong Kinh thánh, trong Sáng thế ký có ghi:

- 20, Đức Chúa Trời phán: "Hãy cho nước đầy vô số loài sinh vật và cho chim bay trên mặt đất, nhờ sự vững chắc của bầu trời."

- 21, Đức Chúa Trời đã tạo ra những con quái vật biển lớn, nhiều loại sinh vật khác nhau lấp đầy nước bằng cách lướt đi trong chúng và tất cả các loài động vật có cánh. Và Chúa thấy rằng điều này là tốt lành.

- 22, Người chúc phúc: "Hãy sinh sôi nảy nở thêm nhiều; lấp đầy nước của các biển và để các loài chim sinh sôi trên trái đất.

- 23, Như vậy có một buổi tối và một buổi sáng: đây là ngày thứ năm.

- 24, Đức Chúa Trời phán: "Cho trái đất sinh ra đủ loại sinh vật: trâu bò, bò sát và thú rừng các loại." Và vì vậy nó đã xảy ra.

- 25, Đức Chúa Trời đã tạo ra các loại thú đồng, các loại gia súc và tất cả các loài bò sát trên đất, bất kể loài nào. Và Chúa thấy rằng điều này là tốt lành.

- 26, Đức Chúa Trời phán: "Chúng ta hãy dựng nên loài người theo hình ảnh chúng ta, theo giống chúng ta; cá biển và chim trời, gia súc, thú đất và tất cả các loài vật bò trên mặt đất đều phải tuân theo.

- 27, Đức Chúa Trời dựng nên con người theo hình ảnh Ngài; Ngài đã tạo ra người ấy theo hình ảnh của Đức Chúa Trời, Ngài đã tạo ra họ: nam và nữ.

- 28, Ngài ban phước cho họ rằng: "Hãy sinh sôi nảy nở, làm bội lên, làm cho mặt đất khuất phục; thống trị loài cá biển, chim trời và mọi loài sinh vật di chuyển trên đất.

Sáng thế ký 1: 20-28

Thuật ngữ này cũng xuất hiện trong tầm nhìn nhân học của nhiều nhóm văn hóa và tôn giáo. Trong thời kỳ hiện đại, thuật ngữ "linh hồn" được sử dụng thường xuyên hơn trong các bối cảnh tôn giáo.

Tinh thần trong thần học Cơ đốc giáo

Thần học Cơ đốc, chủ yếu là thần học Tin lành của Đức, được truyền cảm hứng bởi thuyết duy tâm (hiện tại dựa trên các ý tưởng) và đi đến quan niệm linh hồn chỉ là "chủ thể". Cũng chính chủ nghĩa duy tâm này ảnh hưởng qua tư tưởng của Descartes về một số trào lưu Công giáo. Thật vậy, Descartes, bằng cách tuyên bố "Tôi nghĩ, do đó tôi *là*", bao hàm sự suy tư triết học trong thế giới của các ý tưởng. Ông được coi là cha đẻ của chủ nghĩa duy tâm.

Các triết gia được trích dẫn trong đoạn trước, phần lớn là các triết gia "duy tâm".

Chủ nghĩa hiện thực triết học đã khai sinh ra cả chủ nghĩa kinh nghiệm và chủ nghĩa Mác (Marxism) là triết học hiện sinh (chủ nghĩa hiện sinh) và chủ nghĩa hiện sinh Cơ đốc giáo (Gabriel Marcel, chủ nghĩa cá nhân của Mounier).

Trong kinh Thánh

Trong Kinh thánh, danh từ "linh hồn" được dịch từ tiếng Do Thái (ne '• phesch [נפשׁ]) và từ tiếng Hy Lạp (psy • khe'). Từ cách sử dụng ngôn ngữ trong Kinh thánh, rõ ràng linh hồn là người hoặc động vật được gọi bằng thuật ngữ, hoặc cuộc sống mà con người hoặc động vật được hưởng.

Rúaj là "gió", "tinh thần" trong tiếng Do Thái, liên quan đến nhân chủng học là 'hơi thở [của sự sống]', hơi thở của chính thần tính: khi Đức Giê-hô-va thổi vào con người hơi thở của sự sống (Sáng thế ký 2: 7) thì con người đã trở thành một sinh vật sống. Con người sống trong khi Đức Giê-hô-va không rút tầm tay mình, (Gióp 27, 3). Thuật ngữ này đánh dấu mạnh mẽ mối quan hệ giữa tạo vật và đấng sáng tạo, sự phụ thuộc tuyệt đối của vạn vật vào Ngài.

Ruach nhận được các ý nghĩa khác trong Kinh thánh tùy theo ngữ cảnh. Nephesh (נפשׁ) có nghĩa là "cổ họng", "hàm" (2 Sa-mu-ên 16:14), "người thở" (Gióp 41:13, 20, 21). Néfesch xuất phát từ nguồn gốc có nghĩa là "để thở" và theo nghĩa đen thì nó có thể được dịch là "mặt nạ phòng hơi độc".

Chính xác thì cùng một cách diễn đạt trong tiếng Do Thái được sử dụng cho việc tạo ra động vật, cụ thể là néfesch jaiyah (linh hồn sống), được áp dụng cho A-dong (Adam) khi người ta nói rằng sau khi Chúa hình thành con người từ bụi đất và thổi vào lỗ mũi của A-đông hơi thở của sự sống thì "con người trở thành một linh hồn sống" (Ge 2: 7).

Trong hướng dẫn mà Đức Chúa Trời ban cho con người sau khi tạo ra họ, Ngài đã sử dụng thuật ngữ "nefesch" một lần nữa để chỉ việc tạo ra động vật: trong đó có sự sống như một linh hồn và theo nghĩa đen thì trong đó có một linh hồn sống (nephesh). - Sáng thế ký 1:30.

Đôi khi từ né • fesch được sử dụng để thể hiện mong muốn của cá nhân, điều này sẽ đáp ứng họ và sau đó thúc đẩy họ đạt được mục tiêu của mình. Châm ngôn 13: 2 nói về những người đối xử bội bạc rằng 'chính tâm hồn họ là bạo lực', tức là họ là những người trung thành ủng hộ bạo lực và thực sự trở thành bạo lực được nhân cách hóa - vì vậy điều đó cũng liên quan đến sự tương tác giữa tâm trí và tính cách hoạt động của một cá nhân, "sự sống" (1 Sa-mu-ên 26:21).

Ngoài ra, sách Sáng thế ký 9: 4 nói rằng máu là của An Ma (Alma) và Lê-vi (Leviticus). Ký 17:11 nói rằng máu là linh hồn, bởi vì mỗi tế bào sống tạo nên máu có khả năng tự di chuyển, phân biệt động vật với thực vật, điều này không có máu hoặc tế bào liên quan đến nó; máu, mà sự chuyển động của tế bào cho phép sự hô hấp diễn ra liên tục, cho thấy đặc tính riêng biệt của Đời sống Động vật (Animal Life). Từ néfesch (שפנ) xuất hiện tổng cộng 754 lần trong Kinh thánh tiếng Hê-bơ-rơ (Hebrew Scriptures - Sáng thế ký đến Ma-la-chi) và chữ psykhế (ψυχή) tương đương với tiếng Hy Lạp 105 lần trong Kinh thánh Hy Lạp (Ma-thi-ơ đến Khải huyền) và không bao giờ được liên kết với sự bất tử mà một số tôn giáo, triết học hoặc các trào lưu khác cho nó. Nhưng đáng chú ý nhất, có hàng trăm văn bản Kinh thánh liên kết nó với cái chết; trên thực tế, có 13 văn bản được đề cập đến là "dead néfesch" (linh hồn chết).

Ngoài ra, họ không phải viết psykhế (ψυχή) và từ tiếng La Tin anima (những từ có liên quan đến thuật ngữ "động vật" trong tiếng Tây Ban Nha, làm cho cụm từ "động vật lý trí" trở nên hợp lý đối với con người) với từ tinh thần (gr. pneuma).

Vì vậy, tinh thần được định nghĩa bởi sự tương tác không thể tách rời của ba chuyển động trong vật chất sống tạo nên nó: Tâm trí/Trái tim (nguyên tắc tâm lý có ý thức-vô thức của Tự thể [chuyển động khí]), Máu (nguyên tắc của động vật hoặc cơ thể xác thịt [chuyển động của hệ bạch huyết]) và Cuộc sống (nguyên tắc hoạt động-thói quen [chuyển động năng động]).

Không có ba cái này thì linh hồn là chết. Từ cách giải thích này nảy sinh ra tầm quan trọng của việc đánh giá cả tinh thần của con người và tinh thần của một con thú. Tăng cường đánh giá đạo đức từ phần nhạy cảm nhất của tâm hồn (tâm trí/trái tim) cho đến phần khó khăn nhất của nó (cuộc sống).

Basár (xác thịt) là một khái niệm không đối lập với rúaj (hơi thở) nhưng chúng được đặt cạnh nhau. Một bản dịch được chấp nhận sẽ là "con người của tôi", có thể được chạm vào, trải nghiệm. Khi thánh Phao-lô nói: "Thân xác anh em là đền thờ của Thần Khí (in gr. Pneuma) ... (1Cr 6,19)" hoặc "Anh em là đền thờ ... (1Cr, 3-17)", thánh Phao-lô đã nhấn mạnh khía cạnh có thể trải nghiệm của khái niệm.

Huấn quyền (Magisterium) Công giáo

Các định nghĩa giáo điều của Huấn quyền của Giáo hội Công giáo chủ yếu đề cập đến các mối quan hệ giữa linh hồn và thể xác. Điểm chính:

- Con người có tinh thần

- Tinh thần tồn tại trong mỗi con người như một cá thể riêng biệt và bất tử trong sự đa dạng của cá nhân này.

- Tinh thần tự nó là một dạng vật chất hữu tình.

Từ Giáo hoàng John XXII:

a. Tinh thần có toàn bộ khải tượng Đức Chúa Trời, chỉ sau khi chết. Tinh thần được tạo ra và được truyền vào ngay lập tức bởi Đức Chúa Trời vào thời điểm thụ thai.

b. Tinh thần không thuộc về thể chất thiêng liêng.

c. Tinh thần không dẫn đến một tồn tại tiền thể xác.

d. Tinh thần không có nguồn gốc vật chất.

e. Tinh thần cấu thành nguyên tắc sống còn của con người.

f. Tinh thần vượt trội hơn so với cơ thể.

g. Tinh thần có thể được biểu lộ.

Cộng đồng Vatican II vượt ra ngoài lược đồ linh hồn-thể xác và nói về con người. "Con người là một thể xác và linh hồn, và trong nội tâm của con người vượt lên trên mọi sự vật ..."

Giáo hoàng John Paul II trong một bài giảng Chủ nhật, được xuất bản trên L'Osservatore Romano (14/01/1990), nói rằng "động vật sở hữu hơi thở quan trọng nhận được từ Thiên Chúa", trích dẫn Thi thiên 103 và 104, được công nhận, do đó, 'tinh thần nhạy cảm' (tiếng Hy Lạp 'pneuma', hơi thở, không khí), mà không quên rằng từ 'động vật' bắt nguồn từ tiếng Latinh 'anima' (tinh thần). "Động vật có một tinh thần và con người phải yêu thương và cảm thấy đoàn kết với những người em của chúng ta."

Biểu tượng học

Các tín đồ Thiên Chúa Giáo ban đầu đã thể hiện trong các tượng đài của họ linh hồn con người thoát khỏi xiềng xích của xác thịt và xưng hô với quê hương trên trời bằng những hình tượng tượng trưng sau đây:

a. Một con ngựa đang chạy như thể để lấy giải thưởng trong các trò chơi xiếc.

b. Một con tàu với những cánh buồm căng ra hướng đến ngọn hải đăng hoặc cập cảng.

c. Một con cừu non hoặc một con cừu đơn lẻ hoặc được phục hồi thành bầy bởi Người chăn chiên tốt lành (Good Shepherd).

d. Một con chim bồ câu đôi khi đang bay, đôi khi bên cạnh một chiếc ly rỗng, hình ảnh của cơ thể bị linh hồn bỏ rơi và những lần khác thì đậu trong một khu vườn đầy hoa, tượng trưng cho Thiên đường.

e. Một người phụ nữ xuất hiện từ một cơ thể vô hồn.

Tinh thần trong các nền văn hóa khác

Thiền phương đông để thanh lọc tâm hồn.

Trong các nền văn hóa khác như châu Á, châu Phi và châu Mỹ thì chúng ta thấy một khái niệm tinh thần tương tự như khái niệm được phát triển bởi các tôn giáo của nhóm Judeo-Cơ đốc giáo (bao gồm cả Hồi giáo) và triết học châu Âu.

Tinh thần theo quan điểm Vệ Đà (Veda) hay Vệ Đi (Vedic), là Bản thể (Atman), về bản chất là vĩnh cửu (không sinh hay tử hoặc không bắt đầu hay kết thúc) vật chất khác với thể chất và có ý thức riêng.

Từ góc độ này, khoa học vật chất, hay nghiên cứu các hiện tượng thể chất hoặc vật chất, bị hạn chế bởi vì nó không thể nghiên cứu các hiện tượng tinh thần vì bản chất của nó khác với vật chất.

Tinh thần ở Ai Cập cổ đại

Mỗi cá thể con người, theo người Ai Cập cổ đại thì có bảy mức độ trong tính cách của con người:

a. "Ren", đó là "tên", có thể vẫn tồn tại theo sự chăm sóc của một cách ướp xác chính xác.

b. "Sechem" là năng lượng, sức mạnh, là ánh sáng của người đã khuất.

c. "Aj" là sự hợp nhất của "Ka" và "Ba", theo quan điểm do sự trở lại của sự tồn tại.

d. "Ba", cái làm cho một cá nhân trở thành cái mà nó *là*; nó cũng áp dụng cho những thứ vô tri vô giác. Nó là khái niệm gần gũi nhất với khái niệm "linh hồn" của phương Tây.

e. "Ka" là sinh lực. Hỗ trợ bằng đồ ăn cúng cho người đã khuất.

f. "Sheut" là bóng của người, được thể hiện bằng một hình người hoàn toàn đen.

g. "Seju" là chỉ phần còn lại của người đó.

h. "Jat" là phần xác thịt của con người.

Tín ngưỡng Phật giáo

Một trong ba dấu hiệu của sự tồn tại, Anātman là "[bản chất] không chắc chắn của sự vật". Không nơi nào kinh điển nói về bản chất nội tại của bản thể hoặc một cái gì đó bên trong để kết nối với nó. Người ta thường nhầm lẫn giữa "Thực tại Tối hậu (Ultimate Reality)" của tâm là "Phật Tánh (Buddha Nature)" không thể phá hủy được như một viên kim cương (Vajra Sattva); tuy nhiên, trên bình diện triết học, bản chất bất hoại là tính không của sự vật và hoàn toàn khác với khái niệm Atman, linh hồn, bản thể, v.v ... Những khái niệm đó được coi là phát sinh từ bản ngã và sự mê muội của tâm trí.

Đạo Phật dạy rằng vạn vật luôn thay đổi trong một trạng thái bất biến. Mọi thứ chỉ là tạm thời và không có thứ gì đó vĩnh cửu. Điều này áp dụng cho toàn bộ vũ trụ và do đó cho chính nhân loại. Không có cái "tôi" vĩnh viễn. Anātman về bản chất thể hiện ý tưởng Phật giáo về sự thay đổi liên tục này.

Sai lầm khi tin vào cái "tôi" thường trực là nguồn gốc của những xung đột và ham muốn trần tục của con người. Sự gắn bó với những khiếm khuyết của sự tồn tại theo chu kỳ, luân hồi, mang đến sự tái sinh.

Khi nói đến sự tái sinh, trong Phật giáo, đó là bản ngã và biểu hiện của tâm thức mê muội, của dòng tâm thức. Khái niệm luân hồi cũng được sử dụng, mặc dù nó không đúng như khái niệm trước đó; tuy nhiên, cho đến nay vẫn chưa có phiên dịch chính xác cho khái niệm này.

Đạo Phật cho rằng có ba cấp độ trong tâm thức của con người: ý thức rất vi tế, không tan rã trong kiếp nhập diệt; tâm thức vi tế, biến mất khi chết và là ý thức ngủ mê hay vô thức; và tâm thức trần tục.

Tín ngưỡng Ấn Độ giáo (Hindu)

Các tôn giáo nói về tinh thần chẳng hạn như Ấn Độ giáo, phát sinh từ kinh Vệ Đà, là những văn bản thiêng liêng đối với người Ấn Độ giáo, nơi họ nói về cuộc sống rằng có sự chuyển đổi linh hồn, được gọi là bánh xe luân hồi. Chết là khi tinh thần chuyển từ thể này sang thể khác tùy theo hành động hoặc cách dẫn dắt cuộc sống của con người hay động vật; quá trình này của linh hồn đã được thay đổi và được gọi là Pháp (Dharma), là kết quả của một cuộc sống tốt hoặc làm việc tốt và nghiệp (karma) là tất cả mọi thứ nhất thiết phải sống để học hỏi từ cuộc sống để trong cuộc sống khác có thể trở thành người tốt hơn.

Đức Phật, người được coi là một trong những đại diện của văn hóa Ấn Độ giáo, nói rằng để cứu rỗi linh hồn thì con người phải đạt đến trạng thái niết bàn, đó là trạng thái hài hòa cao nhất.

Thiền giúp thanh lọc tâm hồn và thực phẩm là điều rất quan trọng để đạt được niết bàn, vì cuộc sống là thiêng liêng. Niết bàn cũng đạt được bằng cách có một cuộc sống thánh thiện, chẳng hạn, không thực hiện những hành vi không trong sạch có thể ảnh hưởng đến tâm hồn và học cách kiểm soát những tệ nạn và ảnh hưởng xấu.

Biểu tượng

Con bướm được người xưa coi là biểu tượng hoặc hình ảnh của loài nhện. Các nghệ sĩ thời cổ đại đại diện cho Plato với đôi cánh bướm trên đầu, bởi vì ông là nhà triết học Hy Lạp đầu tiên xử lý sự bất tử của linh hồn. Một mảnh vỡ cổ đại từ tủ của Stosch thể hiện sự thiền định của một triết gia với một con bướm được đặt trên hộp sọ phía trước nhà triết học đang phản ánh.

Sự thanh tẩy tâm hồn bằng lửa được thể hiện trong một chiếc bình nhỏ bằng đá hoa cương ở thành phố Mattei, thông qua tình yêu có một con bướm trong tay và ngọn đuốc thắp sáng đến gần. Một con bướm bay trên miệng của chiếc mặt nạ truyện tranh dường như cho thấy rằng người đeo mặt nạ đang sống hoặc hoạt hình.

Đôi khi thần Cupid (lòng tham) được nhìn thấy đang lấy đôi cánh của một con bướm đang vỡ vụn, một biểu tượng của những dằn vặt mà tình yêu khiến trái tim nó thống trị phải đau khổ.

Tốt, Xấu Và Tinh Thần

Đừng bẻ cong mọi thứ. Tinh thần không có nghĩa là tôn giáo. Các tôn giáo hướng đến những niềm tin nghiêm ngặt (giáo điều), tuân theo những quy tắc nhất định và đôi khi thậm chí là trò chơi quyền lực để kiểm soát mọi người, các thành viên của họ hoặc thậm chí những người khác trong khi tinh thần là câu hỏi về ý nghĩa của cuộc sống trong một bối cảnh lớn hơn.

Cuối cùng, thuật ngữ bí truyền không có nghĩa gì khác. Tất nhiên có một điểm giao thoa chung giữa tôn giáo và tinh thần. Bất kỳ hình thức định hướng tôn giáo tích cực nào cũng nên là tinh thần, nhưng không phải mọi cách nghĩ và cách sống tinh thần đều là tôn giáo. Điều này vô cùng quan trọng.

Sự tồn tại tinh thần so với vật chất

Bây giờ có hai thái cực: những người không muốn đối phó với tinh thần và chỉ nghĩ về các tham số của thế gian. Những người khác từ chối thẳng thừng quan điểm thế gian và muốn cống hiến hết mình cho sự tồn tại tinh thần của họ. Hình thức đối ngẫu này không đúng chỗ. Xã hội trong tương lai sẽ phải xoay sở để tích hợp cả hai khía cạnh của bản thân đã nhập thể vào cuộc sống hàng ngày.

Tại sao không sống thuần túy về vật chất?

Các thuộc tính mà chúng ta muốn phát triển thêm không thể được mô tả một cách hợp lý đầy đủ. Nếu chúng ta vẫn muốn thử: đó là về phẩm chất của năng lượng như vật lý lượng tử hiện đại phải miễn cưỡng giả định để có thể mô tả tất cả các thuộc tính về hành vi của các hạt cơ bản. Ví dụ về những phẩm chất này là hạnh phúc, khiêm tốn, ý tưởng chớp nhoáng và tình yêu phổ biến ở khắp mọi nơi. Trong suy nghĩ thuần túy về vật chất thì chúng ta sẽ không trải nghiệm những điều này và lãng phí hóa thân của mình.

Tại sao không sống thuần túy về mặt tinh thần?

Chúng ta đã có một quyết định tỉnh táo cho một hóa thân. Theo định nghĩa, một hóa thân gắn liền với một tồn tại vật chất. Sự hình thành vật chất này có thể, có lẽ và nên giúp chúng ta phát triển hơn nữa những đặc điểm nhất định của bản thân theo cách mà chúng ta với tư cách là những sinh vật tinh thần thuần túy sẽ không thể làm được. Do đó, việc phủ nhận thế giới vật chất của chúng ta là không thích hợp cho sự tồn tại tinh thần của chúng ta.

Làm thế nào để chúng ta hòa nhập một thái độ tinh thần vào cuộc sống hàng ngày của mình?

Hầu hết chúng ta đều đã đến rất tốt trong thế giới thuần túy trần tục. Câu hỏi đặt ra là làm thế nào chúng ta có thể hòa nhập tinh thần tự nhiên của mình vào cuộc sống hàng ngày. Để làm được điều này, chúng ta phải kiểm tra xem mọi người đã làm gì sai cho đến nay để ngăn chặn chính xác điều đó.

Những vấn đề của con người trong cuộc sống hàng ngày

Thật không may, mọi người thường thích lấy toán vi phân. Điều này bắt đầu từ sự tách biệt trong công việc và cuộc sống cá nhân. Một sự phân biệt rất sai lầm. Nếu chúng ta tìm một lĩnh vực trong cuộc sống mà không phải là của mình và đầu hàng trước một thế giới cố tình khiến mình gặp khó khăn như một phương tiện để đạt được mục đích (tiền bạc) thì chúng ta cố tình tạo ra một môi trường không tốt cho mình.

Tự do và sáng tạo

Điều quan trọng là chúng ta phải tìm thấy sự biểu hiện của tình yêu bên trong của mình trong mọi việc chúng ta làm. Tuy nhiên, đây là về một dạng tình yêu cơ bản, khác với dạng bản ngữ phổ biến. Đó là về lòng tốt không nỗ lực, lòng trắc ẩn đối với mọi thứ xảy ra. Kết quả là mở rộng trái tim để hướng tới sự toàn vẹn (không chỉ hướng nội, không chỉ hướng ngoại). Làm tan biến niềm tin tiêu cực là một hiệu chứng của sự tích hợp trái tim này, sự gia tăng rung động và từ chối lạm dụng thuốc mê.

Sự tự tin và sự tận tâm phát triển, phục vụ cho mọi thứ xung quanh - bao gồm cả "công việc" của chúng ta, nếu chúng ta để nó trở thành một phần của nó và làm những gì tương ứng với niềm đam mê của chúng ta.

Từ vật chất đến tinh thần

Những người nặng ký ngày nay bắt đầu cuộc hành trình của họ bằng cách muốn hiểu. Các câu hỏi như "Tôi là ai?", "Tôi đến từ đâu?", "Tôi là ai trong kiếp trước?" và "Tôi nên đi đâu?". Những câu hỏi này là một dấu hiệu tốt. Bản chất của sự sáng tạo sau đó được khám phá với một cái nhìn thay đổi về tự nhiên và tất cả các trải nghiệm đến được kiểm tra về nguồn gốc, nội dung và mục đích của chúng. Mọi thứ đều được đặt câu hỏi. Thực tại vật chất không còn được coi là nguồn gốc, mà là một triệu chứng của một cấu trúc thượng tầng. Một người theo đuổi những suy nghĩ như vậy mãnh liệt hơn và người kia hời hợt hơn.

Dần dần, chúng ta đang tìm kiếm những gì ẩn giấu khỏi cái tôi đơn giản. Cuộc sống hàng ngày của tinh thần được đặc trưng bởi nhận thức về các quá trình không thể thay đổi của thế giới tồn tại (mùa, nhịp điệu giấc ngủ, sự trao đổi chất, v.v.). Nhận thức này là một phần quan trọng của việc trở thành cảnh thức. Nó giống như việc từ từ thức dậy sau một giấc ngủ xuất phát từ tính cách của chúng ta, đã được lập trình bởi nhiều ảnh hưởng khác nhau. Nhận thức này được coi là hình thức thiền định cơ bản nhất trong Phật giáo.

Từ thế giới tinh thần hướng tới vật chất

Cũng giống như chúng ta dần dần (một lần nữa) bắt đầu quan tâm đến thế giới tinh thần thì sự cởi mở đối với những ảnh hưởng từ chính thế giới tinh thần này sẽ tăng lên theo hướng của chúng ta. Chúng ta không phải là riêng rẻ trong khi muốn cạnh tranh sự phát triển của chính mình. Nói một cách chính xác, chúng ta có cả một đội ngũ những người trợ giúp tinh thần mà mình có thể yêu cầu giúp đỡ. Họ không phục vụ để giảm bớt nhiệm vụ của chúng ta. Ngược lại, họ sẽ (theo yêu cầu cụ thể trước đây của chúng ta) không làm gì để cản trở nhiệm vụ học tập của chúng ta, tức là sự phát triển của chúng ta.

Tuy nhiên, giả sử ý thức đủ trưởng thành thì chúng sẽ có sẵn cho chúng ta vô số câu trả lời cho nhiều câu hỏi khác nhau về sự tồn tại - bởi vì chúng ta đã biết tất cả những điều này, nhưng chúng ta không thể mang nó theo với chúng ta trong hóa thân này. Cái tôi cao hơn của chúng ta cuối cùng hơn cái tôi đơn giản của chúng ta, chỉ "tiếc" không hóa thân vào cái tôi cao hơn.

Ví dụ, những người trợ giúp tinh thần bao gồm những người hướng dẫn tinh thần của chúng ta, những người đã từng hóa thân vào chính chúng ta và những người đồng hành với chúng ta trong suốt quá trình hóa thân của chúng ta. Người trợ giúp khác là thiên thần hộ mệnh, người ở bên chúng ta trong suốt cuộc đời linh hồn của chúng ta, không bao giờ phải nhập thể, nhưng cũng không bảo vệ chúng ta theo nghĩa thông thường (tức là không phải cơ thể của chúng ta), nhưng đảm bảo rằng chúng ta có thể đương đầu với các nhiệm vụ học tập của mình ở đây. Họ đảm bảo rằng hoàn cảnh thay đổi liên tục sẽ đáp ứng được nhiệm vụ học tập của chúng ta.

Thật thú vị khi chỉ riêng người hướng dẫn tinh thần hỗ trợ chúng ta trong một số công việc hàng ngày đơn giản nhất, chẳng hạn như mở một cái lon ("Hãy cẩn thận! Mặt khác!"), hoặc trước khi mở tủ lạnh của người khác ("Chậm lại, có thứ gì đó sắp bay hướng về bạn!"). Chúng ta nên chấp nhận sự giúp đỡ này. Nhưng chúng ta cũng có thể đặt những câu hỏi cụ thể để có thể nhận được câu trả lời mà mình sẽ hiểu. Nếu không, chúng ta luôn có thể yêu cầu các dấu hiệu mà mình có thể hiểu được.

Giới hạn của cá tánh

Chúng ta có thể thấy rằng thế giới không được nhìn nhận như một tổng thể trong bản ngã. Tất cả các lĩnh vực của cuộc sống đều được nhận thức và mô tả riêng biệt. Tốt nhất chúng ta giải thích cách các khía cạnh được cho là riêng biệt này hoạt động cùng nhau. Tất cả những điều này có thể được nhìn thấy trong việc phân chia các ngành khoa học thành vật lý, sinh học, tâm lý học, v.v. Chúng ta tách biệt mọi thứ.

Đồng thời, chúng ta vẫn thấy mình phải chịu nhiều những ảnh hưởng. Cả hai đều do cùng một vấn đề. Biểu hiện bản ngã làm phong phú thêm nhu cầu được bảo vệ tràn đầy năng lượng và các ranh giới tích cực, một mặt quan trọng đối với sự toàn vẹn của bản thân trong xã hội hiện tại, nhưng mặt khác cũng chính xác là một phần của vấn đề bao trùm đặc trưng cho xã hội.

Trong mọi trường hợp, nó củng cố nhận thức rời rạc trong các bộ phận, tách rời khỏi tổng thể. Bước đầu tiên để phục vụ cho sự phát triển của xã hội và bản thân là giảm tốc độ mà chúng ta đối phó với thế giới này thông qua suy nghĩ, cảm giác và hành động.

Điều này cũng sẽ làm rất tốt lĩnh vực mối quan hệ giữa các cá nhân và nó cũng sẽ cho phép ý thức trưởng thành hơn thông qua việc chấp nhận phản hồi trung thực từ đối tác một cách trung thực, thoải mái và dễ dàng hơn.

Tinh thần trong cuộc sống hàng ngày; Tận hưởng hiện tại

Tinh thần cuộc sống nên trở thành thiền định. Việc này bắt đầu với hơi thở có ý thức trong từng khoảnh khắc. Chúng ta cũng có thể:

*   Đi bộ có ý thức

*   Nhận thức rõ hơn về các chuyển động của chính mình

*   Ăn uống có ý thức hơn

và tiếp tục như thế.

Điều quan trọng là phải hiểu rõ bản thân, xóa tan những bế tắc của chính mình, trải nghiệm những tài năng và khả năng tiềm ẩn của chính mình. Tất cả những điều này đều có thể thực hiện được từ bên trong, nhưng cũng có thể được thực hiện thông qua sự hỗ trợ từ bên ngoài - ví dụ như "cuốn sách của cuộc đời bạn (book of your life)" có thể giúp bạn tìm hiểu tâm hồn mình. Tuy nhiên, sự trưởng thành tự nhiên của ý thức thấu cảm chỉ có thể diễn ra từ bên trong.

Tuy nhiên, với tất cả những gì có thể đạt được trong thế giới vật chất này, mục tiêu vàng là luôn sống ở đây và bây giờ, cho dù có khó khăn đến đâu. Nếu không, chúng ta luyện tập rất nhiều với những mục tiêu chật chội. Nếu muốn chọn con đường trực tiếp nhất thì bạn có thể thử DMT. Trải nghiệm với một lọ thuốc ayahuasca (từ một cây nho nhiệt đới có nguồn gốc từ vùng Amazon, được chú ý vì đặc tính gây ảo giác) rất gần với thiền định sâu. Nhưng tự mình tạo ra các tầng số luôn là cách bền vững hơn.

Tuy nhiên, cuối cùng, câu hỏi đặt ra là, làm thế nào để chúng ta vẫn đạt được những gì chúng ta phải làm ở đây trên trái đất này? Rốt cuộc, chúng ta không muốn phát triển cá tánh chia rẽ? Sống ở đây và bây giờ rõ ràng là mâu thuẫn với sự tồn tại vật chất mà ở đó người ta phải sống hết khả năng của mình. Nhưng đó không phải là một điều mâu thuẫn. Lập kế hoạch và hành động không có nghĩa là bạn không thể tận hưởng hành trình đến đích - và ngược lại.

Nếu chúng ta kết bạn thường xuyên, điều đó có nghĩa là không chỉ lập kế hoạch và theo đuổi mục tiêu mà chúng ta cho rằng cuộc sống của mình sẽ chỉ bắt đầu sau đó, một điều gì đó thú vị sẽ xảy ra. Kết quả là một giai đoạn làm sạch sâu các địa điểm bị ô nhiễm. Những tắc nghẽn cũ về cảm xúc hoặc tinh thần dưới dạng chấn thương hoặc khuôn mẫu suy nghĩ thì niềm tin hoặc hành động tự động trở nên không liên quan sẽ dần tan biến. Chánh niệm bắt đầu.

Một người đến tự nhiên ở đây và bây giờ. Nhưng không phải theo nghĩa say sưa, thỏa mãn khoái cảm lâu dài, mà là cảm giác sống động làm trung tâm. Chúng ta làm quen với một luồng sự sống đi từ trên cao vào đầu, xuyên qua toàn bộ cơ thể và vào chân. Ý thức của chúng ta sẽ tăng lên theo cấp số nhân. Chúng ta đang trở nên rõ ràng hơn, thẩm thấu hơn, tuyệt vời hơn - và thậm chí sáng tạo hơn.

Hoàn thành nhiệm vụ tuyệt vời

Nhận thức được nâng cao tạo ra sự bình tĩnh bên trong và nhờ đó chúng ta thực hiện nhiệm vụ của mình. Chúng ta quan tâm đến bản thân và những người khác, và do đó, theo cách chậm hơn, chúng ta thậm chí có thể quản lý nhiều hơn trước. Trong mọi trường hợp, chúng ta ít bị cuốn trôi hơn và ít bị lạc lõng hơn trong các hành động và hoạt động thường xuyên. Do đó, chúng ta cũng ít bị tác động bởi các năng lượng bên ngoài hơn, điều này làm cho việc bảo vệ năng lượng ít cần thiết hơn trong việc xử lý các trải nghiệm căng thẳng hàng ngày thông qua tâm lý (ví dụ như trong khi ngủ). Nếu bạn là một phần của dòng đời được mô tả thì một mặt bạn là một phần của mọi thứ, nhưng đồng thời, tổng thể cũng ở trong chúng ta nhiều hơn, điều này không ít cũng làm tăng sự tự tin (thực tế) của chúng ta.

Mọi người rất thích và cực kỳ nhanh chóng phân biệt giữa "tốt" và "xấu". Người này có thể phân loại người tốt, việc tốt cũng như phân loại người xấu, việc xấu một cách nhanh chóng. Xã hội đã tự đào tạo để sử dụng các khuôn mẫu suy nghĩ được xác định trước bởi các khái niệm đạo đức được cho là rõ ràng và được duy trì ổn định bởi các báo cáo văn học, phim ảnh và phương tiện truyền thông. Bài viết này nhằm mục đích xem xét một cách phê bình các quan điểm về "tốt" và "xấu" và kết thúc bằng một kết luận về việc liệu những thuộc tính này có ý nghĩa hay không. Để tiếp cận những câu hỏi này, mỗi người đọc nên cởi mở tâm hồn và trái tim con người nhất có thể.

Chúng ta hãy sơ lược bốn điểm sau đây:

1. Cái ác theo quan điểm của xã hội
2. Xã hội so với quan điểm của tâm lý học
3. Lời rủa và phước lành của lý trí và câu hỏi về công lý
4. Quan điểm về tinh thần

Cái ác theo quan điểm của xã hội

Đầu tiên chúng ta hãy làm rõ những gì người bản ngữ cho là tốt và xấu. Người tốt tuân theo các chuẩn mực đạo đức. Họ có lương tâm và họ sử dụng nó. Nhưng đây là nơi bắt đầu sự khác biệt. Những gì được coi là đạo đức và những gì không phải là chủ quan. Một người cho rằng lời nói dối trắng trợn với sếp là một phương tiện cần thiết để tiến lên trong cuộc sống và người kia cho rằng điều này thật là điều rất đáng trách. Vì vậy, vấn đề đầu tiên đã là cơ sở của những gì chúng ta xem như là một tham chiếu cho hành vi tốt hay xấu.

Vấn đề thứ hai là đánh giá. Nếu chúng ta giả định các nền tảng được xác định rõ ràng cho hành vi đạo đức, nếu chúng ta đánh đồng đạo đức với các văn bản pháp luật, câu hỏi vẫn là làm thế nào tôi đánh giá một tình huống chống lại cơ sở này (hiện tại, thống nhất). Ở đây chúng ta hãy phân biệt sơ bộ giữa quan điểm lý trí và quan điểm tình cảm.

Người có tư duy lý trí đánh giá một cách lạnh lùng và dựa trên sự kiện, cân nhắc thông tin sẵn có về hành vi của một người có lẽ bằng cách sử dụng một chìa khóa cùng với các tiêu chí và cuối cùng đi đến kết quả: 92,5% là đạo đức. Người lấy trái tim làm trung tâm có thể tính đến hoàn cảnh cụ thể của (những) người có liên quan đến tình huống cụ thể. Điều này không hướng đến một giá trị mà là một khuynh hướng, một ranh giới định tính. Vì vậy, người này chỉ có thể so sánh hai cá nhân hành động khác nhau chống lại cơ sở đạo đức của chúng ta ngay từ đầu: Người A hành động có đạo đức hơn.

Ví dụ, việc giúp đỡ một người vô gia cư là tốt hay xấu? Người duy lý có thể lập luận: với một khoản đóng góp, tôi cổ vũ cho sự lười biếng của cá nhân, và do đó thực tế là người vô gia cư này đã phá hoại xã hội. Người có trái tim có thể phản bác: người vô gia cư là một sinh thể khác, có thể không đáng trách về những gì đã xảy ra với người này, tôi có nhiệm vụ phải giúp hắn. Ai đúng - Không ai cả? Cả hai? Và cuối cùng: ai sẽ là người đánh giá điều này và đưa ra quyết định? Chỉ toàn xã hội mới có thể làm được điều đó.

Bất kể chúng ta đến từ hướng nào, cho dù trí óc hay con tim có ưu tiên hoặc chúng ta cố gắng kết hợp cả hai tốt nhất có thể (về mặt chủ quan), sẽ không có một sơ đồ đánh giá thực sự ổn định, vì vậy cảnh sát đạo đức không có ý nghĩa. Ngay cả với những yêu cầu thực sự thống nhất của pháp luật, vẫn còn nhiều khoảng cách cho các tranh chấp pháp lý tùy theo tình huống và hoàn cảnh, tại sao việc này phải nhìn tốt hơn với những điều chủ quan hơn nhiều như đạo đức con người.

Tuy nhiên, mọi người sẽ luôn đồng ý với nhau về những điểm rất cụ thể: nếu tôi giúp một bà cụ qua đường thì đó là điều "tốt", nếu tôi giết người khác thì đó là điều "xấu". Điều đó nói chung là đúng, hay chúng ta vẫn đang tự làm cho mình quá dễ dàng ở đây?

Cái ác trong con người: Xã hội so với cái nhìn của tâm lý học

Sẽ không có nhà tâm lý học nào nói rằng giết người là một điều có thể bào chữa được. Ngoài ra, sẽ không có nhà tâm lý học nào nói rằng không nên giúp đỡ một số phụ nữ qua đường. Nhưng nếu chúng ta xem xét cách xử lý chủ đề của liệu pháp tội phạm, người ta phát hiện ra, trong số những thứ khác, dấu vết rất nhất quán sau đây của định kiến trong xã hội được cho là đã khai sáng:

» "Các nhà trị liệu chỉ nhìn thấy điều tốt ở con người, ngay cả khi điều đó không tồn tại"

» "Ngay khi ai đó giả vờ ăn năn, người đó sẽ được ân xá"

» "Trị liệu cho người phạm tội chỉ là sự nuông chiều vô nghĩa"

Xã hội chắc chắn rằng: người tốt không giết ai cả, chỉ có người xấu mới làm như vậy và họ nên bị nhốt hoặc bị giết.

• *Ác nhân như một hiện thân của nỗi kinh hoàng?*

Trước hết, người ta có thể ngay lập tức phản đối thực tế rằng nếu nhốt tội phạm hoặc thậm chí giết thì chúng ta với tư cách là một xã hội không bao giờ có thể học được những gì chúng đã làm và cách ngăn chặn chúng khỏi những thủ phạm tiềm năng khác trong tương lai. Tuy nhiên, điều này đã bao hàm sự hiểu biết về những điều mà nhiều người còn thiếu: con người không chỉ đơn giản là xấu khi sinh ra, mà họ được tạo ra để thực hiện những hành vi mà phần lớn xã hội coi là xấu xa thông qua những hành vi lạm dụng nhất định gây ra cho họ.

Hoàn toàn không có câu hỏi rằng một số hành vi không nên có bất kỳ cho lý do bào chữa nào. Tuy nhiên, tâm lý học coi mỗi người là tổng thể của các khối xây dựng tính cách khác nhau được hình thành bởi nhiều yếu tố khác nhau. Một số cường độ và hợp thành của những đặc điểm này khiến một người có nhiều khả năng thực hiện hành vi "xấu" hơn những người khác trong một số tình huống nhất định.

Từ điều này, có thể ngay lập tức suy ra rằng nhiều người thực sự có thể rất nguy hiểm chỉ đơn giản là không bao giờ trải qua tình huống mà họ phải phạm tội. Ví dụ: chồng bị vợ giết ít thường xuyên hơn trước đây, vì hiện nay việc ly hôn dẫn đến sự phân chia tài sản ngang nhau. Nhiều kẻ sát nhân tiềm năng chỉ đơn giản là không còn phải phạm tội giết người nữa - do thiếu sự "cần thiết" của xã hội.

Mặt khác, những người khác thậm chí có thể ít có khả năng trở thành tội phạm hơn, nhưng có một tình huống đủ mạnh để họ có thể gây ra một số hành động "xấu" nhất định. May mắn thay, nhiều người khác không có những nền tảng cần thiết ở dạng trưởng thành cần thiết cũng như không có một tình huống mà họ có thể chứng minh "sự ác độc" của mình.

Vì vậy, chúng ta dần dần bắt đầu thấy rằng tâm lý học xử lý hợp lý hơn nhiều đối với chủ đề "tốt" và "xấu". Nó chỉ đơn giản là loại trừ các thuật ngữ này như là thuộc tính của một người. Ở đây, một loại nguyên tắc mô-đun (modular) chiếm ưu thế, một phân bố cung cấp một tiềm năng nhất định cho các hành động nhất định, việc thực hiện chúng yêu cầu một trình kích hoạt.

Sau đó, hành động tương ứng có được phân loại là kém tốt hay thậm chí là độc hại hay không thì tùy thuộc vào (a) người xem và (b) cơ sở đánh giá hiện hành. Chúng ta nên tự hỏi bản thân rằng liệu bản thân chúng ta không làm điều gì đó mỗi tuần một lần mà người khác cho là "xấu" theo một cách nào đó, nhưng bản thân chúng ta có thể biện minh một cách xuất sắc. Giống như nó luôn xảy ra xung quanh chúng ta trong những tình huống nhỏ, hy vọng là không đáng kể xung quanh mình, nó cũng có thể là trường hợp trên quy mô lớn.

THAY ĐỔI CÁCH SỐNG

Tâm lý học không chỉ xem các triệu chứng của một hành động, mà tất nhiên là một cách thận trọng đối với nguyên nhân của chúng, với mục đích sửa chữa hành động trên những điều này (chứ không phải về việc giả định rằng không có ngoại lệ, mọi người đều có thể điều trị được và ngày nay không thể dễ dàng hơn để lừa dối như trước). Tuy nhiên, trên tất cả, nó không thể hiện một hành động đối với một cuộc bỏ phiếu đột xuất dưới dạng "tốt" và "xấu".

Lời rủa và sự ban phước của lý trí và câu hỏi về công lý

Ở đây góc độ tâm lý học rất tích cực và một mặt cần được neo sâu hơn nhiều vào xã hội. Điều này sẽ làm cho chủ đề về liệu pháp phạm nhân trở nên trưởng thành hơn nhiều và cuối cùng nhưng không kém phần quan trọng, đơn giản hóa công việc của các nhà tâm lý học. Lợi ích xã hội cuối cùng còn hơn cả rõ ràng: nếu học để hiểu thì chúng ta có thể học cách điều trị và nếu chúng ta học cách điều trị thì chúng ta có thể thực hành phòng ngừa. Những sáng kiến như "Đừng trở thành hung thủ" bao gồm kết quả của nghiên cứu tâm lý trị liệu.

Nhưng chúng ta nhanh chóng thực hiện một bước nhảy ở đây. Chúng ta có thể tự nghĩ rằng nếu không có cái tốt và cái xấu thì cũng không có công lý thực sự, phải không? Nếu mọi người chỉ đơn giản thực hiện một số hành động nhất định, mỗi hành động trong số đó là hệ quả do di sản của họ cộng với tình huống kích hoạt, mọi thứ đều có thể hỗn loạn, phải không? Ý tưởng về một vị thần hoặc những thứ tương tự cũng không phải bàn cãi - hoặc người ta sẽ khá vô tâm hoặc tàn bạo.

Ở đây chúng ta đi ngược lại giới hạn của lý trí thuần túy. Tốt đẹp vì không thể dễ dàng phân loại "tốt" và "xấu", "công lý" vẫn có thể hình dung ở đây ở một cấp độ hoàn toàn khác.

Quan điểm của tinh thần

Một câu hỏi mà tâm lý học không tự hỏi tâm lý theo bất kỳ cách nào - và đó chắc chắn không phải là nhiệm vụ của tâm lý - là nguồn gốc của các ổ bị ô nhiễm. Điều này không có nghĩa là ảnh hưởng của người này lên người khác, chẳng hạn như một nhà giáo dục ấu dâm, mà nạn nhân của họ sau này trở thành thủ phạm. Điều có nghĩa là tại sao một linh hồn lại rơi vào hoàn cảnh chính xác như vậy mà nó được tiếp xúc với một nhà giáo dục như vậy.

507

Khi chúng ta nói về nghiệp [chướng], điều quan trọng là chúng ta phải thảo luận về giả định di sản. Các lãnh thổ bị ô nhiễm không gắn liền với cuộc sống vật chất. Trong kiếp trước, chúng ta đã có những trải nghiệm nhất định, nhưng cũng đưa ra những quyết định "tự do" nhất định, điều này một mặt mở rộng kho tàng kinh nghiệm của chính chúng ta và mặt khác cũng có tác động đến những người/ linh hồn khác.

Chúng ta được phép trải nghiệm hậu quả của ảnh hưởng này, giả sử không có sự hối cải trung thực nào dựa trên sự thấu hiểu/đồng cảm, chậm nhất là trong một kiếp sau mà chúng ta gián tiếp lựa chọn. Đây là cách chủ đề công lý cũng có thể được mô tả: từ quan điểm tâm lý thuần túy, sẽ không công bằng nếu một người trở thành nạn nhân của người khác chỉ vì họ gọi một số xoay vòng là của họ, cho dù họ có thể được giải thích về mặt tâm lý như thế nào.

Tuy nhiên, từ quan điểm tâm linh, chúng ta có thể tin tưởng vào thực tế rằng bức tranh lớn có một ý nghĩa và có - bên ngoài các hóa thân khép kín - một công lý có thể áp dụng chung. Tất nhiên, điều này ban đầu chúng ta không hiểu. Tuy nhiên, có bằng chứng trong tài liệu cho thấy những người phụ nữ bị cưỡng hiếp đã bị thoái lại để xem họ đã lạm dụng tình dục những phụ nữ khác trong kiếp trước như một người đàn ông như thế nào.

Cũng như tâm lý không muốn tìm cớ cho những quyết định của hung thủ, tinh thần lúc này không nên hiểu là tấm vé miễn phí cho những hành động tiêu cực, điều này không cần phải nhấn mạnh. Chỉ một quan điểm nên được thúc đẩy, điều này làm cho công lý có thể giải thích được mà không có ác ý có thể xác định một cách khách quan.

Nhưng bản thân các thuật ngữ "tốt" và "xấu" thì sao? Điều thú vị ở đây là, dựa trên quan điểm cấp cao này, các ảnh hưởng năng lượng nhân từ (ánh sáng) rất có thể chiếm ưu thế - và luôn là khi chúng vô hiệu hóa đặc biệt các vùng tầng số thấp hơn. Về nguồn gốc chung hợp lệ của một số mẫu năng lượng ảnh hưởng đến mọi thứ, tất nhiên chúng ta có thể nói về "tốt" và "xấu". Vâng, có một ác quái, một ác quỷ, yêu tinh và hơn thế nữa (nếu chúng ta muốn gọi những sinh vật này như vậy). Ngoài ra còn có ma thuật đen và phù thủy "xấu" - những người sử dụng kết nối có ý thức của họ cho mục đích xấu.

Cái ác như một phương tiện để chấm dứt

Nhưng ở đây trên trái đất, chúng ta luôn phải chịu cả hai ảnh hưởng: tích cực và tiêu cực và việc phát triển theo hướng ánh sáng là tùy thuộc vào chúng ta. Điều quan trọng là phải đối mặt với những ảnh hưởng tiêu cực và đây chính là lý do tại sao những ảnh hưởng tầng số thấp này lại quan trọng đến vậy. "Lu-xi-phe (Lucifer)" cũng có nghĩa là Người mang ánh sáng (Bringer of Light).

Tất nhiên, một mặt, bảo vệ năng lượng chống lại những năng lượng tiêu cực này là quan trọng. Mặt khác, trên tất cả, hãy học cách rung động ở tầng cao hơn những gì đối diện với chúng ta. Cái ác có một sứ mệnh thiêng liêng quan trọng, nếu chúng ta muốn.

Tâm lý như một nơi sinh sản để xử lý cho khuôn mẫu và bắt đầu hành động là một ví dụ về bộ não của chúng ta mà sau này trở nên có liên quan. Tâm lý điều chỉnh cách chúng ta đối phó với những ảnh hưởng nhất định, và tất nhiên chúng ta có thể giúp tâm lý của chúng ta, vốn không tiếp xúc với một tình huống nào đó, phù hợp với ý tưởng của chúng ta về "tốt" và "xấu". Tâm lý học có thể giúp chúng ta điều này - giống như các nhà tâm lý học có thể làm được. Một số người cần nó nhiều hơn những người khác - và điều đó liên quan đến những áp lực nghiệp chướng, những hành động trước đây và sự trưởng thành về mặt tinh thần nói chung của họ. Nếu chúng ta cảm thấy rằng mình là xấu xa hoặc phải chịu ảnh hưởng của tà ác liên tục thì chúng ta cần tham gia vào các bài tập vệ sinh tinh thần.

Chúng ta biết rằng ở cấp độ tinh thần thì mình có quy luật cộng hưởng vĩnh cửu. Vậy mong ước một kẻ sát nhân chết có phải là "tốt" không?

Hãy nói rằng điều đó phụ thuộc vào nghiệp của chúng ta quan trọng như thế nào đối với mình và chúng ta muốn trải nghiệm tính hai mặt tốt và xấu ở đây trên trái đất trong bao lâu. Nói một cách chính xác, trái đất có lẽ thậm chí là một dạng ngoại lệ tiêu cực trong vũ trụ. Rất nhiều điều "tồi tệ" xảy ra ở đây, nhưng đó là lý do tại sao hành tinh này rất đặc biệt. Ở đây, chúng ta gặp phải một giới hạn khá cao trong vũ trụ. Nếu chúng ta cố gắng giải thể chúng bằng mọi cách thì bất kỳ loài nào cũng có thể làm được.

Khai sáng tinh thần

Kể từ buổi bình minh của nhân loại, con người đã đặt ra những câu hỏi và ý tưởng về tinh thần là gì và không phải là gì. Có người cho rằng Tinh thần là Đức Chúa Trời - khởi đầu của vạn vật. Có người nói đó là linh hồn - con người thật. Sự thật là, tinh thần này là trạng thái ý thức của con người. Đó là khả năng chấp nhận những thay đổi (cảm giác, suy nghĩ, hành động và hành vi) trong cuộc sống của chúng ta.

Kẻ hoàn hảo giống như nước
Nước cung cấp sự sống cho vạn vật
Không cạnh tranh với bất cứ điều gì
Nước sống ở nơi người ta ghét
Do đó, nó có thể được so sánh với Đạo

Chương 8 – Sách Đạo Đức

Một trạng thái ý thức hoặc tinh thần tuân theo Đạo là linh hoạt (như nước). Nó phồng lên và co lại. Một số sự kiện mang lại niềm vui và thiện chí, khiến nó phình to ra; những cái khác mang đến niềm đau và nỗi buồn, khiến nó bị thu nhỏ lại. Đạo là trạng thái giác ngộ được Lão Tử đề cập lần đầu trong sách Sách Đạo Đức.

Nhân loại cũng có một tinh thần co lại và mở rộng. Khi Đạo mở rộng, nhân loại trải qua sự phát triển; các nền văn minh phát triển mạnh mẽ và sự phát triển xảy ra. Khi tinh thần tập thể này co lại, điều ngược lại xảy ra. Ví dụ phổ biến nhất về điều này là Dark Ages (thời gian mà một nền văn minh trải qua sự suy tàn). Xã hội, vì bất cứ lý do gì, cảm thấy rằng sự thật của nó, con đường của nó, là con đường duy nhất. Tuy nhiên, cách này không phải là Đạo đích thực. Đó không phải là trạng thái giác ngộ, trạng thái tồn tại và không tồn tại.

Người đức cao không cầu đức, nên có đức
Kẻ đức thấp hèn cầu đức, nên không có đức

Chương 38 – Sách Đạo Đức

Tại sao sự giác ngộ tinh thần lại quan trọng?

Khi tinh thần của một người đạt đến trạng thái linh hoạt (trạng thái tồn tại và không tồn tại) thì chúng ta nói rằng người đó đã đạt được giác ngộ tinh thần. Nhưng sự giác ngộ tinh thần có quan trọng không? Tại sao phải bận tâm với sự giác ngộ tinh thần?

Một tinh thần giác ngộ sẽ không mang lại sự giàu có bởi vì nó không giàu cũng không nghèo. Nó sẽ không làm cho con người có nhiều vì không no cũng không đói. Thay vào đó, tinh thần giác ngộ chỉ cho con người cách sống hạnh phúc hơn, lâu hơn và tốt hơn.

Tìm kiếm hạnh phúc

Trong cuộc hành trình vĩnh hằng của con người thì nhân loại luôn tìm kiếm hạnh phúc. Nhưng tìm kiếm hạnh phúc là theo đuổi Đạo - của sự giác ngộ tinh thần. Tuy nhiên, rất nhiều người không tìm thấy hạnh phúc; tại sao? Họ tìm kiếm hạnh phúc không đúng chỗ và khi làm như vậy thì họ càng đi lạc khỏi Đạo. Con người cần có kỷ luật để tuân theo Đạo.

Không có gì bí ẩn trong việc tìm ra Đạo. Tất cả những gì cần thiết là giữ bình tĩnh, làm trống tâm trí và bản thân trước mọi hành động và mong muốn. Khi trống rỗng thì tinh thần trở nên 'tự chứa'. Tinh thần này trở nên có giá trị đối với mọi người xung quanh. Một cái nồi rất hữu ích vì nó trống rỗng. Cái nồi là thứ chứa thức ăn và để cho chúng ta nấu nướng. Chúng ta có thể sống trong một ngôi nhà vì không gian [trống] của nó. Nếu đã đầy thì không có giá trị, không có ích lợi gì, nên cũng giống như cái nồi, cái nhà, trước hết chúng ta phải tự làm trống (rỗng). Chỉ khi đó thì chúng ta mới có thể tìm thấy Đạo.

Nghe thì có vẻ dễ dàng, nhưng hầu hết chúng ta đều không thể tìm ra Đạo. Cơ hội tìm thấy Đạo là gần như không thực tế như nhìn thấy lợn bay. Trạng thái ý thức và tinh thần, vẫn chưa mở rộng và đạt được bất kỳ hình thức giác ngộ nào. Tất cả những gì chúng ta quan tâm là ăn và chơi.

Cuộc sống giống như một trò chơi xúc xắc đối với hầu hết mọi người. Họ đặt hy vọng, ước mơ và tài năng của mình vào viên xúc xắc và hy vọng một lần tung xúc xắc sẽ mang lại cho họ tất cả những gì họ mong muốn. Đó là mức độ mà tinh thần của họ được mở rộng. Hạnh phúc của họ phụ thuộc vào sự may mắn trong mức độ liên quan.

Đội với một số cá nhân, Đạo là thứ mà họ gần như có thể nếm trải bởi vì, ở một mức độ nào đó, họ nhận thức được trạng thái tinh thần giác ngộ này. Vấn đề là họ không biết làm thế nào để đạt được nó. Vì vậy, họ chuyển sang hình thức cầu nguyện này hoặc hình thức khác để điều chỉnh bản thân tốt hơn theo Đạo. Mong muốn thực sự của họ là đạt được sự giác ngộ tinh thần và là hiện thân của con đường. Tuy nhiên, chính khao khát này đã khiến họ không đạt được những gì họ muốn. Thay vì làm trống bản thân thì những suy nghĩ và hành động làm vấn đục bởi ham muốn. Họ cố gắng đạt đến trạng thái giác ngộ này, vì vậy họ lấp đầy tâm trí bằng lời cầu nguyện, nhưng giống như cái nồi, họ đã đầy, vì vậy họ có thể tiếp nhận rất ít thứ khác. Cho đến khi họ học cách làm trống bản thân thì Đạo sẽ vẫn nằm ngoài tầm với của họ.

Đạo là hơi thở vĩnh hằng. Đạo là sự khởi đầu và kết thúc của tất cả mọi thứ. Nếu Đạo là nơi bắt đầu và kết thúc thì nó ở trong mọi thứ và mọi thứ là Đạo. Đạo là trong âm thanh của thiên nhiên, những làn gió nhẹ nhàng nhất, ánh sáng đầu tiên của buổi sáng. Để trở thành một với Đạo thì chúng ta cần sự tĩnh lặng và bình tĩnh. Sự tĩnh lặng, để lắng nghe, để nhận và để hiểu. Những lời cầu nguyện và thần chú (mantras) chỉ có thể đưa chúng ta tới một mức độ nào đó; chúng thường làm mờ tâm trí và khiến chúng ta không thể theo đuổi được.

Kín miệng, giữ hơi
Cuộc sống đầy đủ
Hở miệng, luôn bận
Cuộc sống vô phương cứu

Chương 52 – Sách Đạo Đức

Tìm kiếm hạnh phúc là tìm kiếm Đạo. Tiền bạc, danh vọng, của cải và mọi ham muốn trần tục chỉ mang lại hạnh phúc nhất thời. Hạnh phúc đích thực được tìm thấy trong Đạo.

Một bài tập cần thử: học cách lắng nghe

Các nhà hiền triết ngày xưa phải ẩn dật trong các hang động và thiền định trong nhiều năm liên tục trước khi đạt được giác ngộ và trở thành một với nguồn gốc của tất cả sự sống, Đạo. Trừ khi chúng ta có kế hoạch từ bỏ nền văn minh và trở thành một ẩn sĩ, điều đó không thể thực hiện được ngày hôm nay. Tuy nhiên, chúng ta có thể thử bài tập đơn giản này để giúp mình kết nối với nguồn gốc của sự sống.

Tìm một nơi nào đó yên tĩnh, ngồi hoặc nằm xuống một cách thoải mái. Lắng nghe âm thanh xung quanh chúng ta. Giống như một con thỏ, tâm trí của chúng ta sẽ lang thang - hãy để nó. Mục đích là làm trống tâm trí của chúng ta khỏi tất cả các suy nghĩ cho đến khi mình là một với âm thanh xung quanh. Làm điều này trong hai mươi phút mỗi ngày trong vài tuần.

Bài tập này đòi hỏi sự kiên nhẫn. Sẽ mất một thời gian trước khi chúng ta có thể trút bỏ tất cả những suy nghĩ trong đầu. Nhưng chẳng bao lâu thì chúng ta sẽ thấy dễ dàng đạt được trạng thái đó và chúng ta sẽ cần thực hiện những bước đầu tiên của mình để hướng tới giác ngộ.

Đạo dẫn đến an bình nội tâm

An bình là một điều quý giá
Chiến thắng không phải là thứ để vui mừng
Người vui mừng chiến thắng là một kẻ hung dữ, thích giết người
Bằng cách thích giết chóc, họ không thể thỏa mãn con người.

Chương 31 – Sách Đạo Đức

Chúng ta chưa bao giờ kết nối nhiều hơn như ngày nay. Thời đại mạng thường được ca tụng là thời đại của sự phát triển và mở rộng, nhưng chúng ta chưa bao giờ cảm thấy mất kết nối hơn. Lo lắng, căng thẳng, trầm cảm, thậm chí là ADHD (bệnh rối loạn thiếu tập trung) do mạng là những vấn đề mà hầu hết chúng ta đều quen thuộc.

Hầu hết những vấn đề này tồn tại là do sự mất cân bằng ở đâu đó trong cuộc sống của chúng ta, có thể là sự mất cân bằng về mặt hóa học, cảm xúc hoặc thể chất. Giải pháp thiết thực nhất là trị liệu cho một số người này, nhưng đối với những người khác, tìm kiếm sự bình yên bên trong để dập tắt những suy nghĩ lo lắng và xua tan căng thẳng.

Nhưng liệu sự an bình bên trong có phải là thứ mà chúng ta có thể đặt hàng từ Amazon? Hay bật như công tắc đèn? Bình an nội tâm chỉ đơn giản là một dạng khác của giác ngộ tinh thần; giống như tất cả những điều đó là một phần của Đạo, đạt được sự bình yên bên trong là một hành trình suốt đời và điều này đòi hỏi sự cam kết đầy đủ từ chúng ta.

Vậy làm thế nào để chúng ta đạt được sự an bình nội tâm và sự an bình nội tâm thậm chí có nghĩa là gì?

Mạng có dành chỗ cho sự an bình nội tâm không?

Cho dù chúng ta có chọn thừa nhận hay không thì mạng cũng phải gánh chịu một cái giá, thường là một cái giá rất nặng nề đối với chúng ta. Mạng không bao giờ ngủ và do đó, tiềm thức này đã kéo hầu hết người dùng tiếp tục kết mạng càng lâu càng tốt. Điều này dẫn đến các trường hợp mất ngủ, căng thẳng, lo lắng, thậm chí trầm cảm ngày càng gia tăng.

Mạng cũng có thể khá là không khoan nhượng. Người ta khen ngợi dã man, lôi kéo người khác, đến nỗi nó còn sinh ra một hình thức bạo lực mới được gọi là 'câu cá' hoặc trolling (tạo một bài đăng trực tuyến có chủ ý xúc phạm hoặc khiêu khích với mục đích làm ai đó khó chịu hoặc gây phản ứng tức giận từ họ).

Một số người có thể nói rằng mạng không có thật; chúng ta có thể chỉ cần bấm nó ra bất cứ khi nào mình cảm thấy thích. Nhưng thực tế thì một phần lớn cuộc sống của chúng ta phụ thuộc vào mạng. Công việc của chúng ta cần chúng ta kết nối. Chúng ta thanh toán hóa đơn trên mạng; chúng ta nhận được tin tức trên mạng; cảm giác như không còn chỗ để thở và sống chậm lại. Đối với nhiều người, việc cố gắng theo kịp mạng khiến họ rơi vào vòng xoáy tự hủy hoại bản thân.

Một lý do cho cái bẫy này mà hầu hết mọi người tự tìm thấy là ít người biết về Đạo. Họ đang tiêu thụ tất cả mọi thứ và mọi thứ mà mạng cung cấp hoặc cống hiến quá nhiều thứ của họ cho mạng, điều này không còn chỗ cho Đạo.

Điều này có nghĩa là xã hội ngày nay không thể tìm thấy sự bình yên bên trong? Không! Điều này chỉ đơn giản có nghĩa là khó hơn và sẽ đòi hỏi một quyết định có ý thức từ phía chúng ta để đạt được. Việc tìm kiếm bình an nội tâm phải là một phần hoạt động và nhất quán trong cuộc sống của chúng ta. Chúng ta phải làm việc vì nó. Đó là lối thoát duy nhất thoát khỏi sự hỗn loạn của thời đại mạng. Khi bắt đầu khởi sự thì chúng ta sẽ học được một số mẹo giúp mình đạt được sự bình yên trong nội tâm. Chúng ta cũng sẽ học được cách bình an nội tâm liên quan đến Đạo.

Định nghĩa an bình nội tâm và tầm quan trọng của nó

Bất cứ khi nào mọi người nghe thấy thuật ngữ an bình nội tâm thì họ cho rằng bạn đang đề cập đến điều gì đó tâm linh và liên hệ nó với các tôn giáo phương Đông như Phật giáo và Đạo giáo. Nhưng an bình nội tâm có thể được thực hành bởi bất cứ ai bất kể tín ngưỡng tôn giáo nào của họ.

Lý do an bình nội tâm gắn liền với giáo lý phương Đông là sự hiểu biết về Đạo có nguồn gốc từ phương Đông. Hãy nhớ rằng, thực hành Đạo có nghĩa là nắm lấy an bình bên trong (hòa bình với bản thân) và an bình bên ngoài (hòa bình với môi trường xung quanh) của bạn. Con người không thể hoàn toàn nắm bắt được Đạo nếu ai đó thiếu an bình.

Thật không may, an bình bên ngoài là thứ mà bạn không phải lúc nào cũng có thể kiểm soát được. Đối với sự bình yên bên trong thì điều đó hoàn toàn nằm trong tầm tay miễn là bạn chọn nó. Trước khi có thể hiểu được bình yên bên trong thì bạn phải hiểu nó không phải là gì.

Không an bình nội tâm khi:

- Từ chối các cơ hội để thử những điều mới, phát triển cuộc sống hoặc mở rộng ý thức tinh thần của bạn.

- Sống thụ động và nhìn cuộc sống trôi qua bạn.

- Trở nên rụt rè, ít nói, nhu mì, hoặc một cá nhân dè dặt.

Rất nhiều người nhầm lẫn giữa nhu mì với an bình nội tâm. Không phải vậy. Đạo không dành cho những người nhu mì. Nói cách khác, an bình nội tâm không phải là cách mọi người nhìn nhận bạn; chỉ vì một cá nhân tỏ ra khiêm tốn không có nghĩa là người đó đã đạt được an bình nội tâm. Sự bình yên bên trong có thể ảnh hưởng hoặc thay đổi cách người khác nhìn nhận về bạn không? Chắc chắn rồi. Nhưng trước tiên thì bạn cần đạt đến trạng thái an bình nội tâm. Khi đạt đến trạng thái này thì tiềm thức của những người khác sẽ nhận ra rằng bạn đang hòa mình làm một với Đạo.

Bây giờ bạn đã biết thế nào là không an bình nội tâm, đã đến lúc hiểu nó là gì. Một người tìm kiếm, một người khao khát Đạo thì được cho là đã đạt được an bình nội tâm khi cơ thể tâm linh và tinh thần của họ hòa hợp (sẽ nói thêm về điều này sau). Bạn có thể nhớ lại rằng Đạo có trong tất cả mọi thứ; Đạo là bản chất, và để nghe và điều chỉnh nó thì bạn cần phải tĩnh tâm và làm trống tinh thần. An bình bên trong hoặc an bình nội tâm là trạng thái bình tĩnh này. Những suy nghĩ trong đầu của bạn chậm lại và dịu đi; những sợi dây rối rắm trong tinh thần của mình bắt đầu được làm sáng tỏ. Chẳng bao lâu bạn sẽ có thể cảm nhận được trạng thái duy nhất đó là Đạo.

Thế giới là một nơi ồn ào. Không có gì lạ khi rất ít người còn biết đến Đạo. Nhưng khi bạn có được sự bình yên trong nội tâm thì những tiếng ồn ào thường xuyên dần dần biến mất, chỉ còn lại sự im lặng.

Tại sao an bình nội tâm lại quan trọng?

An bình nội tâm là quan trọng vì đủ các lý do. Đây là một bước nền tảng quan trọng cho những ai đang tìm kiếm Đạo. Ngay cả khi bạn không quan tâm đến sự giác ngộ thì sự bình yên bên trong vẫn khá hữu ích.

Bằng cách đạt được sự bình yên bên trong thì suy nghĩ trở nên im lặng, cho phép bạn kiểm tra bản thân đầy đủ và khám phá các lĩnh vực vấn đề trong cuộc sống của mình (có thể là thể chất hay tinh thần). Những cuộc chiến đấu với căng thẳng và lo lắng có thể từ từ làm sáng tỏ sợi dây khiến chúng ta bớt dần lo lắng hoặc căng thẳng. Khi trút bỏ được những gánh nặng này thì bạn sẽ thấy tâm trí mình minh mẫn hơn và cách nhìn của bạn về cuộc sống đã thay đổi. Hành trình đến với sự bình yên bên trong có thể là một ân huệ cứu rỗi cho hàng triệu người nếu họ biết giá trị của nó. Thật hữu ích vì bạn đã có trong tay cuốn sách này. Bạn đã thực hiện những bước chuyển hóa đầu tiên để thay đổi mình thành một người an lành hơn.

An bình nội tâm trông như thế nào?

Tôi chắc rằng ngay bây giờ bạn đang tự hỏi bản thân rằng liệu sự bình yên bên trong có phải là một cái gì đó bên trong chứ không phải bên ngoài; làm cách nào để biết liệu tôi đã đạt được bình an nội tâm hay chưa? Bạn biết mình đã đạt được bình an nội tâm khi:

- Bạn không dựa vào những thứ vật chất và thành tích để được hạnh phúc và mãn nguyện. Hạnh phúc của bạn đến từ sự kết nối của cơ thể với tinh thần của bạn. Mối liên kết càng bền chặt thì bạn càng có nhiều mãn nguyện hơn.

- Bạn đã trở thành một phiên bản hoàn chỉnh của chính mình mà không có bất kỳ thành tích mới nào.

- Bạn để bản thân trở thành bất kỳ ai mình muốn và bạn luôn cố gắng trở thành phiên bản tốt nhất của chính mình - phiên bản có tinh thần minh mẫn và sự hiện diện điểm tĩnh đi kèm với việc kết nối với tinh thần của bạn.

- Bạn không bận tâm về những việc bên ngoài kế hoạch hoặc bị những lo lắng về thể chất đè nặng.

- Bạn chấp nhận mọi thứ đến bởi vì bạn biết rằng Đạo là tất cả và vì vậy mọi thứ xảy ra là để bạn chuẩn bị cho chính mình.

Sáu thói quen khiến bạn không thể đạt được sự an bình nội tâm

Con đường để đạt được an bình nội tâm thì dài với cuộc hành trình đơn độc và một số người tốt phước có thể tìm thấy con đường dễ dàng hơn nhiều so với những người khác. Cách bạn chọn để đi trên con đường này sẽ thay đổi từ cá nhân này sang cá nhân khác, chưa kể đến những trở ngại về tinh thần và tâm lý mà bạn cần phải vượt qua trước khi có thể đạt được trạng thái an bình.

Bất kể hành trình của bạn diễn ra như thế nào thì một số trở ngại vẫn thường gặp đối với bất kỳ ai đang tìm kiếm sự bình yên trong nội tâm. Hầu hết những trở ngại này tồn tại là do tuổi tác mà chúng ta tự nhận thấy; những tồn tại khác bởi vì tinh thần tập thể thường thể hiện dưới dạng giống nhau đối với tất cả mọi người (mặc dù hầu hết mọi người đều không biết gì về ý thức toàn cầu này). Hãy cùng điểm qua một số trở ngại này và cách bạn có thể vượt qua chúng.

1. **Ràng buộc hạnh phúc của bạn vào lợi ích vật chất**

Nhờ chủ nghĩa tư bản mà con người cuối cùng đo lường được mức độ hạnh phúc bằng số lượng những gì họ sở hữu. Cuốn sách này không ở đây để chỉ trích chủ nghĩa tư bản trong phạm vi các nền kinh tế; nó là một trong những thành công nhất. Tuy nhiên, không thể phủ nhận rằng chủ nghĩa tư bản có những vấn đề của nó.

Thật không may, hạnh phúc có được từ vật chất là phù du. Mong muốn của con người là vô độ, vì vậy buộc hạnh phúc của mình vào một thứ như thế là một công thức cho thảm họa. Bạn có thể tự nhủ rằng mình sẽ rất vui khi nhận được khuyến mại này, vì vậy bạn sẽ cố gắng hướng tới nó và bạn sẽ nhận được nó. Chẳng bao lâu, lối sống của bạn sẽ đi lên vì thu nhập tăng lên. Trước khi bạn nhận ra điều này thì khoảnh khắc vui mừng đến từ việc nhận được khuyến mãi đó đã không còn nữa. Đây là lúc mà sự lo lắng và căng thẳng bắt đầu ập đến và bạn bắt đầu chờ đợi sự thăng tiến tiếp theo trước khi vui vẻ trở lại.

Hạnh phúc thực sự đến từ bên trong, và vâng, điều đó nghe có vẻ sáo rỗng, nhưng những lời sáo rỗng có thể là sự thật. Bước đầu tiên là kết nối với tinh thần của bạn một cách có ý thức (xem bài tập trước); sau đó thì bạn có thể tìm ra những gì mình có thể cống hiến cho cuộc sống và đổi lại từ cuộc sống.

2. Chạy theo cảm xúc của bạn

Lớn lên, tôi nghe mọi người xung quanh kể về việc đàn ông không thể hiện cảm xúc bởi vì thể hiện cảm xúc khiến mình trở nên yếu đuối. Đáng buồn thay, tôi là một đứa trẻ dễ xúc động, vì vậy tôi đã chôn chặt cảm xúc của mình vì tôi muốn được cả thế giới nhìn nhận như một người đàn ông, mạnh mẽ. Nhưng, tất nhiên, điều đó chỉ gây ra vấn đề trên đường đi. Những cảm xúc tôi đã đóng chai cứ bùng phát vào những thời điểm tồi tệ nhất.

Cho đến khi tôi khám phá ra Đạo, tôi mới nhận ra rằng cảm xúc là một phần của chúng ta, và từ chối chúng là phủ nhận một phần con người của chúng ta. Bằng cách phủ nhận cảm xúc của mình thì bạn đang tạo ra sự bất hòa trong chính mình. Xã hội cho chúng ta biết rằng một số cảm xúc là tốt và những cảm xúc khác, chẳng hạn như tức giận, sợ hãi, ghen tị, buồn bã, là không phù hợp và chúng ta nên che giấu chúng. Nếu thực sự muốn bình an nội tâm thì bạn phải chấp nhận mọi cảm xúc của mình, cả "tốt" lẫn "xấu". Hiểu tại sao bạn đang cảm thấy những cảm xúc đó và chấp nhận rằng chúng ở đó, nhưng đừng để chúng cai trị bạn.

Trong tất cả các loại tác động thì thứ mà con người phải vật lộn nhiều nhất là cảm xúc. Khi tức giận thì con người thường đối phó với cơn tức theo hai cách; ngăn chặn và chuyển hướng suy nghĩ của mình một cách tích cực.

Suy nghĩ tích cực là một cử chỉ dễ hiểu. Nhiều chuyên gia tự xưng khẳng định sức mạnh của suy nghĩ tích cực là phản ứng đối với sự tức giận và những "cảm xúc tiêu cực" khác, nhưng tại sao bạn phải kìm nén cơn giận của mình? Đạo là tất cả mọi thứ và mọi thứ là Đạo, có nghĩa là giận dữ, hạnh phúc, buồn bã, sợ hãi, tất cả những điều đó đều là một phần của Đạo.

Tự mình cảm thấy tức giận không phải là một vấn đề. Vấn đề là để nó kiểm soát và tấn công bạn. Cách tốt nhất để trút bỏ cơn tức giận là hiểu rõ ngọn nguồn. Một khi bạn hiểu lý do tức giận của mình thì bạn có thể phát triển một giải pháp để đối phó với vấn đề. Tương tự đối với sự ghen tị, sợ hãi và bất kỳ "cảm xúc tồi tệ" nào khác mà bạn có thể đang cảm thấy. Cảm xúc không phải là vấn đề. Vấn đề là cách bạn đối phó với nó, vậy thôi.

Khi đã cố gắng tìm cách tiếp cận nguồn cảm xúc của mình thì bạn sẽ thấy rằng mình đang tiến gần hơn một bước đến việc có được sự bình yên trong nội tâm.

3. Không ngừng so sánh mình với người khác

Theodore Roosevelt từng nói "so sánh là kẻ trộm của niềm vui". So sánh cũng là một trở ngại lớn trên con đường dẫn đến an lành nội tâm. Văn hóa thời hiện đại bị ám ảnh bởi sự so sánh. Mọi người không chỉ so sánh các mặt hàng vật chất nữa mà họ còn so sánh số lượng thích (nút like) và theo dõi trên các trang mạng xã hội của mình. Một số thậm chí còn đi xa hơn khi tạo ra các lượt thích giả để tăng lượng người theo dõi và số lượt thích của họ.

Thanh thiếu niên rơi vào trạng thái trầm cảm và trở nên không hạnh phúc vì các bài đăng của họ trên mạng xã hội có số lượng ít hơn so với bạn bè của họ. Thật không may, không có bài tập nào có thể giúp bạn vượt qua chướng ngại vật này một cách nhanh chóng. Bạn chỉ có thể vượt qua nó khi bạn học được sự hài lòng.

4. Đặt giá trị bản thân lên năng suất

Ở mọi nơi bạn nhìn, bạn sẽ thấy các bài báo, bài đăng trên blog hoặc video về cách tăng năng suất hoặc làm thế nào và những thứ như vậy đã kiếm được 10.000 đô la trong ba ngày. Vì vậy, không có gì ngạc nhiên khi chúng ta có ý tưởng mắc kẹt trong đầu rằng chỉ khi chúng ta làm việc hiệu quả thì cuộc sống của chúng ta mới có ý nghĩa.

Vấn đề là, bạn không thể làm việc hiệu quả mỗi phút trong ngày. Bạn cũng không thể để thành tích của người khác gây áp lực cho mình và khiến bạn tin rằng cuộc sống của mình chẳng có ý nghĩa gì nếu không đạt được hiệu quả này.

Một nửa thời gian, ý tưởng rằng chúng ta phải luôn làm việc hiệu quả xuất phát từ việc sợ hãi bị người khác trông giống như thất bại.

Vì vậy, chúng ta cố gắng lấp đầy thời gian bằng các hoạt động mà cuối cùng thì gây ra sự căng thẳng không cần thiết.

5. Có lòng tự trọng thấp

Chúng ta thường có thể là kẻ thù tồi tệ nhất của chính mình. Một trở ngại lớn cản trở để đạt được sự an bình nội tâm là lòng tự trọng của chúng ta. Lòng tự trọng đề cập đến ý thức của bạn về bản thân (giá trị). Lòng tự trọng thấp xuất hiện khi bạn thiếu tự tin vào bản thân và cảm thấy tồi tệ về bản thân. Điều này thường khiến bạn chỉ trích bản thân một cách gay gắt và thậm chí có thể tác động tiêu cực đến sức khỏe thể chất và tinh thần của bạn.

Lòng tự trọng thấp sẽ khiến bạn cảm thấy mình không đủ giỏi và không xứng đáng với những chiến thắng trong cuộc sống. Nếu không được kiểm soát thì nó có thể ảnh hưởng đến tâm lý của chúng ta và khiến chúng ta bắt đầu có ý định tự tử.

Cho dù bạn là ai hay bạn đến từ đâu và bất kể tầng lớp kinh tế xã hội của mình, hãy luôn nhớ rằng bạn quan trọng và bạn là đủ.

6. Chạy theo quá khứ của chúng ta

Tất cả chúng ta đều có một câu chuyện để kể và nó không phải lúc nào cũng là một câu chuyện màu hồng. Nó chứa đầy đau lòng và khổ đau, hối tiếc và những hài cốt trong quan tài. Khi chạy khỏi quá khứ vì xấu hổ hoặc sợ hãi thì cuối cùng bạn sẽ bị xiềng xích bởi những ký ức về quá khứ của mình. Bạn có thể không cảm nhận được tác động của những sợi dây chuyền này, nhưng chúng ở đó, liên tục ảnh hưởng đến tinh thần và cản trở sự phát triển của bạn.

Làm thế nào để có thể đạt được bình an nội tâm nếu bạn xấu hổ về quá khứ của mình? Trừ khi bạn thừa nhận bất kỳ hành động nào mình đã làm khi đó và chấp nhận rằng điều đó đã xảy ra thì bạn sẽ không bao giờ đạt được bất kỳ tiến bộ nào trên hành trình đến với bình an nội tâm này.

An bình nội tâm có nghĩa là hòa bình với tất cả các bộ phận của bạn, bao gồm cả điểm mạnh, điểm yếu của mình và mọi thứ ở giữa. Nếu cố gắng che giấu một số phần của bản thân thì bạn sẽ không thể tìm thấy sự bình yên bên trong.

Con đường dẫn đến an bình nội tâm

Hành trình đến với an bình nội tâm trông như thế nào? Cảm giác như thế nào khi đi trên con đường đó? Nó có phải là thứ bạn có thể bắt đầu và hoàn thành trong một ngày không? Có phải đạt được sự an bình nội tâm chỉ đơn giản như việc mở một nút tục ngữ?

An bình nội tâm không tự nó tồn tại; bạn không thể đi ngủ với những rắc rối và thức dậy vào ngày hôm sau bằng lòng và yên bình. Trong khi phép màu xảy ra thì phép màu được cho là có lý do. 99% thời gian là bạn phải làm việc và kiếm lấy sự bình yên này cho chính mình. Bình yên bên trong không phải là một cái quay số mà bạn có thể quay bất cứ lúc nào mình muốn; đó là một quá trình.

Do nhận thức khó khăn trong việc đạt được bình an nội tâm, nên hầu hết mọi người tin rằng bạn phải có tinh thần và thực hành tâm linh trong nhiều năm trước khi đạt được bình an nội tâm. Nhưng sự bình an bên trong không liên quan gì đến mức độ tâm linh của bạn.

Lý do mà hầu hết mọi người khó đạt được là họ không sẵn sàng chấp nhận mọi phần của bản thân. Ở mỗi người đều có điều tốt, nhưng cũng có nhiều điều xấu trong chúng ta và đối với hầu hết mọi người thì họ không sẵn lòng chấp nhận phần đó của mình. Làm sao có thể bình yên nếu chối bỏ chính mình?

Chúng ta có xu hướng thực hiện nhiều hành vi tự hủy hoại bản thân khiến mình không thể tiến bộ trên con đường dẫn đến hòa bình nội tâm. Những thói quen này làm giảm năng lượng tinh thần và tâm linh của chúng ta và chuyển hướng tập trung vào những điều sai trái, tạo ra sự bất hòa và mất cân bằng trong chúng ta.

Tin tốt là cần rất ít để điều chỉnh lại năng lượng và hành vi hàng ngày của chúng ta và tập trung trở lại để phấn đấu cho sự bình yên bên trong. Dưới đây là một số điều chỉnh để thay đổi suy nghĩ của mình bất cứ khi nào bạn cảm thấy cuộc hành trình trở nên quá khó khăn.

- **Ngừng đổ lỗi cho bản thân**

Để đạt được bình an nội tâm thì bạn cần chấp nhận mọi hành động, cả tốt lẫn xấu, mà mình đã thực hiện trong cuộc sống. Điều này có nghĩa là phải chịu trách nhiệm giải trình và nhận trách nhiệm về các hành động trong quá khứ và hiện tại của bạn. Việc này không có nghĩa là đổ lỗi cho bản thân về mọi điều nhỏ nhặt để cuối cùng bạn chỉ tỏ ra tự cho mình là đúng.

Bạn cần cân bằng giữa việc chấp nhận trách nhiệm cho hành động của mình và nhận ra rằng một số việc nằm ngoài tầm kiểm soát của bạn.

• Bỏ qua tâm lý nạn nhân

Trong khi một số tự trách bản thân một cách thái quá thì có những người khác liên tục coi mình là nạn nhân. Họ luôn đề phòng lý do để biện minh cho hành động của mình hoặc đổ lỗi cho người khác. Những người này khó chịu trách nhiệm về hành động của mình.

Tâm lý nạn nhân khiến con người tự ý thức, dẫn đến các vấn đề về lòng tự trọng, do đó cản trở họ tìm thấy sự bình yên trong nội tâm. Thay vì suy nghĩ và hành động như thế bạn đang chống lại thế giới thì hãy xem xét lại hành động và chịu trách nhiệm về những tình huống mà mình đã tự gây ra.

• Ngừng làm hài lòng mọi người

Một thói quen xấu khác mà bạn cần phải bỏ nếu muốn có một khoảng thời gian dễ dàng hơn trên con đường đến với bình yên nội tâm là chiều lòng mọi người. Nếu dành cả cuộc đời để cố gắng làm hài lòng tất cả mọi người thì cuối cùng bạn sẽ không làm hài lòng ai và đánh mất chính mình trong quá trình này. Tìm kiếm lời khen ngợi và ngưỡng mộ từ người khác ngăn cản bạn trở thành con người thật của mình và hành động theo ý mình.

Thay vì dành tất cả thời gian và năng lượng để cố gắng đạt được sự ngưỡng mộ từ người khác thì tốt hơn hết bạn nên tìm hiểu thêm về Đạo. Một với Đạo là một với mọi thứ. Khi bạn biết Đạo thì mọi thứ sẽ theo sau.

Giữ được Đạo lớn thì thiên hạ theo về
Bởi vì Đạo là nơi an lạc thái bình
- Sách Đạo Đức, Chương 35

• Bỏ qua những mối hận thù trong quá khứ

Giữ lấy mối hận thù trong quá khứ là một cách tự an ủi bản thân trước những tổn thương mà chúng ta cảm thấy. Nhưng bằng cách cố chấp thì bạn chỉ đang ngăn bản thân chữa lành và phát triển. Khi nổi giận với mọi người và mang trong mình mối hận thù thì theo một cách nào đó, chúng ta nghĩ rằng mình đang trừng phạt họ, nhưng thực sự thì chúng ta chỉ đang trừng phạt chính mình.

Tại sao lại lãng phí năng lượng của mình vào một người không nghĩ về bạn cũng như không quan tâm đến những gì bạn nghĩ về họ? Sự oán giận ngăn bạn đạt được sự bình yên bên trong bởi vì nó khóa chặt mình trong quá khứ. Nếu không thể tiếp tục thì làm thế nào bạn có thể nhìn thấy tất cả những cơ hội và trải nghiệm mới đang chờ đợi mình?

• Ngừng cố gắng trở nên hoàn hảo

Sự hoàn hảo là một sự thái quá khác ngăn bạn đạt được sự bình yên bên trong. Khi phấn đấu cho sự hoàn hảo thì bạn rèn luyện tâm trí của mình không phải lo lắng cho bất cứ điều gì khác, vì vậy bạn không bao giờ bằng lòng cho đến khi mình đạt đến bất kỳ mức độ nào mà bạn cho là hoàn hảo. Chính vì vậy mà bạn dễ dàng từ bỏ và chỉ hướng tới những thứ mang lại sự hài lòng cho bản thân.

Một số ít may mắn có thể sử dụng nhu cầu này để tạo động lực cho bản thân. Họ hiểu rằng không thể có được sự hoàn hảo trong một sớm một chiều. Vì vậy họ không ngừng cố gắng, phát triển bản thân, hướng tới sự hoàn thiện. Tôi không phải là một trong những người may mắn. Cuộc đấu tranh của tôi với sự hoàn hảo cũng tạo ra các vấn đề về lòng tự trọng đối với tôi. Tôi bắt đầu một dự án, và cho dù nó có tốt đến đâu, tôi vẫn không hài lòng vì tôi không thể đạt được hình ảnh lý tưởng về sự hoàn hảo mà tôi đã có trong đầu. Chẳng bao lâu tôi bắt đầu cảm thấy mình không đủ tốt; Tôi bắt đầu cho rằng thành tích của mình là do may mắn và cuối cùng tôi đã từ bỏ nhiều thứ.

Phải mất một thời gian, nhưng sau khi tôi bắt đầu trên con đường đến với bình yên nội tâm (và tin tôi đi, hành trình của tôi không hề dễ dàng), tôi hiểu rằng ý tưởng về sự hoàn hảo mà tôi từng có không hề tồn tại. Tôi hiểu rằng lý do duy nhất tôi muốn sự hoàn hảo là tôi thầm khao khát sự ngưỡng mộ của người khác. Trong sâu thẳm, tôi tin rằng mình giỏi hơn mọi người, và chỉ thông qua việc tạo ra một thứ gì đó hoàn hảo thì tôi mới có thể khiến mọi người nhìn thấy nó. Tôi có đầu óc nhỏ nhen và muốn cảm thấy mình vượt trội hơn những người khác. Chỉ khi tôi học theo những lời dạy của Đạo thì tôi mới có thể hiểu được tất cả những điều này về bản thân mình và thực hiện các bước thích hợp để điều chỉnh sự mất cân bằng này, tìm lại sự bình yên trong nội tâm và bắt đầu hành trình sống một cuộc sống tốt đẹp hơn.

Nếu bạn cũng phải vật lộn với điều này thì hãy tự hỏi bản thân tại sao nó phải hoàn hảo. Có phải để được khen ngợi không? Vì lẽ này, người khác sẽ nhìn bạn trong sự ghen tị? Tại sao bạn theo đuổi sự hoàn hảo? Nếu bạn không thể tìm ra câu trả lời không độc hại, thì tại sao mình lại muốn dành cả đời để đuổi theo độc tính?

Các bài tập thực hành để đạt được an bình nội tâm

An bình nội tâm giống như cơ bắp. Nó không phải là một chiếc cúp bạn nhận được và để trên kệ. Giống như cơ bắp, bạn cần tập luyện trước khi thấy bất kỳ sự tăng trưởng nào và tiếp tục tập luyện để duy trì những thành quả đó.

Mỗi người đều có thể đạt được bình an nội tâm. Bạn không cần phải là thành viên của giáo sĩ hay tu sĩ Phật giáo, hoặc một phù thủy cao siêu để đạt được sự bình yên trong nội tâm. Tất cả những gì cần là ý chí để nhìn thấy cuộc hành trình đi đến kết thúc của nó. Dưới đây là một số bài tập bạn có thể thấy hữu ích trong hành trình của mình.

• **Rèn luyện bản thân trong thực hành có ý thức**

Đơn nhiệm là quá trình tập trung vào một điều cụ thể vào mỗi lúc. Mặt khác, đa nhiệm là thực hiện nhiều việc cùng một lúc. Thực hành có ý thức giúp bạn hoàn toàn chủ động, tập trung hoàn toàn vào một hành động duy nhất.

Bên cạnh việc tập trung vào một thứ cụ thể thì ý thức đòi hỏi bạn phải giết chết các giác quan vô ý thức của mình. Nhận thức được chúng chỉ khiến bạn rơi vào trạng thái ý thức liên tục mang tính thời điểm. Đạo dạy một trạng thái ý thức bên trong không dựa trên những diễn biến bị ảnh hưởng bởi các yếu tố bên ngoài. Trạng thái bên trong của chúng ta kiểm soát hình dáng bên ngoài. Như vậy, tâm trí trống rỗng không có suy nghĩ bận tâm đến trạng thái bên trong cũng là tâm trí. Những lợi ích có được từ ý thức là điều tối quan trọng đối với các hoạt động hàng ngày của chúng ta.

Ý thức là khả năng sống trong hiện tại. Đó là khả năng nhận thức được chúng ta đang ở đâu và đang làm gì mà không bị choáng ngợp bởi các hoạt động bên ngoài đang diễn ra xung quanh chúng ta.

Ý thức là một cách tuyệt vời để học cách kiểm soát hành động và cảm xúc của chúng ta, vì trạng thái nhận thức giúp chúng ta không phản ứng một cách bốc đồng với bất cứ điều gì đang xảy ra.

Bạn phải thực hành ý thức ít nhất hai lần mỗi ngày nếu muốn đạt được sự bình an của nội tâm. Để biết cách thực hành có ý thức thì hãy tham khảo bài tập về bản chất trước đó. Tóm lại:

> » Tìm nơi nào đó yên tĩnh

> » Chú ý đến những gì đang xảy ra ở hiện tại

> » Ghi nhớ những suy nghĩ nảy sinh, nhưng hãy để chúng trôi qua

> » Quay lại quan sát hiện tại

> » Đừng đánh giá hay chỉ trích bản thân bất kể suy nghĩ nào hiện lên.

Khi bạn mất tập trung và lang thang trong khi thực hành ý thức thì đừng để nó làm mình căng thẳng. Khi điều này xảy ra thì hãy tha thứ cho bản thân, nở một nụ cười trên môi và thư giãn. Kiểm tra xem nếu sự lang thang đem lại thông tin hoặc sự thông suốt nào. Nếu điều đó là quan trọng thì hãy thay đổi góc nhìn của mình và nghĩ rằng tâm trí của bạn cần nghỉ ngơi, điều chỉnh lại nhịp thở và tiếp tục.

• **Thúc đẩy các mối quan hệ lành mạnh**

Không ai tồn tại trong chân không, vì vậy không thể tìm thấy sự bình yên bên trong nếu những mối quan hệ độc hại vây quanh bạn - và không, tôi không chỉ đề cập đến những mối quan hệ lãng mạn. Mặc dù an bình nội tâm xảy ra bên trong nhưng bạn cũng cần có một môi trường tương đối ổn định và an bình, nếu không bạn sẽ khó đạt được an bình.

> » Có những mối quan hệ lành mạnh xung quanh sẽ giúp bạn hạn chế tiếng ồn và những phiền nhiễu mà mình chắc chắn phải trải qua hàng ngày. Vậy làm thế nào để bạn vun đắp những mối quan hệ lành mạnh?

> » Loại bỏ những người độc hại khỏi cuộc sống của bạn. Bất cứ ai khiến mình mất tập trung hoặc hướng suy nghĩ của bạn theo những thói quen không lành mạnh đều cần phải xử lý.

» Thiết lập các ranh giới lành mạnh trong cuộc sống cá nhân và nghề nghiệp của bạn và đừng cảm thấy tồi tệ khi nắm giữ chúng.

» Học cách giao tiếp hiệu quả, cho gia đình và bạn bè biết rằng bạn đang cố gắng thay đổi cuộc sống của mình để bạn không thể ham mê những thứ nhất định nữa.

• **Thực hành tách biệt**

Sự tách biệt dạy bạn không nên coi mọi thứ quá cá nhân. Nó không có nghĩa là bạn không quan tâm; nó chỉ có nghĩa là bạn từ bỏ ý định cố gắng ép buộc hoặc kiểm soát một kết quả cụ thể. Thay vào đó thì bạn tách biệt và hài lòng với bất kỳ kết quả nào.

Sự tách biệt không liên quan gì đến việc vô cảm hay xa cách. Đó là một trạng thái của tâm trí nên được gọi chính xác hơn là "không vướng mắc".

"Gốc rễ của đau khổ là vướng mắc". - Đức Phật

Bằng cách thực hành tách biệt thì bạn sẽ có thể ngồi lại mà không sợ hãi hoặc lo lắng về một kết quả cụ thể bởi vì bạn hiểu rằng bất cứ điều gì xảy ra đều có ý nghĩa.

Làm thế nào để duy trì sự an bình nội tâm của bạn

Cuộc sống hàng ngày kéo theo nhiều phiền nhiễu và gián đoạn. Một cách để bảo vệ bản thân khỏi tất cả những hỗn loạn của xã hội ngày nay là thực hành an bình nội tâm. Nhưng đạt được sự bình yên bên trong chỉ là một nửa của cuộc hành trình. Nhớ lại tôi đã nói an bình nội tâm giống như một cơ bắp, và giống như bất kỳ cơ bắp nào, nó sẽ teo đi nếu bạn không củng cố nó mỗi ngày. Làm thế nào để bạn củng cố sự an bình nội tâm? Thông qua thiền định liên tục. Bạn cũng cần tự bảo vệ mình. Nếu không thì bạn có thể rơi vào những cái bẫy và thói quen cũ.

Hãy đề phòng bốn con quỷ tâm trí này ngay cả khi bạn đã đạt được sự bình yên trong nội tâm.

• Tham lam

Khi bạn hòa hợp hơn với sự bình yên bên trong, bạn sẽ thấy rằng suy nghĩ đó bùng lên trong tâm trí và gây ra một chút rắc rối. Đây chỉ là sự tham lam đang bộc lộ ra ngoài và việc muốn nhiều hơn sẽ chỉ phá vỡ mức độ mãn nguyện mà bạn đã đạt được.

- Tự phụ

Một khái niệm quan trọng trên con đường dẫn đến an bình nội tâm là sự chấp nhận. Bạn cần phải chấp nhận con người của mình, bao gồm cả những thất bại. Nó cũng có nghĩa là chấp nhận những lời chỉ trích khi nó đến mà không đổ lỗi cho bản thân hoặc cố gắng đóng vai nạn nhân.

- Nỗi sợ

Đạt được sự bình yên bên trong sẽ giúp bạn hiểu được tầm quan trọng của việc sống trong thời điểm hiện tại. Tuy nhiên, bạn vẫn nên cởi mở với bất cứ điều gì mà tương lai mang lại. Nỗi sợ hãi về những điều chưa biết, về địa hạt chưa được khám phá, sẽ chỉ làm tê liệt mọi thành tựu của bạn.

- Đính kèm

Sự đính kèm là thứ dẫn đến sự kiểm soát. Bạn cố gắng kiểm soát từng chi tiết nhỏ trong cuộc sống của mình và tình yêu của người khác. Cách duy nhất để giữ gìn sự bình yên trong nội tâm là chấp nhận bất cứ điều gì đến và nhận ra rằng sẽ luôn có những điều bạn không thể đoán trước hoặc kiểm soát được.

Ngày nay, chúng ta thường xuyên bị ảnh hưởng bởi các loại kích thích khác nhau và rất dễ bị phân tâm bởi những thứ bên ngoài thực sự không mang lại cho chúng ta điều gì ngoài việc lãng phí thời gian. Đây là lý do tại sao điều rất quan trọng là phải biết cách phân biệt và xác định những thứ hoặc kích thích cung cấp năng lượng cho chúng ta. Chúng cung cấp cho chúng ta một cái gì đó tích cực hoặc một cái gì đó mà chúng ta cần vào lúc này. Hoặc, những kích thích làm hao mòn và lấy đi năng lượng của chúng ta không mang lại cho mình điều gì tích cực ngoài sự hao mòn về năng lượng, thể chất và cảm xúc.

Thiền Định

Xã hội ngày nay dạy chúng ta rằng vật chất là phần thưởng duy nhất trong thế giới vật chất. Nhưng như bạn đã học trước đó, không có món đồ vật chất nào có thể mang lại cho bạn sự bình yên thực sự. Chắc chắn, nó sẽ thu hút sự chú ý của bạn một chút và trong một thời gian thì bạn sẽ cảm thấy như mình đã đạt được điều gì đó, nhưng cuối cùng rồi bạn cũng sẽ cảm thấy nhàm chán với món đồ đó và mất đi sự hấp dẫn. Đây là cách mà mọi người mắc kẹt trong cuộc đua chuột.

Vậy giải pháp thay thế là gì? Từ bỏ tất cả cuộc sống? Không! Bạn có thể thử thiền định để thay thế.

Thiền là tìm kiếm an lành, tình yêu, hạnh phúc và niềm vui trong chính bạn. Tất cả chúng ta đều có những con quỷ bên trong của mình (bạn có thể gọi chúng là những khối bên trong nếu bạn thích), và những khối này không ngừng chiến đấu để xé xác chúng ta. Với thiền định, bạn có thể thoát khỏi những khối này và những mong muốn cũng như ham muốn không cần thiết để khiến mình bị mắc kẹt trong cuộc đua chuột. Theo thời gian, thiền cũng sẽ dạy cho bạn sự cân bằng cũng như từ bi, trí tuệ và dũng cảm. Nó cũng sẽ dạy bạn buông bỏ chấp nhất, sợ hãi, tham lam và bất cứ thứ gì con quỷ tâm trí làm phiền mình.

Không ai muốn trở thành kẻ thù ghét và không ai muốn ở trong trạng thái tức giận liên tục. Giận dữ là một cảm xúc tự nhiên của con người. Đáng buồn thay cho hầu hết mọi người, giận dữ khiến họ đau khổ và đầu độc cơ thể của họ. Thiền là một trong những phương pháp có thể giải phóng bạn khỏi nanh vuốt của chúng. Tìm kiếm an lành ngày nay có thể khó hơn mò kim đáy bể, đặc biệt là đối với những người không có sự hướng dẫn thích hợp.

Thiền sẽ giúp kết nối cơ thể với tinh thần của bạn trong khi xóa bỏ bất cứ thứ gì cản trở sự kết nối này. Một trong những mối quan tâm chính của Đạo là cho phép bạn kết nối với cảm giác thiên nhiên và vũ trụ (tinh thần của trời và đất).

Bạn có thể nhớ lần cuối cùng mình dừng lại để đánh giá cao bầu trời rộng lớn? Chúng ta chỉ đơn thuần là một đốm sáng trong vũ trụ của mình, nhưng một số người chưa bao giờ nghĩ đến việc nhìn xa hơn chính mình bởi vì họ đã để bản thân bị mắc kẹt bởi cái tôi của họ. Họ không kết nối với bản thể bên trong của họ là tinh thần. Kể từ khi ra đời, một trong những mục đích của thiền là kết nối bạn với con người thật của mình, tinh thần của bạn. Một số người gọi đây là kết nối chứa đầy Chúa Thánh Thần, đánh thức tâm hồn bạn, hoặc đạt được trạng thái Phật. Dù bạn muốn gọi nó là gì, tất cả đều nhằm kết nối với cốt lõi bên trong của bạn. Bạn càng thiền định nhiều thì khả năng kết nối tinh thần của bạn càng tăng lên.

Mục tiêu ban đầu của mạng là để mọi người có thể chia sẻ tài nguyên. Cùng với thời gian, nó đã trở thành trung tâm kết nối toàn cầu. Tuy nhiên, mọi người chưa bao giờ bị ngắt kết nối với nhau nhiều hơn thế. Cách bạn trải nghiệm cuộc sống được quyết định bởi lăng kính mà mình nhìn nó, và trong một thời gian, mạng là một lăng kính mới cho phép chúng ta nhìn cuộc sống theo những cách khác nhau và thú vị.

Nhưng giống như tất cả những thứ thuộc về vật chất, nó đã trở thành xiềng xích đối với hầu hết mọi người. Thiền giúp giải phóng bất cứ điều gì gây ức chế để bạn trải nghiệm cuộc sống một cách trọn vẹn nhất. Điều này không có nghĩa là bạn phải ngắt kết nối mạng hoàn toàn. Dù muốn hay không, bạn là một phần của thế giới vật chất này, vì vậy bạn phải tương tác với nó. Thiền chỉ đơn giản là giúp bạn lấy lại quyền kiểm soát. Nó cũng mang lại cho bạn cảm giác rõ ràng mà mình có thể đã bỏ lỡ, cho phép bạn tương tác với các vật phẩm của thế giới vật chất mà không bị ảnh hưởng bởi chúng.

Nhiều người không thể tìm thấy hạnh phúc bởi vì họ không cảm thấy mối liên hệ này với tinh thần của họ. Họ biết đôi khi nó bị thiếu nhưng không thể nhận ra nó là gì. Kết nối với tinh thần của bạn, tìm thấy Đạo của chính mình, có thể biến một kẻ ngốc thành một người khôn ngoan. Thiền cho phép bạn thư giãn ở trung tâm của con người mình, cho phép bạn tìm thấy sự cân bằng và học hỏi lòng trắc ẩn đối với tha nhân.

Kết hợp những kinh nghiệm trong cuộc sống của mình để trở thành một người tốt hơn

Hôm nay điện thoại của bạn nhận được bao nhiêu thông báo? Thêm vào đó là số lượng thông tin ngẫu nhiên mà bạn bắt gặp và bạn sẽ đồng ý với tôi rằng chúng ta thường gặp phải tình trạng quá tải thông tin hàng ngày. Điều gì xảy ra khi bạn quá tải một máy tính? Đầu tiên, tốc độ xử lý chậm lại; nó cảnh báo bạn đóng một số ứng dụng và nếu tình trạng quá tải vẫn còn, nó sẽ bắt đầu quá nóng và cuối cùng có thể tắt. Điều tương tự cũng xảy ra với chúng ta. Sự khác biệt duy nhất là bạn không nghe thấy các dấu hiệu cảnh báo bởi vì có quá nhiều tiếng ồn trong ý thức của chúng ta đến nỗi mình không thể phân biệt điều gì quan trọng và điều gì không.

Con người là sinh vật phức tạp. Trải nghiệm của chúng ta thật kinh khủng và tuyệt vời. Đối với mỗi trải nghiệm vui vẻ, sẽ có một trải nghiệm căng thẳng. Để định tâm bản thân, chúng ta cần tổng hợp những kinh nghiệm này. Nói một cách dễ hiểu, bạn cần phải chấp nhận cả điều khủng khiếp và tuyệt vời nếu mình muốn an lành, và đây là lúc thiền định xuất hiện. Nó không chỉ giúp bạn loại bỏ tất cả tiếng ồn và làm sạch hệ thống của chúng ta, mà còn giúp cho phép chúng ta chấp nhận mọi phần của chính mình.

Ngày nay chúng ta có thể đang sống trong một xã hội văn minh hơn, nhưng con người ngày xưa đã hòa hợp hơn với Đạo, với hơi thở tự nhiên của nhịp sống. Ngày nay, xã hội không ngừng hối hả mà con người còn không biết có hơi thở đang tồn tại. Sự hối hả liên tục này có nghĩa là tinh thần và cơ thể của bạn luôn hoạt động. Khi tinh thần không thể nghỉ ngơi, nó sẽ trở nên điên cuồng, và khi cơ thể bạn không thể nghỉ ngơi, nó sẽ trở nên kích động, khiến tinh thần thêm căng thẳng. Trước khi nhận ra điều đó thì bạn đang mắc kẹt trong một vòng lặp phản hồi tiêu cực và cơ thể của mình phản diện bằng một phản ứng căng thẳng toàn diện. Khi điều này xảy ra thì bạn có thể thấy mình mất ngủ.

Cuối cùng thì trạng thái cảm xúc sụp đổ và bạn bắt đầu bộc phát những cảm xúc mà không có dấu hiệu báo trước. Những người xung quanh bắt đầu hỏi làm thế nào mà điều này lại xảy ra và lý do duy nhất cho điều đó là vì cơ thể bạn - tinh thần và thể chất - mất cân bằng. Bạn đã không để cho tất cả tiếng ồn từ bên ngoài tiêu hóa, do đó khiến cơ thể tinh thần của mình bị kích thích quá mức. Để tiêu hóa tất cả thông tin và trải nghiệm mới thì bạn cần phải thiền định.

Thiền định là gì?

Mọi người nói rằng họ đang thiền, đặc biệt là những thiền sinh tuổi mới lớn, nghe thật tuyệt, trong khi điều này không mô tả chính xác những gì họ làm. Nó giống như khi mọi người nói rằng họ cầu nguyện. Bạn không hỏi họ đang cầu nguyện với Chúa, Phật, thiên thần, ác quỷ hay chủ nhà hàng yêu thích của họ. Bạn chỉ mỉm cười, gật đầu và nói, "Ồ, thật tuyệt vời khi bạn cầu nguyện". Chỉ cần nghe họ ngồi thiền hoặc cầu nguyện là đủ.

Thực sự tồn tại nhiều hình thức thiền, nhưng người phương Tây lẫn lộn thiền với trầm tư. Họ cho rằng thiền là khi bạn đặt mọi suy nghĩ của mình vào một thứ gì đó. Vì vậy, nếu bạn nghĩ về một ý tưởng, người phương Tây nói, bạn đang suy ngẫm về ý tưởng đó. Nhưng theo quan điểm phương Đông, suy nghĩ về một ý tưởng không phải là thiền; đó là một phân tích.

Thiền thực sự trông giống triết học hơn đối với những người ở thế giới phương Tây. Nhưng ngay cả khi đó, tuy bề ngoài chúng có vẻ giống nhau, nhưng chúng hoàn toàn khác nhau. Triết học được định nghĩa là môn học nghiên cứu những ý tưởng cơ bản về tri thức, đúng sai, lý luận và giá trị của sự vật. Triết học phương Đông xem xét các ý tưởng như luân hồi và nghiệp báo, trong khi các triết học phương Tây xem xét các ý tưởng về thiện và ác, cụ thể là Thượng đế, thiên đường và địa ngục. Thiền không liên quan đến việc kiểm tra các ý tưởng. Thiền là một quá trình kết nối với tinh thần của bạn và giải phóng các khối tích tụ trong tâm trí và cơ thể của chính bạn.

Lý do mà hầu hết mọi người thất bại khi thiền là họ đến với nó bằng lối suy nghĩ sai lầm. Họ bắt đầu thiền bởi vì họ mong đợi nhận được điều gì đó trong khi thiền là khả năng buông bỏ. Miễn là bắt đầu thiền để có thể đạt được điều gì đó thì bạn sẽ không bao giờ đạt được điều gì từ nó. Kỳ vọng không có chỗ trong thiền định. Đức Phật không bao giờ thiền để đạt được điều gì đó. Ngài đã làm điều đó để buông xả nhu cầu về mọi thứ và đó là chìa khóa. Thiền không phải để giúp bạn đạt được mọi thứ nhưng để 'chuyển' bạn khỏi những ham muốn đó.

Để tiếp tục, chúng ta sẽ xem xét phương pháp thiền của Đạo giáo về Nước như được mô tả trong cuốn Sách Đạo Đức - những lời dạy về Đạo. Khai sáng tinh thần bắt đầu với việc cải thiện cơ thể của bạn, do đó là phần đầu tiên của cuốn sách này. Một khi trở nên hoàn toàn thoải mái và sức khỏe thể chất của mình ở tình trạng cao nhất thì bạn có thể bắt đầu làm việc để kết nối với tinh thần của mình.

Đảm bảo kỳ vọng của bạn được cân bằng

Làm thì hỏng

Giữ thì mất

Bởi vậy:

Thánh nhân không làm

Nên không hỏng

Không giữ

Nên không mất

Chương 64 – Sách Đạo Đức

Một khía cạnh khác của thiền rất quan trọng đối với sự giác ngộ tâm linh là nó giúp bạn giảm bớt sức nặng của những kỳ vọng. Từ khi còn nhỏ, chúng ta đã được điều kiện để theo kịp những kỳ vọng bên ngoài liên tục. Kỳ vọng đến một điểm mà bạn thậm chí không thể nhớ tại sao những kỳ vọng đó lại quan trọng. Kỳ vọng không dẫn đến an bình nội tâm hoặc cuộc sống lâu hơn, tốt hơn.

Kỳ vọng bắt nguồn từ quyền lực và giống như mọi thứ khác trong cuộc sống, chúng có ưu và khuyết điểm. Thế giới vật chất chứa đầy những kỳ công và phát minh khoa học, và những kỳ vọng của bạn sẽ giúp mình tận dụng chúng. Tuy nhiên, kỳ vọng vào thế giới nội tâm có thể tạo ra xung đột trong chính bạn. Thiền giúp bạn quản lý kỳ vọng của mình. Phương pháp thiền mà chúng ta sẽ học sẽ giúp bạn buông bỏ những mong đợi. Bạn có thể di chuyển nhẹ hơn từ nơi bạn đang ở đến nơi bạn muốn bằng cách trút bỏ những gánh nặng đó. Với sự thực hành đủ thì cuối cùng bạn có thể đạt được mục tiêu là Khai sáng Tinh thần, hoặc như các Cơ đốc nhân thường nói, trực tiếp kết giao với Đức Chúa Trời.

Phương pháp thiền nước

Dưới vòm trời, không gì mềm hơn nước

Nhưng công phá vật cứng rắn thì không gì hơn

Vì vậy, không gì có thể thay thế nó

Chương 78 – Sách Đạo Đức

Một trong những nguyên lý chính của Đạo là thúc đẩy tính tự phát. Hầu hết mọi người đã đánh mất tinh thần tự phát vì quá nhiều kỳ vọng đã trói buộc họ. Mọi người quan tâm nhiều hơn đến vẻ bề ngoài nhưng lại dành ít thời gian để chăm sóc nội tâm của mình. Đạo coi con người là một với thiên nhiên, mặc dù họ không biết về điều đó, vì vậy bước đầu tiên để học là cách kết nối với con người thật của bạn, và đây là lúc thiền xuất hiện. Đạo không tin hay cổ súy cho bất kỳ tôn giáo hay các ngôi vị thiêng liêng thần thánh nào. Nếu có thì Đạo chỉ tôn vinh tất cả Chúa Phật như một với thiên nhiên. Mối quan tâm duy nhất của Đạo là giải phóng con người khỏi cuộc đấu tranh nội tâm và giúp họ đạt đến giác ngộ tinh thần.

Sự giàu có bên trong so với bên ngoài

Có nhiều nhà thờ, tôn giáo mới và tâm linh được luyện tập hơn so với một thập kỷ trước. Hàng ngàn năm trước, tôn giáo không phải là chính thống như bây giờ. Mọi người được tự do luyện tập bất cứ thứ gì và bất cứ ai họ muốn theo. Tuy nhiên, với rất nhiều tôn giáo xung quanh, con người ngày nay dường như còn lâu mới đạt được sự giác ngộ tâm linh và bình an nội tâm hơn người xưa.

Đáng buồn thay, hầu hết các tôn giáo ngày nay đều ưu tiên phúc âm của sự thịnh vượng hơn là giác ngộ tâm linh. Họ rao giảng câu chuyện về sự giàu có và nói rằng bằng cách tham gia cùng họ thì bạn sẽ mở khóa sự giàu có của mình, trở nên quyền lực, về cơ bản là nuôi dưỡng những ham muốn của bạn. Họ giải quyết vấn đề giàu có bên ngoài. Thiền chủ yếu quan tâm đến việc làm giàu bên trong và sử dụng nó để làm cho cuộc sống bên ngoài của bạn an lành hơn.

Chúng ta đang sống trong một thế giới vật chất, nên tất nhiên, sự giàu có bên ngoài là quan trọng. Bạn cần tiền để có thức ăn, quần áo, chỗ ở, một nền giáo dục tốt cũng như nhiều thứ khác. Nhưng phát triển bên trong của bạn, tinh thần của bạn, là quan trọng hơn việc chạy theo sự giàu có bên ngoài.

Chính sức mạnh tinh thần sẽ cho phép bạn vượt qua những thăng trầm rải rác trên đường đời. Vậy làm thế nào để bạn trau dồi sự giàu có bên trong? Tất nhiên là thông qua thiền định. Theo thời gian thì bạn sẽ thấy rằng mình hạnh phúc hơn, không phải vì giàu hơn hay vì bất kỳ thay đổi nào trong hoàn cảnh bên ngoài, mà bởi vì cuối cùng bạn có thể cảm nhận được mối liên hệ với thiên nhiên mà mình đã bỏ lỡ suốt thời gian qua. Bạn có thể sử dụng phương pháp thiền của nước để tìm thấy sự trong sáng, kết nối với thiên nhiên và đạt được giác ngộ tinh thần.

Vậy phương pháp thiền nước là gì?

Người Trung Quốc cổ đại có một triết học mô tả bản chất của vạn vật. Họ gọi triết lý này là triết lý âm - dương. Triết học cho rằng vũ trụ có bản chất nhị nguyên bao gồm hai lực lượng bổ sung và cạnh tranh nhau, bóng tối và ánh sáng, đực và cái, nóng và lạnh, cứng và mềm. Người Trung Quốc cổ đại cũng đã tạo ra các kỹ thuật thiền dựa trên triết lý này, cụ thể là phương pháp hoả thiền (lửa) và phương pháp thủy thiền (nước). Phương pháp hỏa thiền tương ứng với lực Dương; đây là một kỹ thuật khó mà một người thay đổi và cố gắng kết nối với nội tâm của họ thông qua thôi miên.

Phương pháp thiền nước dựa trên triết lý Âm và là một phương pháp thiền định mềm mại. Thiền nước dạy về sự giải phóng, tức là giải phóng mọi thứ có hại và không cần thiết ra khỏi cuộc sống của bạn. Điều này rao giảng về sự buông bỏ.

Lão Tử lần đầu tiên giới thiệu phương pháp thiền nước trong cuốn Sách Đạo Đức của mình và kể từ đó, nó đã trở nên phổ biến ở cả Trung Quốc và toàn cầu nhờ vào sự phát triển lớn mạnh của Đạo giáo (phương pháp luyện tập ra đời từ cuốn Sách Đạo Đức). Một phần lý do tại sao phong cách thiền nước lại được yêu thích đến vậy có lẽ vì chúng ta khao khát được giống như nước, mềm mại nhưng mạnh mẽ từ sâu thẳm. Nước mạnh đến nỗi chỉ cần âm thanh, thị giác và thậm chí là chạm vào cũng đủ để đưa hầu hết mọi người vào trạng thái yên bình.

Một lý do khác khiến nó rất phổ biến là chúng ta là những thân thể nước. Con người trung bình có 60% là nước; ngay cả trái đất chúng ta đang sống cũng được tạo thành từ nước (khoảng 70%). Không còn nghi ngờ gì nữa, chúng ta đã kết nối với chất lỏng mang lại sự sống này ở mức độ cơ bản.

Nước cũng đóng một vai trò quan trọng trong các tôn giáo và các nền văn hóa khác nhau. Nước biểu thị sự tinh khiết, trong sáng và bình tĩnh.

Các Kitô hữu sử dụng nước khi tiến hành báp têm (baptism) để tượng trưng cho sự thanh tẩy và được tái sinh thông qua Chúa Kitô. Trong Hồi giáo, nước được coi là sự duy trì và mang lại sự sống.

Cho nước cho sinh vật khác được coi là một hành động cao cả và được đền đáp xứng đáng. Thần Đạo (Shinto - Thần đạo nghĩa đen là "con đường của các vị thần", là hệ thống tín ngưỡng bản địa của Nhật Bản) của Nhật Bản sử dụng nước trong các nghi lễ thanh lọc của mình. Họ xem nước là biểu tượng cho dòng chảy của sự sống. Người theo đạo Hindu cũng xem nước như một phương tiện thanh tẩy và rửa sạch tội lỗi.

Trong Đạo giáo, truyền thống Trung Quốc do Lão Tử, người viết Sách Đạo Đức sáng lập, nước tượng trưng cho sự hòa tan. Đó là làm tan biến các khối, cảm xúc tiêu cực và kết nối với thiên nhiên.

Thiền nước hoạt động như thế nào?

Nước cung cấp sự sống cho vạn vật
Không cạnh tranh với bất cứ điều gì
Nước sống ở nơi người ta ghét
Do đó, nó có thể được so sánh với Đạo

Chương 8 – Sách Đạo Đức

Phương pháp thiền nước hoạt động bằng cách tĩnh lặng tinh thần và tập trung vào bên trong. Đây là một phương pháp thiền dựa trên âm thanh sử dụng nhận thức để hòa tan hoặc rửa sạch tất cả các khối và năng lượng tiêu cực đã tích tụ trong cơ thể chúng ta. Hình thức thiền này cho phép bạn đánh thức tinh thần của mình (đôi khi được gọi là linh hồn, năng lượng sống hoặc 'chi' theo tiếng Trung Hoa). Bằng cách thực hành thiền nước này thường xuyên, bạn sẽ có thể:

* Bình tĩnh tâm trí
* Điều hòa cơ thể, tâm trí và tinh thần (sẽ nói thêm về sự hài hòa ở phần sau)
* Giải tỏa những tổn thương về thể chất và tinh thần
* Buông xả bản thân khỏi lo lắng và căng thẳng
* Thư giãn hệ thần kinh
* Cởi mở hơn với tất cả những gì cuộc sống mang lại
* Trở nên năng suất hơn
* Sống lâu hơn
* Trở nên dễ thích nghi hơn

Lợi ích của Thiền nước

Thiền dưới nước là một cách thực hành đơn giản nếu bạn biết mình đang làm gì. Hầu hết các lợi ích đã được nêu trước đó. Tuy nhiên, để nhấn mạnh tầm quan trọng của thiền nước, đây là một số lợi ích khác.

- Nó giúp cải thiện sự tập trung của bạn.
- Nó giúp cải thiện trạng thái tinh thần của bạn.
- Nó giúp bạn cảm thấy khỏe mạnh hơn và tràn đầy năng lượng.

Bài tập để thử - 3 kỹ thuật thở

Một cách để phát triển nhận thức về năng lượng bên trong là thông qua hơi thở bên trong. Bạn có thể thực hành kỹ thuật này khi đứng hoặc ngồi. Hãy nhớ luôn thở bằng mũi trừ khi bạn cần thở bằng miệng do một số bệnh lý.

Có ba kỹ thuật thở để bạn thử. Chúng có thể mang lại lợi ích cho bạn theo nhiều cách. Trước khi bắt đầu, bạn nên nhớ:

- Giữ thư giãn, đặc biệt là ở vùng mặt, cổ, hàm và vai.
- Dùng đầu lưỡi chạm nhẹ vào vòm miệng bên trên khi thực hành bất kỳ bài tập thở nào trong số này.
- Thở với thái độ tò mò và kiên nhẫn. Cố gắng tập trung vào việc tập luyện mà không tạo ra bất kỳ căng thẳng nào.

- **Thở bằng bụng**

Kỹ thuật thở đầu tiên được gọi là thở bằng bụng. Bắt đầu bằng cách tìm một nơi nào đó thoải mái để ngồi, tốt nhất là ở tư thế thẳng. Nhắm mắt lại và chú ý đến chuyển động của hơi thở. Để ý nhịp thở ra và hít vào của bạn mà không cố gắng thay đổi nhịp điệu tự nhiên của chúng. Theo dõi hơi thở này trong mười chu kỳ.

Tiếp theo, tạo thành một hình tam giác bằng các ngón tay của bạn trên rốn. Đạo giáo gọi khu vực này là hạ tân tiên hay dantian. Để tạo thành hình tam giác, nhẹ nhàng đặt hai tay lên bụng dưới. Để các đầu ngón tay cái của bạn chạm nhau trực tiếp trên rốn trong khi các ngón đầu tiên của bạn cũng làm như vậy ở bên dưới vài phân.

Để thực hành kỹ thuật thở bằng bụng, hãy để phần dưới của bụng, phần bên dưới các ngón tay của bạn, nhẹ nhàng mở rộng với mỗi lần hít vào và thư giãn trở lại vị trí tự nhiên khi bạn thở ra. Tất cả chỉ vậy thôi. Bạn hít vào, mở rộng, sau đó thở ra và thư giãn. Lặp lại quá trình này trong mười chu kỳ.

- **Thở ngược**

Như mọi khi, hãy ngồi thẳng ở tư thế thoải mái, sau đó theo nhịp tự nhiên của hơi thở. Lặp lại điều này trong mười chu kỳ mà không cố gắng thay đổi nhịp điệu hoặc chất lượng của nó theo bất kỳ cách nào.

Dùng tay tạo thành hình tam giác (xem kỹ thuật thở bằng bụng) và đặt nó lên vùng bụng dưới của bạn. Khi bạn hít vào, hãy để bụng dưới, phần bên dưới các ngón tay, co vào trong về phía cột sống. Thở ngược là ngược lại với thở bụng, do đó có tên như vậy. Khi co bụng lại, bạn có thể cảm thấy một cảm giác nhẹ nhàng từ trong ra ngoài. Hãy ghi lại cảm giác này. Khi bạn thở ra, hãy để bụng của bạn mở rộng ra ngoài về vị trí tự nhiên.

Một lần nữa, bạn co bụng khi hít vào và mở rộng khi thở ra. Lặp lại điều này trong mười chu kỳ thở.

- **Thở bình**

Thở bình là một biến thể của thở bằng bụng với một số cách thở ngược được thêm vào hỗn hợp và trên hết là một kỹ thuật hình dung. Thở bình bắt đầu giống như hai cách thở trên bằng cách theo nhịp thở tự nhiên của bạn trong mười chu kỳ và đặt tay lên bụng dưới theo hình tam giác.

Khi bạn hít vào, hãy để bụng dưới của bạn mở rộng ra ngoài và chạm vào bàn tay của bạn (xem phần thở bằng bụng). Trong khi hít vào, hãy hình dung phần thân của bạn như một cái bình và mỗi lần bạn hít vào, chiếc bình đang được đổ đầy nước sạch, trong lành. Trước tiên, nước sẽ đổ đầy phần đáy (bụng dưới của bạn) và sau đó đến miệng bình (xương đòn gánh).

Để bụng thư giãn trở lại trạng thái tự nhiên khi bạn thở ra. Vì thở bằng bình phức tạp hơn hai cách trên, nên tốt nhất bạn nên làm quen với hai cách đó trước. Ngoài ra, thay vì thực hiện mười chu kỳ, bạn có thể thực hiện hai, ba hoặc bốn chu kỳ cho đến khi bạn cảm thấy thoải mái và quen thuộc với việc luyện tập.

Làm thế nào để xoa dịu tâm trí khỉ

Hầu hết những người đang thử thiền lần đầu tiên thường có cùng một lời phàn nàn. Tâm trí của họ cứ lang thang và họ không thể tập trung. Đây là một vấn đề phổ biến ngày nay. Chúng ta đang sống trong một xã hội ăn nhanh (fast-food), có nghĩa là chúng ta muốn có mọi thứ ngay lập tức. Tâm trí của chúng ta bị nghiện với sự hài lòng tức thì này đi kèm với việc sống trong một xã hội như vậy.

Tâm trí của bạn có thể khiến bạn gặp nhiều rắc rối nếu bạn bắt đầu sử dụng nó để suy nghĩ thay vì chỉ quan sát; nói cách khác, bạn đã cho phép đầu óc khỉ dẫn dắt. Trí óc khỉ khiến chúng ta gặp rắc rối vì nó luôn tìm kiếm sự kích thích, nhảy từ suy nghĩ hay ý tưởng này sang ý tưởng khác. Kết quả là, chúng ta tham gia vào những thứ mà chúng ta không nên làm vì trí óc khỉ và cái tôi của mình.

Nhưng tâm trí không phải là nhân vật phản diện ở đây và chúng ta chắc chắn không thể tiêu diệt nó. Đó là một phần của chúng ta. Vậy chúng ta phải làm gì với nó? Làm thế nào để chúng ta có được tâm trí con khỉ để ngồi yên? Có nhiều cách để xử lý tâm khỉ. Chúng ta sẽ xem xét một trong những cách bạn có thể khiến tâm trí khỉ đi đến nơi mình muốn và làm những gì mình muốn. Trí óc khỉ yêu thích sự kích thích, vì vậy đó là những gì chúng ta sẽ sử dụng. Chúng ta sẽ cung cấp cho tâm trí những gì nó yêu thích; một hoạt động để tập trung vào. Chẳng bao lâu nó sẽ bị lạc trong hoạt động và trước khi bạn biết điều đó thì tâm trí con khỉ cuối cùng sẽ yên tĩnh.

Thay vì cố gắng làm trống rỗng tâm trí, điều gần như là không thể, mẹo là hãy để tâm trí tham gia vào quá trình hòa giải. Điều này sẽ không dễ dàng; chúng ta đã có trạng huống để cho tâm trí theo cách của nó. Nhưng những giọt nước nhỏ tạo nên đại dương và tập luyện sẽ trở nên hoàn hảo. Lúc đầu, tâm trí sẽ chống lại và cố gắng nhảy đi nơi khác, nhưng dần dần nó sẽ chấp nhận thiền là một trong những hoạt động yêu thích của nó. Khi để tâm trí khỉ làm nhiều việc cùng một lúc, nó sẽ tự đánh mất mình. Bạn sẽ tìm thấy âm (trống không, kết nối với đường đi) thông qua dương (hoạt động). Đây là cách làm dịu tâm trí. Bạn làm chậm lại nó bằng nhiều hoạt động khác nhau để kết nối với năng lượng bên trong, sự trống rỗng và tự nhiên.

Một khi bạn học cách hướng dẫn tâm trí con khỉ, bạn sẽ ngừng suy nghĩ bằng trí óc và bắt đầu suy nghĩ với nội tâm của bạn, trái tim. Để đầu óc khỉ dẫn dắt cũng giống như bạn đang lái một chiếc xe chạy trăm dặm một giờ. Nếu bạn nhìn ra bên ngoài, tất cả những gì bạn thấy là một khung cảnh mờ ảo. Nhưng nếu bạn dừng xe và đi bộ, bạn sẽ có thể thu nhận mọi thứ. Đây là những gì thiền dạy và đó là những gì bạn nhận được khi xoa dịu tâm trí khỉ của mình. Bạn sẽ có thể nhìn thấy bức tranh lớn, quan sát tất cả những gì đang diễn ra xung quanh mình thay vì để tâm trí khỉ chạy lung tung. Khi con khỉ dẫn dắt, bạn sẽ phải sống một cuộc sống phản xạ, và bạn sẽ không bao giờ thực sự đạt được tất cả những gì mình muốn trong cuộc sống.

Điều làm cho tâm trí con khỉ rất thú vị là nó rất thích chơi các trò lừa bịp, đó là cách nó bẫy bạn mọi lúc. Nhưng nếu biết cách thì bạn có thể lật ngược tình thế. Thay vì đuổi theo con khỉ thì bạn để nó đến với bạn. Có một câu nói, "muốn bắt được một con khỉ thì hãy cắm một quả chuối vào một cái lọ thì con khỉ sẽ đến lấy chuối". Tâm khỉ hoạt động trong cùng một tĩnh mạch; nó sẽ thò tay vào lọ và với lấy quả chuối. Vì vậy, bây giờ con khỉ có một quả chuối trong tay nhưng không thể nói với tay để rút ra khỏi lọ. Nó có thể dễ dàng rút tay ra nếu buông quả chuối, nhưng tâm trí thì không, và đó là cách bạn bẫy đầu óc khỉ.

Tâm trí khỉ gắn liền với bản ngã, và cách bạn bẫy tâm khỉ bằng quả chuối cũng giống như cách chúng ta mắc bẫy khi tâm khỉ, bản ngã, dẫn dắt. Trí óc khỉ sẽ thà bám chặt lấy quả chuối hơn là buông tha cho nó ngay cả khi nó được tự do. Khi bạn đang đọc điều này, tôi chắc rằng bạn có thể nhớ lại những tình huống mà lẽ ra có thể được giải quyết dễ dàng nếu bạn biết buông bỏ, nhưng bạn đã từ chối vì cái tôi của mình. Bây giờ bạn biết tại sao đó là; bạn đã để tâm khỉ dẫn đầu.

Đây là cách bạn khiến tâm trí khỉ từ bỏ quyền kiểm soát. Bạn tập trung vào một hoạt động và nó sẽ quên nó đang ở đâu, nó đang làm gì, và cuối cùng, nó sẽ quên tại sao nó lại dẫn đầu. Và chỉ như vậy, bạn đã đánh lừa tâm khỉ trở nên ngủ yên.

Đây chính xác là những gì các nhà hiền triết Trung Quốc cổ đại đã làm khi họ thực hành thiền. Họ cung cấp cho tâm trí con khỉ thứ mà nó yêu thích nhất – kích thích (hoạt động). Sau đó, họ nhốt tâm trí vào một khu vực với hoạt động. Chẳng bao lâu, bằng cách dành cho tâm trí tất cả những hoạt động đó, nó sẽ tự quên đi.

Các nhà hiền triết thường khiến tâm trí khỉ bận rộn bằng cách bắt nó cố gắng theo dõi ba mươi hai kênh năng lượng trong cơ thể. Bạn có thể thử một cái gì đó khác và để tâm trí khỉ tập trung vào nhịp thở của bạn hoặc bạn có thể hình dung một quả cầu ánh sáng tại vị trí của con mắt thứ ba (còn được gọi là mắt trong hoặc mắt tâm) và để khỉ bơi về phía nó. Bạn sẽ sớm thấy rằng tâm trí khỉ dễ dàng bị lạc trong hoạt động của nó. Đó là cách bạn khiến tâm trí khỉ tham gia tích cực vào các bài thiền của bạn.

Làm dịu tâm trí khỉ không chỉ tốt cho việc thực hành thiền. Bạn sẽ thấy rằng mình có thể tập trung hơn vào cuộc sống thường ngày của bạn. Bạn có thể suy nghĩ rõ ràng hơn, nhưng quan trọng hơn, bạn sẽ nhận ra rằng mình đang tiến gần đến Đạo hơn một bước. Khi tâm trí khỉ bắt đầu mất đi chính nó thì nó sẽ đi vào khoảng không (Đạo). Khi điều đó xảy ra thì bạn sẽ có thể quan sát sự hư vô của thiên nhiên và giao tiếp với tinh thần của mình. Vì vậy, lần tới khi con khỉ bắt đầu nhảy khắp nơi thì bạn chỉ cần mỉm cười và hướng nó đến nơi mình muốn và quan sát khi nó dẫn bạn vào Đạo.

Con đường của Đạo

Đạo rỗng mà dùng thì không hết
Đạo sâu giống như gốc rễ của muôn loài
Đạo làm cùn cái nhọn
Đạo cởi trói cái rắc rối
Đạo làm dịu cái sáng chói
Đạo hài hòa với cát bụi
Đạo tăm tối nhưng dường như tồn tại
Ta không biết Đạo con ai,
Nhưng Đạo hiện ra ngoài trước cả đất trời

Chương 4 – Sách Đạo Đức

Trở thành một với Đạo đòi hỏi trí óc, cảm xúc và thể chất của chúng ta phải hài hòa. Sự hài hòa này xảy ra qua ba giai đoạn: khái niệm, mong muốn và biểu lộ (manifestation). Đạo rất đơn giản, hãy nghĩ và nó sẽ xảy ra. Nhưng làm thế nào để bạn hài hòa với cơ thể của mình? Khái niệm, mong muốn và biểu lộ có nghĩa là gì?

Chúng ta được tạo thành từ ba cơ thể: cơ thể vật chất (cơ thể mà mọi người đều biết đến), cơ thể tinh thần và cơ thể cảm xúc. Các cơ quan này tuân theo một loại cấu trúc phân cấp. Cơ thể tinh thần quản lý cơ thể cảm xúc, trong khi cơ thể cảm xúc điều khiển cơ thể vật chất. Vì vậy, khi chúng ta nói về khái niệm, mong muốn và biểu lộ thì chúng có nghĩa là sử dụng tinh thần (để tạo ra một khái niệm), cảm xúc (để mong muốn khái niệm đó) và thể chất (biểu lộ mong muốn) song hành cùng lúc với nhau.

Đó là cách nó hoạt động. Bất kỳ hành động nào bạn thực hiện đều bắt đầu với một ý tưởng hoặc một khái niệm và khái niệm (cơ thể tinh thần) điều khiển cơ thể cảm xúc. Cơ thể cảm xúc là mong muốn làm cho nó xảy ra, trong khi thể chất thì thực hiện mong muốn đó.

Mặc dù bạn có thể không quen với ý tưởng về ba cơ thể, nhưng ý tưởng này không phải là mới. Các nhà tiếp thị truyền thông chính thống và các chuyên gia tự xưng gọi đó là sức mạnh của suy nghĩ tích cực. Suy nghĩ tích cực là gì khi không tạo ra một khái niệm và tạo ra một suy nghĩ tích cực để tạo ra kết quả mong muốn? Sự khác biệt là hầu hết mọi người không biết nó hoạt động như thế nào, đó là lý do tại sao họ cảm thấy khó áp dụng nó ngay từ đầu.

Giống như Napoleon Hill đã từng nói: "Những gì tâm trí có thể nhận thức và tin tưởng thì trí óc có thể tin được".

Khi cơ thể tinh thần nhận được khái niệm thì bạn sẽ hiểu được, và từ đó, cơ thể cảm xúc tạo ra ham muốn, mang lại cho mình kết quả. Nếu không có quy trình này thì bạn sẽ không thể hoàn thành bất cứ điều gì. Biểu hiện này có thể mất một thời gian và nó có thể xảy ra gần như ngay lập tức. Tất cả phụ thuộc vào việc bạn hình dung cơ thể tinh thần của mình tốt như thế nào và kích hoạt cơ thể cảm xúc để đạt được điều mình muốn. Thực hành càng nhiều thì bạn sẽ càng tiến bộ và bạn sẽ có thể đạt được kết quả nhanh hơn.

Đây là cách bạn thực hành Đạo. Bởi vì Đạo không là gì cả, bạn sẽ thấy rằng hầu hết mọi người đều đã làm điều này, chỉ là, họ không biết mình đang làm điều đó.

Tất cả các sáng tạo và công nghệ của con người đều bắt đầu như một khái niệm, sau đó một bản thiết kế được tạo ra và bản thiết kế đó đi vào kỹ thuật và sản xuất. Cuối cùng, các thành phần được lắp ráp trong một nhà máy. Chúng ta làm điều tương tự trong cuộc sống hàng ngày của mình nhưng không nhận thức được những gì chúng ta đang làm.

Khi có ý thức về Đạo thì bạn sẽ thấy rằng việc thể hiện trở nên nhanh chóng hơn. Tất cả biểu hiện *là*, đang kết nối với Đạo. Một với Đạo

542

thì có tất cả mọi thứ và không có gì cả. Vì vậy, bạn càng thực hành nhiều, kết nối của bạn càng trở nên mạnh mẽ và bạn càng thể hiện tốt hơn.

Giá trị của vô vi (nothingness)

Cái mềm nhất trong vũ trụ
Thắng cái cứng nhất trong vũ trụ
Trống rỗng có thể xâm nhập vào không gian bởi vì có khoảng trống
Vì vậy, người ta biết giá trị của vô vi

Chương 43 – Sách Đạo Đức

Vô vi là gì? Vô vi là Đạo và Đạo là tất cả. Vì vậy, vô vi là tất cả. Khi đứng giữa hư không thì bạn thực sự đang ở trong sự hiện diện của vạn vật. Mọi thứ đều từ hư không mà ra.

"Ban đầu là Ngôi Lời, Ngôi Lời ở cùng Đức Chúa Trời, và Ngôi Lời là Đức Chúa Trời." Giăng 1: 1

Câu Kinh Thánh ở trên cho chúng ta biết rằng mọi thứ đến từ hư không. Trong trường hợp này, hư không được coi là ngôi lời (Word), và ngôi lời là Thượng đế, và Thượng đế đã tạo ra thế giới. Bạn cũng có thể thấy điều đó trong khoa học với thuyết nổ lớn (The Big Bang Theory), vụ nổ sinh ra tất cả sự sống. Đi vào hư vô là trở về hư vô này (vì tất cả chúng ta đều bắt đầu từ hư vô). Hư vô này là Thượng đế, là Đạo, là vô cực. Từ ngữ không đủ để giải thích nó.

Đạo - không thể được kể.
Tên - không thể đặt.
Vô danh là Đạo của Trời Đất.

Chương 1 – Sách Đạo Đức

Cố gắng dùng từ ngữ để giải thích sự hư vô này (đôi khi được gọi là Thần vô cực) tạo ra những giới hạn, vì vậy bạn sẽ thấy tại sao hư vô lại nằm ngoài mọi ngôn từ. Lão Tử gọi nó là Đạo vì ông biết tâm trí con khỉ sẽ ám ảnh khi gọi tên "nó", nên ông gọi nó là Đạo (nghĩa là Con đường).

Phiên bản của Đạo giáo về sự sáng tạo nghe tương tự như thuyết nổ lớn. Một khái niệm ném vào không gian trống rỗng của vũ trụ đã được phản chiếu ra ngoài, do đó có tiếng nổ. Một tư tưởng tập thể (hay năng lượng) được hình thành, và tư tưởng này được gửi vào cõi hư vô, vũ trụ, và nó được phản chiếu giống như ánh sáng phản chiếu từ một tấm gương. Sự sáng tạo, và vụ nổ lớn, là quá trình biểu hiện đầu tiên được biết đến. Đây là cách chúng ta có thể thể hiện mọi thứ từ con số không vì ngay từ đầu chúng ta đã đến từ con số không.

Một khi bạn có thể hiểu và thành thạo điều này, kết nối hoàn toàn với Đạo thì bạn sẽ ngạc nhiên bởi những gì mình có thể đạt được. Tất cả cuộc sống đều được kết nối; tất cả cuộc sống là một. Khi chúng ta hình thành một suy nghĩ và gửi nó vào vũ trụ thì chúng ta chỉ đơn giản là đang mượn năng lượng từ tập thể để thể hiện nó trong vật chất. Bạn có thể thực hành điều này trong vài phút mỗi ngày và theo thời gian thì nó sẽ biểu hiện trên bình diện vật lý. Nó sẽ xuất hiện khi bạn ít mong đợi nhất. Bất cứ điều gì chúng ta muốn, bạn có thể thể hiện nó, bất kể ý nghĩ, khái niệm hoặc cấu hình.

Hành động ban đầu dẫn đến việc tạo ra vũ trụ là điều mà chúng ta thực hiện, ít nhất là trong tiềm thức, thông qua suy nghĩ mỗi ngày. Nhưng với sự hiểu biết rõ ràng hơn về những gì chúng ta đang làm và lý do chúng ta làm điều đó, sự tập trung của chúng ta sẽ tăng lên, cho phép chúng ta gửi những suy nghĩ mạnh mẽ hơn vào vũ trụ, những suy nghĩ này sẽ gửi lại và thể hiện ở đây trong bình diện vật chất. Chúng ta càng thực hành nhiều, chúng ta càng nhanh chóng thể hiện mong muốn của mình. Khi thực hành mỗi ngày thì chúng ta đang mài giũa nhận thức của mình, khiến chúng ta có ý thức hơn về biểu hiện này. Không có thực hành thì chúng ta sẽ bị mù quáng trước những gì được biểu lộ. Nó không bao giờ giống như những gì chúng ta thực sự muốn bởi vì tâm trí khỉ đã làm chúng ta bối rối với quá nhiều thứ khiến mình mất tập trung và chúng ta đã đánh mất những gì mình muốn ngay từ đầu.

Bạn phải cẩn thận với những suy nghĩ của mình, đặc biệt là khi mình có ý thức về khả năng này. Bất cứ suy nghĩ nào bạn gửi đến vũ trụ sẽ được phản ánh trong bạn. Sự thiếu hiểu biết sẽ không còn là cái cớ nữa khi bạn nhận thức được khả năng thể hiện bất cứ điều gì của mình. Như bạn *nghĩ*, vì vậy bạn sẽ *trở thành*.

Khi mọi người cầu nguyện với Chúa (dưới bất kỳ hình thức nào mà họ tin tưởng), họ đang gửi năng lượng của mình lên các tầng trời và mong đợi câu trả lời cho những lời cầu nguyện của họ. Đôi khi lời cầu nguyện của họ được đáp lại, nhưng vì những lý do khác với những gì họ nghĩ. Cầu nguyện là cầu xin Chúa, Phật cho một điều gì đó, một giải pháp cho các vấn đề của bạn, tiền bạc, một chiếc xe mới, một công việc mới, một ngôi nhà, bất kể đó là gì. Trên thực tế, khi mọi người cầu nguyện, họ đang gửi đi năng lượng của mình. Một số lời cầu nguyện được đáp lại bởi vì người gửi chúng có mong muốn mạnh mẽ để phản ánh năng lượng và biểu hiện nó ở đây. Nếu bạn hiểu cách thức và lý do tại sao lời cầu nguyện hoạt động và tập trung đúng cách thì việc cầu nguyện sẽ hiệu quả hơn cho bạn.

Nếu không là tất cả, và Đạo là tất cả, thì chúng ta là Đạo. Khả năng thể hiện là thứ mà tất cả chúng ta đều có bên trong mình, và chúng ta chỉ không biết điều đó bởi vì chúng ta quên mất mình là ai. Một số người không nghĩ rằng những lời cầu nguyện có tác dụng; những người khác nghĩ rằng nó không hiệu quả hoặc phụ thuộc vào một cái gì đó tùy tiện, như may rủi khi họ không hiểu khái niệm. Chỉ gửi một suy nghĩ ra vũ trụ thôi là chưa đủ. Bạn phải đặt năng lượng của bạn vào nó. Đó là năng lượng mà các Kitô hữu gọi là niềm tin. Nếu không có năng lượng này thì sẽ không có gì xảy ra.

Điều tương tự xảy ra ở khắp mọi nơi, ngay cả với các thực hành ma thuật đen (black magic). Người ta sợ phù thủy và pháp sư bởi vì họ tin rằng những phù thủy hay pháp sư có quyền lực đối với họ khi họ là những người ăn năng lượng của họ. Họ tin tưởng mạnh mẽ rằng một phù thủy hoặc thuật sĩ có quyền lực đối với họ, vì vậy họ gửi năng lượng này ra vũ trụ, và vì vậy những gì sẽ xảy ra? Nó phản chiếu trở lại và niềm tin đó được biểu hiện như ma thuật đen. Tất cả sự cầu nguyện, tất cả sự biểu lộ xảy ra bởi vì bạn. Bạn là người sáng tạo và là người thể hiện, đó là tất cả năng lượng của chúng ta. Khi bạn gửi năng lượng của mình ra thì vũ trụ nhân nó lên và phản ánh nó cho bạn, nhưng nó vẫn còn năng lượng của bạn, chỉ cần tăng áp để nó có thể biểu lộ mong muốn của bạn trong vật lý.

Tự nhận thức: Khám phá bạn là ai

Tự nhận thức là quá trình kết nối hoàn toàn với tinh thần. Tự nhận thức là đang khám phá lại những gì chúng ta đã biết nhưng không ý thức. Con đường tự nhận ra bản thân là một lối đi chậm chạp vì thực tế đây là con đường không dẫn đến đâu cả. Không có đích đến bởi vì những gì bạn cần khám phá nằm ở bên trong. Đó là cuộc hành trình vào hư không, vào vô cực. Vô cực là không bao giờ kết thúc - một sự liên tục. Đối với người không biết thì đây có nghĩa là liên tục trở thành. Nó giống như leo một ngọn núi và động lực của bạn là lên đến đỉnh. Nhưng khi đến đó thì bạn nhận ra có một đỉnh cao khác và cứ tiếp tục leo lên, hết đỉnh này sang đỉnh khác. Đây là bản chất của vô cực - không có bắt đầu và không có kết thúc.

Những người đã khám phá ra con người thật sự của mình và đạt đến mục tiêu thì tự nhận thức được một chân lý: nếu vô cực không có bắt đầu và không có kết thúc thì sẽ chẳng có ích lợi gì trong cuộc leo núi không bao giờ kết thúc đó. Dù bạn ở đâu cũng là nơi bạn cần đến.

Cuộc đua chuột là một tên gọi khác của sự liên tục này. Mọi người bị mắc kẹt trong cuộc đua chuột này vì họ luôn cố gắng lên đỉnh tiếp theo và đỉnh sau đó. Họ tự nhủ: "Ồ, tôi chỉ cần chiếc xe này thì tôi sẽ hạnh phúc, hoặc tôi chỉ cần hoàn thành dự án này thì tôi sẽ dành nhiều thời gian hơn cho gia đình". Trí óc khỉ tiếp tục tạo ra những đỉnh cao để chúng đạt tới và chúng không nhận ra rằng chúng đang bị mắc kẹt trong một chuỗi liên tục.

Một sự thật khác mà trí óc cố gắng giữ kín là bất cứ điều gì bạn muốn từ cuộc sống sẽ luôn đuổi theo mình, đặc biệt nếu bạn hiểu cách thể hiện. Nhưng bạn bận rộn với cuộc đua chuột đến nỗi những mong muốn và khát khao của mình không bao giờ có thể bắt kịp bạn. Nếu bạn ngừng chạy trong giây lát và dành chút thời gian để khám phá bản thân, tìm kiếm sự bình yên trong nội tâm, hoặc thậm chí thực hiện một số bài tập thiền thì bạn sẽ thấy rằng những điều mình muốn từ cuộc sống sẽ đến với bạn.

Người đức cao không cầu đức, nên có đức
Kẻ đức thấp hèn cầu đức, nên không có đức

Chương 38 – Sách Đạo Đức

Đây là bí quyết để sống trong Đạo và đây cũng là một cách sống không cần nỗ lực. Khi cảm thấy thoải mái hơn với thiền thì bạn sẽ tiến gần hơn đến việc tự nhận thức bản thân. Khi học cách chế ngự tâm trí thì bạn sẽ bắt đầu từ từ nhớ lại tất cả những gì mình đã quên về bản thân. Quá trình tự nhận thức này chỉ có thể xảy ra khi bạn thiền và tìm thấy sự bình yên bên trong.

Có một câu nói phổ biến ở phương Tây, "không đau, không đạt! – no pain, no gain!". Điều này có nghĩa là bạn chỉ có thể đạt được điều gì đó thông qua những khó khăn (đau đớn). Nhưng Đạo dạy chúng ta rằng nếu có đau đớn thì sẽ có điều gì đó không ổn. Đau là hệ thống báo động của cơ thể. Cơ thể cho chúng ta biết rằng mình đang đi ngược lại dòng chảy - trật tự tự nhiên của mọi thứ. Chúng ta học cách đi với dòng chảy trên con đường hư không để đạt được trạng thái cân bằng với tự nhiên. Đạo dạy bạn tự bơi và nó chỉ cho bạn con đường, nhưng bạn phải tự mình bước đi trên con đường đó. Cuộc hành trình vào hư vô là một cuộc khám phá bản thân, vậy làm thế nào để ai đó có thể dạy bạn? Bạn hiểu rõ bản thân mình nhất; bạn biết những gì bên trong mình, những gì bạn đang cảm thấy và những gì bạn đang trải qua. Sẽ không có người hướng dẫn nào có kiến thức đó, vì vậy bạn chỉ có thể nhận được định hướng từ các bài học của mình.

Tự dạy mình cũng có những lợi ích của nó. Bạn trở nên tự chủ hơn và độc lập năng lượng hơn trong mọi khía cạnh của cuộc sống. Bạn sẽ rõ ràng trong tất cả những gì mình làm bởi vì bạn biết những gì mình đang trải qua và có thể cho biết bạn cần phải giải quyết điều gì. Khi tiến bộ trong hành trình nhận thức bản thân thì kết nối của bạn với cơ thể tinh thần và cảm xúc cũng được cải thiện và khả năng biểu hiện của bạn cũng vậy.

Theo Đạo giáo, có ba con đường dẫn đến tự giác. Đầu tiên là thông qua cầu nguyện và thờ phượng, thứ hai là thông qua các hành động tốt và thứ ba là Đạo. Điều đầu tiên và thứ hai có thể giúp mọi người đạt đến giác ngộ, nhưng bạn sẽ không biết tại sao nó xảy ra, khi nào nó xảy ra hoặc nó sẽ xảy ra như thế nào. Con đường thứ ba là tự khám phá và bạn sẽ biết lý do tại sao, khi nào và bằng cách nào.

Chúng ta đã đề cập đến tâm trí khỉ nhiều lần trong chương trước và chương này. Đầu óc khỉ là trở ngại lớn nhất của bạn trên con đường tự nhận thức. Bạn là một phần và khối của thiêng liêng, của vô hạn, nhưng bạn không nhớ mình là ai. Tâm trí khỉ (bản ngã của bạn) lôi kéo bạn ra khỏi con người thật của mình và bẫy bạn trong hệ thống tư duy của nó. Nó kéo bạn ra khỏi con đường tự nhận thức và làm gián đoạn kết nối của bạn với Đạo. Nhưng tâm trí khỉ không phải là kẻ thù; nó là một phần của bạn. Trên con đường nhận thức bản thân thì trước tiên bạn phải thừa nhận tâm trí khỉ và học cách làm việc với nó.

Một khi bạn hiểu cách thức hoạt động của tâm trí khỉ và nhận ra rằng nó chỉ là bản ngã của mình thì bạn có thể nắm quyền từ nó. Hãy nhớ rằng, không có gì xảy ra nếu bạn không cho nó sức mạnh. Lý do tâm trí khỉ có thể chạy tán loạn là bởi chúng ta trao quyền cho nó. Thời điểm bạn lấy lại sức mạnh đó thì bạn sẽ có thể hướng nó hoạt động cho mình và nó không chống lại bạn.

Trở thành thầy giáo của chính bạn

Cái hay của Đạo là nó giúp bạn hiểu rằng sự giác ngộ nằm trong tay bạn. Sự độc lập về tinh thần được khuyến khích khi bạn tiến bộ và tiến gần hơn đến hư vô (Đạo). Bạn là thầy giáo của chính mình. Các bài tập và công thức chỉ có ở đó để hướng dẫn bạn. Bạn là người duy nhất có thể hiểu những gì mình đang trải qua. Bạn bè của bạn không thể, cha mẹ của bạn không thể và không một cao nhân nào trên mạng hứa với bạn rằng bạn sẽ khai sáng cho một đăng ký hàng tháng có thể hiểu được. Cuộc hành trình vào hư vô là cuộc hành trình của từng cá nhân và chỉ bạn mới có thể dẫn mình đến việc tự nhận thức bản thân.

Mỗi cá nhân là duy nhất. Bạn có một trong sáu nghìn tỷ cơ hội trong cuộc sống và bạn đã chiến thắng. Không có ai khác trên thế giới này có sự kết hợp giống như bạn. Cuộc hành trình vào cõi hư vô cũng dạy chúng ta rằng không có kẻ thù hay bạn bè trong cuộc sống, chỉ có những người thầy. Họ ở trong cuộc sống của chúng ta để dạy chúng ta những gì chúng ta cần học, cũng như chúng ta đang ở trong cuộc đời của họ để làm điều tương tự. Mọi người xung quanh bạn và mọi tình huống bạn trải qua đều dạy bạn điều gì đó mới mẻ về bản thân.

Có rất nhiều con đường trong cuộc sống. Đạo dạy chúng ta rằng con đường dẫn đến giác ngộ có nghĩa là đi theo con đường trung đạo. Nhưng chúng ta phải chú ý đến những gì đang xảy ra ở bên trái và bên phải, nếu không chúng ta sẽ bị lạc. Nếu bạn không biết bên trái và bên phải ở đâu, làm sao bạn biết mình đang đi trên con đường giữa? Con đường trái và phải là hai thái cực của cuộc sống, những người thầy vĩ đại nhất của chúng ta, gọi họ là bạn hay kẻ thù, không mô tả chính xác vai trò của họ trong cuộc hành trình đến cõi hư vô của chúng ta. Các thái cực dạy chúng ta những gì chúng ta cần biết về bản thân bởi vì chúng chỉ phản ánh những gì chúng ta cần học. Đây là lý do tại sao chúng ta phải là thầy giáo của chính mình. Mọi thứ chúng ta cần học đã ở xung quanh mình và tất cả những gì cần thiết là nhận thức và kỷ luật để thực hiện bước đầu tiên. Vấn đề với tôn giáo là bạn đang cống hiến năng lượng của mình cho người khác, nghĩa là bạn mất đi một phần năng lượng của mình. Mặc dù bạn có thể học một số thông tin mới, nhưng bạn không học được bất kỳ điều gì mới về bản thân. Khi bạn cống hiến năng lượng của mình thì bạn đang đặt sự phát triển của mình vào tay người khác và họ có sử dụng năng lượng của bạn để chăm sóc bạn hay không??? Bạn không mất năng lượng, nhưng bạn đang trao quyền tự do và trách nhiệm của mình cho người khác.

Nếu bạn học cách chăm sóc bản thân thì sẽ có ít người phải chăm sóc hơn và đó là cách bạn giúp đỡ mọi người. Khi bạn học cách chăm sóc bản thân và học cách chịu trách nhiệm về bản thân thì sẽ không có lý do gì để giao năng lượng của bạn cho bất kỳ ai khác. Nếu ai đó đến với bạn một cách nghiêm túc, tôn trọng và chân thành, tìm kiếm sự thật từ bạn, thì bạn hoàn toàn có thể chia sẻ các khái niệm và ý tưởng. Khi bạn cống hiến năng lượng của mình cho một bậc thầy, đạo sư hoặc người thầy tôn giáo, bạn đang để sự trưởng thành về tâm linh của mình trong sự phán xét và lòng thương xót của người khác. Sự hiểu biết hạn hẹp của họ sẽ là thứ quyết định số phận của bạn. Đây không phải là một vị trí khôn ngoan để có, nó khiến bạn phụ thuộc vào nhau và khiến bạn phải dựa vào người khác để khám phá và hiểu biết mà bạn có thể tự mình đạt được. Phần tồi tệ nhất là họ không bao giờ thực sự tìm ra được điều gì tốt nhất cho bạn bởi vì họ không thể nhìn thấy bên trong bạn để biết bạn cần gì. Người duy nhất biết điều gì tốt nhất cho bạn là chính bạn.

Những cây thông nhỏ

Các nhà hiền triết xưa đã ví sự tiến bộ của chúng ta trên hành trình vào cõi hư vô như sự lớn lên của một cây thông nhỏ. Lúc đầu, có vẻ như những cây thông không phát triển, nhưng nếu bạn dành thời gian thì sẽ thấy rằng chúng đã phát triển hoàn toàn - lớn hơn và cao hơn một ngôi nhà hai tầng. Vì bạn cứ nhìn vào những cây thông, nên có cảm giác như chúng đang không phát triển. Nhưng sau một thời gian thì bạn có thể thấy toàn bộ sự thay đổi và đánh giá cao thời gian để đạt được điều đó. Đây là những gì xảy ra trong cuộc hành trình vào cõi hư vô. Bằng cách thực hành các kỹ thuật thiền và biểu hiện từ từ theo thời gian, sự biến đổi sẽ xảy ra. Sự thay đổi này thường rất tinh vi đến nỗi bạn thậm chí không nhận ra nó đang diễn ra cho đến một ngày, bạn nhìn lại và có hai cây thông lớn bên trong bạn.

Khi theo kịp các phương pháp thực hành thì cuộc sống của bạn sẽ thay đổi, ngay cả khi không nhận ra rằng bạn đang kết nối với tinh thần của mình và đạt được sự tự nhận thức. Vì nó diễn ra rất tinh vi, bạn thậm chí sẽ không nhận ra những thay đổi đang xảy ra. Nếu bạn trồng một cái cây và cứ cách một phút bạn lại đào lên để kiểm tra nó thì nó sẽ không bao giờ phát triển. Đây là điều tương tự xảy ra trên hành trình của bạn. Nếu bạn liên tục tìm kiếm những thay đổi thì bạn đang "nhổ tận gốc" mọi tiến trình của mình. Điều tiếp theo bạn biết là bạn đang tự hỏi tại sao nó không phát triển. Nỗi ám ảnh về việc theo dõi sự phát triển của bạn xuất phát từ việc tâm trí khỉ đang làm những gì nó làm tốt nhất là gây ra những trò nghịch ngợm.

Cây thông đã không làm bất cứ điều gì đặc biệt để phát triển lớn như nó đã làm. Nó chỉ đơn giản là đi theo trật tự tự nhiên của mọi thứ, hấp thụ nước từ mưa, nắng và đi theo dòng chảy của vũ trụ. Đây là điều mà Đạo cố gắng làm thấm nhuần trong chúng ta. Kết nối với nội tâm của bạn là đi với dòng chảy của vũ trụ. Nếu bạn chỉ làm như vậy thì bạn sẽ thấy rằng bất cứ điều gì khác mình có thể muốn sẽ theo bạn.

Trong phần 1, chúng ta đã thực hành một bài tập để giúp mình lắng nghe thiên nhiên vì câu trả lời cho tất cả các câu hỏi của bạn về Đạo có thể được tìm thấy trong tự nhiên. Một khu rừng có thể tiết lộ dòng chảy tự nhiên của vũ trụ. Khi bạn nhìn vào cái cây, một hạt giống rơi xuống, chôn vùi xuống đất và biến mất. Lúc đầu, có vẻ như không có gì đang xảy ra, nhưng hạt giống đang chảy vào vũ trụ. Nó tự mọc rễ trong đất - và sau sáu tháng, nó phá vỡ bề mặt của đất và vươn lên thành một cây thông nhỏ. Trong sáu tháng đến một năm thì nó trở thành một cây có kích thước khá tốt. Nó trở thành một cây lớn trong mười đến mười lăm năm; rồi sau ba mươi, bốn mươi, năm mươi năm thì nó là một cây đại thụ; và trong bảy mươi đến tám mươi năm thì nó là một cây khổng lồ. Một trăm năm sau, hạt giống nhỏ bé đó trở thành một cây thông lớn mà mọi người có thể nhìn thấy từ xa hàng dặm. Không ai nhìn thấy hàng trăm năm đã dẫn đến sự phát triển của nó; tất cả những gì họ thấy là một cây thông vĩ đại.

Sự giác ngộ tinh thần cũng tương tự như vậy. Bạn có thể không biểu lộ bất kỳ sự tiến triển bên ngoài nào, nhưng có một chút hạt giống đang phát triển. Giống như mọi hạt giống khác, nó cần được nuôi dưỡng và hạt giống cụ thể này nhận được sự nuôi dưỡng từ việc luyện tập chúng ta làm hàng ngày. Một chút nước, một chút nắng và trước khi bạn biết điều đó thì hạt giống giác ngộ của mình đã biến thành một cây thông vĩ đại.

Điều gì xảy ra nếu bạn phơi hạt dưới nắng quá nhiều và cho quá nhiều nước? Nó chết. Điều độ là chìa khóa, vì vậy chúng ta có thể nói rằng sự tiến bộ trên hành trình tự nhận ra bản thân đến hư vô này là chỉ cần một chút thực hành. Năm đến mười phút thực hành mỗi ngày là đủ để biến hạt giống bên trong bạn thành một cây thông to lớn.

Hạnh phúc của Đạo

Hạnh phúc là gì?

Hạnh phúc là hài lòng với những gì mình đang có, chấp nhận mọi thứ mà không cố ép buộc, thay đổi hậu quả và tìm thấy cái đẹp trong bất cứ điều gì.

Đây là trạng thái bạn có thể đạt được ngay bây giờ mà không cần phải di chuyển, làm hoặc nói bất cứ điều gì. Trạng thái này đến từ sự hiểu biết về Đạo và sự hiểu biết về chính mình.

Hạnh phúc là một trạng thái nội tâm dễ dàng và đơn giản, chỉ cần một chút thay đổi trong suy nghĩ và cách bạn nhìn nhận mọi thứ.

Hạnh phúc đang ở ngay đây, ngay lúc này. Nó ở trong bạn và ở khắp mọi nơi xung quanh bạn. Đó là ở những thứ bạn thích làm, trong những thứ bạn có nhưng coi thường và trong sự đối xử tốt với tha nhân và chia sẻ những gì bạn có.

Từ điều này, chúng ta có thể nói rằng hạnh phúc được chứa đựng trong Đạo.

Con đường dẫn đến hạnh phúc

Nếu ai đó bước đến gần bạn ngay bây giờ và hỏi, "Bạn có hạnh phúc không?" Bạn sẽ có thể nói có? Hạnh phúc, giống như mọi thứ khác, là một hành trình cá nhân. Không ai có thể nói cho bạn biết bạn có hạnh phúc hay không, đó là điều bạn tự biết. Hạnh phúc, giống như sự bình yên bên trong, không phải là thứ bạn có thể thắng trong một cuộc xổ số. Nó không phải là thứ bạn vấp phải. Đó là một quyết định có ý thức mà bạn phải thực hiện liên tục.

Nếu bạn không hài lòng với một ai đó thì chẳng ích gì để giữ mối quan hệ đó. Nếu bạn không hài lòng với công việc của mình thì hãy nghỉ việc. Nếu hài lòng với cơ thể thì bạn có hoặc không muốn làm bất cứ điều gì để thay đổi nó, được rồi! Tất cả là về việc nó có làm bạn hạnh phúc hay không. Đó là tuyệt chiêu cuối cùng khi phân vân hoặc phải đưa ra một quyết định quan trọng.

Vấn đề là hầu hết chúng ta không biết làm thế nào để hạnh phúc. Chúng ta có thể cố gắng tìm kiếm hạnh phúc, khắc phục tình trạng hiện tại hoặc thay đổi mọi thứ. Nhưng cuối cùng, chúng ta thấy mình vẫn ở trong tình trạng cũ - tự hỏi liệu chúng ta có hạnh phúc không. Điều này xảy ra bởi vì chúng ta bị mắc kẹt trong chuỗi liên tục và vì vậy chúng ta cứ lặp đi lặp lại những sai lầm tương tự.

Dưới đây là ba sai lầm và cách khắc phục chúng:

- ## Cố gắng quá sức

Mọi người nghĩ rằng họ cần phải làm điều gì đó để được hạnh phúc và vì vậy họ bắt đầu làm việc quá sức, đẩy bản thân đến giới hạn, mong đợi quá nhiều, chờ đợi hạnh phúc đến, v.v. Trong khi hầu hết mọi người không thể nhận ra cái bẫy này là gì, nhưng những người như chúng ta được thực hành Đạo có thể biết nó chỉ là một cái bẫy khác của tâm trí khỉ để dụ mình vào dòng liên tục.

Tại một thời điểm nào đó thì bạn bắt đầu nhận ra rằng mình đã dành cả đời để cố gắng đạt đến một trạng thái nhất định trong khi nó đang ở trước mắt mình suốt thời gian qua. Điều đẹp nhất của hạnh phúc là mình cảm thấy hoàn hảo vì bạn ổn với mọi thứ, nó giống như đồng bộ với mọi thứ. Quan trọng nhất là bạn biết ơn. Bạn thấy rằng mọi thứ đã trở nên dễ dàng và đúng như mong muốn và vì vậy bạn không cần phải nỗ lực thêm, tạo áp lực quá nhiều cho những việc mình làm hay làm cho nó trở nên khó khăn và phức tạp hơn mức cần thiết. Nhìn xung quanh bạn và thực sự suy ngẫm về cách bạn đã đi đến thời điểm này. Hãy trút bỏ áp lực mà bạn đã mang vào cuộc sống của mình và mọi thứ có thể sẽ trở nên tốt đẹp hơn.

- ## Nó là một nơi chốn

Điều mà nhiều người nghĩ rằng hạnh phúc là một mục tiêu, một đích đến, hoặc một cái gì đó ngoài kia, hoặc họ sẽ đạt được nó trong tương lai. Họ nghĩ rằng đó là một mục tiêu phải hoàn thành và họ sẽ cảm thấy tuyệt vời khi nó hoàn thành và mọi thứ sẽ ổn thôi. Điều này là sai và không bao giờ xảy ra, bởi vì tương lai không bao giờ thực sự đến. Điều tồi tệ hơn nữa là nếu bạn có một thời hạn nào đó và khi bạn đạt đến nó thì bạn sẽ vô cùng thất vọng vì mọi thứ không như bạn mong đợi. Sau đó, bạn sẽ bắt đầu nhắm đến một thứ khác và cố gắng tìm kiếm một sự thỏa mãn sẽ không bao giờ đến.

Bạn không thể tìm thấy hạnh phúc ở bất kỳ nơi nào khác ngoài ngay bây giờ. Hạnh phúc là bây giờ. Nó ở ngay đây và sẽ không có gì khác ngay cả sau một thập kỷ nếu chúng ta vẫn mù mờ với những gì bạn hiện có. Hạnh phúc không phụ thuộc vào mục tiêu bạn hoàn thành và vì vậy khi bạn kết nối nó với điều gì đó bạn đang mong đợi trong tương lai thì bạn đang phủ nhận nó hiện tại.

Bạn cần ngừng đặt ra quá nhiều mục tiêu và kế hoạch, dành ít thời gian hơn cho tương lai và sống nhiều hơn trong khoảnh khắc hiện tại này, bởi vì hạnh phúc ở ngay đây và ngay bây giờ, và bạn sẽ quyết định xem mình có tận hưởng nó hay không hoặc để nó đi.

• **Nó nằm trong vật chất**

Một số người cố gắng nâng cao mức độ hạnh phúc của họ bằng cách mua đồ, đi đến những nơi khác nhau, đi chơi, quan hệ hết mối quan hệ này đến mối quan hệ khác trong nỗ lực tìm kiếm một người hoàn hảo nhất. Hoặc tệ hơn - bằng cách ăn quá nhiều, uống rượu quá mức, sử dụng ma túy, đắm chìm trên mạng, v.v.

Điều này có thể hữu hiệu trong một thời gian, nhưng sau đó bạn sẽ nhận ra rằng mình đã tạo ra một khoảng trống lớn hơn nhiều bên trong mình. Giờ đây, cách duy nhất để lấp đầy khoảng trống đó là tiếp tục ham mê những thứ thái quá đó. Đây là một hành vi tự hủy hoại bản thân và bạn sẽ không bao giờ cảm thấy thực sự tốt hơn trừ khi bạn nhận ra mình cần phải thực hiện một số thay đổi từ trong ra ngoài.

Hạnh phúc là một trạng thái bên trong. Không quan trọng chúng ta có gì, làm gì, gặp ai và lấp đầy thời gian của mình như thế nào. Điều quan trọng duy nhất xác định hạnh phúc của chúng ta (hoặc sự thiếu hụt của nó) là cách chúng ta đối xử với mọi thứ và thái độ của chúng ta đối với cuộc sống. Chúng ta có chủ động tận hưởng cuộc sống của mình không, chúng ta có hài hòa với chính mình và chúng ta có đầy lòng biết ơn đối với tất cả cuộc sống không?

Tìm kiếm hạnh phúc

Nếu Đạo là hạnh phúc thì điều đó có nghĩa là bất cứ ai không theo Đạo sẽ không bao giờ hạnh phúc? Dĩ nhiên là không. Bạn vẫn có thể tìm thấy chính mình ngay cả khi bạn không cống hiến hết mình cho Đạo. Sự khác biệt là ở trạng thái nhận thức của bạn. Khi đọc phần còn lại của chương này thì bạn vẫn có thể tìm thấy hạnh phúc (cho dù bạn có phải là người tìm kiếm Đạo hay không).

Kế hoạch 4 bước để tìm kiếm hạnh phúc

Nhiều người thường hỏi, "làm thế nào để tôi trở nên hạnh phúc?" Một câu hỏi đơn giản như vậy với một câu trả lời thậm chí còn đơn giản hơn: chỉ *là*. Là một với thiên nhiên, là một với vũ trụ và là một với cuộc sống.

Đó là tất cả những gì cần để hạnh phúc. Đó là cách hạnh phúc hoạt động. Chưa hết, chúng ta biết rất nhiều người có mọi thứ họ muốn, mọi thứ cần có để hạnh phúc cho dù định nghĩa của bạn về hạnh phúc và thành công là gì đi chăng nữa, nhưng họ vẫn không cảm thấy hài lòng, không cảm thấy họ có lý do gì để biết ơn. Và họ coi mọi thứ là điều hiển nhiên và không có hạnh phúc.

Một số người có ít hơn người bình thường, nhưng với họ là quá đủ. Và họ hạnh phúc hơn những người có nhiều hơn. Đơn giản là vì họ đánh giá cao nó và biết ơn nó mỗi ngày.

Vậy, những gì hạnh phúc cần để trở thành một trong số họ? Nếu hầu hết mọi người trong một quốc gia chưa tìm ra cách thực hiện thì có lẽ phải có một cách thức cụ thể và các bước để làm theo. Trả lời: Trở nên biết ơn là cách và do đó mang lại sự hài lòng và mãn nguyện trong cuộc sống của bạn.

• **Hãy nhận biết**

Đầu tiên, bạn cần phải nhận thức được, không nhất thiết là của Đạo, đặc biệt là nếu bạn chưa sẵn sàng cho điều đó, nhưng hãy nhận thức về những thứ bạn có. Trái ngược với những gì bạn có thể nghĩ, bạn có nhiều điều mà bạn có thể không biết. Hãy nghĩ về những người trong cuộc sống của bạn - gia đình, bạn bè, những người đã giúp đỡ và hỗ trợ bạn vượt qua trong những giai đoạn khó khăn.

Hãy nhớ đến từng người trong cuộc đời bạn, kể cả những người đã xúc phạm hoặc phản bội mình. Và cảm ơn họ vì đã có cơ hội học được bài học mà họ muốn dạy cho bạn. Mỗi người chúng ta gặp trên con đường của mình đều được sắp sẵn ở đó. Họ dạy chúng ta điều gì đó mà mình chỉ có thể hiểu được nếu chúng ta nhận thức được điều đó và sẵn sàng học hỏi từ nó.

Nhận thức về những thứ bạn có. Nhà của bạn, công việc, nơi để đến, quần áo, công nghệ, đồ chơi bạn đã chơi, sách của bạn, v.v. Ngay cả khi bạn không sống một cuộc sống xa hoa thì bạn vẫn có những thứ mà mình sử dụng hàng ngày. Hãy nhận biết chúng và đừng coi chúng là điều hiển nhiên.

Hãy ý thức về những việc bạn làm hàng ngày, mà chúng ta thậm chí không nghĩ đến, và quên rằng chúng là một món quà. Mỗi ngày bạn ăn một vài lần, thường là những món ăn bạn yêu thích có mùi vị và trông rất ngon, bạn tắm bất cứ khi nào bạn muốn và sử dụng lượng nước bạn muốn. Bạn có điện và nó cho phép bạn làm nhiều việc khác nhau.

- **Trân trọng những điều nhỏ nhặt**

Trân trọng là thấy rằng mọi thứ đều có vẻ đẹp, để ý những điều nhỏ nhặt và biết ơn chúng, đồng thời nhận ra rằng những gì bạn có hoặc làm ngay bây giờ thật tuyệt vời bởi vì người khác sẽ cho mọi thứ để có được nó.

Sự trân trọng đến từ bên trong, bởi vì mọi thứ đẹp đẽ đều bắt nguồn từ đó. Điều quan trọng là bạn phải thực hành nó cho đến khi nó trở thành một thói quen, một khi nó đã làm được thì mọi thứ sẽ khác với bạn và bạn sẽ hài lòng hơn với cuộc sống.

Trân trọng mọi thứ như chúng thể hiện ngay bây giờ. Bởi chúng hoàn hảo trong mọi hoàn cảnh, cho dù bạn có coi chúng tồi tệ đến đâu. Tất cả những người bạn gặp, những việc bạn làm, bất cứ điều gì bạn có hoặc không có, mọi thứ bạn trải nghiệm và nghĩ đến, đều hoàn hảo theo cách nó *là*. Và ngay cả khi bạn muốn thay đổi thì trước tiên bạn cần phải chấp nhận nó như hiện tại.

- **Làm chậm tốc độ của bạn**

Chúng ta sống vội vã đến nỗi không những không nhận thấy những điều tươi đẹp xung quanh mình mà còn bắt đầu bỏ lỡ những điều quan trọng - những con người, sự kiện và những thứ đang ở ngay trước mắt. Chúng ta hối hả trong cuộc sống, làm những công việc hàng ngày mà chúng ta coi là quan trọng, làm một công việc mà chúng ta không thể chịu đựng được, dành thời gian rảnh rỗi cho những hoạt động vô bổ chỉ khiến chúng ta mất tập trung vào mục đích và hành trình của mình (những hoạt động như xem TV, duyệt mạng, xã hội hóa trực tuyến, sử dụng các công nghệ khác v.v.).

Đôi khi bạn cần dừng lại và nghỉ ngơi. Dừng lại có nghĩa là hãy dành một chút thời gian để nhìn xung quanh, quên đi những điều trần tục, những vấn đề, những lo lắng hàng ngày, những ham muốn ích kỷ, những mục tiêu giả, những sự kiện hiện tại và tập trung vào những điều cần thiết. Giống như gia đình của bạn, những điều bạn thích làm nhưng không bao giờ tìm thấy thời gian.

• Hãy biết ơn

Tóm lại, bạn cần biết ơn mọi thứ xung quanh mình mỗi ngày. Một cách tốt để làm điều đó là nói to ra. Hãy biến nó thành một thói quen. Những chiếc lọ tri ân đã trở nên phổ biến và không có lý do gì mà bạn không dùng thử. Đó là một cách thực hành đơn giản bao gồm viết ra những điều bạn biết ơn và cất chúng vào lọ. Chẳng bao lâu thì nó sẽ đầy những ghi chú và bạn sẽ nhận ra rằng mình có bao nhiêu lý do trong cuộc sống để hạnh phúc.

Một cách khác là biến nó thành một phần của thói quen buổi sáng hoặc buổi tối của bạn. Mỗi ngày trước khi đi ngủ hoặc ngay sau khi thức dậy, hãy nói to tất cả những điều bạn biết ơn trước gương trong phòng tắm. Hãy cảm thấy thích thú khi có được nó, mỉm cười, hít thở sâu và lấp đầy lòng cảm kích.

Bạn cũng có thể đặt những tờ giấy nhớ ở những nơi khác nhau trong ngôi nhà của mình. Bằng cách này, bạn sẽ nhắc nhở bản thân về một điều cần biết ơn bất cứ khi nào bạn bước vào phòng. Viết nhật ký về lòng biết ơn. Viết ra tất cả những gì xảy ra với mình mà bạn biết ơn.

Chọn cách phù hợp nhất với bạn. Và đừng quên tận hưởng toàn bộ quá trình. Trở nên biết ơn là một bước quan trọng trong quá trình phát triển cá nhân và có thể làm nên điều kỳ diệu. Nó cũng sẽ có ảnh hưởng tích cực đến mọi khía cạnh khác trong cuộc sống của bạn.

Mục tiêu cuối cùng là trở nên lưu tâm đến mọi thứ bạn làm, thực hiện nó với niềm vui và sự phấn khích. Đã đến lúc cảm ơn và hạnh phúc dù bạn ở đâu!

PHẦN III
Hòa Hợp Giữa Cơ Thể Và Tinh Thần

An bình nội tâm

Học cách bảo vệ cơ thể và tinh thần, đóng cửa với tiếng ồn bên ngoài, giúp chúng ta nhận ra tầm quan trọng của tinh thần trong cuộc sống của mình. Chúng ta không được tạo ra từ lý trí đơn thuần và thậm chí ít vật chất hơn; phần tinh thần của chúng ta, nếu được nuôi dưỡng và phát triển, sẽ tạo thành một nền tảng vững chắc để phát triển những điều chắc chắn.

Để tìm cách và giải quyết vấn đề, nhà trường dạy chúng ta ngay từ khi còn nhỏ cách sử dụng lý trí, giúp chúng ta phát triển hệ thống lý trí của mình. Trong khi phương pháp này trừng phạt cảm xúc thì nó vẫn có vẻ là cách tốt nhất để chuẩn bị cho thế hệ tương lai.

Nhưng khi phải đưa ra một quyết định quan trọng thì điều gì khiến lý trí hay con tim chiếm ưu thế? Hãy suy ngẫm một cách bình tĩnh để hiểu rõ hơn nếu đó là cơ hội hay điều gì khác sẽ là cách tốt nhất để đối mặt với những quyết định quan trọng. Nhưng việc tìm kiếm những khoảnh khắc tĩnh lặng ngày càng khó khăn, bởi vì suy nghĩ của chúng ta liên tục bị gián đoạn bởi những ồn ào của sự nhầm lẫn bên ngoài khiến chúng nhầm lẫn và làm chúng ta mất phương hướng, trì hoãn những gì chúng ta phải làm.

Để bảo vệ tinh thần của mình thì chúng ta phải chăm sóc nó như người làm vườn chăm sóc khu vườn của mình - giữ cho nó sống và xum xuê. Những khoảng dừng cầu nguyện trong im lặng hoặc thiền làm cho những bông hoa của nhận thức nở rộ và những nhánh của trực giác phát triển giúp chúng ta nhìn thấy con đường phải đi.

Theo nghĩa này, tinh thần cũng là một kỹ thuật thực tế để tiêu diệt căng thẳng và những nỗi sợ hãi hàng ngày mở ra cánh cửa cho nhiều căn bệnh có hại cho sức khỏe của chúng ta. Tinh thần giúp chúng ta tăng cường sự tập trung, cho phép chúng ta cố gắng hết sức trong quá trình ra quyết định và khiến chúng ta đồng cảm hơn với người khác.

Tinh thần cũng giúp đạt được sự bình an sâu sắc hơn trong nội tâm và chuyển hóa nhiều niềm tin tiêu cực bằng sự thật đơn giản. Các bệnh về thể chất vĩnh viễn sẽ chữa lành vì chất lượng cuộc sống được cải thiện. Chúng ta tập trung và khách quan hơn, nhận thức được một trí tuệ bên trong không đến từ kiến thức đơn giản. Bằng cách củng cố lối sống này thì nó thay thế sự không chắc chắn và lo lắng bằng sự cân bằng hơn và ổn định cảm xúc do đó đồng thời có lợi cho cơ thể và tâm trí. Đối với một số người thì họ thích gọi nó là 'sự bình yên bên trong'.

Nhưng sau đó, không phải tất cả chỉ là nói và không có gì hết?

Đây không phải là lời nói thô thiển, ngày nay không dễ tìm thấy sự bình yên trong nội tâm. Nhịp sống bận rộn khiến chúng ta căng thẳng bởi vì nói cho cùng thì chúng ta không có thời gian mà chúng ta mong ước được có cho riêng mình.

Sẽ đến lúc chúng ta cần dừng lại, chấm dứt những lo lắng không cần thiết và bắt tay vào tìm kiếm sự bình yên cho nội tâm của mình.

Đạt được bình an nội tâm có nghĩa là có một cảm giác khỏe mạnh, hạnh phúc, bao trùm chúng ta trong sự yên tĩnh bao la.

Đó là về việc tạo ra một kết nối đặc biệt với chính chúng ta, tạo ra một kết nối giữa cơ thể và tinh thần của chính mình, cũng như với thế giới xung quanh chúng ta, để có thể nhận thức được những chi tiết mà chúng ta không có, không nhận thức được trước đó và đồng thời, để trân trọng chúng.

Ở trạng thái này thì chúng ta cố gắng cô lập tâm trí của mình: bất kỳ nỗi sợ hãi, lo lắng, suy nghĩ tiêu cực hoặc cảm giác nào có thể làm phiền chúng ta sẽ nằm ngoài tầm với của mình.

Những lợi ích đi kèm với sự bình yên bên trong

Hãy tập trung vào mục tiêu của chúng ta.

Tinh thần làm cho chúng ta ý thức hơn về những gì chúng ta muốn đạt được. Nếu chúng ta biết mục tiêu của mình là gì và biết chính xác những gì mình muốn thì chúng ta sẽ tập trung vào việc đạt được những mục tiêu đó.

a. Tránh những thói quen xấu

Bằng cách tạo ra một kết nối tinh thần với bản thân và thế giới xung quanh thì chúng ta học cách phân biệt đâu là điều tốt và đâu là điều xấu đối với chúng ta và với người khác. Điều này sẽ giúp chúng ta thay đổi những thói quen xấu của mình.

b. Con đường dẫn đến hạnh phúc

Sự bình yên bên trong cho phép chúng ta truyền năng lượng của mình đến những khía cạnh tích cực của cuộc sống, hướng tới những gì khiến chúng ta cảm thấy thoải mái. Việc này sẽ giúp chúng ta hạnh phúc hơn.

c. Giảm căng thẳng

Khi đạt được tâm linh thì chúng ta học cách gạt bỏ mọi lo lắng sang một bên, điều này làm tăng mức độ hạnh phúc về tâm lý của chúng ta. Kết quả là tất cả căng thẳng tích lũy sẽ bắt đầu biến mất.

Đây có phải là cuộc xung đột hướng tới sự hoàn hảo?

"Sự hoàn hảo không thể đạt được, nhưng nếu chúng ta hướng đến sự hoàn hảo thì chúng ta có thể đạt được sự xuất sắc." - Vince Lombardi.

Bất chấp tất cả những hạn chế liên quan đến khả năng biến chủ nghĩa hoàn hảo thành một sức mạnh mà nó không ảnh hưởng đến sức khỏe hoặc cuộc sống của bạn nói chung? Điều này có thể.

Muốn vậy, hãy đọc 8 lời khuyên này sẽ giúp bạn tìm thấy một cuộc sống hài hòa và cân bằng.

- *Hãy là một người theo chủ nghĩa hoàn hảo cân bằng, không loạn thần kinh*

Chủ nghĩa hoàn hảo có thể là một đặc chất khá lành mạnh. Các vấn đề chỉ xuất hiện khi chúng ta sống nó đến nơi tột cùng.

Phần lớn các vấn đề được phơi bày trong số các khía cạnh tiêu cực của chủ nghĩa hoàn hảo, thực sự là các dạng cực đoan và độc hại của chủ nghĩa hoàn hảo. Những người theo chủ nghĩa hoàn hảo làm điều này là những người loạn thần kinh và để những thành tích của họ xác định họ là ai. Họ thường cảm thấy khó chịu trước mục tiêu của họ và tương lai có vẻ khá u ám đối với họ.

Họ luôn hướng đến mục tiêu cao hơn, đến bất lợi cho mọi thứ, cho dù đó là các mối quan hệ của họ hay sức khỏe cá nhân của họ. Thật không may, hình thức chủ nghĩa hoàn hảo này được tôn vinh trên các phương tiện truyền thông, nơi tập trung vào kết quả cuối cùng chứ không phải những hy sinh dẫn đến sự phát triển của một số đổi mới hoặc đạt được một kỳ tích.

Mặt khác, có một chủ nghĩa hoàn hảo lành mạnh. Điều này cho phép bạn duy trì động lực trong khi không ngừng tìm cách cải thiện. Nó không tập trung vào những thất bại, nhưng cho phép bạn tập trung vào mục tiêu cuối cùng.

Bằng cách khám phá sự khác biệt giữa hai hình thức chủ nghĩa hoàn hảo, hình thức lành mạnh và hình thức loạn thần kinh thì bạn sẽ có thể nhận ra những thời điểm bạn rơi vào mặt tối của chủ nghĩa hoàn hảo và tiết chế hành vi của mình.

Đối với điều này, hãy chuyển từ chủ nghĩa hoàn hảo sang chủ nghĩa tối ưu và áp dụng hành vi cho phù hợp.

- *Ngừng tâm lý có tất cả hoặc không có gì hết*

Tâm lý "có tất cả hoặc không có gì hết" là một vấn đề lớn đối với những người theo chủ nghĩa hoàn hảo. Những người theo chủ nghĩa hoàn hảo có cái nhìn rất nhị phân về cuộc sống. Đối với họ, đó là "trắng" hoặc "đen", "tất cả" hoặc "không có gì", "thành công" hoặc "thất bại", "hoàn thành tất cả" hoặc "không bắt đầu gì cả" v.v.

Tuy nhiên, một ý nghĩ như vậy là tự đánh bại bản thân hoặc tốt nhất, không thực tế. Trong thế giới thực, không ai đạt được thành công mà không gặp trục trặc hoặc thất bại. Không có vận động viên nào giành chiến thắng trong một cuộc thi mà không gặp khó khăn trong quá trình luyện tập. Không một doanh nhân nào thành công mà không gặp thất bại đầu tiên theo cách này hay cách khác.

Và không ai tạo ra những thành tựu vĩ đại mà không phải vật lộn với các công cụ của họ và không tạo ra những bản nháp khét tiếng trên đường đi. Trong thực tế, mọi thứ đều theo một tiến trình, 'tất cả hoặc không có gì hết' không tồn tại.

Tại thung lũng Silicon, có hàng nghìn công ty bao gồm các công ty đa quốc gia lớn như Facebook, Apple và Google đang khuyến khích thất bại. Vô số doanh nhân thành công chia sẻ những câu chuyện thất bại của họ. Thậm chí còn có một hội nghị thường niên mang tên "Failcon" khuyến khích mọi người đối mặt với những thất bại của họ.

Điều này là do họ coi thất bại là một phần của thành công và khi thất bại nhanh chóng thì bạn sẽ nhanh chóng học được điều gì hiệu quả, điều gì không và từ đó phát triển.

Do đó, hãy thoát khỏi trạng thái có tất cả hoặc không có gì hết của tâm trí này. Khi mang tư duy trong đầu có tất cả hoặc không có gì thì những gì bạn nhận được ít nhiều chỉ là không-hoặc-không. Cho phép bản thân làm những điều không đầy đủ, không hoàn hảo và không chính xác. Chỉ khi đó thì bạn mới có thể tiến bộ trong việc đạt được mục tiêu của mình. Tập trung vào việc ghi lại tiến trình của mình trên từng bước và sử dụng thử nghiệm và thất bại một cách xa hoa, bởi đây là cách chắc chắn nhất để đảm bảo thành công trong tương lai của bạn.

- *Sử dụng nguyên tắc Pareto*

Tâm trí của người hoàn hảo là một mê cung phức tạp. Người này có thể hấp thụ một lượng lớn thông tin, phân tích chi tiết và thiết lập các quy trình phức tạp cho từng nhiệm vụ.

Đồng thời, bạn cần cẩn thận để không rơi vào vòng luẩn quẩn của chủ nghĩa hoàn hảo, tức là có khả năng tự nhấn chìm mình trong vô số thông tin và thông số. Bởi vì một người theo chủ nghĩa hoàn hảo là người hướng tới chi tiết và có thể lưu trữ hàng núi thông tin, điều này thường ngăn cản họ hành động.

Đối với họ, mọi thứ đều quan trọng và việc gì cũng phải hoàn thành. Cuối cùng, họ bị choáng ngợp bởi tầm quan trọng của những gì cần phải hoàn thành. Một số người theo chủ nghĩa hoàn hảo hay trì hoãn, còn những người khác thì lại mắc kẹt trong chứng tê liệt phân tích. Một số bỏ cuộc, trong khi những người khác dành nhiều thời gian chỉ để làm những công việc cơ bản nhất.

Bạn cũng có xu hướng đặt cho mình một tiêu chuẩn cực kỳ cao cho mọi nhiệm vụ mình làm? Thật không may, mức chất lượng mong đợi này thường gây cản trở cho bạn, đến mức nó ngăn cản bạn bước tiếp. Nếu vậy, đây là một số câu hỏi dành cho bạn:

1. Bạn đang cố gắng hoàn thành điều gì?

2. Ai là những người đã thành công trong việc đạt được mục tiêu này, hoặc những người có xu hướng đạt được nó một cách xuất sắc ngày hôm nay? Họ đã làm gì để thành công?

3. Dựa trên câu trả lời của bạn cho câu hỏi 2, bạn bị ám ảnh bởi những chi tiết nào ... Chúng có quan trọng đối với sự thành công của mục tiêu cho bạn không? Nếu không, đã đến lúc gạt chúng sang một bên (hoặc giảm bớt đầu tư của bạn vào chúng)?

Tập trung vào định luật 80/20 và xác định một vài yếu tố giúp bạn nhiều nhất trong việc hướng tới mục tiêu của mình. Cẩn thận với quy luật lợi nhuận giảm dần, xảy ra khi bạn cố gắng hoàn thiện mọi chi tiết, đặc biệt là những điều không ảnh hưởng đến những gì bạn đang cố gắng hoàn thành.

Hòa hợp với chính mình

Chúng ta cần biết rằng không phải mọi thứ đều có màu đen và trắng mà có một loạt các màu xám. Chúng ta phải chấp nhận rằng có và sẽ có những tình huống và trải nghiệm mà chúng ta không thể kiểm soát được sẽ khiến mình cảm thấy những cảm xúc tiêu cực, đây chắc chắn là một phần trong cuộc sống của chúng ta. Đạt được sự bình yên bên trong đồng nghĩa với sự cân bằng. Chắc chắn rằng sẽ có những gánh nặng không cần thiết mà chúng ta có thể buông bỏ, nhưng chúng ta phải học cách đối phó với nhiều người khác trong cuộc sống hàng ngày của chúng ta. Đó là lý do tại sao chúng ta phải học cách cân bằng cuộc sống của mình, để tâm trí ngừng tranh đấu và tìm thấy sự bình yên trọn vẹn.

Đơn giản hóa, bạn sẽ chinh phục

Chúng ta thường làm phức tạp hóa cuộc sống của mình và, dù chúng ta khó thừa nhận đến mức nào thì việc tận dụng từng khoảnh khắc là tùy thuộc vào chúng ta.

Nếu chúng ta thiết lập lại tâm trí của mình và để nó loại bỏ những ý tưởng không cần thiết và những suy nghĩ tiêu cực thì chúng ta có thể tập trung vào niềm đam mê của mình đối với cuộc sống. Bằng cách đơn giản hóa mọi thứ thì chúng ta sẽ đạt được sự bình yên bên trong và khi đó, chúng ta sẽ hạnh phúc hơn.

Lắng nghe nội tâm của chính bạn

Với tất cả những lo lắng và suy nghĩ tràn ngập trong tâm trí của chúng ta thì rất khó để nói chuyện với chính mình. Để có thể thâm nhập sâu vào bên trong thì chúng ta cần rất nhiều bình tĩnh, một khoảng lặng cho phép chúng ta cùng tồn tại với nỗi cô đơn của chính mình.

Lắng nghe bản thân để sống hài hòa với chính mình là điều cần thiết. Nếu bạn không lắng nghe chính mình, ai sẽ? Thật vậy, lắng nghe cơ thể, tâm trí và cảm xúc của bạn vì bạn là người duy nhất có siêu năng lực này:

Cơ thể sẽ phải trải qua bệnh tật, cảm giác cơ thể và năm giác quan.

Tâm trí bởi những suy nghĩ và tính lưu động của thông tin mà chúng ta nhận được sẽ ảnh hưởng một cách tự nhiên đến tải trọng tinh thần.

Cảm xúc được thể hiện để hướng dẫn chúng ta đến sự thỏa mãn, lựa chọn của chúng ta và chỉ ra cho chúng ta biết liệu chúng ta có đang đi đúng hướng hay không. Lắng nghe bản thân của bạn cũng đang lo lắng để đáp ứng nhu cầu của bạn cũng được phản ánh trong cảm xúc của bạn.

Vì vậy, lắng nghe bản thân có nghĩa là chú ý đến những gì đang diễn ra bên trong bạn. Một cảm giác dễ chịu tượng trưng rằng tất cả đều tốt đẹp, cảm giác bất an báo hiệu rằng có điều gì đó không phù hợp với bạn. Cuối cùng, lắng nghe bản thân có nghĩa là đồng ý với các giá trị của bạn, mong muốn của bạn, tính cách của bạn và nguyện vọng của bạn.

Ngoài ra, đây là một câu hỏi sẽ được đáp lại theo bản thân của mình chứ không phải theo những gì người khác mong đợi (một cách hiệu quả hoặc được cho *là*). Đó là dám biết cách nói "không" hoặc định vị bản thân mặc dù điều đó không phù hợp với tất cả mọi người. Lắng nghe câu đáp lại này có nghĩa là tin tưởng vào bản thân mình và làm theo trực giác, quan điểm và tâm trạng của bạn để sống hoàn toàn hài hòa với chính mình.

Chúng ta phải học cách buông bỏ bản thân (những thứ tiêu cực) để biết mối quan tâm thực sự bên trong của chúng ta là gì. Với rất nhiều sự kiên nhẫn và bằng cách thở chậm lại thì chúng ta có thể dần dần đạt được bình an nội tâm.

Buông các phê bình ra khỏi cuộc sống của bạn

Sự đồng cảm là điều cơ bản để tiến về phía trước trên con đường bình an nội tâm. Chúng ta phải đặt mình vào vị trí của người khác.

Những lời chỉ trích tiêu cực đối với người khác và bản thân khiến chúng ta khó chịu, việc này làm tổn thương cả người nhận lẫn người gửi.

Nhận biết bản thân. Quá trình này không dễ dàng. Đặc biệt khi biết rằng chúng ta là những sinh vật tiến hóa và chúng ta thích ứng với từng thời đại, với từng sự kiện và từng trải nghiệm phát sinh. Một số người sẽ tìm hiểu nhau trong khi những người khác sẽ trải qua cuộc sống của họ mà không hề nghĩ về điều đó. Điều này phụ thuộc vào tính cách và cuộc sống của chúng ta.

Biết bản thân có nghĩa là nhận thức được điểm mạnh và nguồn lực của bạn cũng như điểm yếu và hạn chế của mình. Biết bản thân liên quan đến việc biết những gì bạn muốn, những gì bạn khao khát và những gì bạn không hoặc không còn muốn. Đó là biết nhu cầu của bạn, cảm xúc của bạn, năng lực của bạn và tài năng của bạn. Đó cũng là chấp nhận quá khứ của mình, những trải nghiệm tốt cũng như tồi tệ, các mối quan hệ của mình, những rạn nứt của mình, cũng như hành trình cá nhân, gia đình, trường học, nghề nghiệp của mình!

Ngoài ra, đây cũng là về việc biết những phẩm chất và lỗi. Ngay cả khi một số người bênh vực rằng chúng ta có những phẩm chất từ những sai sót của chúng ta và những lỗi lầm của những phẩm chất của chúng ta, thì vẫn nhận thức được rằng chúng ta là ai trong sự không hoàn hảo đẹp đẽ nhất của chúng ta và là một nguồn hạnh phúc bởi vì một nguồn của sự tiến bộ! Khi quen nhau chúng ta mới biết mình là ai, mình có giá trị gì và định hướng nào cho tương lai của mình.

Chúng ta phải học cách nhìn ra mặt tích cực của sự việc và tránh mọi suy nghĩ tiêu cực, kể cả những lời chỉ trích. Khi chúng ta càng loại bỏ những lời chỉ trích ra khỏi cuộc sống của mình thì chúng ta sẽ càng đến gần với sự bình an nội tâm. Tôi sẽ cung cấp thêm chi tiết về điều này trong các trang tiếp theo của chương này.

Tầm quan trọng của thiền và phản chiếu

Để đạt được sự bình yên bên trong thì điều cần thiết là chúng ta phải tĩnh tâm. Đối với điều này, lý tưởng nhất là thực hiện các bài tập thiền, điều này sẽ giúp chúng ta đối mặt với cuộc sống hàng ngày tốt hơn, với một tâm trí thoải mái hơn.

Chúng ta có trong mình khả năng để biết liệu những gì chúng ta đang trải qua có tốt hay không cho mình. Chúng ta có thể lựa chọn, giữ nguyên những lựa chọn này hoặc sửa đổi chúng. Chúng ta không thể quay lại nhưng chúng ta luôn có thể điều chỉnh để đi đúng với con đường của chính mình. Đó là sự giàu có mà tất cả chúng ta đều có, bất kể trải nghiệm như thế nào: chúng ta đều có sự lựa chọn và sự hiểu biết lẫn nhau cho phép chúng ta trải nghiệm chúng một cách hài hòa với chính mình. Điều này rất quan trọng đối với sức khỏe của mình.

Sức mạnh này liên quan đến khả năng hiểu cảm xúc của mình, xác định chúng và hiểu tín hiệu của chúng. Đó là biết ý nghĩa mà chúng ta đặt ra đằng sau hành động, ý tưởng, những thay đổi và khó khăn của chúng ta. Làm nổi bật các giá trị và nguyên tắc của chúng ta trong các hành vi chung của mình.

Hiểu bản thân bao gồm những mối quan hệ chúng ta có, những mối quan hệ chúng ta xây dựng và củng cố, nhưng cũng bao gồm những mối quan hệ mà chúng ta phá vỡ hoặc trốn tránh. Do đó, chúng ta phải hiểu những kỳ vọng và nguyện vọng của mình trong các mối quan hệ mà chúng ta hình thành, trong tất cả các lĩnh vực: tình yêu, gia đình, nghề nghiệp, thân thiện và xã hội.

Bạn nên dành một phần thời gian trong ngày để lấy lại sự yên tĩnh thông qua thiền định. Bằng cách này, cơ thể và tâm trí của chúng ta sẽ có khuynh hướng phản chiếu nhiều hơn và tìm thấy sự bình yên bên trong như đã mong đợi từ lâu.

Với ý thức đầy đủ, bạn hãy chấp nhận ưu điểm và khiếm khuyết, phẩm chất và lỗi lầm, cảm xúc tích cực và tiêu cực của mình, v.v. Sống hài hòa với chính mình để đi qua bước này! Đó là việc tôn trọng toàn bộ bản thân bạn để đạt được cảm giác hạnh phúc và hài lòng.

Chấp nhận bản thân nghĩa là bạn đã tự cho mình là chính mình. Đó là biết bản thân, hiểu bản thân và không sợ bản thân! Không sợ không được chấp nhận hoặc bị đánh giá, chỉ trích và hoàn toàn khẳng định bản thân trong mọi nhận thức về con người của mình. Điều này có thể thay đổi từ vựng (ví dụ: "Tôi nhạy cảm với sự bất công" thay vì "Tôi tức giận", hoặc "Tôi có cá tính mà tôi có" thay vì "Tôi có cảm xúc xấu về cá tính", thay đổi thái độ của bạn (không còn đánh giá cao bản thân hoặc rơi vào trong hộp), thay đổi quan điểm của bạn về mọi thứ (thực hành giao tiếp tích cực) và đối diện với những cảm xúc xã hội tiêu cực (chẳng hạn như xấu hổ).

Bạn phải biết ơn rằng mình đã được sinh ra tốt đẹp

Nhìn nhận cuộc sống và tất cả những điều tích cực xung quanh chúng ta là điều cơ bản để tìm ra con đường dẫn đến bình yên nội tâm. Điều này giúp chúng ta hạnh phúc hơn và đạt được sự cân bằng.

Luôn có điều gì đó để biết ơn, ngay cả lúc đôi khi thật khó tin. Khi chúng ta giảm bớt những phàn nàn về những gì mình không có và bắt đầu biết ơn những gì mình có thì chúng ta sẽ lấy lại được sự cân bằng nội tại của mình.

Bạn phải yêu mến bản thân mình. Đó là nâng niu bản thân, coi sóc bản thân như một người bạn thân hay một thành viên trong gia đình mình. Đó là yêu mến con người bạn và những gì bạn có. Yêu mến bản thân là sùng bái những gì khiến chúng ta có những khiếm khuyết tốt nhất.

Chúng ta thực sự khác nhau: có thể là cao, thấp, béo, gầy, trắng, xanh, đen, nê-ôn hay lấp lánh, điều đó có quan trọng gì? Chúng ta là con người! Với những phẩm chất của chúng ta, lỗi lầm của chúng ta, kinh nghiệm của chúng ta, lịch sử gia đình của chúng ta, ước muốn của chúng ta, ước mơ của chúng ta, v.v. Bạn thực sự nghĩ rằng mình có thể sống hài hòa với chính mình mà không cần yêu bản thân mình trước?

Chấp nhận bản thân là chấp nhận sự khác biệt này trong một ánh sáng tích cực. Không phải vì chúng ta không suy nghĩ giống mọi người, không thấy mình ở vị trí của mình, không phù hợp với "cái khuôn" là điều tồi tệ. Những thiên tài vĩ đại nhất của thế giới này thường "khác người", nhưng họ đã ghi dấu ấn trong lịch sử.

Tất cả chúng ta đều mắc sai lầm, không ai là hoàn hảo và may mắn thay! Đây là điều cho phép chúng ta tiến về phía trước và có xu hướng "tốt hơn", hướng tới sự thay đổi để yêu mến nhau nhiều hơn. Để ý xem chúng ta đã trở thành ai bất chấp cạm bẫy và trở ngại hay thậm chí là thất bại, đó không phải là tự yêu bản thân sao? Bao dung và thương xót đối với chúng ta?

Yêu mến bản thân là chấp nhận hoàn toàn bản thân với lòng trắc ẩn và sự quan tâm tốt nhất có thể. Và chính bằng cách học cách yêu thương bản thân thì chúng ta có thể yêu thương người khác một cách "lành mạnh" (không lệ thuộc vào cảm xúc, ghen tuông thái quá, sợ bị bỏ rơi hoặc bị từ chối, v.v.) và xây dựng mối quan hệ thỏa mãn với tất cả các loại hạnh phúc.

Khi bạn yêu chính mình thì bạn sẽ dễ dàng yêu người khác hơn. Vì vậy không có chuyện chấp nhận những mối quan hệ độc hại và vô giá trị. Hoặc không chấp nhận bạo lực, ngược đãi; cho dù thể chất, tinh thần hay cảm xúc. Chúng ta chỉ tìm cách xây dựng và tiến về phía trước với sự tích cực và thanh thản trong tình yêu của bản thân, người khác và môi trường của nó.

Sự rộng lượng, cho đi mà không cần nhận lại bất cứ thứ gì, được liên kết với lòng biết ơn. Chúng ta phải rời xa tính ích kỷ để đến gần hơn với an bình và thanh thản.

Sức mạnh của sự tha thứ

Hành động tha thứ và cầu xin sự tha thứ có tác dụng chữa bệnh và là điều cơ bản để đạt được sự bình an về mặt tinh thần. Thông qua sự tha thứ, chúng ta đã đánh đổi những hành vi phá hoại đối với người đã làm tổn thương mình để lấy những hành vi mang tính xây dựng.

Đối với chúng ta, sự tha thứ có lẽ là thứ khó cho đi nhất. Chính ở giai đoạn này, chúng ta phải kiên quyết đạt được sự bình tĩnh bên trong.

Hành động tha thứ rất phức tạp bởi vì nó không phải là một khoảnh khắc đơn lập mà trái lại. Đó là một quá trình liên tục có thể được đào sâu và hoàn thiện theo thời gian.

Kết nối giữa cơ thể và tinh thần

Như đã trình bày ở phần trước, cơ thể được cấu tạo từ xương và thịt. Cơ thể là vật chứa đựng tinh thần, trong khi tinh thần là trạng thái ý thức của bạn. Đó là khả năng chấp nhận những thay đổi (cảm giác, suy nghĩ, hành động và đối xử) trong cuộc sống của bạn.

Hiểu mối liên hệ giữa cơ thể và tinh thần

Con người luôn tìm kiếm hạnh phúc và như vậy, theo đuổi những điều trần tục để thực hiện suy nghĩ hoặc ý thức của họ. Ví dụ, do mong muốn được yêu thương, quý trọng và cần thiết như con người, một số người tham gia vào các hoạt động truyền thông xã hội bằng cách đăng ảnh và tham gia vào các cuộc thi. Làm điều này giúp họ cảm thấy được chú ý và xác thực khi họ nhận được sự công nhận từ những người lạ khiến họ nghĩ rằng họ được yêu thương và chấp nhận.

Đức lớn thì hành thuận với Đạo

Đạo không sờ mó hoặc bắt giữ được

Không sờ mó hoặc bắt giữ được

Nhưng có hình tượng bên trong

Không sờ mó hoặc bắt giữ được

Nhưng có nguyên trạng bên trong

Đạo mờ mịt

Nhưng bên trong có tố chất

Chất này rất thật

Trong đó chứa niềm tin

Tự thuở ban sơ đến giờ

Đạo là vĩnh cửu

Đạo là sự sáng tạo

Làm sao ta biết Đạo là gốc của muôn loài?

Bởi vì thế!

Chương 21 –Sách Đạo Đức

Nhận được sự công nhận có thể thỏa mãn khao khát xác thực đó trong một thời gian ngắn. Một người thậm chí có thể hạnh phúc trong một thời gian; tuy nhiên, khi thế giới chuyển sang điều thú vị tiếp theo, cảm giác không hài lòng với bản thân sẽ quay trở lại. Đó là một cảm giác vô độ do toàn bộ trạng thái tâm trí của một người. Trong cuộc sống, việc tìm kiếm hạnh phúc là ở Đạo - chính là sự giác ngộ về tinh thần. Nếu bạn đang tự hỏi thì câu trả lời là Có! Có thể và tinh thần có thể được hòa hợp.

Đạo ở chỗ không làm

Nhưng không gì không làm

Nếu vua chúa nhận biết điều nầy

Thì vạn vật sẽ tự biến hóa

Nếu muốn làm

Hãy trở nên đơn giản mộc mạc

Vô hình nên vô dục

Vô dục nên không bị quấy rầy

Đây là con đường dẫn đến tự chữa lành.

Chương 37- Sách Đạo Đức

Cơ thể và tinh thần có mối quan hệ với nhau, kết nối chặt chẽ và tác động qua lại lẫn nhau. Điều này chỉ đơn giản có nghĩa là các vấn đề được bốc hơi do cuộc sống từ bên trong. Như đã hiểu từ câu chuyện, sự thay đổi trong trái tim là nguyên nhân dẫn đến sự khác biệt về ngoại hình. Sức mạnh tinh thần cũng như sự giác ngộ sẽ mang lại sức khỏe thể chất. Để tìm được hạnh phúc đích thực thì cần phải ở trong trạng thái giác ngộ về tinh thần - Đạo.

Đối với trường phái tư tưởng thì cơ thể là một trở ngại trong việc sống có mục đích và tìm kiếm hạnh phúc. Tại sao? Thân xác được coi là bản chất thấp hèn, đầy tội lỗi, xấu xa và những hành động trái với mong muốn của chúng ta. Nhìn vào cuộc sống của một người có tật ăn cắp, những cá nhân này chọn những món đồ lặt vặt quá lố bịch để đánh cắp theo ý muốn của cơ thể họ. Làm thế nào cơ thể có thể di chuyển mà không có sự cho phép của tinh thần? Hành vi trộm cắp được thực hiện trong tình trạng không tỉnh táo. Có lẽ, đó có thể là sự mất cân bằng trong giác ngộ tinh thần cần thiết để cơ thể rung động ở một tầng số cụ thể? Những trường hợp như thế này và nhiều trường hợp khác khiến người ta khó hiểu được sự cân bằng giữa tinh thần và thể xác.

Tuy nhiên, là một thực thể vật lý không bao hàm điều ác và tội lỗi. Mục đích của cơ thể là để phục vụ tinh thần. Mối quan hệ giữa hai yếu tố là đẹp. Điều thú vị là tinh thần không thể trở nên hoàn hảo nếu không có cơ thể. Chỉ với thể xác thì tinh thần mới có thể tìm thấy mục đích.

Điều đó có nghĩa là gì?

Người có Đức sâu giống như trẻ sơ sinh

Ong, rắn không thể khạc ra ngòi độc

Thú dữ không vồ lấy

Chim không thể mổ

Xương mềm, gân yếu

Nhưng giữ vững

Chưa biết quan hệ tình dục giữa nam và nữ

Nhưng sức sống hoàn hảo đang sống trong sự dồi dào

La hét cả ngày nhưng không khàn tiếng

Đó gọi là sự hòa hợp.

Biết hòa hợp thì bất biến

Biết bất biến thì sáng

Tham lam là thảm họa

Tham lam không phải là hòa hợp

Bất hòa là đối lập với Đạo

Ngược lại với Đạo thì sớm bị hủy diệt.

Chương 55 – Sách Đạo Đức

Điều này chỉ đơn giản có nghĩa là:

Khi một người thực sự ở trong Đạo thì sự hài hòa sẽ đạt được. Ở trong trạng thái ý thức là một nhân vật chỉ có thể có với một cơ thể. Ý chí của tinh thần muốn được thể hiện bao nhiêu thì nó cũng chỉ giới hạn ở một cơ thể sống. Nghĩa là thể xác mà không có tinh thần thì chết. À! Sự hài hòa. Mối quan hệ thể xác và tinh thần tỷ lệ thuận với nhau, theo đó hoạt động của cơ thể phụ thuộc vào tinh thần và ngược lại.

Như vậy có thể nói mối tương quan giữa tinh thần và thể xác: mục đích của sự giác ngộ tinh thần là mang lại sự hài hòa qua cơ thể của chúng ta. Sức mạnh tinh thần ảnh hưởng đến thể chất. Suy nghĩ và cảm xúc của chúng ta theo dõi nguồn gốc của chúng từ bên trong và chuyển thành trải nghiệm thể chất, trở thành hành động và hành vi của mình.

Cảm thấy chống đối, ngột ngạt, phấn khích, hài lòng, được coi trọng, v.v., là mối quan hệ qua lại giữa tinh thần và thể xác. Tình cảm cao quý của chúng ta được thể hiện trong thể chất.

Victor Hugo đã nói, "Không có vẻ đẹp bên ngoài nào là trọn vẹn trừ khi được đánh thức bởi vẻ đẹp bên trong".

Hãy nhận định một chuyến đi mà bạn từng bắt đầu cùng gia đình đến một trung tâm khu nghỉ mát. Khi đến nơi, bạn có một cái nhìn thoáng qua về môi trường. Nó đẹp như tranh vẽ, thanh bình, phong cảnh và một cảnh đẹp đáng để chiêm ngưỡng. Tuy nhiên, sau khi tắm và ăn trưa, với những bước đi chậm rãi xung quanh khu nghỉ mát thì bạn bắt đầu nhận thấy những điểm chưa hoàn hảo trong cấu trúc. Mặc dù những sai sót đã được nhìn thấy, nhưng sự bình yên, tĩnh mịch, năng lượng tốt mà bạn cảm thấy khi đến nơi vẫn không bị mất đi. Đó là vẻ đẹp thực sự nảy sinh từ trạng thái hài hòa. Vẻ đẹp đích thực là sự thuần khiết, rạng rỡ, hài hòa, ánh sáng phát ra từ ánh sáng bên trong của một người, hiện thực hóa trong hình thức cơ thể.

Sau một tai nạn khiến anh bị mù, nhà văn Pháp Jacques cảm thấy như cả thế giới sụp đổ với mình. Tuy nhiên, khi hành trình trong cuộc đời thì anh đã nhìn thấy ánh sáng chưa từng thấy trong suốt những ngày qua; các cơ quan thị giác đã hoạt động và anh ta kết luận, "Mù nghĩa là không nhìn thấy nhưng tôi đã thấy". Lời chứng của người thanh niên này và những người khác bị mất thị giác, tri giác, hoặc điều này hay điều khác là một người mở mang tầm mắt thực sự. Giác ngộ tinh thần là thứ mang lại sự cân bằng và hài hòa cho cơ thể chúng ta; những gì phía trong mà bạn không trông thấy.

Không đi ra ngoài nhưng biết thế giới
Không nhìn ra cửa sổ mà thấy Đạo trời
Càng đi xa, càng ít biết
Cho nên thánh nhân không ra ngoài mà biết
Không chỉ nhìn mà còn nhận ra
Không chỉ làm mà còn hoàn thành.

Chương 47 – Sách Đạo Đức

Phong thái và Đạo sống của bạn ảnh hưởng đến sự cân bằng. Người ta cần phải cẩn thận với hình ảnh vật chất mà họ vẽ ra với thế giới. Hãy sống một cuộc sống thể hiện sự giác ngộ tinh thần của bạn để mang lại sự cân bằng thích hợp. Khi bạn nhận thấy sự mất cân bằng và thiếu sự hài hòa, đó là bằng chứng cho thấy bạn thiếu sự khai sáng và bạn sẽ cần phải nỗ lực để giải quyết vấn đề này.

Cân bằng và hài hòa

Nhiều người trong chúng ta tự hỏi về bản chất của sự hài hòa giữa cơ thể, tinh thần và linh hồn. Các trụ cột nền tảng của cuộc sống hài hòa dựa trên các thành phần này. Cơ thể và tinh thần phải có mối quan hệ liên tục và cân bằng để đạt được sự hài hòa. Năng lượng được tạo ra trong trạng thái ý thức bên trong của chúng ta, các hành động mà năng lượng này tạo ra bên ngoài để người khác nhìn thấy và việc truyền tải sức mạnh từ vũ trụ (trái đất và các thành phần của nó) phải được hoàn thiện như một âm thanh, hợp nhất với nhau để duy trì một cuộc sống yên bình.

Chúng ta đã trải qua một số tình huống trong cuộc sống mà mình có thể dễ dàng liên tưởng để hiểu rằng không sống hòa thuận sẽ dẫn đến điều gì. Một số ví dụ:

1. Trong hầu hết các trường hợp, chúng ta thấy mình suy nghĩ, làm việc quá sức và đánh đập bản thân liên quan đến những sự kiện bất lợi xảy ra trong cuộc sống của mình hơn là những khoảng thời gian tốt đẹp mà chúng ta đã có. Ví dụ: nếu bạn được đề nghị một vị trí, hoặc bạn chuyển đến một trường học, quốc gia mới, v.v., phản ứng ban đầu của bạn đối với tình huống này sẽ là tiêu cực. Bạn nghĩ rằng việc đối mặt với khó khăn như thế nào, cảm giác đơn độc hay bị bỏ rơi, những khó khăn, trái ngược với hoàn cảnh đó sẽ mang lại lợi ích lớn cho bạn như thế nào. Nếu chân thành với chính mình thì chúng ta phát hiện ra rằng mình được thiết kế để chứa đầy những tiêu cực. Đáng buồn thay, điều này được hiểu là tinh thần của bạn (trạng thái ý thức) không hài hòa với chính nó.

2. Lấy cơ thể làm ví dụ, những gì chúng ta trải qua đều do bạn tự nhận thức. Cũng giống như rất nhiều người trẻ của chúng ta ngày nay phải đối mặt, cơn sốt có một hình ảnh mà mọi người đánh

giá cao trên mạng xã hội đang tăng cao. Tuy nhiên, giả sử chúng ta đối mặt với hầu hết họ để biết họ nhìn thấy mình như thế nào khi soi gương hoặc tốt hơn là làm một bài kiểm tra thực tế đối với từng người đối diện với gương và cho chúng ta biết hình ảnh mà họ nhìn thấy phản chiếu. Trong trường hợp đó thì bạn sẽ ngạc nhiên khi biết rằng một tỷ lệ phần trăm đáng kể trong số những quý bà hay cười, lộng lẫy, dễ thương, ăn mặc đẹp không nhìn thấy sự tiến bộ trong những gì họ khao khát trở thành hoặc vẻ đẹp ở bản thân. Nó chỉ có nghĩa là họ không hài hòa với cơ thể của mình.

3. Về tinh thần, nếu xét kỹ sẽ thấy một số người hàng xóm, bạn bè, người quen của bạn được soi sáng về mặt tinh thần đều có một lối sống được xác định. Một điều đáng chú ý ở họ là ham học hỏi, ham hiểu biết và họ dễ dàng đưa ra những kiến thức thu được theo thời gian. Dù thế nào đi nữa, một cuộc sống cho và nhận là văn hóa của họ. Nói một cách dễ hiểu, họ linh hoạt, không sống trong một cái hộp; họ đã 'co giãn' cơ thể và tinh thần của mình và phát triển vượt bậc nhờ kinh nghiệm và kiến thức của họ và những người khác.

Suy ngẫm về những câu hỏi này: bạn có tin rằng mình hiểu mọi thứ không? Bạn có tỏ ra thích học bất cứ thứ gì khơi dậy trí tò mò của mình không? Bạn có phán xét nguồn gốc của những gì bạn đang học? Sau khi đánh giá trung thực những câu hỏi này thì câu trả lời của bạn là KHÔNG, điều đáng buồn là bạn không hài hòa với thể chất và tinh thần của mình.

Hài hòa là gì?

Sự hài hòa là một biểu hiện mạnh mẽ được mô tả sự theo đuổi sự cân bằng giữa một người, bầu không khí, đám đông và tinh thần của họ. Khái niệm về sự hài hòa như vậy là khôn ngoan và trầm tĩnh.

Sự hài hòa toát lên sự đa dạng trước, sau đó mới đến sự cân bằng. Đó là cách kết hợp nhiều với cân bằng. Khi những suy nghĩ, khái niệm, màu sắc và hành động đa dạng được cân bằng thì nó sẽ tạo ra một sự kiện hài hòa. Ví dụ, hãy tưởng tượng một nhóm người hát cùng một giai điệu. Bạn thấy gì? Bài hát xinh đẹp với không giai điệu hoặc giàu chất giọng. Tuy nhiên, khi các kỹ thuật khác được thêm vào nhóm hát thì chúng ta sẽ trải nghiệm được sự pha trộn phong phú, tinh tế của các âm tạo ra âm thanh hài hòa. Giờ đây, các phương cách khác nhau mà chúng ta nghe hát đã kết hợp lại với nhau để tạo ra một hiệu ứng cân bằng. Đây là lý thuyết về sự hài hòa.

Các nguyên tắc cơ bản của sự hài hòa

Lý thuyết về sự hài hòa tồn tại vì một số chân lý cụ thể, điều này làm nền tảng và củng cố niềm tin của nó.

1. Âm-Dương nhất thể: Âm là bóng tối và dương là ánh sáng. Chúng vừa đan xen vừa kết nối, đại diện cho sự cân bằng và hài hòa. Khi âm dương hòa hợp thì có thể kéo dài tuổi thọ, ngược lại thì tuổi thọ bị rút ngắn, dễ mắc bệnh tật. Do đó, hài hòa dựa trên sự thống nhất âm - dương.

Chúng ta cần hiểu nguyên tắc 'nhất thể' bởi vì mình là một phần của nó. Để đạt được mức độ hợp nhất này thì cần có sự kết nối phong phú với thiên nhiên, trái đất và các yếu tố của nó. Bằng cách học cách quan sát thiên nhiên thì bạn lưu ý đến nhịp điệu và sự liên kết của nó giữa tất cả các yếu tố. Bạn phải trở nên giống như nước.

1. Vô vi: Nghĩa là bơi theo dòng chảy, khom lưng chinh phục,… Chính dòng chảy giúp một cá nhân có thể đạt được sự hài hòa với vạn vật. Vô vi có nghĩa là làm theo mà không dùng hành động để cản trở, để mọi thứ nương theo tự nhiên. Điều này không phải là thụ động hoặc sống may rủi. Nó chảy với đất (thiên nhiên) như nó chảy với trời và phản hồi của trời là Đạo (thiên nhiên). Cũng như trời mưa, trời và đất hợp nhất. Những cơn mưa rào rơi xuống trái đất được con người phản ứng một cách tự nhiên mà không cần lệnh hoặc chỉ dẫn. Đó là vô vi; chảy tự do với thiên nhiên khi nó giao tiếp với chúng ta.

2. Đặc tính của nước: Trong Sách Đạo Đức của Lão Tử, nước được dùng để truyền đạt các đặc tính của nó trong Đạo. Nước di chuyển nhanh chóng và luôn phục vụ người khác, khiêm tốn, minh bạch... Do đó, đây được hiểu là đặc tính nước của Đạo. Các tính năng chính tạo nên các đặc tính của nước bao gồm:

   a. Lòng vị tha là khả năng trút bỏ bản thân: Phục vụ người khác hoàn toàn mà không cần bất cứ hình thức kỳ vọng nào. Nước là một nhu cầu thiết yếu của cuộc sống mà tất cả các sinh vật phụ thuộc vào để tồn tại và cư trú cho các sinh vật khác. Đạo nên giống như nước.

b. Lòng từ tốn và khiêm nhường: Như đã được giải thích một cách đúng đắn, nước duy trì ở mức thấp sau những hoạt động dịch vụ tuyệt vời của nó. Nếu tất cả chúng ta đều vị tha, có trái tim phục vụ và khiêm tốn thì vô số xung đột mà mình phải đối mặt trên thế giới sẽ giảm đáng kể. Đạo dạy bản chất không phô trương nhưng sẵn sàng học hỏi và giữ thái độ trầm ổn giữa tiếng vỗ tay của con người.

Lòng từ tốn và khiêm nhường là những đức tính giúp con người hài hòa với bản thân, người khác và những nhà lãnh đạo có ảnh hưởng. Giống như biển cả sinh ra nhiều sông suối, sự khiêm tốn khiến một nhà lãnh đạo chấp nhận tầm nhìn của người khác là của họ và nỗ lực đạt được chúng. Những người như vậy thu hút người khác đến với mình và làm việc đoàn kết vì một mục đích.

c. Khả năng thích ứng và tính linh hoạt: Nước có thể có hình dạng và kích thước của bất kỳ vật chứa nào. Con người cũng được biết đến là loài có khả năng thích ứng với mọi tình huống. Tuy nhiên, chúng ta không nhìn thấy điều này một cách đầy đủ. Khả năng thích ứng là một kỹ năng cần thiết cho khả năng lãnh đạo đặc biệt; khả năng xử lý mọi tình huống. Ngoài ra, sự cứng nhắc cản trở bạn trôi chảy tự do với thiên nhiên. Để ở trong một trạng thái hài hòa thì bạn phải linh hoạt.

d. Tính minh bạch và rõ ràng: Khi một cá nhân trung thực và minh bạch theo cách của mình thì họ được cho là một người liêm chính. Nếu không có ai làm cho nước bị ô uế thì nó vẫn tốt. Tuy nhiên, nó tự được làm sạch bằng cách cho phép các tạp chất lắng xuống. Tương tự như vậy, là con người thì các yếu tố bên ngoài có xu hướng làm cho chúng ta trở nên lấm lem và ô uế, điều này khác với bản chất thật của chúng ta.

e. Mềm mại nhưng bền bỉ: Nhẹ nhàng nhưng mạnh mẽ; Đạo dạy chúng ta phải mềm mỏng trong việc đón nhận sự độc đáo của người khác nhưng không ngừng trôi chảy tự do với thiên nhiên. Nước là một công cụ tinh tế nhưng mạnh mẽ mà các đặc điểm của nó cần được mô phỏng. Còn về các tính năng tiêu cực của nước, bạn hỏi? Bất cứ khi nào âm và dương không hòa hợp thì các thảm họa như lũ lụt và các

579

thảm họa liên quan đến nước xảy ra chỉ do các yếu tố bên ngoài (hành vi của con người).

4. Yêu hoà bình: Lão Tử - người sáng lập ra thuyết Đạo giáo, sống vào thời cổ đại của nhà Chu khi người dân và triều đình xung đột với nhau. Sự hoàn toàn không thích bạo lực đã khiến ông từ chức từ một nhà sử học ở triều đình để sống như một ẩn sĩ trên núi. Bởi phản đối chiến tranh cũng như những thứ tương tự, nên ông đã là người ủng hộ hòa bình ngay từ đầu.

Đạo kiên quyết chống lại những hành vi dẫn đến việc giềm pha tính mạng và tài sản. Như vậy, sự hài hòa được tự hào là có cuộc sống yên bình.

5. Khoan dung và trân trọng sự khác biệt: Cởi mở và khoan dung là những khía cạnh quan trọng của Đạo giúp thúc đẩy sự hòa hợp với thiên nhiên và các cá nhân khác. Thế giới là một nơi phức tạp; cởi mở và khoan dung là cần thiết để hài hòa với thiên nhiên và với nhau. Khát vọng được giống như người khác là điều chống lại Đạo. Mọi người đều được tạo ra duy nhất với sự khác biệt và đó là điều mang lại sự hài hòa cho thế giới của chúng ta.

Do đó, hài hòa hay hòa hợp có nghĩa là bao dung, thấu hiểu và tôn trọng sự khác biệt của con người.

Cân bằng trong cơ thể và tinh thần

Thiền định và giác ngộ tinh thần là điều cần thiết để có được sự hài hòa nội tâm. Sự hài hòa về thể chất phụ thuộc vào sức khỏe tốt. Một cơ thể khỏe mạnh không chỉ phù hợp và được xây dựng mà còn phải hòa hợp với những rung động tinh thần từ bên trong và đáp ứng tương ứng. Đôi khi, hệ thống miễn dịch của cơ thể bị suy yếu và chúng ta đổ bệnh. Trong những khoảnh khắc đó thì cơ thể làm tất cả những gì có thể để khôi phục lại sự cân bằng và chiến đấu. Bạn phải giúp cơ thể duy trì sự cân bằng đó bằng cách dùng thuốc, ăn uống theo chế độ thích hợp, uống nước thường xuyên, v.v.

Ngoài ra, khi bạn phù hợp với ý thức của tinh thần bằng cách duy trì vẻ đẹp bên trong, tầng suất và sự rung cảm theo cách chỉ cho phép dòng suy nghĩ thuần khiết và ý tưởng thiêng liêng tràn vào, đó là trạng thái cân bằng tinh thần.

Theo triết học và y học phương Đông, âm và dương (thuộc tính nữ như mặt trăng và nam như mặt trời) cần phải hài hòa để tất cả sự sống chảy qua nó. Hãy lấp đầy trái tim (tinh thần) với sự hài hòa và cân bằng. Nó sẽ kéo dài tuổi thọ (theo Tuân Tử). Biểu tượng âm dương có nghĩa là cân bằng nội môi (homeostasis) và tự duy trì; nó gợi nhớ tầm quan trọng của sự cân bằng.

Khéo trồng thì khó nhổ

Khéo nắm chặt thì khó tuột

Đức sẽ được tôn vinh từ thế hệ này qua thế hệ khác

Sửa Đức ở mình, Đức sẽ nên thực

Sửa Đức trong nhà, Đức sẽ có dư

Sửa Đức trong làng, Đức sẽ phát triển thêm

Sửa Đức trong nước, Đức sẽ dồi dào

Sửa Đức trong thiên hạ, Đức sẽ ở mọi nơi

Cho nên, do thân mình mà xét thân người

Do nhà mình mà xét nhà người

Do làng mình mà xét làng người

Do nước mình mà xét nước người

Do thiên hạ mình mà xét thiên hạ người

Làm sao ta biết được thiên hạ? Nhờ bởi thế!

Chương 54 – Sách Đạo Đức

Cân bằng đối với hài hòa

Cân bằng là cách con người cư xử. Một người bình thường phải hành động một cách cân bằng, tuân thủ luật pháp liên quan đến môi trường. Tính chất thông thường là một dạng tĩnh mà con người khó có thể liên hệ được vì chúng là động.

Không giống như sự cân bằng, sự hài hòa không phải là tĩnh; nghĩa là, cố định ở một nơi. Nó là một thuật ngữ linh hoạt có nghĩa là sự vận động. Mỗi cá nhân là sản phẩm của quyết định, đam mê và suy nghĩ của người đó, không phải hoàn cảnh của họ. Cách bạn nghĩ có vai trò quan trọng trong phản ứng hoặc đáp lại của mình trước các sự kiện. Tình huống không làm nên con người mà con người tạo nên các tình huống, đặc biệt nếu trạng thái ý thức không được công bố.

Do đó, việc tìm kiếm sự cân bằng là khách quan và hợp lý, trong khi sự hài hòa là chủ quan và nội tạng. Sự hài hòa là một khái niệm tốt hơn sự cân bằng do tính linh hoạt và dễ thích ứng.

Duy trì sự hài hòa sẽ dễ dàng hơn là đạt được sự cân bằng. Khi cảm thấy niềm vui, sự sáng suốt, trí tuệ, sự hưng phấn thì chúng là những lý tưởng chủ quan khiến cho việc tìm kiếm sự hòa hợp nội tâm trở nên thiết thực hơn.

Sự hài hòa được cảm nhận khi chúng ta chấp nhận bản chất của mình, con người chúng ta hiện tại. Đó là nhận thức về cả mặt tích cực và tiêu cực đối với bản sắc của chúng ta. Những gì bạn coi là của bạn:

- Điểm mạnh và điểm yếu

- Thành tựu và thất bại

- Tài năng và khuyết điểm, v.v.

Bạn xây dựng một bản chất hài hòa khi chấp nhận hoàn toàn bản thân, những sai sót và tất cả. Những thách thức mà sự từ chối bản thân gây ra đáng kể hơn những gì chúng ta có thể tưởng tượng; lòng tự trọng thấp, rối loạn nhân cách, trộm cắp, bạo hành cá nhân bằng lời nói và thể chất, rối loạn hoảng sợ và bắt nạt. Thật khó để không cảm thấy bị sai trái về những hạn chế của chúng ta. Tuy nhiên, đó là điều khiến chúng ta trở nên độc nhất. Chúng là âm dương, biểu hiện kết hợp với nhau tạo thành sự hài hòa.

Ánh sáng và bóng tối trong Cơ đốc giáo là một nhóm đạo đức. Ánh sáng được coi là đạo đức ngay thẳng, đáng được thi đua, trong khi bóng tối là xấu xa, đáng bị đánh bại.

Làm cho tất cả trống rỗng

Giữ cho tâm trí thật tĩnh lặng

Muôn loài sinh rồi diệt

Để tự quay về nguồn gốc

Trở về gốc nguồn là tĩnh lặng

Đó là theo quy luật của tự nhiên

Quy luật của tự nhiên thì bất biến.

Biết sự tuần hoàn của trời đất thì sáng

Không biết sự tuần hoàn của trời đất thì tối

Biết được sự tuần hoàn của trời đất thì minh mẫn

Không biết sự tuần hoàn của trời đất thì tối tăm

Biết tuần hoàn thì minh mẫn

Trạng thái minh mẫn thì tâm hồn sẽ dồi dào

Trạng thái dồi dào thì tâm hồn sẽ cư xử công bằng

Công bằng thì ở khắp mọi nơi

Mọi nơi thì thích nghi với tự nhiên

Cái gì thích nghi với tự nhiên thì thích nghi với Đạo

Làm một với Đạo là chánh Đạo

Dù thân có mất thì Đạo vẫn còn.

Chương 16 – Sách Đạo Đức

Tuy nhiên, cách tiếp cận của Đạo cho rằng bóng tối là một dòng chảy và nhịp điệu tự nhiên của vũ trụ không nên bị ức chế. Đạt được sự cân bằng từ quan điểm của Đạo giáo giúp bạn phù hợp với vũ trụ (thế giới) và một cuộc sống hài hòa với thiên nhiên là kết quả của niềm tin vào trật tự tự nhiên hoặc Đạo.

Đạo là hơi thở vĩnh cửu

Đạo là một phụ nữ

Phụ nữ là mẹ của thuở ban sơ

Cửa ngõ của mẹ là gốc của trời và đất.

Giống như một tấm màn che rất khó nhìn thấy

Dùng Đạo sẽ không bao giờ cạn.

Chương 6 – Sách Đạo Đức

Làm thế nào để đạt được cuộc sống cân bằng

Một cuộc sống cân bằng là điều tối quan trọng đối với sự hợp nhất và cuộc sống hài hòa trong xã hội. Sau đây là các phương pháp để đạt được cuộc sống cân bằng:

1. Hãy khách quan trong cách tiếp cận của bạn

   Là Đạo thì không có sự phân biệt sáng và tối, thiện và ác. Sẽ là tốt nhất nếu bạn chấp nhận mọi thứ và mọi người. Quan điểm thiện và ác phải được ngăn chặn khỏi tâm trí của bạn, không chú ý đến sở thích cá nhân. Xác định hoàn cảnh cá nhân và những người khác trong môi trường của chúng ta gây ra xung đột.

   Các ví dụ:

   Nếu thấy khiêm tốn là tốt thì rất có thể bạn sẽ tô vẽ bất cứ điều gì bị cho là không đứng đắn đối với bạn là xấu.

   Một người phụ nữ chào đón mọi người là người giản dị và tôn trọng; quý bà nào làm trái điều đó là thiếu tôn trọng và không quản lý được nhà.

2. Chấp nhận sự tự nhiên của cuộc sống hơn là xác định những phẩm chất của nó

   Rất nhiều người trong chúng ta thích suy nghĩ thấu đáo mọi thứ. Tại sao phải suy ngẫm về mọi thứ lặp đi lặp lại khi bạn chắc chắn không kiểm soát được tình hình. Sẽ tốt hơn và có lợi nếu bạn không cố gắng tìm ra ý nghĩa của nó. Mang lại ý nghĩa cho một tiến trình tự nhiên chỉ làm cho quá trình này trở nên đau đớn.

3. Hướng về quá khứ hoặc nghĩ về tương lai. Sống cuộc sống của bạn ở hiện tại, sử dụng khôn ngoan những gì cuộc sống ban tặng cho mình.

   Quá khứ là quá khứ; nó ở phía sau và bạn không thể lật ngược thời gian. Ngừng hờn dỗi và tận hưởng dòng chảy mang đến trước cửa nhà bạn.

   Ví dụ:

   Bạn đang ở trên bãi biển, thư giãn và nhâm nhi đồ uống lạnh với bóng dừa che bớt tia nắng và giữ cho bạn mát mẻ. Nhưng trời bắt đầu đổ mưa bất chợt. Thông thường, tình huống không lường trước này sẽ làm hỏng tâm trạng của bạn; tuy nhiên, thay vì cảm thấy đau khổ, hãy nhảy trong mưa và tận hưởng khoảnh khắc này.

4. Cho phép vũ trụ giới thiệu trường phái tư tưởng của bạn: Các hệ tư tưởng của bạn không được thông qua trên toàn thế giới một cách cưỡng bức. Ở tuổi này, ai cũng có điều gì đó để nói, kể cả khi nó hợp lý hay không. Họ khao khát sự liên quan và tầm ảnh hưởng của họ là rất lớn. Có một lượng lớn những người tự xưng là giáo viên và học giả. Điều duy nhất họ làm là đưa ra lời khuyên, lời dạy, thông tin mà không muốn lắng nghe quan điểm của người khác.

5. Lợi ích của việc duy trì lối sống cân bằng

- Sống cân bằng làm giảm bớt căng thẳng - bằng cách dành thời gian để thở ra và hít vào, điều này làm chậm tốc độ của bạn, cho phép bạn thư giãn và khách quan hơn trong các quyết định của mình.

- Sống cân bằng nâng cao tâm trạng của bạn - tiếng ồn đến từ những quan tâm và lo lắng của cuộc sống này rất có thể sẽ đè nặng bạn. Tuy nhiên, thực hiện các bài tập thở sẽ giúp bạn tươi tỉnh hơn.

- Sống cân bằng hỗ trợ thúc đẩy năng lượng - năng lượng là khả năng để làm việc. Do đó, sự cân bằng giúp chuyển dòng năng lượng đến những nơi thích hợp để tạo ra năng suất.

- Sống cân bằng làm tốt hơn trạng thái tâm trí của bạn - chúng ta thường xuyên chiến tranh với tâm trí của mình, ảnh hưởng đến chất lượng của trạng thái bên trong mà chúng ta không hề hay biết.

- Sống cân bằng làm tăng tuổi thọ và giảm lão hóa - sự đơn giản của sự cân bằng sẽ làm mất đi căng thẳng, mệt mỏi của cơ thể. Lão hóa là do nhiều tác nhân gây ra ảnh hưởng đến thể chất. Hãy nhớ rằng, ý thức bên trong tạo ra hình thể vật chất bên ngoài của chúng ta. Do đó, một trạng thái bên trong gặp khó khăn sẽ mang lại một thực thể vật chất khó khăn và hao mòn.

- Sống cân bằng ngăn ngừa các bệnh liên quan đến sức khỏe - các vấn đề của cuộc sống là từ bên trong. Quá nhiều thứ đều có hại cho sức khỏe của bạn. Bạn nên thực hiện cuộc sống từng bước một. Các hoạt động dư thừa kích thích sản xuất kích thích tố cơ thể, dẫn đến cơ thể khó tiếp nhận và duy trì cân bằng nội môi.

- Sống cân bằng nâng cao giá trị bản thân và sự tự tin của bạn - chỉ có thể thực hiện ở mức tối đa khi bạn duy trì được sự cân bằng. Lời nói, bước đi và thậm chí cả hành động của bạn cũng thể hiện sự tự tin.

- Sống cân bằng mang lại cho bạn sự hiểu biết về cuộc sống - khi nhìn cuộc sống từ một góc độ đơn giản hơn thì bạn nhận ra rằng không có gì vội vàng trong cuộc sống; bạn tiếp nhận mọi thứ một cách chậm rãi và sống trong khoảnh khắc!

- Sống cho phép bạn trở nên vị tha - sự hài lòng thực sự có được khi giúp người khác trở thành phiên bản tốt hơn của chính họ hoặc cung cấp nền tảng mà trên đó họ có thể trở thành những cá nhân 'trống rỗng' tinh khiết, những người đổ mình cho nhân loại mà không cần kỳ vọng hay khen ngợi.

- Bạn nắm vững cách xử lý các vấn đề và thách thức trong cuộc sống mà không ảnh hưởng đến trạng thái tinh thần của mình.

- Bạn thu hút năng lượng tích cực và sự dồi dào từ dòng chảy cuộc sống.

Lời nói của ta dễ hiểu, dễ thực hành

Nhưng mọi người không hiểu

Do đó, không thực hành

Lời của ta có gốc rễ

Công việc của ta được cấu trúc tốt

Bởi vì mọi người không hiểu ta

Nên họ không biết ta

Người hiểu ta rất ít

Người theo ta rất hiếm

Nên thánh nhân mặc vải thô

Mà lòng ôm ngọc quí.

Chương 70 – Sách Đạo Đức

Tầm quan trọng của sự hài hòa trong cuộc sống

Hòa hợp là một gia vị của cuộc sống thúc đẩy sự đoàn kết giữa các cá nhân và các quốc gia. Đó là khả năng xử lý các lĩnh vực khác nhau trong cuộc sống của chúng ta. Cần phải đạt được sự hài hòa giữa các cá nhân để có một luồng năng lượng tự do với thiên nhiên. Do đó, mỗi cá nhân phải đối phó hiệu quả và cung cấp giải pháp cho các lĩnh vực trong cuộc sống đang tìm cách gây căng thẳng và làm nản lòng sự bình yên bên trong của chúng ta. Thông qua sự hòa hợp thì mọi người chia sẻ quan điểm của họ mà không có xung đột.

Tầm quan trọng của an bình trong cuộc sống

Đối với mỗi con người và cả xã hội, mong muốn một môi trường hòa bình để phát triển và thành công là điều cần thiết. Bạo lực ảnh hưởng đến sự hài hòa và cân bằng của xã hội. Để sống một cuộc sống cân bằng thì sự bình yên bên trong nên không bị xáo trộn để phân luồng năng lượng đúng cách. Chúng ta phải hiểu các tình huống gây ra xáo trộn và xử lý chúng, chẳng hạn như tức giận, sợ hãi, bất an, v.v. Chúng ta cần trân trọng và tôn trọng lẫn nhau khi sống trong an bình bất chấp sự khác biệt về tôn giáo, xã hội và văn hóa.

Một người an bình phổ khúc hòa hợp và duy trì các mối quan hệ như vậy giữa những người khác và xã hội.

An bình và hòa hợp phụ thuộc lẫn nhau và có liên quan với nhau. Nó là một điều cần thiết cơ bản cho cuộc sống.

Sống chan hòa góp phần xây dựng và phát triển cộng đồng. Sức mạnh của sự hòa hợp giữa các cá nhân không thể bị coi thường. Khủng hoảng, chiến tranh, bạo lực, khó khăn và những rủi ro khác trong xã hội là kết quả do những cá nhân hoặc nhóm người từ chối hiểu sự độc đáo của con người và ép buộc người khác chấp nhận cách sống của họ.

Tư duy an bình và hài hòa được ủng hộ bởi lối sống lành mạnh như giải quyết xung đột, khoan dung, thích ứng, đồng cảm, v.v.

Kẻ hoàn hảo giống như nước

Nước cung cấp sự sống cho vạn vật

Không cạnh tranh với bất cứ điều gì

Nước sống ở nơi người ta ghét

Do đó, nó có thể được so sánh với Đạo

Chỗ ở thì khiêm tốn

Suy nghĩ thì thật thâm sâu

Đối xử thì khoan dung

Nói năng thì thành thật

Quyết đoán thì công bằng

Làm việc thì thạo giỏi

Hành động thì hợp thời

Vì không đua chen nên tránh sai lầm.

Chương 8 – Sách Đạo Đức

Làm thế nào để sống trong an bình và hài hòa

Vì chúng ta đã thiết lập tầm quan trọng của an bình và hài hòa trong cuộc sống hàng ngày. Bây giờ chúng ta sẽ xem xét một số bước cần thực hiện để đạt được một cuộc sống an bình và hài hòa:

- *Dành thời gian cho bản thân hàng ngày*

Thế hệ hiện tại luôn dán mắt vào mạng xã hội, công việc, các hoạt động ngoại khóa v.v. Với xu hướng và cảm giác bận rộn như vậy thì chúng ta rất dễ đánh mất bản thân và bị cuốn đi bởi thứ này hay thứ khác. Tạo thời gian cho bản thân để nghỉ ngơi, thư giãn là điều chúng ta cần để cân bằng âm dương. Thời gian dành cho các hoạt động này cũng đòi hỏi một khoảng thời gian để tĩnh lặng, bình tĩnh và tràn đầy năng lượng bên trong bạn. Đừng quên, âm dương mất cân bằng sẽ gây ra những căn bệnh khiến tuổi thọ của bạn bị rút ngắn.

- *Sống cuộc sống của bạn có chủ đích từng khoảnh khắc*

Đừng lưu luyến những kỷ niệm. Thay vào đó, hãy học hỏi từ những sai lầm trước đây và áp dụng các giải pháp cho hiện tại của bạn. Lo lắng về tương lai là vô ích. Những quyết định bạn đưa ra bây giờ sẽ mang lại cho mình tương lai mà bạn mong muốn.

- *Đảm bảo rằng các lựa chọn và quyết định của bạn được cân nhắc kỹ lưỡng trước khi thực hiện*

Đừng đưa ra quyết định bạn sẽ hối tiếc. Đạo chủ trương đi theo dòng chảy của tự nhiên, nó không ngụ ý sống cuộc sống của bạn để may rủi. Trạng thái hòa hợp thực tế sẽ làm cho bạn hài hòa đến mức nó thể hiện ra bên ngoài của mình, bao gồm cả hành động của bạn. Hành động là sản phẩm của các quyết định của bạn - sự cân bằng về tinh thần và thể chất mang lại năng suất. Đảm bảo các nguyên tắc của Đạo là chỗ dựa cho sự lựa chọn của bạn.

- *Suy nghĩ trước khi phản ứng với tình huống*

Đạo chống lại bạo lực và các hành vi của nó. Đưa ra quyết định hấp tấp dẫn đến sự bùng phát tức giận, quyết định hối hận, chết chóc, chiến tranh, v.v. Do đó, hãy làm theo Đạo của an bình và hài hòa mọi lúc. Dòng chảy với trạng thái cân bằng của nội tâm bạn.

- *Thiền định*

Thiền định là một phương tiện cần thiết để đạt được an bình và hòa hợp. Thiền định đã được thảo luận đúng trong chương trước. Thực hành thiền thúc đẩy sự tĩnh lặng và tập trung. Điều này hỗ trợ an bình và hài hòa nội tâm. Đảm bảo tham gia các bài tập phản chiếu, thậm chí thường xuyên trong 10 - 20 phút mỗi ngày.

- *Tham gia vào các hoạt động quên mình*

Bằng cách cống hiến thời gian và nỗ lực của mình cho một mục đích xứng đáng để làm hài hòa môi trường, xã hội sẽ hỗ trợ bạn sống một cách sống bình yên. Các hoạt động như hâm nóng toàn cầu, ủng hộ những người nghèo khó, các chiến dịch chống ô nhiễm, v.v. Một người trung thành theo Đạo tìm cách xả thân để cải thiện thiên nhiên. Tham gia vào như vậy giúp tăng cường trạng thái bình an và cân bằng bên trong của bạn.

- *Đảm bảo xung quanh bạn là những người hoặc sự vật an bình và hài hòa*

Dành thời gian xem, đọc hoặc nghe nội dung bạo lực và gây rối, bao gồm cả trò chơi điện tử, sẽ khiến bạn mất hòa hợp. Nhận các vật liệu lành mạnh sẽ giúp bạn đạt được sự hài hòa. Khi bạn có những người hay việc phù hợp xung quanh mình thì điều đó sẽ giúp củng cố niềm

tin của bạn và thúc đẩy cuộc sống hòa thuận. Những người tốt nhất
để chung đụng là những người đang đi cùng con đường với bạn.

> Dứt học bớt phiền
> Sự khác biệt giữa thiện và ác là gì?
> Tại sao ta khiếp hãi những gì người khác sợ?
> Mênh mông quá, không thể biết được
> Mọi người hớn hở như khi thưởng thức bữa tiệc trâu
> Như mùa xuân trên đồi
> Tôi một mình im lặng
> Như một đứa trẻ sơ sinh chưa biết cười
> Rũ rượi, bước đi như một người vô gia cư
> Người đời có thừa
> Riêng tôi thiếu thốn
> Lòng như ngu muội
> Đần độn thay!
> Mọi người đều sáng sủa và sắc nét
> Riêng tôi là tối tăm và buồn tẻ
> Mọi người như sóng biển
> Riêng tôi, không biết gió thổi phương nào
> Người đời bận bịu
> Riêng tôi quê mùa
> Tôi khác với mọi người
> Tôi không giống những người khác
> Tôi quý sữa mẹ nuôi muôn loài.
> Chương 20 – Sách Đạo Đức

Làm thế nào để có được sự hài hòa về tài chánh

Tham lam, bại hoại và đố kỵ ngấm vào lòng khi bạn không sống một cuộc sống hài hòa. Vẻ đẹp của hài hòa nằm trong sự hài lòng. Là con người thì xu hướng ghen tị và thèm muốn của người khác là tuyệt vời. Hầu hết, chúng ta cảm thấy tệ khi đối tác của mình đạt được một độ cao mà mình chưa đạt được. Đây không phải là cách.

Đạo lớn lan khắp chốn

Qua bên trái, qua bên phải

Được vạn vật cậy vào

Sinh ra mà không giữ lại

Việc xong không nhận mình làm

Đạo nuôi dưỡng muôn loài mà không cần làm chủ

Không dục vọng nên gọi là nhỏ

Tất cả các loài trở lại mà không cần chủ

Và như vậy được gọi là tuyệt vời

Vì tới cùng Đạo không nhận mình là lớn

Đó là lý do tại sao Đạo hoàn thành được điều tuyệt vời

Chương 34 – Sách Đạo Đức

Sự hài hòa về tài chính có thể đạt được khi bạn chuyển tất cả những suy nghĩ tiêu cực vào dòng chảy cuộc sống phù hợp. Chặn năng lượng xấu, kiểm tra trái tim, suy ngẫm về những lý do khiến mình bế tắc, thay vì ghen tị, hãy trân trọng những người đã đạt được chiều cao mà bạn mong muốn.

Luật danh dự tuyên bố rằng bạn thu hút những gì bạn tôn vinh. Khi đánh giá cao cấp trên và những người cùng cấp với mình thì bạn sẽ được truyền nguồn năng lượng thích hợp cho bản thân.

Quá nhiều tiếng ồn trong nội tâm là nguyên nhân dẫn đến những quyết định tồi tệ mà chúng ta đưa ra. Có thể sống một cuộc sống khiêm tốn, hài lòng và đánh giá cao.

Thông thường, hoàn cảnh cuộc sống đẩy chúng ta vượt quá giới hạn khiến mình rơi vào tình trạng mất cân bằng gây ra sự hỗn loạn. Không có người sinh ra đã xấu xa. Nhưng vì trạng thái ý thức và giác ngộ tinh thần của họ tương đối kém đến mức tinh thần không thể bao hàm được cơ thể của họ; do đó họ đã có những lựa chọn trái ngược với Đạo.

Bên cạnh những hoàn cảnh mà chúng ta phải đối mặt, một con đường sự nghiệp cụ thể mình đi đẩy chúng ta đến sự mất cân bằng và hỗn loạn bên trong. Cân bằng công việc và cuộc sống là điều cần thiết.

Đừng nghi ngờ gì nữa, bạn đã từng nghe đến những tình huống mà sự ganh đua ở nơi làm việc, văn phòng chính phủ, chợ, v.v., đã đẩy người khác vào tội ác. Sự cạnh tranh tạo ra năng lượng xấu dẫn đến hỗn loạn và bạo lực giữa chúng ta. Mọi người không còn nhìn thấy mắt đối mắt; tranh luận, hiểu lầm, đe dọa, và thậm chí cả cái chết trở thành trật tự trong ngày.

Người giỏi đi không để lại dấu chân
Người nói giỏi không lỡ lời
Người tính giỏi không cần so sánh
Khéo đóng không cần khóa
Nhưng không ai mở được
Khéo gút không cần thắt
Nhưng không ai tháo ra được
Thánh nhân chăm sóc mọi người
Không thiếu một ai
Thánh nhân chăm sóc mọi thứ
Không thiếu thứ gì
Đó gọi là sáng dạ!
Ai là người tốt?
Là thầy của người xấu

Ai là người xấu?
Là của cải của người tốt
Nếu thầy không được tôn trọng
Và trò không được yêu thương
Đó là sự nhầm lẫn trong tài năng
Đây là then chốt của huyền bí.

Chương 27 – Sách Đạo Đức

Con đường hài hòa là giải pháp cho sự hỗn loạn mà thế giới đang phải đối mặt. Nội tâm của chúng ta đòi hỏi sự hài hòa này để giúp mình ở trạng thái cân bằng và bình an. Sự hài lòng là sự hài hòa. Một con người mãn nguyện và hài lòng với các nguồn lực của mình là điều may mắn vì các vấn đề không thể kìm hãm họ được nữa. Không có chỗ cho hận thù, ma mãnh, dối trá, và đủ thứ.

Các bước cần thực hiện để đạt được sự hài hòa về tài chính

- Chọn một con đường sự nghiệp mà bạn hài lòng: Vấn đề là sự hài lòng. Lựa chọn con đường sự nghiệp không nên xuất phát từ lòng tham; thay vào đó, để giúp đỡ xã hội và con người nói chung. Tạo tác động và tạo ra sự cân bằng cho một thế giới hòa bình là trách nhiệm của mỗi con người. Nếu bạn hài lòng với bản thân và những gì mình làm thì sẽ không có người nào đẩy bạn vào chân tường.

- An lạc với bản thân và người khác: Vâng! Chúng ta muốn trở nên tốt hơn và đạt được những tầm cao lớn hơn. Tuy nhiên, mỗi con người đều có thời gian để đạt được đỉnh cao trong cuộc sống, tài chính, tầm ảnh hưởng và mức độ phù hợp. Hãy bình an, hãy siêng năng và thời điểm thích hợp sẽ đến với bạn. Nếu không có an bình trên thế giới thì ngay cả độ cao mà bạn hy vọng đạt được cũng sẽ bị cướp mất khỏi mình.

- Thực hành thiền: Những lời khẳng định tích cực và nghe những bài phát biểu động viên tinh thần sẽ truyền cảm hứng cho bạn. Thiền hàng ngày hình thành suy nghĩ và mong muốn sâu thẳm của bạn. Bạn là những gì mình nghe. Hãy dành thời gian đầu tư vào thiền của bạn. Đảm bảo có được những khoảnh khắc một mình này cả ngày lẫn đêm.

- Lên tiếng về việc đánh giá cao người khác: Sự trống rỗng khiến bạn tiếp cận với người khác một cách không gò bó, giả vờ hoặc kiêu hãnh. Quan hệ với người khác vì bạn chân thật muốn biết họ, không phải vì những động cơ thầm kín. Tìm kiếm trái tim của bạn hàng ngày, suy nghĩ về những gì trái tim sâu thắm nhất của mình chứa. Đừng che giấu động cơ thực sự của mình, chỉ cần một chút thời gian là tinh thần của bạn sẽ được tất cả mọi người biết đến.

Người đức cao không cầu đức, nên có đức
Kẻ đức thấp hèn cầu đức, nên không có đức
Người đức cao không cần làm gì
Nhưng không việc gì không hoàn tất
Kẻ đức thấp luôn làm
Nhưng còn nhiều việc khác phải làm
Người nhân đạo làm việc không để công việc dở dang
Người chính trực làm việc, nhưng việc làm chưa hoàn tất nhiều
Người lịch sự làm việc, nhưng không ai hưởng ứng
Nên xoắn tay áo mà ra lệnh
Khi mất Đạo, Đức sinh ra
Khi mất Đức, Nhân sinh ra
Khi mất Nhân, Nghĩa sinh ra
Khi mất Nghĩa, Lễ sinh ra
Lễ là lớp vỏ vỏ bọc của bất trung
Manh mối của các hỗn loạn
Sử dụng trí óc để đoán trước sẽ chói vào Đạo
Đây là đầu mối của sự ngu ngốc
Người đức cao sống trung thành
Chứ không trọng lễ nghi
Ở chỗ quả chứ không ở chỗ hoa
Nên chọn cái này và bỏ cái kia.
Chương 38 – Sách Đạo Đức

Hài hòa và sức khỏe

Sức khỏe theo Đạo thì dựa trên việc cho phép Đạo trôi chảy một cách dễ dàng và duy trì sự hài hòa của vũ trụ. Trong những lần trước đây, sức khỏe được định nghĩa là sự hài hòa và cân bằng. Mục đích của Đạo là nắm bắt thiên nhiên và sống hòa hợp với nó thông qua sự hiểu biết có được. Khi bệnh về tâm thần hoặc thể chất xảy ra thì nó chỉ ngụ ý rằng trạng thái bên trong đã mất đi sự hài hòa. Đạo cung cấp các giải pháp cho tình thế tiến thoái lưỡng nan hiện nay: cân bằng, hài hòa, thư giãn, an bình và điều độ.

Vì Đạo tiếp cận trực tiếp với tự nhiên nên người ta được hy vọng rằng cách tiếp cận tiêu chuẩn đối với sức khỏe sẽ yêu cầu các phương pháp tự nhiên.

Các phương pháp chăm sóc sức khỏe sau đây cho các đạo sĩ được mô tả:

1. Chăm sóc giảm nhẹ - Đối với những người trong Đạo thì các nguồn giảm đau tự nhiên là lựa chọn thiết thực nhất. Nếu thuốc phục vụ mục đích điều chỉnh lại khả năng hoạt động tự nhiên của cơ thể thì nó không nằm ngoài giới hạn. Dòng chảy của tự nhiên sẽ diễn ra khi điều trị ngừng đáp ứng.

2. Quyền tự quyết định và quyền hạn của bệnh nhân - Gia đình có một vai trò quan trọng trong các quyết định cuối đời đối với các đạo sĩ.

3. Cái chết và cái ở ngoài tầm – Cái chết là cái tự nhiên. Tuy nhiên, đạo sĩ tin rằng cái chết không cắt đứt quan hệ giữa người chết và người sống.

Giữ chắc thể xác và linh hồn làm một

Có thể giữ chúng khỏi lìa xa chăng?
Chú ý hít thở để được mềm mại
Có thể trở thành trẻ sơ sinh chăng?
Thanh tẩy tâm linh
Có thể hết vết bẩn chăng?
Yêu dân và trị nước
Có thể không có tài chăng?
Cửa trời đóng mở
Có thể làm con mái chăng?
Thông suốt mọi việc
Có thể không làm gì chăng?
Chúng ta sinh ra và lớn lên
Được dạy dỗ mà không chiếm hữu
Được tạo ra mà không kể công ơn
Được hướng dẫn mà không phán xét
Đó là gốc của Đạo.

Chương 10 – Sách Đạo Đức

Thực hành lối sống để trường thọ

1. *Sống trọn vẹn*

Cuộc sống được sống một cách trọn vẹn nhất hàng ngày, vì cuộc sống chứa đầy những trải nghiệm và sự phong phú. Phương cách sống này tạo ra phương tiện để con người khỏe mạnh, linh hoạt và cường tráng. Theo đuổi có nghĩa là kéo dài cuộc sống của một người một cách giả tạo dẫn đến việc rút ngắn tuổi thọ nghiêm trọng. Việc này chống lại Đạo, vốn ủng hộ một dòng chảy tự nhiên.

2. *Ăn những bữa ăn ngon*

Chất lượng cuộc sống người ta mong đợi được kết nối trực tiếp với chế độ ăn uống mà con người thực hiện. Để cơ thể hoạt động chính xác trong một thời gian dài thì bạn phải thực hiện một chế độ ăn uống được chuẩn bị đầy đủ, cân bằng và lành mạnh. Thực hiện một chế độ ăn uống cân bằng hợp lý là chìa khóa. Một lý do tế nhị mà nhiều chế độ ăn kiêng hoặc dinh dưỡng không đầy đủ được từ chối và thay đổi hoặc nâng cấp chế độ ăn uống theo nhu cầu của cơ thể chúng ta. Không có một bữa ăn cụ thể nào có chứa đầy đủ các chất dinh dưỡng cần thiết và cân bằng cho cơ thể. Thay vào đó, chúng ta có trách nhiệm lắng nghe nhu cầu của cơ thể và cung cấp các hỗn hợp quan trọng cho cơ thể. Trà xanh, bắp cải, da ua và gạo lứt là những thực phẩm có chất lượng cao hơn những thực phẩm khác.

Là một tín đồ của Đạo, vòng đời của thực phẩm chúng ta ăn và tập tục của nó trước khi chết, đặc biệt là gia súc, cần được xem xét cẩn thận trước khi tiêu thụ. Đạo dạy thói quen tôn trọng quá trình chế biến và tiêu thụ thực phẩm một cách cân bằng và điều độ.

3. Tuân theo tự nhiên

Thế giới của chúng ta vô cùng mất tập trung; nhiều mục tiêu cần đạt được, nhiều ý tưởng cần thực hiện, danh sách mong muốn hoàn thành, các yếu tố khác đang cố gắng ảnh hưởng, cạnh tranh và dẫn dắt bạn với một hệ thống niềm tin được coi là cao hơn của bạn. Bạn không bao giờ có thể đạt được một cuộc sống lâu dài với tất cả những âm thanh gây mất tập trung này. Tuy nhiên, mang tất cả âm thanh lại với nhau là một lợi thế; sự hài hòa mang lại cho bạn lợi thế hơn những người khác vì Đạo.

Đạo ủng hộ tự nhiên. Khi già đi thì bạn bắt đầu bước đi một cách nghiêm túc với thiên nhiên. Những thay đổi ở tuổi trưởng thành như mãn kinh, giảm năng lượng, mất thị lực, v.v., không được bỏ qua mà được sử dụng để mở rộng cá nhân.

4. Tập thể dục thường xuyên

Thể lực không phải là tùy chọn. Bạn phải giữ cho cơ thể của mình trong tình trạng và hoạt động hoàn hảo. Khí công là một môn tập luyện thể dục có lợi để giữ cho cơ thể nhanh nhẹn và vóc dáng cân đối. Thực tế cho thấy việc rèn luyện thể chất là điều cần thiết không có nghĩa là bạn làm việc quá sức và vận động cơ thể quá mức. Nhảy múa trong cuộc sống; không chiến đấu với cuộc sống hoặc cơ thể của mình. Không ai là kẻ thù trong Đạo.

5. Thái độ

Đối xử với cơ thể của bạn như đối thủ hoặc một vật chứa mà phải chịu bằng mọi giá sẽ giới hạn mạng sống của mình. Tỷ lệ mà bạn chống lại thế giới theo tỷ lệ thuận với tốc độ mà thế giới cũng hạn chế với bạn. Đây đã là một trận chiến thất bại vì so với thế giới ngày càng rộng lớn hơn thì một thực thể không là gì cả và sẽ dễ dàng bị nuốt chửng. Chống trả quá mức sẽ chỉ khiến bạn thất vọng. Chúng ta đang nói đừng đánh trả? Cho phép bản thân bị quăng quật bởi bất kỳ và mọi thứ? Không! Hãy đứng lên vì chính mình nhưng không chống lại thế giới một cách tàn nhẫn. Nó sẽ cuốn trôi bạn.

Lối sống phù hợp của Đạo là óc hài hước, ít căng thẳng và có cái nhìn tích cực.

6. *Tập luyện tinh thần*

Luyện tập tinh thần là sự kết hợp giữa ý định với hành động và khám phá những điều bí ẩn trong cuộc sống. Bạn nên tham gia vào hoạt động tinh thần để giữ sự hài hòa giữa tâm trí và cơ thể như một sự thúc đẩy của trí óc và tinh thần. Hãy coi đây là hoạt động thực hành mà một cá nhân khám phá ra sự hòa mình với thiên nhiên.

Luyện tập tinh thần lành mạnh là một phần của Đạo. Nhiều kỹ thuật có liên quan đến giáo phái Shaman. Shaman là một người được coi là có khả năng tiếp cận và ảnh hưởng đến thế giới của những linh hồn thiện và ác, đặc biệt là đối với một số dân tộc ở Bắc Á và Bắc Mỹ. Thông thường, những người như vậy đi vào trạng thái thôi miên trong một nghi lễ để thực hành bói toán và chữa bệnh. Mọi người đều được mong đợi để thiết lập thực hành của mình. Những thực hành này là nguồn cảm hứng để có một cuộc sống hạnh phúc lâu dài hơn. Có rất nhiều mô hình đào tạo khác nhau dựa trên triết học, khoa học, tôn giáo, ma thuật, v.v. Tuy nhiên, một điều tạo nên sự cân bằng giữa vô số quan điểm này là sự chấp nhận Đạo.

7. *Tránh nghiện*

Đạo mô tả chứng nghiện là sự tái định nghĩa không gian có yếu tố bên ngoài thành thiên nhiên trong khi sống là chính mình. Cuộc sống là một thúc đẩy và những khó khăn mà chúng ta gặp phải là một phương tiện để rèn giũa chúng ta. Thông thường, nghiện ngập dường như là một phương tiện để giúp cuộc sống dễ dàng hơn, điều này là sai. Đó là một ngõ cụt.

Hãy cởi mở với sự sỉ nhục

"Cởi mở với sỉ nhục" là gì?

Chấp nhận vận rủi như số phận con người

Chấp nhận không quan trọng

Nhưng không lo lắng đến sự mất còn

Điều này được gọi là "cởi mở với sự sỉ nhục"

"Chấp nhận vận rủi như số phận con người" nghĩa là gì?

Vận rủi đến từ cơ thể của con người

Nếu không có cơ thể, vận rủi đó đến từ đâu?

Hãy quý cơ thể của ta

Như mọi người tin rằng cơ thể của chúng ta là tất cả

Yêu thế giới này như cơ thể của ta

Sau đó thì ta mới có thể hoàn thành mọi việc.

Chương 13 – Sách Đạo Đức

Sống cân bằng

Một cuộc sống cân bằng không bị giới hạn trong một cách nhất định. Có rất nhiều cách để bạn sống một cuộc sống cân bằng. Trái bóng nằm trong sân của bạn; nó luôn luôn có! Cách đơn giản nhất để được cân bằng là hài hòa giữa cơ thể và tinh thần của bạn. Hãy nhớ rằng mục tiêu của việc này là sống hòa thuận, từ đó thu hút được nhiều người.

Mục tiêu hàng đầu của chúng ta trong cuộc sống này là sống hài hòa với bản thân (cơ thể và tinh thần) và mọi thứ trong môi trường của mình. Sự hài hòa là con đường để cân bằng. Sự cân bằng mang lại an bình và sự dồi dào.

Nếu bạn đang trên con đường đạt được sự cân bằng thì tiến trình của mình được đo lường dựa trên dòng chảy bên trong của bạn. Khi chúng ta cản trở một dòng chảy cụ thể trong cơ thể mình thì nó sẽ nảy mầm theo cách tinh thần, xã hội, hoặc theo cách khác. Mất cân bằng là do những thách thức không thể tránh khỏi trong cuộc sống đối đầu với chúng ta và cản trở sự phát triển của mình. Đạo gia là trường phái của tư tưởng tin khi mọi người áp dụng khái niệm âm và dương thì họ sẽ nhận ra rằng cũng giống như các biểu tượng giảng về sự hài hòa và cân bằng, các hình xoắn ốc đan xen nhau cho thấy cuộc sống là một giai đoạn luôn thay đổi. Do đó cả ánh sáng và bóng tối đều cần thiết để cân bằng.

Khẳng định rằng có những khoảnh khắc âm và dương đã định hình mình thành con người của bạn không phải là tất cả để cân bằng mà là chức năng của vòng đời tín dụng đi kèm với sự hiểu biết nổi bật giữa các giai đoạn này.

Có thể sống một cuộc sống cân bằng bằng cách tiếp cận cuộc sống một cách khách quan. Bạn phải có khả năng đón nhận mọi người mà không có định kiến.

> *Trong tĩnh lặng thì rất dễ am hiểu*
> *Trống rỗng thì dễ lập kế hoạch*
> *Giòn thì dễ vỡ*
> *Các mảnh nhỏ thì dễ phân tán*
> *Ngăn ngừa lúc chưa hiện*
> *Trị lúc chưa loạn*
> *Cây to bằng người ôm*
> *Sinh ra từ một hạt giống nhỏ*
> *Lầu cao chín tầng*
> *Dựng lên từ một thùng đất*
> *Hành trình ngàn dặm*
> *Bắt đầu bằng bước đầu tiên*
> *Làm thì hỏng*
> *Giữ thì mất*
> *Bởi vậy:*
> *Thánh nhân không làm*
> *Nên không hỏng*
> *Không giữ*
> *Nên không mất*
> *Mọi thứ thường thất bại khi sắp hoàn thành*
> *Vì không thận trọng như lúc đầu*
> *Nếu các việc sau được thận trọng như lúc đầu*
> *Mọi việc sẽ không thất bại*
> *Vì vậy, thánh nhân tránh tham vọng*
> *Không tham vật quí*
> *Chỉ muốn hướng dẫn cho những thiếu hướng dẫn*
> *Giúp đưa mọi người trở lại Đạo*
> *Giúp mọi thứ phát triển tự nhiên*
> *Vì vậy, ta không nên can thiệp vào bất cứ điều gì.*

> *Chương 64 – Sách Đạo Đức*

Đây là một số lý do tại sao bạn có thể thấy khó cân bằng:

1. Bạn vẫn chưa nhận ra rằng cuộc sống của mình cần sự cân bằng.

2. Có những con đường quan trọng để được cân bằng mà bạn chưa biết (nguồn lực, mối quan hệ, phát triển bản thân, tự duy trì).

   - Nguồn lực: Nếu điều đầu tiên bạn nghĩ đến là tài nguyên thuộc về tiền thì thật đáng buồn khi bỏ lỡ giá trị trong cuộc sống của mình. Tài nguyên là các giá trị có thể được trao đổi hoặc các thể chất bạn yêu cầu cho các hoạt động hàng ngày.

   - Mối quan hệ: Điều này không tách biệt với mối quan hệ lãng mạn hoặc tình cảm. Đó là cách bạn tương tác với những người khác, bao gồm cả không phải là con người (thực vật, động vật). Là một người được khai sáng về tinh thần thì mối quan hệ của bạn với Đạo thuộc phạm trù này. Ngoài ra, là một người luôn tìm cách hiểu bản thân thì mối quan hệ với bản thân là rất quan trọng.

   - Phát triển bản thân: Bạn phải đầu tư để bản thân trở nên tốt hơn. Những cá nhân thành công luôn hy sinh và nâng cấp kỹ năng của họ. Bất kỳ hình thức học nào định hình lại bạn đều được phân loại ở đây. Nếu không đầu tư vào bản thân thì bạn không thể là động lực lớn nhất của mình và bạn sẽ rất khó để tự quay trở lại.

   - Tự bảo dưỡng: Đây là chải chuốt và chăm sóc bản thân; thực phẩm, nơi ở, nước, quần áo, v.v. Nó đảm bảo đáp ứng các nhu cầu sinh học của bạn.

3. Bạn không biết gì về những vấn đề gây ra bởi sự mất cân bằng.

4. Bạn đã không tìm ra một ý nghĩa hoặc lý do để có được sự cân bằng.

Đây là những thực hành mà bạn nên tham gia để đạt được sự cân bằng:

1. Sự thanh khiết: Đạo dạy rằng thể xác phải thanh khiết với tinh thần. Để được cân bằng, có một số điều bạn nên kiêng, như dục vọng, tham lam, không trung thực, cái tôi, không khoan nhượng, và những thứ khác. Như đã được thiết lập sẵn, trạng thái bên trong của ý thức ảnh hưởng đến thể chất của bạn.

2. Thiền định: Đây là quá trình đạt được sự tĩnh lặng. Nó rất quan trọng trong việc tạo ra trạng thái cân bằng tinh thần và thúc đẩy sự chú ý. Thiền định cho phép người đó có cơ hội biết Đạo một cách trực tiếp.

3. Thở: Là hình thức nói thẳng nhất của năng lượng (ch'i). Các bài tập thở được thực hiện bởi các đạo sĩ rất nhiều và được gọi là Khí công.

4. Dòng năng lượng: Ch'i là dòng năng lượng sống. Nó có thể được tăng lên, kiểm soát và hài hòa bằng các cách thiền định, bài tập và kỹ thuật châm cứu khác nhau.

5. Võ thuật: Các bài tập Thái Cực Quyền cũng được sử dụng trong việc đạt được sự cân bằng.

6. Chế độ ăn uống: Một số lựa chọn thực phẩm nên tránh trong Đạo giáo cổ điển trong thịt, đậu, rượu và ngũ cốc.

Triết lý về sự cân bằng và Đạo Pooh

Trong cuốn sách Đạo Pooh (Tao of Pooh) của Benjamin Hoof, ông kể về Winnie the Pooh của A.A. Milne với các nguyên tắc của Đạo giáo. Cuốn sách mô tả một nhóm người thưởng thức rượu vang như những nhà tư tưởng vĩ đại: Khổng Tử, Phật và Lão Tử.

Nhân vật Winnie the Pooh được ví như những nguyên tắc của Vô Vi hay quan niệm sống nỗ lực cũng như quan niệm sống cởi mở, không bồng bột. Các nhân vật Cú và Thỏ phóng đại thử thách và suy nghĩ đến mức bối rối, Eeyore là một người bi quan, nhìn nhận mọi thứ một cách tiêu cực. Vô Vi giống như dòng chảy của nước trong một dòng suối.

Phân tích phong thái của Pooh là tính cách giản dị, quan điểm sống khiêm tốn và bản năng giải quyết vấn đề cao.

Do đó, Pooh là một ví dụ về một người sống theo Đạo. Không có cách nào vĩ đại hơn để thành công hoặc dẫn đầu trong cuộc sống hơn là sở hữu những tính năng thiết yếu như vậy. Sự đơn giản trong việc hiểu điều tốt và điều xấu, và sự dễ dàng trong việc đưa ra các giải pháp cho người khác là sự cân bằng mà tất cả chúng ta đều mong muốn. Hãy là sự cân bằng mà thế giới đang tìm kiếm. Một số người trong chúng ta không hoàn toàn nắm bắt được các nguyên tắc Vô Vi này có liên quan đến tính cách của Pooh.

Từ nhân vật, chúng ta thấy các nguyên tắc sau:

1. Đơn giản, Trắc ẩn (Từ bi) và Kiên nhẫn

Kho báu lớn nhất của bạn trong cuộc sống là ba điều đã đề cập ở trên. Để đơn giản trong suy nghĩ và hành động thì bạn quay về cội nguồn - Đạo. Bằng cách kiên nhẫn với bạn bè và kẻ thù của mình thì bạn sẽ trôi theo tiến trình tự nhiên của cuộc sống. Lòng trắc ẩn hòa giải bạn với các sinh vật trên thế giới.

Bài học cần lưu ý - Các biến chứng trong cuộc sống xảy ra thường xuyên nhưng giống như Pooh, hãy làm những điều cơ bản. Điều này không chỉ giúp cho Pooh cân bằng mà còn quản lý các mối quan hệ và hành động của Pooh với Cú và Thỏ.

2. Đi theo dòng chảy

Một câu trích dẫn ngắn mô tả khái niệm của Vô Vi là "Khi không có gì để hoàn tất thì không có gì để làm". Hãy để mọi thứ đi theo con đường tự nhiên của chúng thay vì chống lại nó. Dù gặp phải chướng ngại vật nào thì nước cũng vượt qua một cách dễ dàng, tự tạo ra một lối thoát cho chính nó một cách tự nhiên. Giống như nước, hãy vượt qua những tình huống mà không cần chăm chút tạo ra con đường cho chính mình. Nếu bạn thực sự đáng được có thì nó sẽ tìm thấy một con đường cho bạn.

3. Buông bỏ

Thay đổi không thể tránh khỏi và cái chết không thiên vị một ai. Đây là những chỉ số của cuộc sống. Buông bỏ là điều khó khăn để giải phóng bản thân khỏi tổn thương, đau đớn và đau khổ khi làm như vậy. Giữ chặt gây ra đau gấp bội so với buông bỏ. Bằng cách để mọi thứ diễn ra theo con đường tự nhiên của chúng thì chúng ta không cố chấp bất cứ điều gì, bất kể nó có thể là gì; một mối quan hệ, cơ hội việc làm, hoặc những gì bạn có.

4. Hài hòa

Sự hòa quyện của âm và dương (nữ tính và nam tính) mang đến sự hài hòa; chấp nhận sự bình thường này và các sự kiện của sự vật mà không coi nó là điều ác, xấu, hoặc đen tối là cân bằng.

5. Sống thật với chính mình

Bạn chỉ có thể lừa dối người khác một lúc, nhưng bạn biết sự thật. Sống thật với chính mình là hoàn toàn chấp nhận mọi thứ về bạn. Chỉ khi làm được điều này thì bạn mới có thể đạt được thành công, đạt được những bước tiến dài trong tương lai và tìm kiếm sự hỗ trợ.

Nhìn mà không thấy vì vô dạng

Lắng mà không nghe vì vô âm

Có được nhưng không giữ được vì vô tri vô giác

Ba thứ ấy không thể truy tìm

Vì chúng là một

Ở trên, không rực rỡ

Ở dưới, không che lấp

Thật khó để mô tả một cái gì đó

Khi ta xa nó

Nó biến thành hư vô

Hình của cái vô hình

Bóng của cái vô bóng

Nên mới nói là không thể diễn tả, không thể hình dung.

Đứng ở phía trước, người ta không thể nhìn thấy đầu

Đi theo sau, người ta không thể nhìn thấy phần đuôi

Giữ Đạo của quá khứ hài hòa với hiện tại

Biết căn nguyên là giềng mối của Đạo

Chương 14 – Sách Đạo Đức

Thể dục khí công

Trong những năm trước, thể dục khí công được gọi là Tao You và Nei Kung được dịch là dẫn dắt và hướng dẫn. Tên gọi mô tả cách các động tác thể dục định hướng và dẫn dắt việc vận chuyển khí năng lượng (Qi) qua cơ thể, trong khi Nei Kung được dịch là thể dục nội công. Vũ đạo là nền tảng cơ bản của thời cổ đại, vì vậy khí công rất có thể bắt nguồn từ đó. Ban đầu chúng là những động tác khiêu vũ được tạo ra để tăng cường sức mạnh cho các vũ công và tránh các bệnh về thể chất và tinh thần, chúng phát triển thành các bài thể dục và được thực hành để duy trì sức khỏe và chữa lành bệnh tật. Những thực hành này là mát xa, hít thở, vận động và các bài tập tĩnh để có sức khỏe và cuộc sống lâu dài. Cái nhìn sâu sắc mà họ đã truyền lại là dòng chảy của cuộc sống ở trong tất cả mọi người và bằng cách phát triển nó hàng ngày, tất cả đều sẽ đạt được sức khỏe và tuổi thọ. Nó được tạo ra để hỗ trợ bạn trong việc bảo tồn Jing (Jing là từ tiếng Trung Quốc có nghĩa là "tinh chất", cụ thể là tinh chất của thận. Cùng với 'qi' và 'shen', nó được coi là một trong ba bảo vật) của bạn, chuyển hóa Shen của bạn và trao quyền cho năng lượng Khí của bạn. Khí công là một môn thực hành chữa bệnh bao gồm thở, chuyển động và thiền. Khí được dịch là sinh lực trong khi Công là chủ quyền. Nó được hiểu đại khái là làm chủ về năng lượng của một người.

Hãy cởi mở với sự sỉ nhục

"Cởi mở với sỉ nhục" là gì?

Chấp nhận vận rủi như số phận con người

Chấp nhận không quan trọng

Nhưng không lo lắng đến sự mất còn

Điều này được gọi là "cởi mở với sự sỉ nhục"

"Chấp nhận vận rủi như số phận con người" nghĩa là gì?

Vận rủi đến từ cơ thể của con người

Nếu không có cơ thể, vận rủi đó đến từ đâu?

Hãy quý cơ thể của ta

Như mọi người tin rằng cơ thể của chúng ta là tất cả

Yêu thế giới này như cơ thể của ta

Sau đó thì ta mới có thể hoàn thành mọi việc.

Chương 13 – Sách Đạo Đức

Thể dục khí công là một tập hợp các động tác lặp đi lặp lại dễ học và thú vị để tham gia. Các bài tập độc đáo của nó có cả Âm, tồn tại thể, và Dương; thực hiện các đặc điểm của nó. Do đó, các bài tập Khí Công Âm được phản ánh bằng các động tác kéo giãn tĩnh lặng, các kỹ thuật thở và hình dung trong khi các bài Khí Công Dương được phản ánh bằng các bài thể dục nhịp điệu hoặc một cách độc đáo. Thực hành này được sử dụng phần lớn ở Trung Quốc cho các bệnh nhân ung thư.

Việc thực hành khí công được cho là tạo ra năng lượng và sức sống của tự nhiên vào cơ thể của một cá nhân để tăng cường sức khỏe tinh thần, tâm linh và thể chất. Sức khỏe thể chất kém là do năng lượng bị mắc kẹt trong tất cả các bộ phận cơ thể dựa trên y học cổ truyền Trung Quốc. Môn khí công có niềm tin rất lớn vào việc tăng cường sức khỏe của một cá nhân bằng cách cho phép năng lượng đi qua cơ thể. Mục đích của nó là thúc đẩy sự chuyển động của Khí trong cơ thể bằng cách làm cho các cánh cổng cụ thể mở ra trong khi các nguồn năng lượng bị kéo căng và xoắn lại. Thư giãn và hít thở sâu có ý nghĩa quan trọng đối với các bài tập khí công và cần thiết cho dòng chảy tự do của năng lượng (khí).

Tập luyện khí công tiếp thêm sinh lực và làm trẻ hóa cơ thể trong vòng vài phút sau khi tham gia và củng cố các hệ thống khác nhau của nó (tiêu hóa, hô hấp, xương, tim mạch, v.v.). Khí công hỗ trợ điều trị các bệnh mãn tính và cấp tính thường gặp trong tập thể dục để chữa lành thể chất và tinh thần, thư giãn, bao gồm các mục đích khác như giác ngộ và tranh đấu. Không có sự ưu tiên về tuổi tác hay vóc dáng.

Trong thực hành khí công, một số động tác là bình tĩnh và những động tác khác cũng dịu dàng, sâu rộng và tinh tế. Những chuyển động này khác nhau và sở hữu những thay đổi độc đáo trên cơ thể và tâm trí. Đương nhiên, khi một cá nhân đào sâu các môn khí công của họ thì sẽ có được sự hiểu biết sâu sắc hơn về các chuyển động và mục đích của nó, khiến việc luyện tập trở nên thú vị và đáng mơ ước.

Với sự luyện tập đều đặn thì khí công sẽ có ảnh hưởng lớn đến tâm trí, tinh thần và thể chất. Những ưu điểm của bài tập này bao gồm cải thiện sức khỏe và hạnh phúc, giảm mức độ căng thẳng cũng như có một tư duy cân bằng và tích cực về các khả năng của cuộc sống.

Tóm lại, việc luyện tập khí công có thể là một môn học, bên cạnh các bài luyện tập Thái cực quyền hoặc thiền định.

Lợi ích của tập luyện khí công

Tầm quan trọng của khí công đã được thiết lập để có nhiều lợi ích trong các lĩnh vực khác nhau.

- Khí công làm hài hòa, tăng cường sức mạnh và có tác dụng điều trị đối với các cơ quan nội tạng và hệ thống cơ thể.

- Khí công thúc đẩy sản xuất và lưu chuyển năng lượng trong cơ thể.

- Khí công có tác dụng làm dịu và nguôi đi trạng thái tinh thần và cảm xúc.

- Khí công kéo giãn và mở các khớp và cơ trong khi giải phóng sự căng cơ.

- Khí công hoàn toàn trẻ hóa và nuôi dưỡng cơ thể bằng cách thúc đẩy lưu lượng máu và năng lượng.

- Khí công hỗ trợ giấc ngủ ngon, là một sản phẩm của thư giãn và tiếp thêm sinh lực.

Dựa trên y học phương Đông thì khí liên quan đến các cơ quan nội tạng của cơ thể. Khí lưu động giữa các bộ phận cơ thể như bàn chân và bàn tay. Do đó, khi kéo căng chi trên và chi dưới theo những chuyển động xác định thì bạn sẽ tăng cường sức khỏe của các cơ quan nội tạng. Hít thở trong khí công là chìa khóa. Hơi thở phải bình tĩnh, chậm rãi và lấy sâu từ cơ hoành (diaphragm). Lợi ích của phương pháp hít thở này là tác động làm dịu và nhẹ nhàng lên trạng thái tinh thần, giúp ngăn chặn ảnh hưởng của lo lắng và căng thẳng một cách hiệu quả. Khi căng thẳng thì hãy cố gắng dành vài phút để tập luyện khí công thì bạn sẽ ngạc nhiên bởi mức độ nhẹ nhõm mà mình trải qua.

Những lợi ích được thảo luận ở trên chỉ là một số tác động tích cực mà bạn sẽ đạt được ở giai đoạn đầu thực hành. Bạn càng nâng cao cam kết của mình và quen với các bài tập khí công thì càng dễ dàng phát hiện những tác động nhận thấy đối với cơ thể của mình.

Các nguyên tắc cơ bản của thể dục khí công

• Sự tập trung

Điều này bắt đầu và có được từ nhận thức về năng lượng khí, các dạng thở và các phương pháp luyện tập khí công. Việc này liên quan đến việc chú ý và buông bỏ đồng thời. Tập trung là mở rộng nhận thức bằng cách thư giãn sâu. Ở đây, bạn sẽ có khả năng tạo ra một khung tâm trí đầy đủ để chứa toàn bộ khả năng trí óc, thể chất và tinh thần của mình và chú ý để tạo khoảng trống do những lo lắng, mất tập trung và những thách thức hàng ngày trôi qua. Trọng tâm hướng bên trong để mở rộng ra bên ngoài mà hòa làm một với bạn và vũ trụ tượng trưng cho âm dương.

• Thở

Lão giáo đã mô tả kỹ thuật thở vào thế kỷ thứ sáu như một phương tiện để tạo ra khí. Hai kiểu thở là:

Hơi thở của đức Phật: khi hít vào, hãy mở rộng bụng của bạn và nạp đầy không khí vào đây; thở ra, ép chặt bụng của bạn, đẩy không khí từ đáy phổi ra ngoài và đẩy ra ngoài cho đến khi bụng và ngực của bạn được giải tỏa hết không khí. Khi hít vào và thở ra thì hãy tưởng tượng, mời năng lượng của bạn chảy qua các kênh cơ thể một cách tự do bằng cách sử dụng tâm trí của mình. Năng lượng sẽ chảy cùng bạn. Thử hít vào trong tám lần đếm và thở ra trong mười sáu lần đếm.

Hơi thở của đạo sĩ: kỹ thuật này ngược lại với hơi thở của đức Phật. Bạn ép bụng khi hít vào và làm dịu phổi và thân khi thở ra.

Khi bạn xem qua các bài thực hành dưới đây thì đừng quên khí công là để hỗ trợ nhận thức.

Thực hành Khởi động (1—18 phút)

Bài luyện khí công 1: Lắc lư tinh tế

a. Trong năm phút, di chuyển cánh tay của bạn khỏi vai một cách điềm tĩnh, lắc lư. Chuyển động này bắt nguồn từ thắt lưng của bạn: vặn từ thắt lưng của mình giống như thân cây của bạn, là một tấm vải mà bạn đang vắt. Động tác này cung cấp mát xa các cơ quan nội tạng với những lợi ích tối đa. Đừng xoay người khỏi đầu gối của bạn.

b. Để bắt đầu, di chuyển cánh tay sang ngang trên thân của bạn và sau đó về phía trước.

c. Cho phép đầu gối hơi cong và hông của bạn lắc lư. Hãy giải tỏa tâm trí của bạn. Chú ý phóng thích những căng thẳng không cần thiết và vô thức. Nhiều tuần sau thì bạn nên tập trung vào việc vung cánh tay và chuyển động khí.

Bài luyện này cung cấp cho bạn một cái nhìn sâu sắc về việc lưu tâm.

Bài luyện khí công 2: Tung lên

Đối với người mới bắt đầu, hãy thử bài này trong khoảng 4 phút.

a. Giữ bàn chân và vai song song cách xa nhau; giống như một sợi mì ướt, buông thõng cánh tay của bạn ở hai bên và tung lên với đầu gối của bạn. Hãy để chúng cảm thấy trung lập và trống rỗng. Trong khi tung, cánh tay của bạn ở vị trí số không sẽ có tác động lắc lư.

b. Vai tự nhiên; không kéo hoặc kéo chúng về phía trước. Sử dụng vị trí số không trên cơ thể chung để có được cảm giác bình tĩnh sâu sắc; các cơ quan nội tạng và da nên treo. Bài thể dục này nuôi dưỡng ý thức về sự căng thẳng bên trong để giúp bạn loại bỏ nó.

Sự kết hợp của cả hai bài tập xoa bóp và làm dịu hệ thống nội tạng, giúp kéo dài tuổi thọ.

Luyện Nhận thức

Bài luyện khí công 3: Phong cầm

Tại đây, bạn trải nghiệm khí bằng cách sử dụng đôi tay của mình như một cái bơm xe đạp hay đàn phong cầm.

a. Đôi mắt của bạn nên được nhắm một nửa. Phóng thích tâm trí và tập trung vào lòng bàn tay.

b. Làm cho hơi thở của bạn chậm rãi, đơn giản và dễ dàng. Bạn đang tạo ra một sự xuất thần nhẹ.

c. Đặt hai bàn tay vào nhau, lòng bàn tay chạm nhau và các ngón tay hướng lên trên. Luân xa lòng bàn tay (palm chakra) ở trung tâm nên kết nối vì chúng là những vị trí mà bạn có thể cảm nhận được khí.

d. Di chuyển tay của bạn từ từ, để giữ các luân xa lại với nhau. Ở khoảng cách khoảng 30cm, di chuyển chúng từ từ cùng nhau với nỗ lực tối thiểu.

e. Giảm không khí giữa chúng giống như đàn phong cầm.

f. Trải nghiệm cảm giác ngứa ran, đôi khi có thể nóng lên tại các điểm ở các luân xa lòng bàn tay.

g. Di chuyển tay của bạn từ từ, trước và sau; đi qua nó một lần nữa theo nhiều hướng khác nhau.

Phương pháp này phát triển khí, ý thức và soi sáng cho bạn. Cảm nhận năng lượng khí lần đầu tiên sẽ thay đổi tư duy của bạn.

Bài luyện khí công 4: Làm sáng tỏ vấn đề

Ngón trỏ của bạn là một cách tuyệt vời để truyền năng lượng khí; người thuận tay phải sử dụng ngón trỏ phải trong khi người thuận tay trái sử dụng ngón trỏ trái. Hướng vào lòng bàn tay kia vuông góc với sàn, các ngón tay hướng lên trên.

Sử dụng ngón trỏ của bạn như một cây cọ vẽ, quét tới và từ khắp lòng bàn tay.

Bắt đầu bằng đầu ngón tay cách lòng bàn tay khoảng 20 cm; di chuyển nó gần và xa một cách chậm rãi, quét qua tất cả.

Bạn có thể cảm thấy nhột nhột, mát lạnh và ấm áp.

Bài luyện khí công 5: Mở rộng Khí

Để thu thập và tạo ra khí, hãy thực hiện bài tập này với đôi mắt khép một nửa. Các phương pháp tập luyện khí rất hiệu quả khi ở nhà, hãy nhờ ai đó giám sát để mắt bạn không bị lộ ra ngoài.

a. Tham gia với đôi mắt mở cho khí tù đọng; thở vào nhanh qua lỗ mũi với mắt mở hoặc nhắm một nửa khi thở ra.

b. Điều chỉnh ý định của mình khi bạn cảm nhận được khí; đây là khía cạnh tâm trí hoặc tinh thần, vì vậy, hãy sử dụng tâm trí của mình để vận chuyển khí của bạn ra bên ngoài, mở rộng khu vực thoải mái của bạn. Bạn có thể rút khí ra khi thở ra và giữ khí khi hít vào.

c. Di chuyển khí từ cơ thể của bạn 1 inch; khi tăng thêm 6 inch, đưa nó ra ngoài, đẩy trong 3 feet, xác định vị trí bạn cảm thấy thoải mái và đưa nó lại gần cơ thể của bạn.

Những thực hành này làm cho bạn liên hệ với khí của mình. Tăng khoảng cách mà bạn có thể cảm nhận được khí từ cơ thể sẽ mở rộng sự thoải mái của mình và thế giới xung quanh. Bạn sẽ ít sợ hãi hơn và có khả năng sâu sắc hơn. Mang khí của bạn đến vùng da giúp mình trở nên bình tĩnh, hòa hợp và tự tin hơn. Bằng cách học cách tăng giảm khí thì bạn trở nên khỏe mạnh hơn, tràn đầy năng lượng và hài hòa bên trong lẫn bên ngoài.

Bài luyện khí công 6: Khí triều mến

Thực hành này rất phức tạp, vì nó di chuyển khí dọc theo hai kênh kết nối duy nhất; Mạch chủ (Du Mai: Governing Vessel) và Mạch quan niệm (Ren Mai: Conception Vessel).

a. Đẩy Khí xuống; trong khi hai tay đẩy xuống, cột sống và đầu thẳng. Khi khí chảy lên, hai tay nâng lên, gập khuỷu tay, lòng bàn tay song song với sàn, khom vai. Lặp lại khoảng bảy lần, hít vào khi hai tay đưa lên và đưa ra khi hạ xuống.

b. Khi bạn thấy thoải mái; bạn có thể kết hợp thực hành này với một bước đi chậm rãi, có chủ ý về phía trước; đầu gối trái uốn cong và nâng cao ở chế độ bước quá mức. Khi đầu gối nâng lên, tay hạ xuống, lưng và cột sống thẳng; khi bước chân xuống, tay

THAY ĐỔI CÁCH SỐNG

đưa lên và trở lại gù. Duy trì kiểu thở, chuyển động chân nhẹ nhàng và chậm rãi. Hít vào khi tay nâng cao và từ từ thở ra khi bạn giữ thẳng lưng.

Bài luyện khí công 7: Trộn Khí

Điều này giúp bạn nhận thức được nhiều âm vang của khí và cách kết hợp chúng hài hòa.

a. Với khoảng cách bằng vai, đứng bằng chân, đầu gối hơi cong, buông thõng tay ở hai bên.

b. Di chuyển trọng lượng của mình đến mắt cá của bàn chân bạn một chút. Có ý thức về vùng cơ thể phía trước. Tập trung vào các kênh di chuyển dọc theo mặt trước của chân và thân, tay và mặt.

c. Một phút sau, chuyển trọng lượng sang gót chân của bạn. Hãy chú ý đến phần sau của cơ thể, đầu, cánh tay, cột sống và chân của bạn. Có thể giữ tư thế này trong 5 phút hoặc hơn và thực hiện cho cả hai bên cơ thể.

d. Hãy chú ý đến từng bộ phận của cơ thể, chẳng hạn như bên đầu, cánh tay, thân mình, bên chân, mắt cá chân, v.v., bài tập trở nên thiền theo cách này.

e. Chuyển sang một thói quen Nei Dan (thuật giả kim nội bộ) hơn; lặp lại ba quy trình đầu tiên, không nhận thấy chuyển động bằng mắt mà bằng tâm trí của bạn, di chuyển trọng lượng của bạn ra trước và sau, cảm nhận khí của bạn, sau đó cố gắng cảm thấy nó chảy dọc theo phía trước và phía sau của bạn.

Kỹ thuật thở khí công nâng cấp

Thông qua hơi thở thì năng lượng khí có thể được truyền khắp cơ thể. Chúng có thể kích thích hoặc thư giãn dựa trên cách chúng được sử dụng. Thực hiện thói quen này (thở của Phật và Đạo gia).

» Ngồi kiết già hoặc xếp bằng trên đất. Điều này giúp năng lượng khí không bị động ở phần dưới cơ thể.

» Hít vào với số đếm là 4-8 tùy theo sở thích. Đối với hơi thở của Phật thì làm to bụng, lấp đầy phổi còn đối với đạo sĩ thì hít vào thu gọn bụng, thở ra để bụng được thư giãn.

» Cố định sự chú ý vào mũi khi bạn hít vào. Dẫn năng lượng của bạn từ mũi đến đang điền (ngoại trừ phụ nữ đang có kinh) dưới rốn.

» Thở ra đếm 8-16, chuyển khí đến thân mình, xương chậu và xương cụt.

» Hít vào, chuyển khí ra phía sau ở vùng vai.

» Thở ra, chuyển khí ra phía sau ở đầu và mũi.

» Sự nhất quán và kiên nhẫn sẽ giúp bạn cảm nhận được khí. Tăng tốc độ và kết thúc một chu kỳ trong một lần hít vào và thở ra. Khi hít vào thì khí chuyển năng lượng từ mũi sang xương cụt trong khi thở ra chuyển từ đuôi sang mũi.

PHẦN KẾT

Sự mất cân bằng do thế giới ngày nay gây ra chứng tỏ con người đang rất cần sự hài hòa và cân bằng. Đạo là một con đường mang lại cái nhìn sâu sắc về sự minh bạch tinh thần, sự bình yên bên trong, sự cân bằng, hài hòa, các nguyên tắc âm và dương. Thật ngạc nhiên, Đạo không bị giới hạn cho một nhóm người hoặc một khu vực nhất định. Tất cả mọi người ở mọi quốc gia đều có thể thực hành Đạo. Đạo không tìm kiếm vinh quang cho riêng mình mà tập trung vào việc đạt được an bình trong thế giới hỗn loạn này của chúng ta. Nền tảng và nguyên tắc của Đạo rất dễ hiểu và có thể đạt được.

Thiền, sự hài lòng, an bình bên trong, tính trống rỗng và lòng khoan dung là những thực hành mà con người nên tuân thủ để kết nối với mẹ thiên nhiên (trái đất). Là con người thì cơ thể, tinh thần và linh hồn cần có sự hòa hợp. Nhiều người trong chúng ta thậm chí không biết rằng mình cần các hợp chất khác nhau của thiên nhiên để đồng bộ hoàn hảo với nhau. Do đó, khoảng cách tinh thần được tạo ra chỉ có thể được bắt cầu khi chúng ta tuân theo và sẵn sàng có được sự rõ ràng về tinh thần.

Vào thời cổ đại, một câu chuyện được kể về một người đàn ông có vóc dáng kỳ lạ khiến anh ta trở nên nổi bật so với những người khác. Anh ta được tìm kiếm trong cung điện vì mức độ thông thái cao mà anh ta thể hiện. Tất cả là do khả năng tu luyện và duy trì trạng thái ý thức của anh ấy. Anh ấy bình yên với bản thân như vậy, cân bằng từ việc chấp nhận âm và dương, thứ tạo ra năng lượng khí cho phép anh ấy tự do lưu thông với thiên nhiên và chuyển khí sinh ra của nó với môi trường xung quanh và mang lại các thuộc tính vật lý vượt trội. Người đàn ông đó là sự ghen tị của những người khác có vẻ ngoài bình thường về vóc dáng. Anh ta cũng được dạy theo Đạo - cân bằng là chấp nhận bản thân với sự hoàn hảo và không hoàn hảo của bạn. Đó là vẻ đẹp của Một - Âm và Dương. Tất cả chúng ta không thể giống nhau. Cuộc sống là duy nhất và cá nhân của chúng ta làm cho nó như vậy.

Thánh nhân không có trái tim của riêng mình

Thánh nhân lấy trái tim của thiên hạ làm trái tim của mình

Ta tốt với những người tốt

Ta cũng tốt với người không tốt

Bởi vì bản chất của Đức là tốt

Ta tin những ai có lòng tin

Ta cũng tin những ai không có lòng tin

Bởi vì bản chất của Đức là tin

Thánh nhân trong thiên hạ thì vô tư

Hòa hợp với mọi người

Nên thiên hạ nhìn và nghe theo

Nên thánh nhân xem thiên hạ như con mình.

Chương 49 – Sách Đạo Đức

Bệnh tật, các vấn đề như căng thẳng, chấn thương, trầm cảm, lo lắng, tăng huyết áp, rối loạn hoảng sợ, bắt nạt, rối loạn chú ý, rối loạn nhân cách và nhiều vấn đề y tế lạ mà chúng ta phải đối mặt ngày nay chỉ là do sự mất cân bằng về thể chất, cảm xúc và tinh thần của chúng ta. Hầu hết chúng ta tiêu thụ tất cả mọi thứ mà thế giới mang lại cho mình như lưỡi câu, dây câu và chìm đắm, không để lại không gian cho chính mình; thay vào đó, chúng ta hoàn toàn đầy và có thể là tràn ngập rác. Điều này nghe có vẻ tệ? Làm nản lòng? Có, nhưng đừng đau khổ. Nơi nào có ý chí thì luôn có con đường. Việc đưa ra quyết định, tuân thủ, kỷ luật, hành động và mang lại kết quả là tùy thuộc vào bạn. Để thực sự tự do, trống rỗng và hài hòa thì bạn phải làm việc đó.

Đạo là phương tiện để thoát khỏi nhà tù mà thế giới đã đưa chúng ta vào bởi vì, thành thật mà nói, chúng ta không thể thoát khỏi bạo lực và hỗn loạn của nó. Chúng ta chỉ có thể kiểm soát phản ứng của mình với nó. Đạo có dạy tránh các tình huống và hoàn cảnh không? Đạo có dạy chạy trốn khỏi các vấn đề không? Đạo có dạy người ta không đối đầu với sự thật và thực tế không? Không! Thay vào đó,

Đạo tìm cách để bạn đối mặt với thử thách, lắng nghe bản thân và suy nghĩ, quên đi quá khứ, ngừng chơi lá bài đổ lỗi và nạn nhân hoặc cố gắng trở thành một người hoàn hảo. Giữ gìn sự bình yên bên trong của bạn bằng cách thực hiện các bước được đề cập trong phần 2.

Thiền là một trạng thái tĩnh lặng cho phép bạn đạt được sự bình yên bên trong và ý thức. Tuy nhiên, đừng quên bước đầu tiên để minh bạch tinh thần là cải thiện cơ thể của bạn. Tinh thần và tâm hồn không thể cân bằng nếu không có một cơ thể khỏe mạnh. Cơ thể chứa đựng ý chí, tình cảm, sự hiểu biết và khi cơ thể suy nhược thì chúng ta sẽ không thể đạt được gì cả. Cơ thể vật chất (biểu lộ mong muốn), cơ thể tinh thần (tạo ra khái niệm) và cơ thể cảm xúc (mong muốn khái niệm) tạo nên con người. Tinh thần quản lý cảm xúc và cảm xúc kiểm soát cơ thể vật chất.

Chấp nhận bản thân hay còn được gọi là tự nhận thức. Đó là nhận thức và hiểu rõ chúng ta thực sự là ai một cách có ý thức, và kết nối nhân cách của chúng ta với tinh thần. So với những người khác, những người đạt đến trạng thái này cảm thấy bình yên hơn với bản thân và thoát khỏi cái bẫy của con khỉ. Cái bẫy của con khỉ là trạng thái khi một cá nhân tiếp tục mong muốn, suy nghĩ và kích thích nhiều hơn để đạt được sự hài lòng và hạnh phúc. Đó là một cuộc đua chuột kéo bạn ra khỏi thiên nhiên, làm gián đoạn dòng chảy của con đường và là trở ngại lớn nhất cho việc nhận thức bản thân.

Mục đích chính của quan niệm Đạo giáo là con người hòa bình với thiên nhiên và để cho tự nhiên thuận theo chiều hướng của nó, tức là xử lý mọi thứ, trôi chảy tự do.

Một câu chuyện như thế cứ diễn ra như vậy; có một người sợ hãi cái bóng của mình và sống trong nỗi sợ hãi này về tiếng bước chân của anh ta. Khi đi dạo một mình vào một ngày nào đó thì anh ấy hoảng sợ và cố gắng chạy với tốc độ cao. Tuy nhiên, khi chạy càng nhanh thì bóng và bước chân của anh ta càng nhanh bắt kịp anh ta và khiến anh ta chạy càng nhiều hơn cho đến khi anh ta cuối cùng ngã xuống vì kiệt sức.

Nếu anh ta chỉ ngồi nơi gốc cây dưới bóng mát của nó thì anh ấy sẽ không nhìn thấy bóng hay nghe tiếng bước chân của mình trong khoảng thời gian đó.

Một câu chuyện khác được kể lại rằng: Ngày xửa ngày xưa, một vị lãnh chúa muốn có một con ngựa mới và hỏi cố vấn của mình rằng ông ta có thể kiếm được một con ngựa tốt ở đâu. Người cố vấn cân nhắc một lúc và trả lời rằng mình có một người bạn lâu năm là người chuyên về ngựa và người cố vấn sẽ chuyển thông điệp cho người nuôi ngựa để nhận được một con ngựa tốt nhất. Sau đó, một điện tín được nhận từ người bạn của người cố vấn ở trong nước nói rằng người bạn đó sẽ gửi một con ngựa đực đen như một món quà cho lãnh chúa. Tuy nhiên, khi con ngựa đến nơi thì được phát hiện là một con ngựa cái có màu nâu.

Vị lãnh chúa bực bội thốt lên, "Bạn nói bạn của bạn là một người chuyên nghiệp! Anh ấy không thể xác định màu sắc hoặc giới tính của những con ngựa của mình!"

Với một tiếng thở dài thán phục, người cố vấn suy nghĩ và lớn tiếng nói: "Chao ôi, anh ta thực sự đã đi xa đến mức này sao? Một cảnh tượng sắc sảo đến mức giờ đây anh ấy không thể nhận thức được mọi thứ từ những đặc điểm bên ngoài của chúng mà chỉ có phẩm hạnh bên trong mới là quan trọng đối với anh ấy".

Câu chuyện này đã cho chúng ta một bức tranh sống động để mình có thể dễ dàng kết nối và hiểu Đạo. Đó là một cách sống đơn giản. Đạo tôn lên vẻ đẹp của mọi thứ và sự hài lòng với mọi thứ.

Một cuộc sống chất lượng đạt được bằng sự cân bằng và hài hòa. Cân bằng là một thứ toàn diện, nó là sự kết hợp của sức khỏe về tình cảm, tinh thần và thể chất. Sự cân bằng mang lại một cuộc sống, hệ tư tưởng, tư duy và tính cách tích cực. Điều này thúc đẩy các mối quan hệ lành mạnh, một môi trường hòa bình và một quốc gia phát triển tốt đẹp. Sự hài hòa làm việc song hành với sự cân bằng. Sự hài hòa mang tất cả mọi thứ đến với nhau, tốt và xấu, để đạt được một tiếng nói phục tùng trạng thái bên trong của bạn. Khi một khía cạnh nào đó trong cuộc sống mất cân bằng thì những khía cạnh khác trong cuộc sống của bạn cũng vậy.

Một ông chủ từng kể lại kinh nghiệm của mình với các nhân viên, đặc biệt là các cấp quản lý, rằng căng thẳng từ công việc dẫn đến những thách thức về thể chất như tiểu đường, mất ngủ, lượng đường trong máu cao và các bệnh về tim mạch. Có một thực tế là căng thẳng kéo dài biểu hiện của bệnh trầm cảm. Một số nhân viên là vận động viên đã nghỉ hưu, nam giới và phụ nữ ở độ tuổi giữa bốn mươi và đầu năm mươi, những người được cho là sẽ khỏe mạnh về thể chất và tinh thần do lối sống trước đây của họ. Tuy nhiên, áp lực từ công việc đã tác động đáng kể đến việc phát sinh và gia tăng các thách thức về sức khỏe. Tác động của căng thẳng này dẫn đến việc giảm mức độ hài lòng với công việc, nghỉ ốm thường xuyên và thời gian làm việc kéo dài. Thêm vào đó là có nhiều lời phàn nàn và cầu nhàu hơn.

Ông chủ này nhận ra rằng vấn đề là nhân viên của mình không hiểu họ nên làm thế nào để giảm bớt căng thẳng hoặc kìm hãm sự tỉnh táo của họ. Việc này dẫn đến sự khởi đầu của những thách thức về sức khỏe liên quan đến căng thẳng. Tâm trí của họ đã bị chiếm đóng bởi công việc; họ thảo luận về công việc ở ngoài văn phòng, ở nhà, thời gian giải trí, v.v. Họ không hiểu rằng càng thảo luận nhiều về những tác nhân gây căng thẳng thì điều đó càng gây tổn hại và khiến họ căng thẳng hơn, mất cân bằng và hỗn loạn với chính họ.

Bằng cách sử dụng Đạo, ông chủ này đã tự mình làm cho họ ý thức về những gì họ có thể đạt được trong tương lai tuyệt vời nếu họ học cách quản lý các tác nhân gây căng thẳng, sự tỉnh táo và cảm xúc của mình. Ý tưởng 'Đóng cửa đi làm!' được ông cho ra đời để giúp họ rời bỏ công việc tại sở. Một cuộc sống chất lượng chỉ đạt được khi cuộc sống cân bằng, nghĩa là bạn phải dành thời gian chất lượng cho gia đình, bạn bè thân thiết, vui chơi với các hoạt động ngoài trời mà bạn yêu thích hơn là để công việc về nhà khi tan sở. Bạn lừa dối bản thân và những người thân yêu của mình để có được công ty của bạn và làm những việc quan trọng.

Khám phá có nghĩa là để lấp đầy cuộc sống của bạn với sự tích cực; sở thích, trò chơi vui nhộn, các phiên tương tác và hoạt động với gia đình và bạn bè. Hãy dành thời gian một mình để thư giãn và nạp năng lượng hàng tuần khi rời khỏi nơi làm việc. Sự kết hợp của các bài tập thể dục (các bài tập khí công, kỹ thuật thở, Thái Cực Quyền, thiền), ăn uống lành mạnh và lối sống sẽ rất hữu ích, như đã thảo luận trong phần 1 về tầm quan trọng của cơ thể. Tìm cách lấp đầy cuộc sống của mình bằng những hoạt động tích cực, những sở thích thú vị, thời gian chất lượng với gia đình và bạn bè cũng như nhiều thời gian cho cá nhân để làm mới và làm mới mỗi tuần khi bạn rời sở. Thêm vào bài tập kết hợp cân bằng này là thậm chí chỉ đi bộ và ăn uống lành mạnh.

Hơn nữa, hãy thay đổi cách bạn nghĩ về không chỉ công việc mà còn các lĩnh vực khác trong cuộc sống của mình. Những thay đổi, cân bằng, an bình và hài hòa mà bạn muốn thấy sẽ cần thời gian, nỗ lực, nhất quán và thực hành. Không ngừng trở nên dịu dàng cho đến khi tập luyện trở thành cách sống của bạn.

Hành mà không động

Làm mà không nhúng tay vào

Nếm cái không vị

Tăng cái nhỏ

Tạo thêm cái ít

Mưu việc khó lúc còn dễ

Mưu việc lớn lúc việc còn nhỏ hoặc lúc chưa xuất hiện

Việc khó trong thiên hạ

Ắt phát xuất từ việc dễ

Việc lớn trong thiên hạ

Ắt phát xuất từ việc nhỏ

Thánh nhân không làm việc lớn

Nên hoàn thành việc lớn

Ít người tin vào những lời hứa suông

Họ coi thường mọi thứ và đối mặt với khó khăn

Thánh nhân coi mọi thứ đều khó

Do đó, không có rắc rối.

Chương 63 – Sách Đạo Đức

CHÚ THÍCH

Quyển I – QUÂN NHÂN

Phần Một – Ngũ Luận

Chương 1: Địa Luận - Theo Địa Đồ

1. Trường kiếm mang tính biểu tượng của truyền thống kiếm sĩ Nhật Bản kể từ thế kỷ 13. Nó là một lưỡi cong dài tới 37 inches với một lưỡi cắt duy nhất hướng ra ngoài. Thanh trường kiếm bao gồm tay cầm (Tsuka), đốc kiếm (Kashira), bảo vệ tay cầm (Tsuba) và bao kiếm bằng gỗ sơn mài (Saya). Nguồn: *"How the Katana Sword Became a Symbol of Samurai Tradition"*, www.invaluable.com/blog/katana-sword/. Truy cập ngày 1 tháng 10 năm 2020.

2. *"Samurai Swords"* www.angelfire.com/dragon/swords/katana.html. Truy cập ngày 1 tháng 10 năm 2020.

3. Kiếm đồng hành hoặc kiếm ngắn hoặc đoản kiếm là một lưỡi cong, một lưỡi dài từ 12 đến 24 inches. Nó nhỏ hơn thanh trường kiếm và dễ dàng hơn trong chiến đấu cận chiến. Nó cũng được sử dụng để chặt đầu đối thủ bị đánh bại. Nguồn: *"Samurai Swords: The Wakizashi"*, *Swords of the East*, www.swordsoftheeast.com/wakizashi-swords.aspx. Truy cập ngày 1 tháng 10 năm 2020.

4. Kiếm đồng hành được sử dụng để thực hiện nghi lễ tự sát được gọi là seppuku. Nghi lễ này được thực hiện bởi một chiến binh, người cảm thấy rằng họ đang sống trong sự xấu hổ lớn khi làm chủ nhân thất vọng hoặc bị sỉ nhục theo cách này hay cách khác.

5. Nguồn: "Samurai Swords", www.angelfire.com/dragon/swords/katana.html. Truy cập ngày 1 tháng 10 năm 2020.

6. "Samurai Swords: The Wakizashi." Swords of the East, www. swordsoftheeast.com/wakizashi-swords.aspx. Truy cập ngày 1 tháng 10 năm 2020.

7. *The History of Japanese Daisho*" www.martialartswords.com/ blogs/articles/the-history-of-japanese-daisho. Truy cập ngày 1 tháng 10 năm 2020.

8. Martin Kelly, "*5 Key Causes of World War 1*", *ThoughtCo*, 26 March 2020.

9. Blake Stilwell, "The 7 most notorious traitors in military history", *We Are The Mighty*, www.wearethemighty.com/amp/ the-7-most-notorious-traitors-in-military-history-2554876440, 6 December 2017.

10. Barack Obama, "Remarks by the President in Address to the Nation on Syria", Office of the Press Secretary, The White House, 10 September 2013. www.obamawhitehouse.archives.gov/the-press-office/2013/09/10/remarks-president-address-nation-syria. Truy cập ngày 6 tháng 10 năm 2020.

11. Sđd.

12. "Vietnam War", *History*, www.history.com/.amp/topics/vietnam-war/vietnam-war-history. Truy cập ngày 6 tháng 10 năm 2020.

13. Sđd.

14. Cynthia M. Grabo, "Strategic Warning: The Problem of Timing", *Central Intelligence Agency*, 2 July 1996.

15. Ngày đầu tiên được Hitler chọn cho cuộc tấn công là ngày 12 tháng 11 năm 1939, nhưng Hitler đã không tấn công cho đến ngày 10 tháng 5 năm 1940.

16. Sđd.

17. Từ năm 2007 đến 2017, các tay đua xe đạp người Anh đã giành được 178 chức vô địch thế giới, 66 huy chương vàng Olympic hoặc Paralympic và 5 lần vô địch Tour de France. Nguồn: James Clear. Thói quen nguyên tử. New York: Penguin Random House LLC, 2018. Sách điện tử.

Chương 2: Thủy Luận - *Mềm Như Nước*

1. "The Worst War Crimes Ever Imaginable", *All That's Interesting*, https://allthatsinteresting.com/worst-war-crimes-in-history/, 2 June 2016. Truy cập ngày 12 tháng 10 năm 2020.

2. Hai tài liệu giải mật của chính phủ tiết lộ rằng Hoa Kỳ đã trả hơn 2,3 triệu đô la cho dữ liệu. Hoa Kỳ cũng sử dụng nghiên cứu thu được từ thí nghiệm của Đức Quốc Xã để cải thiện chương trình chiến tranh sinh học của riêng họ. Nguồn: sđd.

3. Một trong những phụ nữ, Masika Katsuva, kể lại thử thách của mình với nhà làm phim Fiona Lloyd-Davies, nói rằng cô và hai con gái của mình đã bị cưỡng hiếp. Chồng cô đã bị sát hại ngay trước mặt cô và cô bị ép ăn bộ phận sinh dục của anh ta. Nguồn: sđd.

Chương 3: Hỏa Luận - *Hung Tợn Như Lửa*

1. Kennedy Hickman, "Wars and Battles Throughout History", *ThoughtCo*, 14 January 2020.

2. Sách cũng bị tiêu hủy bao gồm các tác phẩm của người đoạt giải Nobel năm 1929, Thomas Mann, một tác giả người Đức có tác phẩm phê phán chủ nghĩa phát xít khiến Đức quốc xã tức giận; Erich Maria Remarque, người mô tả chiến tranh trong cuốn sách Tất Cả Yên Tĩnh ở mặt trận phía Tây của cô được coi là "một sự phản bội văn học đối với những người lính trong Thế chiến"; và Helen Keller, người tin tưởng vào công bằng xã hội và ủng hộ chủ nghĩa hòa bình, quyền bầu cử của phụ nữ, cải thiện điều kiện cho công nhân công nghiệp và người tàn tật. Tác phẩm của các nhà phê bình văn học Đức như Erich Kästner, Heinrich Mann, Ernst Gläser; các tác giả người Mỹ, Jack London và Theodore Dreiser; và các tác giả Do Thái, Franz Werfel, Max Brod, và Stefan Zweig cũng bị ảnh hưởng. Nguồn: Holocaust Encyclopedia. "Book Burning", *United States Holocaust Memorial Museum*

3. United States Holocaust Memorial Museum, "Nazi Book Burning", *YouTube*. https://youtu.be/yHzM1gXaiVo.

4. Sđd.

5. Julie McCarthy. "Why Rights Groups Worry About The Philippines' New Anti-Terrorism Law." *npr*, 21 July 2020. https://www.npr.org/2020/07/21/893019057/why-rights-groups-worry-about-the-philippines-new-anti-terrorism-law. Truy cập ngày 20 tháng 10 năm 2020.

6. Sđd.

Chương 4: Phong Luận - *Bí Ẩn Như Gió*

1. Bassam Aramin phải đối mặt với những lời chỉ trích tương tự từ người Palestine. Tất cả những gì họ muốn là sự thù địch kéo dài giữa Palestine và Do Thái. Nhưng đối với Bassam, Rami và những người khác, những người hiểu được con đường hòa bình, họ biết rằng "đó không phải là một mệnh lệnh của đức tin rằng chúng ta nên sống mãi mãi với thanh kiếm trong tay".

2. Sđd.

3. Sđd.

Chương 5: Không Luận - *Trong Hư Vô*

1. Nguồn: Imperial War Museums, "*10 Surprising Laws Passed During The First World War*", www.iwm.org.uk/history/10-surprising-laws-passed-during-the-first-world-war. Truy cập ngày 22 tháng 10 năm 2020.

2. Các biện pháp khác bao gồm trong DORA là quy định thời gian mở cửa của các quán rượu và giảm độ cồn, khiến việc sở hữu cocaine hoặc thuốc phiện của bất kỳ ai khác ngoài các chuyên gia được ủy quyền trở thành tội phạm hình sự và phạt tiền vì làm bột mì trắng thay vì lúa mì nguyên hạt và cho phép chuột xâm nhập các cửa hàng lúa mì. Nguồn: sđd.

3. Jack Beckett, "A Turning Point In The Life Of Musashi, The Undefeated Samurai", *War History Online*, www.warhistoryonline.com/ancient-history/turning-point-samuraimusashi.html. Truy cập ngày 23 tháng 10 năm 2020.

4. Kojiro là bậc thầy vũ khí của Daimyo trong gia tộc Hosokawa. Nguồn: sđd.

5. Đoàn tùy tùng của Kojiro bao gồm những người hầu cận, bạn bè, đệ tử, đầu bếp và các quan chức đã đến chứng kiến cuộc đọ sức và báo cáo cho daimyo. Nguồn: sđd

6. Một tài khoản khác ghi lại rằng khi Kojiro nhìn thấy Cung Bản Vũ Tàng, ông đã rút kiếm và ném bao kiếm sang một bên. Hành động này khiến Cung Bản Vũ Tàng càng chế nhạo ông ta hơn khi nói: "Nếu vỏ kiếm của anh không còn tác dụng nữa, anh đã chết rồi." Nguồn: Yasuka *Trận đấu giữa Sasaki Kojirō và Cung Bản Vũ Tàng*" KCP International, Japanese Language School, ngày 26 tháng 1 năm 2015.

Phần Hai - Thắng Bất Chiến

- https://libertyanns.medium.com/winning-without-fighting-lessons-from-the-art-of-war-by-sun-tzu-7ac68162831b
- https://www.heritage.org/asia/commentary/winning-war-without-fighting
- https://www.pambazuka.org/human-security/how-win-war-without-fight
- https://www.tm.org/blog/meditation/laozi-and-the-tao-te-ching-the-ancient-wisdom-of-china/
- https://hbr.org/2015/12/calming-your-brain-during-conflict
- https://blackbeltmag.com/how-to-use-the-combat-concepts-of-legendary-swordsman-miyamoto-musashi-in-21st-century-self-defense
- https://davehuer.com/blog/tag/miyamoto-mushashi/
- https://cptsdawayout.com/2015/03/20/the-void-the-greatest-samurai-explains-a-devoted-meditator/
- https://www.hprc-online.org/mental-fitness/sleep-stress/mindfulness-military
- https://www.mindful.org/why-the-army-is-training-in-mindfulness/
- https://www.army.mil/article/149615/improving_military_resilience_through_mindfulness_training

- https://libertyanns.medium.com/winning-without-fighting-lessons-from-the-art-of-war-by-sun-tzu-7ac68162831b

- https://psmag.com/social-justice/a-state-military-mind-42839

- http://www.ethikundmilitaer.de/en/full-issues/20192-ethics-for-soldiers/

- https://www.militarystrategymagazine.com/article/politics-statecraft-and-the-art-of-war/

- https://www.amacad.org/daedalus/ethics-technology-war

- https://www.icrc.org/en/doc/assets/files/publications/icrc-0526-002.pdf

- https://iep.utm.edu/justwar/

- http://isme.tamu.edu/ISME07/Bowyer07.html

- https://watson.brown.edu/costsofwar/costs/human

- https://watson.brown.edu/costsofwar/costs/human

- https://www.e-ir.info/2008/05/22/a-bloodless-war-an-analysis-of-the-weapons-used-by-the-international-campaign-to-ban-landmines/

- https://www.peoplesworld.org/article/day-of-the-drone-the-illusion-of-bloodless-war/

- https://www.annualreviews.org/doi/pdf/10.1146/annurev-polisci-060314-112706

- https://publications.armywarcollege.edu/pubs/2358.pdf

- https://www.nytimes.com/1999/01/03/weekinreview/world-war-without-casualties-not-taking-losses-one-thing-winning-another.html

Quyển II – DOANH NHÂN

Chương Một: Bảng Vẽ

1. "Soil Types." *Boughton*, https://www.boughton.co.uk/products/topsoils/soil-types/. Truy cập ngày 5 tháng 12 năm 2020.

2. "Soil Texture." *Queensland Government*, https://www.qld.gov.au/environment/land/management/soil/soilproperties/texture. Truy cập ngày 6 tháng 12 năm 2020.

3. "Definition of heavy soil." *Dave's Garden*, https://davesgarden.com/guides/terms/go/443/. Truy cập ngày 6 tháng 12 năm 2020.

4. *Ut supra*, 1

5. Peter Brodie. "The Four Seasons Of Business: Why Spring Is Around The Corner." Forbes, ngày 18 tháng 6 năm 2020.

6. ibid

7. ibid

8. Thống kê của Statista cho thấy số học sinh bị ảnh hưởng bởi việc đóng cửa trường học đã tăng từ khoảng 0,3 tỷ vào ngày 25 tháng 2 năm 2020 lên 1,38 tỷ vào ngày 23 tháng 3 năm 2020. Những con số này đề cập đến những em học ở bậc mầm non, tiểu học, trung học cơ sở và trung học phổ thông và các cấp đại học. Nguồn: Cathy Li and Farah Lalani. "The COVID-19 pandemic has changed online education forever. This is how." World Economic Forum, ngày 29 tháng 4 năm 2020.

9. ibid

10. Nataly E. Yousef. "Coronavirus Economy: These Five Industries Are Currently Thriving." *NoCamels*, ngày 15 tháng 3 năm 2020. https://nocamels.com/2020/03/coronavirus-economy-5-industries-thriving/. Truy cập ngày 7 tháng 12 năm 2020.

11. "Global Fastest Declining Industries by Revenue Growth (%) in 2020." *IBISWorld*, https://www.ibisworld.com/global/industry-trends/fastest-declining-industries/. Truy cập ngày 8 tháng 12 năm 2020.

12. Hãng hàng không đã cắt giảm hơn 3.500 việc làm để duy trì hoạt động trong bối cảnh đại dịch. Nguồn: Dominic Rushe. "Virgin Atlantic files for bankruptcy protection as Covid continues to hurt airlines." The Guardian, ngày 4 tháng 8 năm 2020.

13. Các công ty là Mitsubishi, Mitsui, Sumitomo, Itochu và Marubeni. Buffett cũng đầu tư vào Barrick Gold - một công ty khai thác mỏ có trụ sở tại Canada, sản xuất vàng và đồng - và hoạt động kinh doanh truyền tải và lưu trữ khí đốt tự nhiên của Dominion Energy. Nguồn: David Ricketts. "What Warren Buffett's Covid-19 bets tell us about investment in a crisis." Financial News, ngày 4 tháng 9 năm 2020.

14. Kimberly Amadeo. "Strategies and Examples of Trading Sideways." *The Balance*, ngày 11 tháng 11 năm 2020.

15. Dân chúng đã đầu tư tiền tiết kiệm của họ vào OneCoin. Tại Anh, người dân đã chi hơn 30 triệu euro cho OneCoin trong sáu tháng đầu năm 2016. Từ năm 2014 đến năm 2017, hơn 4 tỷ euro đã được đầu tư vào nhiều quốc gia như Pakistan, Brazil, Na Uy, Canada, Yemen và Palestine.

16. Nguồn: "Cryptoqueen: How this woman scammed the world, then vanished." BBC, 24 November 2019.

1. Nick Statt. "Pokemon Go never went away — 2019 was its most lucrative year." *The Verge*, 10 January 2020.

17. Marty Hudson. "Do You Tweet — Or Is Twitter Just A Passing Fad?" *MedicalGPS*, 8 December 2009. https://blog.medicalgps. com/do-you-tweet-or-is-twitter-just-a-passing-fad/. Truy cập ngày 8 tháng 12 năm 2020.

18. "Is Twitter a Fad?" Canadian Marketing Association, 20 May 2009. https://www.the-cma.org/about/blog/is-twitter-a-fad. Accessed 8 December 2020.

19. Sam Jordan. "Why Twitter is a Fad." *The Better Blog*, 29 January 2013. https://mediashower.com/blog/why-twitter-is-a-fad/. Truy cập ngày 8 tháng 12 năm 2020.

20. Bình luận về kết quả dự đoán của mình, Stoll nói: "Trong số rất nhiều lỗi, lỗi và tiếng thét của tôi, rất ít lỗi được công khai như tiếng thét năm 1995 của tôi. Sai lầm? Đúng... Bây giờ, bất cứ

khi nào tôi nghĩ rằng tôi biết chuyện gì đang xảy ra, tôi cố gắng bình tĩnh lại suy nghĩ của mình: Có thể sai rồi, Cliff... " Nguồn: Sam Parr. "Newsweek in 1995: Why the Internet Will Fail?" The Hustle, 21 December 2015.

21. Merriam-Webster (n.d.). Disruption. In *Merriam-Webster Dictionary*. https://www.merriam-webster.com/dictionary/disruption. Truy cập ngày 9 tháng 12 năm 2020.

22. Caroline Howard. "Disruption vs. Innovation: What's The Difference?" *Forbes*, 27 March 2013.

23. "Các nhà khai thác sàn giao dịch chứng khoán lớn nhất trên toàn thế giới tính đến tháng 3 năm 2020, theo vốn hóa thị trường của các công ty niêm yết". *Statista*, 23 November 2020.

24. Warren Venketas. "Forex Market Size: A Trader's Advantage." *DailyFX*, 15 January 2019.

25. Raynor de Best. "Market capitalization of cryptocurrencies from 2013 to 2019." *Statista*, 25 November 2020.

26. Avery Hartmans. "Jeff Bezos vừa bước sang tuổi 57. Đây là cách anh ta xây dựng Amazon thành công ty trị giá 1,56 nghìn tỷ Mỹ kim và trở thành người giàu nhất thế giới ". *Business Insider*, 12 January 2021.

27. "14 Different Types of Terrain." *Nayturr*, https://nayturr.com/ types-of-terrain/. Truy cập ngày 10 tháng 12 năm 2020.

28. Larry Kim. "5 Entrepreneurs Who Ignored Their Advisers and Became Wildly Rich." *Inc.*, 5 May 2015.

29. ibid

30. Patrick J. Kiger. "9/11: Six Tech Advances to Prevent Future Attacks." *National Geographic News*, 9 September 2011.

31. Neil Patel. "7 Ways to Prove You're Trustworthy as an Entrepreneur." *Entrepreneur*, 1 June 2016.

Chương Hai: Cuộc Tấn Công

1. Betsy Mikel. "1 Personality Trait Steve Jobs Always Looked For When Hiring for Apple." *Inc.*, 11 December 2017.

2. ibid

3. ibid

4. Tom Huddleston Jr. "These are Bill Gates' 2 superpowers, according to Bill Gates." *CNBC,* 9 October 2019.

5. Sarah Boseley. "How Bill and Melinda Gates helped save 122m lives – and what they want to solve next." *The Guardian*, 14 February 2017.

6. Stephanie Watson. "2020 Lifetime Achievement: Bill and Melinda Gates." *WebMD*, 4 February 2020.

7. Donna Fenn. "9 Brutal Startup Mistakes That Can Kill Your Business (and How to Avoid Them)." *American Express*, 2 September 2014.

8. Esha Chhabra. "How This Women-Led Ice Cream Brand Shook Up The Industry." *Forbes*, 30 March 2019.

9. *Ut supra*, 7

10. Tim Smith. "Qualitative Analysis." *Investopedia*, 15 May 2020.

11. "Real Life Examples of Qualitative Forecasting." https://small-business.chron.com/real-life-examples-qualitative-forecasting-72990.html, 12 October 2020. Truy cập ngày 10 tháng 1 năm 2021.

12. ibid

13. ibid

14. *Ut supra*, 10

15. ibid

16. Norman Marks. "Are Your Business Decisions Failing Because They Are Biased?" *CMSWire*, 13 September 2019. www.cmswire.com/information-management/are-your-business-deci-

sions-failing-because-they-are-biased/. Truy cập ngày 18 tháng 1 năm 2021.

17. "Quantitative Analysis." *Corporate Financial Institute*, https://corporatefinanceinstitute.com/resources/knowledge/finance/quantitative-analysis/. Truy cập ngày 19 tháng 1 năm 2021.

18. Andrew Zaleski. "7 businesses that cloned others and made millions." *CNBC*, 4 October 2017.

19. ibid

20. Kimberlee Leonard. "Examples of Quantitative Reasoning for a Business." https://smallbusiness.chron.com/examples-quantitative-reasoning-business-30966.html, 5 November 2018. Truy cập ngày 19 tháng 1 năm 2021.

21. Shaun Snapp. "The Missed Opportunity of Causal Forecasting?" *Brightwork Research & Analysis*, https://www.brightworkresearch.com/the-missed-opportunity-of-causal-forecasting/, 3 October 2010. Truy cập ngày 20 tháng 1 năm 2021.

22. Chris Morris. "10 iconic US companies that have left America." *CNBC*, 21 April 2016.

23. "The Best and Worst Countries for Business: Ease of doing business ranking." *Wall Street Journal*, 2018. https://graphics.wsj.com/table/DoingBusiness. Truy cập ngày 20 tháng 1 năm 2021.

24. World Bank Group. "Doing Business 2020–Sustaining the pace of reforms." *World Bank Group*, 24 October 2019.

25. Legal Team New Zealand. "Politics and Business: What Does It Mean For New Zealand in 2019?" *Biz Latin Hub*, https://www.bizlatinhub.com/politics-business-new-zealand-2019/, 25 April 2019.

26. ibid

27. Endy M. Bayuni. "When business and government mix too well in Indonesia." *The Jakarta Post*, 28 November 2018.

28. ibid

29. "Economic influence on business activity." *BBC UK*, https://www.bbc.co.uk/bitesize/guides/zjjnnrd/revision/1. Truy cập ngày 20 tháng 1 năm 2021.

30. ibid

31. "The economy and business." *BBC UK*, https://www.bbc.co.uk/bitesize/guides/zrwtmfr/revision/2#:~:text=This%20down-turn%20in%20economic%20activity,increase%20when%20un-employment%20is%20higher. Truy cập ngày 21 tháng 1 năm 2021.

32. "Facebook, Google and Microsoft 'avoiding $3bn in tax in poorer nations'". *BBC*, 26 October 2020.

33. Jemima McEvoy. "Eskimo Pie Becomes Edy's Pie: Here Are All The Brands That Are Changing Racist Names And Packaging." *Forbes*, 26 June 2020.

34. Michael Hogan. "How cancel culture is affecting business." *Smart Company*, 9 July 2019.

35. Jack Kelly. "Wayfair Employees' Protest Of Sales To Detention Centers Could Backfire On Them." *Forbes*, 2 July 2019.

36. ibid

37. ibid

38. *Ut supra*, 34

39. *Ut supra*, 35

40. Kweilin Ellingrud. "The Upside Of Automation: New Jobs, Increased Productivity And Changing Roles For Workers." *Forbes*, 23 October 2018.

41. Samuel D. Brickley and Brian M. Gottesman. *Business Law Basics*. http://www.businesslawbasics.com/business-law-basics. Truy cập ngày 25 tháng 1 năm 2021.

42. "Trung Quốc vẫn là ưu tiên đầu tư hàng đầu của 60% công ty nước ngoài, bất chấp một năm đầy thách thức về tăng trưởng và lợi nhuận". *Bain and Company*, https://www.bain.com/about/media-center/press-releases/2016/amcham-china-business-sur-

vey-bain-2016/. 20 January 2016. Truy cập ngày 25 tháng 1 năm 2021.

43. "Insights on handling coronavirus from an earlier report on business and outbreaks." *World Economic Forum*, 11 March 2020.

Chương Ba: Chiến Lược

1. Pauline Meyer. "Apple Inc's Generic Strategy & Intensive Growth Strategies." *Panmore Institute*, 5 June 2019. http://panmore.com/apple-inc-generic-strategy-intensive-growth-strategies#:~:text=Apple%20Inc.'s%20generic%20strategy%20is%20broad%20differentiation.,stands%20out%20in%20the%20market. Truy cập ngày 15 tháng 12 năm 2020.

2. Về mặt an toàn, có thông tin cho rằng Tesla's Model S là chiếc xe an toàn nhất từng được Cục An toàn Giao thông Đường Cao Tốc Quốc gia kiểm tra. Nó đã giành được điểm cao nhất trên tất cả các hạng mục. Nguồn: Michael Kern. "Why Are Tesla Cars So Popular?" *Yahoo! Finance*, 28 March 2020.

3. Chủ sở hữu Tesla đồng ý với điều này. Công nghệ của Tesla bao gồm tính năng lái tự động, cập nhật qua mạng không dây, vị trí bộ sạc, kiểm soát gần như toàn bộ các tính năng của người lái xe, v.v. Nó đã được mô tả là chiếc xe của tương lai. Nguồn: ibid

4. "Global Smartphone Market Share: By Quarter." *Counterpoint*, 20 November 2020. https://www.counterpointresearch.com/global-smartphone-share/. Truy cập ngày 15 tháng 12 năm 2020.

5. "Apple's iPhone revenue from 3rd quarter 2007 to 4th quarter 2020." *Statista*, October 2020.

Chương Bốn: Bí Ẩn

1. Annie Palmer. "Amazon is on a hiring spree amid widespread coronavirus layoffs and record unemployment." *CNBC*, 9 September 2020.

2. Jay Greene. "Amazon now employs more than 1 million people." *The Washington Post*, 29 October 2020.

Chương Năm: Đội Ngũ Chiến Thắng

1. "The Worst War Crimes Ever Imaginable." *All That's Interesting*, 2 June 2016. https://allthatsinteresting.com/worst-war-crimes-in-history/. Truy cập ngày 12 tháng 10 năm 202.

2. Hoa Kỳ, trong nỗ lực đi trước Liên Xô về vũ khí toàn cầu, đã chọn miễn trừ cho những thủ phạm này để đổi lấy thông tin thu thập được trong các cuộc thử nghiệm. Nguồn: ibid

3. "Trade Secrets: 10 of the Most Famous Examples." *Vethan Law Firm, P. C.*, 11 August 2016. https://info.vethanlaw.com/blog/trade-secrets-10-of-the-most-famous-examples. Truy cập ngày 16 tháng 12 năm 2020.

4. Chuck Price. "17 Great Search Engines You Can Use Instead of Google." Search Engine Journal, 5 April 2020. https://www.searchenginejournal.com/alternative-search-engines/271409/#-close. Truy cập ngày 16 tháng 12 năm 2020.

5. *Ut supra*, 3

6. ibid

7. ibid

8. ibid

9. Paul A. Argenti. "When Should Your Company Speak Up About a Social Issue?" *Harvard Business Review*, 16 October 2020.

10. ibid

11. Data sourced from Yahoo Finance.

Chương Sáu: Đến Sớm

1. Gary nói rằng một lý do khác khiến TikTok trở nên phổ biến là nó nhắm đến khán giả nhỏ tuổi. Source: Gary Vaynerchuk. "Why The TikTok (Formerly Musical.ly) App Is So Important." *Gary Vaynerchuk*, 2018. https://www.garyvaynerchuk.com/why-tik-tok-formerly-musical-ly-app-is-important/. Truy cập ngày 17 tháng 12 năm 2020.

2. Carl Franzen. "The History Of The Walkman: 35 Years Of Iconic Music Players." *The Verge*, 1 July 2014.

3. Alexandra Appolonia. "How BlackBerry went from controlling the smartphone market to a phone of the past." *Business Insider*, 21 November 2019.

4. ibid

5. Victoria Ahl. "4 Clever Ways These Companies Poached Talent From Their Competitors." *LinkedIn*, 19 July 2017.

6. Ibid

Chương Bảy: Động Thủ Bất Ngờ

1. Andy Gregory. "Coronavirus: Bar condemned for offering deals on Corona beer 'while the pandemic lasts.'" *Independent*, 3 February 2020.

2. Quán bar đã đáp lại sự phẫn nộ bằng một bài đăng tiếp theo có nội dung: "Thành thật mà nói, có những điều tồi tệ hơn bạn có thể bắt gặp ở Hamilton". John Lawrenson, Giám đốc điều hành của công ty sở hữu quán bar, xem sự phẫn nộ là một điều tốt cho công ty của mình. Ông đã nói rằng: "Điều tuyệt vời khi sống trong xã hội ngày nay là có một thiểu số nhỏ nhưng ồn ào, những người bị xúc phạm bởi mọi thứ và tôi luôn có thể dựa vào họ để được kích hoạt. Vì vậy, tôi chỉ muốn nói lời cảm ơn đến tất cả những bông tuyết vì quảng cáo miễn phí và cảm ơn những người khác có khiếu hài hước đã thích bài đăng". Nguồn: ibid

3. ibid

4. David Z. Morris. "Coursera offers free online courses to universities worldwide during coronavirus pandemic." *Fortune*, 12 March 2020.

5. Các khóa học này dạy về cách làm việc hiệu quả, xây dựng mối quan hệ khi bạn không gặp mặt trực tiếp, sử dụng các công cụ họp ảo và cân bằng động lực gia đình và công việc một cách lành mạnh. Nguồn: Blake Morgan. "50 Ways Companies Are Giving Back During The Coronavirus Pandemic." *Forbes*, 17 March 2020.

6. ibid

7. (1) Bằng cách cung cấp các khóa học miễn phí cho các trường đại học trên toàn thế giới, Coursera thể hiện tầm nhìn của họ về việc tạo ra một tương lai nơi mọi người đều có thể tiếp cận với nền giáo dục đẳng cấp thế giới. Và điều này đã không bị dừng lại bởi đại dịch. Bất chấp đại dịch, Coursera đã đạt được mục đích trao quyền cho mọi người bằng giáo dục sẽ cải thiện cuộc sống của họ, cuộc sống của gia đình họ và cộng đồng họ đang sống. (2) Tương tự như vậy, LinkedIn, bằng cách cung cấp các khóa học miễn phí, đã duy trì tầm nhìn của mình tạo cơ hội kinh tế cho mọi thành viên của lực lượng lao động toàn cầu. Thời kỳ đại dịch là thời kỳ mà nhiều người mất quyền tiếp cận với các cơ hội kinh tế, nhưng thông qua LinkedIn, họ đã được dạy cách lấy lại quyền truy cập này, ngay cả khi ở trong nhà của họ. (3) Một phần trong quy tắc đạo đức của Dolce & Gabbana là trách nhiệm. Và còn cách nào tốt hơn để thể hiện trách nhiệm đối với sức khỏe toàn cầu nếu không phải bằng cách tài trợ cho nghiên cứu tìm cách chữa khỏi căn bệnh nan y có tỷ lệ tử vong cao. (4) Giorgio Armani có trách nhiệm xã hội của doanh nghiệp trong việc hỗ trợ các dự án nhân đạo phù hợp với giá trị của nó.

8. Michelle Greenwald. "20 Ways Apple Masters Customer Touchpoints And Why It's Great For Business." *Forbes*, 21 May 2014.

9. Jeff Wiener. "9 Proven Ways to Beat The Competition in Business and Create a Winning Competitive Advantage." *The Kickass Entrepreneur*, 9 December 2020. https://www.thekickassentrepreneur.com/beat-the-competition/. Truy cập ngày 18 tháng 12 năm 2020.

10. "The 50 greatest business rivalries of all time." *Fortune*, 21 March 2013.

11. Devika Pawar. "Nike Air Jordan's Journey From Struggling In The NBA To Making Billions Per Year." *Republicworld.com*, 20 May 2020. https://www.republicworld.com/sports-news/basketball-news/nike-air-jordans-journey-to-making-billions-per-year-the-last-dance.html. Truy cập ngày 18 tháng 12 năm 2020.

12. Vivian Giang. "3 Keys To Destroying Your Competition." *Forbes*, 24 February 2013.

13. ibid

Chương Tám: Dự Phòng

1. Daphne Blake. "100 Reasons NOT To Start A Business." *Hub-works*, https://hubworks.com/blog/reasons-not-start-business.html, 2 February 2017. Truy cập ngày 22 tháng 1 năm 2021.

2. "Famous companies that still aren't profitable." https://www.love-money.com/gallerylist/91226/famous-companies-that-not-profitable, 10 January 2020. Truy cập ngày 23 tháng 1 năm 2021.

3. Tanvir Zafar. "10 Successful Entrepreneurs Stories About Getting Through Tough Times." *Life Hack*, https://www.lifehack.org/837974/successful-entrepreneurs-stories. Truy cập ngày 23 tháng 1 năm 2021.

4. ibid

5. Perrie Kapernaros. "How Competitive Collaboration Can Boost Your Business." *Foundr*, 28 November 2020.

6. ibid

7. Brianne Garrett. "Why Collaborating With Your Competition Can Be A Great Idea." *Forbes*, 19 September 2019.

8. Người ta thường tin rằng con người có 6 cảm xúc cơ bản - hạnh phúc, buồn bã, sợ hãi, tức giận, ngạc nhiên và ghê tởm. Nhưng một nghiên cứu được dẫn đầu bởi Alan S. Cowen và Tiến sĩ Dacher Keltner từ Đại học California, Berkeley, đưa ra con số là 27. Những cảm xúc được nêu ra bởi nghiên cứu là ngưỡng mộ, tôn thờ, đánh giá cao thẩm mỹ, thích thú, lo lắng, kinh ngạc, khó xử, buồn chán, bình tĩnh, bối rối, thèm muốn, ghê tởm, đồng cảm đau, nhập tâm, ghen tị, phấn khích, sợ hãi, kinh dị, quan tâm, vui vẻ, hoài cổ, lãng mạn, buồn bã, hài lòng, ham muốn tình dục, cảm thông và chiến thắng. Nguồn: Katie Avis-Riordan. "There are actually 27 human emotions, new study finds." CountryLiving, 11 September 2017. https://www.countryliving.com/uk/wellbeing/news/a2454/27-human-emotions-new study/#:~:text=In%20previous%20thought%2C%20it%20was,is%20as%20many%20as%2027. Truy cập ngày 18 tháng 12 năm 2020.

9. Gwen Moran. "Are You a Risk-Taker or Just Reckless?" *Entrepreneur*, 7 October 2013.

10. ibid

11. ibid

12. ibid

13. ibid

14. Anastasia Belyh. "Too Much Funding Can Kill Your Business." *Cleverism*, 19 September 2019. https://www.cleverism.com/ too-much-funding-can-kill-business/. Truy cập ngày 19 tháng 12 năm 2020.

15. ibid

16. ibid

17. Kayla Matthews. "10 Ways Greed Can Ruin Your Business." *Business 2 Community*, 7 May 2014. https://www.business- 2community.com/leadership/10-ways-greed-can-ruin-busi- ness-0875704. Truy cập ngày 19 tháng 12 năm 2020.

18. "15 Famous Mentoring Relationships." *PUSHfar*, https://www. pushfar.com/article/15-famous-mentoring-relationships/. Truy cập ngày 19 tháng 12 năm 2020.

19. Neil Patel. "10 Ways You Can Use Your Anger to Build Your Business." *Forbes*, 24 June 2016.

20. Merriam-Webster (n.d.). Self-conceit. In *Merriam-Webster Dictionary*. https://www.merriam-webster.com/dictionary/self-con- ceit. Truy cập ngày 19 tháng 12 năm 2020.

21. Merriam-Webster (n.d.). Self-confidence. In *Merriam-Web- ster Dictionary*. https://www.merriam-webster.com/dictionary/ self-confidence. Truy cập ngày 19 tháng 12 năm 2020.

22. Merriam-Webster (n.d.). Confidence. In *Merriam-Webster Dic- tionary*. https://www.merriam-webster.com/dictionary/confi- dence. Truy cập ngày 19 tháng 12 năm 2020.

23. "End of the line: CEOs who quit their jobs." *The Economic Times*, 28 November 2019.

24. Institutional arrogance. *In Urban Dictionary*, 9 February 2020. https://www.urbandictionary.com/define.php?term=Institution-al%20arrogance. Truy cập ngày 19 tháng 12 năm 2020.

25. Các tổng giám đốc đã không muốn tung ra các sản phẩm có thể cạnh tranh thuận lợi với Apple và Google. Vào thời điểm họ đã sẵn sàng để đón nhận thử thách, thì đã quá muộn. iPhone của Apple và Android của Google đã chiếm một phần lớn thị trường điện thoại thông minh.

Nguồn: "Personally Disrupted: 14 CEOs Who Got Axed After Failing To Navigate Disruption." *CBInsights*, 17 July 2019. https://www.cbinsights.com/research/ceo-disruption/#blackberry. Truy cập ngày 19 tháng 12 năm 2020.

Chương Chín: Khả Năng Phục Hồi

1. Oliver Rowe. "How leaders can build business resilience." *Financial Management*, 11 March 2020. https://www.fm-magazine.com/news/2020/mar/how-to-build-business-resilience-coronavirus-response-23121.html. Truy cập ngày 26 tháng 1 năm 2021.

2. Martin Reeves and Kevin Whitaker. "A Guide to Building a More Resilient Business." *Harvard Business Review*, 2 July 2020.

Chương Mười: Sử Dụng Gián Điệp

1. Josh Fruhlinger. "What is corporate espionage? Inside the murky world of private spying." *CSO*, https://www.csoonline.com/article/3285726/what-is-corporate-espionage-inside-the-murky-world-of-private-spying.html#:~:text=Corporate%20es-pionage%20%E2%80%94%20sometimes%20also%20called,-to%20get%20information%20about%20another, 2 July 2018. Truy cập ngày 23 tháng 1 năm 2021.

2. ibid

3. Tony Tran. "What is Social Listening, Why it Matters, and 10 Tools to Make it Easier." *Hootsuite*, 3 March 2020.

4. ibid

5. ibid

Quyển III – CHIẾN TRANH

1. Eudaimonia Classical Knowledge, *The Art of War By Sun Tzu,* truy cập tháng 4, 2020 <https://www.obtaineudaimonia.com/taxonomy/term/200>

2. Frank James, NPR, *Christine O'Donnell Makes First Amendment Gaffe* 2010, truy cập tháng 5, 2021 <https://www.npr.org/sections/itsallpolitics/2010/10/19/130671265/christine-o-donnell-stuns-crowd-with-1st-amendment-ignorance>

3. Gerard Chaliand, *The Art of War in World History: From Antiquity to the Nuclear Age,* The Regents of the University of California 1994.

4. History (2019), *Watergate Scandal,* truy cập ngày 4 tháng 5, 2021 <https://www.history.com/topics/1970s/watergate>

5. Ian Chadwick 2017, *The Municipal Machiavelli: Machiavelli's The Prince Rewritten for Municipal Politicians,* truy cập tháng 4, 2021 <http://ianchadwick.com/machiavelli/>

6. James MacGregor Burns, *Roosevelt: The Lion and The Fox,* Harcourt Inc., 1956.

7. John J. Pitney, *The Art of Political Warfare,* University of Oklahoma Press 2000.

8. Jonathan Powell, *The New Machiavelli: How to Wield Power In the Modern World*, Random House Publishing, 2010.

9. Lawrence Freedman, *Strategy: A History,* Oxford University Press, 2013.

10. Michael A. Ledeen, *Machiavelli on Modern Leadership,* St. Martin's Press, 1999.

11. Michael Edward Mallet, Britannica, *Cesare Borgia,* truy cập tháng 4, 2021 <https://www.britannica.com/biography/Cesare-Borgia>

12. Michael I. Handel, *Masters of War: Classic Strategic Thought,* Taylor & Francis Book, 1992.

13. Miyamoto Musashi, *Ngũ Luận Và Những Ghi Chép Khác,* dịch bởi Ma Trọng Thẩm, 2020.

14. Niccolò Machiavelli, *Vương Quyền,* dịch bởi Ma Trọng Thẩm, 2021.

15. Robert A. Caro, *The Years of Lyndon Johnson: The Path to Power,* Random House Inc., 1982.

16. Robert Greene, *33 Strategies of War,* Penguin Group, 2006.

17. Robert R. Leonhard, *The Art of Maneuver: Maneuver-Warfare Theory and Airland Battle,* Presidio Press 1991.

18. Sun Vu, *Binh Pháp,* dịch bởi Ma Trọng Thẩm, 2021.

Quyển IV – AN VI

Phần I

1. What is creationism? - Meaning - Examples- Definition. https://whatdoesmean.net/what-is-creationism/

2. Definition of creationism - What it is, Meaning and.... https://en1.wvpt4learning.org/creacionismo-3788

3. What is creationism?- Meaning - Examples- Definition. https://whatdoesmean.net/what-is-creationism/

4. When your worst enemy is yourself. https://en.psychologyinstructor.com/when-your-worst-enemy-is-yourself/

5. When Your Worst Enemy Is You - Exploring your mind. https://exploringyourmind.com/when-your-worst-enemy-is-you/

6. When Your Worst Enemy Is Yourself | dayspad.com. https://dayspad.com/when-your-worst-enemy-is-yourself/

7. Gut Brain Connection - The Key to Wellbeing - Jo Spies. https://www.jospies.com.au/blog/gut-brain-connection/

8. Best 5 Tips To Achieve Inner Peace. | by The Sky Hustle.... https://theskyhustle.medium.com/best-5-tips-to-achieve-inner-peace-6225d4f3c9cc

Phần II

1. Lao Tzu (c.605 BC–c.531 BC) - *Tao Te Ching: The Book of....* https://www.poetryintranslation.com/PITBR/Chinese/TaoTeChing.php

2. Lao Tzu, *The Book of Ethics*, Translated by Tham Trong Ma, 2021.

3. Lão tử, *Sách Đạo Đức*, Dịch bởi Ma Trọng Thẩm, 2021.

4. Healing Through Nature - Chopra. https://chopra.com/articles/healing-through-nature

5. Philosophy Week 2.docx - *Introduction to the Philosophy of....* https://www.coursehero.com/file/110056520/Philosophy-Week-2docx/

6. Why Mindfulness Is Your Key to Emotional Intelligence | by.... https://medium.com/@ttisuccessinsights/why-mindfulness-is-your-key-to-emotional-intelligence-ca584dbf7eb3

7. Water Meditation: Washing Away the Stress [How-To Guide.... https://unifycosmos.com/water-meditation-guide/

8. The American president Theodore Roosevelt once said....https://forallanswers.com/the-american-president-theodore-roosevelt-once-said-comparison-is-the-thief-of-joy-teroa-discusses-how-constant-comparisons-to-her/

9. Healing Through Nature - Chopra. https://chopra.com/articles/healing-through-nature

10. How to find inner peace: 10 things you can start doing.... https://hackspirit.com/how-to-discover-your-inner-peace-in-4-simple-steps/

11. How to Stay Happy During Social Distancing. https://letsreachsuccess.com/happy-during-social-distancing/

12. 7 Ways You Can Be Healthier At Home - The Spirited Puddle.... https://www.spiritedpuddlejumper.com/7-ways-you-can-be-healthier-at-home/

13. Happiness: 5 Mistakes You May Be Making. https://letsreachsuccess.com/2014/05/23/happiness-doing-it-wrong/

Phần III

1. A Full Disclosure Of The Mysterious Taoist Diet- Natural Healing Dao https://naturalhealingdao.com/a-full-disclosure-of-the-mysterious-taoist-diet

2. Try the Taoist Standing Exercise to Improve Body Alignment and Digestion! https://bodyecology.com/articles/taoist-standing-exercise-php/

3. Secrets of Taoism Longevity and Living a Long Healthy Life https://personaltao.com/tapism/secrets-of-taoism-longevity-and-lifestyle/

4. What are Dantian? The Energy Centers of Chinese Medicine https://www.healthline.com/health/Dantian

5. BBC-Religions-Taoism: Physical practices https://www BBC. co.uk/religion/religions/taoism/practices/physical.shtml

6. Daoist Harmony as a Chinese Philosophy and Psychology https://www.amacad.org/publication/envisioning-daoist-body-economy-cosmic-power

7. https://www.britannica.com/topic/Daoism

8. https://www.holdenqigong.com/history-of-qigong/

9. https://iep.utm.edu/daoism/

10. https://www.google.com/url?sa=t&source=web&rct=-j&url=https://philosophynow.org/issues/27/Death_in_Classical_Daoist_Thought&ved=2ahUKEwiRrJ6ttPDzAhVDB2M-BHfXjDnEQFnoECCsQAQ&usg=AOvVaw2KUNJqSEnoIq_VYR-pMlOJ

11. https://www.google.com/url?sa=t&source=web&rct=-j&url=https://classroom.synonym.com/what-do-taoists-believe-about-the-afterlife-12086979.html&ved=2ahUKEwiRrJ6ttP-DzAhVDB2MBHfXjDnEQFnoECDEQAQ&usg=AOvVaw-3Beo2dLC_XfeMv0IqmIOfX

12. https://m.youtube.com/results?sp=mAEA&search_query=The+psychology+of+harmonization

www.ingramcontent.com/pod-product-compliance
Lightning Source LLC
Chambersburg PA
CBHW050440150626
46551CB00028B/762